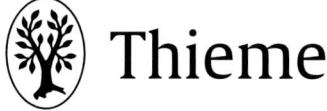

RRK
Referenz-Reihe Kardiologie

Moderne Herzrhythmustherapie

Wilhelm Haverkamp
Günter Breithardt

138 Abbildungen
97 Tabellen

Georg Thieme Verlag
Stuttgart · New York

Bibliografische Information Der Deutschen Bibliothek

Die Deutsche Bibliothek verzeichnet diese Publikation in der Deutschen Nationalbibliographie; detaillierte bibliographische Daten sind im Internet über http://dnb.ddb.de abrufbar

Wichtiger Hinweis: Wie jede Wissenschaft ist die Medizin ständigen Entwicklungen unterworfen. Forschung und klinische Erfahrung erweitern unsere Erkenntnisse, insbesondere was Behandlung und medikamentöse Therapie anbelangt. Soweit in diesem Werk eine Dosierung oder eine Applikation erwähnt wird, darf der Leser zwar darauf vertrauen, dass Autoren, Herausgeber und Verlag große Sorgfalt darauf verwandt haben, dass diese Angabe **dem Wissensstand bei Fertigstellung des Werkes** entspricht.

Für Angaben über Dosierungsanweisungen und Applikationsformen kann vom Verlag jedoch keine Gewähr übernommen werden. **Jeder Benutzer ist angehalten**, durch sorgfältige Prüfung der Beipackzettel der verwendeten Präparate und gegebenenfalls nach Konsultation eines Spezialisten festzustellen, ob die dort gegebene Empfehlung für Dosierungen oder die Beachtung von Kontraindikationen gegenüber der Angabe in diesem Buch abweicht. Eine solche Prüfung ist besonders wichtig bei selten verwendeten Präparaten oder solchen, die neu auf den Markt gebracht worden sind. **Jede Dosierung oder Applikation erfolgt auf eigene Gefahr des Benutzers.** Autoren und Verlag appellieren an jeden Benutzer, ihm etwa auffallende Ungenauigkeiten dem Verlag mitzuteilen.

© 2003 Georg Thieme Verlag
Rüdigerstraße 14
D-70469 Stuttgart
Telefon: +49/0711/8931-0
Unsere Homepage: http://www.thieme.de

Printed in Germany

Zeichnungen: Christiane und Dr. Michael
  von Solodkoff, Neckargemünd

Umschlaggestaltung: Thieme Verlagsgruppe
Umschlagfoto: PhotoDisc, Inc.
Satz: Fotosatz Buck, 84036 Kumhausen
  gesetzt in QuarkXPress
Druck: Universitätsdruckerei H. Stürtz, 97017 Würzburg

ISBN 3-13-126281-8   2 3 4 5 6

Geschützte Warennamen (Warenzeichen) werden **nicht** besonders kenntlich gemacht. Aus dem Fehlen eines solchen Hinweises kann also nicht geschlossen werden, dass es sich um einen freien Warennamen handele.

Das Werk, einschließlich aller seiner Teile, ist urheberrechtlich geschützt. Jede Verwertung außerhalb der engen Grenzen des Urheberrechtsgesetzes ist ohne Zustimmung des Verlages unzulässig und strafbar. Das gilt insbesondere für Vervielfältigungen, Übersetzungen, Mikroverfilmungen und die Einspeicherung und Verarbeitung in elektronischen Systemen.

Vorwort

Unser Wissen über die Entstehungsmechanismen von Herzrhythmusstörungen hat sich innerhalb der letzten Jahrzehnte dramatisch erweitert und verbessert und ein grundlegendes Verständnis der morphologischen Strukturen des Herzens und der ionalen und elektrophysiologischen Mechanismen, die den ablaufenden elektrischen Phänomenen zugrundeliegen, ist auch für die praktisch-klinische Beurteilung und Bewertung von Herzrhythmusstörungen unabdingbar. Eine in dieser Hinsicht zunehmende Bedeutung gewinnen auch die aktuellen Erkenntnisse der molekular-genetischen Forschung. Ähnlich komplex wie die Ursachen und Mechanismen von Herzrhythmusstörungen stellen sich heute die zur Verfügung stehenden diagnostischen und therapeutischen Möglichkeiten dar. Das Spektrum der Therapiemöglichkeiten ist breit und reicht von medikamentösen Behandlungsverfahren bis hin zu implantierbaren Aggregaten und den nicht selten instrumentell und technisch aufwändigen Verfahren der interventionellen Elektrophysiologie.

Trotz dieser vielfältigen Fortentwicklung unseres Wissens und unserer Möglichkeiten stellt die Diagnostik und Behandlung von Arrhythmien im klinischen Alltag auch heute noch oft eine besondere Herausforderung dar. Es gilt, unter kritischer Abwägung von Nutzen und Risiko, das oder die für den individuellen Patienten individuell optimierte Behandlungsverfahren anzuwenden. Eine besonders wichtige Aufgabe stellt die primäre Prävention von Rhythmusstörungen dar. Ganz im Vordergrund steht hier die Primärprävention des plötzlichen Herztodes, an dem allein in Deutschland jährlich noch 80.000–1000.000 Menschen versterben. Nicht immer sind es schwer herzkranke Menschen, die ihn erleiden. Gerade in den letzten Jahren haben wir lernen müssen, dass auch junge, anscheinend Gesunde betroffen sein können. Insgesamt stellt der plötzliche Herztod ein Problem dar, das bisher nicht ausreichend gelöst ist.

Wir haben uns mit diesem Buches das Ziel gesetzt, die Pathogenese von Herzrhythmusstörungen, soweit sie uns praktisch-klinisch wichtig erscheint, darzustellen und die heute verfügbaren diagnostischen und therapeutischen Möglichkeiten aufzuzeigen. Dabei haben wir besonderen Wert auf die Behandlung von Rhythmusstörungen gelegt. Das Buch soll gerade hier Entscheidungshilfen liefern und als klinisch orientiertes Nachschlagewerk dienen. Dabei wird nicht nur auf moderne Verfahren, wie etwa die Katheterablation oder den implantierbaren Kardioverter/Defibrillator, eingegangen, sondern auch die Therapie mit antiarrhythmisch wirkenden Medikamenten (d.h. nicht nur mit „Antiarrhythmika" im konventionellen Sinn) nimmt einen breiten Raum ein. Wir sind der Überzeugung, dass Medikamente, bei adäquater Anwendung, auch heute noch einen wichtigen Eckpfeiler bei der Behandlung von Herzrhythmusstörungen darstellen. Wenn vorhanden, wurden aktuelle „evidence-based" Leitlinien berücksichtigt und eingearbeitet.

Dieses Buch richtet sich an alle mit der Behandlung von Herzrhythmusstörungen befasste Ärztinnen und Ärzte in Praxis und Klinik sowie an interessierte Studierende. Unser Wissen befindet sich in einer kontinuierlichen Fortentwicklung und die Zeitspanne, innerhalb derer sich unser Wissen heute bedeutsam erweitert bzw. erneuert (die „Halbwertszeit" unseres Wissens), nimmt beständig ab. Mit diesem Buch möchten wir daher gleichsam den Appell verbinden, durch eigene Weiterbildung, zum Wohle unserer Patienten, aktiv an dieser Entwicklung zu partizipieren. Nicht zuletzt deshalb wurde auch neuen Informationsmedien, d.h. dem Internet, ein eigenes Kapitel gewidmet. Dieses Medium dürfte zukünftig, auch für Entscheidungsabläufe im klinischen Alltag, eine zunehmend wichtige Rolle spielen. Abschließend möchten wir dem Thieme-Verlag für die exzellente redaktionelle Leistung und in jeder Phase der Entstehung des Buches freundliche und konstruktive Zusammenarbeit danken.

Berlin und Münster,
im Frühjahr 2003

Wilhelm Haverkamp
Günter Breithardt

Anschriften

Priv.-Doz. Dr. med. Wilhelm Haverkamp
Med. Klinik Schwerpunkt Kardiologie
Charité – Campus Virchow-Klinikum
Humbold-Universität zu Berlin
Augustenburger Platz 1
13353 Berlin

E-Mail: wilhelm.haverkamp@charite.de

Univ.-Prof. Dr. med. Günter Breithardt
Medizinische Klinik u. Poliklinik C
Kardiologie, Angiologie
Albert-Schweitzer-Str. 33
48149 Münster

Inhaltsverzeichnis

1 Anatomische Grundlagen ... 1

Topographische Anatomie ... 1
    Komplexe Architektur der Vorhöfe ... 1
    Rechter und linker Ventrikel – Ursprungsorte für maligne Rhythmusstörungen ... 3
Erregungsleitungssystem ... 3
    Der Sinusknoten – mehr als nur ein „Knoten" ... 3
    Intraatriale und interatriale Erregungsleitung ... 4
    Die AV-Knoten-Region ... 4
    Das ventrikuläre Erregungsleitungssystem ... 5
Koronararterien und Koronarvenen ... 5
Perikard ... 7

2 Elektrophysiologische Grundlagen ... 8

Die Zellmembran ... 8
Ionenkanäle ... 8
    Der Natriumkanal ... 9
    Kaliumkanäle ... 10
    Heterologe Expressionssysteme ... 10
Ionenpumpen und Trägermoleküle ... 11
    Die Na^+/K^+-Pumpe ... 11
    Der Na^+/Ca^{2}-Austauscher ... 11
Gap junctions ... 12
Das Ruhemembranpotential ... 12
Das Aktionspotential ... 13
    Phase 0 – Schnelle Depolarisationsphase ... 13
    Phase 1 — Frühe, schnelle Repolarisationsphase ... 13
    Phase 2 – Plateauphase ... 13
    Phase 3 – Späte Repolarisation ... 14
    Phase 4 – Diastolische Spontandepolarisation ... 14
Refraktärverhalten und Frequenzabhängigkeit von Aktionspotentialdauer und Refraktärzeit ... 15
Erregungsfortleitung und passive Membraneigenschaften ... 17
    Die Kabeltheorie ... 18
    Anisotropie ... 18

3 Pathogenese von Herzrhythmusstörungen ... 20

Topographische Anatomie ... 20
Störungen der Erregungsbildung ... 20
    Normale und gesteigerte Automatie ... 20
    Abnorme Automatie ... 20
Erregungsleitungsstörungen ... 21
    Leitungsblockierungen ... 21
    Wiedereintritt (Reentry) ... 22
Störungen der Erregungsrückbildung – getriggerte Aktivität ... 24
    Frühe Nachdepolarisationen ... 24
    Späte Nachdepolarisationen ... 25
Variabilität der Mechanismen und des arrhythmogenen Substrats von Herzrhythmusstörungen ... 25
    Elektrolytstörungen ... 25
    Bedeutung der zugrunde liegenden Herzerkrankung ... 28

4 Diagnostik ... 33

Nicht invasive Diagnostik ... 33
    Symptomatik ... 33
    Anamnese ... 34
    Elektrokardiogramm ... 34
    Belastungs-EKG ... 35
    Langzeit-Rhythmusbeobachtung ... 35
    Kipptisch-Untersuchung ... 37
    Ösophagus-Elektrokardiographie und -stimulation ... 38
Invasive Diagnostik ... 39
    Invasive elektrophysiologische Untersuchung ... 39
    Elektrophysiologische Lokalisationsdiagnostik ... 46
Risikostratifizierung ... 49
    Frühere Arrythmieereignisse und zugrunde liegende Herzerkrankung ... 50
    Invasive Verfahren zur Risikostratifizierung ... 51
    Nicht invasive Verfahren zur Risikostratifizierung ... 51
Besondere Aspekte der Differentialdiagnose von Rhythmusstörungen ... 63
    Paroxysmale Tachykardien mit schmalem QRS-Komplex ... 64
    Paroxysmale Tachykardien mit breitem QRS-Komplex ... 66

5 Therapieverfahren ... 70

Physikalische Maßnahmen ... 70
    Vagus-Manöver ... 70
    Präkordialer Faustschlag bei Kammerflimmern bzw. Herz-Kreislauf-Stillstand ... 71
Pharmakotherapie von Herzrhythmusstörungen ... 71
    Klassifizierung von Antiarrhythmika ... 72
    Proarrhythmische Effekte von Antiarrhythmika ... 74
    Kombinationstherapie bei Antiarrhythmika ... 78
    Therapiekontrolle bei Anwendung von Antiarrhythmika ... 78
    Pharmakologie von Antiarrhythmika ... 80
    Lidocain ... 83
    Mexiletin ... 85
    Chinidin ... 86
    Disopyramid ... 88
    Ajmalin, Prajmalin ... 90
    Propafenon ... 91
    Flecainid ... 93
    Betarezeptorenblocker ... 94
    Sotalol ... 98
    Amiodaron ... 100
    Neue Klasse-III-Antiarrhythmika ... 103
    Herzwirksame Calciumantagonisten ... 105
    Adenosin und Adenosintriphosphat ... 107
    Digitalis ... 109
    Magnesium ... 112
    Atropinsulfat, Ipratropiumbromid ... 113
    Sympathomimetika: Orciprenalin, Isoproterenol ... 114
Passagere bzw. temporäre Elektrostimulation bei Bradykardie oder Asystolie ... 115
    Transvenöse endokardiale Elektrostimulation ... 115
    Transthorakale Elektrostimulation ... 116
    Programmierte oder hochfrequente Stimulation zur Terminierung von Tachykardien ... 116
Kardioversion und Defibrillation ... 117
    Externe Kardioversion und -defibrillation ... 117
    Interne Kardioversion ... 119
Schrittmachertherapie ... 120
    Die NBG-Schrittmacher-Nomenklatur ... 120
    Stimulationsmodi ... 120
    Technische Aspekte und Parameter der Programmierung ... 122
    Chirurgische Aspekte ... 124
    Hämodynamische Aspekte der Schrittmachertherapie ... 124
    Indikationen zur Schrittmacherimplantation ... 125
    Neue Indikationen zur Schrittmachertherapie ... 126
    Komplikationen der Schrittmachertherapie ... 127
    Schrittmacherkontrolle ... 128
Implantierbarer Kardioverter/Defibrillator ... 129
    Technische Aspekte ... 130
    Operatives Vorgehen und intraoperative Testung ... 134
    Komplikationen ... 134
    Empfehlungen zur Nachsorge ... 135
    Kosten-Nutzen-Relation ... 135
    Indikationen zur Implantation eines Kardioverter/Defibrillators ... 135
    Fahrtüchtigkeit ... 137
    Atrialer Defibrillator/Atrioverter ... 137
Katheterablation ... 139
    Historische Entwicklung ... 139
    Mechanismen der Hochfrequenzstrom-Katheterablation ... 140
    Besondere technische Aspekte ... 141
    Komplikationen ... 142

6 Therapie bradykarder Rhythmusstörungen ... 145

Sinusknotenfunktionsstörungen ... 145
    Sinusbradykardie ... 145
    Sinusarrhythmie ... 148
    Sinusknotenstillstand, Sinuspause ... 148
    Sinuatriale Blockierungen ... 150
    Wandernder Schrittmacher ... 152
    Hypersensitiver Karotissinus-Reflex und Karotissinus-Syndrom ... 152
    Sinusknotensyndrom ... 154
Atrioventrikuläre Leitungsstörungen ... 158
    Epidemiologie ... 158
    Spezielle Pathophysiologie ... 158
    Prognose ... 159
    Diagnostik ... 159
    Therapie ... 161
    Empfehlungen für die Praxis ... 162
Intraventrikuläre Leitungsstörungen ... 163
    Epidemiologie und Prognose ... 163
    Spezielle Pathophysiologie ... 163
    Diagnostik ... 164
    Therapie ... 164
    Empfehlungen für die Praxis ... 165
Bradyarrhythmie bei Vorhofflimmern ... 166
    Epidemiologie und Prognose ... 166
    Pathophysiologie ... 166
    Diagnostik ... 166
    Therapie ... 166
Bradykarde Rhythmusstörungen nach Herzinfarkt ... 168
    Epidemiologie und Prognose ... 168
    Therapie ... 168
Bradykarde Rhythmusstörungen nach herzchirurgischen Eingriffen ... 169
    Häufigkeit und Prognose ... 169
    Therapie ... 169
Bradykardien nach Herztransplantation ... 170
    Diagnostik ... 170
    Therapie ... 170

7 Therapie tachykarder Rhythmusstörungen ... 171

Sinustachykardien ... 171	Ventrikuläre Extrasystolen ... 222
Atriale Extrasystolen und Salven ... 174	Ventrikuläre Tachykardien ... 228
Atriale Tachykardie ... 176	Kammerflimmern ... 241
Vorhofflattern ... 180	Plötzlicher Herztod ... 244
Vorhofflimmern ... 187	Angeborene arrhythmogene Erkrankungen ... 254
AV-Knoten-Tachykardien ... 199	Synkope ... 264
AV-Reentry-Tachykardie, WPW-Syndrom ... 209	

8 Spezielle Therapieprobleme ... 269

Therapie von Rhythmusstörungen im Alter ... 269	Antiarrhythmika in der Schwangerschaft und Stillperiode ... 270
Therapie mit Antiarrhythmika ... 269	Intoxikationen mit Antiarrhythmika ... 272
Schrittmachertherapie ... 269	Klasse-I-Antiarrhythmika ... 272
ICD-Therapie ... 269	Klasse-III-Antiarrhythmika ... 272
Katheterablation ... 269	Betablocker und Calciumantagonisten ... 273
Antiarrhythmika bei Patienten mit Schrittmacher und/oder ICD ... 269	Digitalis ... 273

9 Anhang ... 274

„Rhythmusstörungen" und Internet ... 274	Medizinische Nachrichtendienste, Link-Sammlungen und Suchdienste ... 275
Kardiologische Fachgesellschaften, Verbände und Organisationen ... 274	Elektronische Zeitschriften ... 276
Leitlinien, Empfehlungen und Therapiehilfen ... 275	Internet-Quellen zitieren ... 276
Datenbanken ... 275	Studien zur primären und sekundären Prävention des plötzlichen Herztodes ... 277

Sachverzeichnis ... 284

1 Anatomische Grundlagen

Das Wichtigste in Kürze

Anatomie und Funktion des Herzens hängen eng zusammen. Dies gilt nicht nur für die kontraktile Funktion, sondern auch für den elektrischen Erregungsablauf. Die Kenntnis der anatomischen wesentlichen Besonderheiten des Erregungsleitungssystems stellt nicht nur eine Voraussetzung für das Verständnis der Pathogenese von Herzrhythmusstörungen dar, sondern sie hat in den letzten Jahren insbesondere für den interventionell tätigen Elektrophysiologen zunehmend an Bedeutung erlangt (2). Eine detaillierte Kenntnis der Anatomie des Herzens, insbesondere der Anatomie und Topologie von Strukturen wie des Atrioventrikular(AV-)Knotens, akzessorischer Leitungsbahnen, aber auch des Koronarsinus stellt z.B. die Voraussetzung für den Einsatz abladierender Behandlungsverfahren dar.

■ Topographische Anatomie

Nachfolgend werden die Grundzüge der normalen Anatomie des Herzens beschrieben. Nicht eingegangen wird auf angeborene und erworbene Herzfehler und deren operative Korrektur, die häufig zu komplexen anatomischen Verhältnissen führen. Da solche Erkrankungen nicht selten zu prognostisch bedeutsamen Rhythmusstörungen prädisponieren, ist die Kenntnis der anatomischen Verhältnisse für den Einsatz interventioneller Therapieverfahren wie der Katheterablation bei diesen Patienten besonders wichtig. Die Darstellung anatomischer und der für die Vitien typischen Varianten würde jedoch den Rahmen dieses Buches sprengen. Gleiches gilt für anatomischen Besonderheiten, die bei der elektrophysiologischen Untersuchung pädiatrischer Patienten zu berücksichtigen sind. Auf die spezielle Literatur sei verwiesen (7, 9).

Komplexe Architektur der Vorhöfe

Die Vorhöfe sind hinsichtlich ihrer Architektur komplexer als die Ventrikel. Diesem Sachverhalt wurde lange Zeit keine wesentliche Bedeutung zugemessen. Parallel zu dem zunehmenden Interesse an atrialen Rhythmusstörungen und der Einführung interventioneller Therapieverfahren wie der Katheterablation, die häufig eine exakte Kartographierung des atrialen Erregungsablaufs notwendig machen, hat sich dies in den letzten Jahren schlagartig geändert (1, 2, 4, 8).

Der *rechte Vorhof* liegt rechts oberhalb und hinter dem rechten Ventrikel (Abb. 1.**1**). In Relation zum linken Vorhof liegt er rechts vorn. Er bildet im frontalen Röntgenstrahlengang den rechten Rand der Herzsilhouette. Der rechte Vorhof besteht aus einem hinteren glattwandigen und einem vorderen trabekularisierten Anteil. Die mittlere Wanddicke beträgt nur 2 mm. Hinten münden die obere und untere Hohlvene. Eine Muskelleiste, die lateral die Einmündungen der Hohlvenen verbindet und den vorderen vom hinteren Vorhofteil begrenzt, wird als Crista terminalis bezeichnet. Bei einem Teil der Patienten mit „fokalem" Vorhofflimmern (S. 188) lässt sich hier der Arrhythmieursprung nachweisen. Die Crista terminalis bildet den auf der Außenwand des Vorhofs sichtbaren Sulcus terminalis.

Am vorderen Rand der Einmündung der unteren Hohlvene findet sich eine unterschiedlich stark ausgeprägte Gewebetasche, die Valvula venae cavae inferioris (Eustachii). Vor dem medialen Rand dieser Tasche mündet der Sinus coronarius in den rechten Vorhof. Eine am Eingang des Sinus coronarius häufig nachweisbare klappenartige Falte, die Valvula sinus coronarii (Thebesii) kann bei starker Ausprägung netzartig durchbrochen sein (Chirai-Netz) und so den Zugang zum Sinus coronarius mit einem Elektrodenkatheter erschweren.

Das rechte Vorhofohr, das anteromedial liegt, ist ebenfalls mit Trabekeln versehen. Im Rahmen einer invasiven elektrophysiologischen Untersuchung wird typischerweise hier der Vorhofkatheter, der zur Stimulation und Ableitung atrialer Elektrogramme dient, platziert.

Das Septum interatriale, dessen größter Teil aus Bindegewebe und nicht aus Muskulatur besteht, bildet die mediale Hinterwand des rechten Vorhofs. In seiner Mitte liegt das Foramen ovale, das von einer Membran aus Bindegewebe bedeckt ist und einen Durchmesser von bis zu 3,5 cm erreichen kann. Bei unvollständiger Abdeckung des Foramen ovale resultiert eine Vorhof-Septum-Defekt (Ostium-Secundum-Defekt). Bei nur passiver Abdeckung des Formens, die sich bei etwa 30 % der Menschen findet, lässt sich hierüber atraumatisch ein Katheter vom rechten in den linken Vorhof vorführen. Bei vollständigem Verschluss des Foramens durch diese Membran ist eine so genannte scharfe transseptale Punktion nach Brockenborough notwendig, um in den linken Vorhof zu gelangen.

Die Trikuspidalklappe, die im anteromedialen Teil des rechten Vorhofs lokalisiert ist, stellt den Zugang zum rechten Ventrikel dar. Die Zirkumferenz einer normalen Trikuspidalklappe misst 10–11,1 cm bei Frauen und 11,2–11,8 cm bei Männern. Der aus Muskulatur bestehende Bereich zwischen dem Ansatz der Trikuspidalklappe und der Mündung der V. cava inferior wird als inferiorer Isthmus bezeichnet und spielt bei der Ablation von Vorhofflattern eine wichtige Rolle (S. 182).

1 Anatomische Grundlagen

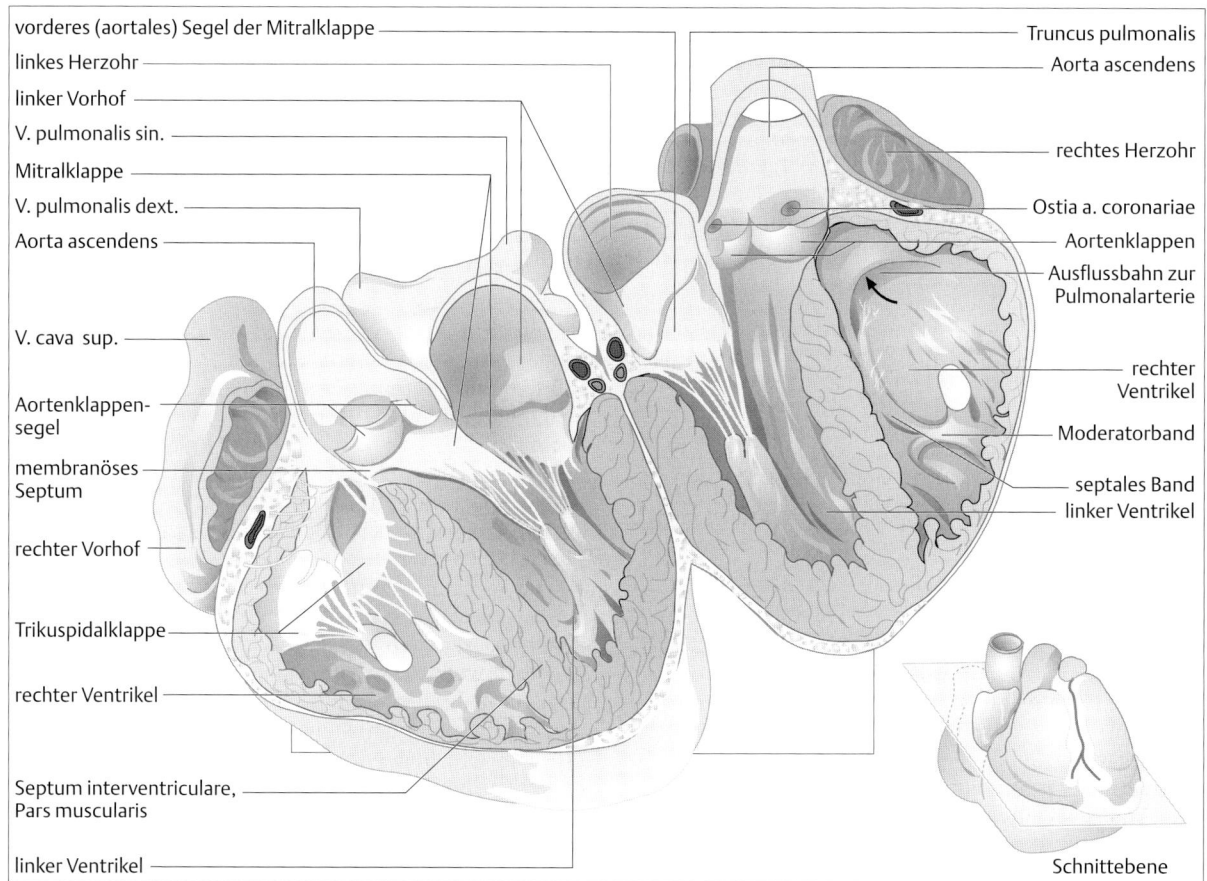

Abb. 1.1 Anatomie der Vorhöfe und Herzkammern (aus Gonska, Interventionelle Therapie, Thieme Verlag 1999).

Der *linke Vorhof* liegt direkt vor dem Ösophagus, dorsomedial des rechten Vorhofs und weist eine vergleichsweise dickere (3 mm), überwiegend glatte, nicht trabekularisierte Wand auf (Abb. 1.1). An seiner Hinterwand münden rechts und links jeweils 2 Lungenvenen. In seltenen Fällen münden rechts 3 und links nur eine Vene. Die Lungenvenenmündungen hängen miteinander durch ein glattwandiges fibröses Verbindungsstück zusammen.

Am linken oberen Rand des linken Vorhofs liegt das trabekularisierte linke Herzohr. Bei Patienten mit Vorhofflimmern (ohne Antikoagulation) findet sich hier oft thrombotisches Material. Die Mitralklappe ist etwas kleiner als die Trikuspidalklappe (Zirkumferenz bei Männern 9,2–9,9 cm, bei Frauen 8,2–9,1 cm).

Die im Vergleich zu den Ventrikeln deutlich schwächer ausgebildete Muskulatur der Vorhöfe verläuft horizontal, beide Vorhöfe quer verbindend. Darunter befinden sich Muskelfasern, die hufeisenförmig über das Dach der Vorhöfe von vorn nach hinten ziehen. Die Lungenvenen sind bis zum Ansatz des Herzbeutels (d.h. für 1–2 cm, gemessen von ihrer Mündung in den linken Vorhof aus) von zirkulären Muskelfasern umgeben.

Diese Muskelfasern, denen eine einem Sphinkter ähnliche Funktion zugesprochen wird, die vor allem während der atrialen Systole und bei Mitralinsuffizienz von Bedeutung sein dürfte, können elektrisch aktiv und so für „fokales" Vorhofflimmern verantwortlich sein (S. 188). Im Rahmen eines elektrophysiologischen Mappings (S. 46) entsteht dann der Eindruck, dass der Entstehungsort der Rhythmusstörung „in" den Pulmonalvenen liegen würde. Auch der rechtsatrial gelegene Sinus coronarius ist in proximalen Anteilen von einer dünnen Muskelschicht umgeben.

Die Muskulatur der Vorhöfe ist von der der Kammern durch Faserringe aus Bindegewebe getrennt, die die Ostien der Atrioventrikular- und Semilunarklappen umgeben. Die einzige Überbrückung ist der penetrierende Teil des His-Bündels – es sei denn, an anderen Stellen bleiben wenige Millimeter breite Reste einer ursprünglichen atrioventrikulären Verbindung bestehen. Führen solche akzessorischen Bahnen zu einer ventrikulären Präexzitation bei Sinusrhythmus (sichtbar als Delta-Welle im EKG) und treten rezidivierend paroxysmale Tachykardien auf, so wird von einem Wolff-Parkinson-White-Syndrom (WPW-Syndrom) gesprochen (S. 209).

Rechter und linker Ventrikel – Ursprungsorte für maligne Rhythmusstörungen

Der *rechte Ventrikel* galt lange Zeit als elektrophysiologisch eher unbedeutend. Aufgrund des einfachen transvenösen Zugang wird hier (bevorzugt im Bereich der rechtsventrikulären Spitze) standardmäßig der Elektrodenkatheter für die programmierte Ventrikelstimulation platziert.

> Erst jüngst hat sich gezeigt, dass der *rechte Ventrikel* ein wichtiger Ursprungsort für maligne ventrikuläre Arrhythmien sein kann (vgl. arrhythmogene rechtsventrikuläre Kardiomyopathie [ARVCM] [S. 261], Brugada-Syndrom [S. 259]). Der *linke Ventrikel* steht als Ursprungsort für ventrikuläre Tachyarrhythmien, die nach Myokardinfarkt und bei z.B. dilatativer oder hypertrophischer Kardiomyopathie auftreten, im Vordergrund.

Die Architektur der Ventrikel ist im Vergleich zu der der Vorhöfe einfacher. Die Wand der *rechten Kammer* ist verhältnismäßig dünn (Abb. 1.1). Sie misst im Bereich der rechtsventrikulären Spitze manchmal weniger als 2 mm und schmiegt sich mantelförmig dem muskelstärkeren linken Ventrikel an. Es resultiert ein halbmondförmiger Querschnitt. An der inneren Oberfläche befinden sich besonders zur Herzspitze hin Muskelbalken (Trabeculae carneae) als Reste des embryonalen Muskelschwamms, der sonst zu einer verhältnismäßig dicht gefügten Muskelschicht umgestaltet wurde.

Der Binnenraum gliedert sich in eine Einstrom- und eine Ausstrombahn. Erstere reicht von der Trikuspidalklappe bis zur rechtsventrikulären Spitze, letztere von der Spitze bis hinauf zur Pulmonalklappe. Ihr subvalvulärer Anteil wird als Infundibulum bezeichnet. Ein- und Ausflussbahn des rechten Ventrikels, die in einem spitzen Winkel zueinander liegen (ca. 145° bei Erwachsenen), werden durch eine Reihe vorspringender Muskelleisten getrennt: der Crista supraventricularis mit septalem und parietalem Band und dem Moderatorband (Abb. 1.1). Hier setzen die 3 Papillarmuskeln an, die die Chordae tendineae aufnehmen und so die Segel der Trikuspidalklappe halten. Das Moderatorband ist bei der arrhythmogenen rechtsventrikulären Erkrankung (S. 261) typischerweise besonders stark ausgeprägt. Das Infundibulum des rechten Ventrikels ist typischer Ursprungsort für ventrikuläre Arrhythmien bei ansonsten herzgesunden Patienten (so genannte idiopathische Kammertachykardien [S. 229]).

Das Infundibulum und die Pulmonalarterien sind durch die Pulmonalklappe voneinander getrennt. Letztere ist deutlich kleiner als die Trikuspidalklappe. Ihre Zirkumferenz misst normalerweise 5,7–7,4 cm bei Frauen und 6,0–7,5 cm bei Männern.

Die *konisch geformte linke Kammer* weist im Vergleich zur rechten eine deutlich geringere Trabekularisierung auf. Die linksventrikuläre Wand ist 2- bis 3-mal dicker als die rechte und variiert zwischen 8 und 15 mm. Die Muskulatur ist kräftig und umschließt im Querschnitt ein Lumen. Ein- und Ausstrombahn sind anatomisch weitaus weniger getrennt als rechts. Die Aortenklappe, die die Ausflussbahn von der Aorta trennt, ist bei etwa 1 % der Bevölkerung nicht trikuspid, sondern bikuspid angelegt. Die Zirkumferenz einer normalen Aortenklappe variiert zwischen 6,7 und 7,9 cm bei Frauen und zwischen 6,0 und 8,0 cm bei Männern.

Im gesunden Herzmuskel sind die einzelnen Muskelfasern dicht gepackt. Im Präparat können bestimmte Streichrichtungen des Muskelfasernetzes dargestellt werden. Ein Dreischichtenaufbau, wie ihn auch andere Hohlmuskel besitzen, lässt sich nachweisen: Eine äußere Längsschicht lässt sich von einer mittleren Ring- und inneren Längsschicht unterscheiden. Die Fasern der äußeren Längsschicht verlaufen in linksgerichteten Schraubenzügen und strahlen z.T. zur dünnwandigen Herzspitze aus, um als innere Längsfasern in einer rechtsgerichteten Schraube wieder aufzusteigen. Die innere Ringschicht ist besonders stark ausgebildet und gibt Fasern zur inneren und äußeren Längsschicht ab. Der schichtenartige Aufbau des linken Ventrikels ist elektrophysiologisch von Bedeutung – in Abhängigkeit von der Ausrichtung der Myokardfasern ergeben sich Unterschiede in der Erregungsausbreitungsgeschwindigkeit (so genannte anisotrope Erregungsleitung [S. 18]).

Im Bereich der Spitze liegen die beiden Papillarmuskeln, die die Sehnenfäden der Mitralklappe aufnehmen. Das interventrikuläre Septum gehört funktionell zum linken Ventrikel. Der aortenklappennahe Anteil des Septums ist membranartig ausgebildet (Pars membranacea) (Abb. 1.1). Ein Teil des membranösen Septums liegt zwischen rechten und linkem Ventrikel (interventrikulärer Teil). Der zweite, atrioventrikuläre Anteil trennt den linken Ventrikel vom rechten Vorhof.

Erregungsleitungssystem

Von der Arbeitsmuskulatur des Herzens müssen Strukturen unterschieden werden, die die Grundlage des spezifischen Erregungsleitungssystems des Herzens bilden (Sinusknoten, AV-Knoten, ventrikuläres Erregungsleitungssystem) (1, 4, 6).

Der Sinusknoten – mehr als nur ein „Knoten"

Beim Sinusknoten handelt es sich in Wirklichkeit nicht um einen „Knoten", sondern um ein netzartiges, spindelförmiges Gebilde, das subepikardial und lateral im Sulcus terminalis am Übergang der V. cava superior in den rechten Vorhof liegt. Seine Abmessungen zeigen große intraindividuelle Unterschiede, die Länge variiert zwischen 5 und 8 mm, die Dicke zwischen 0,6 und 1,6 mm.

Anatomie und Elektrophysiologie des Sinusknotens sind nicht nur außerordentlich komplex, sondern auch heterogen (8). Frühe Untersuchungen unterschieden folgende Zelltypen:

➤ Die so genannten **nodalen Zellen** oder **Pacemaker(P-)-Zellen**, die nur 5–10 mm groß sind und die einen recht primitiven Aufbau mit relativ wenigen Zellorganellen bieten, finden sich am häufigsten. Sie sind zur spontanen Impulsbildung befähigt und stellen die eigentlichen Schrittmacherzellen des Sinusknotens dar. In aktuellen Untersuchungen werden so genannte spindelförmige von spinnenförmigen Schrittmacherzellen unterschieden (8). Die nodalen Zellen sind in Strängen, die durch kollagenes Bindegewebe getrennt sind, angeordnet. Das Ausmaß an Bindegewebe nimmt im Verlaufe des Lebens zu. Es wird angenommen, dass u.a. hier die Grundlage für die altersabhängigen Veränderungen der Aktivität des Sinusknotens liegen (Sinusknotensyndrom).
➤ Die **transitionellen Zellen** enthalten mehr Myofibrillen als die nodalen Zellen. Sie stellen die funktionelle Verbindung zwischen nodalen Zellen und fingerförmig angeordneten, in den Sinusknoten hineinstrahlenden Fasern dar, die aus Gruppen von atrialen Myozyten bestehen.

Es scheint nicht eine einzige Zelle zu sein, die als Schrittmacher im Sinusknoten fungiert, sondern die Entladung der Zellen erfolgt – allerdings synchronisiert – an mehreren Stellen gleichzeitig.

> Bei höheren Herzfrequenzen dominiert eine Impulsgebung in bevorzugt kranialen Anteilen des Sinusknotens, während bei Bradykardie bevorzugt eine Impulsbildung in mehr inferior gelegenen Anteilen stattfindet.

Diese Änderung des dominierenden Erregungsursprungs bei Schwankungen des autonomen Tonus scheint wesentlich für die hierbei auftretenden Änderungen der P-Wellenmorphologie verantwortlich zu sein:

➤ Bei erhöhtem Sympathikotonus mit mehr kranial gelegenen Erregungsursprung finden sich bevorzugt schmalbasige P-Wellen mit relativ hoher Amplitude und linkstypisch ausgerichtetem Lagetyp;
➤ bei starkem parasympathischen Einfluss mit mehr kaudal gelegenem Erregungsursprung finden sich eher flache P-Wellen.

Der Sinusknoten ist besonders reich *parasympathisch* innerviert. Acetylcholin bewirkt eine Abnahme der Sinusknotenfrequenz (negativ chronotroper Effekt) und Zunahme der intranodalen Refraktärzeiten sowie Leitungszeiten (negativ dromotroper Effekt). Die Refraktärzeit des Sinusknotengewebes nimmt zu.
Die Versorgung mit *sympathischen Fasern* erfolgt vom rechten Grenzstrang aus. Adrenerge Stimulation bewirkt eine Frequenzzunahme (positiv chronotroper Effekt) und Verkürzung der intranodalen Leitungs- und Refraktärzeiten (positiv dromotroper Effekt).

Intraatriale und interatriale Erregungsleitung – keine spezifischen Leitungsbahnen, sondern präformierte bevorzugte Leitungswege

Die Frage, inwieweit spezielle intraatriale Leitungsbündel die Erregungsleitung vom Sinusknoten zum AV-Knoten bestimmen, ist lange Zeit heftig diskutiert worden. Übereinstimmung herrscht heute darin, dass ein anatomisch eindeutig abgrenzbares atriales Reizleitungssystem, das vergleichbar wäre mit dem der Ventrikel, nicht existiert.

Allerdings scheint die intraatriale Erregung bevorzugte Wege zu gehen, die wesentlich durch das Vorhandensein von parallel angeordneten Muskelbündeln (anisotrope Erregungsleitung, S. 18) und anatomischen Strukturen wie der Fossa ovalis, der Einmündungen der oberen und unteren Hohlvene und dem Koronarvenensinus, vorgegeben werden. Das Muskelbündel, das bevorzugt den elektrischen Impuls vom rechten zum linken Vorhof leitet, wird als *Bachmann-Bündel* bezeichnet.

Die AV-Knoten-Region

Die AV-Knoten-Region befindet sich am unteren Rand der hinteren Wand des rechten Vorhofs neben der Mündung des Koronarsinus, dicht oberhalb des septalen Trikuspidalklappensegels (Abb. 1.**2a**, **b**). Folgende Anteile lassen sich unterscheiden (5):

➤ der atriale, an den AV-Knoten grenzende Anteil,
➤ der AV-Knoten selbst (d.h. der kompakte Anteil des AV-Knotens) und
➤ der Anteil des His-Bündels, der den Anulus fibrosus penetriert.

Die vom Sinusknoten kommende elektrische Erregung erreicht den AV-Knoten über die so genannten transitionalen Zellen, die sich histologisch von normalen atrialen Myozyten unterscheiden und aus im wesentlichen 3 Richtungen auf den AV-Knoten zulaufen. Eine tiefe Gruppe der transitionalen Zellen verbindet die zentrale, kompakte Region des AV-Knotens mit den linksseitigen Anteilen des interatrialen Septums; über eine oberflächlich und vorn gelegene Gruppe entsteht eine Verbindung zum rechtsseitigen interatrialen Septum und eine posterior gelegene Fasergruppe stellt letztendlich die Verbindung zum Bereich des Koronarsinus-Ostiums dar.

Der kompakte Teil des AV-Knotens ist an der Spitze des so genannten Koch-Dreiecks gelegen (Abb. 2.**1a**, **b**). Es wird nach superior begrenzt durch die Tadoro-Sehne (Kommissur zwischen Valvula Eustachii und Anulus fibrosus), nach inferior durch den septalen Ansatz des septalen Trikuspidalklappensegels und nach posterior durch das Ostium des Koronarsinus.

Die Zellen, die sich innerhalb des kompakten Anteils des AV-Knotens nachweisen lassen (so genannte noda-

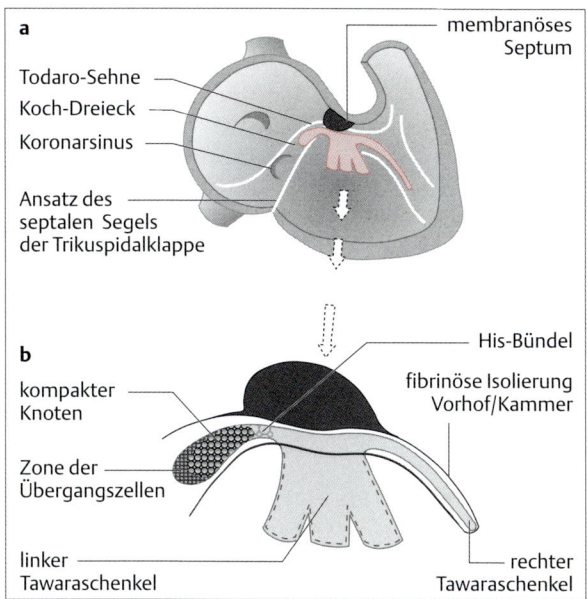

Abb. 1.2 AV-Knoten-Region mit Koch-Dreieck (aus Gonska, Interventionelle Therapie, Thieme Verlag 1999).
a Anatomische Grenzen.
b Spezifische atrioventrikuläre Verbindungsachse.

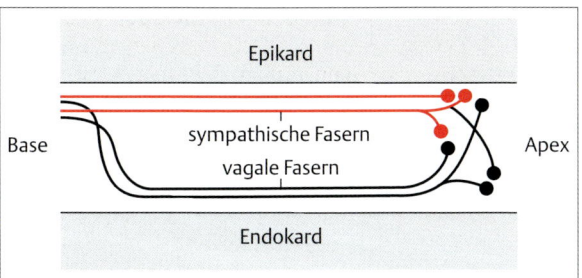

Abb. 1.3 Nervenfaserverlauf im Bereich der Ventrikel (nach 10).

le Zellen), ähneln hinsichtlich ihrer elektrophysiologischen Eigenschaften denen des Sinusknotens. Wie der Sinusknoten ist auch der AV-Knoten insbesondere reich mit parasympathischen und sympathischen Fasern versorgt, die vorwiegend vom linksseitigen Vagus bzw. Sympathikus abstammen. Die mehr distal gelegenen Strukturen (His-Bündel und weiter tiefer gelegene Anteile) sind weder parasympathisch noch sympathisch versorgt.

Das ventrikuläre Erregungsleitungssystem – komplexer, als häufig angenommen

Zu den so genannten subjunktionalen Strukturen zählen

- der sich aufzweigende distale Anteil des His-Bündels,
- die Tawara-Schenkel und
- das endokardiale Purkinje-Faser-Netzwerk.

Das His-Bündel selbst geht direkt in den rechten Tawara-Schenkel über. Zuvor gehen die verschiedenen Anteile des linken Tawara-Schenkels ab. Der rechte Schenkel verläuft unverzweigt intramyokardial als schmales Bündel bis zur Basis des vorderen Papillarmuskels. Erst hier teilt es sich auf. Die Anatomie des linken Tawara-Schenkels ist komplexer und vor allem variabler (Abb. 1.5). In den meisten Fällen teilt er sich fächerförmig auf. Typischerweise lassen sich 2–3 Hauptfaserzüge oder Faszikel unterscheiden: der anteriore, der septale und der posteriore Faszikel. Die Größe der einzelnen Faszi-

kel variiert. Die Purkinje-Fasern bilden den Übergang zwischen dem spezifischem Reizleitungssystem und der ventrikulären Arbeitsmuskulatur.

Das ventrikuläre Myokard ist sowohl parasympathisch als auch sympathisch innerviert (5). Die sympathischen efferenten Fasern überqueren den AV-Ring und verlaufen zunächst epikardial, dem Verlauf der großen Koronararterien folgend, um dann die myokardiale Wand zu penetrieren und endokardiale Muskelanteile zu versorgen (Abb. 1.3). Parasympathische Fasern penetrieren bereits die Myokardwand, nachdem sie den AV-Ring passiert haben, und verlaufen dann subendokardial.

> Aufgrund des Verlaufs der parasympathischen Fasern wird bei einer lediglich subendokardial lokalisierten Infarzierung bevorzugt die vagale Innervation betroffen.

Koronararterien und Koronarvenen

Die großen Koronararterien verlaufen über eine lange Strecke epikardial, um dann in die Muskulatur einzudringen und sich hier netzartig aufzuzweigen (Abb. 1.4a, b). Sie sind sympathisch und parasympathisch innerviert.

Die *Blutversorgung des Sinusknotens* erfolgt entweder durch Äste der rechten Herzkranzarterie (55–60%) oder durch Äste des Ramus circumflexus der linken Herzkranzarterie (40–45%) (Abb. 1.5). Der *AV-Knoten* wird zu 80% von der rechten Herzkranzarterie mit arteriellem Blut versorgt. In den übrigen Fällen erfolgt die primäre Versorgung durch einen Ast des R. circumflexus. Vielfach findet sich eine zusätzliche Blutversorgung des AV-Knotens durch den ersten und zweiten septalen Ast des Ramus interventricularis anterior der linken Herzkranzarterie.

Die relativ dickwandigen Herzvenen begleiten die Koronararterien und fließen zum Sinus coronarius zusammen, der nahe der V. cava inferior in den rechten Vorhof einmündet. Er stellt mit einer Länge von 3–5 cm die direkte Fortsetzung der V. cordis magna dar, die in ihrem Verlauf der linken Herzkranzarterie folgt (Abb. 1.4). Zuvor nimmt er die V. cordis parva (die dem Ver-

6 1 Anatomische Grundlagen

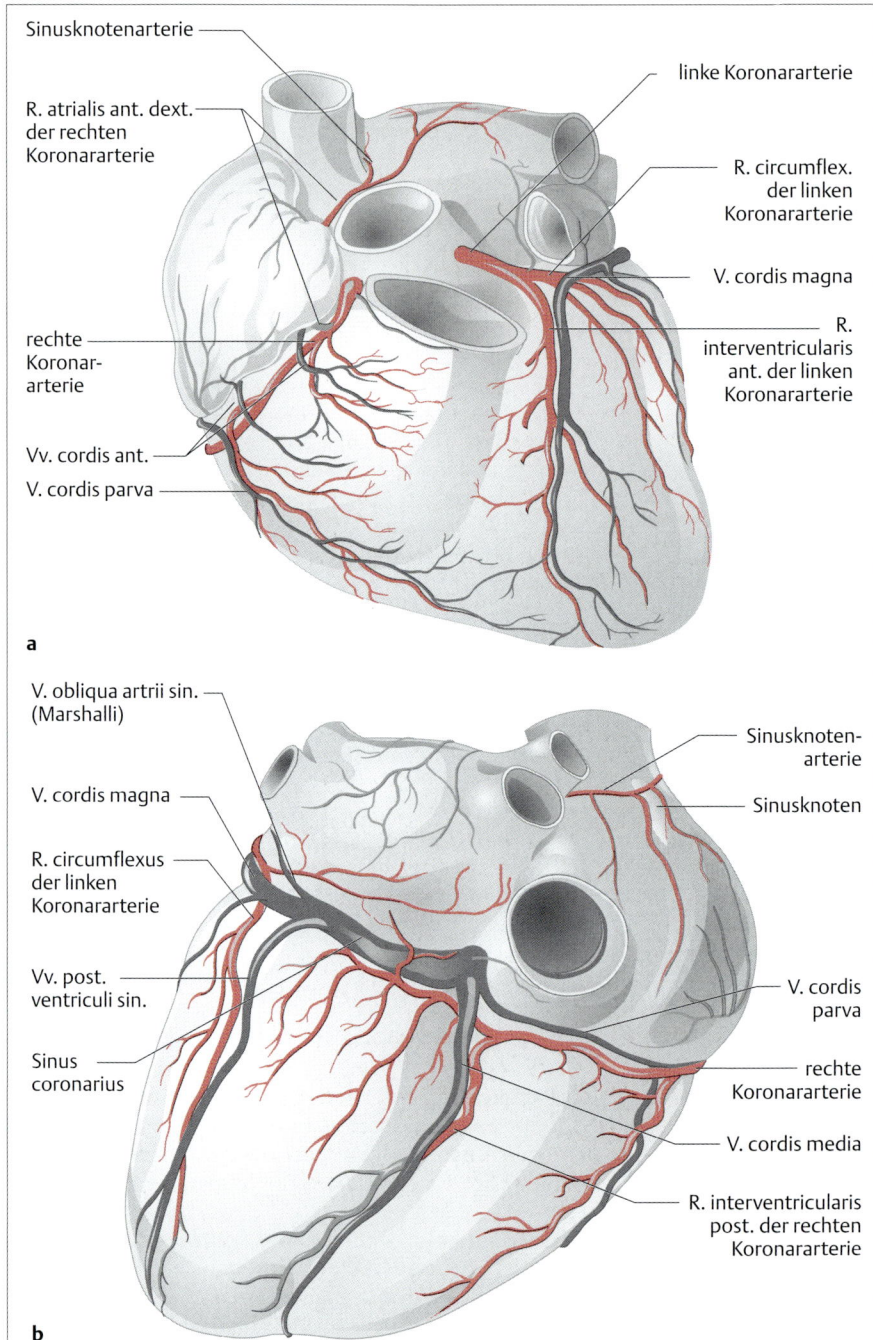

Abb. 1.**4a**, **b** Koronararterien und Koronarvenen (aus Gonska, Interventionelle Therapie, Thieme Verlag 1999).

lauf der rechten Herzkranzarterie folgt) und die V. cordis media auf. Letztere sind an ihrer Mündung in den Sinus mit Klappen versehen.

Über den Sinus coronarius läuft der größte Teil des venösen Koronarstroms, insbesondere aus dem linken Ventrikel, ab. Der Rest gelangt über die Vv. cordis ventrales und die Vv. Thebesii (Vv. cordis minimae) direkt in die Herzkammern. Ein Teil der Vv. Thebesii entleert sich dabei auch in die linke Herzkammer; dadurch wird das aus den Lungenvenen kommende Blut etwas entarterialisiert.

Der Sinus coronarius ist eine für den interventionell tätigen Elektrophysiologen außerordentlich wichtige Struktur (2): Da er linksseitig im atrioventrikulären Sulcus verläuft, können über ihn mittels transvenös (!) eingeführter Elektrodenkatheter Signale vom linken (!) Vorhof und Ventrikel registriert werden.

Solche Registrierungen sind eine wertvolle Hilfe bei der Lokalisationsdiagnostik akzessorischer Leitungsbahnen (S. 215). Auch die Abgabe von Hochfrequenzstrom zur Ablation akzessorischer Bahnen im Sinus coronarius oder im Bereich von Sinusdivertikeln ist möglich.

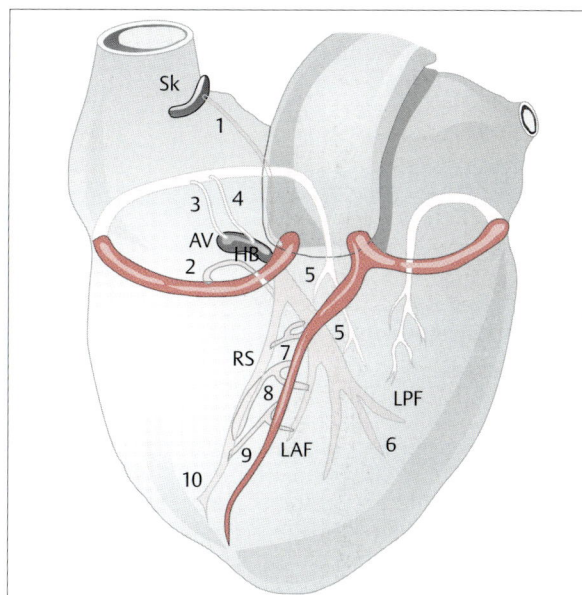

Abb. 1.5 Blutversorgung des Sinus- und AV-Knotens sowie des Erregungsleitungssystems: *SK* Sinusknoten, *AV* AV-Knoten, *HB* His-Bündel, *RS* rechter Schenkel, *LAF* linksanteriorer Faszikel, *LPF* linksposteriorer Faszikel.
Äste der rechten Koronararterie: *1* Ramus ostii V. cavae superioris, *2* Ramus christae supraventricularis, *3* Ramus septi fibrosi, *4* Ramus septi interventricularis, *5* Rami perforantes posteriores, *6* Rami intramyocardiales.
Äste der linken Koronararterie: *7* Ramus anterior perforans I, *8* Ramus limbi dextri, *9* Ramus anterior perforans III, *10* Rami intramyocardiales.

■ Perikard

Der Herzbeutel (Perikard) bildet ein Gleitlager und hemmt die Überdehnung des Herzens. Aorta und Pulmonalis liegen über eine Strecke von 3 cm innerhalb des Herzbeutels. Bei Perforation der Aorta in diesem Bereich resultiert daher eine Perikardtamponade. Für den Elektrophysiologen ist der Perikardbeutel nicht unwichtig. Dank des Vorhandenseins des Perikardbeutels, der einen mechanischen Widerstand bietet, treten Perforationen bei der Manipulation von Elektrodenkatheter oder Hochfrequenzstrom-Katheterablation im Bereich der dünnwandigen Vorhöfe nur sehr selten auf.

Literatur

1. Anderson RH, Becker AE. Anatomy of the conduction tissue and accessory atrioventricular connections. In: Zipes DP and Jalife J, eds. Cardiac Electrophysiology: From Cell to Bedside. Philadelphia: W. B. Saunders Company; 1990: 240–248.
2. Cosio FG, Anderson RH, Becker A, et al. Living anatomy of the atrioventricular junctions. A guide to electrophysiological mapping. A Consensus Statement from the Cardiac Nomenclature Study Group, Working Group of Arrythmias, European Society of Cardiology, and the Task Force on Cardiac Nomenclature from NASPE. North American Society of Pacing and Electrophysiology. Eur Heart J. 1999; 20: 1068–1075.
3. Demoulin JC, Kulbertus HE. Histopathological examination of the concept of left hemiblock. Br Heart J. 1972; 34: 807.
4. Ho SY, Kilpatrick L, Kanai T, et al. The architecture of the atrioventricular conduction axis in dogs compared to humans: Its significance to ablation of the atrioventricular nodal approaches. J Cardiovasc Electrophysiol. 1995; 6: 26.
5. Ito M and Zipes DP. Efferent sympathetic and vagal innervation of the canine right ventricle. Circulation 1994; 90: 1459.
6. Mazgalev TN, Tchou PJ, eds. Atrial-AV nodal electrophysiology: a view from the millenium. New York, PA, Futura Publishing, 2000.
7. Netter FH. Farbatlanten der Medizin. Band 1: Herz. Stuttgart, New York: Georg Thieme Verlag; 1969: 7–12.
8. Schuessler RB, Boineau JP, Saffitz JE, Bromberg BI, Kwong KF. Cellular mechanisms of sinoatrial activity. In Zipes, D. P., and Jalife, J. (eds.): Cardiac Electrophysiology: From Cell to Bedside. 3rd ed. Philadelphia, W. B. Saunders Company, 2000, 187–195.
9. Waller BF, Schlant RC. Anatomy of the heart. In: Wyane RW, Schlant RC, Fuster V eds. Hurst's – The heart. 9th ed. New York: McGraw-Hill; 1998.
10. Zipes DP, Barber MJ, Takahashi N, Gilmour RF. Recent observations on autonomic innervation of the heart. In: Zipes DP, Jalife J, ed. Cardiac electrophysiology and arrhythmias. Orlando: Grune and Stratton; 1985.

2 Elektrophysiologische Grundlagen

> **Das Wichtigste in Kürze**
>
> Das Wissen über die Grundlagen der Elektrophysiologie des Herzens hat sich in den letzten Jahren nicht nur rasant, sondern nahezu explosionsartig entwickelt. Zurückzuführen ist diese Entwicklung darauf, dass heute zahlreiche spezielle Methoden der molekularen Biologie und Genetik zur Verfügung stehen, die fachübergreifend entwickelt wurden. Diese Entwicklung nachzuvollziehen stellt eine große Herausforderung für den praktisch klinisch tätigen Arzt dar. Bereits die verwendete Terminologie ist ihm oft fremd und bedarf der Einarbeitung und Gewöhnung.

■ Die Zellmembran

Die Zellmembran der Herzmuskelzelle besteht aus einer *Phospholipiddoppelschicht (bilayer)*. Die Membran weist einen Durchmesser von 6–10 nm auf und besteht aus *polaren, hydrophilen Anteilen*, die der Membranaußenseite zugewandt sind und mit der wässrigen Phase des Extra- und Intrazellulärraums in Verbindung stehen, und *unpolaren, hydrophoben Anteilen*, die in Richtung Membraninneres weisen.

Die Zellmembran, insbesondere ihr hydrophobes Innere, bildet für polare Substanzen (z.B. Natrium- oder Kaliumionen) eine Isolierschicht zwischen dem Zellinneren und -äußeren mit hohem Widerstand. Während der transmembranäre Austausch fettlöslicher Stoffe den Gesetzen der Diffusion erfolgt, können polare Substanzen nur durch spezielle *Transportsysteme* (Ionenaustauscher und -pumpen) oder durch *Kanalproteine* (so genannte Ionenkanäle), die in der Membran „schwimmend" die gesamte Doppelschicht durchdringen, nach Innen oder Außen gelangen.

Weiterer wichtiger Bestandteil der Zellmembran sind Rezeptorproteine, Enzyme, Antigene und so genannte *Zellkontaktstrukturen*. Letztere sind für die Wechselwirkung zwischen einzelnen Zellen verantwortlich. Aus elektrophysiologischer Sicht sind hier die *Gap-Junction-Proteine* von besonderer Bedeutung.

■ Ionenkanäle

Ionenkanäle sind Poren bildende Kanalproteine, die eine unterschiedlich ausgeprägte Selektivität für Ionen aufweisen (5, 15, 21). Sie spielen eine Schlüsselrolle bei der Pathogenese von Herzrhythmusstörungen (3, 9). Erfolgt das Öffnen bzw. Schließen des Kanalproteins aufgrund von Änderungen der Potentialdifferenz an der Zellmembran, wird von so genannten spannungsgesteuerten Ionenkanälen (*voltage gated ion channels*) gesprochen. Liegt den Änderungen der Kanalleitfähigkeit eine Bindung spezieller Substanzen an Rezeptoren zugrunde, liegt ein *ligandengesteuerter Ionenkanal (ligand operated ion channel)* vor.

Mittels molekularbiologischer und -genetischer Techniken gelang es in den letzten Jahren, die Struktur derartiger Kanäle und die Mechanismen ihrer Steuerung aufzuklären. Die Gene, die für die einzelnen Kanalproteine kodieren, konnten zum Teil identifiziert und geklont werden. Tabelle 2.1 gibt eine Übersicht über die Ionenströme und -kanäle, die für Kardiomyozyten von Bedeutung sind.

Der Natriumkanal

Der kardiale Natriumkanal gehört zu den *spannungsgesteuerten* Ionenkanälen (1). Er ist ein Proteingemisch. Das eigentliche Kanalprotein (so genannte α-Einheit) besteht aus fast 2000 Aminosäuren (Molekulargewicht ca. 30000), das vom SCN5A-Gen auf Chromosom 3 kodiert wird. 4 homologe Domänen (DI–DIV), die durch zytoplasmatisch lokalisierte Aminosäureketten (cytoplasmatic linker sequence) verbunden sind, lassen sich unterscheiden (Abb. 2.1).

Die 4 Domänen lagern sich rosettenartig zusammen und bilden so gemeinsam einen Kanal oder eine Pore für die Passage von Natriumionen (Abb. 2.2). Jede Domäne besteht aus sechs Peptidhelices (S1–S6). S4 weist einen Überschuss an positiver Ladung auf und ist an der Aktivierung und Inaktivierung des Kanals beteiligt. Auch die zytoplasmatisch lokalisierte Linker-Sequenz zwischen DIII und DIV ist an der Inaktivierung des Kanals beteiligt. Die zwischen S5 und S6 in die Membran hineinragende Aminosäurenkette spielt bei der Porenbildung eine wichtige Rolle und wird daher *P-loop* genannt. Sie bestimmt die Ionenselektivität des Kanals.

Zusätzlich nachweisbare Untereinheiten des Kanals (β-Untereinheiten [nicht gezeigt]) sind zwar für die Kanalfunktion grundsätzlich entbehrlich, ihnen kommt jedoch eine wichtige Bedeutung bei der weiteren Modulation der Kanalfunktion zu (z.B. bei der Steuerung der Abhängigkeit der Kanalaktivität vom Membranpotential).

Bereits in den 50er Jahren, lange vor der Kenntnis dieser Befunde, entwickelten Hodgkin und Huxley ein Modell, das die unterschiedlichen Funktionszustände des Natriumkanals beschreibt. Grundlage des Modells sind 2 Tore (gates) (Abb. 2.3): Das m-gate öffnet bei Membrandepolarisation und erlaubt so den Ionendurchfluss. Zeitgleich schließt sich aber das h-gate, um

Tabelle 2.1 Am Zustandekommen des Ruhemembran- und Aktionspotentials beteiligte Ionenströme, Ionenpumpen und Trägermoleküle

Einwärtsströme	
I_{Na}	Schneller Natrium-Einwärtsstrom, wird bei Depolarisation aktiviert
I_{Ca-L}	Langsamer Calcium-Einwärtsstrom vom L-Typ, wird bei Depolarisation aktiviert
I_{Ca-T}	Langsamer Calcium-Einwärtsstrom vom T-Typ, wird bei Depolarisation aktiviert, im Vergleich zum L-Typ niedrigere Auslösungsschwelle und schnellere Inaktivierung
I_f	Schrittmacherstrom (f = funny), unspezifischer Kationenstrom, überwiegend von Natrium getragen
Auswärtsströme	
I_{K1}	Kalium-Einwärtsgleichrichterstrom (inward rectifier), verantwortlich für die Ausbildung des Ruhemembranpotenzials (Vorhof- und Kammermyokard), spielt zusätzlich bei der terminalen Repolarisation eine Rolle, vermindert bei niedriger extrazellulärer Kaliumkonzentration
I_{Kr}	Schnell aktivierende Komponente des verzögerten Kalium-Gleichrichterstroms (delayed rectifier), verantwortlich für die Repolarisation, vermindert bei niedriger extrazellulärer Kaliumkonzentration
I_{Ks}	Langsam aktivierende Komponente des verzögerten Kalium-Gleichrichterstroms, trägt vor allem bei hohen Frequenzen zur Repolarisation bei, Aktivierung durch adrenerge Stimulation, vermindert bei niedriger extrazellulärer Kaliumkonzentration
I_{to}	Transienter Auswärtsstrom, schnelle Aktivierung und Inaktivierung bei Depolarisation, verantwortlich für initiale Repolarisation
$I_{K(ATP)}$	ATP-abhängiger Kaliumstrom, Aktivierung bei Erniedrigung des intrazellulären ATP, spielt unter ischämischen Bedingungen eine Rolle
$I_{K(ACH)}$	Azetylcholin-aktivierter Kaliumstrom, vermittelt vagale Einflüsse am Vorhof
Pumpen	
Na^+/K^+-Pumpe	Austausch von Natrium gegen Kalium unter Energieverbrauch, schwacher Auswärtsstrom
Ca^{2+}-Pumpe	Elimination von Calcium unter Energieverbrauch
Transporter	
Na^+/Ca^{2+}-Austauscher	Transportrichtung abhängig vom Natrium- bzw. Calcium-Gradienten, schwach repolarisierender Strom
Na^+/H^+-Austauscher	Regulation des intrazellulären pH

den Kanal zu deaktivieren. Der Verschluss des Kanals durch das h-gate erfolgt jedoch langsam, sodass für einige Millisekunden Natrium durch den Kanal in die Zelle hineinströmen kann.

Bei einer Unterform des QT-Syndroms ist dieser Verschlussmechanismus gestört (S. 9). Der Kanal ist nicht aktivierbar, solange das h-gate geschlossen ist. Erst wenn das RuhemembranPotential wieder erreicht ist, kann der Kanal wieder aktiviert werden; das m-gate bleibt bis zur nächsten Depolarisation geschlossen, das h-gate ist bereits wieder geöffnet.

Heute wissen wir, dass keine eigenständigen „Tore", sondern vielmehr unterschiedliche Konformationen spezieller Anteile des Kanalproteins (s.o.) die Aktivierung und Inaktivierung des Kanals steuern und dass Aktivierung und Inaktivierung nicht als getrennte Phänomene anzusehen sind, sondern funktionell eng verbunden sind. Das Modell von Hudgkin und Huxley veranschaulicht aber in prägnanter Weise die prinzipielle Funktion des Kanals. Auch für das Verständnis der Wirkung von Antiarrhythmika am Kanal ist das Modell von Bedeutung (S. 72).

Kaliumkanäle

Die meisten für *spannungsabhängige Kaliumkänale* verantwortlichen Gene kodieren nur eine einzelne Proteindomäne mit 6 transmembranären Helices (Abb. 2.1) (19). Ein funktionsfähiger Kanal setzt sich aus 4 solcher Untereinheiten zusammen. Aufbau und Funktion der Domänen weisen Parallelen zu denen des Natriumkanals auf.

Die Bedeutung von β-Untereinheiten für die Funktion von Kaliumkanälen ist besser geklärt als beim Natriumkanal. Sie scheinen für die physiologische Funktion des Kaliumkanals wichtiger zu sein als beim Natriumkanal. Beispielhaft sei die Interaktion von KVLQT1 (α-Untereinheit) und KCNE1 (ehemals minK, β1-Untereinheit) genannt. Erst bei Zusammenwirken beider Einheiten resultieren die für die langsame Komponente des verzögerten Kaliumgleichrichterstroms i_{Ks} typischen Stromcharakteristika.

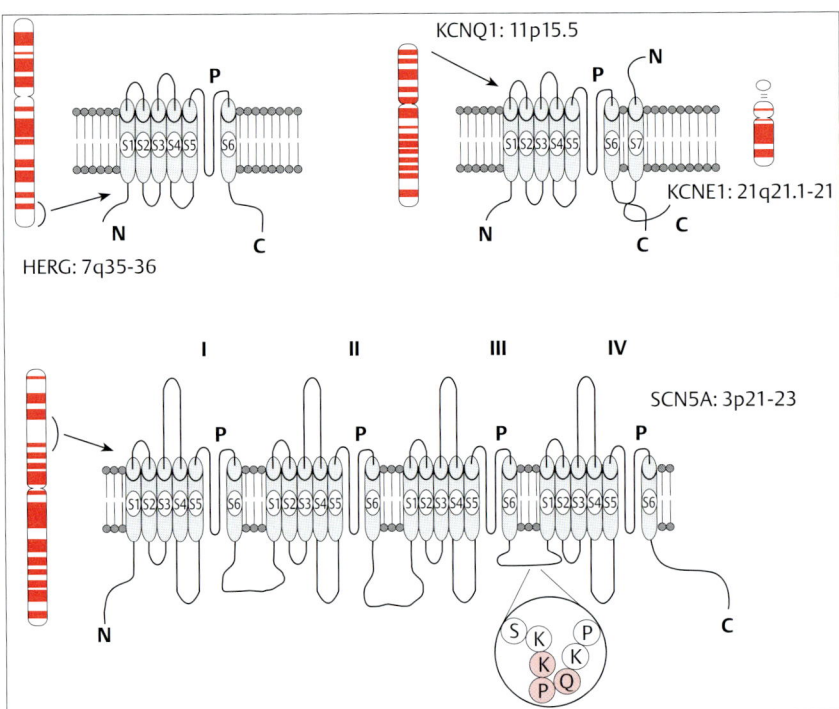

Abb. 2.1 Schematische Darstellung der Topologie von Kanalproteinen und Idiogramme der Chromosomen, auf denen die kodierenden Gene lokalisiert sind. Die Proteine setzen sich aus in die Zellmembran integrierten Untereinheiten (S1–S6) zusammen. Diese Untereinheiten bilden zusammen eine sog. Domäne. *KCNQ1* und *KCNE1* bilden gemeinsam den langsamen aktivierenden Kaliumgleichrichterstrom (I Ks). Bei SCN5A ist zusätzlich ein Ausschnitt aus der Aminosäurensequenz (Primärstruktur) des Kanalproteins dargestellt (eingekreister Bereich).
Grau hervorgehoben sind beispielhaft die Aminosäuren, die beim kongenitalen QT-Syndrom bei der so genannten δ-KPQ-Mutation aufgrund einer Deletion von 9 Nukleotiden im SCN5A-Gen fehlen. Die Deletion ist im Bereich der Aminosäurenkette lokalisiert, die, ins Zytoplasma hineinragend, die Domänen III und IV verbindet. Dieser Proteinabschnitt steuert die Inaktivierung des Kanals.
P kennzeichnet den Bereich, der an der Bildung der Pore beteiligt ist, durch die Ionen hindurchtreten. Die Amino- *(N)* und Carboxylenden *(C)* der Kanalproteine sind jeweils auf der zytoplasmatischen Seite lokalisiert. Angegeben sind ebenfalls die chromosomalen Loci, auf denen sich die für das jeweilige Kanalprotein kodierenden Gene befinden. Die Ähnlichkeiten in der Sequenz und im Aufbau der verschiedenen Ionenkanäle sind ein Indiz dafür, dass alle diese Proteine von einem gemeinsamen, entwicklungsgeschichtlich sehr alten „Ur-Ionenkanal" abstammen.

Heterologe Expressionssysteme

Die *Funktion der Ionenkanäle* kann mittlerweile als recht gut charakterisiert angesehen werden. Hierzu beigetragen hat die Möglichkeit, die klonierten Kanäle in so genannten heterologen Expressionssystemen zu untersuchen (7, 14). Ein solches heterologes Expressionssystem ist z.B. die Eizelle des südafrikanischen Krallenfrosches Xenopus Laevis (14). Injiziert man RNA, die für einen Ionenkanal kodiert, in einer bestimmten Menge in die Eizelle, so wird die kodierte genetische Information auf den Ribosomen der Eizelle abgelesen. Die eizelleigenen Organellen produzieren das Kanalprotein, das nachfolgend in die Zellmembran der Eizelle eingebaut wird.

Mittels *Voltage- und Patch-Clamp-Technik* lassen sich die resultierenden Ionenströme untersuchen. Die eigenen Ionenströme der Oozyte sind in diesem Entwicklungsstadium so gering, dass sie im Vergleich zu den Strömen, die von den klonierten Kanälen produziert werden, vernachlässigt werden können. Mittels heterologer Expression können nicht nur die Stromcharakteristika klonierter Ionenkanäle sehr gut erfasst werden, sondern sie ist auch wichtiges Hilfsmittel bei der funktionellen Charakterisierung der einzelnen Bestandteile des Kanalproteins.

Artifiziell lassen sich heute durch eine so genannte *gerichtete* oder *ortsständige Mutagenese* einzelne Aminosäuren im Kanalprotein durch gezielte Änderung der Boten-RNA, die für das Protein kodiert, austauschen. Die funktionelle Konsequenz der Mutation und damit auch die Bedeutung des Proteinabschnitts, der die Mutation aufweist, lässt sich hierdurch untersuchen: Der mutierte Kanal wird im heterologen System exprimiert und die resultierenden Ionenströme bzw. Kanalcharakteristika werden mit denen des unmutierten Kanals (Wildtyp) verglichen.

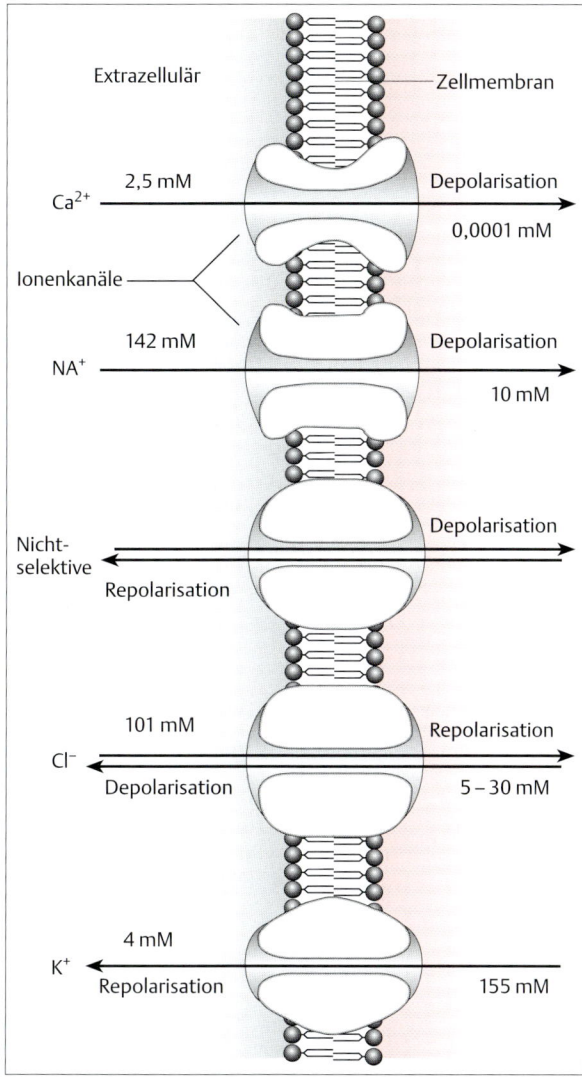

Abb. 2.2 Modellhafte Darstellung der Zellmembran mit unterschiedlichen Ionenkanälen.

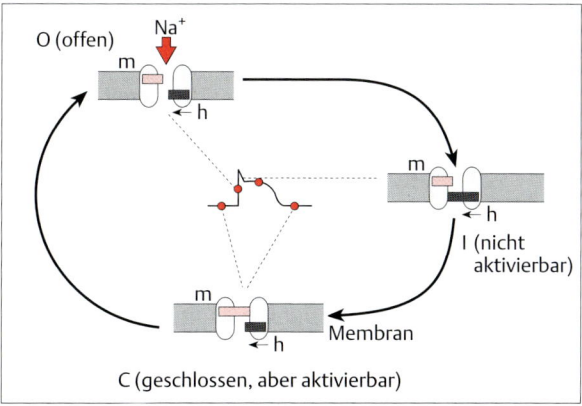

Abb. 2.3 Natriumkanal-Modell nach Hodgkin und Huxley; Einzelheiten im Text.

Ionenpumpen und Trägermoleküle

Ionenpumpen und Trägermoleküle (carrier) spielen eine wichtige Rolle für die Aufrechterhaltung der intrazellulären Ionenhomöostase (11).

Die Na^+/K^+-Pumpe

Da der Myozyt ständig geringe Mengen an Ionen (insbesondere Kaliumionen) verliert und dafür andere Kationen aufnimmt (vor allem Natriumionen), bedarf es zum Ausgleich spezieller energieabhängiger Pumpsysteme, die die ursprünglichen Iongradienten wieder herstellen bzw. beibehalten. Die *Na^+/K^+-Pumpe* ist eine ATPase, die unter Verbrauch von Energie jeweils 3 Natriumionen aus der Zelle eliminiert und gleichzeitig 2 Kaliumionen in die Zelle hinein transportiert. Die Pumpe arbeitet damit *elektrogen*, d.h. der Ladungsaustausch ist ungleich.

Die Aktivität der Na^+/K^+-ATPase wird durch *Glykoside inhibiert*; Insulin, Adrenalin, Noradrenalin, Schilddrüsenhormone und Kortikosteroide wirken stimulierend. Bei Erhöhung der extrazellulären Kaliumkonzentration wird die Pumpe aktiviert.

> Die Na^+/K^+-Pumpe spielt eine tragende Rolle für die Stabilität des Ruhemembranpotentials.

Der Na^+/Ca^{2+}-Austauscher

Der *Na^+/Ca^{2+}-Austauscher* trägt zur Aufrechterhaltung der intrazellulären Calciumhomöostase bei; 3 extrazelluläre Natriumionen werden in die Zelle und 1 Calciumion nach außen transportiert. Der Eintritt des überzähligen Natriumions trägt zum Gesamteinwärtsstrom während der Plateauphase des Aktionspotentials bei.

Der Na^+/Ca^{2+}-Austausch wird nicht direkt durch ATP betrieben, sondern durch den vorhandenen Natrium-Konzentrationsgradienten. Er hängt daher direkt von der Na^+/K^+-ATPase ab, da diese den Natriumgradienten bestimmt. Digitalis hemmt die Na^+/K^+-ATPase; es resultiert ein Anstieg der intrazellulären Natriumkonzentration und eine Abnahme des transmembranären Natrium-Konzentrationsgradienten. Da der Na^+/Ca^{2+}-Austauscher selbst von dem Konzentrationsgradienten getrieben wird, resultiert ein verminderter Calcium-Auswärtstransport. Es kommt zu einer Zunahme der intrazellulären Calciumkonzentration, die wiederum eine vermehrte Freisetzung von Calcium aus dem sarkoplasmatischen Retikulum triggert – es resultiert letztendlich eine Steigerung der Kontraktionskraft.

> Der Na^+/Ca^{2+}-Austauscher ist insofern auch elektrophysiologisch von Bedeutung, indem er vermutlich bei der Entstehung von aus Nachdepolarisationen resultierender getriggerter Aktivität eine Rolle spielt (S. 24).

Gap junctions

In einer Herzmuskelfaser hintereinander geschaltete Herzmuskelzellen werden transversal durch *Glanzstreifen* (intercalated discs) begrenzt (16). Glanzstreifen sind hochspezialisierte Zellgrenzen, die die einzelnen Herzmuskelzellen nicht nur zusammenhalten, sondern auch für die Erregungsfortleitung von Zelle zu Zelle verantwortlich sind. Für die erste Aufgabe sind spezielle differenzierte Zonen, die *Fasciae adhaerentes* und die *Maculae adhaerentes* (Desmosomen) vorhanden. Die elektrische Kopplung erfolgt durch die *Nexus* (*gap junctions*) (Abb. 2.4) der Glanzstreifen (2, 6, 10).

Gap junctions bestehen aus besonderen Proteinen, den *Connexinen*. Jeweils 6 Connexin-Polypeptide bilden durch rosettenförmige Anordnung ein Arrangement, ein so genanntes *Connexon*, das eine zentrale Pore aufweist (Abb. 2.4). Es entsteht so ein die Membran durchspannender Kanal, der einen Durchmesser von ca. 1,5 nm aufweist und den Durchtritt von Substanzen mit einem Molekulargewicht von bis zu 1600 ermöglicht.

Durch die paarige Zusammenlagerung der Gap junctions benachbarter Zellen kann ein Substanzaustausch von Zelle zu Zelle erfolgen. Über den Austausch von Ionen können auch elektrische Ladungen relativ einfach übertragen werden. Der elektrische Widerstand der Gap junctions ist im Vergleich zur übrigen Zellmembran gering. Regulierend wirken der pH-Wert und die intrazelluläre Calciumkonzentration.

Eine *Zunahme des Widerstandes*, die unter besonderen Umständen (z.B. während schwerer Ischämie) bis zur elektrischen Entkopplung der Zellen führen kann, bewirken:

- eine Azidose und
- eine Zunahme des intrazellulären Calciums.

Weitere Faktoren, die zu einer Entkopplung der Gap-Junction-Leitung führen können, sind:

- Hypoxie,
- eine verminderte intrazelluläre ATP-Konzentration sowie
- die Akkumulation von Lipidmetaboliten.

> Die biologische Bedeutung der Gap junctions im Herzmuskel entspricht der von Synapsen in Neuronenverbänden.

In den letzten Jahren konnten verschiedene *Connexine* identifiziert werden (6, 9). Connexine bestehen aus 4 miteinander verbundenen transmembranären Untereinheiten (so genannte Domänen), die nicht artspezifisch, sondern über alle Arten hinweg gewebespezifisch sind. Das häufigste menschliche Gap-Junction-Protein ist das 43 kD-Protein *Connexin 43*; in geringerer Menge finden sich auch die *Connexine 40* und *Connexin 45*.

Gap junctions im Bereich des His-Bündels und des proximalen ventrikulären Reizleitungssystems bestehen vorwiegend aus den Connexinen 40 und 43. Im Bereich der Vorhöfe sind alle 3 Connexine in etwa gleicher Menge vorhanden; in den Ventrikeln dominieren die Connexine 43 und 45, während Connexin 40 nur in sehr geringer Menge vorliegt.

Das Ruhemembranpotential

Das Ruhemembranpotential, d.h. das Membranpotential, das bei fehlender Reizung für längere Zeit weitgehend konstant bleibt, wird in erster Näherung von dem Konzentrationsgradienten für Kalium (Tab. 2.2) über der Zellmembran bestimmt (4, 21). Es entsteht da-

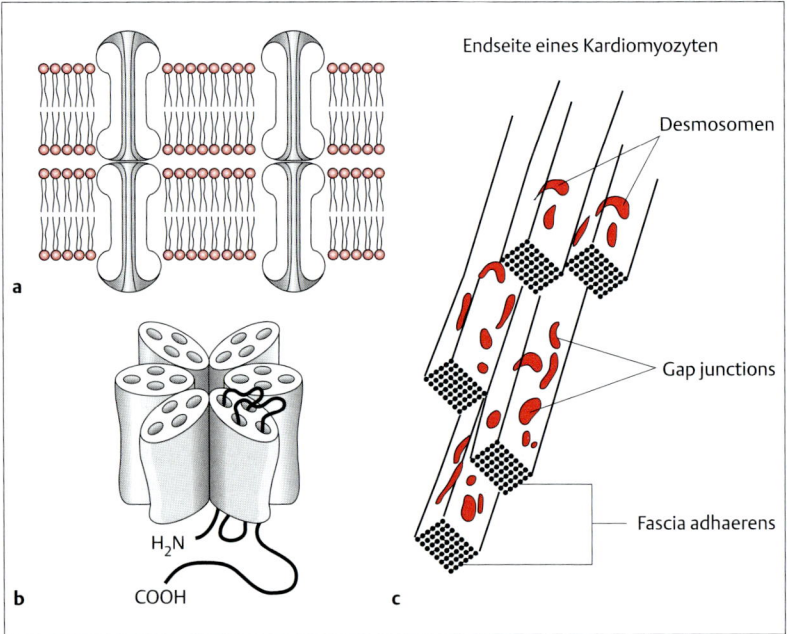

Abb. 2.4 Gap junctions und Connexine, Einzelheiten im Text (nach Dhein).

Tabelle 2.2 Intra- und extrazelluläre Ionenkonzentrationen

Ion	Extrazelluläre Konzentration	Intrazelluläre Konzentration	Verhältnis extrazellulär/ intrazellulär	intrazelluläres Gleichgewichtspotential
Natrium	145 mM	15 mM	9,7	+ 60 mV
Kalium	4 mM	150 mM	0,027	– 94 mV
Chlorid	120 mM	5 mM	24	– 83 mV
Calcium	2 mM	10^{-7} M	2×10^4	+ 129 mV

durch, dass ein wesentlicher Teil der Membrankanäle für Kalium in Ruhe, d.h. während der Diastole, offen ist.

Kalium strömt so lange aus der Zelle aus, bis die im Zellinneren verbleibende negative Ladung diesen Ausstrom im Sinne eines Feedback-Mechanismus abbremst. Aus der resultierenden Konzentrationsdifferenz der Kaliumionen entsteht das so genannte *Kalium-Gleichgewichtspotential*, bei dem sich Ein- und Ausstrom von Kaliumionen aus der Zelle bzw. in die Zelle hinein die Waage halten. Das Kalium-Gleichgewichtspotential lässt sich durch die *Nernst-Gleichung* berechnen (Abb. 2.5). Die Abweichung des Ruhemembranpotentials vom Kalium-Gleichgewichtspotential entsteht dadurch, dass nicht nur Kalium, sondern auch der Fluss von Natrium- (I_{Na-B}) und Chlorid-Ionen (I_{Cl}) das Membranpotential mitbestimmen. Dafür, dass die Zelle längerfristig nicht an Kalium verarmt, das während der Diastole die Zelle verlässt, sorgt die Na$^+$/K$^+$-ATPase.

$$E = \frac{R \cdot T}{z \cdot F} \cdot \ln \frac{C_1}{C_2}$$

Abb. 2.5 Nernst-Gleichung. Quantitative Beziehung zwischen Gleichgewichtspotential E und Konzentrationsverhältnis C_1/C_2 eines Ions (z.B. Kalium innen und außen). R = allgemeine Gaskonstante, T = absolute Temperatur, F = Faraday-Konstante, z = Wertigkeit des Ions.

Das Aktionspotential

Das Aktionspotential, das die Kontraktion auslöst, ist eine abrupte Umkehrung des Membranpotentials auf einen positiven Wert. Mehrere Aktionspotentialphasen lassen sich unterscheiden (Abb. 2.6a, b) (4).

Phase 0 – Schnelle Depolarisationsphase

Das Aktionspotential des Kardiomyozyten beginnt mit einer schnellen, positiven Potentialänderung. Bei atrialen und ventrikulären Myozyten und Purkinje-Zellen liegt dieser Potentialänderung, die über den Nullwert hinaus auf Werte von ca. +30 mV geht, eine abrupte Erhöhung der Leitfähigkeit der Zellmembran für Natriumionen bei Erreichen des *Schwellenpotentials* zugrunde.

Hinter dieser Erhöhung der Leitfähigkeit der Zellmembran für Natrium verbirgt sich die Öffnung von Natriumkanälen. Treibende Kraft für den Natriumeinstrom ist der transmembranäre Gradient an Natriumionen. Die Kanalöffnung aber hält aufgrund einer schnellen Inaktivierung der Kanäle nur ca. 0,2–0,5 ms an. Bei Zellen des Sinus- und AV-Knotens erfolgt die Depolarisationsphase langsamer. Ihr liegt kein Einstrom von Natriumionen, sondern ein Einstrom von Calciumionen (I_{Ca}) zugrunde.

> Der Depolarisationsphase liegt bei atrialen und ventrikulären Myozyten ein rascher Einstrom von Natriumionen zugrunde, wohingegen diese Phase bei Zellen des Sinus- und AV-Knotens durch einen Einstrom von Calciumionen zustande kommt.

Phase 1 – Frühe, schnelle Repolarisationsphase

Die Umpolarisation des Membranpotentials über den Nullwert hinaus wird als *overshoot* (Phase 1) bezeichnet. Sie ist vor allem bei Purkinje-Zellen deutlich nachweisbar und hält nur wenige Millisekunden an. Der Depolarisationsphase schließt sich in geringem zeitlichen Abstand eine erste kurze Repolarisationsphase an, die das Membranpotential wieder zum Wert Null zurückbringt. Ursächlich liegt eine Aktivierung des transienten Kalium-Auswärtsstroms I_{to} zugrunde. 2 Stromkomponenten können unterschieden werden: eine gegenüber 4-Aminopyridin sensitive und eine durch Calcium aktivierte Komponente (I_{to1} bzw. I_{to2}).

Phase 2 – Plateauphase

An der Ausbildung der Plateauphase, die ca. 200–300 ms dauert, sind 2 Mechanismen beteiligt:

- Eine *Inaktivierung des Calcium-Einwärtsstroms* durch Schließen der Calciumkanäle, die sich im Rahmen der Depolarisationsphase (etwa bei einem Membranpotential von –55 mV) geöffnet haben und die sich nur sehr verzögert schließen und
- eine *Verminderung der Leitfähigkeit von Kaliumkanälen* (I_{K1}) infolge der Membrandepolarisation (Gleichrichterwirkung).

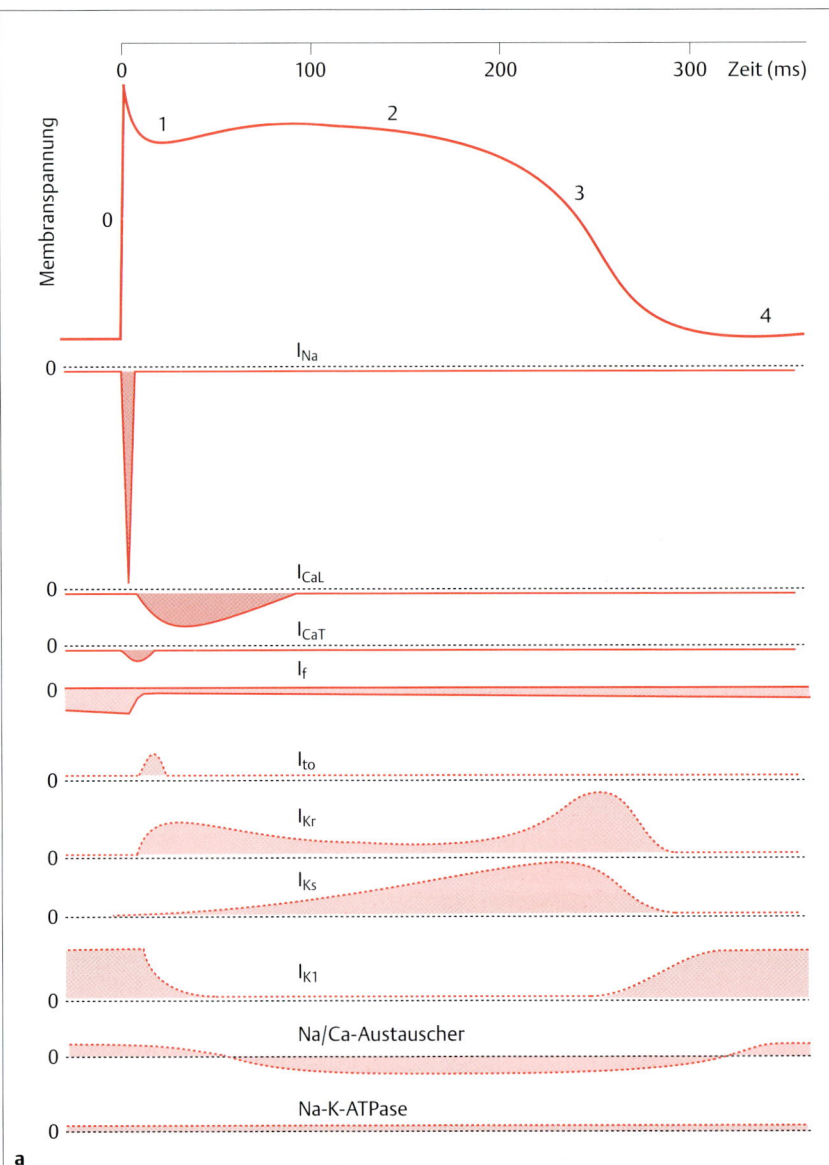

Abb. 2.**6a**, **b** Dargestellt sind die am Zustandekommen des Aktionspotentials bei einer Purkinje-Zelle (**a**) und einer Zelle des Sinusknotens (**b**) beteiligten Ionenströme. Nach oben ausgerichtete Ströme entsprechen Einwärts-, nach unten ausgerichtete Ströme Auswärtsströmen.
Phase 0 Depolarisationsphase, *Phase 1* frühe Repolarisationsphase, *Phase 2* Plateau, *Phase 3* terminale Repolarisationsphase, *Phase 4* Diastole. I_{Na} schneller Natriumeinwärtsstrom, I_{Ca} langsamer Calciumeinwärtsstrom, $I_{Na/Ca}$ Natrium-Calcium-Austauscherstrom, $I_{to,1,2}$ transienter Auswärtsstrom (*1* 4-Aminopyridinsensitiv, *2* Calcium-aktiviert), I_{Kr} schnell aktivierende Komponente des verzögerten Kaliumgleichrichterstroms, I_{Ks} langsam aktivierende Komponente des verzögerten Kaliumgleichrichterstroms, I_{Kp} zeitunabhängiger Kaliumhintergrundstrom (Nach 11).

Phase 3 – Späte Repolarisation

Die abschließende Repolarisation erfolgt durch ein Öffnen von Kaliumkanälen (I_K), die erst verzögert nach Depolarisation öffnen. I_K besteht aus 2 Komponenten: einer schnell aktivierenden Komponente I_{Kr} und einer langsam aktivierenden Komponente I_{Ks} (17).

Da die Aktivierung von I_{Ks} mit einer Zeitkonstante von mehreren hundert Millisekunden erfolgt, spielt diese Stromkomponente nur bei hohen Frequenzen eine Rolle.

> Die schnell aktivierende Komponente I_{Kr} ist Angriffspunkt zahlreicher so genannter repolarisationsverlängernder Antiarrhythmika (S. 74).

Zum Ende des Aktionspotentials hin nimmt die Leitfähigkeit von I_{K1} wieder zu.

Phase 4 – Diastolische Spontandepolarisation

Die diastolische Spontandepolarisation ist eine besondere Fähigkeit, die die Schrittmacherzellen des Herzens auszeichnet. Hierzu gehören die Zellen des Sinus- und AV-Knotens und Purkinje-Zellen. Ausgehend vom maximalen diastolischen Potential kommt es zu einer kontinuierlich zunehmenden diastolischen Membrandepolarisation, für die bei Purkinje-Fasern eine Aktivierung von I_f verantwortlich gemacht wird (22).

Die Mechanismen der diastolischen Depolarisation von Zellen des Sinusknotens ist besonders komplex; die Rolle von I_f (Schrittmacherstrom) ist umstritten, auch I_{Ca-T} (T-Typ-Calciumstrom) scheint eine Bedeutung zu haben, I_{K1} (Einwärtsgleichrichterstrom) fehlt. Wird die Reizschwelle erreicht, erfolgt die Auslösung eines neuen Aktionspotentials. Da die diastolische Depolarisation

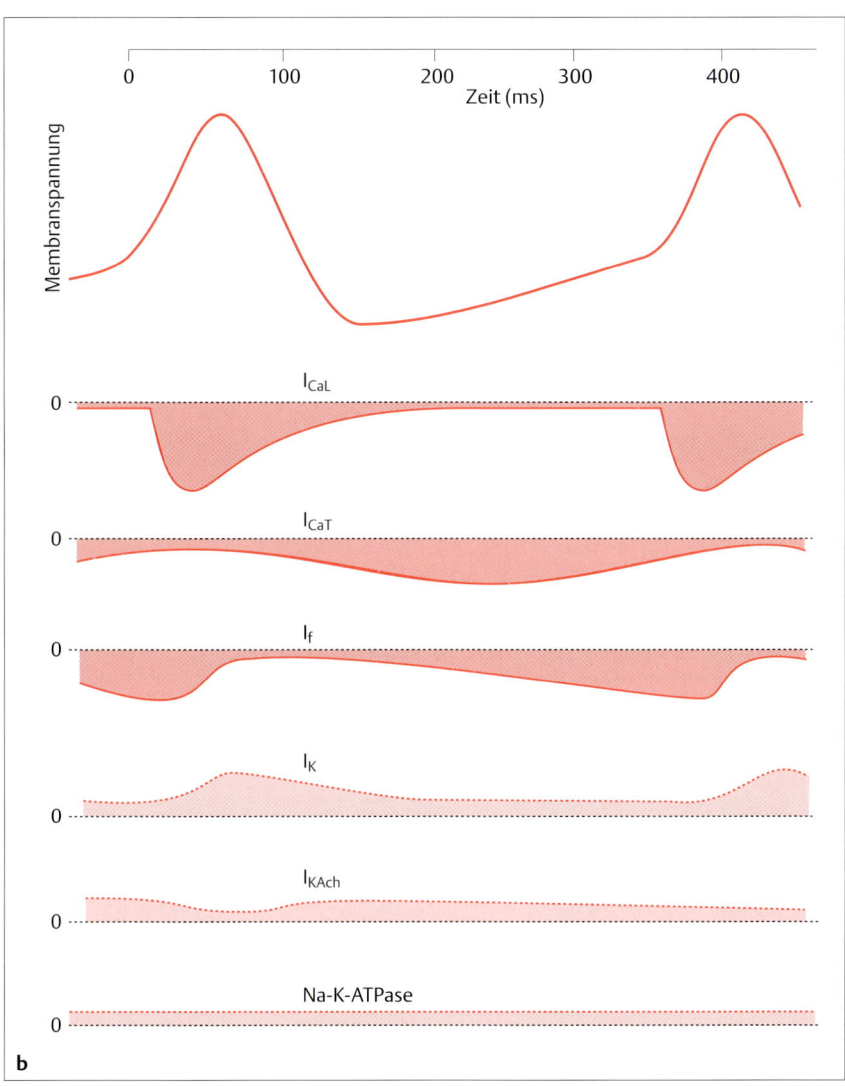

Abb. 2.**6b**

bei Zellen des Sinusknotens am steilsten, d.h. am schnellsten erfolgt, ist er der führende kardiale Schrittmacher. Bei seinem Ausfall, z.B. beim Sinusknotensyndrom, können so genannte *sekundäre* (AV-Knoten) oder *tertiäre* Schrittmacherzentren (Purkinje-Fasern) aktiv werden. Ihre spontane Entladungsfrequenz ist aber in der Regel deutlich niedriger als die des Sinusknotens.

> Die Geschwindigkeit der diastolischen Depolarisation wird durch Katecholamine erhöht. Sie wird durch Acetylcholin verlangsamt. Acetylcholin bewirkt darüber hinaus eine Hyperpolarisation der Zellmembran, sodass das Schwellenpotential später erreicht wird.

Die Form des Aktionspotentials von Herzmuskelzellen weist in Abhängigkeit vom Zelltyp charakteristische Unterschiede auf (Abb. 2.**7a-c**, Tab. 2.**3**) (4, 8).

Im Bereich der Ventrikel finden sich auch Unterschiede in Abhängigkeit von der Lokalisation in der Myokardwand (Abb. 2.**8a**, **b**). Endokardial lokalisierte Zellen weisen eine längere Aktionspotentialdauer als subepikardiale Myozyten auf. Besonders lang ist die Aktionspotentialdauer bei so genannten mittmyokardialen Zellen, die auch als *M-Zellen* bezeichnet werden (18). M-Zellen spielen eine wichtige Rolle bei der Entstehung so genannter *früher Nachdepolarisationen* (S. 24).

Refraktärverhalten und Frequenzabhängigkeit von Aktionspotentialdauer und Refraktärzeit

Im Gegensatz zum Aktionspotential einer Nerven- oder Skelettmuskelzelle weist das kardiale Aktionspotential eine relativ lange Plateauphase auf, während der die Zelle unerregbar, d.h. *absolut refraktär* ist. Sie ist verantwortlich dafür, dass keine Dauererregung auftreten kann, die bei der Skelettmuskelzelle als Tetanus bezeichnet wird.

2 Elektrophysiologische Grundlagen

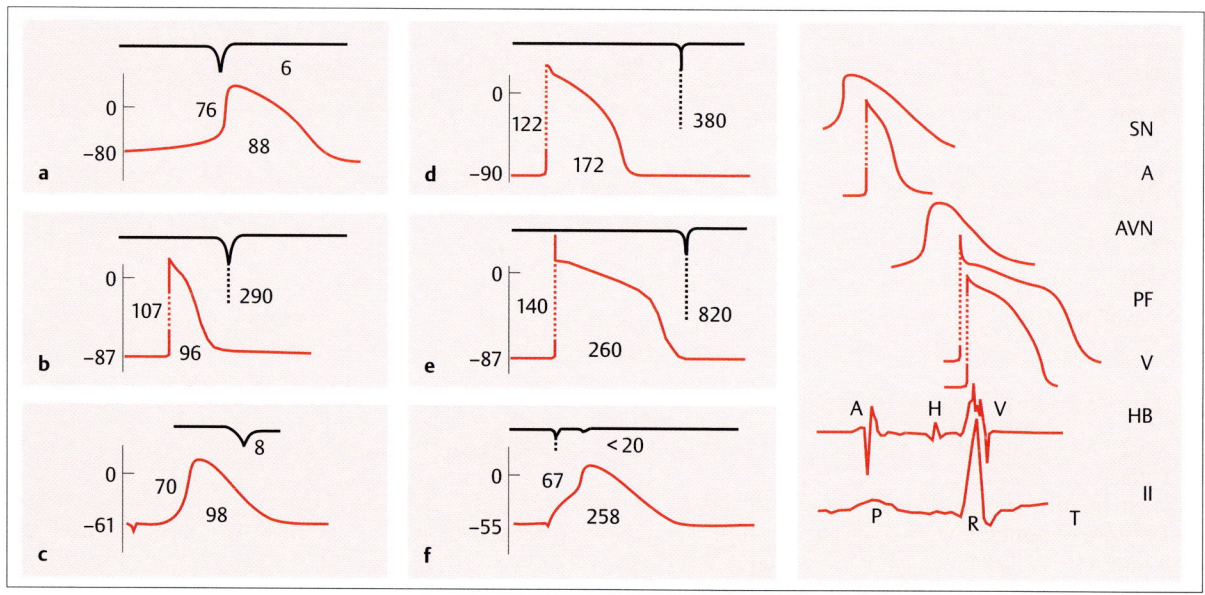

Abb. 2.7 Form und Aufstrichgeschwindigkeit (dV/dt max) der verschiedenen Aktionspotentiale des Herzens: *A* Sinusknoten, *B* Vorhofmyokard, *C* AV-Knoten, *D* Arbeitsmuskulatur, *E* Purkinje-Faser, *F* erkranktes Myokardgewebe.
Rechts sind die unterschiedliche zeitliche Aktivierung der einzelnen Myokardstrukturen (*SN* Sinusknoten, *A* Vorhofmyokard, *AVN* AV-Knoten, *PF* Purkinjs-Faser, *V* ventrikuläre Arbeitsmuskulatur) und His-Bündel-Elektrokardiogramm sowie Oberflächen-Elektrokardiogramm dargestellt (nach 8).

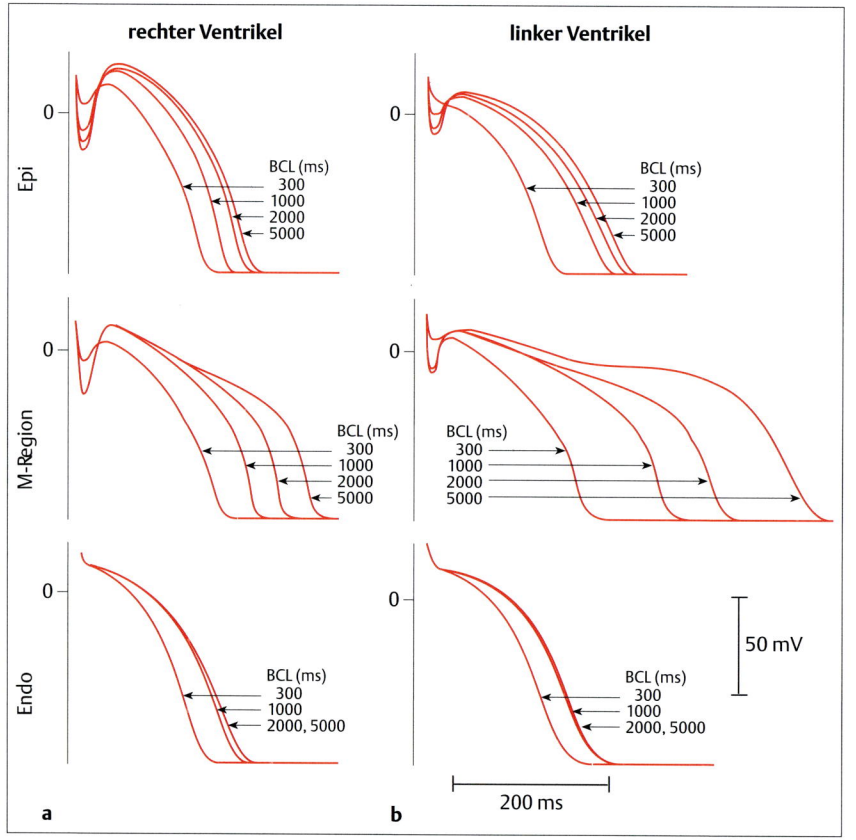

Abb. 2.8a, b Intramurale Verteilung der Aktionspotentialeigenschaften. *Epi* epikardial, *M-Region* intramyokardial, *Endo* endokardial.
Registrierung im Bereich des rechten (**a**) und linken (**b**) Ventrikels bei unterschiedlichen Stimulationszykluslängen (BCL in ms) (nach 18).

Tabelle 2.3 Aktionspotentialseigenschaften von Myokardzellen

	Sinusknoten	Vorhof	AV-Knoten	Purkinje-Zelle	Ventrikel
RMP (mV)	–50 bis –60	–80 bis –90	–60 bis –70	–90 bis –95	–80 bis –90
AP-Amplitude (mV)	60–70	110–120	70–80	120	110–120
AP-Dauer (ms)	100–300	100–300	100–300	300–500	200–300
Vmax/V/s)	1–10	100–200	5–15	500–700	100–200
Leitungsgeschwindigkeit (m/s)	< 0,05	0,3–0,4	0,1	2–3	0,3–0,4
Zelldurchmesser (µm)	5–10	10–15	5–10	100	10–16

RMP: Ruhemembranpotential; AP: Aktionspotential; Vmax: maximale Aufstrichgeschwindigkeit

An diese Phase der absoluten Refraktarität schließt sich eine Phase an, während der die Erregbarkeit herabgesetzt ist *(relative Refraktärzeit)*. Aktionspotentiale, die zu diesem Zeitpunkt entstehen, weisen aufgrund einer verminderten Verfügbarkeit von Natriumkanälen eine verlangsamte Aufstrichgeschwindigkeit (und eine verlangsamte Erregungsleitung) auf (Abb. 2.9).

Die Verfügbarkeit von Natriumkanälen ist nicht allein vom Membranpotential abhängig, sondern hängt auch mit einer *zeitabhängigen* Wiederverfügbarkeit der Natriumkanäle zusammen (S. 9). Unter pathologischen Umständen (z.B. während einer Ischämie) oder auch unter dem Einfluss von leitungsverzögernden Antiarrhythmika kann die Verfügbarkeit der Natriumkanäle über das Ende des Aktionspotentials hinaus vermindert bleiben, ein Phänomen, das als *Postrepolarisationsrefraktarität* bezeichnet wird.

> Aktionspotentialdauer und Refraktärzeit sind abhängig von der Reizfrequenz. Bei Zunahme der Stimulationsfrequenz nehmen beide ab, umgekehrt kann bei Abnahme der Stimulationsfrequenz eine Verlängerung beobachtet werden.

Diese Abhängigkeit von der Reizfrequenz macht physiologisch Sinn, da hierdurch eine übermäßige Verkürzung der Diastole, die der Füllung der Ventrikel dient, verhindert wird. Verantwortlich für die Verkürzung der Aktionspotentialdauer unter hohen Frequenzen ist eine gesteigerte Aktivierung von Kaliumströmen (so genannte *positive use-dependence*), die die Repolarisation regulieren (insbesondere ist hieran die langsam aktivierende Komponente des verzögerten Kaliumgleichrichterstromes I_{Ks} beteiligt [S. 15]).

Die meisten der heute eingesetzten Klasse-III-Antiarrhythmika (z.B. Sotalol [S. 74]) blockieren nicht die langsame, sondern vor allem die schnelle Komponente dieses Stroms (d.h. i_{Kr}). Dies führt dazu, dass die das Aktionspotential und die Refraktärzeit verlängernde Wirkung dieser Medikamente, und damit auch ihre antiarrhythmische Wirksamkeit, mit steigender Herzfrequenz abnimmt (so genannte *negative* oder *inverse use-dependence*). Umgekehrt führt die bei niedrigen Frequenzen zu beobachtende besonders ausgeprägte Verlängerung der Aktionspotentialdauer dazu, dass das Auftreten von Nachdepolarisationen begünstigt wird (S. 24).

■ Erregungsfortleitung und passive Membraneigenschaften

Die geordnete, sequenzielle Erregung des Herzmuskels ist Voraussetzung für eine effektive Kontraktion. Bei den Mechanismen, die für die Leitung des elektrischen Impulses im Herzen eine Rolle spielen, müssen Mechanismen, die für die lokale Ausbreitung der Erregung verantwortlich sind von solchen unterschieden werden, die bei der Ausbreitung der Erregung über das ganze Herz (und damit von Zelle zu Zelle) eine Rolle spielen.

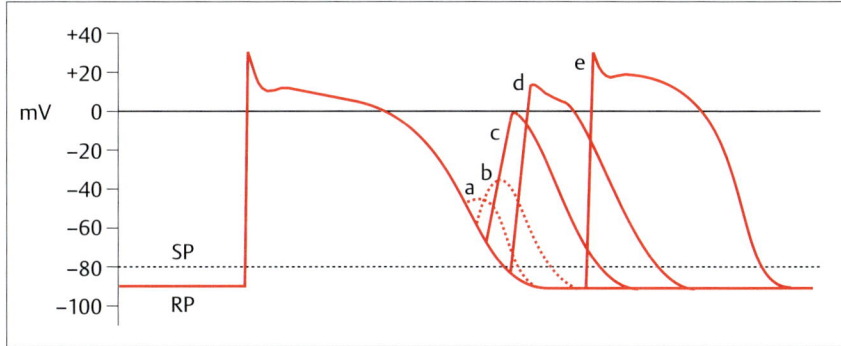

Abb. 2.9 Normales Aktionspotential mit Ruhemembranpotential (RP) und Schwellenpotential (SP).
a–e: Reaktion der Zellmembran auf mit unterschiedlicher Vorzeitigkeit abgegebene Stimuli. Die zum Zeitpunkt a und b abgegebenen Stimuli lösen keine regelrechten Aktionspotentiale aus, da die Zelle zu diesem Zeitpunkt noch absolut refraktär ist. Aktionspotentiale zum Zeitpunkt c und d weisen eine deutlich verminderte Aufstrichgeschwindigkeit auf.

Die Kabeltheorie

Ein an einer beliebigen Stelle einer Myokardzelle ausgelöstes Aktionspotential ist in der Lage, sich in Form einer Erregungswelle über den Rest der Zelle auszubreiten. Die Erregungsausbreitung erfolgt *elektrotonisch* nach dem Alles-oder-Nichts-Gesetz, d.h. wird eine Membranstelle depolarisiert, so wirkt sie für weiter distal gelegene Membrananteile als *Stromquelle* (Abb. 2.**10**) (12). Reicht der Strom aus, die Kapazität der distal gelegenen Membrananteile zu entladen und eine Verschiebung des Membranpotentials hin zum Schwellenpotential zu bewirken, so wird auch hier eine Erregung ausgelöst.

Die elektrische Erregung pflanzt sich demnach durch elektrotonische Kopplung von erregter zu noch nicht erregter benachbarter Membran fort. Die *Geschwindigkeit der lokalen Erregungsfortleitung* wird dabei bestimmt durch:

➤ Zelleigenschaften wie Schwellenpotential, Aktionspotentialsamplitude und vor allem Aufstrichgeschwindigkeit und
➤ den Widerstand des intrazellulären Raums, durch den der lokale Strom begrenzt wird.

Wenn man vereinfacht annimmt, dass sich die Myokardzelle wie ein kontinuierliches erregbares Kabel verhält, gilt, dass sich die Erregungsausbreitungsgeschwindigkeit (ϑ) proportional zur maximalen Aufstrichgeschwindigkeit des Aktionspotentials (dV/dt_{max}) verhält:

$$dV/dt_{max} \sim \vartheta$$

Dies erklärt die verlangsamte Fortleitung von Aktionspotentialen, die während der relativen Refraktärphase entstehen und die leitungsverzögernde Wirkung von Lokalanästhetika, die ebenfalls die maximale Aufstrichgeschwindigkeit des Aktionspotentials herabsetzen. Der innere Widerstand r_i eines solchen Kabels verhält sich proportional zur Wurzel der maximalen Aufstrichgeschwindigkeit:

$$r_i \sim \sqrt{dV/dt_{max}}$$

Steigt der innere Widerstand, so fällt die Geschwindigkeit in diesem Verhältnis ab. Zu den Faktoren, die eine Zunahme des interzellulären Widerstandes bewirken können, gehören u.a. eine erhöhte intrazelluläre Calciumkonzentration und Azidose.

Anisotropie

Für die Geschwindigkeit der Erregungsfortleitung von Zelle zu Zelle spielen die bereits oben erwähnten Gap junctions eine maßgebliche Rolle. Die Geschwindigkeit, mit der sich die Erregung über Gap junctions im Myokard ausbreitet, verhält sich *anisotrop*, d.h. sie ist abhängig von ihrer Ausbreitungsrichtung (13, 20) (Abb. 2.**11**).

Longitudinal bzw. parallel zur Muskelfaserausrichtung beträgt die Erregungsausbreitungsgeschwindigkeit ca. 0,5 m/s; sie ist damit etwa 2- bis 3fach schneller als transversal. Die Ursache hierfür liegt darin, dass das Herzgewebe nicht aus einem uniformen elektrischen Synzytium aufgebaut ist, sondern zum einen aus Strängen von Myokardzellen besteht, die zwischen Bindegewebssepten und Blutgefäßen eingebettet sind und zum anderen eine höhere Dichte von Gap junctions an der kurzen Achse hintereinander geschalteter Kardiomyozyten im Vergleich zur transversalen Achse vorliegt. Hierdurch ist der longitudinale axiale elektrische Widerstand geringer als der transversale.

> Unter pathologischen Bedingungen kann sich diese physiologische *uniforme* anisotrope Erregungsleitung, die sich durch eine parallele Anordnung der Muskelfasern und eine enge elektrische Kopplung auszeichnet, in eine *nicht uniforme* Anisotropie umkehren.

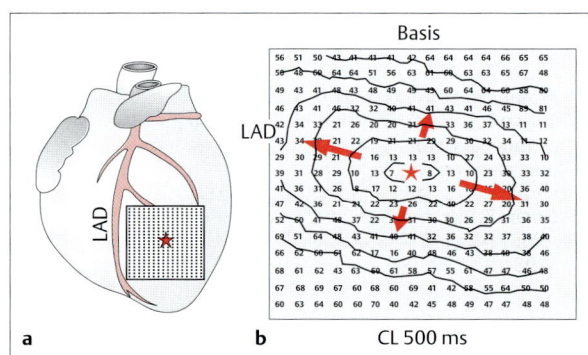

Abb. 2.**11a**, **b** Anisotrope Erregungsleitung im Tiermodell.
a Stimuliert wird epikardial mit einer Zykluslänge von 500 ms im Zentrum einer Plaqueelektrode, die über 240 Elektroden (unipolar) verfügt.
In **b** sind die resultierenden Isochronen dargestellt. Die lange Achse der Herzmuskelfasern (nicht eingezeichnet) verläuft epikardial senkrecht zum Verlauf des LAD (Ramus interventricularis anterior der linken Herzkranzarterie) und reicht in dieser Orientierung bis zur linksseitigen Kammerwand und Spitze. Die Erregungsausbreitung erfolgt parallel zu dieser Faserrichtung schneller (die Isochronen weisen einen größeren Abstand auf) als transversal (geringerer Abstand zwischen einzelnen Isochronen (nach 13).

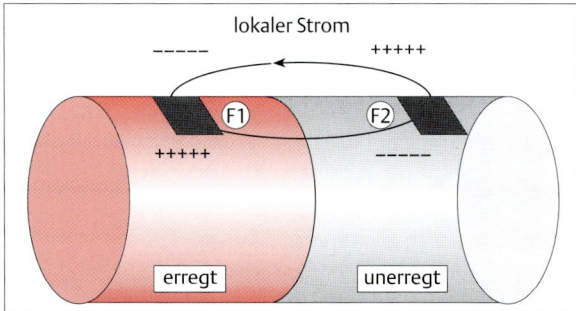

Abb. 2.**10** Kabeltheorie: Fortleitung des Aktionspotentials in einem kontinuierlichen Kabel, Einzelheiten im Text (nach 12).

Eine solche nicht uniforme anisotrope Erregungsleitung liegt z.B. im Randbereich von Infarktnarben vor. Die Einsprossung von Bindegewebe führt hier dazu, dass der normalerweise annähernd parallele Verband der Muskelfasern aufgehoben wird. Die Fortleitung des elektrischen Impulses über die Gap junctions ist gestört.

Zu einer Störung dieser passiven Membraneigenschaften kann eine pathologische Veränderung des Aktionspotentials mit hieraus resultierender zusätzlicher Herabsetzung der Erregungsleitungsgeschwindigkeit durch eine verminderte Aktivierung des schnellen Natrium-Einwärtsstroms hinzukommen. Letztendlich können sehr langsame Leitungsgeschwindigkeiten (bis 2–3 mm/s) resultieren. Eine solche Herabsetzung der Erregungsfortleitungsgeschwindigkeit kann durch das Auftreten unidirektionaler Blockierungen das Auftreten von Wiedereintrittsphänomenen (S. 22) begünstigen.

Von *Frühstadien der ventrikulären Hypertrophie* ist bekannt, dass es zu einem vermehrten Einbau von Gap junctions in die Zellmembran kommen kann. Dies geht mit einer erhöhten Leitungsgeschwindigkeit einher. Im Rahmen der *chronischen Hypertrophie* und insbesondere bei dann oft eintretender ventrikulärer Dilatation mit Herzinsuffizienz kommt es wieder zu einer Abnahme der Dichte der Gap junctions.

Literatur

1. Balser JR. Structure and function of the cardiac sodium channels. Cardiovasc Res 1999; 42: 327–338.
2. Beyer EC, Veenstra RD, Kanter HL, et al. Molecular structure and patterns of expression of cardiac gap junction proteins. In: Zipes DP, Jalife J, eds. Cardiac electrophysiology: From cell to bedside. 2nd ed. Philadelphia: WB Saunders Company; 1994: 31.
3. Borchard U, Hafner D. Ionenkanäle und Herzrhythmusstörungen. Z Kardiol 2000; 89: 6–12.
4. Carmeliet E. The cardiac action potential. In: Rosen MR, Janse MJ, Wit AL. Cardiac electrophysiology: a textbook. Mount Kisco, New York; Futura; 1990: 55–62.
5. Cerbai E, Zaza A, Mugelli A. Pharmacology of membrane ion channels in human myocytes In: Zipes DP, Jalife J, eds. Cardiac electrophysiology. From cell to bedside. 3rd ed. Philadelphia: WB Saunders Company; 2000: 167.
6. Dhein S. Gap junction channels in the cardiovascular system: pharmacological and physiological modulation. TIPS 1998; 19: 229–241.
7. Fishman G, McDonald TV. Gene Transfer of Membrane Channel Proteins. Zipes DP, Jalife J, eds.: Cardiac electrophysiology: From cell to bedside. 2nd ed. Philadelphia: WB Saunders Company; 1994: 58.
8. Gilmour RF, Zipes DP. Basic electrophysiology of the slow inward current. In: Antman E, Stone PH, eds. Calcium blocking agents in the treatment of cardiovascular disorders. Mt. Kisco, New York: Futura; 1983: 1–37.
9. Haverkamp W, Eckardt L, Kirchhof P, et al. Neue Aspekte in der Arrhythmiegenese: Die Rolle der Ionenkanäle und genetische Aspekte. Z Kardiol 2000; 89: 2–10.
10. Jongsma HJ, Rook MB. Biophysics of cardiac gap junction channels. In: Zipes DP, Jalife J, eds. Cardiac electrophysiology. From cell to bedside. 3rd edition. Philadelphia: WB Saunders Company; 2000: 119.
11. Katz AM. Physiology of the heart. 3rd ed. Philadelphia: Lippincorr Williams & Wilkins; 2000.
12. Kleber AG, Fast VG, Kucera J, Rohr S. Physiologie und Pathophysiologie der kardialen Erregungsleitung. Z Kardiol 1996; 85: 25–33.
13. Kottkamp H, Hindricks G, Haverkamp W, Shenasa M, Borggrefe M, Breithardt G. [Anisotropic impulse conduction characteristics in chronic myocardial infarct. The importance for initiation and perpetuation of ventricular tachycardia]. Z Kardiol 1993; 82: 229–236.
14. Madeja M, Musshoff U, Speckmann EJ. Follicular tissues reduce drug effects on ion channels in oocytes of Xenopus laevis. Eur J Neurosci 1997; 9: 599–604.
15. Roden DM, Kupershmidt S. From genes to channels: normal mechanisms. Cardiovasc Res 1999; 42: 318–326.
16. Saffitz, JE. Cell-to-cell communication in the heart. Cardiol Rev 1995; 3: 86.
17. Sanguinetti MC, Jristani-Firouzi M. Delayed and inward rectifier potassium channels. In: Zipes DP, Jalife J, eds.: Cardiac electrophysiology. From cell to bedside. 3rd edition. Philadelphia: WB Saunders Company; 2000: 79.
18. Sicouri S, Antzelevitch C. A subpopulation of cells with unique electrophysiological properties in the deep subepicardium of the canine ventricle. The M cell. Circ Res 1991; 68: 1729–1741.
19. Snyders DJ. Structure and function of cardiac potassium channels. Cardiovasc Res 1999; 42: 377–390.
20. Spach MS, Heidlage JF, Dolber PC. The dual nature of anisotropie discontinuous conduction in the Heart. In: Zipes DP, Jalife J, eds. Cardiac electrophysiology. From cell to bedside. 3rd ed. Philadelphia: WB Saunders Company; 2000: 213.
21. Spooner PM, Brown AM. Ion Channels in the Cardiovascular System. Mount Kisco, New York: Futura; 1994.
22. Vassalle M, Yu H, Cohen IS. Pacemaker channels and cardiac automaticity. In: Zipes DP, Jalife J, eds. Cardiac electrophysiology. From cell to bedside. 3rd ed. Philadelphia: WB Saunders Company; 2000: 94.

3 Pathogenese von Herzrhythmusstörungen

■ Topographische Anatomie

Das Wichtigste in Kürze

Arrhythmien können aufgrund von Störungen

➤ der Erregungsbildung (Automatie),
➤ der Erregungsleitung (kreisende Erregungen, Leitungsblockierungen) oder
➤ der Erregungsrückbildung (getriggerte Aktivität) entstehen.

Bei komplexen Herzerkrankungen (z.B. nach Herzinfarkt, bei Kardiomyopathien oder bei Herzinsuffizienz) liegen diese Störungen oft in Kombination vor (30).

■ Störungen der Erregungsbildung

Normale und gesteigerte Automatie

Unter physiologischen Bedingungen ist die Erregungsbildungsfrequenz im Sinusknoten am höchsten, sodass andere Reizbildungszentren mit geringerer Eigenfrequenz in anderen Myokardabschnitten durch vorzeitige Depolarisation unterdrückt werden (Abb. 3.1). Bei Änderungen oder Verlust der Schrittmacherfunktion des Sinusknotens können solche Ersatzschrittmacher wirksam werden (*normale ektope Automatie*).

Auch bei normaler Sinusknotenfunktion kann die Entladungsfrequenz ektoper Schrittmacher unter besonderen Bedingungen (z.B. bei Aktivitätssteigerung des Sympathikus) die des Sinusknotens übersteigen (*gesteigerte Automatie*). Solche Mechanismen sind keinesfalls immer als pathologisch anzusehen.

Die Unterdrückung eines Automatiezentrums durch Stimulation in einer höheren Frequenz ist möglich. Durch die hieraus resultierende „overdrive suppression" kommt es nach Beendigung der Stimulation zu einer so genannten *post-stimulatorischen oder prä-automatischen Pause*, die umso länger ist, je höherfrequent und je länger stimuliert wurde (Abb. 3.2) (23). Es kann einige Zeit dauern, bis sich die ursprüngliche Frequenz wieder eingestellt hat (*Warming-up-Phänomen*).

Rhythmen, die auf eine gesteigerte Automatie zurückzuführen sind, nennt man:

➤ *Gesteigerte junktionale Automatie*: Vor allem bei jungen Menschen findet sich nicht selten eine gesteigerte Automatie der AV-junktionalen Region, die bei intermittierender Sinusbradykardie die Rolle des führenden Schrittmachers übernimmt.
➤ *Akzelerierter idioventrikulärer Rhythmus*: Auch akzelerierten idioventrikulären Rhythmen dürfte eine gesteigerte Automatie von Purkinje-Zellen zugrunde liegen. Typisch ist hier die Frequenzinterferenz mit dem Sinusknoten. Elektrokardiographisch lassen sich häufig so genannte Fusionsschläge nachweisen, die durch eine gleichzeitige Aktivierung der Kammern durch einen ventrikulären Fokus und die vom Sinusknoten kommende Erregung charakterisiert sind (S. 231). Solche Rhythmen lassen sich oft im Rahmen der Lysetherapie bei akutem Myokardinfarkt beobachten. Sie zeigen die erfolgreiche Reperfusion des Myokards an und sind in den meisten Fällen nicht therapiebedürftig.

Abnorme Automatie

Von *abnormer Automatie* wird gesprochen, wenn der erhöhten Automatieneigung eine pathologische Verminderung des Ruhemembranpotentials ansonsten *nicht reizbildender* Zellen zugrunde liegt (23).

Bei der abnormen Automatie kommt es zu einer Verminderung des Ruhemembranpotentials auf Werte von 40–50 mV. Der depolarisierende Einwärtsstrom wird dann von Calciumionen getragen. Eine abnorme Automatie kann so in der atrialen und ventrikulären Arbeitsmuskulatur entstehen. Experimentell lässt sich eine abnorme Automatie durch Barium induzieren (Abb. 3.3).

Typische Beispiele für Rhythmusstörungen, von denen angenommen wird, dass sie auf abnormer Automatie beruhen, sind:

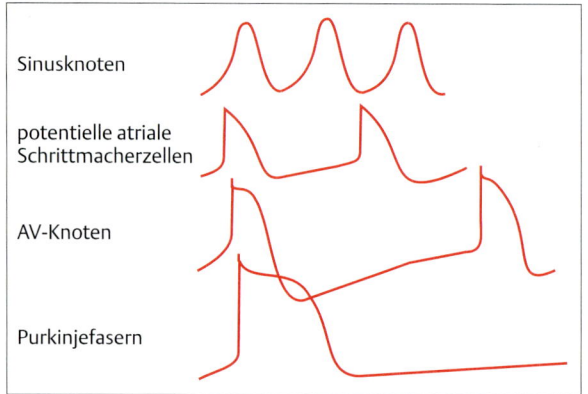

Abb. 3.1 Hierarchie der Schrittmacherzentren des Herzens.

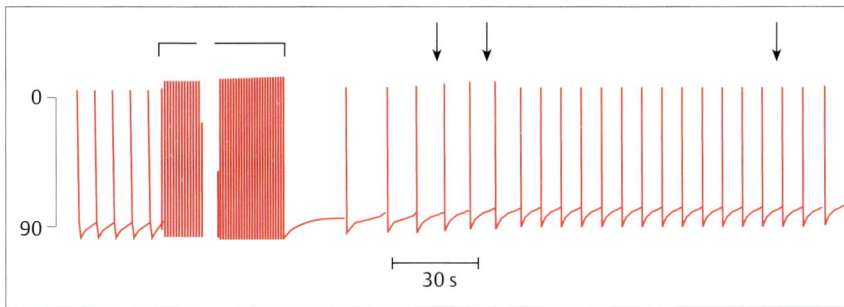

Abb. 3.2 „Overdrive suppression" in vitro. Nach Beendigung der höherfrequenten Stimulation (in Klammern eingeschlossene Phase) resultiert eine post-stimulatorische Pause. Erst nach einer gewissen Zeit hat das Schrittmacherzentrum seine ursprüngliche Entladungsfrequenz wieder erreicht.

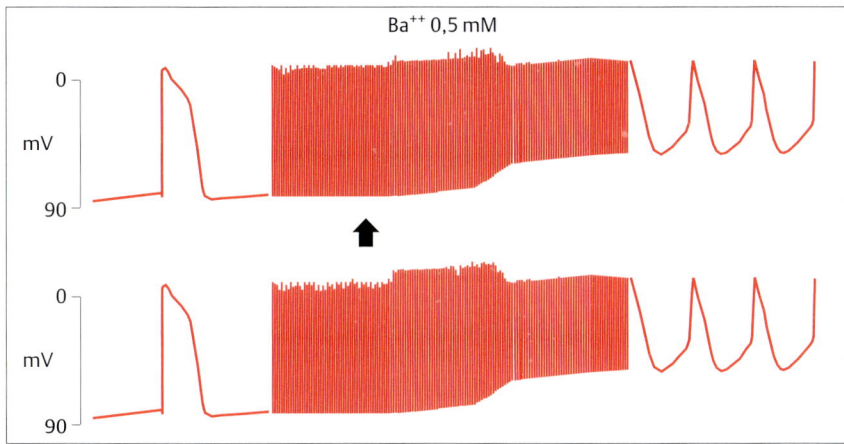

Abb. 3.3 Mittels Barium lässt sich eine abnorme Automatie induzieren. Es kommt zu einer Abnahme des Ruhemembranpotentials und einer spontanen diastolischen Depolarisation.

➤ ektope atriale Tachykardien und
➤ automatiebedingte Kammertachykardien.

Alternativ kommt als Ursache dieser Rhythmusstörungen eine getriggerte Aktivität in Betracht (unten). Eine eindeutige Unterscheidung hinsichtlich beider Arrhythmiemechanismen ist aber weder elektrokardiographisch noch im Rahmen einer elektrophysiologischen Untersuchung möglich. Typisch für beide Arrhythmieformen ist, dass ihr Auftreten durch Applikation von Katecholaminen gefördert wird.

Erregungsleitungsstörungen

Störungen der Erregungsleitung können zu bradykarden und tachykarden Rhythmusstörungen führen.

Eine bradykarde Rhythmusstörung kann z.B. als Folge einer intermittierenden oder permanenten höhergradigen Leitungsblockierung im AV-Knoten (AV-Block II. und III. Grades) auftreten.

Leitungsblockierungen

Leitungsblockierungen, wie sie sich uns z.B. im EKG darstellen, können eine regelrechte *Blockierung der Erregungsfortleitung* (z.B. durch temporäre Unerregbarkeit von Myokardfasern oder durch anatomische Hindernisse) oder ein *Ausfall der Erregungsbildung* zugrunde liegen. Welcher Mechanismus im Einzelfall wirksam wird, muss oft offen bleiben.

Beispielhaft sei der sinuatriale Block III. Grades genannt, bei dem wir annehmen, dass die Weiterleitung des im Sinusknoten gebildeten Impulses aus dem Sinusknoten heraus in den Vorhof unterbrochen ist. Eine Abgrenzung zur fehlenden Impulsbildung im Sinusknoten ist mittels konventioneller Verfahren nicht möglich.

Leitungsblockierungen durch anatomische Hindernisse setzen voraus, dass keine alternativen Leitungswege, über die der Block umgangen werden kann, zur Verfügung stehen. Eine solche Leitungsblockierung entsteht iatrogen bei der Hochfrequenzstromablation des AV-Knotens (S. 195). Es resultiert ein *bidirektionaler Block*, bei dem weder Aktionen vom Vorhof zur Kammer noch zurück von der Kammer zum Vorhof geleitet werden können. Ventrikulären Schenkelblockierungen liegt oft keine komplette Unterbrechung der Erregungsleitung, sondern eine entsprechend markante Verlangsamung der Leitung durch anatomische Hindernisse (z.B. Narben, Fibrose) zugrunde.

Temporäre Leitungsblockierungen (z.B. bei Ischämie oder bedingt durch hohe Herzfrequenzen) sind häufig *unidirektional*, d.h. die Impulsfortleitung ist nur in einer Erregungsausbreitungsrichtung beeinträchtigt.

Solche *unidirektionalen Blockierungen* spielen für Wiedereintritt eine bedeutsame Rolle.

Wiedereintritt (Reentry)

Dass Störungen der Erregungsleitung zu Arrhythmien führen können, ist seit mehr als 75 Jahren bekannt. Das Konzept der Kreiserregung (re-entry) als Mechanismus von Herzrhythmusstörungen wurde erstmals 1906 von Mayer formuliert (18). Grundlage für die Entstehung kreisender Erregungen ist das Vorhandensein eines Myokardareals (1, 7, 14), das

1. im Vergleich zu anderen Myokardbereichen eine langsamere Erregungsleitung aufweist,
2. das Auftreten unidirektionaler Erregung ermöglicht und
3. durch Wiederholung nach ursprünglichem Block einen Wiedereintritt der Erregung erlaubt.

Ein leicht verständliches, als klassisch zu bezeichnendes Beispiel für eine Rhythmusstörung, die auf Reentry beruht, ist die *AV-Reentry-Tachykardie* bei WPW-Syndrom (S. 209). Hier sind die akzessorische Bahn, der AV-Knoten und atriales und ventrikuläres Myokard Bestandteil des Reentry-Kreises (Abb. 3.**4**).

Akzessorische Leitungsbahnen weisen überwiegend elektrophysiologische Eigenschaften auf, die mit denen von atrialen Myozyten vergleichbar sind. Die Erregungsfortleitung über eine akzessorische Leitungsbahn erfolgt dementsprechend in den meisten Fällen relativ schnell (Tab. 2.**3**).

Der AV-Knoten stellt bei der *AV-Reentry-Tachykardie* den Bereich der langsamen Erregungsleitung dar: Bei einer frühzeitig einfallenden Vorhofextrasystole kann die akzessorische Bahn noch unerregbar sein und der Impuls über den AV-Knoten zur Kammer geleitet werden. Wenn die akzessorische Bahn zwischenzeitlich ihre Erregbarkeit wiedererlangt hat, kann der Impuls hierüber zum Vorhof zurückgelangen. Der zum Vorhof zurückgeleitete Impuls kann erneut, über den AV-Knoten, zur Kammer gelangen.

> Bei Wiederholung dieses Vorgangs kann sich eine Tachykardie durch ständiges Wiederholen dieses Erregungsablaufs etablieren. Ein solcher Wiedereintritt wird als *Makro-Reentry* bezeichnet.

Die resultierende Tachykardie wird als *orthodrome atrioventrikuläre Tachykardie* bezeichnet. Erfolgt die Erregungsleitung umgekehrt (anterograd über die akzessorische Leitungsbahn und retrograd über den AV-Knoten), wird von einer *antidromen atrioventrikulären Tachykardie* gesprochen (Abb. 3.**4**).

Der Weg, den die Erregung nimmt, ist in beiden Fällen anatomisch determiniert. Die Frequenz der Tachykardie wird bestimmt von den Leitungseigenschaften der einzelnen Abschnitte des Reentry-Kreises und ist damit abhängig von den funktionellen Eigenschaften von AV-Knoten und akzessorischer Bahn. Die Erregung beim Makro-Reentry muss nicht immer so lange Wege gehen wie bei der AV-Reentry-Tachykardie. Das anatomische Hindernis, um das die Erregung kreist, kann „klein" sein. Dies scheint z.B. bei Kammertachykardien, die im Randbereich einer Infarktnarbe entstehen, der Fall zu sein (S. 46). Unterschiede in der Erregungsausbreitungsgeschwindigkeit, die abhängig von der Richtung der Erregungsausbreitung sind, spielen hierbei zusätzlich eine bedeutende Rolle.

Weitere Beispiele für Tachykardien, die auf Makro-Reentry zurückzuführen sind, umfassen:

▶ *Atriale Reentry-Tachykardien*: Die Erregung kreist um pathologisch verändertes Myokardgewebe. Bei Patienten nach operativer Korrektur eines Vorhofseptumdefekts durch Patch oder Direktnaht kann

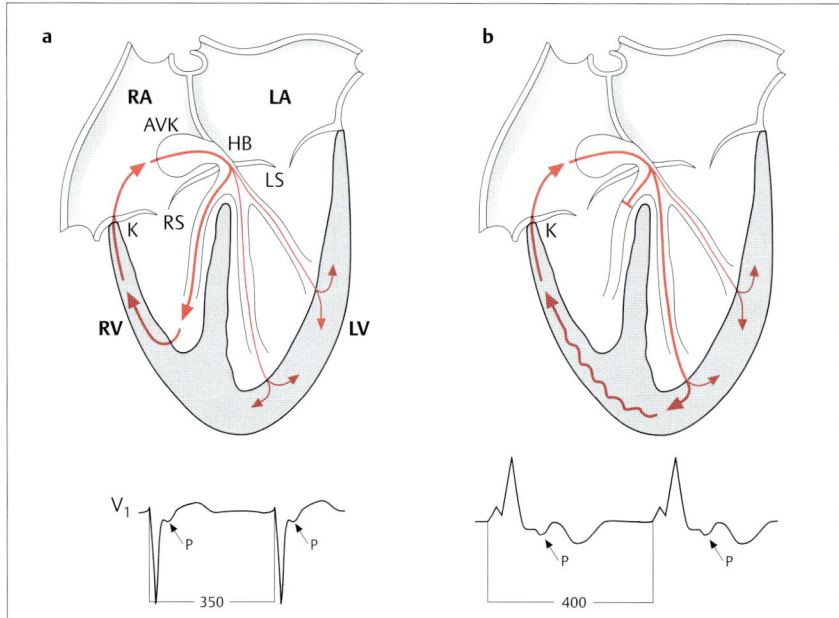

Abb. 3.**4a, b** Schematische Darstellung des Erregungsablaufs von Tachykardien, die in Zusammenhang mit dem Vorliegen akzessorischer Leitungsbahnen auftreten können. Es handelt sich um Tachykardien, denen Makro-Reentry zugrunde liegt (RA: rechter Vorhof, LA: linker Vorhof, RS: rechter Tawara-Schenkel, LS: linker Tawara-Schenkel, K: Kent-Bündel, RV: rechter Ventrikel, LV: linker Ventrikel, AVK: AV-Knoten, HB: His-Bündel).
a orthodrome AV-Reentry-Tachykardie, **b** antidrome AV-Reentry-Tachykardie.

sich hier oder im Bereich der Atriotomie das Substrat für einen Wiedereintritt bilden.
- *Typisches Vorhofflattern*: Die Erregung kreist im rechten Vorhof im oder gegen den Uhrzeigersinn um die Trikuspidalklappe (S. 180).
- *AV-Knoten-Reentry-Tachykardie*: Die Erregung kreist innerhalb des AV-Knotens unter Beteiligung von in den AV-Knoten einstrahlenden Fasern. Arrhythmiesubstrat sind regional unterschiedliche Leitungseigenschaften (anisotrope Erregungsleitung). Uneinheitlich diskutiert wird, in welchem Ausmaß Vorhofgewebe mit in den Reentry-Kreis einbezogen ist (S. 199).
- *Kammertachykardien*: Nach Myokardinfarkt kommen als anatomisches Substrat für den Wiedereintritt überlebende Herzmuskelzellen in inhomogen vernarbten Infarktarealen bzw. im Bereich des Übergangs von der Infarktnarbe zum normalen Gewebe infrage. Darüber hinaus kommen die Tawara-Schenkel in Betracht (S. 228).

> Beim so genannten *funktionellen Wiedereintritt* oder *Mikro-Reentry* fehlen solche anatomischen Determinanten (2, 14).

Ein Wiedereintritt entwickelt sich beim Mikro-Reentry in Bereichen mit pathologisch verlangsamter Erregungsleitung (z.B. in akut ischämischem Gewebe). Das Hindernis, um das die Erregung kreist, wird durch temporär vollständig refraktäres Myokardgewebe gebildet (Abb. 3.**5**). Von hier aus dehnt sich die Erregungswelle zentrifugal aus. Die Determinanten der resultierenden Arrhythmie sind damit zwar andere als beim Makro-Reentry, wahrscheinlich dürften aber auch hier „präformierte Leitungsbahnen", z.B. im Randbereich einer Infarktnarbe, eine Rolle spielen.

Beispiele für Tachyarrhythmien, von denen angenommen wird, dass sie auf Mikro-Reentry bzw. funktionelle Kreisbahnen zurückzuführen sind, umfassen:

- *Kammertachykardien bei instabilem Myokard*: Tachyarrhythmien (Kammertachykardien, Kammerflimmern) bei akuter Ischämie, Proarrhythmie induziert durch leitungsverzögernd wirkende Antiarrhythmika.
- *Vorhofflimmern*: Mehrere, mindestens 5–6 simultan vorhandene funktionelle Kreisbahnen, die ständig ihre Lage wechseln, scheinen vorhanden zu sein (S. 187). Anatomische Strukturen (pathologische Veränderungen der Myokardstruktur) scheinen aber wesentlich mitbeteiligt zu sein.

Aus der Modellvorstellung der kreisenden Erregung ergeben sich wichtige Ansatzpunkte für diagnostische und *therapeutische Maßnahmen*. So kann ein auf Makro-Reentry beruhender Wiedereintritt mittels vorzeitiger Impulse, d.h. durch programmierte Stimulation, ausgelöst und durch Depolarisation der erregbaren Lücke terminiert werden. Eine Unterbrechung von Wiedereintritt ist gleichsam möglich durch eine Verkürzung oder Verlängerung der Refraktärzeiten oder durch Verbesserung bzw. weitere Verlangsamung der Erregungsleitung.

Auf der anderen Seite kann durch die beschriebenen Effekte (z.B. eine Verlangsamung der Erregungsleitung) Wiedereintritt auch provoziert werden. Letzterer Mechanismus scheint vor allem den proarrhythmischen Effekten leitungsverzögernd wirkender Antiarrhythmika zugrunde zu liegen (S. 76).

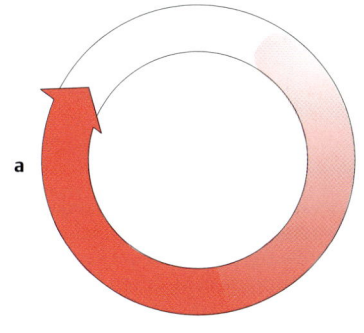 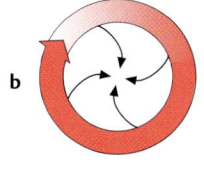

Abb. 3.**5a**, **b** Schematische Darstellung von Makro-Reentry (**a**) und Mikro-Reentry (**b**).

Makro-Reentry
- Fixierte Länge der Kreisbahn
- Die Kreisbahnlänge entspricht der anatomischen Leitungsbahn.
- Es besteht eine erregbare Lücke zwischen Kopf und Schwanz des Impulses.
- Die Frequenz verhält sich proportional zur Leitungsgeschwindigkeit und der Länge der Leitungsbahn.

Mikro-Reentry
- Variable Länge der Kreisbahn
- Die Kreisbahnlänge entspricht der Länge der Erregungsfront.
- Es liegt keine voll erregbare Lücke vor.
- Die Frequenz verhält sich proportional zur Refraktärzeit.

Störungen der Erregungsrückbildung – getriggerte Aktivität

Erst in den letzten Jahren ist den Störungen der Erregungsrückbildung als Ursache von Rhythmusstörungen eine vermehrte Aufmerksamkeit gewidmet worden. Während eine Automatie *eigenständig* unter normalen und pathologischen Bedingungen in unterschiedlichen kardialen Geweben auftreten kann, ist für das Auftreten von getriggerter Aktivität, die während der Phase der Erregungsrückbildung des Aktionspotentials entsteht, ein *vorausgehender Impuls* Voraussetzung. Vor oder nach Abschluss der Erregungsrückbildung verselbstständigt sich die elektrische Aktivität – es kommt durch erneute Depolarisation bis zum Schwellenpotential zur repetitiven Impulsbildung.

Getriggerte Aktionen, die vor Abschluss der Repolarisationsphase, noch während der Plateauphase des vorangehenden Impulses, auftreten, werden als *frühe Nachdepolarisationen*, solche die nach Abschluss des Aktionspotentials auftreten, als *späte Nachdepolarisationen* bezeichnet.

Tab. 3.1 fasst Faktoren zusammen, die die Amplitude von Nachdepolarisationen determinieren und die damit auch die Wahrscheinlichkeit, mit der die Nachdepolarisationen zu getriggerter Aktivität führen, bestimmen.

Frühe Nachdepolarisationen

Frühe Nachdepolarisationen sind Nachschwankungen des kardialen Aktionspotentials vor Abschluss der Repolarisationsphase (daher „frühe" Nachdepolarisationen) (6, 15, 27).

Wird die Erregbarkeitsschwelle erreicht, entsteht getriggerte Aktivität. Zu frühen Nachdepolarisationen kommt es bevorzugt bei *Bradykardie*. Die resultierende Verlängerung des Aktionspotentials führt zu einer Membraninstabilität. Es wird angenommen, dass den hierbei auftretenden frühen Nachdepolarisationen ein Calcium-Einwärtsstrom in die Zelle zugrunde liegt. Die

Tabelle 3.1 Faktoren, die das Auftreten früher und später Nachdepolarisationen fördern

	Wirkung auf die Amplitude von	
	EAD	DAD
Bradykardie, postextrasystolische Pausen	↑	↓
Verlängerte Aktionspotentialdauer	↑	↑
Reduziertes Ruhemembranpotential	↑	↓
Klasse-I-Antiarrhythmika	kein Effekt	↓
Calciumantagonisten	↓	↓
Katecholamine	↑	↑

↑ Amplitudenzunahme
↓ Amplitudenabnahme
EAD: frühe Nachdepolarisation (early afterdepolarization)
DAD: späte Nachdepolarisation (delayed afterdepolarization)

durch frühe Nachdepolarisationen hervorgerufene getriggerte Aktivität endet typischerweise spontan. Diesem Effekt scheint eine Art positiver Feedback-Mechanismus zugrunde zu liegen, der sich auch experimentell nachweisen lässt.

Experimentellen Untersuchungen zufolge werden frühe Nachdepolarisationen bevorzugt von Purkinje-Zellen und M-Zellen (S. 16) gebildet (3) (Abb. 3.6). Grundsätzlich können sie zwar auch in Zellen der Arbeitsmuskulatur entstehen, die hierfür notwendigen Konzentrationen liegen jedoch deutlich höher (6).

Rhythmusstörungen, von denen angenommen wird, dass sie auf frühe Nachdepolarisationen zurückzuführen sind, umfassen:

➤ *Torsade de pointes:* Frühe Nachdepolarisationen stellen zumindest den die Arrhythmie initiierenden Faktor dar. Als Mechanismus, der die Rhythmusstörung aufrecht erhält, wird Reentry auf dem Boden einer erhöhten Dispersion der Aktionspotentialsdauer bzw. Refraktärzeiten angenommen (S. 76).

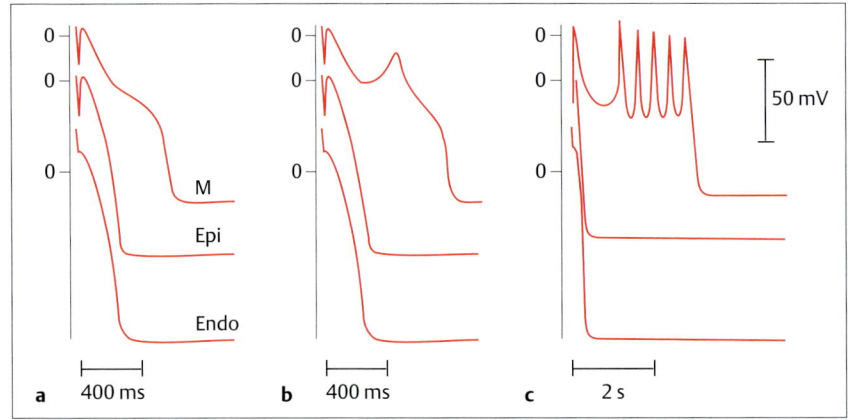

Abb. 3.**6a–c** Durch Chinidin induzierte frühe Nachdepolarisationen, die vor Abschluss der Repolarisationsphase in M-Zellen auftreten (**b**) und zu getriggerter Aktivität führen (**c**). Die Nachdepolarisationen fehlen bei epikardialen und endokardialen Zellen (nach 3).

Späte Nachdepolarisationen

> Späte Nachdepolarisationen sind als Nachschwankungen des Aktionspotentials, die nach Abschluss der normalen Repolarisationsphase auftreten, definiert (30).

Erreichen diese Nachdepolarisationen die Schwelle für die Auslösung eines neuen Aktionspotentials, resultiert eine getriggerte Aktivität (Abb. 3.7). Im Gegensatz zu frühen Nachdepolarisationen sind späte Nachdepolarisationen nicht von einer Bradykardie abhängig; im Gegenteil werden sie *bevorzugt bei höheren Frequenzen* beobachtet.

Rhythmusstörungen, von denen angenommen wird, dass sie auf späte Nachdepolarisationen zurückzuführen sind, umfassen:

- durch *Digitalis* induzierte ventrikuläre Tachyarrhythmien und
- akzelerierte junktionale Rhythmen.

Auch ein Teil der in der frühen Nekrosephase nach Myokardinfarkt auftretenden spontanen Arrhythmien dürfte auf späte Nachdepolarisationen zurückzuführen sein. Ursächlich scheinen hier erhöhte Konzentrationen von Lipidmetaboliten (z.B. Lysophoshoglyceride) eine Rolle zu spielen. Die Amplitude von späten Nachdepolarisationen nimmt unter dem Einfluss von Digitalis zu.

■ Variabilität der Mechanismen und des arrhythmogenen Substrats von Herzrhythmusstörungen

Im vorangehenden Abschnitt wurden die grundlegenden zellulären Mechanismen von Herzrhythmusstörungen diskutiert. Klinisch werden nur bei einem Teil der Rhythmusstörungen immer wieder die gleichen Mechanismen wirksam – bei atrioventrikulären Tachykardien unter Beteiligung akzessorischer Bahnen ist z.B. der Arrhythmiemechanismus immer Wiedereintritt. Aber auch hier sind die Mechanismen, die der Auslösung der Tachykardie zugrunde liegen (Extrasystolen), sehr variabel. Extrasystolen können z.B. auf abnormer Automatie, getriggerter Aktivität oder auch Wiedereintritt beruhen.

Darüber hinaus gibt es zahlreiche Faktoren, die das arrhythmogene Substrat von Rhythmusstörungen beeinflussen und im Sinne einer Begünstigung des Auftretens der Rhythmusstörung oder einer Beeinflussung der Arrhythmieeigenschaften wirksam werden (autonomes Nervensystem, Elektrolytstörungen).

Nachfolgend soll auf 2 Aspekte, die wesentliche Determinanten der Variabilität der Arrhythmogenese darstellen, besonders eingegangen werden: Zum einen auf *Elektrolytstörungen* und deren elektrophysiologische Auswirkungen und zum anderen auf die *Bedeutung der kardialen Grunderkrankung* für die Genese von Rhythmusstörungen.

Elektrolytstörungen

Elektrolytstörungen spielen eine wichtige Rolle für die Entstehung von Rhythmusstörungen (8, 9, 24). Ihr Vorliegen wird in der Klinik nicht selten übersehen bzw. nicht ausreichend beachtet.

Kalium

Hyperkaliämie

Eine aus einer Zunahme der extrazellulären Kaliumkonzentration resultierende *Hyperkaliämie* bewirkt eine Verschiebung des Ruhepotentials zu mehr positiven Werten (Abb. 3.8a). Hieraus resultiert eine Abnahme der Anstiegsgeschwindigkeit des Aktionspotentials, eine Verkürzung der Aktionspotentialdauer, eine Abnahme der Leitungsgeschwindigkeit und eine Suppression der diastolischen Spontandepolarisation. Diese Effekte

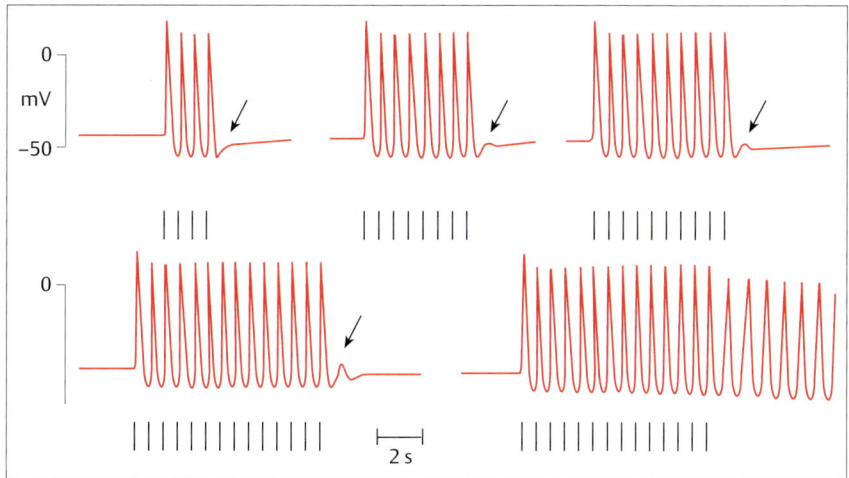

Abb. 3.7 Späte Nachdepolarisationen, die nach Abschluss der Repolarisationsphase auftreten (Pfeile). Mit zunehmender Dauer der Stimulation nimmt die Amplitude der Nachdepolarisationen zu, bis schließlich getriggerte Aktivität resultiert.

führen einerseits zur Hemmung der Spontandepolarisation und hierdurch zur Unterdrückung von Automatie und durch Automatie bedingten Rhythmusstörungen. Andererseits werden durch Senkung des Schwellenpotentials, Verkürzung der Aktionspotentialdauer und Abnahme der Leitungsgeschwindigkeit tachykarde Arrhythmien auf dem Boden kreisender Erregungen gefördert.

Elektrokardiographisch ist charakteristisch:

➤ eine Zunahme der QRS-Dauer und
➤ eine Verkürzung der QT-Zeit (Abb. 3.**8a**).

Bei Kaliumkonzentrationen im Serum von ca. 5,5–6,5 mmol/l wird eine Akzeleration der Erregungsleitung, speziell im Bereich des AV-Knotens, beobachtet. Bei Vorhofflimmern resultiert hieraus nicht selten eine gegenüber Digitalis und Calciumantagonisten refraktäre tachykarde AV-Überleitung.

Bei weiterem Anstieg der Kaliumkonzentration im Serum > 6,5 mmol/l stehen Leitungsverzögerungen in allen Abschnitten des Leitungssystems (einschließlich des AV-Knotens) im Vordergrund. Die PQ-Zeit nimmt zu. Bei Kaliumkonzentrationen im Serum oberhalb von 7,5 mmol/l tritt immer eine signifikante Verbreiterung des QRS-Komplexes auf als Ausdruck einer konzentrationsabhängig zunehmenden intraventrikulären Leitungsverzögerung. Die intraatriale Erregungsleitung wird ebenfalls verlangsamt. Die Sinusknotenautomatie wird bis zum Stillstand supprimiert.

Erwähnenswert ist, dass der Sinusknoten allerdings unempfindlicher gegenüber einer Erhöhung der Kalium-Serumkonzentration reagiert als andere Strukturen.

Terminale Rhythmusstörungen bei massiver Hyperkaliämie sind Asystolie und polymorphe tachykarde ventrikuläre Arrhythmien einschließlich Kammerflattern und Kammerflimmern.

! Die elektrophysiologischen Auswirkungen der Hyperkaliämie werden wesentlich durch die *Geschwindigkeit des Anstiegs* der Kaliumkonzentration im Serum mitbestimmt: Bei langsam progredienter Zunahme der Serumkonzentration stehen Asystolien zahlenmäßig im Vordergrund, bei schnellerem Anstieg treten dagegen ventrikuläre Tachyarrhythmien mit größerer Häufigkeit auf.

Die arrhythmogene Wirkung des abrupten Anstiegs der extrazellulären Kaliumkonzentration kann eindrucksvoll am Zeitverlauf der Arrhythmien nach akutem Koronarverschluss demonstriert werden (13). Nach akuter Ligatur eines koronaren Hauptstamms im Tierexperiment sind im unterbundenen Gefäßstromgebiet innerhalb weniger Minuten Kaliumkonzentrationen von bis zu 12 mmol/l zu messen. Parallel hierzu kommt es zu eine Verbreiterung und Fraktionierung lokaler Potentiale mit der Folge von Erregungsleitungsverzögerungen, erhöhter Dispersion der Leitungszeiten und schließlich Leitungsblockierungen.

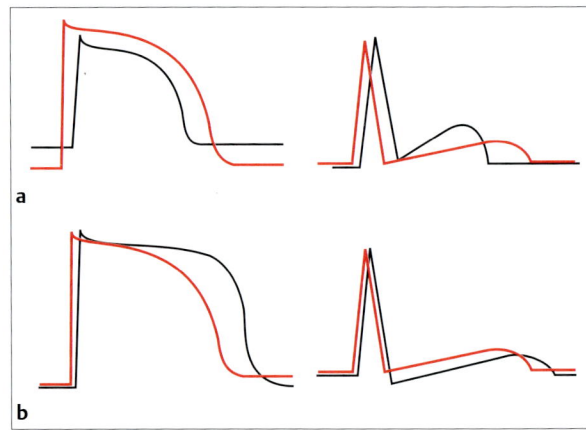

Abb. 3.**8a**, **b** Schematische Darstellung der Wirkung von Elektrolytstörungen auf das Aktionspotential und Oberflächen-EKG.
a Serum-Hyperkaliämie, **b** Serum-Hypokaliämie.

Hypokaliämie

Die Verminderung der extrazellulären Kaliumkonzentration mit resultierender *Hypokaliämie* führt zur Hyperpolarisation und zur Verlängerung der Aktionspotentialdauer (Abb. 3.**8b**). Die Anstiegsgeschwindigkeit des schnellen Aktionspotentials wird gesteigert. Bei hochgradiger Verminderung der extrazellulären Kaliumkonzentration kann jedoch – auch bei normalem Ruhemembranpotential – eine Verlangsamung der Anstiegsgeschwindigkeit eintreten. Typische elektrokardiographische Veränderungen sind:

➤ Senkung der ST-Strecke,
➤ Ausbildung von U- bzw. TU-Verschmelzungswellen sowie
➤ Verlängerung von ST und QT-Dauer (Abb. 3.**8b**).

! Zeitlicher Ablauf und Ausmaß der elektrophysiologischen Änderungen werden auch hier wesentlich durch die Geschwindigkeit der Ausbildung einer Hypokaliämie beeinflusst.

Bei *raschen* Konzentrationsänderungen mit Übergang von einem normokaliämischen in einen hypokaliämischen Zustand stehen Leitungsstörungen oft im Vordergrund. Diese Leitungsstörungen ergeben in Verbindung mit einer gesteigerten Automatie und der Förderung früher und später Nachdepolarisationen die elektrophysiologische Basis für die häufige Auslösung von paroxysmalen tachykarden Rhythmusstörungen. Klinische Beispiele für arrhythmogene Wirkungen der Hypokaliämie sind:

➤ die Begünstigung bzw. Verstärkung von durch Digitalis induzierter tachykarder Rhythmusstörungen,
➤ das gehäufte Vorkommen von „Torsade de pointes" bei Hypokaliämie und die erfolgreiche Beseitigung dieser Arrhythmie durch Kaliumsubstitution,

▶ das gehäufte Auftreten von Kammerflimmern in den ersten Stunden einer akuten transmuralen Myokardischämie bzw. eines beginnenden Myokardinfarkts bei Erniedrigung der Kaliumkonzentration im Serum.

Dabei scheint bereits eine *grenzwertig niedrige* Kaliumkonzentration im Serum bei akutem Myokardinfarkt das Auftreten von tachykarden ventrikulären Rhythmusstörungen zu begünstigen. Die Ausbildung einer Hypokaliämie wird durch die bei akutem Infarkt erhöhte adrenerge Stimulation des Myokards begünstigt, da Kalium vermehrt unter dem Einfluss des Sympathikus in die Zelle aufgenommen wird.

Rhythmusstörungen als Folge eines extrazellulären Kaliummangels können durch *Kaliumsubstitution* beseitigt werden. Ein Beispiel hierfür ist die effektive Behandlung der „Torsade de pointes" bei Hypokaliämie durch intravenöse Kaliumsubstitution (S. 258) (11). Aktuelle Untersuchungen weisen darauf hin, dass durch die *Kalium sparende Wirkung von Aldosteron-Antagonisten* bei Patienten unter Diuretika-Langzeitgabe eine Verminderung der Häufigkeit plötzlicher Todesfälle erreicht werden kann (22).

Ein weiterer klinisch wichtiger Aspekt ist, dass eine Hypokaliämie zu einer Verstärkung der repolarisationsverlängernden Wirkung so genannter *Klasse-III-Antiarrhythmika* (S. 76) führt (29). Die Hypokaliämie ist dementsprechend ein häufiger Begleitfaktor bei der Manifestation proarrhythmischer Effekte repolarisationsverlängernder Medikamente (11).

Calcium

Hyperkalzämie

Eine *Hyperkalzämie* führt zu einer Abnahme der Dauer des Aktionspotentials. Im EKG werden QT- bzw. QTc-Zeit (frequenzkorrigierte QT-Zeit) verkürzt (Abb. 3.**9a**).

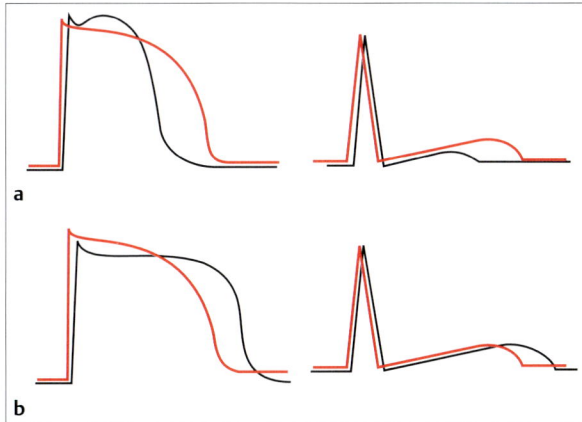

Abb. 3.**9a**, **b** Schematische Darstellung der Wirkung von Elektrolytstörungen auf das Aktionspotential und Oberflächen-EKG.
a Serum-Hyperkalzämie, **b** Serum-Hypokalzämie.

Eine extreme Hyperkalzämie führt zu signifikanter Verlängerung der intrakardialen Leitungszeiten. Vereinzelt wurde über das Auftreten paroxysmaler tachykarder Arrhythmien berichtet. Möglicherweise sind plötzliche Todesfälle bei einer hyperparathyreoiditen Krise und anderen Formen extremer Hyperkalzämie auf paroxysmale Tachykardien zurückzuführen. Von Bedeutung scheint darüber hinaus die Interferenz von Hyperkalzämie und Hyperkaliämie zu sein.

> Hyperkaliämisch bedingte Leitungsverzögerungen können durch eine gleichzeitig bestehende Hyperkalzämie antagonisiert werden, sodass arrhythmogene Komplikationen als Folge der Hyperkaliämie seltener auftreten.

Hypokalzämie

Die *Hypokalzämie* führt zur Verlängerung der Aktionspotentialdauer. Im EKG sind QT- bzw. QTc-Zeit verlängert (Abb. 3.**9b**), die Refraktärzeiten nehmen zu. Eine arrhythmogene Bedeutung erniedrigter Calciumkonzentrationen im Serum ist nicht zweifelsfrei belegt.

> Klinisch bedeutsam scheint eine Hypokalzämie bei gleichzeitiger Hyperkaliämie zu sein: durch Hypokalzämie werden hyperkaliämisch bedingte Leitungsstörungen weiter verstärkt, so dass die Auslösung von bradykarden und tachykarden Arrhythmien begünstigt wird.

Natrium

Eine *Hypernatriämie* führt zu einer Zunahme der Anstiegsgeschwindigkeit des Aktionspotentials bei größerer Negativität des Ruhepotentials.

Eine aus einer Abnahme der extrazellulären Natriumkonzentration resultierende *Hyponatriämie* bewirkt eine verminderte Anstiegssteilheit des Aktionspotentials und eine Abnahme des Ruhepotentials. Hieraus resultiert eine Abnahme der intrakardialen Leitungsgeschwindigkeit.

> Unter *klinischen Bedingungen* haben Hyper- bzw. Hyponatriämie jedoch *keine* arrhythmogene Bedeutung, da die für derartige Effekte notwendigen Konzentrationen mit dem Leben nicht vereinbar sind. Klinisch bedeutsam kann jedoch u.U. die Interferenz einer Hyper- bzw. Hyponatriämie mit einer gleichzeitig bestehenden Hypokaliämie sein, da hypokaliämisch bedingt elektrophysiologische Änderungen verstärkt bzw. antagonisiert werden können.

Magnesium

Die Auswirkungen extrazellulärer Konzentrationsänderungen von Magnesium auf das Ruhe- bzw. Aktionspotential sind speziesbezogen verschieden und abhängig von den Konzentrationen anderer Ionen, insbesondere von Kalium.

Beim isolierten Meerschweinchenpapillarmuskel bewirkt Magnesium bei einer extrazellulären Kaliumkonzentration von 2,7 mmol/l konzentrationsabhängig eine geringe Zunahme der Dauer des Aktionspotentials (10). Parallel zu einer Hyperpolarisation des Ruhemembranpotentials kommt es zu einer Zunahme der maximalen Aufstrichgeschwindigkeit. Bei einer extrazellulären Kaliumkonzentration von 5,4 mmol/l wird demgegenüber keine wesentliche Änderung des Ruhemembranpotentials beobachtet; die maximale Aufstrichgeschwindigkeit zeigt eine geringfügige Abnahme, die Dauer des Aktionspotentials wird verkürzt.

Signifikante Änderungen der Aktionspotentialeigenschaften werden erst bei einer Konzentration beobachtet, die weit außerhalb des therapeutischen Bereichs liegt (10 mmol/l).

Elektrokardiographisch ist unter einer *Hypermagnesiämie* eine Zunahme der AV-Überleitungszeit in Abhängigkeit vom Kaliumspiegel im Serum nachweisbar. Von einzelnen Untersuchern wurden darüber hinaus Verlängerungen der Leitungszeiten in anderen Abschnitten des Leitungssystems, im Vorhof- und Ventrikelmyokard sowie Verlängerungen von Refraktärzeiten beschrieben. Diese Veränderungen sind bei Applikation üblicher therapeutischer Dosen jedoch nicht signifikant.

Bei *Hypomagnesiämie* wurden spitzhohe T-Wellen und ST-Streckensenkungen als „typische" EKG-Veränderungen beschrieben. Hiergegen ist einzuwenden, dass ein Magnesiummangel meist mit anderen Elektrolytdefiziten, insbesondere Hypokaliämie, einhergeht. Eine Trennung der verschiedenen Einflüsse auf das EKG ist im Allgemeinen nicht zuverlässig möglich. „Typische" EKG-Veränderungen können dementsprechend nicht angegeben werden.

Die Bedeutung einer Hyper- bzw. Hypomagnesiämie für die Auslösung von Rhythmusstörungen ist bisher nicht geklärt. In der Literatur liegen eine Anzahl von Kasuistiken bzw. Untersuchungsergebnisse an kleinen Patientengruppen vor, die einen Zusammenhang zwischen Hypomagnesiämie und Inzidenz tachykarder Rhythmusstörungen beschreiben (12). Die Literaturangaben sind aber nicht einheitlich. Dies gilt auch für den akuten Myokardinfarkt.

> Magnesium, als Bolus intravenös verabreicht, ist Therapie der Wahl bei ventrikulären Tachyarrhythmien vom Typ der Torsade de pointes (S. 258) (11). Auch durch Digitalis induzierte tachykarde Rhythmusstörungen können durch intravenöse Gabe von Magnesium unterdrückt werden (12).

Bedeutung der zugrunde liegenden Herzerkrankung

Ischämie- und infarktbedingte Herzrhythmusstörungen

> Die koronare Herzerkrankung gehört zu den häufigsten Ursachen von Herzrhythmusstörungen.

Die Pathogenese von bei akuter experimenteller Ischämie und nach Infarkt auftretenden Rhythmusstörungen kann als gut untersucht angesehen werden.

Akute Myokardischämie

In der Initialphase der akuten Myokardischämie nimmt das Ruhepotential der ischämischen Muskelzellen ab (4, 13). Aufstrichgeschwindigkeit und Amplitude des Aktionspotentials werden in den ersten 2 Minuten geringgradig, dann, parallel mit der weiteren Abnahme des Ruhepotentials, hochgradig vermindert. Die Dauer des Aktionspotentials wird zunehmend verkürzt (Abb. 3.**10**). Die Veränderungen von Ruhemembranpotential und Aufstrichgeschwindigkeit sind von einer drastischen Abnahme der Erregungsleitungsgeschwindigkeit begleitet. Maßgeblich beteiligt an den sich innerhalb der ersten Minuten einer Ischämie abspielenden Veränderungen ist der Anstieg der extrazellulären Kaliumkonzentration, der u.a. aus einer Aktivierung von $K_{(ATP)}$ resultiert (S. 26).

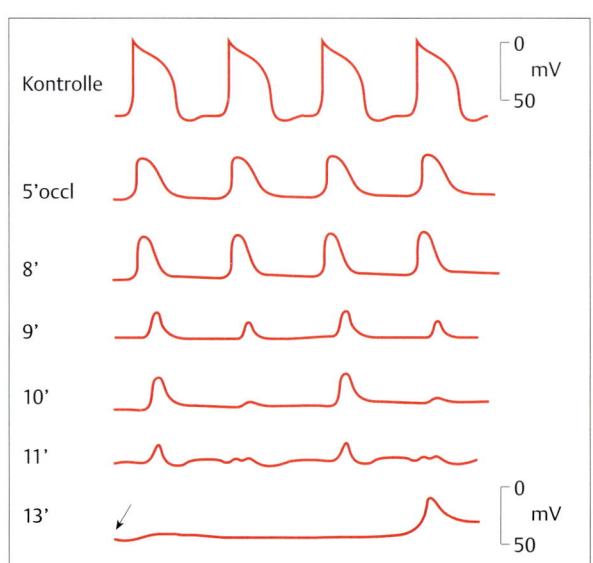

Abb. 3.**10** Veränderung der Aktionspotentialeigenschaften während einer akuten Ischämie (nach akuter Koronarokklusion im Tierexperiment). Es resultiert eine Abnahme des Ruhemembranpotentials und Verkürzung der Aktionspotentialsdauer. Eine elektrische Alternanz tritt ab der 9. min auf; es folgt eine vollständige Unerregbarkeit des Präparats nach 13 min (nach 14).

Rhythmusstörungen entstehen auf der Basis einer inhomogenen Erregungsausbreitung und Rückbildung sowie durch „Verletzungsströme", die aus einem zeitlichen Ungleichgewicht des Erregungsablaufs zwischen ischämischem und normalem Myokard resultieren und zur Arrhythmieentstehung in der Randzone des Ischämiegebiets beitragen (13). Das Ausmaß der elektrophysiologischen Veränderungen ist entscheidend von der Frequenz abhängig. Frequenzsteigerungen führen über eine Desynchronisation der elektrischen Erregung und dem Auftreten zusätzlicher funktioneller Leitungsblockierungen zu ventrikulären Tachyarrhythmien.

Leitungsverzögernde Antiarrhythmika (Klasse-I-Antiarrhythmika) haben in dieser Situation *deletäre Wirkungen*: Das Ausmaß der ischämiebedingten Leitungsverzögerungen wird verstärkt, die Neigung zur Entwicklung von Kammerflimmern nimmt zu. Eine Vorbehandlung mit Betablockern entfaltet protektive Effekte.

5–10 Minuten nach der Okklusion ist ein Teil der ischämischen Myokardzellen unerregbar (13). Anschließend sind 15–25 Minuten nach Koronarverschluss ein vorübergehender Anstieg des Ruhemembranpotentials sowie eine Zunahme von Amplitude und Dauer des Aktionspotentials nachweisbar, vermutlich bedingt durch eine zunehmende lokale Freisetzung von Katecholaminen. Dieser partiellen Restauration der zellulären Erregbarkeit folgt schließlich nach 40–90 Minuten ein irreversibler Verlust der Erregbarkeit.

> Der rasche zeitliche Ablauf der bei akuter Ischämie auftretenden Veränderungen ist verantwortlich dafür, dass heute immer noch ein bedeutsamer Teil der Patienten mit frischem Herzinfarkt akut, d.h. wenige Minuten nach Beginn der Symptome, an Kammerflimmern verstirbt. Länger anhaltende monomorphe Kammertachykardien sind aufgrund der ausgeprägten Instabilität des Myokards eher selten.

Frühe Postinfarktarrhythmien

Der frühen Arrhythmiephase direkt nach Koronarokklusion folgt nach einem arrhythmiearmen Intervall von mehreren Stunden eine zweite Phase hoher Arrhythmieintensität, die einige Tage lang anhält. Die auftretenden Rhythmusstörungen entsprechen akzelerierten idioventrikulären Rhythmen (S. 231), denen vermutlich eine abnorme Automatie überlebender, aber ischämiegeschädigter Purkinjefasern zugrunde liegt (21). Solche Rhythmusstörungen können auch beim Patienten während der frühen Hospitalphase des Myokardinfarkts beobachtet werden.

Chronisches Infarktstadium

Etwa vier bis sechs Wochen nach Infarkt ist die Vernarbung des infarzierten Myokards abgeschlossen. Die elektrophysiologischen Eigenschaften überlebender Myokardzellen im Randgebiet des Infarkts (nicht nur lateral, sondern auch subendokardial und -epikardial) normalisieren sich (Abb. 3.**11**) (21, 26, 28). Die ursprünglichen elektrophysiologischen Eigenschaften werden aber nicht wieder erreicht, es verbleibt eine erhöhte Inhomogenität des Refraktärverhaltens der überlebenden Zellen. Eine veränderte Dichte einzelner Ionenströ-

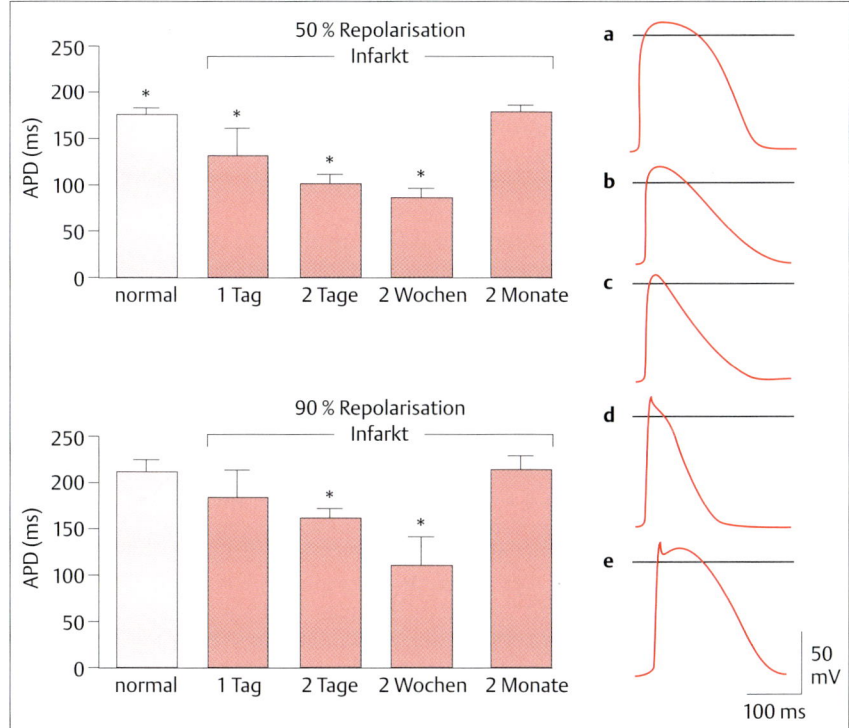

Abb. 3.**11** Veränderungen der Aktionspotentialeigenschaften bei experimentellem Infarkt. 2 Wochen nach Koronarokklusion hat die Aktionspotentialdauer (APD) nach 50- und 90%iger Repolarisation (oben bzw. unten) deutlich abgenommen. Nach zwei Monaten ist eine weitgehende Normalisierung eingetreten.
A–E: Beispiele für Aktionspotentiale vor Koronarokklusion (A) sowie 1 Tag (B), 5 Tage (C), 2 Wochen (D) und 2 Monate (E) nach Koronarokklusion (nach 26).

me, die vermutlich auch aus Änderungen der Expression der Ionenkanäle resultiert, ist nachweisbar.

Entscheidend für die Arrhythmogenese in der chronischen Postinfarktphase sind myokardiale Umbauvorgänge im Randbereich des Infarkts. Durch Einsprossung von Bindegewebsfasern in die überlebenden Grenzschichten kommt es im zeitlichen Verlauf der Infarktheilung zu einer Unterbrechung der elektrischen Kopplung der Muskelfaserbündel. Die Erregungsleitungsgeschwindigkeit transversal zur Faserachse kann dadurch auch ohne Auftreten erneuter Ischämien erheblich verzögert werden und zu signifikanten Inhomogenitäten der Erregungsausbreitung führen („nicht uniforme" Anisotropie [S. 18]).

Durch Blockierung longitudinal zur Faserachse verlaufender Erregungswellen und Umgehung der Blockierung in transversaler Richtung können dabei Leitungsverzögerungen auftreten, die dazu führen, dass bei Erreichen des Gewebes distal des Blocks die Fasern proximal bereits wieder erregbar sind und kreisende Erregungen initiiert werden (21).

Die räumliche Ausrichtung der so genannten „Figure-of-eight"-Kreisbahnen (der Ablauf der Erregung erinnert an eine liegende „8"), die den Tachykardien häufig zugrunde liegen (7), orientiert sich insofern an der geometrischen Faserausrichtung, als der gemeinsame Leitungsweg der Kreisbahnen vielfach longitudinal zur Faserrichtung verläuft. Durch die stark verlangsamte Erregungsausbreitung transversal zur Faserachse an den jeweiligen Drehpunkten der gemeinsamen Kreisbahnstrecke kommt es dabei zu Leitungsverzögerungen, die zum Auftreten einer „erregbaren Lücke" führen.

> Die in späten Infarktphasen auftretenden Tachykardien sind damit funktionell determinierte Reentry-Tachykardien, die sowohl durch veränderte aktive Membraneigenschaften der Myokardzellen als auch durch passive anatomische Myokardcharakteristia bestimmt werden. Rein anatomisch bedingte Reentry-Tachykardien (d.h. eine kreisende Erregung um eine Infarktnarbe oder ein Aneurysma) scheinen selten zu sein.

Günstige Bedingungen für das Auftreten von Kammertachykardien, die auf Reentry beruhen, finden sich vor allem bei großen Infarkten. Keinesfalls aber ist ein großer Infarkt Voraussetzung für die Manifestation solcher Arrhythmien. Alleinige Voraussetzung ist das Vorliegen einer Myokardnarbe mit überlebenden Fasern.

Eine Myokardischämie als Auslöser der Arrhythmien ist zu diesem Zeitpunkt eher selten, koronarangiographisch finden sich daher typischerweise keine (neuen) bedeutsamen Koronarstenosen bei Patienten, bei denen im chronischen Infarktstadium erstmals eine Kammertachykardie auftrat. Da das arrhythmogene Substrat bei diesen Patienten permanent vorhanden und damit als stabil anzusehen ist, ist die Wahrscheinlichkeit von Arrhythmierezidiven hoch.

Hieraus leitet sich die *strenge Behandlungsindikation* bei Kammertachykardien ab, die nach Myokardinfarkt, außerhalb einer erneuten Phase einer akuten Myokardischämie oder einer anderweitigen transienten Instabilität des Myokards (z.B. einer akuten kardialen Dekompensation oder schwerwiegenden Elektrolytstörungen) auftreten (S. 228).

Reperfusionsarrhythmien

Reperfusionsarrhythmien treten nach Wiederherstellung des Blutflusses nach temporärer kritischer Verminderung des Koronarflusses auf. War das Koronargefäß nur für kurze Zeit verschlossen (z.B. für ca. 20–30 Minuten), tritt bevorzugt Kammerflimmern auf. Bei Reperfusion nach längerer Verschlussdauer dominieren akzelerierte idioventrikuläre Rhythmen, die zwar z.T. eine recht hohe Frequenz aufweisen können, die aber nur selten in Kammerflimmern degenerieren. Solche Arrhythmien können eine erfolgreiche Reperfusion während oder nach erfolgter Lysetherapie anzeigen. Lidocain ist unwirksam; in der Regel sind sie, vor allem aufgrund ihres passageren Auftretens, *nicht behandlungsbedürftig*.

Herzhypertrophie und -insuffizienz

Die Pathogenese von Herzrhythmusstörungen bei chronischer Herzinsuffizienz ist ausgesprochen vielfältig (20, 25). Dies liegt an zahlreichen Einflussfaktoren sowie einer Vielfalt von Erkrankungen und pathophysiologischen Zuständen, die letztendlich Ursache einer chronischen Insuffizienz des Myokards sein können.

> Ein für die Herzinsuffizienz spezifisches arrhythmogenes Substrat gibt es nicht.

Zu den unspezifischen myokardialen Veränderungen gehören:

- Fibrose,
- Degeneration von Myofibrillen und
- Hypertrophie von Myozyten.

Bei Patienten mit Herzinsuffizienz auf dem Boden einer koronaren Herzerkrankung mit Zustand nach Myokardinfarkt kann ein infarktbedingtes arrhythmogenes Substrat hinzukommen. Die sympathische Innervation ist bei chronischer Herzinsuffizienz gestört; es resultieren denervierte Myokardareale. β-adrenerge Rezeptoren sind herunterreguliert und das neurohumorale System ist aktiviert. Im Vordergrund steht eine Erhöhung der Katecholaminkonzentrationen im Plasma. Häufig finden sich Elektrolytstörungen, die weniger Ausdruck der gestörten Hämodynamik als vielmehr Ursache der häufig vorhandenen Begleitmedikation mit Diuretika sind. Letztendlich ist es auch die veränderte Hämodynamik mit resultierender Dehnung von Herzmuskelfasern selbst, der direkte Einflüsse auf die Elektrophysiologie des Myokards zugeschrieben werden müssen (Excitation-Contraction-Feedback [s.u.]).

Aktionspotentialeigenschaften

Wesentliches Charakteristikum von Kardiomyozyten von Patienten im Endstadium einer chronischen Herzinsuffizienz ist eine *verlängerte Aktionspotentialdauer* (Abb. 3.**12**). Vergleichbare Befunde lassen sich in Tiermodellen mit artifiziell induzierter Herzinsuffizienz erheben. Experimentelle Untersuchungen zeigen, dass die Aktionspotentialdauer und Dauer der Refraktärzeiten regional sehr unterschiedlich sind; es resultiert ein erhöhte Dispersion der Erregungsrückbildung. Die Aktionspotentialverlängerung dürfte in engem Zusammenhang mit der häufig nachweisbaren Hypertrophie von Myozyten stehen. Auch bei alleiniger Hypertrophie lässt sich eine Verlängerung der Aktionspotentialdauer nachweisen.

Die Ursachen der verlängerten Aktionspotentialdauer bei Herzinsuffizienz sind vielfältig. Eine verminderte Expression von Kaliumkanälen (I_{to}, I_{K1}, I_{Kr}) scheint eine wichtige Rolle zu spielen (16, 19). Eine verlangsamte Inaktivierung des Calcium-Einwärtsstroms scheint zu der zu beobachtenden Aktionspotentialverlängerung beizutragen. Die intrazelluläre Kaliumkonzentration ist erhöht. Die Aktivität von Ionenpumpen (z.B. der Na^+/K^+-ATPase) ist vermindert.

Neben der Aktionspotentialverlängerung findet sich eine erhöhte Geschwindigkeit der diastolischen Spontandepolarisation und das maximale diastolische Potential von Myokardzellen ist reduziert. Die elektrophysiologischen Eigenschaften stehen in direktem Zusammenhang mit der kontraktilen Funktion des Myokards (so genannter *elektromechanischer Feedback*) (17). Eine *akute* Dilatation des Herzens bewirkt im Tierexperiment eine Verkürzung der Aktionspotentialdauer, die räumliche Dispersion der Erregungsrückbildung nimmt zu (5).

Nicht nur die aktiven Membraneigenschaften sind bei chronischer Herzinsuffizienz beeinträchtigt, es kommt zusätzlich zu einer veränderten Erregungsleitung und -ausbreitung (25). Ursächlich dürfte eine geänderte Connexin-Expression mitbeteiligt sein, die vor allem durch eine Abnahme von Connexin 43 charakterisiert ist. Ein weiterer Faktor, der zum Auftreten nicht uniformer anisotroper Erregungsleitungseigenschaften beiträgt, ist die bei chronischer Herzinsuffizienz nachweisbare zunehmende Fibrosierung des Myokards.

Arrhythmiemechanismen

Einen so eindeutig in der Genese von Herzrhythmusstörungen dominierenden Arrhythmiemechanismus wie den Wiedereintritt in der chronischen Infarktphase gibt es bei Herzinsuffizienz nicht (25). Bei der Auslösung bzw. Initiierung von tachykarden Rhythmusstörungen scheinen Nachdepolarisationen und getriggerte Aktivität sowie abnorme Automatie ganz im Vordergrund stehen.

Auf der anderen Seite wird aber auch das Auftreten von Reentry durch die verzögerte Erregungsgleitung begünstigt. Es wird angenommen, dass Wiedereintrittsmechanismen vor allem zur Degeneration der typischerweise instabilen Rhythmusstörungen in Kammerflimmern beitragen. Tabelle 3.**2** fasst die Mechanismen der Arrhythmogenese bei chronischer Herzinsuffizienz zusammen.

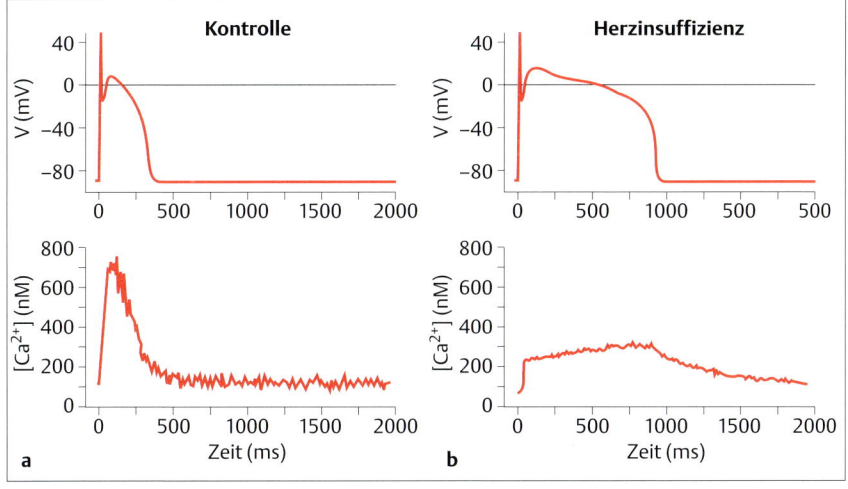

Abb. 3.**12a**, **b** Aktionspotentiale und Calcium-Transienten beim normalen Kardiomyozyten eines Hundes (**a**) und bei Herzinsuffizienz (**b**). Die Dauer des Aktionspotentials ist bei Herzinsuffizienz deutlich verlängert, ebenfalls erkennt man den deutlich veränderten Calcium-Transienten (nach 25).

Tabelle 3.2 Mechanismen der Arrhythmogenese bei Herzinsuffizienz

Arrhythmietyp	Elektrophysiologische Veränderung bei Hypertrophie/ Herzinsuffizienz	Molekulare Mechanismen
Abnorme Automatie	beschleunigte Phase-4-Depolarisation, vermindertes maximales diastolisches Membranpotential	↑I_{Ca}, ↓I_{k1}, ↑I_f
Frühe Nachdepolarisationen	Verlängerte Aktionspotentialdauer	↓Kaliumströme
Späte Nachdepolarisationen	Verlängerte Aktionspotentialdauer	veränderte I_{Ca}-Dichte und -Kinetik, erhöhte Aktivität des Natrium-Calcium-Austauschers
Reentry	Nicht uniforme anisotrope Erregungsausbreitung	interstitielle Fibrose, veränderte Geometrie der Gap-Junction-Verteilung, veränderte Connexin-Expression

Literatur

1. Allessie MA, Bonke FIM, Schopman FJG. Circus movement in the rabbit atrial muscle as a mechanism of tachycardia II. The role of non-uniform recovery of excitability in the occurrence of unidirectional block as studied with multiple electrodes. Circ Res. 1976; 39: 168–177.
2. Allessie MA, Bonke FIM, Schopman FJG. Circus movement in the rabbit atrial muscle as a mechanism of tachycardia III. The „leading circle concept": A new model of circuit movement in cardiac tissue without the involvement of a anatomical obstacle. Circ Res. 1977; 39: 9–18.
3. Antzelevitch C, Shimizu W, Yan GX, et al., The M cell: Its contribution to the ECG and to normal and abnormal electrical function of the heart. J Cardiovasc Electrophysiol. 1999; 10: 1124–1152.
4. Carmeliet E. Cardiac ionic currents and acute ischemia: from channels to arrhythmias. Physiol Rev. 1999; 79: 917–1017.
5. Eckardt L, Kirchhof P, Mönnig G, Breithardt G, Borggrefe M, Haverkamp W. Modification of stretch-induced shortening of repolarization by streptomycin in the isolated rabbit heart. J Cardiovasc Pharmacol. 2000; 36: 711–721.
6. El-Sherif N, Boutjdir M, Gough WB. Early afterdepolarizations and arrhythmogenesis. J Cardiovasc Electrophysiol. 1990; 1: 145–160.
7. El-Sherif N. Reentry revisited. Pacing Clin Electrophysiol. 1988; 11: 1358–1368.
8. Fisch C. Electrocardiography. The ECG and electrolyte abnormalities. In: Braunwald E, ed. Heart disease. Philadelphia: WB Saunders Company; 1997: 141–142.
9. Gülker H, Haverkamp W, Hindricks G. Störungen der ionalen Regulation und Rhythmusstörungen. Bedeutung von Natrium, Kalium, Calcium und Magnesium. Drug Res. 1989; 39: 130–134.
10. Haverkamp W, Hindricks G, Gülker H. Potassium dependent effects of magnesium on the action potential. Naunyn-Schmiedeberg's Arch Pharmacol. 1988; 337: R 58.
11. Haverkamp W, Shenasa M, Borggrefe M, Breithardt G. Torsade de pointes. In: Zipes DP, Jalife J, eds. Cardiac electrophysiology. From cell to bedside. Philadelphia: W.B. Saunders Company; 1995: 885–899.
12. Hindricks G, Kottkamp H, Haverkamp W, et al. Magnesium – electrophysiological effects, antiarrhythmic properties and clinical applications. In: Breithardt G, Borggrefe M, Camm J, Shenasa M, eds. Antiarrhythmic drugs. Mechanisms of antiarrhythmic and proarrhythmic actions. Berlin: Springer Verlag; 1995: 363–390.
13. Janse MJ, Kléber AG. Electrophysiological changes and ventricular arrhythmias in the early phase of regional myocardial ischemia. Circ Res. 1981; 49: 1069–1079.
14. Janse MJ. Reentry rhythms. In: Fozzard HA, Haber E, Jennings RB, Katz AM, eds. The heart and cardiovascular system. Scientific foundations. New York: Raven Press; 1986: 1039–1058.
15. January CT, Riddle JM. Early afterdepolarizations: mechanism of induction and block. A role for L-type Ca^{2+} current. Circ Res. 1989; 64: 977–990.
16. Kääb S, Dixon J, Duc J, et al. Molecular basis of transient outward potassium current downregulation in human heart failure: a decrease in Kv4.3 mRNA correlates with a reduction in current density. Circulation. 1998; 98: 1383–1393.
17. Lab MJ. Contraction-excitation feedback in myocardium: physiological basis and clinical relevance. Circ Res. 1982; 50: 757–766.
18. Mayer AG. Rhythmical pulsation in scyphmedusae. Washington: Carnegie Institution of Washington, 106, Publication No 47.
19. Nähbauer M, Kääb S. Potassium channel down-regulation in heart failure. Cardiovasc Res. 1998; 37: 324–334.
20. Nattel S, Roden DM, Escande D. A spotlight on electrophysiological remodelling and the molecular biology of ion channels. Cardiovasc Res. 1999; 42: 267–269.
21. Pinto JMB, Boyden PA. Electrical remodeling in ischemia and infarction. Cardiovasc Res. 1999; 42: 284–297.
22. Pitt B, Zannad F, Remme WJ, et al. for the Randomized Aldactone Evaluation Study Investigators. The effect of spironolactone on morbidity and mortality in patients with severe heart failure. N Engl J Med. 1999; 341: 709–717.
23. Surawicz B. Electrophysiologic basis of ECG and cardiac arrhythmias. Chapter 6: Automaticity. Baltimore: Williams & Wilkins; 1995: 80–108.
24. Surawicz B. Electrophysiologic basis of ECG and cardiac arrhythmias. Chapter 6: Electrolytes, hormones, temperature, and miscellanous factors. Baltimore: Williams & Wilkins; 1995: 426–453.
25. Tomaselli GF, Marban E. Electrophysiological remodelling in hypertrophy and heart failure. Cardiovasc Res. 1999; 42: 270–283.
26. Ursell PC, Gardner PI, Albala A, Fenoglio JJ, Wit AL. Structural and electrophysiological changes in the epicardial border zone of canine myocardial infarcts during infarct healing. Cir Res. 1987; 56: 436–451.
27. Wit AL, Rosen MR. Afterdepolarizations and triggered activity. In: Fozzard HA, Haber E, Jennings RB, Katz AM, eds. The heart and cardiovascular system. Scientific foundations. New York: Raven Press; 1986: 1447–1448.
28. Wong SS, Bassett AL, Cameron JS, Epstein K, Kozlovskis PL, Myerburg RJ. Dissimilarities in the electrophysiological abnormalities of lateral border and central infarct zone cells after healing of myocardial infacrtion in cats. Circ Res. 1982; 51: 486–493.
29. Yang T, Roden DM. Extracellular potassium modulation of drug block of I_{Kr}. Circulation. 1996; 93: 407–411.
30. Zipes DP. Genesis of cardiac arrhythmias: electrophysiological considerations. In: Braunwald E, ed. Heart disease. Philadelphia: WB Saunders Company; 1997: 548–592.

4 Diagnostik

Das Wichtigste in Kürze

Die Behandlung von Herzrhythmusstörungen setzt eine entsprechende Diagnostik der zugrunde liegenden Erkrankung und eine möglichst exakte rhythmologische Diagnostik voraus. Bei Vorliegen einer Myokarderkrankung ist deren Kenntnis für die Abschätzung der prognostischen Bedeutung der Rhythmusstörung unentbehrlich. Dabei spielt nicht nur die Form der Organschädigung, sondern insbesondere das aus der Erkrankung resultierende Ausmaß der linksventrikulären Funktionseinschränkung eine Rolle.

Grundsätzlich gilt, dass die prognostische Bedeutung einer Rhythmusstörung mit dem Schweregrad der vorliegenden Herzerkrankung und dem Ausmaß der linksventrikulären Funktionseinschränkung zunimmt. Diese Zusammenhänge gelten insbesondere für anhaltende ventrikuläre Tachyarrhythmien, deren erstmaliges Auftreten außerhalb der Akutphase eines Myokardinfarkts (d.h. später als 48 Stunden nach Infarkteintritt) als prognostisch außerordentlich ungünstig anzusehen ist und die eine Indikation zur ausführlichen invasiven kardiologischen Diagnostik (inklusive Koronarangiografie) darstellen.

Auf der anderen Seite können in einzelnen Fällen aber auch Rhythmusstörungen, die im Allgemeinen als prognostisch günstig eingeschätzt werden, bei ansonsten Herzgesunden zu einer lebensbedrohlichen Situation führen. Beispielhaft sei das WPW-Syndrom genannt. In der überwiegenden Zahl der betroffenen Patienten treten „lediglich" atrioventrikuläre Tachykardien auf, die zwar oft mit Symptomen (Palpitationen, Schwindel, in einzelnen Fällen auch Synkopen) einhergehen, die insgesamt aber als prognostisch günstig einzuschätzen sind. Weist die akzessorische Bahn allerdings eine sehr kurze Refraktärzeit auf, so kann es bei Auftreten von Vorhofflimmern zu extrem schneller Überleitung der Erregung auf die Kammern und damit u.U. zum Übergang in Kammerflimmern kommen (S. 217).

Die rhythmologische Diagnostik basiert auf nicht invasiven und invasiven Untersuchungsverfahren. Der Einsatz der zur Verfügung stehenden Verfahren sollte möglichst gezielt und abgestimmt auf die zu diagnostizierende Rhythmusstörung erfolgen.

■ Nicht-invasive Diagnostik

Symptomatik

Die durch Herzrhythmusstörungen hervorgerufene Symptomatik hängt teilweise von den hämodynamischen Auswirkungen ab. Letztere werden bestimmt durch:

➤ eine veränderte elektromechanische Koordination des Kontraktionsablaufs,
➤ die zugrunde liegende Störung der Myokardfunktion,
➤ die Koronardurchblutung und Klappenfunktion sowie
➤ periphere und kardiale Adaptationsmechanismen und Organstörungen.

> Die *typische*, durch Herzrhythmusstörungen hervorgerufene Symptomatik reicht von Herzstolpern (Palpitationen) über Herzrasen, Schwindel, Adams-Stokes-Anfall bzw. Synkope bis zum plötzlichen Herz-Kreislauf-Stillstand (akuter Herztod) (5, 15, 21, 22).

Uncharakteristische Symptome, die selbst bei potenziell bedrohlichen tachykarden Herzrhythmusstörungen auftreten können, sind Kloßgefühl im Hals, Kopfdruck, Kopfleere, Hustenattacken und/oder präkordialer Druck. Weitere Beschwerden, die an Herzrhythmusstörungen denken lassen sollten, sind paroxysmale Dyspnoe (im Gegensatz zur sich allmählich entwickelnden Dyspnoe bei Asthma bronchiale), unerwartet in Ruhe auftretendes Lungenödem (Differentialdiagnose: hypertensive Krise), Blässeanfälle, einem Flush-Syndrom ähnliche Zustände, plötzlicher Harndrang (nach Beendigung einer supraventrikulären Tachykardie) sowie sekundär bedingte psychische Veränderungen.

Zu den atypischen Symptomen gehören auch Schwächeanfälle, epileptiforme Anfälle, „Panikattacken", Müdigkeit und intermittierende, durch die Umstände nicht erklärbare plötzliche Leistungsminderung (1).

In manchen Fällen besteht jedoch keine gute Korrelation zwischen den Beschwerden und der Art und Schwere der Rhythmusstörungen, sodass auch bedrohliche Herzrhythmusstörungen zufällig bei weitgehend asymptomatischen Patienten entdeckt werden können.

Anamnese

Angaben zur Anamnese spielen bei Patienten mit Rhythmusstörungen eine wichtige Rolle (17, 21), und zwar nicht nur unter diagnostischen Aspekten, sondern auch hinsichtlich der Stellung von Therapieindikationen. Die Anamnese des Patienten kann Auskunft geben über Häufigkeit und Dauer von Rhythmusstörungen, über Schweregrad und Symptomatik und über die Umstände des Auftretens der Arrhythmie.

Patienten mit chronischen Rhythmusstörungen (z.B. Vorhofflimmern) sind häufig gut über ihre Erkrankung informiert. Anamnestische Angaben können auch für die Differentialdiagnose von Rhythmusstörungen von Bedeutung sein. Beispielhaft sei die Differentialdiagnose breitkomplexiger Tachykardien genannt (S. 63). In dieser Situation spricht die Angabe des ansonsten herzgesunden Patienten, dass vergleichbare Episoden bzw. Rhythmusstörungen schon seit vielen Jahren auftreten, für eine supraventrikuläre Tachykardie mit aberranter Erregungsleitung. Fehlen Tachykardie-Ereignisse in der Vorgeschichte und wird ein durchgemachter Herzinfarkt angegeben, so handelt es sich bei einer breitkomplexigen Tachykardie eher um eine Kammertachykardie.

Bei der typischen, kardiovaskulär bedingten Synkope (Adams-Stokes-Anfall) handelt es sich um einen kurzen Bewusstseinsverlust mit raschem Wiederaufwachen, verhältnismäßig häufig mit Verletzungen einhergehend. Langanhaltende Bewusstlosigkeiten sind dagegen typischerweise nicht kardiovaskulär bedingt; in Einzelfällen kann jedoch eine länger anhaltende Rhythmusstörung bei Stenosen des Hirnkreislaufs durch zusätzliche Abnahme der zerebralen Perfusion zu Ausfällen führen, die denen bei einer transitorischen ischämischen Attacke ähneln.

> Entgegen einer oft geäußerten Meinung kommen Synkopen nicht nur bei bradykarden, sondern mindestens genauso häufig auch bei tachykarden Rhythmusstörungen vor.

Anamnestische Angaben können demnach oft hilfreich sein, auf der anderen Seite sind sie aber nicht selten auch unzuverlässig. Wesentliche Therapieentscheidungen sollten nicht allein aufgrund von Patienteninformationen getroffen werden.

Bei jedem Patienten mit einer Rhythmusstörung sollte eine ausführliche Erhebung der *Familienanamnese* erfolgen. Diese sollte nicht nur auf bei Angehörigen dokumentierte Rhythmusstörungen abzielen, sondern ganz explizit die Nachfrage nach Bewusstlosigkeiten, plötzlichen Todesfällen sowie vorliegenden kardiovaskulären Risikofaktoren und Erkrankungen beinhalten.

Elektrokardiogramm

Ein 12-Kanal-Elektrokardiogramm ist obligater Bestandteil jeder rhythmologischen Diagnostik (4, 18). Es

- dient der Diagnosestellung und Arrhythmiedokumentation,
- hilft bei der Differentialdiagnose von tachykarden Rhythmusstörungen,
- ermöglicht eine Überprüfung der wesentlichen elektrophysiologischen Effekte von Pharmaka,
- ist wesentlicher Bestandteil jeder Schrittmacherfunktionskontrolle und
- gibt Hinweise über eventuell zugrunde liegende Herzerkrankungen.

Diagnose und Arrhythmiedokumentation

Lässt sich eine Rhythmusstörung im Standard-EKG dokumentieren, so ergibt sich allein hierdurch in vielen Fällen die Diagnose. Dies gilt insbesondere für Rhythmusstörungen, die ständig vorhanden sind (z.B. Sinusbradykardien, chronisches Vorhofflimmern). Bei selten auftretenden Rhythmusstörungen (z.B. paroxysmalen Tachykardien, intermittierend auftretende höhergradige AV-Blockierungen) ist die Bedeutung des Standard-EKGs für die Diagnosestellung allerdings eingeschränkt. Nur selten gelingt es, solche Rhythmusstörungen bei der Anfertigung eines Standard-EKGs zu dokumentieren.

Aufgrund der hohen Spontanvariabilität der meisten Formen von Rhythmusstörungen ist das 12-Kanal-EKG auch für die Effektivitätskontrolle antiarrhythmischer Maßnahmen nicht geeignet. Eine Ausnahme ergibt sich bei beständigen Arrhythmien, z.B. permanentem Vorhofflimmern. Dessen akut erfolgreiche Therapie, z.B. durch Kardioversion, lässt sich natürlich mithilfe eines Standard-EKGs überprüfen. Rezidive verlaufen häufig asymptomatisch. An der besonderen Bedeutung der Dokumentation tachykarder ventrikulärer Rhythmusstörung hat sich auch im Zeitalter der implantierbaren Kardiovertoren/Defibrillatoren nichts geändert. Es gilt hier, basierend u.a. auf den Charakteristika der spontanen Arrhythmien, eine optimale Programmierung zu finden.

Auf elektrokardiographische Zeichen, die indirekt auf Rhythmusstörungen hinweisen, sollte geachtet werden. Hierzu gehören z.B.:

- eine verbreiterte P-Welle bei Patienten mit paroxysmalem Vorhofflimmern,
- eine abnorme QT-Intervallverlängerung und Abnormitäten der T-Wellen-Morphologie bei angeborenem oder erworbenem QT-Syndrom oder
- das Vorliegen von atrioventrikulären oder komplexen intraventrikulären Leitungsblockierungen bei Patienten mit Symptomen, die auf das intermittierende Auftreten von Bradykardien hindeuten.

Differentialdiagnose von Herzrhythmusstörungen

Bei Vorliegen allein einer oder weniger EKG-Ableitungen ist die Unterscheidung zwischen aberrierender Leitung und ventrikulärem Ursprung bei tachykarden Rhythmusstörungen häufig schwierig bzw. unmöglich. Durch das Vorliegen einer 12-Kanal-Dokumentation der Rhythmusstörung wird die Differentialdiagnose erheblich erleichtert (S. 63). Auch komplizierte rhythmologische Diagnosen können häufig bei Verfügbarkeit eines 12-Kanal-EKGs mit relativ großer Zuverlässigkeit gestellt werden (12).

Elektrokardiographische Effekte von Pharmaka

Das EKG spielt eine wichtige Rolle bei der Überprüfung der elektrophysiologisch/elektrokardiographischen Effekte kardial wirksamer Pharmaka. Bei Antiarrhythmika mit leitungsverzögernder Wirkung stehen der Einfluss auf die QRS-Dauer, bei Pharmaka mit repolarisationsverlängernder Wirkung der Effekt auf das QT-Intervall im Vordergrund (S. 78).

Schrittmacherfunktionskontrolle

Das EKG gehört zu den im Rahmen einer Schrittmacherfunktionskontrolle standardmäßig durchzuführenden Untersuchungen. Die meisten Schrittmacherfehlfunktionen können eindeutig im EKG ermittelt werden (S. 128).

Zugrunde liegende Herzerkrankung

Das EKG bietet eine Fülle wichtiger Informationen bezüglich einer ggf. zugrunde liegenden Herzerkrankung. Diesbezüglich sei auf spezielle Lehrbücher verwiesen. Darüber hinaus gibt es einzelne so genannte angeborene arrhythmogene Erkrankungen (S. 254), bei denen die vorhandenen EKG-Veränderungen als *pathognomonisch* zu bezeichnen sind. Hierzu gehören das QT-Syndrom (QT-Intervallverlängerung) und das Brugada-Syndrom (ST-Hebung rechtspräkordial).

Belastungs-EKG

Das Belastungs-EKG hat einen eigenständigen Stellenwert in der Diagnostik von Herzrhythmusstörungen (Tab. 4.1) (9, 10, 19).

Die praktische Durchführung erfolgt entsprechend den Richtlinien für die Ischämiediagnostik. Zwar belegen verschiedene Untersuchungen übereinstimmend, dass die Sensitivität des Langzeit-EKGs der Sensitivität des Belastungs-EKGs im Hinblick auf die Erfassung von Rhythmusstörungen überlegen ist. Bestimmte Formen von Arrhythmien (z.B. belastungsinduziertes Vorhofflimmern, belastungsinduzierte Kammertachykardien, unter Belastung persistierende Bradykardie [chronotrope Inkompetenz], ischämieinduzierte Arrhythmien) können jedoch im Einzelfall besser und mit größerer Zuverlässigkeit durch Belastungsuntersuchungen erfasst werden.

Tabelle 4.1 Indikationen zum Belastungs-EKG aus rhythmologischer Sicht

➤ Arrhythmiedetektion und -provokation: z.B. belastungsinduziertes Vorhofflimmern, belastungsinduzierte Kammertachykardien, frequenzkorrelierte Rhtyhmusstörungen (z.B. höhergradige atrioventrikuläre oder intraventrikuläre Leitungsstörungen)
➤ Therapie- und Verlaufskontrollen
➤ Schrittmacherkontrolle
➤ Bestimmung der chronotropen Kompetenz
➤ Risikostratifizierung

Bei dem Einsatz des Belastungs-EKGs in der Therapiekontrolle ist die außerordentlich hohe Spontanvariabilität belastungsabhängiger Rhythmusstörungen zu berücksichtigen. Infolgedessen scheint eine Therapiekontrolle nur dann sinnvoll, wenn zuvor in wiederholten Belastungsuntersuchungen an verschiedenen Tagen die Reproduzierbarkeit der Arrhythmie dokumentiert wurde.

Bei permanentem Vorhofflimmern dient das Belastungs-EKG dazu, die bei körperlicher Aktivität resultierende Kammerfrequenz zu ermitteln. Bei Patienten mit aktivitätsgesteuerten Schrittmachersystemen kann das Belastungs-EKG bei der Programmierung hilfreich sein (S. 123). Bei Patienten mit implantierbarem Kardioverter-Defibrillator hat es Bedeutung bei der Festlegung der Interventionsfrequenz des implantierten Aggregats, d.h. Verhinderung eines Anstiegs der Sinusknotenfrequenz in den Bereich der dokumentierten ventrikulären Tachykardie (S. 132).

Bezüglich der prognostischen Bedeutung von Rhythmusstörungen im Belastungs-EKG sei auf Kapitel Nicht invasive Verfahren zur Risikostratifizierung (S. 52) verwiesen.

Langzeit-Rhythmusbeobachtung

Eine Langzeit-Rhythmusbeobachtung kann mittels Monitor, Telemetrie oder mittels tragbarem Langzeit-EKG (nach dem Entwickler auch Holter-EKG genannt) bzw. Event-Monitoring erfolgen (Tab. 4.2). Das in der Praxis am häufigsten eingesetzte Verfahren ist das Holter-EKG-Monitoring.

Tabelle 4.2 Verfahren der Langzeit-Rhythmusbeobachtung

Kontinuierliche Verfahren	Diskontinuierliche Verfahren
EKG-Telemetrie	Telefonische EKG-Übertragung
Langzeit(Holter)-EKG	externe Registrierung (Ereignis-Rekorder)
	Implantierbarer Ereignis-Rekorder

EKG-Telemetrie

Telemetriesysteme werden in der Regel im Krankenhaus, überwiegend auf Intensivstationen oder speziellen Arrhythmie-Monitor-Stationen, zur Überwachung von Patienten mit lebensbedrohlichen Arrhythmien eingesetzt; daneben auch in großem Umfang in Rehabilitationskliniken.

Eine Telemetrie-Einheit besteht aus einem batteriebetriebenen Sendeteil und einer meist stationären Empfängereinheit. Das EKG-Signal des Patienten wird gefiltert, verstärkt und dann frequenzmoduliert im UHF-Bereich an die Empfängereinheit übertragen. Die Reichweite ist unterschiedlich (max. ca. 20 km). In der Empfängereinheit wird das übertragende Signal demoduliert und auf einem oder mehreren Computerbildschirmen dargestellt. Die Dauer der Überwachung ist nahezu beliebig. Nach mehrtägiger Überwachung sollten die EKG-Elektroden gewechselt werden, um Einbußen hinsichtlich der Qualität des EKG-Signals zu vermeiden. Die EKG-Telemetrie hat in den letzten Jahren *an Bedeutung verloren*. Bei Patienten mit lebensbedrohlichen ventrikulären Tachyarrhythmien hat sich das kontinuierliche EKG-Monitoring auf speziellen Überwachungsstationen durchgesetzt.

Langzeit(Holter)-EKG

Das Langzeit-EKG steht bei der Langzeit-Rhythmusbeobachtung unter Alltagsbedingungen ganz im Vordergrund (3, 4, 6, 8, 16). Hierbei wird das EKG-Signal auf Magnetband aufgenommen oder digital gespeichert. Das Aufnahmegerät muss eine Registrierdauer von mindestens 24 Stunden bei kompletter Erfassung des EKGs ermöglichen, außerdem die Aufzeichnung von mindestens 2 EKG-Ableitungen sowie eine getrennte zusätzliche Aufzeichnung einer Zeitmarkierung, die durch den Patienten ausgelöst werden kann. Das aufgezeichnete EKG wird über ein Wiedergabegerät einer Analyseeinheit zugeführt.

Bei Computerisierung der Analyse ist die Genauigkeit der Systeme, gemessen an „positiver Korrektheit" bzw. „Sensitivität", in Bezug auf verschiedene Parameter wie Extrasystoliequote, Häufigkeit von Asystolien usw. zu berücksichtigen. Generell kann eine unkontrollierte vollautomatische Auswertung mittels Arrhythmie-Computern nicht empfohlen werden. Immer ist eine visuelle Kontrolle des Befundes notwendig. Fehlt letztere, können im Einzelfall erhebliche Fehlbewertungen des EKGs, meist durch Artefakte, resultieren. Darüber hinaus ist zu bedenken, dass das Oberflächen-EKG, gestützt auf nur 2 Ableitungen, auch bei guter Ableittechnik nicht immer eine zutreffende Diagnose erlaubt.

Die Qualität von Langzeit-EKG-Aufzeichnungen und damit die Zuverlässigkeit der Auswertung sind entscheidend von der Anlage- und Ableitungstechnik abhängig. Dabei sind vor allem adäquate Hautvorbereitung, die Auswahl geeigneten Elektrodenmaterials, individuell optimierte Elektrodenpositionen und eine sorgfältige Befestigung von Elektroden und zuführenden Leitungen von Bedeutung.

Über allgemein akzeptierte Indikationen zur Langzeit-EKG-Registrierung informiert Tabelle 4.3. Bezüglich der Wertigkeit des Langzeit-EKGs zur Risikostratifizierung sei auf Kapitel Nicht invasive Verfahren zur Risikostratifizierung, S. 51, verwiesen. Die Bedeutung des Langzeit-EKGs für die Kontrolle einer Therapie mit Antiarrhythmika und Schrittmacherfunktionskontrolle wird auf S. 79 bzw. S. 128 diskutiert. Bezüglich weiterer Informationen zur apparativen Durchführung von Langzeit-EKG-Registrierungen sowie den Indikationen bei verschiedenen Arrhythmien sei auch auf die erst kürzlich überarbeiteten Empfehlungen der Deutschen Gesellschaft für Kardiologie und der American Heart Association verwiesen (6, 19). Die entsprechenden Publikationen sind im Internet frei verfügbar (siehe Anhang).

Tabelle 4.3 Indikationen zur Langzeit-EKG-Anfertigung

- ➤ Abklärung von subjektiv empfundenen Rhythmusstörungen
- ➤ Abklärung von Schwindel und Synkopen
- ➤ Therapie- und Verlaufskontrollen
- ➤ Schrittmacherfunktionskontrollen
- ➤ Risikostratifizierung

Event-Recorder

Event-Recorder (Ereignisspeicher-EKG-Geräte) (11, 20) bieten die Möglichkeit der Registrierung und Speicherung von EKGs über eine Dauer von 30 Sekunden bis mehrere min. Die Aktivierung der Systeme erfolgt durch Magnetauflage oder Knopfdruck durch den Patienten und führt dazu, dass entweder die in einer Speicherschleife akquirierten Daten abgespeichert werden (somit ein der Aktivierung vorausgehender Abschnitt gespeichert wird) oder eine neue Aufzeichnungsphase mit nachfolgender Abspeicherung beginnt. Systeme mit automatischer Aktivierung befinden sich in der Entwicklung.

Die Miniaturisierung der verfügbaren Systeme ist so weit vorangeschritten, dass Systeme von Scheckkartengröße zur Verfügung stehen. Entscheidender Vorteil ist ihre gute Eignung für die Dokumentation auch sehr selten auftretender Arrhythmien (vorausgesetzt, dass bei Benutzung eines nicht zwischenspeichernden Systems die Rhythmusstörung eine Dauer aufweist, die die Aktivierung des Systems durch den Patienten ermöglicht) und die Möglichkeit der unmittelbaren telefonischen Übertragung elektrokardiographischer Information über eine beliebige Distanz. Das übertragende EKG ist innerhalb weniger Sekunden zur Auswertung verfügbar. Systeme zur telefonischen EKG-Übertragung werden heute, inklusive einer entsprechenden EKG-Befundung, auch kommerziell angeboten.

Impantierbare Event-Recorder-Systeme

Subkutan implantierbare Systeme folgen ebenfalls dem Prinzip der Ereignisaufzeichnung mit Aktivierung durch den Patienten oder automatischer Aktivierung. Entscheidender Vorteil gegenüber normalen Event-Recordern ist die größere Speicherkapazität (10–20 min). Hierdurch werden die Systeme auch bei Patienten einsetzbar, bei denen Synkopen zu einem raschen Verlust des Bewusstseins mit fehlender Möglichkeit der Rekorder-Aktivierung führen, da eine Aktivierung des Geräts mit Abspeicherung der EKG-Daten auch noch Minuten nach einem synkopalen Ereignis möglich ist (7, 13).

Zum Zeitpunkt der Drucklegung stand als einziges implantierbares System der Medtronic Reveal-Insertable Loop Recorder zur Verfügung. Die Abmessungen des Systems betragen 61×19×8 mm. Für seine Implantation, die unter Lokalanästhesie subkutan im Bereich des oberen linken Thorax erfolgt, ist lediglich eine etwa 2 cm große Hautinzision notwendig. Das EKG kann in unkomprimierter Form bis zu 21 min gespeichert werden (20 min vor und für eine weitere Minute nach dem Ereignis). Die Aktivierung erfolgt durch ein externes Kontrollgerät, dass entweder vom Patienten selbst oder durch Angehörige aktiviert wird. Die Batteriekapazität führt zu einer Lebensdauer des Systems von 12–14 Monaten.

Kipptisch-Untersuchung

Eine Kipptisch-Untersuchung ist bei Synkopen unklarer Genese insbesondere bei sonst normalem kardialem Befund indiziert (2). Sie stellt damit, zumindest in erweiterten Sinne, auch einen Bestandteil der nicht invasiven rhythmologischen Diagnostik dar.

> Die Kipptisch-Untersuchung dient der Diagnostik neurokardiogener (vasovagaler) Synkopen.

Vasovagale Synkopen stellen mit Abstand die häufigste Ursache von Synkopen bei Patienten mit fehlender kardialer Grunderkrankung dar. Die Pathophysiologie der neurokardiogenen Synkope wird auf S. 265 diskutiert.

Technische Voraussetzungen

Kipptisch-Untersuchungen sollten in einem etwas abgedunkelten Raum durchgeführt werden, der von äußeren Störeinflüssen (laute Geräusche) abgeschirmt sein sollte. Bei modernen Tischen lässt sich die Neigung mittels Motor variieren. Der Kipptisch weist eine Fußplatte auf, auf der der Patient steht. Zusätzlich ist eine Fixierung des Patienten, z.B. mit Haltegurten, notwendig, um sturzbedingte Verletzungen bei Auftreten einer Synkope zu vermeiden. Während der Untersuchung sollten mindestens drei EKG-Ableitungen kontinuierlich registriert werden. Ebenso sind wiederholte Messungen des Blutdrucks erforderlich. Ideal ist eine Schlag-zu-Schlag-Registrierung des Blutdrucks mittels eines Fingerplethysmographen. Alternativ können Geräte eingesetzt werden, die automatisiert in kurzen Abständen den Blutdruck nach Riva-Rocci gemessen.

Wird die Untersuchung durch Hilfspersonal durchgeführt, muss ein Arzt unmittelbar erreichbar sein. Die Kipptisch-Untersuchung eignet sich auch zur Kontrolle medikamentöser Therapiemaßnahmen. Hierzu wird die Untersuchung initial ohne Medikation durchgeführt und unter Therapie wiederholt.

Untersuchungsprotokolle

Die Untersuchung beginnt mit einer Ruhephase von 10 min. Danach muss der Patient für 45 min in einem Kippwinkel von 70° (60–80°) entspannt verweilen. Kommt es während dieser Zeit zum Auftreten der klinischen Symptomatik (Präsynkope, Synkope), ist der Test als positiv anzusehen. Bleiben typische Symptome aus, ist das Untersuchungsergebnis negativ. Die verschiedenen Befundmuster bei positivem Ausfall der Untersuchung sind in Tabelle 4.4 zusammengefasst.

Diagnostische Wertigkeit

Die Sensitivität der Kipptisch-Untersuchung hängt von der Selektion der Patienten ab. Sie beträgt ca. 60–90 % (2). Zur Erhöhung der Sensitivität der Kipptisch-Untersuchung kann die Gabe von Katecholaminen (Isoprena-

Tabelle 4.4 Befunde bei der Kipptisch-Untersuchung (Klassifikation der neurokardiogenen Synkope)

Typ I (gemischt)	initial Herzfrequenz (HF)-Anstieg, dann Abfall nicht unter 40/Min mit/ohne Asystolie < 3 s; Blutdruck (RR)-Abfall *vor* HF-Abfall
Typ IIa (kardioinhibitorisch)	Initial HF-Anstieg, dann Abfall *unter* 40/Min über > 10s mit/ohne Asystolie > 3 s; RR-Abfall *vor* HF-Abfall
Typ IIb (kardioinhibitorisch)	Initial HF-Anstieg, dann Abfall unter 40/Min mit/ohne Asystolie > 3 s; RR-Abfall *nach* HF-Abfall
Typ III (vasodepressorisch)	kontinuierlicher HF-Anstieg, kurz vor Synkope Abfall um max. 10 % des Ausgangswerts; deutlicher RR-Abfall

HF: Herzfrequenz

lin, Orciprenalin) oder Nitroglycerin bzw. Endrophonium erfolgen. Die Häufigkeit falsch positiver Ergebnisse, die ohne medikamentöse Intervention selten sind, nimmt jedoch unter diesen Provokationsmanövern zu.

Ösophagus-Elektrokardiographie und -stimulation

Erste Versuche, durch Ableitung im Ösophagus Elektrokardiogramme abzuleiten, wurden bereits zu Beginn des letzten Jahrhunderts gemacht. Ziel der Ösophagus-Elektrokardiographie ist es, auf nicht invasivem Weg Nahpotentiale vom Herzen zu registrieren (Abb. 4.**1**).

Die transösophageale Ableitung von Elektrokardiogrammen erfolgt mittels speziell gefertigter, besonders flexibler Elektrodensonden. Zur Registrierung kann ein handelsüblicher EKG-Schreiber verwendet werden. Etwa 30–40 cm ab Zahnreihe ist das Maximum des Vorhofpotentials zu erwarten.

Die Registrierung kann uni- oder bipolar erfolgen. Das unipolare Elektrokardiogramm eignet sich besonders für formale Analysen. Mit der bipolaren Ableitung gelingt eine einfachere Abgrenzung der Vorhofaktion; sie eignet sich damit besser zur Interpretation von Rhythmusstörungen. Wegen der Nähe zum linken Vorhof wird bevorzugt dessen Elektrokardiogramm registriert.

Eine Stimulation des Herzens über die Sonde ist möglich. Der wesentliche Nachteil der Ösophagusstimulation liegt in der relativ hohen Reizstärke, die für eine effektive Stimulation aufgebracht werden muss. Eine für den Patienten unangenehme Reizung des Zwerchfells, bei unipolarer Stimulation auch eine Reizung der Thoraxmuskulatur sind die Folge. Subjektiv wird die bipolare Stimulation besser vom Patienten vertragen als die unipolare Reizung. Zur Reduktion der notwendigen Stromstärke sollten Stimulationsimpulse mit langer Dauer eingesetzt werden (> 10 ms). Der Elektrodenabstand sollte ausreichend groß sein.

Nach Einführung der Herzkathetertechnik wurde die Methode zunehmend durch die endokardiale Ableitung und Stimulation verdrängt. Die transösophageale Registrierung von Elektrokardiogrammen kann heute noch dort sinnvoll sein, wo eine Möglichkeit der intrakardialen Ableitung fehlt. Da sie eine bessere Abgrenzung der Vorhofaktionen erlaubt als das Oberflächen-EKG, kann sie hilfreich bei der Differentialdiagnose von Arrhythmien sein. Dies gilt insbesondere für die Abgrenzung ventrikulärer Tachykardien von supraventrikulären Tachykardien mit aberranter intraventrikulärer Leitung.

Therapeutisch kann sie zur Überstimulation atrialer bzw. supraventrikulärer Tachykardien eingesetzt werden. In Notfallsituationen kann eine temporäre Behandlung von Bradykardien bzw. Asystolien erfolgen. In dieser Situation ist wichtig, dass ventrikulär stimuliert wird. Hierzu muss der Elektrodenkatheter relativ weit distal im Ösophagus platziert werden.

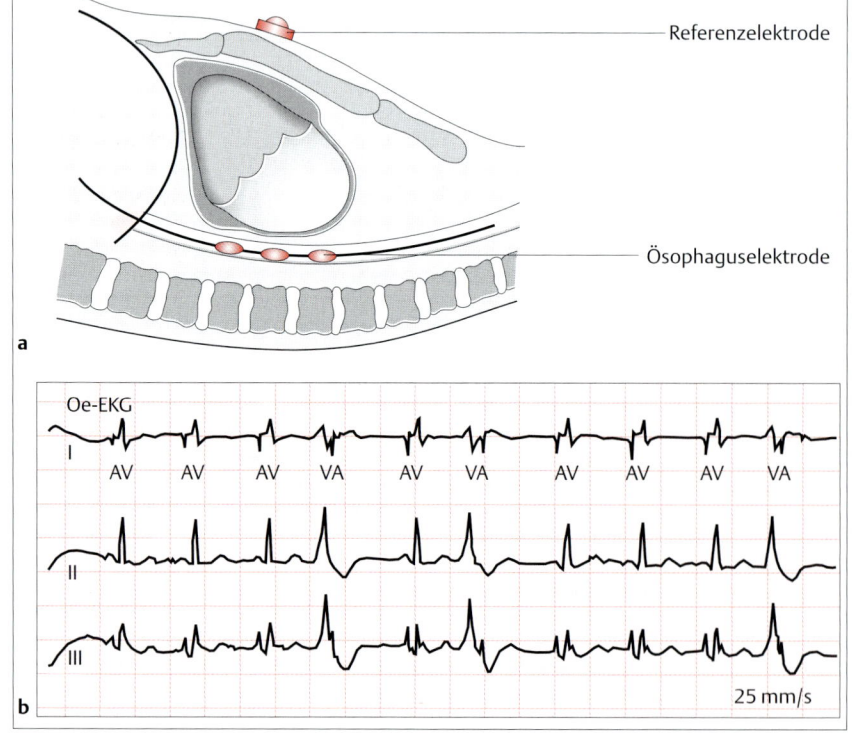

Abb. 4.**1a**, **b** Ösophagus-Elektrokardiographie.
a Schematische Darstellung mit Lage der Referenz- und Ösophaguselektrode.
b Ösophagus-EKG (Oe-EKG) im Vergleich zu den Standard-EKG-Ableitungen II und III (A: Vorhofsignal, B: Kammersignal).

Literatur

1. Barsky AJ, Cleary PD, Sarnie MK, Ruskin JN. Panic disorder, palpitations, and the awareness of cardiac activity. J Nerv Ment Dis. 1994; 182: 63–71.
2. Benditt DG, Ferguson DW, Grubb BP, et al. Tilt table testing for assessing syncope: American College of Cardiology. J Am Coll Cardiol. 1996; 28: 263–275.
3. Böcker D, Shenasa M, Borggrefe M, Fetsch T, Breithardt G. Late potentials, heart rate variability, and electrocardiography. Curr Opin Cardiol. 1993; 8: 39–53.
4. Breithardt G, Borggrefe M, Fetsch T, Böcker D, Makijarvi M, Reinhardt L. Prognosis and risk stratification after myocardial infarction. Eur Heart J. 1995; 16: 10–19.
5. Brugada P, Gursoy S, Brugada J, Andries E. Investigation of palpitations. Lancet. 1993; 341: 1254–1258.
6. Crawford MH, Bernstein SJ, Deedwania PC, et al. ACC/AHA Guidelines for ambulatory electrocardiography. A report of the American College of Cardiology/American Heart Association Task Force on Practice Guidelines (Committee to Revise the Guidelines for Ambulatory Electrocardiography). Developed in collaboration with the North American Society for Pacing and Electrophysiology. J Am Coll Cardiol. 1999; 34: 912–948.
7. Ehlers C, Brüggemann T, Wiedemann M, Andresen D. Stellenwert des implantierbaren Looprekorders im Rahmen der Diagnostik von Synkopen. Herzschr Elektrophys. 2000; 11: 35–42.
8. Fisch C, DeSanctis RW, Dodge HT, Reeves TJ, Weinberg SL. Guidelines for ambulatory electrocardiography. A report of the American College of Cardiology/American Heart Association Task Force on Assessment of Diagnostic and Therapeutic Cardiovascular Procedures. J Am Coll Cardiol. 1989; 13: 249–258.
9. Gibbons RJ, Balady GJ, Beasley JW, et al. ACC/AHA guidelines for exercise testing: executive summary. A report of the American College of Cardiology/American Heart Association Task Force on Practice Guidelines (Committee on Exercise Testing). Circulation. 1997; 96: 345–354.
10. Guidelines for cardiac exercise testing. ESC Working Group on Exercise Physiology, Physiopathology and Electrocardiography. Eur Heart J. 1993; 14: 969–988.
11. Hohnloser SH. Noninvasive diagnostic methods for cardiac arrhythmias. ACC Curr J Rev. 1997; 4: 28–31.
12. Josephson ME, Wellens HJJ. Differential diagnosis of supraventricular tachycardia. Cardiol Clin 1990; 8: 411–442.
13. Krahn AD, Klein GJ, Yee R, Norris C. Final results from a pilot study with an implantable loop recorder to determine the etiology of syncope in patients with negative noninvasive and invasive testing. Am J Cardiol. 1998; 82: 117–119.
14. Kinlay S, Leitch JW, Neil A, Chapman BL, Hardy DB, Fletcher PJ. Cardiac event recorders yield more diagnoses and are more cost-effective than 48-hour Holter monitoring in patients with palpitations: a controlled clinical trial. Ann Intern Med. 1996; 124: 16–20.
15. Leitch JW, Klein GJ, Yee R, Leather RA, Kim YH. Syncope associated with supraventricular tachycardia: an expression of tachycardia rate or vasomotor response? Circulation. 1992; 85: 1064–1071.
16. Merri M. QT variability. In: Moss AJ, Stern S, eds. Noninvasive cardiology. Clinical aspects of Holter monitoring. London, Philadelphia: W. Saunders; 1996: 421–444.
17. Robles de Medina EO, Wever EFD. Use of clinical data, vagal maneuvers and drugs for differentiating tachyarrhythmias. ACC Curr J Rev. 1995; 2: 24–26.
18. Schlant RC, Adolph RJ, DiMarco JP, et al. Guidelines for electrocardiography. A report of the American College of Cardiology/American Heart Association Task Force on Assessment of Diagnostic and Therapeutic Cardiovascular Procedures. Circulation 1992; 85: 1221–1228.
19. Trappe HJ, Löllgen H. [Leitlinien zur Ergometrie]. Z Kardiol. 2000; 89: 821–831.
20. Zimetbaum PJ, Kim KY, Ho KK, Zebede J, Josephson ME, Goldbergre AL. Utility of patient-activated cardiac event recorders in general clinical practice. Am J Cardiol. 1997; 79: 371–372.
21. Zimietbaum P, Josephson ME. Evaluation of patients with palpitations. N Engl J Med. 1998; 338: 1369–1373.
22. Zoneraich S, Spodick DH. Bedside science reduces laboratory art. Appropriate use of physical findings to reduce reliance on sophisticated and expensive methods. Circulation. 1995; 91: 2089–2092.

Invasive Diagnostik

Invasive elektrophysiologische Untersuchung

Einleitung

Invasive elektrophysiologische Untersuchungen werden seit Anfang der 70er Jahre durchgeführt.

> Grundsätzlich können Verfahren der intrakardialen Ableitung von Elektrogrammen von Methoden der intrakardialen Stimulation unterschieden werden (Tab. 4.**5**). Im Allgemeinen werden Ableitung und Stimulation kombiniert eingesetzt.

Intrakardiale Ableitungen dienen der Aufdeckung und Analyse von Leitungsstörungen (z.B. im Bereich der AV-Knotens) und der Ursprungslokalisation von Arrhythmien sowie der Beschreibung ihrer Ausbreitungswege. Die Ableitung der Elektrogramme kann von einzelnen Leitungsstrukturen (z.B. His-Bündel) oder von multiplen Myokardarealen („EKG-Mapping") sequenziell oder simultan erfolgen.

In vielen Fällen können Rhythmusstörungen bereits durch nicht invasive Methoden richtig erkannt werden. Besondere Bedeutung kommt der invasiven elektrophysiologischen Diagnostik vor allem im Hinblick auf eventuelle mögliche *interventionelle elektrophysiologische Therapieverfahren* (Katheterablation) zu. Wird letztere angestrebt, stellt eine sorgfältige invasive Diagnostik der Rhythmusstörung die Voraussetzung für den Einsatz abladierender Behandlungsverfahren dar, die oft in gleichen Sitzungen erfolgen können.

In den letzten Jahren wurden von verschiedenen Fachgesellschaften Empfehlungen bzw. Leitlinien zur Durchführung elektrophysiologischer Untersuchungen herausgegeben, die nachfolgend berücksichtigt sind (23, 24). Die entsprechenden Publikationen stehen im Internet zur Verfügung (Anhang, S. 274).

Tabelle 4.5 Verfahren der invasiven elektrophysiologischen Diagnostik

Intrakardiale EKG-Ableitungen	Einzelableitungen rechter (linker) Vorhof, Sinus coronarius, His-Bündel, rechter (linker) Ventrikel
	elektrophysiologisches Mapping (Lokalisationsdiagnostik)
Programmierte Elektrostimulation*	starrfrequente Stimulation
	Stimulation mit steigender Frequenz (incremental pacing)
	Überstimulation (overdrive pacing)
	Vorzeitige Einzel- bzw. Mehrfachimpulsstimulation
	unterschwellige Stimulation (subthreshold stimulation)

* Stimuliert werden kann prinzipiell an allen Orten, an denen auch Elektrogramme abgeleitet werden können.

Räumliche, apparative und personelle Voraussetzungen

Elektrophysiologische Untersuchungen sollen in Herzkatheterräumen, die die Möglichkeit der kontinuierlichen EKG-Überwachung und Durchleuchtungseinrichtungen aufweisen, durchgeführt werden. Sämtliche Voraussetzungen der kardiopulmonalen Reanimation müssen gegeben sein.

Die eingesetzten EKG-Geräte müssen die Möglichkeit zur kontinuierlichen Ableitung des Oberflächen-EKGs und intrakardialer Elektrogramme bieten. Zahlreiche kommerziell erhältliche Registriersysteme, die auch die Auswertung der anfallenden Daten und deren Archivierung erleichtern, stehen zur Verfügung. Das verwendete Stimulationsgerät muss programmierbar sein und die notwendigen Stimulationsmodi gewährleisten.

Die Durchführung einer elektrophysiologischen Untersuchung verlangt eine spezielle Ausbildung im Bereich der klinischen Elektrophysiologie. Den Empfehlungen zur Durchführung invasiver elektrophysiologischer Untersuchungen der Deutschen Gesellschaft für Kardiologie nach sollte man selbstständig mindestens 100 elektrophysiologische Untersuchungen unter Anleitung durchgeführt und befundet haben, bevor man eigenverantwortlich die Untersuchungen durchführen kann. Spezielle Voraussetzungen gelten für den Arzt, der eigenständig Interventionen (Katheterablationen [S. 139]) durchführt (24).

Untersuchungstechniken und -verfahren

Katheterplatzierung

Für eine invasive elektrophysiologische Untersuchung ist die intrakardiale Platzierung von Elektrodenkathetern unter sterilen Kautelen erforderlich (Abb. 4.2) (29, 31). Als Gefäßzugang wird in der Regel die V. femoralis verwendet. Wird nur ein Katheter eingesetzt (z.B. zur Überstimulation von Vorhofflattern), kann dieser auch über die V. basilica, V. jugularis oder V. subclavia eingeführt werden. Routinemäßig erfolgt die Platzierung von Elektrodenkathetern im Bereich des hohen rechten Vorhofs, des His-Bündels und des rechten Ventrikels (typischerweise im Bereich der rechtsventrikulären Spitze, in Abhängigkeit vom verwendeten Untersuchungsprotokoll kann eine Umplatzierung des Katheters mit Positionierung im Bereich des rechtsventrikulären Ausflusstrakts notwendig werden).

Als Vorhofkatheter wird ein vierpoliger Katheter, der simultan eine bipolare Stimulation und Ableitung ermöglicht, verwendet. Bei Vorliegen von Vorhofflimmern kann auf Katheter im rechten Vorhof verzichtet werden. Abb. 4.2 zeigt zusätzliche Elektrodenkatheter im Bereich des basalen rechten Vorhofs und im Koronarsinus. Das Einführen eines Elektrodenkatheters in den Koronarsinus ist von jugular einfacher, kann prinzipiell aber auch von femoral erfolgen. Bei elektrophysiologischen Untersuchungen, die darauf abzielen, eine Intervention oder ein Mapping durchzuführen, werden weitere Elektrodenkatheter eingesetzt, deren Positionierung in Abhängigkeit vom gewählten methodischen Vorgehen und der zu behandelnden Rhythmusstörung erfolgt.

Nomenklatur und Intervallvermessung

Üblicherweise wird als Frequenzmaß nicht die Herzfrequenz, sondern das Intervall zwischen zwei Aktionen in ms, d.h. die *Zykluslänge* angegeben. Eine Frequenz von 100/min entspricht z.B. einer Zykluslänge von 600 ms. Stimulierte Aktionen werden allgemein mit einem *S* (für Stimulation) gekennzeichnet. Bei Stimulation mit einer Zykluslänge von 600 ms wird von einem *S1-S1-Intervall* von 600 ms gesprochen. Spontane oder stimulierte Komplexe werden mit einem *A* oder *V* (A = Atrium, V = Ventrikel) bezeichnet. Das Intervall zwischen zwei Komplexen ist dementsprechend das *A1-A1-* oder *V1-V1-Intervall*.

Bei vorzeitiger Stimulation wird ein Stimulus mit einem Kopplungsintervall appliziert, das kürzer ist als das vorausgehende *S1-S1-Intervall*. Die erste vorzeitige Aktion wird *S2*, das entsprechende Kopplungsintervall *S1-S2-Intervall* genannt. Bei zwei bzw. drei vorzeitigen Aktionen wird von *S3* bzw. *S4* gesprochen. Wird eine Rhythmusstörung mittels programmierter Stimulation induziert, werden das vorausgehende *S1-S1-Intervall*,

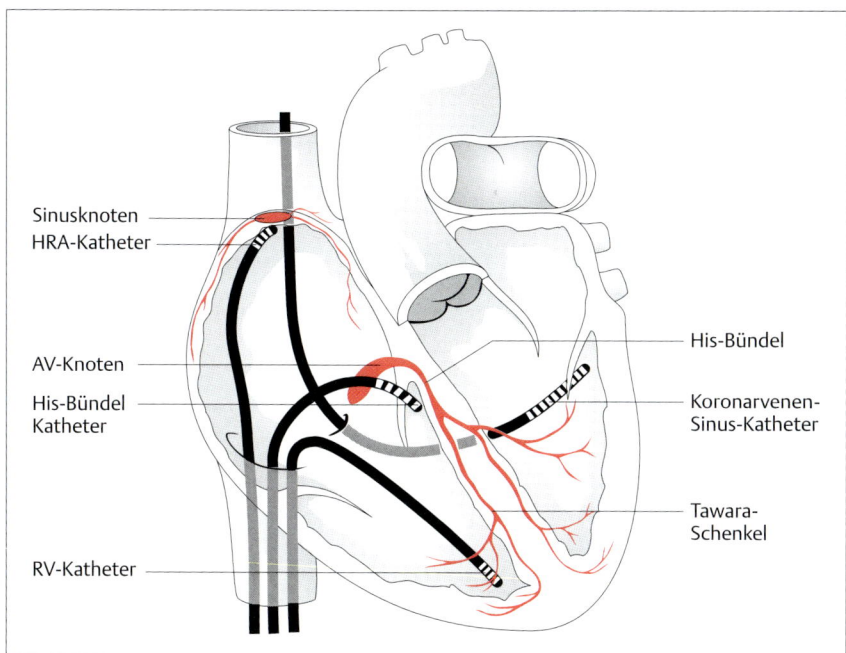

Abb. 4.2 Platzierung von Elektrodenkathetern bei einer elektrophysiologischen Untersuchung. Standardmäßig werden je ein Katheter im hohen rechten Vorhof (HRA), im Bereich des His-Bündels (HIS) und im Bereich der rechtsventrikulären Spitze (RVA) positioniert. Bei speziellen Fragestellungen wird ein weiterer mehrpoliger Katheter in den Koronarvenensinus vorgeschoben (z.B. im Rahmen der Lokalisationsdiagnostik und Katheterablation bei akzessorischen Bahnen).

die Kopplungsintervalle des vorzeitigen Stimulus, seine Morphologie und die Zykluslänge der Rhythmusstörung angegeben.

Bei der Ausmessung von Intervallen ist nicht die maximale Amplitude, sondern der *Beginn* des Elektrogramms der Messpunkt. Abb. 4.3 illustriert die Vermessung intrakardialer Leitungszeiten bei Positionierung eines Elektrodenkatheters im Bereich des His-Bündels.

Sinusknotenfunktionsprüfung

Als Untersuchungsverfahren stehen die Bestimmung der Sinusknotenerholungszeit und der sinuatrialen Leitungszeit zur Verfügung (29, 31, 34).

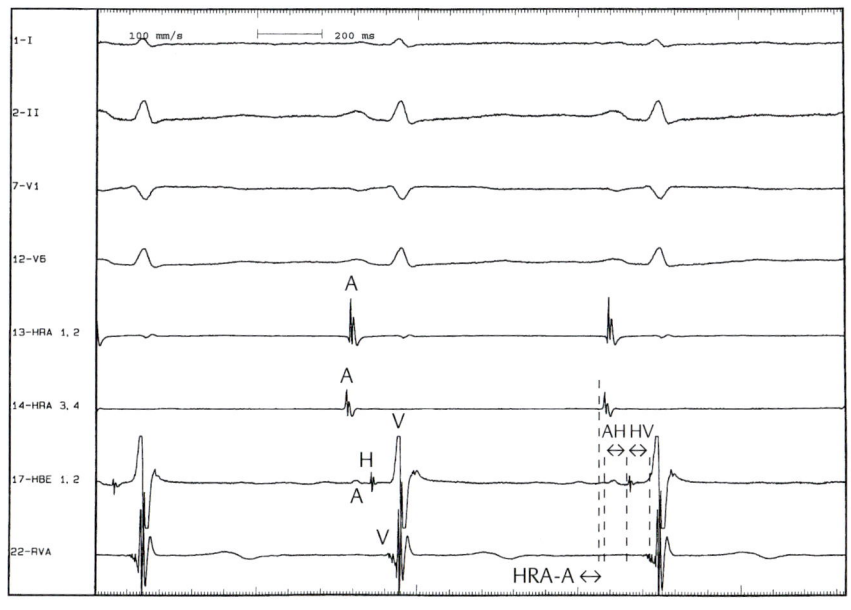

Abb. 4.3 His-Bündel-EKG: intrakardiale Leitungszeiten und Intervalle (siehe Text). Dargestellt sind die Oberflächen-EKG-Ableitungen I, II, V1 und V6, Elektrogramme über einen im hohen rechten Vorhof platzierten 4-poligen Elektrodenkatheter (HRA 1, 2 und HRA 3, 4), die His-Bündel-Registrierung (HBE 1, 2) und ein Elektrogramm von einem Elektrodenkatheter, der in der rechtsventrikulären Spitze platziert ist. HRA-A-Intervall: Leitungszeit vom hohen zum basalen rechten Vorhof, A-H-Intervall: Leitungszeit vom basalen rechten Vorhof bis zum His-Bündel, H-V-Intervall: Leitungszeit vom His-Bündel bis zur Depolarisation des Kammerseptums.

Sinusknotenerholungszeit

Die Bestimmung der Sinusknotenerholungszeit (SKEZ) beruht auf einer Hemmung der Sinusknotenautomatie durch schnelle atriale Stimulation.

> Die SKEZ ist definiert als das Intervall zwischen der letzten, stimulusinduzierten Vorhoferregung und der ersten vom Sinusknoten ausgehenden spontanen Vorhofaktion.

Dabei werden Stimulationszykluslängen von 600–300 ms über mindestens 30 Sekunden verwendet. Praktisch wird oft die atriale Stimulationsfrequenz um jeweils 20 Schläge/Minute von 100 auf 180–200/Schläge pro Minute stufenweise erhöht.

> Die *korrigierte* Sinusknotenerholungszeit errechnet sich als Differenz aus der gemessenen Sinusknotenerholungszeit und der spontanen Zykluslänge bei Sinusrhythmus vor Beginn der Stimulation.

Über Normalwerte der korrigierten Sinusknotenerholungszeit informiert Tab. 4.6. Die Dauer der Sinusknotenerholungszeit korreliert im gewissen Umfang mit dem Schweregrad der Sinusknotenfunktionsstörung. Eine pathologisch verlängerte Sinusknotenerholungszeit hat eine Sensitivität von über 65 % und eine Spezifität von über 90 % in der Erfassung bedeutsamer Sinusknotenerkrankungen. Die Aussagefähigkeit der Sinusknotenerholungszeit kann durch zusätzliche Vagolyse verbessert werden.

Die Sinusknotenerholungszeit ist allerdings nur bei pathologischem Ausfall diagnostisch verwertbar. Eine normale SKEZ schließt eine schwere Störung der Sinusknotenfunktion nicht aus.

Tabelle 4.6 Normalwerte elektrophysiologischer Parameter (nach 29)

Sinusknoten	SKEZ	< 1400 ms
	korrigierte SKEZ	< 550 ms
Vorhof	ERP_A	170–300 ms
AV-Knoten/His-Bündel	ERP_{AVN}	230–425 ms
	FRP_{AVN}	330–525 ms
	AH	60–125 ms
	HV	35–55 ms
	H	10–25 ms
Ventrikel	ERP_V	170–290 ms

SKEZ: Sinusknotenerholungszeit
ERP: effektive Refraktärzeit
FRP: funktionelle Refraktärzeit
A: Vorhof
AVN: AV-Knoten
V: Ventrikel

Sinuatriale Leitungszeit

Die Bestimmung der sinuatrialen Leitungszeit erlaubt Aussagen über Leitungsstörungen im sinuatrialen Grenzgebiet. Das Verfahren beruht auf der Messung postextrasystolischer Zeitintervalle nach vorzeitiger atrialer Einzelstimulation während Sinusrhythmus. Es wird klinisch nur noch selten eingesetzt (Einzelheiten der Methodik und Diskussion verschiedener Messverfahren siehe in [31]). Ein eigenständiger diagnostischer Wert kommt dieser Methode *nicht* zu.

Programmierte Vorhofstimulation

Die programmierte Vorhofstimulation dient der Bestimmung der Refraktärzeiten des rechten Vorhofs und der atrioventrikulären und intraventrikulären Leitung sowie der Auslösung von Rhythmusstörungen (29, 31). Sie wird in der Regel nur mit einem Extrastimulus durchgeführt.

> Die *absolute Refraktärzeit* des Vorhofs ist definiert als das längste Intervall zwischen dem letzten Schlag des Grundrhythmus und dem Extrastimulus, bei dem der Extrastimulus *nicht* mehr zu einer Erregung führt; die *funktionelle Refraktärzeit* ist das kürzeste Intervall, bei dem der Extrastimulus *gerade noch* zu einer Erregung führt.

Das Konzept der relativen Refraktärperiode beruht darauf, dass vorzeitige Aktionen eine herabgesetzte Leitungsgeschwindigkeit aufweisen (S. 17); die *relative Refraktärzeit* ist das längste Intervall zwischen Grundrhythmus und angekoppeltem Extrastimulus, bei dem die Leitungszeit des vorzeitigen Schlags gerade noch messbar gegenüber der des Grundrhythmus verlängert ist.

Bei der Verwendung mehrere Extrastimuli nimmt die Wahrscheinlichkeit der Induktion von Vorhofflimmern zu. Mit drei Extrastimuli kann, vor allem bei kurzer Ankopplung bei den meisten Menschen Vorhofflimmern ausgelöst werden.

Die klinische Bedeutung der Auslösung von Vorhofflimmern ist gering. Häufig terminiert die Arrhythmie nach mehreren Minuten spontan. Antiarrhythmika sollten zur Terminierung möglichst nicht eingesetzt werden, da hierdurch die elektrophysiologischen Eigenschaften des Herzens nachhaltig beeinflusst werden können, sodass die Aussagekraft der Untersuchung leidet. Terminiert das Vorhofflimmern nicht, muss die Vorhofstimulation abgebrochen werden oder die Rhythmusstörung mittels Kardioversion beendet werden. Letzteres kann notwendig werden, wenn eine Katheterablation durchgeführt werden soll und für die entsprechende Lokalisationsdiagnostik ein Sinusrhythmus benötigt wird.

Im Rahmen der programmierten Vorhofstimulation ausgelöste atriale oder AV-junktionale Extrasystolen werden als *Echoschläge* bezeichnet.

Atrioventrikuläre Erregungsleitung

Die elektrophysiologische Diagnostik atrioventrikulärer Erregungsleitungsstörungen beruht auf der Messung der AV-Leitungs- und Refraktärzeiten bei Spontanrhythmus bzw. starrfrequenter und programmierter atrialer Stimulation (29, 31). Die Aussagefähigkeit dieser Untersuchungsverfahren kann durch Einsatz von Pharmaka (z.B. Vagolytika, Evtl. Calciumantagonisten) erhöht werden.

Durch Ableitung des His-Bündel-Elektrogramms können atrioventrikuläre Leitungsstörungen genauer lokalisiert werden. Das A-H-Intervall entspricht der Leitungszeit vom basalen Vorhof bis zum His-Bündel. Das H-V-Intervall repräsentiert die Leitungszeit vom His-Bündel bis zur Depolarisation des Ventrikelseptums (Abb. 4.3). Tab. 4.6 enthält Literaturangaben über Normalwerte.

Die bei einer Stimulation mit abnehmender Zykluslänge auftretenden Leitungsblockierungen treten normalerweise oberhalb des His-Bündel-Potentials (suprahissär) auf („Wenckebach-Punkt"), da der AV-Knoten die längste Refraktärzeit im atrioventrikulären Leitungssystem aufweist. In seltenen Fällen, insbesondere bei sehr kurzer Refraktärzeit des AV-Knotens, können Blockierungen zuerst distal des AV-Knotens (intra- bzw. infrahissär) beobachtet werden.

> Aus dem Leitungsverhalten des AV-Knotens unter starrfrequenter oder programmierter Stimulation kann allerdings nur mit Einschränkungen auf entsprechende Veränderungen unter physiologischen Belastung geschlossen werden. Bei der elektrophysiologischen Untersuchung wird die Erregungsleitung im AV-Knoten bei steigender Frequenz zunehmend verzögert – unter „normaler" körperlicher Belastung jedoch beschleunigt.

Die Leitungseigenschaften des AV-Knotens werden von Einflüssen des autonomen Nervensystems wesentlich mitbestimmt. Sympathikusstimulation (z.B. durch körperliche Belastung) bewirkt eine Beschleunigung der AV-Knoten-Leitung, die bei der elektrophysiologischen Untersuchung fehlt. Hier kommt es zu einer zunehmenden Verzögerung der Erregungsleitung im AV-Knoten mit steigender Frequenz! Die Einflüsse des vegetativen Nervensystems können durch elektrophysiologische Techniken nicht adäquat erfasst, jedoch durch die Gabe von Vagolytika oder Sympathomimetika simuliert werden.

Bei atrialer Einzelstimulation kommt es mit zunehmender Verkürzung der Kopplungsintervalle zu einer progredienten Verlangsamung der Leitung im AV-Knoten (Zunahme des AH-Intervalls). Bei etwa 20% der Patienten kommt es ab einer bestimmten Vorzeitigkeit des Extrastimulus zur einer sprunghaften Verlängerung des AH-Intervalls. Ein solches Lückenphänomen ist typischerweise mit der Induktion von Echoschlägen, die im Bereich des AV-Knotens entstehen, bei einem Teil der Patienten auch mit der Induktion anhaltender AV-Knoten-Reentry-Tachykardien, verbunden.

Als Grundlage des Phänomens und der auftretenden Arrhythmien wird eine so genannte *funktionelle Längsdissoziation des AV-Knotens* angenommen. Die hier wirksam werdenden Mechanismen sind ausführlich im Kapitel AV-Knoten-Reentry-Tachykardie auf S. 199 beschrieben.

Programmierte Ventrikelstimulation

Die programmierte Ventrikelstimulation dient der Bestimmung der ventrikulären Refraktärzeiten, Prüfung der ventrikuloatrialen Erregungsleitung und der Auslösung von Rhythmusstörungen (29, 31). Zur Prüfung der ventrikuloatrialen (retrograden) Leitung wird sowohl die kontinuierliche Stimulation mit abnehmender Zykluslänge als auch die programmierte Stimulation eingesetzt.

Ort der Stimulation ist in der Regel die rechtsventrikuläre Spitze. Bei guter ventrikuloatrialer Leitung kann bis zu hohen Frequenzen hin eine 1:1 ventrikuloatriale Leitung registriert werden. Das VA-Intervall verlängert sich, da die retrograde Leitung über den AV-Knoten (wie auch seine anterograde Leitung) frequenzabhängig ist. Eine fehlende Verlängerung der ventrikuloatrialen Leitung bei steigender Frequenz oder zunehmender Vorzeitigkeit der programmierten Stimulation deutet auf einen gut leitfähigen AV-Knoten oder auf eine Umgehung des AV-Knoten mit Vorliegen einer akzessorischen Bahn hin.

Fehlt eine ventrikuloatriale Erregungsleitung, wird das Vorliegen einer (retrograd leitenden) Bahn unwahrscheinlich. Gleiches gilt für das Vorliegen von AV-Knoten-Reentry-Tachykardien. Bei manchen Patienten fehlt eine ventrikuloatriale Leitung zwar in Ruhe, lässt sich aber bei erhöhter adrenerger Stimulation (z.B. nach Katecholamingabe) nachweisen. Mittels ventrikulärer programmierter Stimulation lassen sich nicht nur ventrikuläre Tachyarrhythmien, sondern auch AV-Knoten-Reentry-Tachykardien, AV-Reentry-Tachykardien (unter Beteiligung einer retrograd leitenden akzessorischen Bahn) induzieren. Dies setzt das Vorliegen einer ventrikuloatrialen Erregungsleitung voraus.

Wie bei der programmierten Vorhofstimulation sollte auch bei der programmierten Ventrikelstimulation immer das gleiche Stimulationsprotokoll eingesetzt werden. Die Endpunkte der Stimulation (in der Regel die *reproduzierbare*, d.h. mindestens zweimalige Induktion der Rhythmusstörung) sollten klar definiert und auch angestrebt werden (28, 29, 31, 35). Ist die spontane Tachykardie im Rahmen einer erhöhten adrenergen Stimulation aufgetreten (z.B. unter körperlicher Belastung), sollte die programmierte Stimulation, wenn unter Ausgangsbedingungen keine Rhythmusstörung induziert wurde, unter oder nach i.v. Applikation von Katecholaminen (z.B. Isoprenalin, Orciprenalin) wiederholt werden.

Ausgelöste Tachykardien können in den meisten Fällen auch durch eine kontinuierliche (die Zykluslänge kann ja verkürzt werden) oder programmierte ventrikuläre Stimulation terminiert werden. Wird die Tachykardie vom Patienten hämodynamisch nicht ausreichend toleriert oder wird Kammerflimmern ausgelöst, erfolgt eine Terminierung der Rhythmusstörung durch Kardioversion/Defibrillation. Hierbei sollte darauf geachtet werden, dass der Patient zuvor das Bewusstsein verloren hat, da ansonsten ein heftiges Schmerzereignis resultiert. Dies ist leicht dadurch zu überprüfen, dass der Patienten angesprochen oder aufgefordert wird, zu zählen. Der Verlust des Bewusstseins kündigt sich durch das Unvermögen an, weiter zu zählen bzw. zu antworten. Alternativ kann zügig ein Benzodiazepin i.v. verabreicht werden.

Die Terminierung von mittels programmierter Stimulation ausgelösten ventrikulären Tachyarrhythmien gelingt eigentlich immer. Steht der Patient unter Therapie mit leitungsverzögernd wirkenden Antiarrhythmika, kann die Terminierung erschwert sein.

! Vorsicht ist insgesamt geboten bei Patienten mit schwerster struktureller oder koronarer Myokarderkrankung. Bei Patienten mit z.B. hochgradiger Stammstenose der linken Koronararterie ist eine programmierte Ventrikelstimulation kontraindiziert. Vor Durchführung einer programmierten Ventrikelstimulation sollte eine Koronarangiografie durchgeführt werden.

Untersuchungsprotokolle

Die im Rahmen einer elektrophysiologischen Untersuchung durchzuführenden Registrierungen und Stimulationsverfahren hängen von der zugrunde liegenden Indikation der Untersuchung ab. Eine elektrophysiologische *Erstuntersuchung*, bei der zuvor alle antiarrhythmisch wirksamen Pharmaka (einschließlich Betablocker und Digitalis) für mindestens 5 Halbwertszeiten abgesetzt werden sollten, erfolgt unter folgenden Aspekten:

- Messung der Basisintervalle (Zykluslänge, PQ-, QRS-, QT-Intervalldauer, A-H- und H-V-Zeit).
- Starrfrequente Vorhofstimulation zur Bestimmung der Sinusknotenerholungszeit.
- Programmierte Vorhofstimulation zur Bestimmung der effektiven und relativen Refraktärperiode von rechtem Vorhof, AV-Knoten-, His-Bündel sowie rechtem Ventrikel und zum Nachweis induzierbarer supraventrikulärer Tachykardien.
- Bestimmung des Wenckebachpunkts des AV-Knotens durch atriale Stimulation mit abnehmender Zykluslänge.
- Programmierte Ventrikelstimulation zur Messung der ventrikulären Refraktärzeiten, zur Untersuchung der retrograden VA-Leitungseigenschaften und zur Induzierung insbesondere ventrikulärer, gelegentlich auch supraventrikuläre Tachykardien.

Universitätsklinikum Münster H ______ Teil ____ Blatt ___
Medizinische Klinik und Poliklinik - Innere Medizin C
Direktor: Univ.-Prof. Dr. med. G. Breithardt

Invasive Elektrophysiologische Untersuchung
Befunde der Vorhofstimulation

Datum: ______
Uhrzeit: ______

Aufkleber

Name : ______
Vorname : ______
Wohnort : ______
Straße : ______
geb. am : ______
Station : ______

Medikation
(Dosis, letzte Einnahme)

Grundrhythmus ______ Zykluslänge ______ P-A ______ QT ______
HRA-A ______ HRA-CS ______ V-RVA ______ QRS ______
Rhythmusstörung ______ $CSNRT_{max}$ ______

AV-Leitung und Sinusknotenerholungszeit (SNRT) (alle Angaben in ms)

	spontan	60	80	100	120	140	160	180	200	letzte Messung
A-H										
H-V										
SNRT	-----									

Refraktärzeiten (antegrad) ERP (A) ___/___/___ ERP (AVN) ___/___/___
(SR / 600 / 375 S_1-S_1) FRP(AVN) ___/___/___ ERP (HPS) ___/___/___

Hochfrequente Vorhofstimulation mit steigenden Frequenzen
Block im AV-Knoten bei ___/___/___

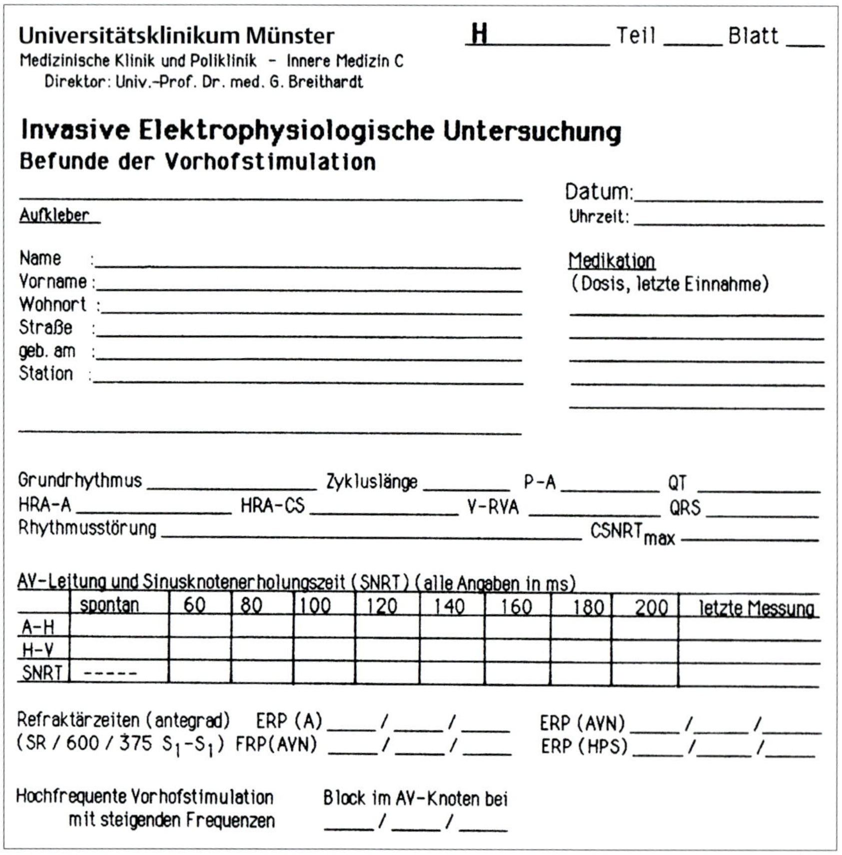

Abb. 4.**4** Klinikeigener Protokollbogen für die Vorhofstimulation.

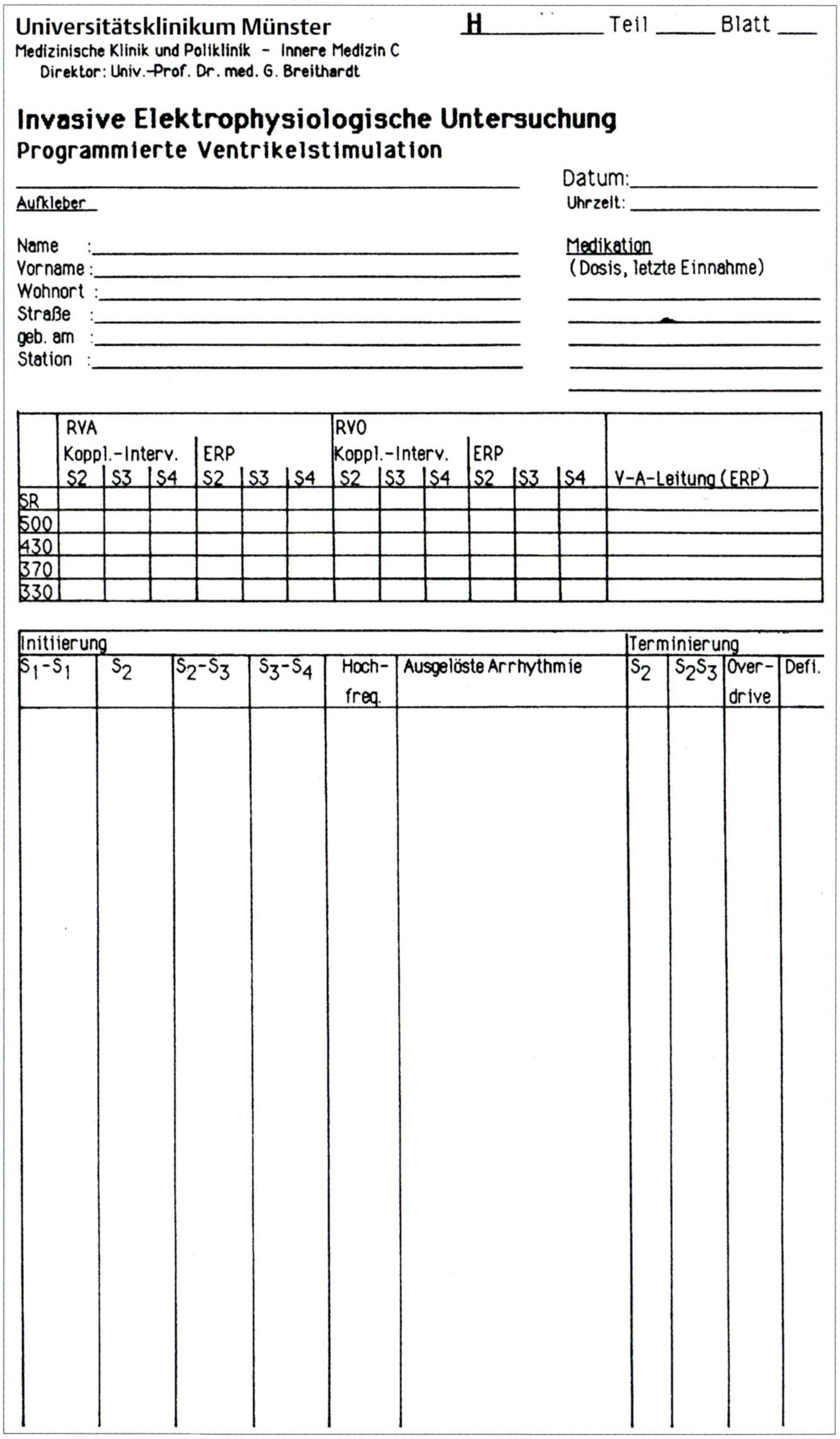
Universitätsklinikum Münster
Medizinische Klinik und Poliklinik - Innere Medizin C
Direktor: Univ.-Prof. Dr. med. G. Breithardt

H ______ Teil ______ Blatt ______

Invasive Elektrophysiologische Untersuchung
Programmierte Ventrikelstimulation

Aufkleber

Datum: ______
Uhrzeit: ______

Name: ______
Vorname: ______
Wohnort: ______
Straße: ______
geb. am: ______
Station: ______

Medikation
(Dosis, letzte Einnahme)

	RVA Koppl.-Interv. S2	S3	S4	ERP S2	S3	S4	RVO Koppl.-Interv. S2	S3	S4	ERP S2	S3	S4	V-A-Leitung (ERP)
SR													
500													
430													
370													
330													

Initiierung S_1-S_1	S_2	S_2-S_3	S_3-S_4	Hoch-freq.	Ausgelöste Arrhythmie	Terminierung S_2	S_2S_3	Over-drive	Defi.

Abb. 4.**5** Klinikeigener Protokollbogen für die Ventrikelstimulation.

Abb. 4.**4** und 4.**5** zeigen die Protokollbögen, die in der eigenen Klinik eingesetzt werden.

Die bei Interventionen (Katheterablation) eingesetzten Protokolle weichen von diesem Vorgehen ab und sind in den einzelnen Kapiteln dargestellt.

Komplikationen

> ! Die elektrophysiologische Untersuchung ist prinzipiell mit allen Risiken und Komplikationen einer venösen (ggf. auch arteriellen) Katheteruntersuchung behaftet.

Schwer wiegende Komplikationen sind im Rahmen diagnostischer elektrophysiologischer Untersuchungen selten (Tab. 4.**8**) (29, 31). Die Induktion von Rhythmusstörungen bei der programmierten Stimulation ist nicht als Komplikation zu werten. Hierüber sollte insbesondere der Patient vor Durchführung der Untersuchung aufgeklärt werden.

Zu den iatrogen induzierten Rhythmusstörungen, die als Komplikation zu werten sind, gehört die durch Elektrodenkatheter mechanisch induzierte AV-Blockierung, die allerdings in den meisten Fällen transient ist. Bei längeren Untersuchungen sollte Heparin verabreicht werden, um die Gefahr thromboembolischer Komplikationen zu verringern.

Von den im Rahmen der Routinediagnostik möglichen Komplikationen sind solche abzugrenzen, die bei Interventionen auftreten können (Einzelheiten in den entsprechenden Kapiteln).

Indikationen zur invasiven elektrophysiologischen Untersuchung

Wie auch bei Leitlinien zu anderen invasiven Verfahren werden die Empfehlungen der verschiedenen Fachgesellschaften heute in drei Kategorien unterteilt (23, 24):

- ➤ Indikationen, bei den weitgehender Konsens besteht,
- ➤ mögliche Indikationen, bei denen aber kein allgemeiner Konsens aufgrund des gegenwärtigen wissenschaftlichen Kenntnisstandes besteht, und
- ➤ keine Indikation.

Informationen über Indikationen zur invasiven elektrophysiologischen Diagnostik bei verschiedenen Arrhythmien bzw. Krankheitsbildern finden sich in den entsprechenden Kapiteln dieses Buchs. Grundsätzlich gilt, wie bei allen invasiven Untersuchungsverfahren, dass die Indikation unter sorgfältiger Abwägung des Nutzen/Risiko-Verhältnisses gestellt werden muss. Hinsichtlich der Indikation zu invasiven elektrophysiologischen Untersuchungen lassen sich folgende allgemein gültigen Aussagen machen:

- ➤ Vor Stellung der Indikation zur invasiven elektrophysiologischen Untersuchung sollten die Möglichkeiten der nicht invasiven rhythmologischen Diagnostik (S. 33) genutzt werden. Dies gilt vor allem für Patienten ohne schwer wiegende klinische Symptomatik.
- ➤ Eine invasive elektrophysiologische Untersuchung ist heute nur noch selten zur Kontrolle antiarrhythmischer Maßnahmen indiziert. Dies gilt vor allem für supraventrikuläre Tachykardien. Bei ventrikulären Tachyarrhythmien hat sich der implantierbare Kardioverter/Defibrillator als derart überlegen erwiesen, dass auch hier nur noch selten eine Therapie mit Antiarrhythmika erfolgt. Die serielle medikamentöse Testung spielt heute für die Therapie ventrikulärer Tachyarrhythmien keine große Rolle mehr.
- ➤ Bei supraventrikulären Tachykardien ist eine invasive elektrophysiologische Untersuchung unter allein diagnostischen Aspekten nicht mehr indiziert, es sein denn, eine Katheterablation der Rhythmusstörung (die heute in der Regel in gleicher Sitzung erfolgt) ist geplant.

Elektrophysiologische Lokalisationsdiagnostik

Eine elektrophysiologische Lokalisationsdiagnostik zielt auf die Identifikation und Lokalisation der für die Entstehung und/oder Aufrechterhaltung einer Rhythmusstörung notwendigen kardialen Strukturen bzw. Myokardareale ab (25, 27, 32, 33). Sie geht in der Regel abladierenden oder antitachykarden operativen Maßnahmen voraus (25).

Die Techniken und Verfahren der intrakardialen EKG-Ableitung und Stimulation gehen hierbei weit über die im Rahmen der invasiven elektrophysiologischen Diagnostik eingesetzten Methoden hinaus. Eine ausführliche Darstellung des Vorgehens würde den Rahmen dieses Buchs sprengen. Beispielhaft sei nachfolgend das Vorgehen bei der Lokalisation des „Ursprungs" von Kammertachykardien erläutert. Darüber hinaus sei auf die spezielle Literatur und die Besprechung einzelner Arrhythmien weiter unten verwiesen.

Lokalisationsdiagnostik bei Kammertachykardien nach Myokardinfarkt

Das arrhythmogene Substrat bei Patienten nach Myokardinfarkt und rezidivierenden anhaltenden ventrikulären Tachykardien ist komplex (S. 29). Die verfügbaren Befunde deuten auf einen bevorzugt subendokardial, im Randgebiet von Infarktnarben lokalisierten Ursprung der Arrhythmien hin. Histologische Untersuchungen zeigen, dass sich hier Fasern bzw. Stränge morphologisch normalen Myokardgewebes (die das Infarktgeschehen überlebt haben) mit Narbengewebe abwechseln.

Die überlebenden Zellen zeigen nach länger zurückliegendem Myokardinfarkt nahezu normale Aktionspotentialeigenschaften, d.h. Aktionspotentialdauer, Aufstrichgeschwindigkeit und Ruhemembranpotential sind nicht wesentlich verändert (S. 29). Die Erregungsleitung in diesen Arealen ist jedoch abnorm. Durch die Einsprossung von Bindegewebe ins Narbenareal kommt es im Verlauf der Infarktheilung zu einer Unterbrechung der elektrischen Kopplung der Muskelfaserbündel. Die Erregungsleitungsgeschwindigkeit nimmt durch diese Änderung der passiven Membraneigenschaften ab und wird hierdurch von der Richtung der Erregungsausbreitung abhängig. Es resultiert eine so genannte nicht uniforme Anisotropie (S. 18). Die Erregungsleitungsverzögerungen zeigen eine enge Abhängigkeit von der Zykluslänge – ihr Ausmaß nimmt in der Regel mit Zunahme der Frequenz zu.

Neben anatomischen Leitungshindernissen können hierdurch zusätzlich auch funktionelle Blockierungen induziert werden. Führen ventrikuläre Extrasystolen aufgrund ihrer Vorzeitigkeit zu langsamer Erregungsleitung, kann in diesen Arealen eine kreisende Erregung entstehen. (Dies wird nachgeahmt durch die programmierte Stimulation, durch die bei Patienten mit Kammertachykardien nach Infarkt vergleichbare Rhythmusstörungen in ca. 70–90 % der Fälle im Katheterlabor induziert werden können.)

Da die kreisende Erregung wesentlich auf durch Narbengewebe präformierten Leitungswegen basiert, kann in vielen Fällen ein Makro-Reentry als Grundlage der Arrhythmie angenommen werden (S. 23). Beim Makro-Reentry besteht zwischen Kopf und Schwanz der Erregungswelle eine „erregbare Lücke". Diese erregbare Lücke spielt eine wichtige Rolle für die Terminierung der Tachykardie durch elektrische Stimulation (unten).

Die an der kreisenden Erregungsbeteiligten Strukturen lassen sich durch invasive Verfahren lokalisieren. Hierzu gehören:

- endokardiales Mapping bei Sinusrhythmus,
- Mapping der endokardialen Aktivierung während anhaltender ventrikulärer Tachykardie (Aktivierungs-Mapping),
- Pace-Mapping sowie
- Stimulation während anhaltender Tachykardie im Bereich der so genannten Zone der langsamen Erregungsleitung (Entrainment-Mapping).

Endokardiales Mapping bei Sinusrhythmus

Bereits während eines Sinusrhythmus lassen sich häufig im Randgebiet von Infarktnarben mittels eines Elektrodenkatheters verbreiterte und *fraktionierte* Elektrogramme mit verminderter Amplitude registrieren. Diese abnormen Potentiale stellen einen Hinweis auf eine lokal verzögerte Erregungsleitung dar. Diese Zonen sind jedoch nicht zwangsläufig an der Entstehung und Aufrechterhaltung einer kreisenden Erregung beteiligt. Sie stellen somit einen unspezifischen Befund dar. Diese Potentiale können sogar so verzögert auftreten, dass sie erst nach Ende des QRS-Komplexes erscheinen (so genannte *Spätpotentiale*).

In Bereichen vollständiger Vernarbung (z.B. im Zentrum eines Aneurysmas) findet sich entweder eine erheblich reduzierte Amplitude oder Potentiale fehlen. Manchmal fällt die Abgrenzung dieser Potentiale von solchen, die in randständigem Mischgewebe registriert werden, schwer. Hier kann die Prüfung der lokalen Reizschwelle weiterhelfen, die bei Mischgewebe aufgrund des Vorhandenseins von noch vitalem Gewebe normal oder nur leicht erhöht ist. Eine Stimulation in Narbengewebe ist dagegen nur mit hohen Amplituden (> 10 mA, normalerweise < 1 mA) möglich, in manchen Fällen ist sie aber auch gänzlich ineffektiv.

Mapping der endokardialen Aktivierung während anhaltender Kammertachykardie

Während laufender ventrikulärer Tachykardie wird das zeitliche Auftreten lokaler endokardialer Elektrogramme, die mittels des Ablationskatheters (der vor der Ära der Katheterablation auch als „Tast-Katheter" bezeichnet wurde) registriert werden, sequenziell bestimmt (33). Referenzpunkt ist in der Regel der Beginn des QRS-Komplexes der ventrikulären Tachykardie im Oberflächen-EKG.

Bei Patienten mit Zustand nach Infarkt lässt sich häufig eine präsystolische Aktivierung feststellen (die lokale endokardiale Erregung geht dem Beginn der ventrikulären Tachykardie im Oberflächen-EKG voraus). Diese Bereiche scheinen dem Austrittspunkt der elektrischen Erregung aus dem Reentrykreis (so genannter *exit*) zu entsprechen (Abb. 4.6) (32, 33). Die teilweise unbefriedigenden Ergebnisse der Katheterablation bei Energieabgabe an solchen Stellen werden darauf zurückgeführt, dass dieser Bereich keinen für die Unterbrechung „kritischen" Teil des Reentry-Kreises darstellt. Entsprechend dem häufig relativ großen Areal, in dem präsystolische Aktivität registriert werden kann, scheinen diese Austrittspunkte häufig mehrfach vorhanden zu sein.

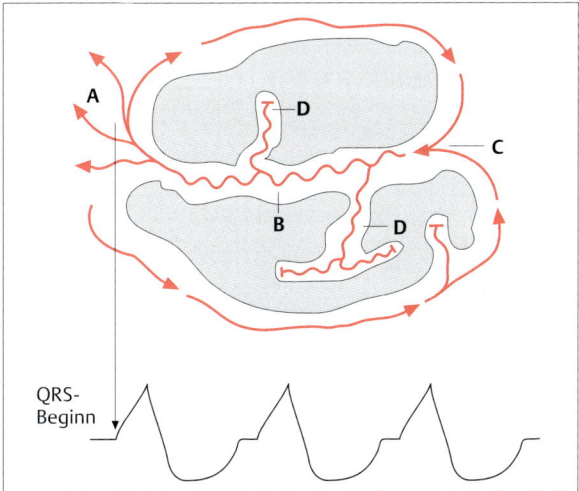

Abb. 4.6 Schematische Darstellung einer Kreiserregung (Reentry) im Randgebiet einer Infarktnarbe. Unerregbares Narbengewebe ist grau dargestellt. Zwei Wellenfronten umkreisen die Narbe (schwarze Pfeile) und münden gemeinsam in einer Zone mit verlangsamter Erregungsleitung (B: area of slow conduction, C: Eintrittspunkt). Der Erregungsablauf erinnert an eine „8er"-Figur.
Wird während einer anhaltenden Tachykardie im Bereich der Zone der langsamen Erregungsleitung stimuliert, entspricht die resultierende QRS-Morphologie der der spontanen Rhythmusstörung (concealed entrainment). Der Punkt, an dem die Erregung diese Zone der langsamen Erregungsleitung wieder verlässt (exit: A), stimmt zeitlich mit dem Beginn des QRS-Komplexes der Tachykardie im Oberflächen-EKG überein oder geht diesem voraus.
Mit D sind Areale bezeichnet, in denen leitfähiges Gewebe in unerregbare Myokardbereiche übergeht (bystander area).

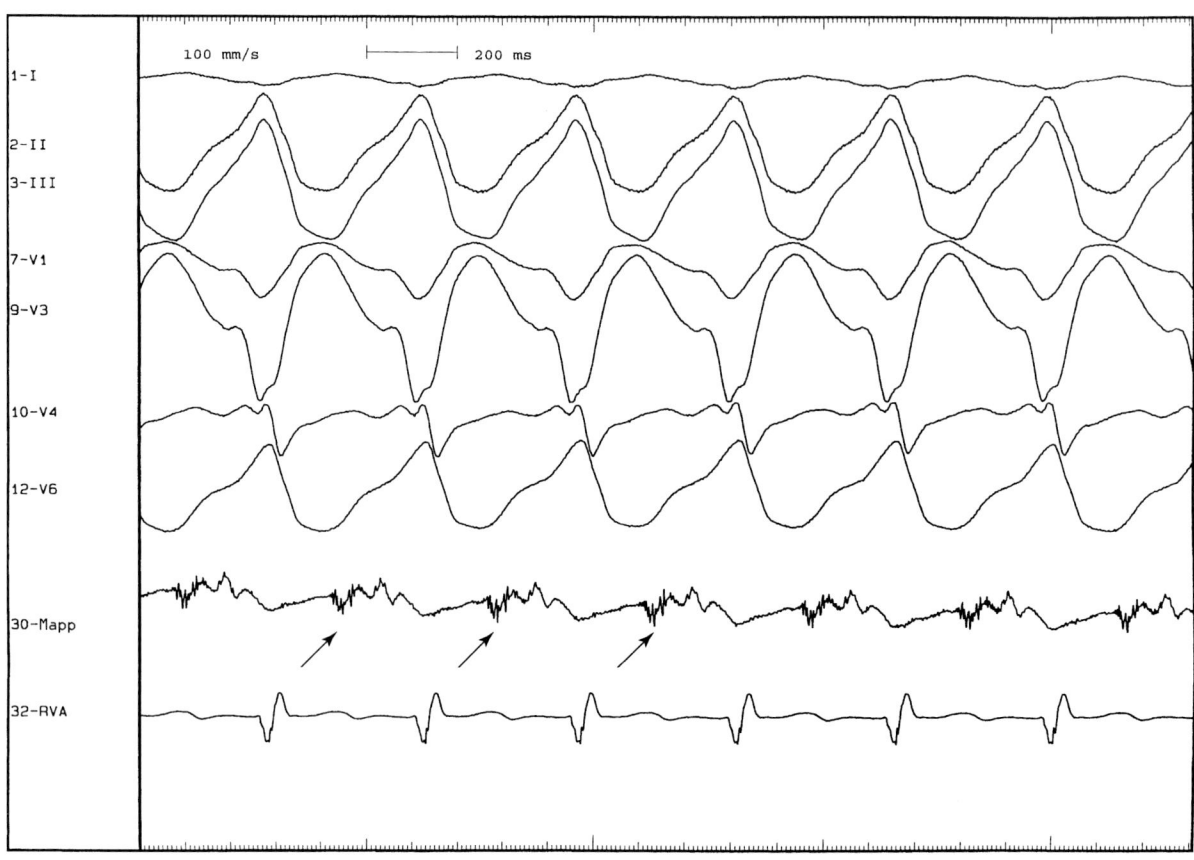

Abb. 4.**7** Mittdiastolische Potentiale (Pfeile) während laufender Kammertachykardie. Die Potentiale zeigen eine ausgeprägte Fraktionierung als Hinweis auf eine langsame Erregungsleitung. (Mapp = Registrierung über den Ablations-(Mapping)Katheter, RVA = rechtsventrikulärer Apex).

Eine größere Bedeutung scheint Potentialen zuzukommen, die mittdiastolisch registriert werden (Abb. 4.7). Es wird angenommen, dass diese Elektrogramme einer Aktivierung der Zone der langsamen Erregungsleitung im Reentry-Kreis zuzuordnen sind (Abb. 4.6). Unter guten Mapping-Bedingungen lassen sich bei einem Teil der Patienten, bei nur geringfügiger Veränderung der Katheterposition, nahezu zu jedem Zeitpunkt während der Diastole isolierte Elektrogramme registrieren. Dies ist auch theoretisch zu fordern, da bei Wiedereintritt die Erregung kontinuierlich abläuft. Zum Teil finden sich hier während Tachykardie derart fraktionierte Potentiale, dass eine kontinuierliche elektrische Aktivität, die die Diastole überdauert, resultiert. Auch dieser Befund wird als Hinweis auf eine Ableitung im Bereich der Zone der langsamen Erregungsleitung gewertet.

Pace-Mapping

Das so genannte „Pace-Mapping" wird seit langem bei der Lokalisationsdiagnostik von Rhythmusstörungen eingesetzt. Hierbei wird über den Katheter, der z.B. zuvor im Rahmen eines sequenziellen Katheter-Mappings eingesetzt wurde, nach Lokalisation einer „interessanten" Stelle mit einer Frequenz stimuliert, die etwa der der spontanen Arrhythmie entspricht.

Die Morphologie der stimulierten QRS-Komplexe wird der der Rhythmusstörung um so mehr ähneln, je näher sich der Katheter dem Arrhythmieursprung bzw. der Zone der langsamen Erregungsleitung befindet. Bei vollständiger Übereinstimmung spontaner QRS-Komplexe und stimulierter Aktionen kann bereits allein auf diesem Kriterium basierend eine Hochfrequenzstromablation der Arrhythmie an der entsprechenden Stelle versucht werden.

Stimulation im Bereich der so genannten Zone der langsamen Erregungsleitung

Auf Reentry basierende ventrikuläre Tachykardien lassen sich durch zeitlich entsprechend applizierte Stimulationsimpulse zurücksetzen *(resetting)*, durch eine Serie von Stimulationsimpulsen vorübergehend kontinuierlich beschleunigen *(entrainment)* oder auch terminieren (25, 32, 33).

Das Vorhandensein einer solchen erregbaren Lücke stellt die Grundlage für den Einsatz dieser speziellen Stimulationsverfahren beim Katheter-Mapping dar. Bei Stimulation während laufender Tachykardie außerhalb der Zone der langsamen Erregungsleitung ergibt sich durch Fusion eine QRS-Morphologie, die von der Tachykardie-Morphologie abweicht. Wird innerhalb der Zone der langsamen Erregungsleitung stimuliert (Abb. 4.**6**), so entspricht die resultierende QRS-Morphologie der spontanen Tachykardie *(concealed entrainment)*.

Darüber hinaus entspricht das Intervall zwischen dem Stimulationsartefakt und dem nachfolgenden QRS-Komplex im Oberflächen-EKG *(return cycle)* in der Regel (in Abhängigkeit von der Stimulationsfrequenz) dem Intervall zwischen einem spontanen lokalen Elektrogramm und dem Beginn des nächsten Tachykardie-QRS-Komplexes. Nach Beendigung der Stimulation gleicht die Zeitspanne bis zum Auftreten des nächsten spontanen lokalen Elektrogramms (der so genannte Returnzyklus) der Tachykardiezykluslänge.

„Concealed entrainment" kann aber auch resultieren, wenn von einer Nebenschlussstelle *(bystander)* (Bereiche D in Abb. 4.**6**) stimuliert wird. Allerdings ergeben sich dann Differenzen in den oben aufgeführten Intervallen. Insbesondere ist der „Returnzyklus" länger als der Tachykardiezyklus.

Die Interpretation solcher Stimulationsinterventionen ist während der Mapping-Untersuchung häufig schwierig und erfordert viel Erfahrung. Nicht selten ist die zeitliche Festlegung der lokalen Aktivierung durch eine ausgeprägte Fraktionierung der lokalen Elektrogramme oder niedrige Amplituden erschwert. Hierzu dürfte auch die Tatsache beitragen, dass zahlreiche Tachykardien nicht allein auf Wiedereintritt im Bereich anatomisch präformierter Leitungswege beruhen, sondern vielfach funktionelle Anteile aufweisen, die eine gewisse Tendenz zur Variabilität zeigen.

Neue Mapping-Systeme

Mit der Einführung so genannter Navigations- und Mapping-Systeme z.B. CARTO™ (Biosense Ltd., Tirat HaCarmel, Israel), Ensite 3000™ (Endocardial Solutions Inc., St. Paul, Minnesota, USA) und LocaLise™ (Medtronic Inc., Minneapolis, Minnesota, USA) stehen neue Verfahren zur Verfügung, die eine verbesserte Katheternavigation und verlässlichere Erkennung des arrhythmogenen Substrats zur Erzeugung von Hochfrequenzläsionen erlauben (26, 30). Eingesetzt werden beim CARTO™-System Magnetfelder von geringer Feldstärke, mit deren Hilfe ein Sensor in der Spitze des Mapping-/Ablationskatheters präzise lokalisiert werden kann. Wenn der Katheter entlang dem Endokard der zu untersuchenden Herzkammer bewegt wird, konstruiert das System in Echtzeit anhand der Lage und Orientierung des Katheters sowie der zugehörigen Elektrogramme eine dreidimensionale Kontur der Herzkammer. Dieser ist die elektrophysiologische Information in farbkodierter Form überlagert. Ensite™ beruht auf der Verwendung einer ballonartigen Noncontact-Multielektrode, die aus 64 registrierten Fernpotentialen über 3000 virtuelle Elektrogramme rekonstruiert. Mit Hilfe dieser virtuellen Elektrogramme wird die dreidimensionale Geometrie einer Herzkammer rekonstruiert.

LocaLisa™ dient in seiner derzeitigen Version vornehmlich der Katheternavigation. Grundlage sind niederenergetische Hochfrequenzstromfelder, die die Bewegung von Kathetern im Herzen wiedergeben. Der Vorteil von LocaLisa™ ist, dass keine speziellen Kathetermaterialien notwendig sind, sondern herkömmliche Elektrodenkatheter eingesetzt werden können.

> Solche neuartigen Mapping-Systeme kommen bei der Ablation atrialer Tachykardien, von Vorhofflimmern und -flattern und bei der Ablation ventrikulärer Kammertachykardien zum Einsatz.

Literatur

23. ACC/AHA Task Force Report. Guidelines for Clinical Intracardiac Elektrophysiological and Catheter Ablation Procedures. J Am Coll Cardiol. 1995; 26: 555–573.
24. Block M, Borggrefe M, Goedel-Meinen L, et al. Richtlinien für die Durchführung invasiver elektrophysiologischer Untersuchungen. Z Kardiol. 1998; 87: 502–512.
25. Borggrefe M, Wichter T, Breithardt G. Catheter ablation of ventricular tachycardia in patients with structural heart disease. Armonk, New York: Futura Publishing; 2000.
26. Dorostkar PC, Cheng J, Scheinman MM. Electroanatomic mapping and ablation of the substrate supporting intraatrial reentrant tachycardia after palliation for complex congenital heart disease. PACE. 1998; 21: 1810–1819.
27. Haverkamp W, Chen X, Kottkamp H, et al. Hochfrequenzstrom-Katheterablation bei ventrikulären Tachykardien. Z Kardiol. 1995; 84: 83–102.
28. Hummel JD, Strickberger SA, Daoud E, et al. Results and efficiency of programmed ventricular stimulation with four extrastimuli compared with one, two and three extrastimuli. Circulation. 1994; 90: 2827–2832
29. Josephson ME. Clinical Cardiac Electrophysiology. Techniques and Interpretations. 2nd ed. Philadelphia: Lea & Febiger; 1993.
30. Shilling RJ, Peters NS, Davies DW. Simultaneous endocardial mapping in the human left ventricle using a noncontact catheter. Comparison of contact and reconstructed electrograms during sinus rhythm. Circulation. 1998; 98: 887–898.
31. Seipel L. Klinische Elektrophysiologie des Herzens. 2. Aufl. Stuttgart, New York: Georg Thieme Verlag; 1987.
32. Stevenson WG, Friedman PL, Sager PT, et al. Exploring post-infarct reentrant ventricular tachycardia with entrainment mapping. J Am Coll Cardiol. 1997; 29: 1180–1189.
33. Stevenson WG. Catheter mapping of cardiac arrhythmias. Card Electrophysiol Rev. 2000; 4: 5–9.
34. Strauss HC, Bigger JT Jr, Saroff AL, Giardina EG. Electrophysiologic evaluation of sinus node function in patients with sinus node dysfunction. Circulation. 1976; 53: 763–776.
35. Wellens HJJ, Brugada P, Stevenson WG. Programmed electrical stimulation: management of ventricular arrhythmias in coronary heart disease. Progr Cardiovasc Dis. 1986; 29: 165–180.

Risikostratifizierung

Einleitung

In den letzten Jahren wurden zahlreiche Untersuchungen mit dem Ziel durchgeführt, mittels nicht invasiver bzw. invasiver Verfahren Patienten zu identifizieren, die ein erhöhtes Risiko für das zukünftige Auftreten eines arrhythmiebedingten plötzlichen Herztodes aufweisen. Bevorzugt wurden Patienten mit einem durchgemachten Myokardinfarkt in diese Untersuchungen eingeschlossen. Für Patienten mit anderen strukturellen Herzerkrankungen (z.B. dilatative Kardiomyopathie, hypertrophische Kardiomyopathie) liegen Daten nur in sehr begrenztem Umfang vor.

Neben traditionellen Verfahren der Risikostratifizierung (z.B. Langzeit-EKG, Spätpotentiale) wurden mehrere neue, vor allem nicht invasive Verfahren entwickelt (z.B. Herzfrequenzvariabilität, T-Wellen-Alternanz). Die Vielzahl der mittlerweile zu Verfügung stehenden Methoden ist u.a. Ausdruck der Schwierigkeit, gefährdete Patienten eindeutig zu identifizieren. Dies gilt vor allem für Patienten mit zugrunde liegender struktureller oder koronarer Herzerkrankung, bei denen ein schwer wiegendes Arrhythmieereignis (z.B. eine Kammertachykardie oder ein überlebter plötzlicher Herztod) bisher nicht eingetreten ist.

Bei der Beurteilung der Wertigkeit der einzelnen Methoden werden Verfahren der Wahrscheinlichkeitsrechnung herangezogen, die sich auf das BAYESsche Theorem stützen. Begriffe, die bei der Evaluierung von Verfahren zur Risikostratifizierung häufig angewendet werden, sind in Tabelle 4.7 zusammengestellt.

> Es gilt heute, mehrere Verfahren der Risikostratifizierung in Kombination einzusetzen, um einen möglichst hohen Vorhersagewert zu erhalten. Dies reduziert aber zwangsläufig die Sensitivität.

Frühere Arrhythmieereignisse und zugrunde liegende Herzerkrankung

Das Risiko, an einem plötzlichen Herztod zu versterben, ist am höchsten bei Patienten, die bereits früher ein derartiges Ereignis überlebt haben (36, 40). Dies gilt insbesondere für diejenigen Patienten, bei denen der Herz-Kreislauf-Stillstand nicht auf eine vorübergehende Ursache zurückzuführen war (z.B. Frühphase des akuten Myokardinfarkts). Ca. 30–50% der Überlebenden erleiden unbehandelt innerhalb eines Jahres eine erneute Attacke. Das Risiko, plötzlich zu versterben, ist ebenfalls deutlich erhöht bei Patienten mit rezidivierenden Kammertachykardien und dokumentiertem Kammerflimmern.

Das Ausmaß der Risikoerhöhung wird entscheidend von den Arrhythmiecharakteristika (z.B. hämodynamisch tolerierte oder nicht tolerierte Kammertachykardie) und zusätzlichen Faktoren wie etwa dem Ausmaß der linksventrikulären Funktionseinschränkung (unten) beeinflusst (36, 40).

Auch ohne dass bereits schwer wiegende Arrhythmieereignisse aufgetreten sind, ist das Risiko plötzlich zu versterben erhöht, wenn eine strukturelle oder koronare Herzerkrankung vorliegt. Nach einem durchgemachten Herzinfarkt versterben 3–10% der Patienten innerhalb des ersten Jahres plötzlich. Das individuelle Risiko wird entscheidend durch zusätzliche Faktoren mitbestimmt. Bei diesen Faktoren steht wiederum das Ausmaß der infarktbedingten myokardialen Funktionseinschränkung ganz im Vordergrund.

Tabelle 4.7 Gebräuchliche Begriffe bei der Evaluierung von Verfahren zur Risikostratifizierung

> **Sensitivität**
> Prozentsatz der mit einem diagnostischen Test als abnormal erkannten Personen (richtig positiv [RP]: Testergebnis positiv und das Zielereignis [z.B. plötzlicher Herztod] tritt ein) unter allen Abnormalen (z.B. alle Patienten, die plötzlich versterben, inklusive derer, die nicht durch den Test identifiziert wurden)
> RP/(RP + FN)

> **Falsch negativ (FN)**
> Anteil der Personen mit negativem Testergebnis, bei denen später aber das Zielereignis (z.B. ein plötzlicher Herztod) eintritt.
> FN/(RP + FN)

> **Spezifität**
> Prozentsatz der mit einem Test als normal erkannten Personen (richtig negativ [RN]: Testergebnis negativ, der Patient verstirbt nicht) unter allen Normalen (alle Überlebende).
> RN/(RN + FP)

> **Falsch positiv (FP)**
> Anteil der Personen mit positiven Testergebnis, aber ohne zukünftiges Zielereignis (z.B. plötzlicher Herztod).
> FP/(RN + FP)

> **Positiver prädiktiver Wert**
> Anteil der Personen mit positivem Testergebnis und Zielereignis (z.B. plötzlicher Herztod) an allen Personen mit positivem Testergebnis.
> RF/(RP + FP)

> **Negativer prädiktiver Wert**
> Prozentsatz der Personen mit negativem Testergebnis und fehlendem Krankheitsmerkmal oder Zielereignis (z.B. plötzlicher Herztod) an allen mit negativem Testergebnis.
> RN/(RN + FN)

> **Prävalenz**
> Relative Häufigkeit (Prozentsatz) einer Abnormalität (Krankheit/Krankheitsmerkmal) in einer definierten Populationsgruppe

> **Inzidenz**
> Relative Häufigkeit der pro Jahr aufgetretenen Krankheitsfälle.

Aktuelle Untersuchungen belegen die Bedeutung der *Familienanamnese* für die Risikoabschätzung. Unabhängig vom Vorliegen oder Fehlen einer nachweisbaren Herzerkrankung ist das Risiko, plötzlich zu versterben, bei direkten Verwandten von Patienten mit plötzlichem Herzstillstand erhöht. Dies gilt auch für die kongenitalen arrhythmogenen Erkrankungen (QT-Syndrom, hypertrophische Kardiomyopathie etc.).

Invasive Verfahren zur Risikostratifizierung

Koronarangiografie

Eine Koronarangiografie ist bei Verdacht auf eine koronare Herzerkrankung und nach erlittenem Myokardinfarkt indiziert. Der Nachweis hämodynamisch wirksamer Koronarstenosen ist die Voraussetzung für den Einsatz kurativer interventioneller Therapieverfahren wie etwa der Koronardilatation oder der Bypass-Chirurgie. Die prognostische Bedeutung des Ausmaßes der Koronarerkrankung ist in zahlreichen Studien belegt (40, 66, 71).

Ausmaß der myokardialen Funktionseinschränkung

Das Ausmaß der linksventrikulären Funktionseinschränkung ist eine wesentliche Determinante sowohl für die Prognose als auch für das Auftreten schwer wiegender ventrikulärer Arrhythmien (Abb. 4.**8**) (36, 40). Dies gilt nicht nur für Patienten mit durchgemachtem Myokardinfarkt, sondern auch für Patienten mit dilatativer Kardiomyopathie.

Bei Postinfarktpatienten ist die Bedeutung spezieller Charakteristika der myokardialen Funktionseinschränkung wie etwa die Lokalisation des Myokardinfarkts oder das Fehlen oder Vorhandensein eines Aneurysmas weniger eindeutig (37, 40). Während einige Studien zeigen, dass das Vorhandensein eines Aneurysmas nach Myokardinfarkt einen eigenständigen Risikofaktor insbesondere für das Auftreten eines plötzlichen Herztodes darstellt, konnte eine solche Beziehung in der CASS(Coronary Artery Surgery Study-)-Studie und in der CAST(Cardiac Arrhythmia Suppression Trial-)-Studie nicht nachgewiesen werden (45, 49).

Die Ergebnisse anderer Arbeitsgruppen weisen darauf hin, dass dem endsystolischen linksventrikulären Volumen nach Myokardinfarkt möglicherweise ein höhere prognostische Bedeutung zukommt als dem Ausmaß der Einschränkung der Ejektionsfraktion (76).

Programmierte Ventrikelstimulation

Bei ca. 20–50 % der Patienten im ersten Monat nach Myokardinfarkt lassen sich anhaltende Kammertachykardien oder Kammerflimmern auslösen. In mehreren Untersuchungen wiesen Patienten mit auslösbaren Kammertachykardien eine erhöhte Rate von Arrhythmie-Ereignissen während der Nachbeobachtung auf (36, 40, 52, 63, 70, 72). Die Auslösung von Kammerflimmern war in den meisten Studien ohne prognostische Bedeutung.

Die verfügbaren Studienergebnisse sind jedoch z.T. widersprüchlich. Unterschiede in den eingesetzten Stimulationsprotokollen, verschiedenartig definierte Endpunkte der programmierten Stimulation und heterogene Patientenkollektive dürften hierfür mitverantwortlich sein. Darüber hinaus wurden die meisten Studien in der Prä-Thrombolyse-Ära durchgeführt. Fasst man die verfügbaren Daten zusammen, so ergibt sich für die programmierte Ventrikelstimulation nach Myokardinfarkt ein positiver prädiktiver Wert von lediglich 13–42 %, der negative prädiktive Wert ist allerdings mit bis zu 100 % hoch.

> Insgesamt fehlen jedoch Daten und Konzepte zur Intervention, die den Einsatz der programmierten Ventrikelstimulation zur Risikostratifizierung nach Myokardinfarkt rechtfertigen bzw. ermöglichen würden.

In mehreren größeren Studien bei Patienten mit bedeutsamer linksventrikulärer Funktionseinschränkung und spontanen nicht anhaltenden Kammertachykardien konnte gezeigt werden, dass Patienten mit induzierbaren anhaltenden Kammertachykardien eine schlechtere Prognose aufweisen als Patienten ohne auslösbare anhaltende Rhythmusstörungen (40, 64).

Nicht invasive Verfahren zur Risikostratifizierung

Verfahren zur nicht invasiven Risikostratifizierung sind in Tabelle 4.8 zusammengefasst.

Tabelle 4.**8** Nicht invasive Verfahren zur Risikostratifizierung

- Ruhe-EKG
- Langzeit-EKG
- Belastungs-EKG
- Hochverstärktes signalgemitteltes EKG (Spätpotentiale)
- Herzfrequenzvariabilität
- Baroreflex-Sensitivität
- QT-Intervalldauer, QT-Dispersion, QT-Variabilität
- T-Wellen-Alternanz

Langzeit-EKG

Die Häufigkeit von Rhythmusstörungen ist sowohl bei Herzgesunden als auch bei Patienten mit Herzerkrankung abhängig von der Dauer der Registrierungen. Während Arrhythmien bei *Herzgesunden* im Standard-EKG, mit dessen Hilfe nur ein Zeitraum von wenigen Sekunden zu übersehen ist, relativ selten sind, lässt sich mittels Langzeit-EKG nachweisen, dass Rhythmusstörungen nahezu ubiquitär sind.

Bereits bei einer Ausdehnung der Dauer der Registrierung auf 24 Stunden lassen sich bei gesunden Jugendlichen in über 50 % der Fälle supraventrikuläre und/oder ventrikuläre Extrasystolen nachweisen.

Die Ursachen für solche Rhythmusstörungen bei Herzgesunden sind vielfältig, u.a. kommen neurovegetative Ursachen sowie Nahrungsmittel und Genussgifte wie Kaffee und Nikotin infrage. Eine prognostische Bedeutung kommt diesen Rhythmusstörungen *nicht* zu.

Die Situation ist anders bei Patienten mit struktureller Herzerkrankung. In vielen Studien bei Patienten nach Myokardinfarkt konnte gezeigt werden, dass häufige (mehr als 10 Extrasystolen pro Stunde) und komplexe ventrikuläre Arrhythmien mit dem gehäuften Auftreten von plötzlichen Todesfällen verbunden sind (Abb. 4.8).

Dieses erhöhte Risiko des plötzlichen Todesfalls besteht auch heute in der Thrombolyse-Ära. In der GISSI-2-Studie konnte bei Patienten mit häufigen oder komplexen Rhythmusstörungen eine dreifach höhere Rate an plötzlichen Todesfällen im Vergleich zu Patienten ohne Rhythmusstörungen nachgewiesen werden.

Der positive prädiktive Wert des Nachweises von Rhythmusstörungen ist jedoch relativ gering (5–15 %); die Sensitivität des Verfahrens kann durch gleichzeitige Berücksichtigung der linksventrikulären Funktion erhöht werden (15–34 %) (35, 43). Die American Heart Association empfiehlt die Durchführung einer Langzeit-EKG-Untersuchung nur bei Postinfarktpatienten mit einer linksventrikulären Ejektionsfraktion von weniger als 40 %, da oberhalb davon das Risiko zukünftiger schwer wiegender Arrhythmieereignisse gering ist (43).

Patienten mit *chronischer Herzinsuffizienz* weisen, in Abhängigkeit vom Ausmaß der linksventrikulären Funktionseinschränkung bzw. vom klinischen Ausmaß der Herzinsuffizienz (NYHA-Stadium), ausgesprochen häufig spontane ventrikuläre Arrhythmien im Langzeit-EKG auf. Spontanen Arrhythmien bei Patienten mit Herzinsuffizienz (insbesondere nicht anhaltende Kammertachykardien) kommt eine unabhängige prognostische Bedeutung zu. Nicht anhaltende Kammertachykardien sind allerdings zwar ein sensitiver, aber wenig spezifischer Marker für zukünftige Todesfälle.

Die Bedeutung von im Langzeit-EKG nachgewiesenen komplexen ventrikulären Extrasystolen und Salven bei asymptomatischen Patienten mit *hypertrophischer Kardiomyopathie* bedarf der weiteren Abklärung.

Belastungs-EKG

Bei *Herzgesunden* finden sich im Belastungs-EKG verhältnismäßig häufig Rhythmusstörungen.

In 5–9 % von Herzgesunden lassen sich supraventrikuläre Rhythmusstörungen (vorwiegend atriale oder junktionale Extrasystolen, eher seltener atriale Salven) registrieren; bei 21–44 % ventrikuläre Extrasystolen.

Supraventrikuläre Tachykardien treten nur selten auf. Der positive prädiktive Wert von atrialen Salven für das spätere Auftreten von Vorhofflimmern ist gering.

Ventrikuläre Extrasystolen finden sich bei Herzgesunden in 21–44 % der Fälle. Bei Patienten mit zugrunde liegender Herzerkrankung ist die Inzidenz höher (23–60 %). Ventrikuläre Paare finden sich bei bis zu 20 %, Salven in 5–7 % der Fälle. Die Rhythmusstörungen treten bevorzugt nach Belastungsende auf; bei einem Viertel der Patienten zeigen sich Arrhythmien allein in der Erholungsphase. Bei Patienten mit thorakalen Beschwerden weisen belastungsinduzierte Arrhythmien auf eine Myokardischämie hin.

Trotz schwerer kardialer Grunderkrankung können Rhythmusstörungen im Belastungs-EKG aber auch gänzlich fehlen.

Die Ergebnisse prospektiver Studien zur prognostischen Bedeutung von belastungsinduzierten Rhythmusstörungen bei Postinfarktpatienten sind uneinheitlich. In Zusammenstellungen von Studien ergab sich zwar insofern eine prognostische Bedeutung, als dass die Sterblichkeit von Postinfarktpatienten mit belastungsinduzierten Rhythmusstörungen im Vergleich zu Patienten ohne Arrhythmien erhöht war (74). Jedoch der positive prädiktive Wert belastungsinduzierter Rhythmusstörungen ist allein für sich als niedrig einzuschätzen, da solche Rhythmusstörungen auch bei Herzgesunden öfter zu finden sind, ohne dass ihnen hier eine prognostische Relevanz zukommt.

Grundsätzlich gilt, dass ein Belastungs-EKG im Rahmen der Risikostratifizierung bei Patienten *nach Myokardinfarkt* durchgeführt werden sollte. Dabei sind es aber nicht allein Arrhythmien, die berücksichtigt werden sollten, sondern selbstverständlich auch das Ausmaß der Belastbarkeit und etwaige Ischämiereaktionen, denen eine eigenständige prognostische Bedeutung zukommt. Bei nichtkoronarer kardialer Erkrankung liegen keine ausreichenden Daten zur Bewertung des Belastungs-EKGs als prognostischer Marker vor.

Aktuelle Untersuchungen deuten auf eine mögliche prognostische Bedeutung des Belastungs-EKGs bei Pati-

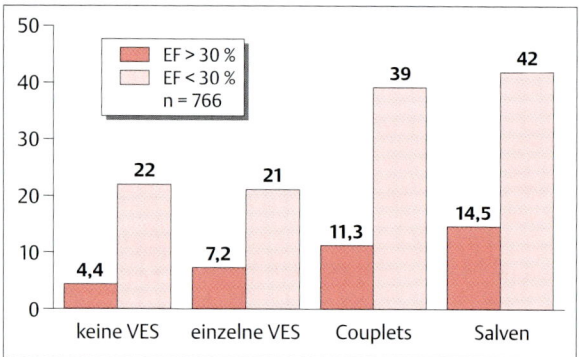

Abb. 4.8 Sterblichkeit von Patienten nach Myokardinfarkt in Abhängigkeit von der Art der ventrikulären Extrasystolen (VES) und der linksventrikulären Ejektionsfraktion (nach 38).

enten mit *chronischer Herzinsuffizienz* hin. Die prognostische Bedeutung von ihm Rahmen der Untersuchung auftretenden Rhythmusstörungen ist hier bisher jedoch nicht hinreichend untersucht worden.

Spätpotentialanalyse

Spätpotentiale sind fraktionierte Signale niedriger Amplitude im terminalen Anteil des QRS-Komplexes bzw. zu Beginn der ST-Strecke, die mithilfe der hochverstärkten Signalermittelungstechnik erkannt werden können. Es wird angenommen, dass ursächlich Myokardareale mit erheblich verzögerter Erregungsleitung, wie sie z.B. im Randbereich eines chronischen Infarkts zu finden sind, zugrunde liegen (39, 40) (S. 29).

> Der Spätpotentialanalyse als Verfahren der nicht invasiven Risikostratifizierung liegt die Prämisse zugrunde, dass solche Areale das arrhythmogene Substrat für bedrohliche ventrikuläre Tachyarrhythmien darstellen und dass ihr Fehlen mit einer geringeren Neigung zur Entwicklung von Arrhythmien einhergeht.

Spätpotentiale sind jedoch nicht spezifische Marker eines Ursprungsorts von ventrikulären Tachykardien, sondern stellen eher ein Maß für die linksventrikuläre Funktionsstörung dar.

Registriertechnik und Analyse

Verschiedene Registrierverfahren sind entwickelt worden, um unterschiedliche Eigenschaften der Spätpotentiale zu analysieren (41, 42, 46, 50, 56, 59, 60, 73, 74). Das größte Problem bei der Registrierung von Spätpotentialen ist deren niedrige Amplitude, die im Mikrovoltbereich liegt. Daher ist eine Signalmittelung erforderlich. Hierbei wird durch Addition identischer Herzaktionen das zufällig auftretende Rauschen vermindert, sodass das eigentliche Nutzsignal freigelegt wird.

Das Ausmaß der Verminderung des Grundrauschens während des Signalmittelungsprozesses hängt von der Höhe des Rauschens zu Beginn der Signalmittelung und den benutzten Filtern ab. In der Regel sind zwischen 50 und 300 Schläge notwendig, um die empfohlenen Werte zu erreichen (< 1 μV bei 25 Hz Hochpassfilterung, < 0,7 μV bei 40 Hz Hochpassfilterung, gemessen als Root-Mean-Square-Wert [RMS] in der Vektormagnitude der x-, y- und z-Ableitung). Eine sorgfältige Untersuchungstechnik ist erforderlich, um ein optimales Signal-Rausch-Verhältnis zu erreichen.

Die Spätpotentialanalyse erfolgt in der Regel mittels speziell ausgerüsteter EKG-Geräte; sie kann prinzipiell auch aus dem Langzeit-EKG erfolgen.

Analyse in der Zeitdomäne

Messungen in der Zeitdomäne erfolgen üblicherweise in kombinierten orthogonalen Ableitungen (x-, y-, z-Ableitungen, ähnlich den Frank-Ableitungen [Abb. 4.9a, b]), wobei die Amplituden als „Vektormagnitude" (integrierte Absolutwerte) angegeben werden.

Zur Demaskierung der im signalgemittelten EKG auftretenden ventrikulären Spätpotentiale am Ende des QRS-Komplexes und zu Beginn der ST-Strecke ist üblicherweise eine Hochpassfilterung erforderlich, deren Einstellung von der Filtercharakteristik abhängig ist. Abbildung 4.10 und 4.11 zeigen typische Beispiele.

Bei Benutzung des ursprünglich von Simson vorgeschlagenen Butterworth-Filters, das auch heute mehrheitlich benutzt wird, werden für die Hochpassfilterung Grenzwerte von 25 und 50 Hz benutzt. Hochpassfilterung mit 40 Hz weist dabei eine etwas höhere Sensitivität auf. Durch bidirektionale Filterung kann das Problem des Filternachschwingens vermieden werden. Ein pathologischer Befund liegt vor, wenn zwei der drei Parameter abnorm sind (Tab. 4.9). Komplette Schenkelblockierungen werden gewöhnlich von der Analyse ausgeschlossen, zumindest aber erfordern sie besondere Normalwerte.

Analyse in der Frequenzdomäne

Mithilfe der Fast-Fourier-Transformation (FFT) lässt sich ein Signal harmonischer Schwingungen in seine einzelnen Teilfrequenzen zerlegen und in Abhängigkeit von der jeweiligen Frequenz der Kurve darstellen. Die durch ein „arrhythmogenes Substrat" hervorgerufenen elektrischen Nachschwankungen am Ende des QRS-

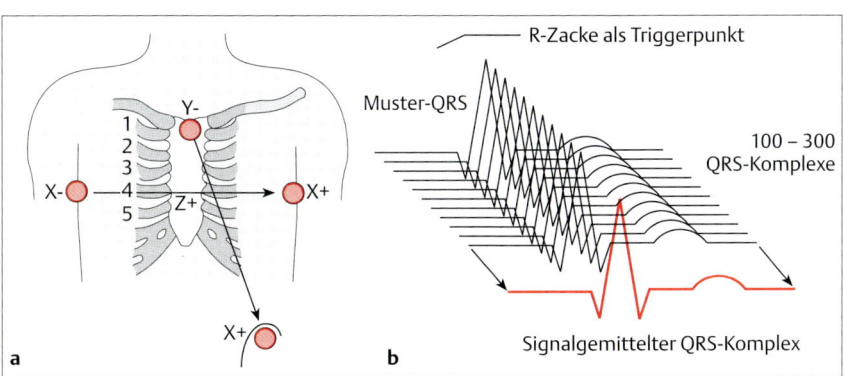

Abb. 4.9a, b Orthogonale bipolare Ableitungen nach Frank (**a**); Prinzip der Signalmittelung (**b**) (nach 44).

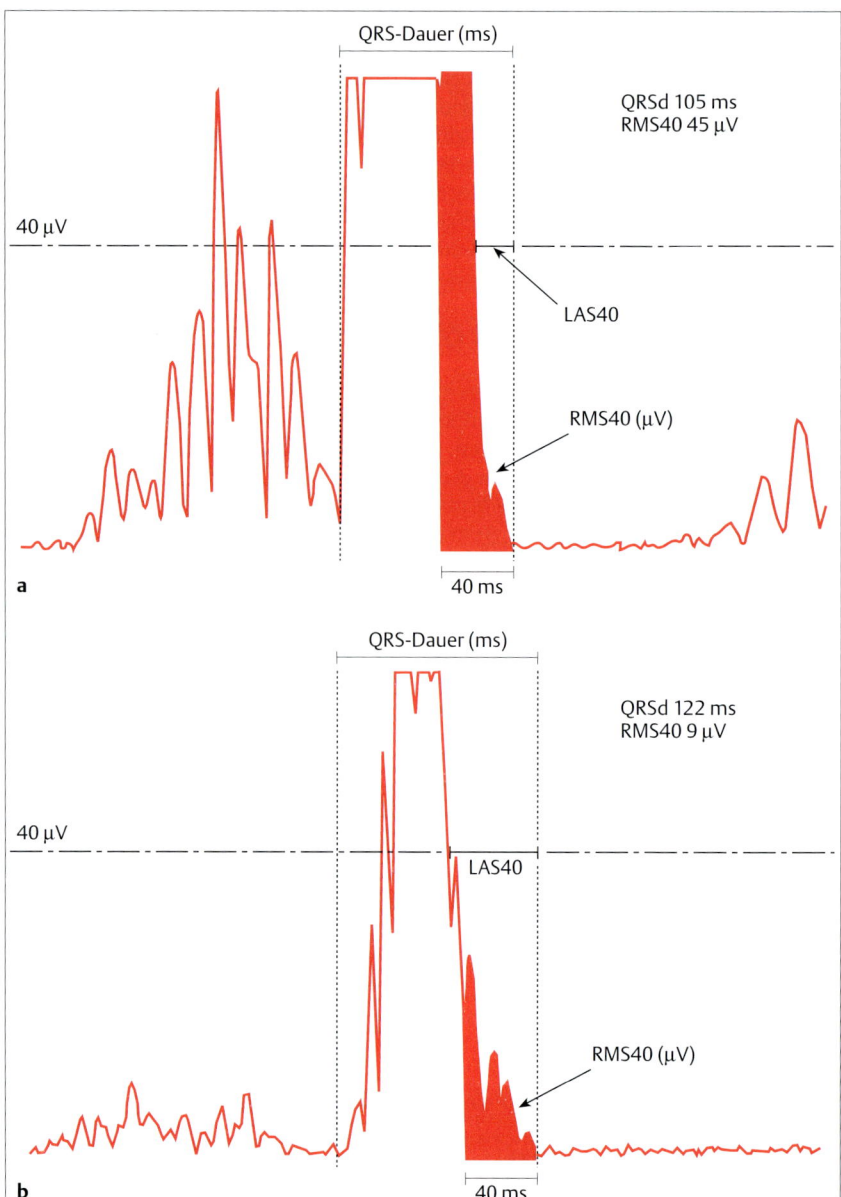

Abb. 4.10 RMS40: mittlere Amplitude (root mean square) der terminalen 40 msec des QRS-Komplexes.
a Unauffälliger QRS-Komplex ohne Spätpotential.
b Spätpotentiale am Ende des QRS-Komplexes mit verlängerter QRS-Dauer und niedrigem RMS40-Wert.

Tabelle 4.9 Spätpotentialparameter in der Zeitdomäne

Parameter	Definition	Grenzwert bei 25–250 Hz	Grenzwert bei 40–250 Hz
QRSd	Dauer des hoch aufgelösten signal-gemittelten QRS-Komplexes der Vektorableitung (ms)	> 120 ms	> 114 ms
RMS40	mittlere Amplitude (root mean square) der terminalen 40 ms des QRS-Komplexes (µV)	< 25 µV	< 20 µV
LAS40	Dauer des terminalen, niedrigamplitudigen Signals < 40 µV	> 38 ms	> 38 ms

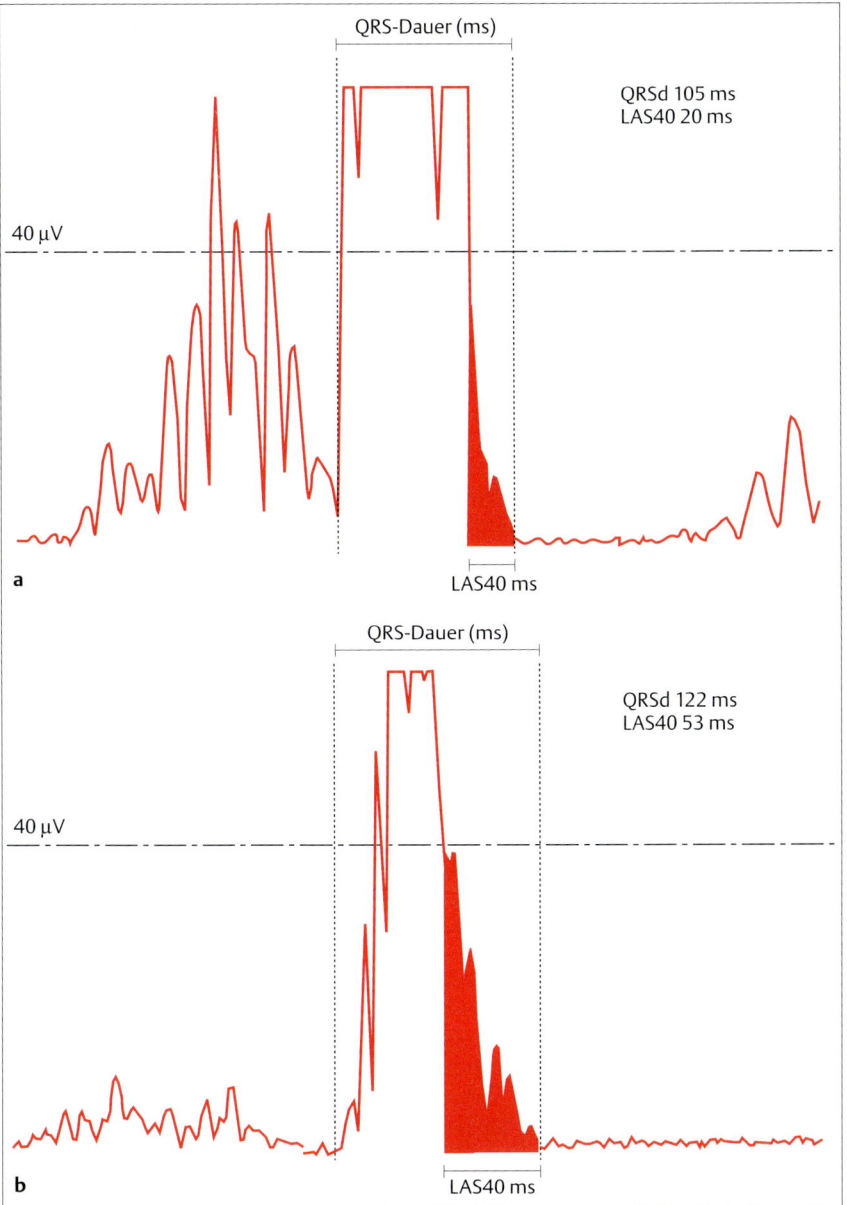

Abb. 4.11 LAS40: Dauer des terminalen, niedrigamplitudigen Signals.
a Unauffälliger QRS-Komplex ohne Spätpotential.
b Spätpotentiale am Ende des QRS-Komplexes mit verlängerter QRS- und LAS40-Dauer.

Komplexes und zu Beginn der ST-Strecke weisen niedrigere Amplituden, aber höhere Frequenzen auf als der „normale" QRS-Komplex. Eine Erkennung dieser hochfrequenten Signalanteile niedriger Amplitude des Elektrokardiogramms (= Spätpotential) ist mit der FFT-Analyse möglich. Dieses Verfahren hat im Gegensatz zur Zeitanalyse den Vorteil, dass es auch bei komplettem Schenkelblock benutzt werden kann. Insbesondere Patienten mit komplettem Schenkelblock nach Infarkt stellen ein Risikokollektiv dar.

Die Frequenzanalyse mittels FFT ist sehr empfindlich gegenüber Änderungen der Position des Analysefensters, das am Ende des QRS-Komplexes platziert werden muss. Spezielle Eingriffe in die Signalcharakteristik sind erforderlich, um an den Rändern der Fenster abrupte Frequenzsprünge zu vermeiden.

Spektrotemporales Mapping

Wegen der besonderen Empfindlichkeit der Analyse von Dauer und Positionierung des Fensters bei der FFT-Analyse wurde von Haberl und Mitarbeitern das spektrotemporale Mapping entwickelt (46). Hierbei werden multiple Segmente des Oberflächen-EKGs nach Signalmittelung mittels FIT analysiert. Die Ähnlichkeit benachbarter Spektren wird durch einen Relationskoeffizienten in Form des Normalitätsfaktors angegeben.

Eine komplexe Hochpassfilterung mit der Möglichkeit von Filternachschwankungen ist nicht erforderlich. Zudem ist eine bessere Abgrenzung von Spätpotentialen und Rauschen möglich. Die durch das Rauschen bedingten spektralen Peaks sind in allen analysierten Segmenten nachweisbar, während sich Spätpotentiale nur in Segmenten am Ende des QRS-Komplexes zeigen.

Der theoretische Ansatz der Methode basiert auf der Vorstellung, dass die Aufteilung der elektrischen Erregungsfront durch ein arrhythmogenes Substrat zu rapiden Änderungen im Frequenzgehalt des hochverstärkten EKG-Signals führt, häufig bereits im QRS-Komplex. Daher wird der gesamte QRS-Komplex, einschließlich des größten Teils der ST-Strecke, in die Berechnung einbezogen (Beginn 25 ms vor QRS bis 125 ms nach QRS). Die Analyse der Kurven beschränkt sich nicht auf die Unterscheidung genau definierter niedriger und höherer Frequenzen, sondern allgemein auf das Erkennen von Inhomogenitäten im Frequenzkurvenverlauf benachbarter FFT-Spektren.

Analyse spektraler Turbulenzen

Während beim spektrotemporalen Mapping bestimmte QRS- und ST-Abschnitte analysiert und Korrelationsberechnungen begrenzter Frequenzbereiche durchgeführt werden, löst sich die Analyse spektraler Turbulenzen nahezu völlig von der ursprünglichen Definition ventrikulärer Spätpotentiale. Die Analyse der Kurven beschränkt sich nicht auf die Unterscheidung genau definierter niedriger und höherer Frequenzen, sondern allgemein auf das Erkennen von Inhomogenitäten im Frequenzkurvenverlauf benachbarter FFT-Spektren (59).

Die bisher publizierten Resultate retrospektiver Analysen bei Patienten mit induzierbaren ventrikulären Tachykardien und bei gesunden Probanden ergaben eine hohe Sensitivität und Spezifität für die Identifikation von Patienten mit induzierbaren ventrikulären Tachykardien. Zur umfassenden Einschätzung des klinischen Wertes dieser Methode sind jedoch noch prospektive Studien mit größeren Populationen nötig.

Reproduzierbarkeit

Die Reproduzierbarkeit von Spätpotentialen wird bestimmt von der Elektrodenpositionierung, dem Signal-Rausch-Verhältnis und biologischen Faktoren. Innerhalb größerer Kollektive ist die Reproduzierbarkeit gut. Im Einzelfall kann es jedoch zu deutlichen Abweichungen kommen, die teilweise durch unterschiedliche Pegel des Grundrauschens bedingt sind. Zur Reproduzierbarkeit der Analyseverfahren in der Frequenzdomäne liegen bisher nur widersprüchliche Befunde vor.

Prognostische Bedeutung

In zahlreichen prospektiven Untersuchungen konnte belegt werden, dass Patienten nach Infarkt, die ein abnormes hochverstärktes EKG aufweisen, eine erhöhte Wahrscheinlichkeit haben, akut zu versterben oder hämodynamisch bedeutsame Kammertachykardien zu entwickeln.

> Multivariate Analysen ergaben, dass der positive Nachweis von Spätpotentialen im hochverstärkten EKG eine prognostische Bedeutung hat, die unabhängig von der Häufigkeit und Komplexität spontaner ventrikulärer Arrhythmien im Langzeit-EKG oder dem Ausmaß der linksventrikulären Funktionseinschränkung ist (40, 73).

Patienten mit Spätpotentialen nach kürzlichem Infarkt erleiden in 14–29% der Fälle eine anhaltende Kammertachykardie innerhalb des ersten Jahres im Vergleich zu 0,8–4,5% derjenigen ohne Nachweis von Spätpotentialen. Zwischen 3,6 und 40% der Patienten mit einem abnormen Befund im hochverstärkten EKG versterben plötzlich; bei den Patienten mit normalem hochverstärkten EKG sind es, je nach Untersuchung, 0–4,3% (negativer prädiktiver Wert 95–99%).

Patienten mit bereits dokumentierten und induzierbaren anhaltenden ventrikulären Tachykardien weisen in 79–92% der Fälle Spätpotentiale auf. Der positive Vorhersagewert des hochverstärkten signalgemittelten EKGs ist damit allerdings gering (12–27%). Viele Patienten entwickeln trotz eines positiven Spätpotentialbefundes kein rhythmusbedingtes Ereignis.

Herzfrequenzvariabilität

> Die Analyse der Herzfrequenzvariabilität untersucht die von Schlag zu Schlag auftretenden Schwankungen der Herzfrequenz (48, 68, 75) – und stellt damit eine indirekte Erfassung der neurovegetativen Aktivität dar.

Die Schwankungen der Herzfrequenz reflektieren die über vegetative kardiale Efferenzen vermittelte parasympathische und sympathische Beeinflussung des Sinusknotens. Eine Analyse der Herzfrequenzvariabilität (HRV) bei Sinusrhythmus erlaubt somit eine indirekte Erfassung der neurovegetativen Aktivität. In körperlicher Ruhe wird die Herzfrequenzvariabilität vornehmlich durch vagale Einflüsse bestimmt. Erhöhte Katecholaminkonzentrationen im Plasma führen zu einer verminderten Herzfrequenzvariabilität.

Wie Parasympathikus und Sympathikus ist auch die Fluktuation der Herzfrequenz bereits physiologischerweise von zahlreichen Einflussfaktoren abhängig. U.a. gehören hierzu:

- Alter,
- Geschlecht,
- Körperlage und -konstitution,
- Trainingszustand und
- Tageszeit (zirkardiane Rhythmik).

Im Vergleich zu Herzgesunden ist die Herzfrequenzvariabilität bei Patienten mit bedeutsamer struktureller Herzerkrankung *grundsätzlich vermindert*.

Registriertechnik und methodische Aspekte

Die Herzfrequenzanalyse kann als Kurzzeitanalyse über wenige Minuten (meist 5 min) oder über einen längeren Zeitraum, meist über 24 Stunden, mittels Langzeit-EKG gemessen werden. Neuere Langzeit-EKG-Auswertesysteme bieten die Analyse der Herzfrequenzvariabilität als Option an.

Zur Bestimmung der Herzfrequenzvariabilität stehen verschiedene Analyseverfahren und Messgrößen zur Verfügung (Tab 4.**10**). Nur Intervalle zwischen normalen Herzaktionen (d.h. Sinusaktionen) werden vermessen (man spricht dementsprechend von NN-Intervallen [*normal-to-normal* intervals]) und bei der Analyse berücksichtigt.

Analyse in der Zeitdomäne

Bei zeitbezogener Messung (time domain) werden die Intervalle normaler Herzaktionen über die Zeit gemessen und statistisch ausgewertet. Der einfachste Parameter der Herzfrequenzvariabilität ist die Standardabweichung der NN-Intervalle (SDNN). Da er abhängig von der Dauer der Registrierung ist, dürfen in der Praxis Messungen mit unterschiedlicher Registrierdauer nicht verglichen werden. Die Mindestregistrierdauer beträgt 5 min, eine vollständige Analyse für den Zeitraum der Langzeit-EKG-Registrierung sollte angestrebt werden.

Weitere häufig verwendete Parameter, die eine längere Registrierung voraussetzen, sind die Standardabweichung des Mittelwerts der NN-Intervalle, der in 5-Minuten-Abschnitten während des gesamten Registrierzeitraum bestimmt wurde (SDANN), und der SDNNindex (SDNNi) (Tab 4.**10**). Er ist definiert als der Mittelwert der über 5-Minuten-Abschnitte berechneten Standardabweichung; auch hier wird die Analyse über den gesamten Registrierzeitraum durchgeführt. Die SDANN erlaubt eine Abschätzung der Variabilität der Herzfrequenz für Abschnitte, die länger als 5 min sind. Der SDNNindex kann als Schätzmaß für die Variabilität der NN-Intervalle über Registrierabschnitte, die kürzer als 5 min sind, verstanden werden.

Häufig verwendete abgeleitete Variablen sind RMSSD (Quadratwurzel der mittleren quadrierten Differenzen zwischen NN-Intervallen), NN50 (Anzahl an sukzessiven Intervalldifferenzen, die mehr als 50 ms betragen) und pNN50 (prozentualer Anteil der NN50 an der Gesamtzahl der NN-Intervalle).

Neben der statistischen Analyse der NN-Intervalle besteht die Möglichkeit, die Verteilung der Intervalle zu untersuchen. Abgeleitete Größen sind in Tabellen aufgeführt. Der Vorteil solcher geometrischer Größen besteht darin, dass sie relativ unsensibel gegenüber Ungenauigkeiten bei der Messung der einzelnen RR-Intervalle sind. Bei ihrer Anwendung sollte eine Registrierdauer von 20 min nicht unterschritten werden. 24-Stunden-Registrierungen sind eindeutig vorzuziehen.

Tabelle 4.**10** Parameter der Herzfrequenzanalyse

Zeitbezogene Größen, statistische Größen	
NN	zeitlicher Abstand zweier normaler Herzaktionen
SDNN	Standardabweichung aller NN-Intervalle
SDNN-i	Mittelwert der Standardabweichungen aller NN-Intervalle für alle 5-Minuten-Abschnitte bei 24-stündiger Aufzeichnung
SDANN	Standardabweichung des Mittelwerts der NN-Intervalle in allen 5-Minuten-Abschnitten der gesamten Aufzeichnung
SDANN-i	Standardabweichung des mittleren NN-Intervalls für alle 5-Minuten-Abschnitte bei 24-stündiger Registrierung
r-MSSD	Quadratwurzel des quadratischen Mittelwerts der Summe aller Differenzen zwischen benachbarten NN-Intervallen
pNN50	Prozentsatz der Intervalle, die mindestens 50 ms vom vorausgehenden NN-Intervall abweichen
NN50	Anzahl der Paare benachbarter NN-Intervalle, die mehr als 50 ms voneinander abweichen
Geometrische Größen	
HRV-Triangular-Index	Integral der Dichteverteilung (Anzahl aller NN-Intervalle dividiert durch das Maximum der Dichteverteilung)
TINN	Länge der Basis des minimalen quadratischen Unterschieds der triangulären Interpolation für den höchsten Wert des Histogramms aller NN-Intervalle

Analyse in der Frequenzdomäne

Bei frequenzbezogener Analyse wird eine Fast-Fourier-Analyse der Daten durchgeführt. Tabelle 4.11 fasst die dabei berücksichtigten Parameter zusammen. Die Komponenten der Frequenzanalyse bei Kurzzeitmessung (2–56 min) sind:

- sehr niedrige (0–0,04 Hz),
- niedrige (0,04–0,15 Hz) und
- respiratorische oder hohe Frequenzanteile (0,15–0,40 Hz).

Bei Registrierung über 24 Stunden lassen sich ferner „ultraniedrige", sehr niedrige, niedrige und hohe Frequenzanteile bestimmen (englisch: ULF, VLF, LF und HF).

> Das Frequenz- oder Leistungsspektrum im hochfrequenten Bereich wird dem Parasympathikus zugeordnet, das der niedrigen Frequenzen dem Sympathikus, während die mittleren Frequenzen durch beide Systeme beeinflusst werden.

Reproduzierbarkeit

Die Kurzzeit- und Langzeit-Reproduzierbarkeit der Parameter der Herzfrequenzanalyse ist gut. Sie ist besonders hoch bei Patienten mit schwerer struktureller Herzerkrankung, da die Variabilität der Herzfrequenz hier geringer ist. Bei Vergleichen ist auf gleiche Aufzeichnungszeiträume zu achten. Unterschiedliche Systeme lassen sich nur begrenzt vergleichen, eine bessere Standardisierung der Analyseprogramme ist hier für die Zukunft zu fordern.

Prognostische Bedeutung

Die Beurteilung der Herzfrequenzvariabilität beruht auf dem Nachweis einer normalen oder eingeschränkten Herzfrequenzvariabilität, daneben auf der Beurteilung der verschiedenen Frequenzanteile in der Spektralanalyse (Tab. 4.11). Patienten mit Linksherzinsuffizienz unterschiedlicher Ätiologie haben in aller Regel eine verminderte HRV. Ursächlich dürften hier erhöhte Katecholaminspiegel im Plasma eine bedeutende Rolle spielen. Durch Training wird die HRV auch bei Patienten mit Herzinsuffizienz verbessert.

Nach einem akuten Herzinfarkt ist die Herzfrequenzvariabilität als Ausdruck einer gestörten kardialen autonomen Funktion vermindert. Diese Abnahme korreliert zur linksventrikulären Funktionsstörung, dem maximalen Kreatinkinase-Wert und der klinischen Einteilung des Schweregrades. In der akuten Phase der Thrombolyse ist die Herzfrequenzvariabilität erhöht.

Bei Postinfarktpatienten müssen bei der Beurteilung der Wertigkeit der Analyse der Herzfrequenzvariabilität ähnliche Einschränkungen gemacht werden wie bei der Spätpotentialanalyse. Es ergibt sich auch bei der Analyse der Herzfrequenzvariabilität zwar ein relativ hoher negativer Vorhersagewert, die positive Vorhersagegenauigkeit ist jedoch niedrig. In einer aktuellen Untersuchung, in der Postinfarktpatienten relativ lange für im Mittel drei Jahre prospektiv nachbeobachtet wurden, war der positive prädiktive Wert einer verminderten Herzfrequenzvariabilität bezüglich der Vorhersage von Todesfällen jedweder Ursache höher als in früheren Studien (67). Sie blieb mit ca. 50% allerdings relativ niedrig. Eine getrennte Analyse hinsichtlich der Vorhersage eines plötzlichen Herztodes und anderweitiger schwer wiegender Arrhythmieereignisse erfolgte in dieser Studie nicht.

Tabelle 4.11 Normalwerte der Herzfrequenzvariabilität (nach Task Force Report on Heart Rate Variability, Eur Heart J 1996; 17: 354–381, Abkürzungen siehe Text)

Parameter	Dimension	Normalwert (Mittelwert ± SD)
Zeitbezogene Analyse, 24-Stunden-Registrierdauer		
SDNN	ms	141 ± 139
SDANN	ms	127 ± 35
RMSSD	ms	27 ± 12
HRV-Triangularindex		37 ± 15
Spektralanalyse, 5-Minuten-Aufzeichnung im Liegen		
Gesamtverteilung	ms^2	3466 ± 1018
LF	ms^2	1170 ± 416
HF	ms^2	975 ± 203
LFnorm	nunorm normalisierte Einheit	54 ± 4
HFnorm	nunorm normalisierte Einheit	29 ± 3
LF/HF-Quotient		1,5–2,0

Eine weitere prospektive Untersuchung, die u.a. zum Ziel hatte, die prognostische Wertigkeit verschiedener Marker des kardialen autonomen Tonus (Herzfrequenzvariabilität sowie Baroreflex-Sensitivität) zu untersuchen, war die ATRAMI-Studie (Autonomic Tonus and Reflexes After Myocardial Infarction) (58). Hierzu wurde bei 1254 Patienten innerhalb von 28 Tagen nach Infarkt die Herzfrequenzvariabilität (24-StundenLangzeit-EKG) sowie die Baroreflex-Sensitivität bei Hospitalentlassung ermittelt. Während einer im Mittel 21 Monate dauernden Nachbeobachtung wurde der primäre Studienendpunkt (kardiale Letalität sowie nicht tödlicher Herz-Kreislauf-Stillstand) in 49 Fällen beobachtet.

Eine erniedrigte Herzfrequenzvariabilität (prospektiv definiert als Standardabweichung konsekutiver RR-Intervalle [SDNN] < 70 ms) als auch eine reduzierte Baroreflex-Sensitivität (< 3,0 ms/mmHg) erwies sich bei der multivariaten Analyse als statistisch unabhängiger Prädiktor der kardialen Mortalität (LIT) (Abb. 4.12).

Das gleichzeitige Vorhandensein beider Risikostratifikationsparameter erhöhte das Risiko noch weiter. In diesen Fällen betrug die 2-Jahres-Mortalität 17 %; verglichen mit einer Sterblichkeit von lediglich 2 %, wenn beide Parameter nicht reduziert waren (p < 0,0001).

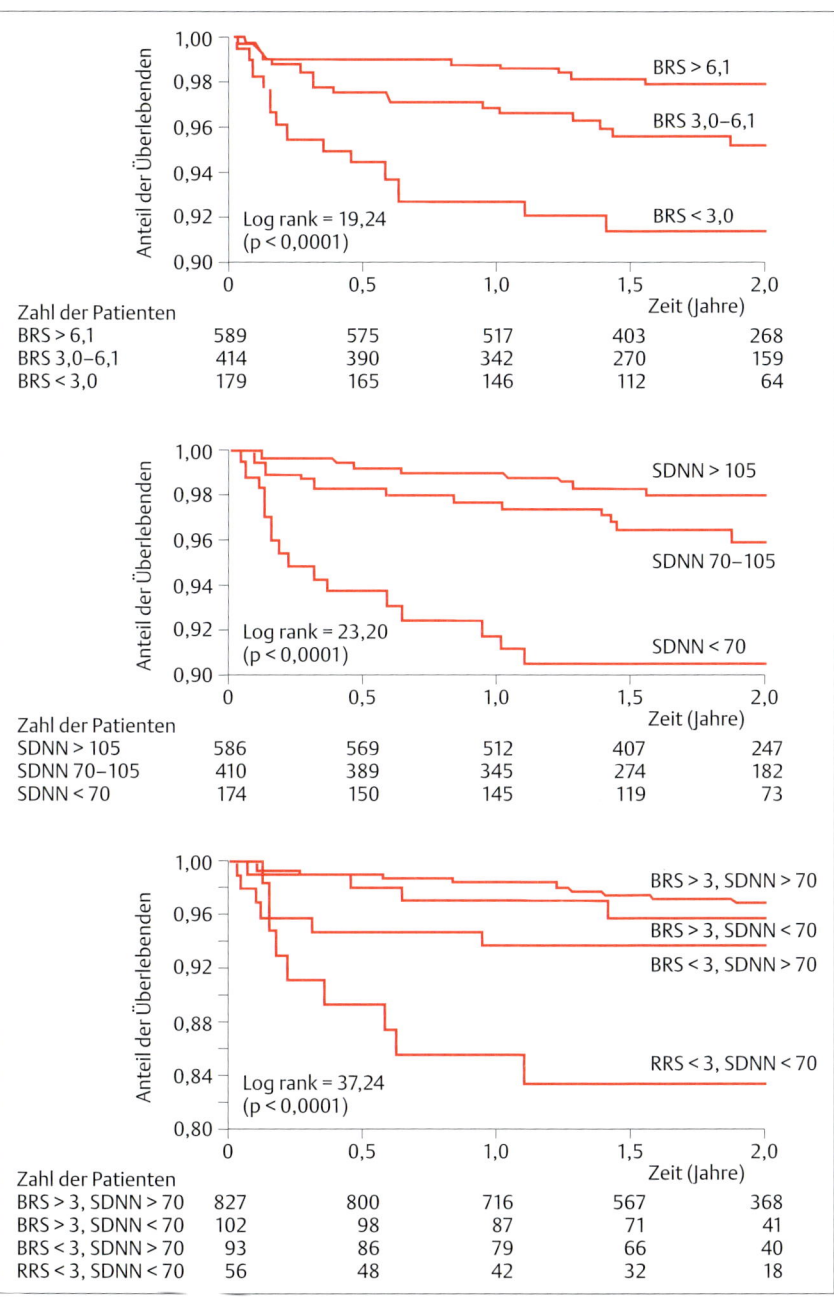

Abb. 4.12 Kaplan-Meier-Kurven für die kardiale Sterblichkeit in Abhängigkeit von der Herzfrequenzvariabilität (SDNN) und der Baroreflexsensitivität (BRS): Ergebnisse der ATRAMI-Studie (57).

Baroreflex-Sensitivität

> Bei der Analyse der Baroreflex-Sensitivität wird die durch Barorezeptoren vermittelte Kontrolle der Herzfrequenz quantifiziert (51); dadurch lässt sich auf den Tonus des autonomen Nervensystems rückschließen.

Diese Analyse erfolgt in der Absicht, die *vagale Reflexaktivierbarkeit* – gemessen an den Veränderungen der Sinusknotenfrequenz als Reaktion auf definierte Blutdruckveränderungen – zu überprüfen. Die Baroreflex-Sensitivität stellt demnach, wie die Herzfrequenzvariabilität, einen Marker für den Tonus des autonomen Nervensystems dar.

Registriertechnik und methodische Aspekte

Die Baroreflex-Sensitivität wird bestimmt, indem die Abnahme der Herzfrequenz als reflektorische Antwort auf eine Erhöhung des systolischen Blutdrucks gemessen wird. Am häufigsten wird heute die von Smyth und Mitarbeitern erarbeitete Methode zur Bestimmung der Baroreflex-Sensitivität verwendet. Dabei wird der systolische Blutdruck durch intravenöse Gabe des Alphamimetikums Phenylephrin (in Deutschland nicht im Handel; daher wird üblicherweise „Novadral" eingesetzt) um 20–30 mmHg erhöht; die hieraus resultierende Aktivierung des Baroreflexes führt zu einer Abnahme der Herzfrequenz.

Blutdruck und Herzfrequenz werden kontinuierlich registriert und miteinander in Beziehung gesetzt. Die Steigung der Regressionsgeraden, d.h. das Verhältnis der Zunahme des RR-Intervalls als Funktion des systolischen Blutdrucks gibt ein Maß (ms/mmHg) für die Ansprechbarkeit des Baroreflexes. Eine geringe Steigung, d.h. nur geringe Zunahme der Zykluslänge trotz Anstiegs des Blutdrucks, wird als abnorm gewertet.

Bei herzgesunden Probanden liegen die Werte zwischen 13 und 18 ms/mmHg. Bei Patienten mit überstandenem Myokardinfarkt fand sich eine reduzierte Baroreflex-Sensitivität von 7–9 ms/mmHg. Werte unter 3 ms/mmHg gelten als pathologisch reduziert.

Prognostische Bedeutung

Die prognostische Wertigkeit der Baroreflex-Sensitivität wurde in der bereits im Abschnitt Herzfrequenzvariabilität erwähnten ATRAMI-Studie geprüft (57). Eine reduzierte Baroreflex-Sensitivität <3,0 ms/mmHg erwies sich bei multivariater Analyse als *unabhängiger Prädiktor der kardialen Mortalität*.
Weiterhin wurde die Assoziation dieser Marker des autonomen kardialen Tonus mit herkömmlichen Risikostratifikationsparametern, insbesondere der linksventrikulären Funktion, untersucht. Das höchste relative Risiko ergab sich für diejenigen Patienten, bei denen die linksventrikuläre Auswurffraktion unter 35 % lag und die eine Baroreflex-Sensitivität <3,0 ms/mmHg aufwiesen (8,7fach erhöhtes Risiko) (Abb. 4.**13**).

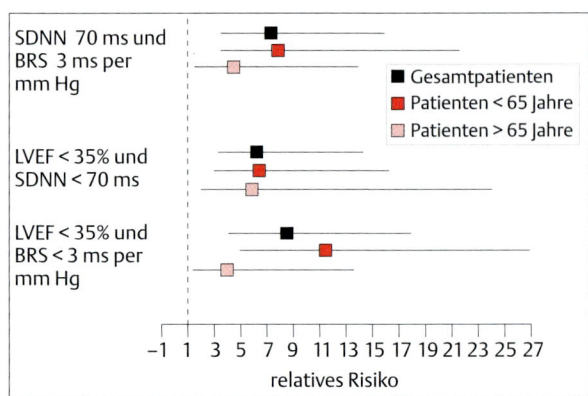

Abb. 4.**13** Relatives Risiko der kardialen Mortalität bei Kombination von geringer SDNN und Baroreflexsensitivität (BRS) in Abhängigkeit vom Ausmaß der linksventrikulären Ejektionsfraktion (LVEF) und dem Alter. Ergebnisse der ATRAMI-Studie (57).

> Marker des kardialen autonomen Tonus (Herzfrequenzvariabilität und Baroreflex-Sensitivität) haben somit eine prognostische Bedeutung bei Postinfarktpatienten. Weiteren Faktoren, wie die Einschränkung der linksventrikulären Funktion, kommt eine gleichfalls wichtige, wenn nicht noch bedeutendere Stellung zu.

Insgesamt sprechen die Befunde für die kombinierte Verwendung von Verfahren zur Risikostratifizierung nach Myokardinfarkt, um Hochrisiko-Kollektive zu identifizieren.

QT-Dispersion

> Die QT-Dispersion ist als Differenz zwischen Ableitungen mit maximaler und minimaler Dauer des QT-Intervalls im 12-Kanal-Standard-Elektrokardiogramm definiert.

Ihr liegt die Hypothese zugrunde, dass Inhomogenitäten in der Erregungsrückbildung im Bereich der Ventrikel zum Auftreten lebensbedrohlicher Arrhythmien prädisponieren (53, 62, 65).

Methodische Aspekte und Analyse

Die Berechnung der QT-Dispersion setzt eine möglichst genaue Messung des QT-Intervalls in allen EKG-Ableitungen des Standard-EKGs voraus. Eine simultane Registrierung aller 12 Ableitungen ist zu fordern, lässt sich aber bei vielen heute verfügbaren bzw. noch eingesetzten EKG-Registriergeräten nicht verwirklichen.

Da es sich bei der T-Welle um ein Signal mit geringer Amplitude handelt, stellt die Abgrenzung gegenüber der Nulllinie und damit die Messung der QT-Dauer häufig ein Problem dar. Bei manueller Messung ist die intra- und interindividuelle Schwankung bei den Messungen groß. Bei automatischer Messung ist zwar die

Reproduzierbarkeit gut, die Messwerte sind jedoch aufgrund von Unzulänglichkeiten der verfügbaren Algorithmen ungenau.

Derartige Messfehler stellen das wesentliche methodische Problem bei der Bestimmung der QT-Dispersion dar (62). Hierin dürften u.a. die Widersprüche der in der Literatur zur prognostischen Wertigkeit der QT-Dispersion mitgeteilten Befunde begründet sein (62, 67, 77). Das Ausmaß der QT-Dispersion ist unabhängig von der Herzfrequenz (78).

Prognostische Bedeutung

Zahlreiche Studien zur prognostischen Bedeutung der QT-Dispersion wurden in den letzten Jahren durchgeführt. Im Vergleich zu Normalpersonen ist die QT-Dispersion bei Herzkranken (durchgemachter Herzinfarkt, bei Kardiomyopathien und bei kongenitalem QT-Syndrom) erhöht. Mehrere Untersuchungen haben über die prognostische Bedeutung der QT-Dispersion berichtet (79). In großen Untersuchungen bei Postinfarktpatienten erwies sich das Ausmaß der QT-Dispersion jedoch als prognostisch nicht bedeutsam (62 ,77).

Die Ergebnisse einer eigenen Untersuchung bei über 700 Postinfarktpatienten sind in Abb. 4.**14** und 4.**15** dargestellt.

Anders verhält es sich, wenn als Marker für Störungen der myokardialen Repolarisation lediglich die Dauer des QT-Intervalls berücksichtigt wird (bevorzugt in Ableitung II). Die sich hier ergebenen Messungenauigkeiten sind wesentlich geringer als bei Ausmessung des Parameters in allen 12 Ableitungen des EKGs. Die Reproduzierbarkeit (intra- und inter-individuell) ist hoch. In zahlreichen Untersuchungen konnte nachgewiesen werden, dass ein verlängertes QT-Intervall (QTc < 0,44 s$^{1/2}$) mit einer erhöhten kardialen Sterblichkeit einhergeht; der positive prädiktive Wert einer verlängerten QT-Intervalldauer ist jedoch sehr niedrig (61).

Auch aus dem Langzeit-EKG kann die Dauer des QT-Intervalls, z.T. auf der Basis von Schlag-zu-Schlag-Messungen im Sinne einer QT-Variabilität, bestimmt werden. Hierzu sind aufwändige Algorithmen zur Bestimmung des Endes der T-Welle notwendig. Systematische Untersuchungen an größeren Patientenkollektiven stehen aus.

T-Wellen-Alternanz

> Als T-Wellen-Alternanz werden von Schlag-zu-Schlag auftretende Änderungen der Amplitude der T-Welle im Mikrovoltbereich bezeichnet.

Die Bestimmung der T-Wellen-Alternanz ist ein relativ neues Verfahren zur Risikostratifizierung (54, 55, 69). Als Ursache einer solchen Alternanz wird eine erhöhte Inhomogenität der Erregungsrückbildung angenommen. Die T-Wellen-Alternanz im Mikrovoltbereich muss von Schlag-zu-Schlag auftretenden Variationen der T-Wellenamplitude unterschieden werden, die manchmal bereits im Oberflächen-EKG nachweisbar sind.

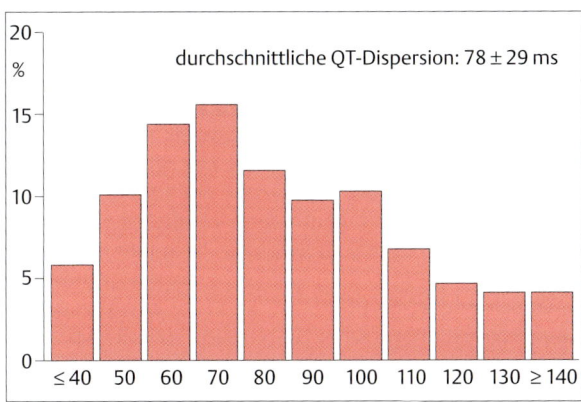

Abb. 4.**14** Streuung der QT-Dispersion nach Myokardinfarkt (Patienten der PILP (Post Infarction Late Potential) Studie, n = 725) (nach 47).

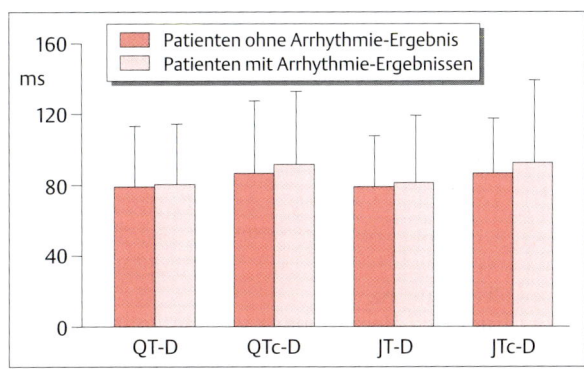

Abb. 4.**15** QT-Dispersion nach Myokardinfarkt (PILP-Studie). Dispersion der QT und JT-Intervalle (absolute Wert und nach Frequenzkorrektur (QTc bzw. JTc) bei Patienten mit und ohne ein Arrhythmieereignis während der Nachbeobachtung (nach 47).

Registriertechnik und methodische Aspekte

Die elektrische Alternanz wird als Oszillation – in diesem Fall der Amplitude der T-Welle – mit einer Periode von 2 Schlägen definiert. Eine Schlag-zu-Schlag Alternanz ist somit im Frequenzspektrum bei 0,5 Zyklen/Schlag nachweisbar. Mithilfe spektralanalytischer Techniken können derartige alternanztypische Fluktuationen von nicht alternierenden Fluktuationen des EKG-Signals unterschieden werden. Prinzipiell kann eine Alternanz bei jeder Herzfrequenz auftreten. Da ein Alternieren der T-Wellen-Amplitude im Mikrovoltbereich sich jedoch bei den meisten Patienten erst *bei höheren Frequenzen* einstellt, wird die Untersuchung bei Vorhofstimulation, während Fahrradergometrie oder nach Frequenzanhebung durch Atropin durchgeführt.

Eine Herzfrequenz von 100–120 Schlägen pro Minute wird angestrebt und muss während des Zeitraums der Registrierung des EKGs beibehalten werden. Zur Identifikation der Alternanz dient die Fast-Fourier-

Transformationsanalyse. Typischerweise findet sich bei Vorliegen einer T-Wellen-Alternanz (TWA) im Frequenzspektrum ein ausgeprägter Peak bei 0,5 Zyklen/Schlag. Ein TWA wird als signifikant definiert, wenn die Amplitudenschwankung mindestens ≥ 2 µV beträgt und über mindestens 1 min anhält. Die Alternanz-Ratio K, ein Indikator für die Signifikanz der Messung, muss ≥ 3 betragen, d.h. der gemessene Alternanz ist 3-mal größer als die durch Störsignale bedingte Messunsicherheit.

Verschiedene *Störfaktoren* können zu Alternanz-ähnlichen Fluktuationen führen und somit das Frequenzspektrum verfälschen. Hierzu zählen:

➤ die Atemfrequenz des Patienten,
➤ die Pedaltretfrequenz am Ergometer während der Belastung und nicht zuletzt
➤ Störsignale durch Muskelartefakte und den Hautwiderstand.

Zur Vermeidung letzterer wurden spezielle Multikontaktelektroden entwickelt. Durch Separierung der EKG-Elektrode in 4 Einzelelektroden können Artefaktsignale von den eigentlichen EKG-Signalen unterschieden und im Rahmen der Signalmittelung herausgefiltert werden. Weiterhin wird durch akustische und optische Signale dem Patienten die Tretfrequenz während der Ergometrie als 1/3 oder 2/3 der aktuellen Herzfrequenz vorgegeben und hierdurch vermieden, dass die Tretfrequenz den Bereich von 50 % der Herzfrequenz und damit den Alternanz-Bereich erreicht.

Prognostische Bedeutung

In ersten Untersuchungen an kleinen Patientengruppen erwies sich ein T-Wellen-Alternanz als ein *unabhängiger Prädiktor* hinsichtlich der Induzierbarkeit ventrikulärer Tachyarrhythmien mittels programmierter Ventrikelstimulation. In der gleichen Untersuchung erwiesen sich Alternanz und Induzierbarkeit als äquivalente Prädiktoren für ein arrhythmiefreies Überleben. Eine Assoziation zwischen dem Vorhandensein eines T-Wellen-Alternanz und malignen ventrikulären Arrhythmien wurde auch bei Patienten mit hypertrophischer Kardiomyopathie und Patienten mit chronischer Herzinsuffizienz mitgeteilt. Prospektive Daten zur Wertigkeit des T-Wellen-Alternanz für die Identifizierung von Hochrisiko-Patienten nach Myokardinfarkt stehen derzeit noch nicht ausreichend zur Verfügung.

Literatur

36. Andresen D, Steinbeck G, Brüggemann T, Haberl R, Fink L, Schröder R. Prognosis of patients with sustained ventricular tachycardia and of survivors of cardiac arrest not inducible by programmed stimulation. Am J Cardiol. 1992; 70: 1250–1254.
37. Andresen D, Steinbeck G, Brüggemann T, et al. Risk stratification following myocardial infarction in the thrombolytic era: a two-step strategy using noninvasive and invasive methods. J Am Coll Cardiol. 1999; 33: 131–138.
38. Bigger JT. Relation between left ventricular dysfunction and ventricular arrhythmias after myocardial infarction. Am J Cardiol. 1986; 57: 8B–14B.
39. Borggrefe M, Fetsch T, Martinez Rubio, Mäkijärvi M, Breithardt G. Prediction of arrhythmia risk based on signal-averaged ECG in postinfarction patients. Pacing Clin Electrophysiol. 1997; 20: 2566–2576.
40. Breithardt G, Borggrefe M: Recent advances in the identification of patients at risk of ventricular tachyarrhythmias: Role of ventricular late potentials. Circulation. 1987; 75: 1091–1096.
41. Breithardt G, Cain ME, el Sherif N, et al. Standards for analysis of ventricular late potentials using high- resolution or signal-averaged electrocardiography. A statement by a Task Force Committee of the European Society of Cardiology, the American Heart Association, and the American College of Cardiology. Circulation. 1991; 83: 1481–1488.
42. Breithardt G, Wichter T, Fetsch T, et al. The signal-averaged ECG: Time-domain analysis. Eur Heart J. 1993; 14: 27–32.
43. Crawford MH, Bernstein SJ, Deedwania PC, et al. ACC/AHA Guidelines for Ambulatory Electrocardiography. A report of the American College of Cardiology/American Heart Association Task Force on Practice Guidelines (Committee to Revise the Guidelines for Ambulatory Electrocardiography). Developed in collaboration with the North American Society for Pacing and Electrophysiology. J Am Coll Cardiol. 1999; 34: 912–948.
44. Fetsch T. Ventrikuläre Spätpotentiale. Dt Ärztebl. 1999; 96: B-1980–1984.
45. Friedman BM, Dunn MI. Postinfarction ventricular aneurysm. Clin Cardiol. 1995; 18: 505–511.
46. Haberl R, Jilge G, Pulter R, Steinbeck G. Spectral mapping of the electrocardiogram with Fourier transform for identification of patients with sustained ventricular tachycardia and coronary artery disease. Eur Heart J. 1989; 10: 316–322.
47. Haverkamp W, Fetsch T, Eckardt L, et al. QT dispersion does not predict arrhythmic events after myocardial infarction. Pacing Clin Electrophysiol. 1998; 21: 850 (abstract).
48. Hennersdorf M, Niebch V, Holz B, Perings Ch, Vester EG, Strauer BE. Herzfrequenzvariabilität und Chemoreflexsensitivität. Bewährtes und Neues in der Risikoprädiktion maligner Herzrhythmusstörungen. Z Kardiol. 2000; 89: 51–56.
49. Hochman JS, Brooks MM, Morris M, Ahmad T. Prognostic significance of left ventricular aneurysm in the cardiac arrhythmia Suppression trial (CAST) population. Am Heart J. 1994; 127: 824–832.
50. Hohnloser SH, Franck P, Klingenheben T, Zabel M, Just H. Open infarct artery, late potentials, and other prognostic factors in patients after acute myocardial infarction in the thrombolytic era. A prospective trial. Circulation. 1994; 90: 1747–1756.
51. Hohnloser SH, Klingleben T. Stratifizierung der vom plötzlichen Herztod bedrohten Patienten unter besonderer Berücksichtigung des autonomen Nervensystems. Z Kardiol. 1996; 85: 35–43.
52. Hombach V, Osterhues HH, Höher M, Scharf B, Kochs M. Risikostratifizierung nach Myokardinfarkt. Z Kardiol. 2000; 89: 75–86.
53. Kautzner J, Malik M. QT interval dispersion and its clinical utility. Pacing Clin Electrophysiol. 1997; 20: 2625–2640.
54. Klingenheben T, Credner S, Li YG, Bender B, Hohnloser SH. [Microvolt level T wave alternans: a new marker for noninvasive risk stratification]. Z Kardiol. 2000; 89: 57–61.
55. Klingenheben T, Zabel M, D'Agostino RB, Cohen RJ, Hohnloser SH. Predictive value of T-wave alternans for arrhythmic events in patients with congestive heart failure. Lancet. 2000; 356 (9230): 651–652.
56. Kuchar DL, Thorburn CW, Sammel NL. Prediction of serious arrhythmic events after myocardial infarction: signal-averaged electrocardiogram, Holter monitoring and radionuclide ventriculography. J Am Coll Cardiol. 1987; 9: 531–538.
57. La Rovere MT, Bigger JT, Marcus FI, Mortara A, Schwartz PJ. Baroreflex sensitivity and heart-rate variability in predicti-

58. La Rovere MT. Baroreflex sensitivity as a new marker for risk stratification. Z Kardiol. 2000; 89: 44–50.
59. Mäkijärvi M, Fetsch T, Reinhardt L, et al. Comparison and combination of late potentials and spectral turbulence analysis to predict arrhythmic events after myocardial infarction in the Post-Infarction Late Potential (PILP) Study. Eur Heart J. 1995; 16: 651–659.
60. Mäkijärvi M, Fetsch T, Reinhardt L, Martinez-Rubio A, Borggrefe M, Breithardt G. Ventricular late potentials: time domain. In: Moss AJ, Stern S, eds. Noninvasive cardiology. Clinical aspects of Holter monitoring. London, Philadelphia: W. Saunders; 1996: 273–290.
61. Maison Blanche P, Catuli D, Fyan J, Coumel P. QT interval, heart rate and ventricular arrhythmias. In: Moss AJ, Stern S, eds. Noninvasive cardiology. Clinical aspects of Holter monitoring. London, Philadelphia: W. Saunders: 1996: 383–404.
62. Malik M, Batchvarov VN. Measurement, interpretation and clinical potential of QT dispersion. J Am Coll Cardiol. 2000; 36: 1749–1766.
63. Mason JW. A comparison of electrophysiologic testing with Holter monitoring to predict antiarrhythmic-drug efficacy for ventricular tachyarrhythmias. New Engl J Med. 1993; 329: 445–451.
64. Mitchell LB. The role of invasive EP testing in the evaluation and management of ventricular tachyarrhythmias associated with ischemic heart disease. Card Electrophys. Rev 2000; 4: 54–57.
65. Molnar J, Rosenthal JE, Weiss JS, Somberg JC. QT interval dispersion in healthy subjects and survivors of sudden cardiac death: circadian variation in a twenty-four-hour assessment. Am J Cardiol. 1997; 79: 1190–1193.
66. Muller DWM, Topol EJ, Ellis SG, Sigmon KN, Lee K, Califf RM. Multivessel coronary artery disease: a key predictor of short-term prognosis after reperfusion therapy for acute myocardial infarction. Am Heart J. 1991; 121: 1042–1049.
67. Perkiomaki JS, Huikuri HV, Koistinen JM, Makikallio T, Castellanos A, Myerburg RJ. Heart rate variability and dispersion of QT interval in patients with vulnerability to ventricular tachycardia and ventricular fibrillation after previous myocardial infarction. J Am Coll Cardiol. 1997; 30: 1331–1338.
68. Quintana M, Storck N, Lindblad LE, Lindvall K, Ericson M. Heart rate variability as a means of assessing prognosis after acute myocardial infarction. Eur Heart J. 1997; 18: 789–797.
69. Rosenbaum DS, Jackson LE, Smith JM, Garan H, Ruskin JN, Cohen RJ: Electrical alternans and vulnerability to ventricular arrhythmias. N Engl J Med. 1994; 330: 235–241.
70. Roy D, Marchand E, Theroux P, et al. Long-term reproducibility and significance of provokable ventricular arrhythmias after myocardial infarction. J Am Coll Cardiol. 1986; 8: 32–39.
71. Sanz G, Castaner A, Betriu A et al. Determinants of prognosis in survivors of myocardial infarction: a prospective clinical angiographic study. N Engl J Med. 1982; 306: 1065–1070.
72. Steinbeck G, Andresen D, Bach P, et al. A comparison of electrophysiologically guided antiarrhythmic drug therapy with beta-blocker therapy in patients with symptomatic, sustained ventricular tachyarrhythmias. New Engl J Med. 1992; 327: 987–992.
73. Steinberg JS, Berbari EJ. The signal-averaged electrocardiogram: update on clinical applications. J Cardiovasc Electrophysiol. 1996; 7: 972–988.
74. Steinbigler P, Haberl R, Schmücking I, et al. Functional late potential analysis with exercise testing to identify patients prone to ventricular tachycardia after myocardial infarction. ANE. 1997; 2: 9–19.
75. Task Force of the European Society of Cardiology and the North American Society of Pacing and Electrophysiology. Heart rate variability. Standards of measurement, physiological interpretation, and clinical use. Eur Heart J. 1996; 17: 354–381.
76. White HD, Noris RM, Brown MA, Brandt PWT, Whitlock RML, Wild CJ. Left ventricular endsystolic volume as the major determinant of survival after recovery from myocardial infarction. Circulation. 1987; 76: 44–51.
77. Zabel M, Klingenheben T, Franz MR, Hohnloser SH. Assessment of QT dispersion for prediction of mortality or arrhythmic events after myocardial infarction: results of a prospective, long-term follow-up study. Circulation. 1998; 97: 2543–2550.
78. Zabel M, Franz MR, Klingenheben T, Mansion B, Schultheiss HP, Hohnloser SH. Rate-dependence of QT dispersion and the QT interval: comparison of atrial pacing and exercise testing. J Am Coll Cardiol. 2000; 36: 1654–1658.
79. Zareba W, Moss AJ, Badilini F. Dispersion of repolarization: noninvasive marker of nonuniform recovery of ventricular excitability. In: Moss AJ, Stern S, eds. Noninvasive cardiology. Clinical aspects of Holter monitoring. London, Philadelphia: W. Saunders; 1996: 405–420.

Besondere Aspekte der Differentialdiagnose von Rhythmusstörungen

Einleitung

Der elektrokardiographischen Differentialdiagnose tachykarder Herzrhythmusstörungen kommt in der täglichen klinischen Praxis eine wichtige Bedeutung zu. Es gilt nicht nur bei symptomatischer Tachykardie die optimale Form der Akuttherapie zu wählen, sondern es müssen, in Abhängigkeit von den zugrunde liegenden Rhythmusstörungen und der resultierenden Symptomatik, auch akut und längerfristig Therapieentscheidungen gefällt werden (84, 90, 92).

Die Differentialdiagnose ist oft schwierig bzw. bei bestimmten Arrhythmieformen unmöglich, wenn lediglich eine 1-Kanal-EKG-Registrierung (z.B. ein Monitorstreifen oder ein Langzeit-EKG-Auszug) zur Verfügung stehen. Dies gilt vor allem für die Differentialdiagnose paroxysmaler Tachykardien mit schmalem oder breitem QRS-Komplex. Ist ein langer Ausschrieb mit den Ableitungen I, II, III, V_1, V_4 und V_6 vorhanden, so gelingt es allerdings in ca. 80–90 % der Fälle, allein anhand des EKGs die richtige Diagnose zu stellen.

Die elektrokardiographische Differentialdiagnose von Tachykardien wird zwar auch in den Kapiteln zu den einzelnen Arrhythmien diskutiert, dennoch seien an dieser Stelle die beiden oben genannten Formen von Tachykardien, die relativ häufig auftreten und differentialdiagnostisch abgegrenzt werden müssen, ausführlicher besprochen.

Paroxysmale Tachykardien mit schmalem QRS-Komplex

Paroxysmale Tachykardien sind durch einen abrupten Beginn und ein ebenso abruptes Ende charakterisiert (85, 88). Da die resultierenden Herzfrequenzen oft im Bereich von 160–220/min liegen, treten bei den meisten Patienten Symptome auf. Letztere führen nicht selten dazu, dass der Patient die Notfallaufnahme aufsucht.

In der Praxis wichtige differentialdiagnostische Kriterien für die Abgrenzung unterschiedlicher paroxysmal auftretender Tachykardieformen (Tab. 4.12) sind nachfolgend aufgeführt (Abb. 4.16). Die Validierung dieser Kriterien erfolgte mittels invasiver elektrophysiologischer Untersuchungen. Von besonderer Bedeutung sind:

- die Erkennung und formale Analyse der P-Wellen,
- ihre Lage relativ zum QRS-Komplex,
- die Tachykardiefrequenz,
- das Fehlen bzw. der Nachweis von AV-Blockierungen während Tachykardie,
- das Fehlen bzw. der Nachweis alternierender R-Zacken-Amplituden und
- Veränderungen der Tachykardiefrequenz bei Auftreten einer Schenkelblockierung.

Tabelle 4.12 Formen von paroxysmal auftretenden Tachyarrhythmien mit schmalem QRS-Komplex

- Sinustachykardie
- atriale Tachykardie (unifokal, multifokal, mit/ohne Block im AV-Knoten)
- Vorhofflattern/-flimmern
- AV-Knoten-Reentrytachykardie (gewöhnliche, ungewöhnliche)
- AV-junktionale Tachykardie
- atrioventrikuläre Reentry-Tachykardie (orthodrom)

Lokalisation der P-Wellen

Lässt sich bei regelmäßiger Tachykardie keine P-Welle nachweisen, liegt mit großer Wahrscheinlichkeit eine AV-Knoten-Reentry-Tachykardie vor (86, 88). Vorhof und Ventrikel werden hierbei nahezu simultan erregt. Die P-Welle ist daher im QRS-Komplex verborgen; manchmal ist sie jedoch auch am Ende des QRS-Komplexes erkennbar. Führt eine am Ende des QRS-Komplexes in V1 sichtbare P-Welle zu einer r'-Zacke, die bei Sinusrhythmus nicht sichtbar ist, spricht man von einem „Pseudo r'".

Ist die P-Welle abgrenzbar und das Intervall zum vorausgehendem R (RP) kleiner als das zwischen P-Welle und der nachfolgenden R-Zacke (PR), so handelt es sich am ehesten um eine orthodrome AV-Reentry-Tachykardie mit Einbeziehung einer retrograd leitenden akzessorischen Leitungsbahn.

Ist das PR-Intervall deutlich kürzer als das RP-Intervall, kommen eine Vorhoftachykardie, eine untypische AV-Reentry-Tachykardie und eine Sonderform der atrioventrikulären Reentry-Tachykardie mit dekrementalen Leitungseigenschaften der akzessorischen Bahn in Betracht. Die beiden letzteren Tachykardieformen sind allerdings vergleichsweise selten.

P-Wellen-Achse

Eine inferosuperiore P-Wellen-Achse mit kaudokranialer Erregungsausbreitung (P-Welle negativ in II und III) kann durch Vorhofflattern vom gewöhnlichen Typ, eine ektope atriale Tachykardie, eine atypische AV-Knoten-Tachykardie oder eine atrioventrikuläre Tachykardie bei septal gelegener akzessorischer Bahn verursacht werden.

Bei Vorhofflattern findet man allerdings keine eigentlichen P-Wellen, sondern die typischen Flatterwellen. Ist die P-Wellen-Achse von links nach rechts gerichtet (P positiv in V1 und negativ in I und V6), liegt entweder eine linksgelegene akzessorische Bahn vor oder es handelt sich um eine ektope atriale Tachykardie (91).

Bei Ausrichtung der P-Wellenachse von rechts nach links findet sich eine positive P-Welle in I und V6, in V1 ist sie negativ oder biphasisch. Entweder handelt es sich um eine ektope atriale Tachykardie oder um eine rechts gelegene akzessorische Leitungsbahn.

Tachykardiefrequenz

Die für AV-Knoten-Reentry- und AV-Reentry-Tachykardie typischen Frequenzen liegen zwischen 180/min und 220/min. Solche Frequenzen werden bei Sinustachykardien in den meisten Fällen nicht erreicht. Rückschlüsse auf die Art der Tachykardie erlaubt die Durchführung vagaler Manöver (z.B. Karotisdruckmassage oder Injektion von Adenosin). Hierbei werden manchmal zuvor im QRS-Komplex oder in der ST-Strecke verborgene P-Wellen oder Flatterwellen sichtbar.

Sind Vorhofaktionen eindeutig abgrenzbar, spricht eine Frequenz von über 250/min für Vorhofflattern. Liegen typische, in den inferioren Ableitungen negative Flatterwellen vor, so handelt es sich um gewöhnliches Vorhofflattern. Sind die P-Wellen aufrecht, so liegt Vorhofflattern vom ungewöhnlichen Typ vor.

Sind Vorhofaktionen mit einer Frequenz unter 250/min abgrenzbar, liegt am ehesten eine atriale Tachykardie vor. Allein bezogen auf die Frequenz ist der Übergang zwischen atrialer Tachykardie und Vorhofflattern allerdings fließend.

Typisch für Sinustachykardien ist ein langsamer Beginn und ein stetiger Frequenzabfall zum Ende des Ereignisses hin; dagegen fangen die seltenen Sinusknoten-Reentry-Tachykardien ebenfalls plötzlich an.
Auch bei ektopen atrialen Tachykardien lässt sich oft eine Zunahme der Tachykardiefrequenz zu Beginn der Rhythmusstörung (so genanntes „warming-up") und ein stetiger Abfall vor spontaner Terminierung (so genanntes „cooling-down") beobachten.

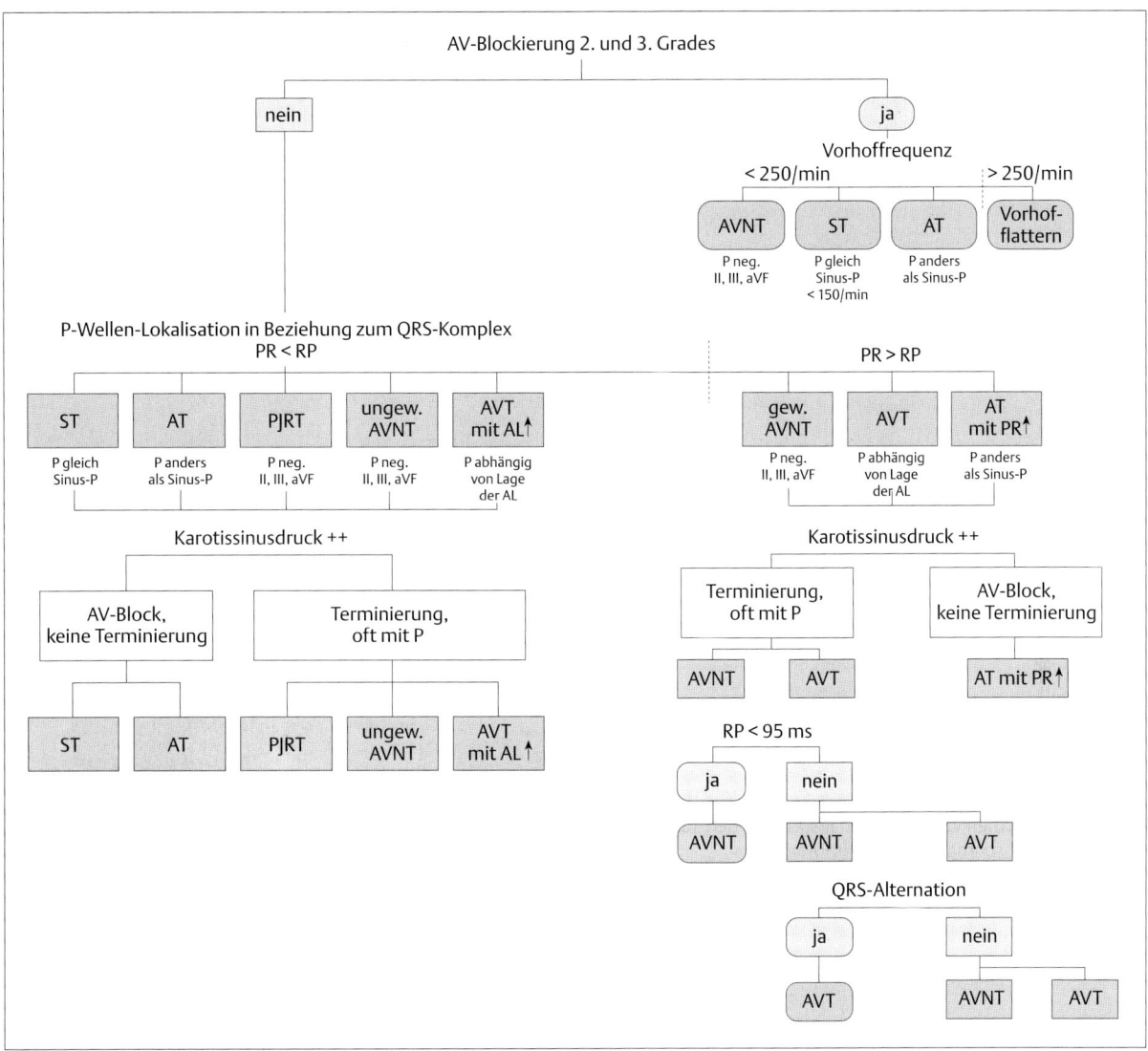

Abb. 4.16 Algorithmus zur Differentialdiagnose von Tachykardien mit schmalem QRS-Komplex (nach 86).
AL: akzessorische Leitungsbahn, AL↑: langsam leitende AL, AT: atriale Tachykardie, AVNT: AV-Knoten-Tachykardie, AVT: atrioventrikuläre Tachykardie, PJRT: permanente junktionale reziproke Tachykardie, PR↑: verlängertes PR(Q)-Intervall, ST: Sinustachykardie. Nach: Kuck KH. Ätiologie und Klinik supraventrikulärer Tachykardien. In: Griebenow R, Gülker H: Autonomes Nervensystem und Herzrhythmusstörungen. Thieme Verlag, Stuttgart, 1990, S. 154.

AV-Blockierung

Bei atrialen Tachykardien tritt bei Frequenzen von oberhalb 200/min in der Regel eine AV-Blockierung auf. Das Ausmaß der Blockierung wird von den Leitungseigenschaften des AV-Knotens bestimmt. Bei vorbestehender AV-Leitungsstörung kann bereits bei relativ niedriger Vorhoffrequenz ein AV-Block auftreten. Bei Vorliegen einer AV-Blockierung sind Tachykardien mit Einbeziehung akzessorischer Bahnen ausgeschlossen. Dagegen kann eine AV-Knoten-Reentry-Tachykardie selten einmal antegrad (und/oder retrograd) blockieren.

R-Zacken-Alternanz

Ein Alternieren der R-Zacken-Amplituden findet sich bevorzugt bei AV-Reentry-Tachykardien (S. 208). Im Einzelfall kann ein R-Alternanz aber auch bei AV-Knoten-Reentry auftreten (81).

Frequenzänderung bei Schenkelblock

In Abhängigkeit von den Leitungseigenschaften des spezifischen Reizleitungssystems kann bei hohen Frequenzen eine funktionelle Leitungsblockierung auftreten. Da die Refraktärzeit des rechten Tawara-Schenkels in der Regel länger ist als die des linken Schenkels, tritt bevorzugt ein Rechtsschenkelblock auf. Dies kann mit Beginn der Tachykardie der Fall sein oder auch erst bei längerem Bestehen auftreten.

Die Frequenz der Rhythmusstörung bleibt hierbei unbeeinflusst – außer, wenn eine orthodrome AV-Reentry-Tachykardie unter Beteiligung einer akzessorischen Bahn vorliegt. Die Frequenz der Tachykardie nimmt dann aufgrund des längeren Weges, den die Erregung über den anderen Schenkel nehmen muss, bei Auftreten einer Schenkelblockierung ab, wenn die akzessorische Bahn auf der gleichen Seite liegt, auf der auch die Blockierung auftritt (82). Erfolgt ein solcher Abfall der Frequenz z.B. parallel zum Auftreten eines Linksschenkelblocks, so handelt es sich demnach mit großer Wahrscheinlichkeit um eine links gelegene akzessorische Bahn.

Paroxysmale Tachykardien mit breitem QRS-Komplex

> Überschreitet die Dauer des QRS-Komplexes während einer Tachykardie 0,12 s, so wird von einer Tachykardie mit breitem QRS-Komplex gesprochen.

In etwa 80 % der Fälle liegt eine Kammertachykardie vor, in den übrigen Fällen handelt es sich um aberrant geleitete supraventrikuläre Tachykardien (80, 81, 87, 89). Von Aberranz wird gesprochen, wenn die atrioventrikuläre Überleitung entweder nicht über das normale Erregungsleitungssystem erfolgt oder eine Überleitung mit Schenkelblock vorliegt (Abb. 7.**13**, S. 191).

Die richtige Unterscheidung zwischen diesen beiden Arrhythmieformen hat große therapeutische und prognostische Bedeutung. Bei der Akuttherapie entscheidet sie über die Auswahl der einzusetzenden Therapie. Wird eine ventrikuläre Tachykardie mit breiten QRS-Komplexen fälschlicherweise als eine Tachykardie supraventrikulären Ursprungs interpretiert, so kann das u.U. fatale Folgen für den Patienten haben, wenn z.B. Verapamil mit dem Ziel der Tachykardieterminierung verabreicht wird. Blutdruckabfälle oder gar das Eintreten eines reanimationspflichtigen Zustandes können die Folge sein.

Eine sichere Unterscheidung von supraventrikulären und ventrikulären Tachykardien ist bei breitem QRS-Komplex aus dem 12-Kanal-EKG ist nicht immer möglich. Hämodynamische Auswirkungen und Ansprechen auf bestimmte Gruppen von Antiarrhythmika bzw. auf physikalische Maßnahmen sind unzuverlässige Kriterien. Auch eine regelmäßige 1:1-Beziehung zwischen Vorhof- und Kammeraktion ist diagnostisch nicht beweisend, da in 50 % der ventrikulären Tachykardien eine konstante VA-Leitung vorliegt.

Für eine Kammertachykardie sprechen:

➤ AV-Dissoziation und
➤ – bei langsamen Formen – das Auftreten von Fusionsschlägen mit schmalem Kammerkomplex.

> Ist der Mechanismus bzw. Ursprung einer Tachykardie mit breiten QRS-Komplexen nicht eindeutig, sollte die Rhythmusstörung im Zweifelsfall immer wie eine Kammertachykardie behandelt werden.

Bei unklarer Diagnose und klinischem Beschwerdebild kann durch intrakardiale EKG-Ableitungen in Verbindung mit einer programmierten Vorhof- und/oder Kammerstimulation eine Sicherung der Diagnose als notwendige Voraussetzung für adäquate Therapieentscheidungen erfolgen.

Ventrikulo-atriale Dissoziation

Bei 20–25 % der Tachykardien mit einem breitem QRS-Komplex lässt sich eine ventrikulo-atriale (VA-) Dissoziation im Oberflächen-EKG nachweisen, d.h. es finden sich mehr QRS-Komplexe als P-Wellen, da Vorhöfe und Ventrikel unabhängig voneinander aktiviert werden. Ein solcher Befund findet sich, von sehr seltenen Ausnahmen abgesehen, nur bei Kammertachykardien.

> Das Vorliegen einer VA-Dissoziation ist eines der zuverlässigsten Kriterien bei der Differentialdiagnose von Tachykardien mit breitem QRS-Komplex.

Die Identifikation von P-Wellen ist allerdings nicht immer einfach. Der wenig in der Differentialdiagnose breitkomplexiger Tachykardien geübte Arzt neigt dazu, mehr P-Wellen zu sehen als in Wirklichkeit vorhanden sind. Artefakte oder auch Knotungen des terminalen QRS-Komplexes können das Vorhandensein von P-Wellen vortäuschen. Wird eine P-Welle in einer Ableitung vermutet, müssen auch die übrigen Ableitungen überprüft werden. In den meisten Fällen lassen sich „echte" P-Wellen in mehr als einer Ableitung nachweisen. Manchmal können eine langsamere Registriergeschwindigkeit (25 mm/s anstelle von 50 mm/s) und/oder eine höhere Verstärkung (2 cm/mV anstelle von 1 cm/mV) hilfreich sein.

P-Wellen sind bevorzugt dann sichtbar, wenn die Tachykardiefrequenz niedrig ist. Invasive elektrophysiologische Untersuchungen haben ergeben, dass in ca. 50 % der Fälle bei Kammertachykardien aufgrund eines retrograden atrioventrikulären Blocks keine Überleitung von der Kammer zu den Vorhöfen stattfindet.

Es ist zu berücksichtigen, dass eine VA-Dissoziation auch bei der – allerdings seltenen – ektopen AV-Knoten-Tachykardie und bei supraventrikulären Tachykardien unter Beteiligung von Mahaim-Fasern vorkommen kann.

Fusionsschläge

Erfolgt die Erregung der Kammern während laufender Kammertachykardie gleichzeitig durch eine vom Vorhof übergeleitete Aktion und einem in der Kammer entstandenen Impuls, so weist der resultierende Schlag ein Mischbild zwischen der QRS-Morphologie bei Sinusrhythmus und dem QRS-Komplex der Kammertachykardie auf. Der resultierende QRS-Komplex ist breiter als bei Sinusrhythmus und schmaler als während einer Kammertachykardie.

> Solche Fusionsschläge beweisen das Vorliegen einer Kammertachykardie. Ist die Tachykardie langsam, kann eine vorausgehende P-Welle mit sehr kurzer PQ-Zeit sichtbar sein.

Regelmäßigkeit der RR-Intervalle

Eine gewisse Unregelmäßigkeit der RR-Abstände lässt sich *sowohl bei supraventrikulären als auch ventrikulären Tachykardien* beobachten. Insbesondere gilt dieses für den Beginn der Rhythmusstörung, d.h. die ersten 10–15 Schläge.

Je länger die Zykluslänge der Tachykardie, desto ausgeprägter sind zudem die Schwankungen der einzelnen RR-Intervalle. Bei einer Tachykardiezykluslänge von 450–500 ms sind initiale Schwankungen in den RR-Abständen von etwa 100–120 ms durchaus als normal zu bezeichnen, Werte von über 200 ms können beobachtet werden. Bei Kammertachykardien erreichen die RR-Schwankungen allerdings in den meisten Fällen spätestens nach 50 Schlägen nach Beginn der Rhythmusstörung ein „steady state".

Kammertachykardien, die mit ausgeprägter Unregelmäßigkeit in den RR-Abständen beginnen, bleiben häufig relativ unregelmäßig. Besteht eine starke Unregelmäßigkeit der RR-Abstände fort, die im Verlauf der Rhythmusstörung keine Verminderung zeigt, so spricht dies für Vorhofflimmern als Grundlage der Arrhythmie. Breite QRS-Komplexe können hier Folge einer vorbestehenden oder funktionellen Schenkelblockierung oder Folge einer atrioventrikulären Überleitung über eine akzessorische Bahn sein. Bei Schenkelblockierungen ist die QRS-Breite konstant, während sie bei Überleitung über akzessorische Bahnen dadurch schwankt, dass sowohl eine Überleitung über die akzessorische Bahn und gleichzeitig mehr oder weniger über den AV-Knoten erfolgt.

Herzfrequenz

Die Frequenz der Rhythmusstörung spielt für die Differentialdiagnose nur eine geringe Bedeutung. Rückschlüsse auf die Art der Tachykardie erlaubt jedoch eine *Frequenzveränderung durch vagale Manöver* (z.B. Karotisdruckmassage). Lässt sich hierdurch die Frequenz der Tachykardie verlangsamen, so spricht das in der Regel für eine aberrant geleitete supraventrikuläre Tachykardie (Ausnahme: auf vagale Manöver reagierende Formen der ventrikulären Tachykardie).

Manchmal werden bei Frequenzverlangsamung zuvor im QRS-Komplex oder in der ST-Strecke verborgene P-Wellen oder Flatterwellen sichtbar.

QRS-Achse

> Je weiter die elektrische Herzachse in der Frontalachse (Ebene der Extremitätenableitungen) nach links abweicht, desto größer ist die Wahrscheinlichkeit des Vorliegens einer Kammertachykardie.

Zwischen –30° und –90° liegt die elektrische Herzachse allerdings auch beim linksanteriorem Hemiblock; beim linksposterioren Hemiblock liegt sie zwischen +110° und +150°. Der Bereich zwischen –90° und +/–180° wird bei Schenkelblockierungen in der Regel nicht erreicht und spricht für eine Kammertachykardie. In Einzelfällen kann aber auch bei diesem Befund eine supraventrikuläre Tachkardie vorliegen.

Bei Patienten mit linksschenkelblockartiger ventrikulärer Tachykardie und Arrhythmieursprung im Bereich des Ausflussbahn des rechten Ventrikels findet sich typischerweise eine steil- oder rechtstypische elektrische Herzachse (Abb. 7.**38**, S. 230), bei Ursprung im Bereich der Spitze des linken Ventrikels ein überdrehter Linkstyp. Eine QRS-Achse während einer Tachykardie, die mehr als 40° von der bei Sinusrhythmus abweicht, spricht für eine Kammertachykardie.

QRS-Dauer

Überschreitet die Dauer des QRS-Komplexes 0,14 s bei Rechtsschenkelblockkonfiguration und 0,16 s bei Linksschenkelblockkonfiguration, ist das Vorliegen einer Kammertachykardie wahrscheinlich. Zur Messung sollte der früheste Beginn und das späteste Ende des QRS-Komplex in einer der Ableitungen gewählt werden.

In seltenen Fällen, z.B. bei Patienten mit fehlender oder nur geringer struktureller oder koronarer Herzerkrankung, kann allerdings eine Kammertachykardie eine QRS-Breite unter 0,14 s aufweisen. Auf der anderen Seite kann die QRS-Breite auch bei supraventrikulären Tachykardien 0,16 s überschreiten, wenn leitungsverzögernde Klasse I-Antiarrhythmika eingenommen werden oder eine Schenkelblockierung (insbesondere ein Linksschenkelblock) vorbesteht. Auch bei antidromer Überleitung über eine akzessorische Bahn findet sich häufig einer QRS-Dauer, die 0,16 s überschreitet.

QRS-Morphologie

> Nachdem man lange Zeit annahm, dass sich eine aberrante Erregungsleitung bevorzugt in Form eines Rechtsschenkelblocks manifestiert, wissen wir heute, dass dies nicht der Fall ist und beide Blockformen etwa gleich häufig vorkommen.

Eine weitere Analyse der QRS-Morphologie, die über die alleinige Klassifizierung des Blocktyps hinausgeht, ist oft hilfreich: Bei aberranter Leitung supraventrikulärer Tachykardien findet sich häufig ein initialer QRS-Vektor, der dem normal übergeleiteter supraventrikulärer Aktionen entspricht.

Rechtsschenkelblockartige Konfiguration

Bei einer Tachykardie mit rechtsschenkelblockartiger Konfiguration ist ein ventrikulärer Ursprung dann wahrscheinlich, wenn

- der QRS-Komplex in V1 mono- oder biphasisch ist,
- wenn im Fall einer triphasischen Konfiguration die Amplitude der R-Zacke die von R′ übertrifft und
- wenn in V6 die R-Zacke eine geringere Amplitude als die S-Zacke aufweist (Abb. 4.**18**).

Mit Rechtsschenkelblock fortgeleitete supraventrikuläre Tachykardien weisen typischerweise ein

- rsR oder rSR in V1 und
- ein qRs oder qRS in den linkslateralen Ableitungen auf.

Auch antidrome atrioventrikuläre Tachykardien können, wie Kammertachykardien, eine biphasische und vor allem monophasische QRS-Morphologie rechtspräkordial aufweisen (82).

Linksschenkelblockartige Konfiguration

Liegt eine linksschenkelblockartige Konfiguration vor, so sprechen für eine Kammertachykardie

- eine breite, plumpe R-Zacke in V1 (>40 ms) sowie
- eine kleine Q-Zacke mit großer R-Zacke oder ein QS-Komplex in V6 (Abb. 4.**18**).

Beträgt das Intervall zwischen dem Beginn des QRS-Komplexes und der stärksten Negativität der S-Zacke in den Brustwandableitungen in mindestens einer Ableitung mehr als 0,1 s, so spricht dies für das Vorliegen einer Kammertachykardie (81). Das Fehlen von RS-Komplexen in den Brustwandableitungen spricht für das Vorliegen einer Kammertachykardie (Abb. 4.**17a**, **b**). In solchen Fällen ergibt sich ein elektrokardiographisches Bild, das dem bei negativer Konkordanz in den Brustwandableitungen entspricht. Supraventrikuläre Tachykardien mit aberranter Erregungsleitung weisen in der Regel in mindestens einer Brustwandableitung einen RS-Komplex auf.

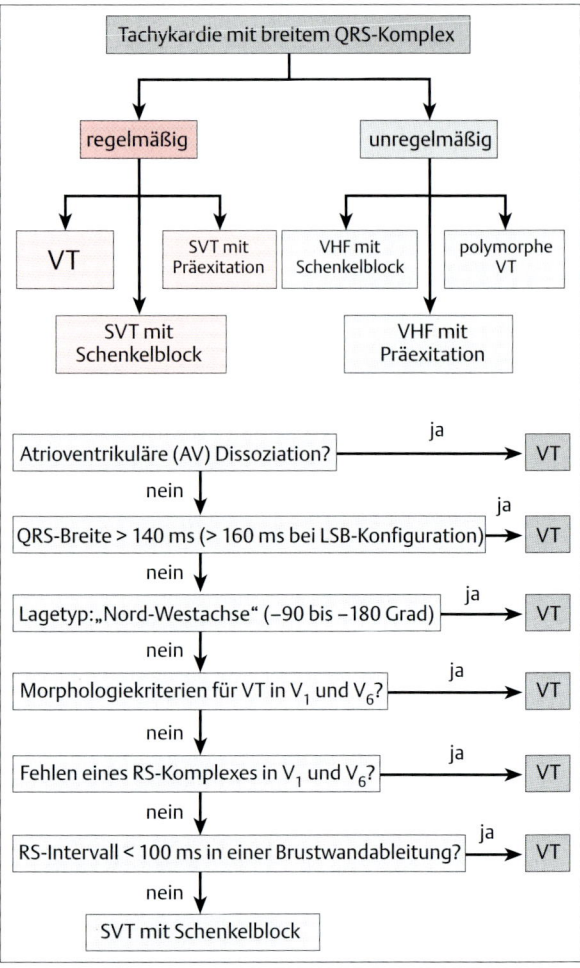

Abb. 4.**17a**, **b** Differentialdiagnose von Tachykardien mit breitem QRS-Komplex.
a Differentialdiagnostische Möglichkeiten in Abhängigkeit von der Regelmäßigkeit der Rhythmusstörung. Es ist allerdings zu beachten, dass bei monomorphen Kammertachykardien und aberrierend geleiteten supraventrikulären Tachykardien die RR-Abstände stark schwanken können. Dies gilt in besonderem Maße auch für nicht anhaltende Tachykardien.
b Algorithmus.

Negative und positive Konkordanz in den Brustwandableitungen

Ein QRS-Komplex, der von V1–V6 negativ oder positiv ist (so genannte negative bzw. positive Konkordanz), spricht für einen *ventrikulären Ursprung* der Rhythmusstörung.

Ein konkordantes Erregungsausbreitungsmuster in den Brustwänden findet sich aber auch manchmal bei aberrant geleiteten supraventrikulären Tachykardien. Differentialdiagnostisch muss bei positiver Konkordanz (positive QRS-Komplex von V1–V6) an eine antidrome Tachykardie bei links gelegener akzessorischer Leitungsbahn gedacht werden (Abb. 4.**18a**, **b**). Ein negative Konkordanz findet sich manchmal bei stattgehabtem

Vorhandensein von Q-Zacken

Während laufender Tachykardie nachweisbare Q-Zacken sprechen für einen durchgemachten Myokardinfarkt; hierdurch erhöht sich die Wahrscheinlichkeit des Vorliegens einer Kammertachykardie. Die Q-Zacken sind in der Regel in den gleichen Ableitungen nachweisbar, in denen sie auch bei Sinusrhythmus sichtbar sind.

Bei dilatativer Kardiomyopathie sind während Kammertachykardie manchmal Q-Zacken sichtbar, die bei Sinusrhythmus fehlen (so genannte „Pseudo-Q-Zacken"). Bei einer AV-Knoten-Reentry-Tachykardie kann eine Q-Zacke in den inferioren Ableitungen durch eine negative P-Welle zu Beginn des QRS-Komplexes vorgetäuscht werden. Auch bei antidromer Leitung über eine posteroseptal gelegene akzessorische Bahn können Q-Zacken in den inferioren Ableitungen vorgetäuscht werden.

Literatur

80. Akhtar M, Shenasa M, Jazayeri M, et al. Wide QRS complex tachycardia: reappraisal of a common clinical problem. Ann Intern Med. 1988; 109: 905.
81. Brugada P, Brugada J, Mont L, et al. A new approach to the differential diagnosis of a regulär tachycardia with a wide QRS complex. Circulation 83; 1649: 1991.
82. Gallagher JJ, Pritchett EL, Sealy WC, Kasell J, Wallace AG. The preexcitation syndromes. Prog Cardiovas Dis. 1978; 20: 285–327.
83. Green M, Heddle B, Dassen W, et al. Value of QRS alteration determining the site of origin of narrow QRS supraventricular tachycardia. Circulation. 1983; 68: 368–73.
84. Hohnloser SH. Noninvasive diagnostic methods for cardiac arrhythmias. ACC Curr J Rev. 1997; 4: 28–31.
85. Kalbfleisch SJ, el-Atassi R, Calkins H, Langberg JJ, Morady F. Differentiation of paroxysmal narrow complex tachycardias using the 12-lead electrocardiogram. J Am Coll Cardiol. 1993; 21: 85–89.
86. Kuck KH. Ätiologie und Klinik supraventrikulärer Tachykardien. In: Griebenow R, Gülker H, Hrsg. Autonomes Nervensystem und Herzrhythmusstörungen. Stuttgart: Georg Thieme Verlag; 1990: 152–171.
87. Miller JM. Recognition of ventricular tachycardia. In: Zipes DP, Jalife J, eds. Cardiac electrophysiology. From cell to bedside. 3rd ed. Philadelphia: WB Saunders Company; 2000: 990–1008.
88. Obel OA, Camm AJ. Supraventricular tachycardia. ECG diagnosis and anatomy. Eur Heart J. 1997; 18: 2–11.
89. Pick A, Langendorf R. Differentiation of supraventricular and ventricular tachycardias. Prog Cardiovasc Dis. 1960; 2: 391.
90. Robles de Medina EO, Wever EFD. Use of clinical data, vagal maneuvers and drugs for differentiating tachyarrhythmias. ACC Curr J Rev. 1995; 2: 24–26.
91. Tang CW, Scheinman MM, Van Hare GF et al. Use of P wave configuration during atrial tachycardia to predict site of origin. J Am Coll Cardiol. 1995; 26: 1315–1324.
92. Wellens HJJ, Conover MB. The ECG. Emergency decision making. Philadelphia: WB Saunders Company; 1992.

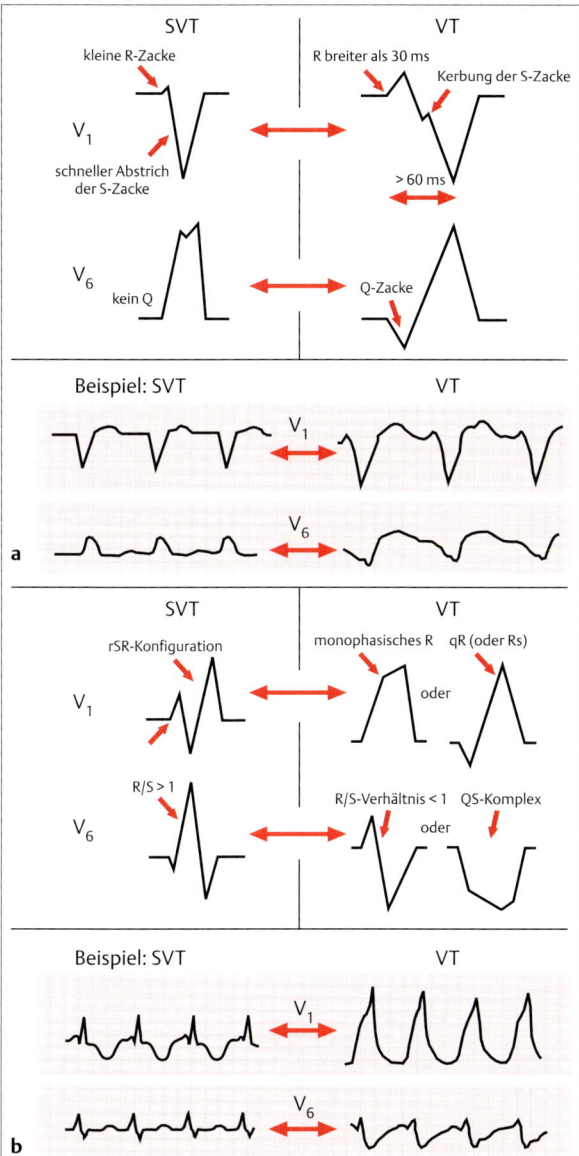

Abb. 4.**18a**, **b** QRS-Kriterien für die Differentialdiagnose: ventrikuläre Tachykardie oder aberrierend geleitete supraventrikuläre Tachykardie bei linksschenkelblockartiger (**a**) und rechtsschenkelblockartiger QRS-Konfiguration in V1 und V6 (**b**).

ausgedehntem Vorderwandinfarkt, bei dilatativer Kardiomyopathie oder auch in seltenen Fällen bei anscheinend normalem Herzen.

Morphologie isolierter Extrasystolen

Gleicht die QRS-Morphologie einzelner bei Sinusrhythmus auftretender ventrikulärer Extrasystolen der der QRS-Komplexe während laufender Tachykardie, handelt es sich vermutlich um eine *Kammertachykardie*.

5 Therapieverfahren

Das Wichtigste in Kürze

Zur Behandlung von Herzrhythmusstörungen steht heute ein großes Repertoire an spezifischen Maßnahmen bzw. Verfahren zu Verfügung (Tab. 5.1). Rhythmusstörungen zu behandeln heißt aber immer auch, die Grundkrankheit, sei sie kardial (z.B. koronare Herzerkrankung, Herzinsuffizienz) oder nicht kardial bedingt (endokrinologische Erkrankungen, z.B. Hyper- oder Hypothyreose), zu therapieren. Besonders häufig in Zusammenhang mit dem akuten Auftreten von Herzrhythmusstörungen stehen Elektrolytstörungen (Hypokaliämie oder Hypomagnesiämie), die es selbstverständlich auszugleichen gilt.

Die Wirksamkeit *physikalischer Maßnahmen* ist zwar begrenzt, im Einzelfall können sie jedoch effektiv sein, sodass an ihre Anwendung gedacht werden sollte. Ein Patient, dessen Rhythmusstörungen physikalischen Behandlungsverfahren zugänglich sind (z.B. vagale Manöver bei paroxysmaler supraventrikulärer Tachykardie), sollte in die Durchführung der entsprechenden Maßnahmen eingewiesen werden. Sprechen die Herzrhythmusstörungen auf eine physikalische Therapie nicht an, so spielt die pharmakologische Behandlung mit der Vielzahl der heute verfügbaren Antiarrhythmika eine große Rolle. Weitere heute verwendete Verfahren zur Therapie der Herzrhythmusstörungen werden in Tabelle 5.1 zusammengefasst, insbesondere die Katheterablation und der implantierbare Kardioverter/Defibrillator haben einen großen Stellenwert.

■ Physikalische Maßnahmen

Vagus-Manöver

Vagus-Manöver (Tab. 5.2) können sowohl bei der Diagnostik (z.B. bei Karotissinus-Syndrom [S. 152]) als auch zur Therapie tachykarder Herzrhythmusstörungen eingesetzt werden (3). Sinusknoten, Vorhof und AV-Knoten unterliegen vagalen Einflüssen, wohingegen die Ventrikel nur spärlich durch den Vagus innerviert sind.

> Vagus-Manöver können durch eine Leitungsverzögerung und Zunahme der Refraktarität des AV-Knotens tachykarde Rhythmusstörungen, bei denen der AV-Knoten ein essenzieller Bestandteil ist, beeinflussen oder terminieren.

Die Beeinflussung durch vagale Manöver ist möglich bei AV-Knoten-Reentry-Tachykardien oder AV-Reentry-Tachykardien (unter Beteiligung einer akzessorischen Bahn).

Durch eine passagere, vagal vermittelte Induktion einer Leitungsverzögerung bzw. -blockierung im AV-Knoten können darüber hinaus atriale Arrhythmien demaskiert werden (z.B. atriale Tachykardien oder Vorhofflattern). Ferner kann bei Sinusrhythmus durch die Induktion einer Leitungsverzögerung im AV-Knoten in einem Teil der Fälle eine latente Präexzitation (WPW-Syndrom) aufgedeckt werden.

Tabelle 5.1 Therapieverfahren bei Herzrhythmusstörungen

- supportive Maßnahmen (Behandlung der Grundkrankheit, Ausgleich von Elektrolytstörungen etc.)
- physikalische Maßnahmen
- Antiarrhythmika
- Schrittmachertherapie
- implantierbarer Kardioverter/Defibrillator
- Katheterablation
- antitachykarde Chirurgie

Tabelle 5.2 Einsetzbare vagale Manöver

- Karotissinusdruck
- Valsalva-Manöver
- Auslösen eines Würgreflexes
- Trinken von kaltem Wasser

Auf eine korrekte Durchführung eines Karotissinusdrucks ist zu achten (Tab. 5.3). Als Komplikationen sind beschrieben:

- Hypotension,
- passagere oder permanente Hemiplegie und
- im Rahmen der auftretenden transienten Bradykardie, die Induktion ventrikulärer Tachykardien beschrieben (in allerdings sehr seltenen Fällen).

> Bei Patienten mit bekannter oder vermuteter Karotisstenose ist ein Karotissinusdruck kontraindiziert!

Tabelle 5.3 Durchführung des Karotissinus-Druckversuchs

- Karotispuls auf der Gegenseite muss palpabel sein
- einseitige Massage, wobei der Puls der ipsilateralen A. temporalis tastbar bleiben soll
- Dauer der Massage ca. 5 s
- kontinuierliche EKG-Überwachung

Präkordialer Faustschlag bei Kammerflimmern bzw. Herz-Kreislauf-Stillstand

> Der präkordiale Faustschlag kann optional im Notfall bei Bewusstlosigkeit bei Kammerflimmern oder eingetretenem Herz-Kreislauf-Stillstand eingesetzt werden, wenn ein Defibrillator nicht oder nicht ausreichend schnell verfügbar ist (1, 2).

Seine Wirksamkeit lässt sich schwer belegen. In einer Anfang der 80er Jahre durchgeführten prospektiven Untersuchung bei 5000 Patienten kam es allerdings auf einen präkordialen Faustschlag hin immerhin in 5 Fällen zur Terminierung von Kammerflimmern, bei 11 Patienten terminierte eine schnelle Kammertachykardie (1). In 2 Fällen trat eine spontane elektrische Aktivität bei Asystolie auf und in 2 weiteren Fällen kam es zur Bewusstseinswiederkehr bei Patienten, bei denen die zugrunde liegende Arrhythmie unbekannt war.

Der Schlag, der am Übergang vom mittleren zum distalen Drittel des Sternums platziert wird, sollte nur von Personen, die in der kardiopulmonalen Reanimation geübt sind, ausgeführt werden. Nicht ausgeführt werden sollte ein präkordialer Faustschlag bei nicht monitorisierten Patienten mit schnellen Kammertachykardien und noch erhaltenem Bewusstsein.

Literatur

1. Caldwell G, Miller G, Quinn E, et al. Simple mechanical methods for cardioversion: Defense of the precordial thump and cough version. Br Med J. 1985; 291: 627.
2. Lown B, and Taylor J. „Thumpversion" (editorial). N Engl J Med. 1970; 283: 1223.
3. Robles de Medina EO, Wever EFD. Use of clinical data, vagal maneuvers and drugs for differentiating tachyarrhythmias. ACC Curr J Rev. 1995; 2: 24–26.

Pharmakotherapie von Herzrhythmusstörungen

Der Begriff „Antiarrhythmikum" wird allzu oft nur in Zusammenhang mit direkt *membranwirksamen* Antiarrhythmika verwendet. Hierzu zählen Lokalanästhetika oder Natriumantagonisten und die so genannten repolarisationsverlängernden Klasse-III-Antiarrhythmika. Die Beschränkung des Begriffs auf solche Substanzen ist allerdings nicht gerechtfertigt. Auch Betarezeptorenblocker, Calciumantagonisten wie Verapamil und Diltiazem, Digitalisglykoside, Adenosin und ATP sowie Vagolytika (Atropin, Ipratropiumbromid), Katecholamine (Orciprenalin, Isoprenalin) und Magnesium gehören zu der Gruppe der antiarrhythmisch wirksamen Pharmaka.

Der therapeutische Stellenwert der so genannten membranwirksamen Antiarrhythmika (Klasse-I-, Klasse-III-Antiarrhythmika) hat sich in den letzten Jahren geändert. Verantwortlich für diese Entwicklung sind mehrere Faktoren bzw. Entwicklungen:

- neue Erkenntnisse aus kontrollierten Studien, nach denen die Wirksamkeit von solchen Antiarrhythmika zur Prävention des plötzlichen Herztodes außerordentlich kritisch gesehen werden muss,
- neue Erkenntnisse zur Häufigkeit und klinischen Relevanz proarrhythmischer Effekte von membranwirksamen Antiarrhythmika (sowohl bei leitungsverzögernd als auch repolarisationsverlängernd wirkenden Antiarrhythmika),
- die Verfügbarkeit alternativer Therapieverfahren (Katheterablation, implantierbarer Kardioverter/Defibrillator),
- neue Erkenntnisse zur Pathogenese von Rhythmusstörungen und
- eine verbesserte Therapie der Rhythmusstörungen zugrunde liegenden Herzerkrankungen.

Aufgrund dieser Erkenntnisse bzw. Entwicklungen erfolgt zumindest der Einsatz membranwirksamer Antiarrhythmika heute zurückhaltender. Dennoch nehmen Antiarrhythmika weiterhin einen wichtigen Stellenwert in der Therapie von Herzrhythmusstörungen ein. Sie sind u.a. unverzichtbar

- bei der Akuttherapie der meisten tachykarden und bradykarden Rhythmusstörungen,
- bei der Rezidivprophylaxe von Rhythmusstörungen, bei denen alternative Therapieverfahren für die routinemäßige Anwendung (noch) nicht zur Verfügung stehen oder auf ausgewählte Fälle beschränkt sind (z.B. Vorhofflimmern),
- bei der Rezidivprophylaxe von häufigen ventrikulären Tachyarrhythmien bei Patienten mit einem implantierten Kardioverter/Defibrillator und bei der Primärprophylaxe des plötzlichen Herztodes (Betarezeptorenblocker!).

Darüber hinaus haben sich in den letzten Jahren auch „neue" Anwendungsbereiche für „alte" Antiarrhythmika ergeben. Beispielhaft sei der Einsatz von Mexiletin im Sinne einer „genspezifischen Therapie" bei Patienten mit QT-Syndrom vom Typ LQT3 (Mutation des Natriumkanalgens [SCN5A]) genannt (S. 258).

Mit einer Verbannung leitungsverzögernd wirkender Antiarrhythmika, wie sie nach Bekanntwerden der CAST-Studie (5, 6) gefordert wurde, wird man der Bedeutung dieser Substanzen nicht gerecht. Die CAST-Studie hat uns gelehrt, vorsichtig und mit Bedacht und vor allem auch entsprechender Kompetenz Antiarrhythmika einzusetzen. Ärztlicherseits auf den Einsatz von leitungsverzögernd wirkenden Antiarrhythmika zu verzichten, würde bedeuten, freiwillig eine wichtige Therapieoption bei der Behandlung symptomatischer Herzrhythmusstörungen aufzugeben.

Klassifizierung von Antiarrhythmika

Antiarrhythmika lassen sich nach unterschiedlichen Kriterien einteilen (4, 12, 13, 23, 24). Eine in der Praxis häufig angewandte Klassifizierung geht auf den englischen Physiologen Vaughan Williams zurück (22). Die Einteilung der Antiarrhythmika nach Vaughan Williams ist in mehrfacher Hinsicht problematisch bzw. unzureichend. Häufig komplexe Sustanzeffekte werden auf wenige grundlegende Wirkprinzipien reduziert. Eine Voraussage der Wirksamkeit eines Antiarrhythmikums oder einer Antiarrhythmikaklasse gegenüber bestimmten Arrhythmien ist nicht möglich. Die Einteilung nach Vaughan Williams ist zudem unvollständig. Substanzen wie Digitalis, Adenosin und Magnesium sind nicht berücksichtigt.

Als Reaktion auf diese Einschränkungen der Vaughan-Williams-Klassifikation hat das „Sicilian Gambit" (14, 15, 16) versucht, die Komplexität der Eigenschaften der Antiarrhythmika in ein nach Wirkungen geordnetes System zu bringen.

Einteilung nach Vaughan Williams

Die älteste und am weitesten verbreitete Einteilung von Antiarrhythmika stellt die bereits Anfang der 70er Jahre von Vaughan Williams vorgeschlagene und später modifizierte Klassifikation dar (Tab. 5.**4**). Sie wird trotz mancher Mängel und Unzulänglichkeiten auch heute in der Praxis noch häufig benutzt. Grundlage der Einteilung sind einerseits unterschiedliche direkt *hemmende Membranwirkungen*, anderseits *rezeptorvermittelte Effekte*.

Klasse I – Natriumantagonisten, Natriumkanalblocker, Lokalanästhetika

Klasse I umfasst Substanzen, die eine Hemmwirkung auf den raschen Natrium-Einwärtsstrom in die Zelle zu Beginn der zellulären Erregung (= Aufstrich des Aktionspotentials) besitzen.

Eine Untergruppenbildung erfolgt in Abhängigkeit von der Schnelligkeit des Einsetzens der Hemmwirkung bzw. der substanzbedingten Verzögerung der Wiedererholung der Natriumkanäle nach Beendigung der Repolarisationsphase (23, 24). Substanzen der Klasse IB (Lidocain, Mexiletin) entfalten ihre hemmende Wirkung auf den Natrium-Einwärtsstrom nach abrupter Frequenzerhöhung sehr schnell, d.h. innerhalb weniger Schläge (Abb. 5.**1a**). Ebenso schnell erholen sich die zuvor blockierten Natriumkanäle (Abb. 5.**1b**).

Klasse-IC-Substanzen (Propafenon, Flecainid, Ajmalin) wirken deutlich verzögert und übertreffen hinsichtlich des Ausmaßes der leitungsverzögernden Wirkung Substanzen der Klasse IB und IA (Chinidin, Disopyramid; mittelschnelles Einsetzen der Wirkung). Es dauert wesentlich länger, bis das vollständige Ausmaß der Kanalblockierung erreicht ist, auch die Erholung der Kanäle von der Inaktivierung wird deutlich stärker verzögert (Abb. 1.**b**). Es wird angenommen, dass die Kanalblockierung bei Antiarrhythmika der Klasse IA und IC bevorzugt im aktivierten Kanalzustand (Phase 0, Depolarisationsphase) erfolgt, während Klasse-IB-Substanzen vor allem während des inaktivierten Zustandes (Phase 2 und 3, Plateauphase) binden (so genannte modulierte Rezeptor-Hypothese) (Abb. 5.**2**).

Substanzen der Klasse IA hemmen zusätzlich den auswärts gerichteten, repolarisierenden Kaliumstrom in der Phase der Repolarisation und verlängern hierüber die Dauer des Aktionspotenzials und die Refraktärzeit. Klasse-IB-Substanzen bewirken eine Verkürzung des Aktionspotenzials durch Hemmung von Natriumströmen, die während der Plateauphase des Aktionspotenzials aktiviert sind.

> Natriumantagonisten der Klasse IA und IC wirken bei Rhythmusstörungen, an deren Entstehung bzw. Aufrechterhaltung das Arbeitsmyokard der Vorhöfe bzw. Ventrikel und das schnell leitende Reizleitungsgewebe (His-Bündel, Tawara-Schenkel, Purkinje-Fasern) beteiligt sind. Antiarrhythmika der Klasse IB sind bei Vorhofrhythmusstörungen unwirksam.

Tabelle 5.**4** Einteilung der Antiarrhythmika nach Vaughan Williams

Klasse		Wirkung	Substanz
Natriumantagonisten	IA	Leitungsverzögerung und Repolarisationsverlängerung	Chinidin, Disopyramid, u.a.
	IB	schwache Leitungsverzögerung und Repolarisationsverkürzung	Lidocain, Mexiletin, u.a.
	IC	starke Leitungsverzögerung	Flecainid, Propafenon, Ajmalin, u.a.
Beta-Sympatholytika	II	Beta-Sympathikolyse	Bisoprolol, Metoprolol, Propranolol, u.a.
Kaliumkanalblocker	III	Repolarisations- und Refraktärzeitverlängerung	Amiodaron, Sotalol
Calciumantagonisten	IV	Hemmung von Erregungsabläufen vom Typ der „slow response"	Verapamil, Diltiazem

Pharmakotherapie von Herzrhythmusstörungen

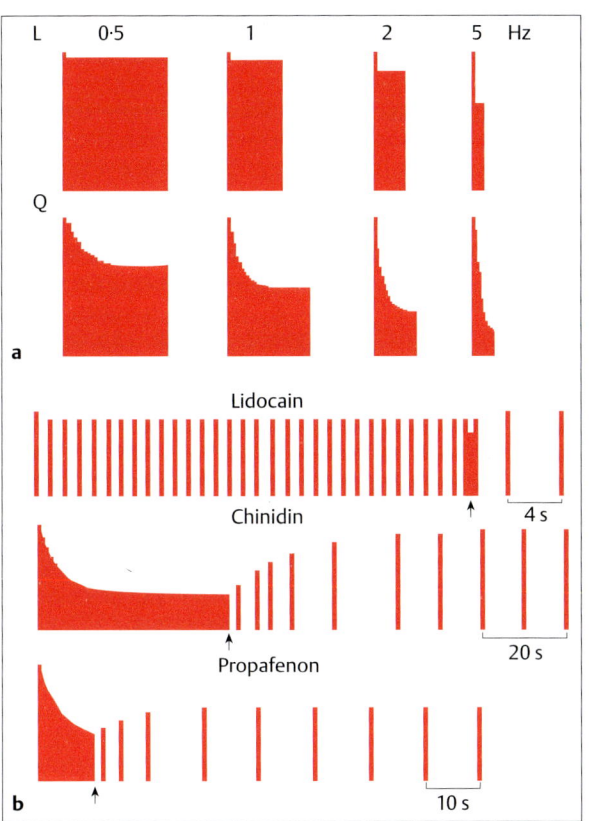

Abb. 5.1a, b Wirkung von Klasse-I-Antiarrhythmika auf den Natriumkanal.
a Einsetzen der den Natriumkanal blockierenden Wirkung von Lidocain und Chinidin: Dargestellt ist die maximale Amplitude des Natrium-Einwärtsstroms V_{max} bei unterschiedlicher Reizfrequenz (Aufzeichnung zahlreicher Einzelimpulse mit langsamer Registriergeschwindigkeit). Die maximale Wirkung von Lidocain stellt sich innerhalb weniger Herzaktionen ein. Bei Chinidin dauert er länger, bis maximale Effekte erreicht werden.
Bei beiden Substanzen nimmt die natriumantagonistische Wirkung bei höheren Reizfrequenzen zu (der Natrium-Einwärtsstrom wird stärker supprimiert [use-dependence]).
b Erholung von der Kanalinaktivierung unter der Einwirkung von Lidocain, Chinidin und Propafenon: Dargestellt ist wie in Abb. 5.1a die maximale Amplitude des Natrium-Einwärtsstroms V_{max}. Die Pfeile markieren den Beginn der Erholung von der Inaktivierung. Diese erfolgt innerhalb weniger Herzaktionen bei Substanzen der Klasse IB (Lidocain), bei Substanzen der Klasse IA (Chinidin) und v.a. der Klasse IC (Propafenon) dauert dieser Prozess wesentlich länger.

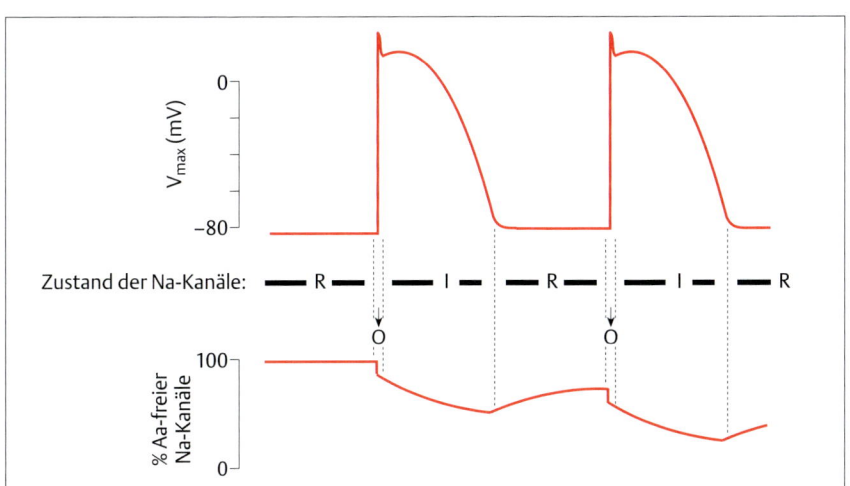

Abb. 5.2 Blockierung des Natriumkanals durch ein Antiarrhythmikum (modulierte Rezeptorhypothese). Während der Diastole (R = Ruhezustand) ist der Natriumkanal geschlossen, das Antiarrhythmikum kann den Kanal nicht blockieren. Während der kurzen Öffnung des Kanals (O) erfolgt eine Bindung der Substanz, die während des inaktivierten Zustands (I) weiter zunimmt.
Es resultiert eine zunehmende Blockierung von Kanälen (unterer Teil der Abbildung). Letztere ist während des Ruhezustandes nur partiell reversibel. Insgesamt resultiert eine zunehmende Blockade der Natriumkanäle während konsekutiver Aktionen (= frequenzabhängige Wirkung der Natriumantagonisten [use-dependence]). Das Ausmaß der durch die Antiarrhythmika bedingten Kanalblockade ist abhängig von der Affinität des Substanz zum Natriumkanal.

Klasse II – Betarezeptorenblocker

Klasse II umfasst die Betasympatholytika. Ihre Wirkung beruht auf einer Blockade kardialer Betarezeptoren. Die postsynaptische Rezeptorblockade hemmt die proarrhythmischen Wirkungen von Adrenalin und Noradrenalin, die Blockade präsynaptischer Rezeptoren vermindert die Freisetzung von Noradrenalin.

> Betarezeptorenblocker werden bevorzugt dann als Antiarrhythmika eingesetzt, wenn die Auslösung bzw. Aufrechterhaltung der Rhythmusstörung im Zusammenhang mit einer Aktivitätssteigerung des sympathischen Nervensystems steht.

Klasse III – Kaliumantagonisten

Klasse III umfasst Antiarrhythmika, die eine Verlängerung der Plateauphase und damit der Gesamtdauer des Aktionspotenzials bewirken. Grundlage dieser Wirkung ist bei den meisten Substanzen eine Hemmung von Kalium-Auswärtsströmen (Kaliumantagonisten, Kaliumkanalblocker). Bevorzugt wird I_{Kr} gehemmt (S. 15). Die antiarrhythmische Wirkung betrifft in unterschiedlichem Ausmaß alle Strukturen des Herzens. Die derzeit im Handel befindlichen Vertreter dieser Substanzgruppe (Amiodaron, Sotalol) weisen neben ihren Klasse-III-Eigenschaften zusätzliche elektrophysiologische Effekte auf.

> Klasse-III-Antiarrhythmika können prinzipiell bei nahezu allen Formen tachykarder Herzrhythmusstörungen eingesetzt werden.

So genannte „reine" Klasse-III-Antiarrhythmika befinden sich in der Prüfung oder stehen derzeit vor der Zulassung (Dofetilid, Ibutilid, Azimilid).

Klasse IV – Calciumantagonisten

Klasse IV umfasst die so genannten herzwirksamen Calciumantagonisten (Verapamil, Diltiazem). Calciumantagonisten oder Calciumkanalblocker entfalten eine hemmende Wirkung auf zelluläre Erregungsabläufe vom Typ der „slow response", d.h. Aktionspotenziale, deren Auslösung auf einer Zunahme der Calciumleitfähigkeit der Zellmembran zu Beginn der Erregung beruht (Sinus- und AV-Knoten).

> Hauptindikation für Calciumantagonisten sind supraventrikuläre Tachyarrhythmien mit Beteiligung des Sinus- und AV-Knotens.

Das „Sicilian Gambit"

Einen aktuellen Versuch der Antiarrhythmika-Einteilung stellt das so genannte "Sizilianische Gambit" dar (14, 15, 21). Der Begriff lehnt sich an eine besondere Eröffnungsstrategie beim Schachspiel an, bei der ein oder mehrere Bauern zu Beginn geopfert werden, um eine günstigere Ausgangsposition für das eigene Spiel zu erlangen.

Die Einteilung, die eine Neuorientierung darstellt, wurde als Reaktion auf die Ergebnisse von CAST 1990 im Rahmen eines Treffens einer Task Force der Working Group on Arrhythmias der European Society of Cardiology in Sizilien erstellt und versucht u.a. die Komplexität der diversen Antiarrhythmikawirkungen zu berücksichtigen (21).

Die verschiedenen Substanzen sind in Abhängigkeit von ihrer Hauptwirkung geordnet (Abb. 5.**3**). Die Blockade des Natriumkanals ist nicht nur hinsichtlich ihres Ausmaßes, sondern auch hinsichtlich der Geschwindigkeit des Einsetzens der Wirkung unterteilt. Neben Wirkungen auf den Natrium- und Calcium-Einwärtsstrom, den Kaliumauswärtsstrom und Betarezeptoren, sind Interaktionen mit Alpha-, muscarinergen und purinergen Rezeptoren und mit der Natrium/Kalium-ATPase aufgeführt. Einflüsse auf die kardiale Funktion und elektrokardiographische Effekte werden berücksichtigt. Angaben zur Häufigkeit des Auftretens extrakardialer Nebenwirkungen sind zu finden.

Proarrhythmische Effekte von Antiarrhythmika

Proarrhythmische Effekte, d.h. die Provokation bzw. Aggravation von Rhythmusstörungen durch Antiarrhythmika, sind zu trennen von so genannten *arrhythmogenen Effekten*, d.h. Faktoren, die allgemein zum Zustandekommen von Rhythmusstörungen beitragen (z.B. Elektrolytstörungen, Ischämie, Einflüsse des autonomen Nervensystems). Voraussetzung für die Erkennung proarrhythmischer Antiarrhythmika-Effekte ist die Kenntnis der Vielfalt ihrer Manifestationsmöglichkeiten (Tab. 5.**5**) (8, 9, 16). Eine Übersicht über klassentypische proarrhythmische Effekte von Antiarrhythmika gibt Tabelle 5.**6**.

Antiarrhythmika-induzierte Bradyarrhythmien

> Alle Antiarrhythmika der Klassen I–IV nach Vaughan Williams können bradykarde Rhythmusstörungen provozieren.

Diese Provokation bradykarder Rhythmusstörungen ist nicht nur bei Überdosierung, sondern bei z.B. latent vorhandener Störung (z.B. bei klinisch nicht manifestem Sinusknotensyndrom) auch in therapeutischer Dosierung möglich. Bei klinisch manifester Bradykardie sind sie in der Regel kontraindiziert bzw. ihre Applikation ist nur unter dem Schutz eines Schrittmachers möglich.

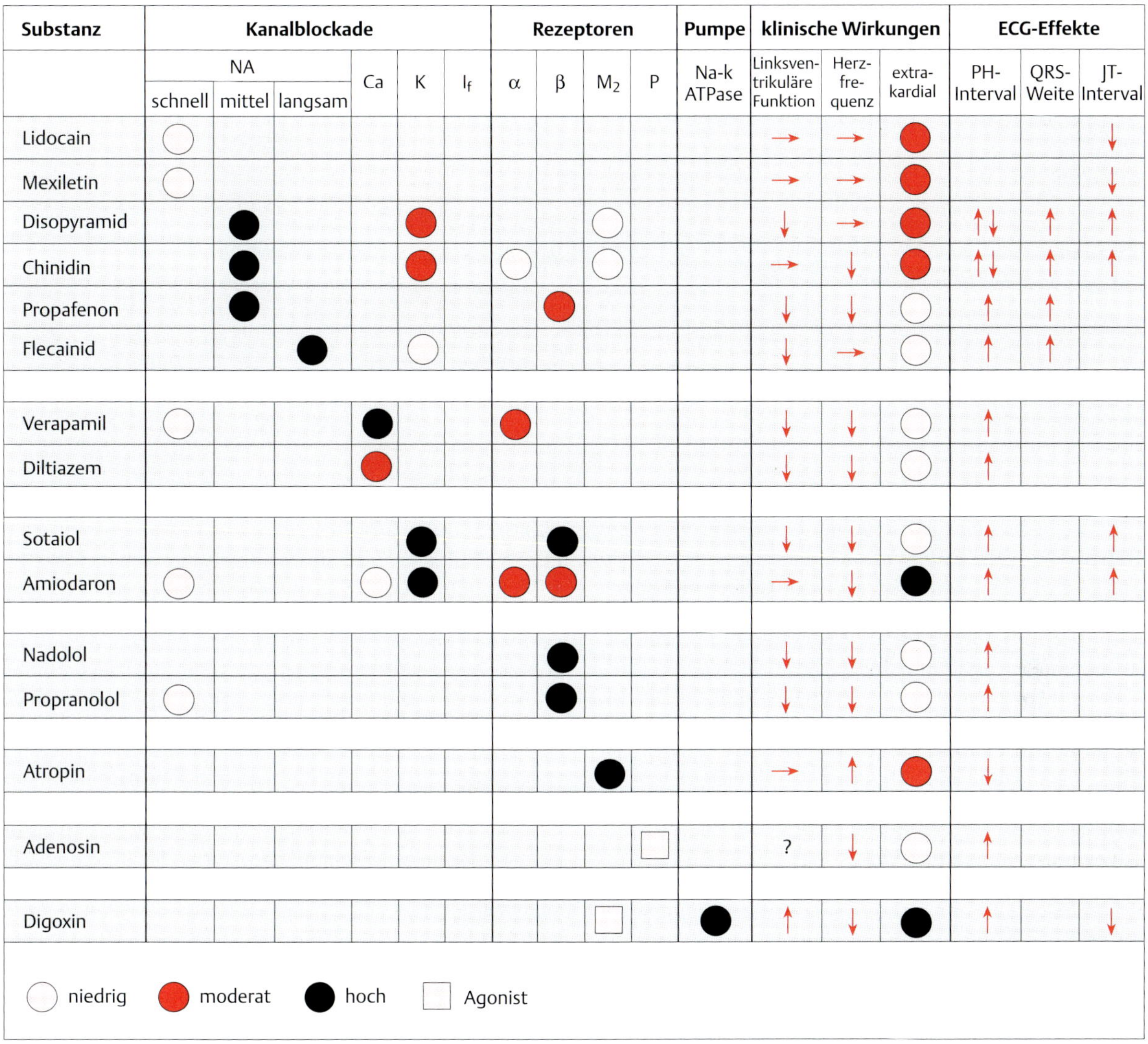

Pharmakotherapie von Herzrhythmusstörungen

Substanz	Kanalblockade NA schnell	NA mittel	NA langsam	Ca	K	I$_f$	α	β	M$_2$	P	Pumpe Na-k ATPase	Linksventrikuläre Funktion	Herzfrequenz	extrakardial	PH-Interval	QRS-Weite	JT-Interval
Lidocain	○											→	→	●			↓
Mexiletin	○											→	→	●			↓
Disopyramid		●			●				○			↓	→	●	↑↓	↑	↑
Chinidin		●			●		○		○			→	↓	●	↑↓	↑	↑
Propafenon		●						●				↓	↓	○	↑	↑	
Flecainid			●		○							↓	→	○	↑	↑	
Verapamil	○			●			●					↓	↓	○	↑		
Diltiazem				●								↓	↓	○	↑		
Sotalol					●			●				↓	↓	○	↑		↑
Amiodaron	○			○	●		●	●				→	↓	●	↑		↑
Nadolol								●				↓	↓	○	↑		
Propranolol	○							●				↓	↓	○	↑		
Atropin									●			→	↑	●	↓		
Adenosin										□		?	↓	○	↑		
Digoxin										□	●	↑	↓	●	↑		↓

○ niedrig ● moderat (rot) ● hoch □ Agonist

Abb. 5.**3** Einteilung von Antiarrhythmika – das Sizilianische Gambit (Einzelheiten im Text).

Tabelle 5.**5** Proarrhythmische Effekte von Antiarrhythmika

Neuauftreten von Rhythmusstörungen	Aggravation bereits zuvor dokumentierter Rhythmusstörungen
➤ Bradyarrhythmien (Sinusbradykardie, Asystolie) ➤ atriale/supraventrikuläre Extrasystolen ➤ atriale/supraventrikuläre Tachykardien (ektope atriale Tachykardie mit/ohne Block, AV-Knoten-Reentry-Tachykardie) ➤ Vorhofflattern, Vorhofflimmern ➤ Atrioventrikuläre Arrhythmien (AV-Block, AV-Reentry-Tachykardie) ➤ Ventrikuläre Extrasystolen, ventrikuläre Salven ➤ Nicht anhaltende/anhaltende monomorphe ventrikuläre Tachykardien ➤ Polymorphe ventrikuläre Tachykardien ➤ Torsade de pointes ➤ Kammerflattern, Kammerflimmern	➤ Zunahme der Häufigkeit ventrikulärer Extrasystolen (VES) ➤ 10fache Zunahme bei 10–50 VES/h unter Kontrollbedingungen ➤ 5fache Zunahme bei 51–100 VES/h unter Kontrollbedingungen ➤ 4fache Zunahme bei 101–300 VES/h unter Kontrollbedingungen ➤ 3fache Zunahme bei > 300 VES/h unter Kontrollbedingungen ➤ repetitive Extrasystolen ➤ 10fache Zunahme der Häufigkeit von Couplets ➤ 10fache Zunahme der Häufigkeit oder Dauer nicht anhaltender ventrikulärer Tachykardien ➤ Zunahme der Tachykardiefrequenz ➤ Abnahme der subjektiven Toleranz oder hämodynamischen Verträglichkeit ➤ verändertes Ansprechen auf therapeutische Interventionen (z.B. Schrittmacher-Exitblock bei Reizschwellenanstieg, Anstieg der Defibrillationsschwelle) ➤ Auftreten unaufhörlicher ("incessant") ventrikulärer Tachykardien

Tabelle 5.6 Klassentypische proarrhythmische Effekte von Antiarrhythmika

Substanz	Häufigkeit	Arrhythmietyp	Prädiktoren
Klasse IA	++/+++	VT, TdP	QRS ↑, QT ↑
Klasse IB	+	VT	QRS ↑
Klasse IC	+++	VT	QRS ↑
Klasse II	+	Bradykardie, AV-Block	PQ ↑
Klasse III	++/+++	TdP	QT ↑
Klasse IV	+	Bradykardie, AV-Block	PQ ↑
Kombinationen (IA + IB, I + III)	++/++	VT	QRS ↑

VT: ventrikuläre Tachykardie
TdP: Torsade de Pointes

Antiarrhythmika-induzierte Tachyarrhythmien

Proarrhythmische Effekte sind besonders bedrohlich, wenn sie in Form anhaltender ventrikulärer Tachykardien auftreten. Eine Abschätzung der Inzidenz proarrhythmischer Effekte fällt schwer. Älteren Literaturangaben zufolge muss mit dem Auftreten derartiger Effekte in Abhängigkeit von der Ventrikelfunktion bei ca. 5–10 % der behandelten Patienten gerechnet werden. Die Vorhersage proarrhythmischer Effekte ist im Einzelfall nicht möglich.

Als Risikofaktoren im Rahmen einer antiarrhythmischen Therapie mit *leitungsverzögernd wirkenden* Antiarrhythmika (Klasse I) gelten:

➤ bereits zuvor aufgetretene prognostisch ungünstige ventrikuläre Tachyarrhythmien sowie
➤ das Vorliegen einer bedeutsamen linksventrikulären Funktionsstörung.

Patienten, die wegen maligner ventrikulärer Rhythmusstörungen (anhaltende Kammertachykardien, dokumentiertes Kammerflimmern) Klasse-I-Antiarrhythmika erhalten, weisen ein im Vergleich zu Patienten, die wegen einfacher ventrikulärer Extrasystolen behandelt werden, ein ca. 2,5fach erhöhtes Risiko für proarrhythmische Effekte auf. Bei Patienten mit eingeschränkter linksventrikulärer Funktion wird das Proarrhythmie-Risiko als mindestens 2–3fach erhöht angesehen. Das Risiko proarrhythmischer Effekte ist demnach bei Patienten mit fehlenden malignen Arrhythmien und guter linksventrikulärer Funktion gering.

> Für Antiarrhythmika der Klasse I gilt, dass die Gefahr der Auslösung proarrhythmischer Effekte parallel zum Ausmaß der leitungsverzögernden Wirkung des Medikaments zunimmt (Klasse IB < Klasse IA < Klasse IC).

Torsade de Pointes

Eine besondere Form des proarrhythmischen Effektes stellen ventrikuläre Tachyarrhythmien vom Typ der Torsade de Pointes dar (7, 8). Sie sind durch polymorphe ventrikuläre Tachykardien mit typischerweise beständig wechselnder QRS-Achse charakterisiert. Torsade de Pointes gehen mit einer abnormen Verlängerung der frequenzkorrigierten QT-Zeit (QTc) im Oberflächen-EKG einher. Die Rhythmusstörung terminiert typischerweise spontan, sie kann aber auch in Kammerflimmern degenerieren.

Die klinische Symptomatik ist vielfältig und kann von Schwindelattacken über Synkopen bis hin zu reanimationspflichtigen Zuständen bzw. plötzlichem Herztod reichen. Torsade de pointes kommen auch im Zusammenhang mit angeborenen Syndromen der verlängerten QT-Dauer (so genannte QT-Syndrome [S. 254]) vor. Am häufigsten sind an ihrer Entstehung Antiarrhythmika mit repolarisationsverlängernder Wirkung (Klasse IA, Klasse III) beteiligt (10, 11, 19).

Zu den Medikamenten, die ein erworbenes QT-Syndrom auslösen können, gehören jedoch nicht nur repolarisationsverlängernde Antiarrhythmika, sondern zahlreiche andere Pharmaka, von denen man lange Zeit gar nicht wusste, dass sie kardiale Effekte aufweisen (Tab. 5.7) (9). Im Vergleich zu Antiarrhythmika ist die repolarisationsverlängernde Wirkung bei den meisten der aufgeführten Pharmaka geringer ausgeprägt und wird nur bei hohen Plasmakonzentrationen elektrokardiographisch nachweisbar. Hohe Plasmakonzentrationen können z.B. bei Überdosierung oder akzidenteller Intoxikation erreicht werden.

Eine andere Ursache für hohe Plasmakonzentrationen ist das Vorhandensein bedeutsamer Metabolisierungs- oder Ausscheidungsstörungen. Neben Organschäden wie einer Leber- oder Niereninsuffizienz kommt hierfür auch Interaktionen bei gleichzeitiger Behandlung mit Pharmaka, die mit der Metabolisierung oder Ausscheidung der betreffenden Substanzen interferieren, infrage.

Ein gut belegtes *Beispiel* ist die gleichzeitige Gabe des Myokotikums Ketokonazol und des Antihistamini-

Tabelle 5.7 Durch Medikamente induzierte QT-Verlängerung und Torsade de Pointes (im Handel befindliche Substanzen)*, **

Substanzgruppe	Freiname
Antiarrhythmika	Ajmalin, Amiodaron, Chinidin, Chinidin + Verapamil, Disopyramid, Prajmalin, Propafenon, Sotalol
Makrolid-Antibiotika	Erythromycin, Clarithromycin, Spiramycin
Andere Antibiotika	Trimethoprim-Sulfamethoxazol, Sparfloxacin, Pentamidin (i.v.)
Antihistaminika	Terfenadin, Astemizol
Tri- u. tetrazykl. Antidepressiva	Amitryptilin, Clomipramin, Doxepin, Imipramin, Desipramin, Maprotilin
Neuroleptika	Thioridazin, Chlorpromazin, Haloperidol, Droperidol, Pimozid
Andere Psychopharmaka	Chloralhydrat, Fluoxetin
Antiparkinsonmittel	Amantadin
Diuretika	Indapamid
Motalitätsanreger	Cisaprid
Malariamittel	Chinin, Chloroquin, Mefloquin, Halofantrin
Sympathomimetika***	Adrenalin, Etilefrin, Orciprenalin
Nootrope Geriatrika	Vincamin
Röntgen-Kontrastmittel	z.B. Ioxaglinsäure

* Aufgeführt sind nur Substanzen, bei denen parallel zu einer QT-Verlängerung über das Auftreten von TdP berichtet wurde. Darüber hinaus gibt es weitere, nicht aufgeführte Pharmaka, für die zwar eine Verlängerung des QT-Intervalls nachgewiesen wurde, bei denen bisher aber Berichte über das Auftreten von Torsade de Pointes fehlen. Solche Medikamente sind bei Vorliegen eines kongenitalen QT-Syndroms ebenfalls als kontraindiziert anzusehen.
** Die Liste erhebt keinen Anspruch auf Vollständigkeit; aktualisierte Versionen sind beim Verfasser erhältlich.
*** Nur bei Patienten mit QT-Syndrom (S. 254).

kums Terfenadin. Terfenadin wird normalerweise in der Leber schnell und nahezu vollständig durch das Isoenzym CYP3A4 des Cytochrom-P-450-Systems zu dem aktiven, d.h. antiallergisch wirksamen Metaboliten (Fexofenadin) und einem inaktiven Metaboliten verstoffwechselt. Die das QT-Intervall verlängernde Wirkung der Muttersubstanz Terfenadin tritt daher klinisch nicht in Erscheinung. Bei gleichzeitiger Medikation mit Ketoconazol, das die Aktivität des Isoenzyms CYP3A4 hemmt, können jedoch hohe Terfenadin-Plasmakonzentrationen mit entsprechender QT-Verlängerung und ggf. auch Torsade de pointes resultieren.

Diese Zusammenhänge waren zum Zeitpunkt der Zulassung in den 80er Jahren nicht bekannt. Erst 1990 erschienen erste Berichte über das Auftreten proarrhythmischer Effekte. Zahlreiche gut dokumentierte Fälle von Torsade de Pointes unter Terfenadin und die Klärung der zugrunde liegenden Mechanismen haben zwischenzeitlich zu entsprechenden Anwendungsbeschränkungen bzw. Warnhinweisen in der Packungsbeilage geführt. In manchen Ländern wurde das Präparat mittlerweile ganz vom Markt genommen.

Etwa die Hälfte der Fälle von Torsade de Pointes treten in den ersten Tagen nach Therapieeinleitung auf. Vielfach finden sich *zusätzliche Faktoren*, die die Neigung zum Auftreten von Torsade de Pointes erhöhen. Hierzu gehören:

➤ niedrige Herzfrequenzen sowie
➤ eine Hypokaliämie und/oder Hypomagnesiämie.

Die Dauer des QT-Intervalls nimmt bereits physiologischerweise bei abnehmender Herzfrequenz zu. Von der Hypokaliämie ist seit langem bekannt, dass sie eine Verlängerung des QT-Intervalls bewirkt. Die Hypokaliämie ist der wohl wichtigste Kofaktor bei der Manifestation von Torsade de pointes. Im Einzelfall können eine schwere Hypokaliämie oder Bradykardie (z.B. im Rahmen eines akut auftretenden AV-Blocks III. Grades) allein eine abnorme QT-Verlängerung und Torsade de pointes auslösen.

Während die Bedingungen für die Auslösung einer abnormen QT-Verlängerung entsprechend der Vielfalt der potenziellen Auslöser sehr unterschiedlich sein können, ist die Art und Weise der klinischen Manifestation von Torsade de Pointes ziemlich uniform. Ein Mindestmaß an abnorm erhöhter QT-Verlängerung (– in eigenen Untersuchungen mit Sotalol unabhängig von der verabreichten Dosis ca. 25–30 % –) scheint Voraussetzung zu sein (10). In der überwiegenden Zahl der Fälle degeneriert die Rhythmusstörung, vor allem, wenn die auslösende Substanz nicht abgesetzt wird und zusätzliche Faktoren (Bradykardie, Hypokaliämie) unkorrigiert bleiben, in Kammerflimmern.

> Torsade de Pointes sind damit eine potenziell tödliche Nebenwirkung von repolarisationsverlängernden Pharmaka.

Kombinationstherapie mit Antiarrhythmika

Vereinzelte Mitteilungen legen nahe, dass bei supraventrikulären und ventrikulären Tachyarrhythmien eine erhöhte Wirksamkeit einzelner Kombinationen von Antiarrhythmika besteht (Tab. 5.**8**). Eine häufig eingesetzte Kombination bei supraventrikulären Tachyarrhythmien ist die Anwendung von Digitalis zusammen mit herzwirksamen Calciumantagonisten (vom Verapamiltyp), Betasympatholytika oder membranstabilisierenden Antiarrhythmika der Klasse I und III. Die Kombination von Antiarrhythmika kann aufgrund von zwei Erwägungen erfolgen:

➤ zur Wirkungsverstärkung durch additive oder synergistische Medikamenteneffekte und
➤ zur Reduktion der Dosis der einzelnen Substanzen und damit der Abschwächung substanzspezifischer Nebenwirkungen.

Besondere Vorsicht ist geboten bei der Kombination von Antiarrhythmika zur Therapie ventrikulärer Rhythmusstörungen. Dies gilt vor allem für die gemeinsame Anwendung membranwirksamer Antiarrhythmika (z.B. Klasse I und Klasse III). Hier ist eine besonders strenge Indikationsstellung gefordert, da die Gefahr proarrhythmischer Effekte erhöht ist. Zudem ist diese Form der Behandlung heute als alleinige Therapie nur noch selten indiziert, da in der Regel bei lebensbedrohlichen ventrikulären Tachyarrhythmien der ICD die Therapie der Wahl darstellt.

Grundsätzlich sollten einige Gesichtspunkte bei der Anwendung von Antiarrhythmika-Kombinationen beachtet werden:

➤ Mit der Kombination von Substanzen der gleichen Antiarrhythmikaklasse (z.B. Amiodaron, Sotalol) bestehen praktisch keine Erfahrungen. Gleiches gilt für Substanzen unterschiedlicher Antiarrhythmikaklassen, die aber gemeinsam repolarisationsverlängernde Effekte entfalten (z.B. Sotalol, Chinidin), da hier die Gefahr proarrhythmischer Effekte deutlich erhöht ist.
➤ Bei einer Kombinationstherapie sollte der Dosierungsspielraum der einzelnen Komponenten nicht nach oben hin ausgereizt werden, da ansonsten nicht nur mit vermehrten proarrhythmischen Effekten, sondern auch mit einer Zunahme extrakardialer Nebenwirkungen zu rechnen sein dürfte.
➤ Die elektrophysiologischen und hämodynamischen Effekte einer Antiarrhythmikakombination lassen sich im Einzelfall nicht vorhersagen – sowohl additive als auch überadditive Effekte, in einzelnen Fällen auch eine Wirkungsabschwächung, sind möglich.

Therapiekontrolle bei Anwendung von Antiarrhythmika

Bei einer Behandlung mit Antiarrhythmika sind sorgfältige Kontrollen der Wirkung und kardialer und extrakardialer Nebenwirkungen notwendig. Dies gilt sowohl für die Phase der Therapieeinleitung wie auch für die Langzeitbehandlung. Grundsätzlich kommen für die Therapiekontrolle alle Verfahren in Betracht, die auch in der Diagnostik von Rhythmusstörungen eingesetzt werden. In bestimmten Situationen ist auch die Bestimmung der Serumkonzentration eines Antiarrhythmikums zu empfehlen.

12-Kanal-EKG

Das 12-Kanal-EKG ist aufgrund einer hohen Spontanvariabilität der meisten Formen von Rhythmusstörungen weniger für die Effektivitätskontrolle als vielmehr für die Überprüfung der elektrophysiologischen Auswirkungen von Antiarrhythmika wichtig.

Die *Verlängerung der intraventrikulären Leitungszeit* (QRS-Dauer) sollte bei Anwendung stark leitungsverzögernd wirkender Antiarrhythmika (Klasse IC: Propafenon, Flecainid) nicht mehr als 25 % betragen. Bei Substanzen der Klasse IB (z.B. Lidocain, Mexiletin) findet sich in der Regel keine Änderung der QRS-Dauer während der Therapie. Eine Zunahme der QRS-Dauer um 25 % kann bei Anwendung dieser Substanzen bereits ein Hinweis auf toxische Serumkonzentrationen sein.

Bei Verwendung von Klasse-III-Substanzen (Amiodaron, Sotalol) ist die frequenzkorrigierte QT-Dauer wesentliche Zielgröße. Ihre Zunahme sollte nicht mehr als 10–20 % betragen.

Die Bewertung von *Veränderungen der QT-Dauer* sollte nach Frequenzkorrektur erfolgen. Hierfür stehen verschiedene Nomogramme bzw. Korrekturformeln zur

Tabelle 5.**8** Kombinationstherapie mit Antiarrhythmika

	IA	IB	IC	II	Amiodaron	Sotalol
IA (Chinidin)	/	+	–	+	–	–
IB (Lidocain)	+	/	+	+	+	+
IC (Flecainid)	–	+	/	+	(+)	(+)
II Betablocker	+	+	+	/	+	–
III Amiodaron	–	+	(+)	+	/	–
III Sotalol	–	+	(+)	–	–	/

Verfügung. Eine häufig eingesetzte Formel ist die von Bazett (QTc nach Bazett = QT (in sec) : √R–R (in sec) (Tab. 5.9). Uneinigkeit besteht hinsichtlich der maximal tolerierbaren Verlängerung der frequenzkorrigierten QT-Zeit (QTc) unter Therapie mit Klasse-III-Antiarrhythmika. Am häufigsten wird als oberer Grenzwert der noch tolerierbaren frequenzkorrigierten QT-Dauer ein Wert von 0,55 angesehen.

Belastungs-EKG

Das Belastungs-EKG sollte im Rahmen der Kontrolle einer Therapie mit Antiarrhythmika sowohl vor Therapieeinleitung als auch während einer Behandlung viel häufiger durchgeführt werden als heute üblich. Die frequenzabhängigen Effekte von Klasse-I-Antiarrhythmika auf die kardialen Leitungszeiten lassen sich hierdurch erfassen (Zunahme der QRS-Dauer) (18).

Bei einer Therapie mit Betarezeptorenblockern erlaubt das Belastungs-EKG anhand des unter Therapie verminderten Frequenzanstiegs eine bessere Abschätzung des Ausmaßes der Betasympathikolyse als die Abnahme der Ruhe-Herzfrequenz im Standard-EKG.

Langzeit-EKG

In der Kontrolle einer Therapie mit Antiarrhythmika kommt dem Langzeit-EKG ein hoher Stellenwert zu. Es erlaubt vor allem bei häufig auftretenden Arrhythmien eine Überprüfung der Wirksamkeit im Hinblick auf die Unterdrückung der Arrhythmie (was nicht mit der Beeinflussung der Prognose korreliert). Ist die Ereignisfrequenz niedrig, sollte der Zeitraum der Registrierung entsprechend verlängert werden.

Programmierte Stimulation

Bei Patienten mit prognostisch bedeutsamen tachykarden Rhythmusstörungen (z.B. anhaltenden ventrikulären Tachyarrhythmien) wurde bis vor kurzem die Therapieeffektivität von Antiarrhythmika mittels programmierter Ventrikelstimulation überprüft (so genannte serielle Testung). Voraussetzung für die Anwendung der programmierten Stimulation zur Therapiekontrolle ist die reproduzierbare Auslösung der Tachyarrhythmie vor Einleitung der antiarrhythmischen Therapie.

Allerdings werden Antiarrhythmika allein bei solchen Patienten heute nur noch relativ selten eingesetzt, im Vordergrund der Behandlung steht hier der implantierbare Kardioverter/Defibrillator.

Bestimmung der Antiarrhythmika-Konzentration

Eine Therapiekontrolle durch Bestimmung der Plasma- bzw. Serumkonzentrationen von Antiarrhythmika ist sinnvoll bei:

- Vorliegen eines Missverhältnisses zwischen verabreichter Dosis und objektiv messbaren Befunden,
- bei Störungen bzw. Besonderheiten der Pharmakokinetik (z.B. Vorliegen einer schweren Leber- oder Niereninsuffizienz),
- bei Verdacht auf Intoxikation,
- bei Antiarrhythmika mit geringer therapeutischer Breite und
- im Einzelfall auch bei Bestehen einer Schwangerschaft, während der hohe Spiegel plazentagängiger Substanzen verhindert werden sollten.

Grundsätzliche Aspekte der Anwendung von Antiarrhythmika

Akuttherapie

Eine intravenöse Applikation von Antiarrhythmika bei tachykarden Rhythmusstörungen sollte nur dann erfolgen, wenn die Arrhythmie vom Patienten ausreichend toleriert wird. Bei schlechter hämodynamischer Toleranz mit ggf. bereits eingetretener Einschränkung des Bewusstseins oder gar Bewusstlosigkeit sollte selbstverständlich auf die Anwendung von Antiarrhythmika verzichtet werden und sofort eine Kardioversion oder Defibrillation durchgeführt werden. Bei hämodynamisch tolerierten paroxysmalen supraventrikulären Tachykardien sollten initial ein Vagus-Manöver (Valsalva-Manöver, Karotissdruck, Druck auf den Augenbulbus) versucht werden.

Folgende Gesichtspunkte sollten bei der *intravenösen Therapie* bei anhaltenden tachykarden Rhythmusstörungen besonders berücksichtigt werden:

- Die intravenöse Applikation von Antiarrhythmika sollte unter ständiger EKG-Kontrolle (anzustreben ist die gleichzeitige Registrierung mehrerer Ableitungen) erfolgen. Während der Injektion ist bei Klasse-I-Antiarrhythmika besonders auf das Auftre-

Tabelle 5.9 Normalwerte für das frequenzkorrigierte QT-Intervall (in $s^{1/2}$, alternativ in ms, nach Moss)

	1.–15. Lebensjahr	Männer	Frauen
Normal	<0,44	<0,43	<0,45
Grenzwertig	0,44–0,46	0,43–0,45	0,45–0,47
Verlängert	>0,46	>0,45	>0,47

ten einer QRS-Verbreiterung zu achten. Bei der intravenösen Anwendung von Klasse-III-Antiarrhythmika sollte die QT-Zeit beobachtet werden.
- ➤ Die Injektion des Antiarrhythmikums sollte langsam erfolgen (Ausnahme: Adenosin und Atropin, die als Bolus gegeben werden). Die Arrhythmiefrequenz eignet sich als Parameter zur Steuerung der Geschwindigkeit der Antiarrhythmika-Applikation. Die Frequenz kann mit dem EKG-Lineal ausgemessen oder aber bei gleichzeitiger Registrierung einer Monitorableitung einfach abgelesen werden.
  Wünschenswert ist eine langsame, aber stetige Abnahme der Arrhythmiefrequenz. Gleichzeitig muss wiederholt die hämodynamische Verträglichkeit des Antiarrhythmikums, z.B. durch wiederholte Blutdruckmessungen, überprüft werden.
- ➤ Die Injektion sollte sofort nach dem Sistieren der Arrhythmie beendet werden. Besteht die Arrhythmie fort, sollte nach Ende der Applikation des Antiarrhythmikums zunächst abgewartet werden (wenn möglich mindestens 15–30 min). Positive Therapieeffekte stellen sich nicht selten erst verzögert ein.
- ➤ Mit Substanzen der gleichen oder auch anderer Antiarrhythmikaklassen können sich bedeutsame Interaktionen hinsichtlich elektrophysiologischer und/ oder negativ inotroper Wirkungen ergeben. Es sollten daher nicht mehr als zwei Antiarrhythmika nacheinander verabreicht werden. Die aufeinander folgende intravenöse Gabe von Betarezeptorenblockern und Calciumantagonisten vom Typ Verapamil sollte aufgrund der zu befürchtenden additiven kardiodepressiven Effekte grundsätzlich vermieden werden.
- ➤ Lässt sich die Rhythmusstörungen mittels Antiarrhythmika nicht terminieren, sollten frühzeitig alternative Verfahren, wie etwa Kardioversion oder elektrische Überstimulation, eingesetzt werden.

Langzeittherapie

Die Einleitung einer Langzeittherapie mit Antiarrhythmika erfolgt nahezu immer elektiv. Da gerade in der Phase der Therapieeinleitung proarrhythmische Effekte erfahrungsgemäß besonders häufig auftreten, sollte diese zumindest bei Patienten mit koronarer oder struktureller Herzerkrankung unter stationären Bedingungen erfolgen. Dies gilt nicht nur für die Behandlung ventrikulärer Rhythmusstörungen, sondern auch bei supraventrikulären Arrhythmien wie etwa Vorhofflimmern.

Bei Patienten mit potenziell lebensbedrohlichen ventrikulären Arrhythmien, bei dokumentierten anhaltenden Kammertachykardien und bei Zustand nach Reanimation muss die Einstellung auf Antiarrhythmika unter kontinuierlicher Monitorkontrolle erfolgen.

Folgende Grundsätze sollten bei der Langzeitbehandlung mit Antiarrhythmika berücksichtigt werden:

- ➤ Vor Therapieeinleitung sollten die zur Diagnostik von Herzrhythmusstörungen zur Verfügung stehenden Verfahren möglichst umfangreich eingesetzt werden. Besonders wichtig erscheint das Langzeit-EKG. Es dient der Quantifizierung spontaner Arrhythmien und Aufdeckung bradykarder Rhythmusstörungen vor Therapieeinleitung.
- ➤ Während Therapieeinleitung sollte täglich ein 12-Kanal-EKG mit Ausmessung von PQ-, QRS- und QT-Zeit-Veränderungen erfolgen. Unter Therapie mit Klasse-IA- oder Klasse-III-Antiarrhythmika sollte unbedingt auf morphologische Veränderungen des ST-T-Komplexes unter Therapie geachtet werden. Änderungen der T-Wellen-Morphologie und das Neuauftreten von U-Wellen im Anschluss an die T-Welle können Vorläufer von Torsade de pointes sein.
- ➤ Spätestens zum Ende der Therapieeinleitung sollten Belastungs- und Langzeit-EKG wiederholt werden. Standard- und Langzeit-EKG sollten nach Einstellung bzw. Entlassung in dreimonatlichen Abständen wiederholt werden.
- ➤ Während Therapieeinleitung und Langzeittherapie sollten regelmäßig Kontrollen der Serumelektrolyte, insbesondere des Kaliumwerts, erfolgen. Die Hypokaliämie ist ein bekanntermaßen zu proarrhythmischen Antiarrhythmikaeffekten prädisponierender Faktor.
- ➤ Während einer Langzeittherapie sollten, in Abhängigkeit vom Metabolisierungs- bzw. Eliminationsmodus der Substanz, Kontrollen der Leber- bzw. Nierenfunktion erfolgen. Bei Veränderungen sollten entsprechende Dosisanpassungen erfolgen. Notwendigkeit und Art von Labor- bzw. weiteren Kontrolluntersuchungen richten sich auch nach dem speziellen Nebenwirkungsprofil der eingesetzten Substanz.

Pharmakologie von Antiarrhythmika

Pharmakokinetik und Pharmakodynamik bestimmen gemeinsam die Wechselwirkung zwischen Pharmakon und Organismus. Die Pharmakokinetik beschreibt den zeitlichen Verlauf von Arzneikonzentrationen im Organismus; daraus werden Dosierungsvorschläge entwickelt. Somit befasst sich die Pharmakokinetik mit dem Einfluss des Organismus auf das Pharmakon. Die Pharmakodynamik untersucht demgegenüber den Einfluss des Pharmakons auf den Organismus, d.h. seine biologischen Wirkungen.

Pharmakologische Grundbegriffe

Demjenigen, der Antiarrhythmika verwendet, müssen die pharmakokinetischen und pharmakodynamischen Charakteristika der eingesetzten Substanzen bekannt sein (17, 20). Es reicht nicht aus, sich bei der Festlegung der Therapie mit Antiarrhythmika für ein bestimmtes Pharmakon zu entscheiden. Es ist ebenso wichtig, das gewählte Antiarrhythmikum in möglichst optimaler Weise anzuwenden. Einige allgemeine Grundbegriffe der Pharmakokinetik seien nachfolgend erläutert.

Plasmakonzentration

Der im Plasma frei befindliche und reversibel gebundenen Anteil eines Pharmakons (Plasma: der flüssige, nach Zentrifugieren verbleibende Anteil des ungerinnbar gemachten Bluts; enthält im Gegensatz zu Serum Gerinnungsfaktoren). Bei den meisten Antiarrhythmika besteht eine recht enge Beziehung zwischen Plasmakonzentration und der antiarrhythmischen Wirksamkeit. Zahlreiche Faktoren bestimmen die nach Gabe des Medikaments resultierende Plasmakonzentration (Abb. 5.4). Wichtige Faktoren sind Absorption bei oraler Gabe, Metabolismus, Verteilung und Elimination.

Halbwertszeit

Die Änderung der Konzentration eines Pharmakons im Körper ist eine Funktion der Zeit nach Substanzapplikation. In den meisten Fällen ist die Geschwindigkeit der Änderung nicht konstant, sondern direkt proportional zu der vorliegenden Konzentration (Kinetik erster Ordnung), d.h. pro Zeiteinheit wird ein konstanter Anteil des Pharmakons ausgeschieden. Unter Halbwertszeit (HWZ) versteht man die Zeitspanne, in der die Konzentration auf die Hälfte des ursprünglichen Wertes abgefallen ist.

Der Konzentrationsabfall ist nicht in allen Körperflüssigkeiten und Organen (d.h. Kompartimenten) gleich. Legt man zwei oder mehrere Kompartimente zugrunde, so ergeben sich Unterschiede in der Zeit, bis alle Körperflüssigkeiten und Bindungsstellen im Organismus miteinander im Konzentrationsgleichgewicht stehen. Man kann dementsprechend eine Verteilungsphase beobachten, in der der Plasmaspiegel zunächst relativ schnell absinkt (Abb. 5.5). Ist das Konzentrationsgleichgewicht erreicht, so nimmt die Plasmakonzentration langsamer ab. Die Geschwindigkeit der Konzentrationsänderung wird jetzt nicht mehr allein von Verteilungsvorgängen, sondern wesentlich von der Elimination des Pharmakons bestimmt.

Für beide Zeitphasen können Halbwertszeiten berechnet werden (Verteilungs-HWZ: $T_{1/2}\alpha$; Eliminations-HWZ: $T_{1/2}\beta$) (Abb. 5.5). Nach Beendigung der Zufuhr eines Pharmakons ist die Substanz nach ca. 5 HWZ wieder weitgehend aus dem Organismus eliminiert. Umgekehrt bedarf es ca. 5 Halbwertszeiten, bis die Steady-State-Konzentration erreicht ist (Abb. 5.6). Bei Substanzen mit langer Halbwertszeit muss daher initial eine Sättigungsdosis gegeben werden, um diese Zeit zu verkürzen. Ein typisches Beispiel ist Amiodaron.

Grundsätzlich sind jedoch die Begriffe Verteilungs- und Eliminationsphase insofern unglücklich gewählt, als dass bereits während der Verteilungsphase eine Elimination und während der Eliminationsphase eine weitere Verteilung stattfindet.

Bioverfügbarkeit

Unter Bioverfügbarkeit versteht man die Menge eines Pharmakons, die am Wirkort bzw. systemisch zur Verfügung steht. Ist z.B. nach oraler Gabe eines Pharmakons die Verfügbarkeit (die Fläche unterhalb der Plasmakonzentrations-Zeit-Kurve) genauso groß wie nach intravenöser Gabe, so beträgt die orale Bioverfügbarkeit 100 %.

Die Bioverfügbarkeit ist abhängig von der jeweiligen Form des Pharmakons und der Applikationsweise. Eine verminderte Absorption kann ein Grund für eine verminderte Bioverfügbarkeit sein. Die Bioverfügbarkeit ist auch dann reduziert, wenn die Absorption zwar vollständig ist, aber ein ausgeprägter First-Pass-Metabolismus durch die Leber vorliegt.

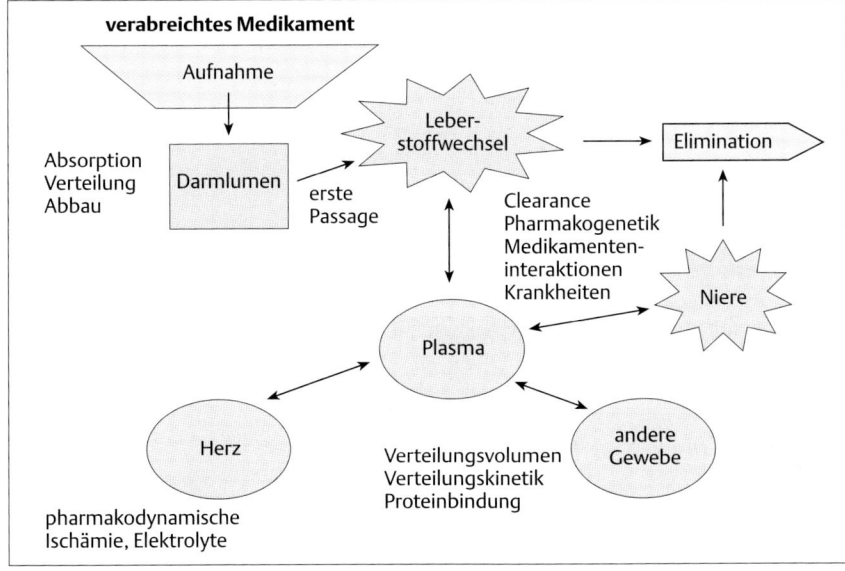

Abb. 5.4 Faktoren, die die Pharmakokinetik von Medikamenten bestimmen.

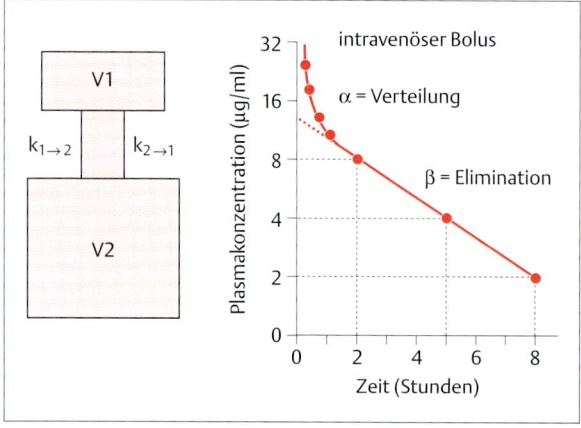

Abb. 5.5 2-Kompartiment-Modell: Nach Bolus-Injektion eines Pharmakons beobachtet man zunächst eine Verteilungsphase, während der Plasmaspiegel recht schnell abfällt, da sich das Pharmakon schnell auf die unterschiedlichen Kompartimente verteilt (V1: zentrales Kompartiment [„Plasma"], V2: peripheres Kompartiment [„Gewebe"]; $k_{1\to 2}$: Geschwindigkeitskonstante, die den Transport vom zentralen in das periphere Kompartiment beschreibt). Hieran schließt sich eine Phase mit langsamerer Änderung des Plasmaspiegels, die Eliminationsphase an. ($k_{2\leftarrow 1}$: Geschwindigkeitskonstante, die den Transport vom peripheren zum zentralen Kompartiment beschreibt). Die Elimination kann nur vom zentralen Kompartiment aus erfolgen.

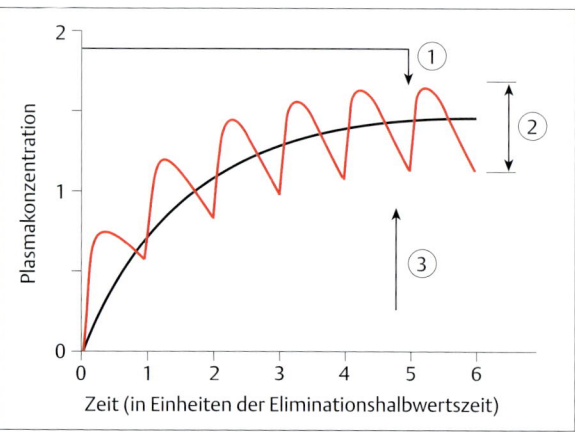

Abb. 5.6 Pharmakokinetik bei der Aufsättigung mit Antiarrhythmika unter konstanter Dosierung (Kinetik 1. Ordnung): Steady-State-Konzentrationen werden, unabhängig von der Dosis, nach ca. 5 Eliminationshalbwertszeiten erreicht (1). Schwankungen der Plasmakonzentration verhalten sich proportional zum Verhältnis Dosisintervall/Halbwertszeit (2), deshalb sollten die Dosisintervalle bei Dauermedikation möglichst eingehalten werden.
Die Fluktuationen in der Plasmakonzentration fallen bei Retardpräparaten geringer aus. Die Steady-State-Konzentration verhält sich proportional zur verabreichten Dosis und zur Eliminationshalbwertszeit (3).

Plasmaeiweißbindung

Die Plasmaeiweißbindung gibt den an Einweiße gebundenen Anteil eines Pharmakons an. Gebundene Antiarrhythmikamoleküle stehen nicht für die antiarrhythmische Wirkung zur Verfügung. In der Regel führen Änderungen der Plasmakonzentration nicht zu Änderungen der Eiweißbindung. Eine Ausnahme stellt aber Disopyramid dar, bei dem es gelegentlich bereits bei geringen Erhöhungen der Dosis zum Überschreiten der Bindungskapazität mit stabiler Zunahme des freien Anteils und damit der Wirkung (und Nebenwirkung) kommt.

Metabolismus, Elimination, Clearance

Für zahlreiche Pharmaka ist die Leber der wesentliche Ort der Biotransformation, d.h. der Metabolisierung zu mehr polaren (wasserlöslichen) und damit besser renal oder biliär eliminierbaren Substanzen – z.B. durch Konjugation. Verantwortlich hierfür ist das Cytochrom-P450-System; zahlreiche P450-Iosenzyme stehen zur Verfügung.
Die Clearance entspricht dem Volumen der untersuchten Körperflüssigkeit (z.B. Blutplasma), das pro Zeiteinheit von dem Pharmakon geklärt wird. Sie ist u.a. abhängig vom Blutvolumen und dem Herzzeitvolumen und kann für jedes Eliminationsorgan getrennt berechnet werden (z.B. renale Clearance, hepatische Clearance).

Verteilungsvolumen

Das Verteilungsvolumen verbindet die gemessene Konzentration eines Pharmakons mit der Gesamtmenge im Organismus. Das Verteilungsvolumen hängt zum einen von der Größe der Verteilungsräume (Blut, Plasma, Speichel, etc.) eines Pharmakons ab, zum anderen von der Bindung einer Substanz an Plasma und Gewebe.
Für Pharmaka, die im Gewebe gebunden oder im Fettgewebe gespeichert werden, können ausgesprochen hohe Verteilungsvolumina resultieren (Beispiele: Amiodaron, Mexiletin). Ein hohes Verteilungsvolumen verlangt eine hohe initiale Sättigungsdosis. So fällt nach Injektion der üblichen Dosis von Mexiletin (240 mg) der Spiegel nach wenigen Minuten wieder ab, sodass bei nötiger fortwährender Wirkung eine Dauerzufuhr erforderlich wäre.
Verteilungsvolumen und Clearance sind die wesentlichen Determinanten der Elimination eines Pharmakons. Bei Herzinsuffizienz nimmt das Verteilungsvolumen von Pharmaka um bis zu 40 % ab.

Pharmakogenetik

Die Pharmakogenetik untersucht genetisch bedingte Unterschiede im Metabolismus von Arzneimitteln. Pharmakogenetische Faktoren spielen eine wichtige Rolle für interindividuell unterschiedliche Plasmakonzentrationen von Arzneistoffen. Ausgeprägte Unterschiede in Abhängigkeit vom zugrunde liegenden Genotyp ergeben sich z.B. für die Hydroxilierung von Arzneistoffen durch das Cytochrom-P450-System. Für die Isoformen Cyp 3A4 und Cyp 2D6 sind mehrere Allele bekannt. Bei einem Teil der Cyp2D6-Allele ist die Umsatzgeschwindigkeit deutlich erniedrigt. Bei Patienten, die dieses Allel aufweisen, resultieren hierdurch hohe Plasmaspiegel (so genannte „slow metabolizer").

Beispiele für Antiarrhythmika, deren Metabolisierung durch das Cytochrom-P-450-System erfolgt, sind Amiodaron, Chinidin und Propafenon.

Literatur

4. Carmeliet E, Mubagwa K. Antiarrhythmic drugs and cardiac ion channels: mechanisms of action. Progress in Bio-physics & Molecular Biology. 1998; 70: 1–72.
5. CAST Investigators. Preliminary report: Effect of encainide and flecainide on mortality in a randomized trial of arrhythmia Suppression after myocardial infarction. New Eng J Med. 1989; 321: 406–412.
6. CAST-II. Effect of the antiarrhythmic agent moricizine on survival after myocardial infarction. New Eng J Med. 1992; 327: 227–233.
7. Haverkamp W, Shenasa M, Borggrefe M, Breithardt G. Torsades de Pointes. In: Zipes DP, Jalife J, eds. Cardiac electrophysiology – from cell to bedside. 2nd ed. Philadelphia: WB Saunders Company; 1995: 886–899.
8. Haverkamp W, Wichter T, Chen X, et al. Proarrhythmische Effekte von Antiarrhythmika. Z Kardiol. 1994; 83: 75–85.
9. Haverkamp W. Breithardt G, Janse MJ, et al. and the other speakers in the sessions and the chairs of the workshops. The potential for QT prolongation by non-antiarrhythmic drugs. Clinical and regulatory implications. Report on a policy conference of the European Society of Cardiology. Eur Heart J. 2000; 21: 1216–1231.
10. Haverkamp W, Mönnig G, Hördt M, et al. Dose-independent excessive QT prolongation in patients with d,l-sotalol-associated torsade de pointes. 2002, submitted.
11. Hohnloser SH, Klingenheben T, Singh BN. Amiodarone-associated proarrhythmic effects: A review with special reference to torsade de pointes tachycardia. Ann Intern Med. 1994; 121: 529–535.
12. Hondeghem LM, Katzung BG. Time- and voltage-dependent interactions of antiarrhythmic drugs with cardiac sodium-channels. Biochimica et Biophysica Acta. 1977; 472: 373–398.
13. Hondeghem LM, Snyders DJ. Class III antiarrhythmic agents have a lot of potential but a long way to go. Circulation. 1990; 81: 686–690.
14. Members of the Sicilian Gambit. Antiarrhythmic Therapy: A pathophysiologic approach, Armonk, N.Y.: Futura Publishing Co., Inc.; 1994.
15. Members of the Sicilian Gambit. The search for novel antiarrhythmic strategies. Eur Heart J. 1998; 19: 1178–1196.
16. Morganroth J. Risk factors for the development of proarrhythmic events. Am J Cardiol. 1987; 59: 32E–37E.
17. Murray KT. Variability in antiarrhythmic drug action: The role of drug metabolism. Cardiol Rev 1996; 4: 279–285.
18. Ranger S, Talagic M, Lemery R, Roy D, Nattel S. Amplification of flecainide-induced ventricular conduction slowing by exercise. Circulation. 1989; 79: 1000–1006.
19. Roden DM, Woosley RL, Primm K. Incidence and clinical features of the quinidine-associated long QT syndrome: Implications for patient care. Am Heart J. 1986; 111: 1088–1093.
20. Roden DM, Murray KT. Pharmacokinetics, pharmacodynamics, and pharmacogenetics. In Zipes DT, Jalife J, eds. Cardiac electrophysiology – from cell to bedside. 2nd ed. Philadelphia: W.B. Saunders; 1994: 1287–1296.
21. Task Force of the Working Group on Arrhythmias of the European Society of Cardiology. The Sicilian Gambit. A new approach to the classification of antiarrhythmic drugs based on their actions on arrhythmogenic mechanisms. Circulation. 1991; 84: 1831–1851.
22. Vaughan Williams EM. Classification of antiarrhythmic drugs. In: Sandoe E, Flensted-Jensen E, Olsen KH, eds. Cardiac arrhythmias. Sweden, Sodertalje, Sweden: Astra; 1979: 449–472.
23. Weirich J, Antoni H. Differential analysis of the frequency-dependent effects of class-I-antiarrhythmic drugs according to periodical ligand binding: Implications on antiarrhythmic and proarrhythmic efficacy. J Cardiovasc Pharmacol. 1990; 15: 998–1009.
24. Weirich J. Frequency-dependent action of antiarrhythmic drugs: The useful concept of periodical ligand binding. Basic Research in Cardiology. 1992; 8: 205–214.

Lidocain

Elektrophysiologische und elektrokardiographische Wirkungen

Lidocain wurde Mitte der 40er Jahre als Lokalanästhetikum entwickelt. Seit ca. 1950 wird es als Antiarrhythmikum bei ventrikulären Herzrhythmusstörungen eingesetzt. Die Substanz gehört zu den Natriumkanalantagonisten der Klasse IB nach Vaughan Williams (27, 28).

Die hemmende Wirkung auf den Natrium-Einwärtsstrom ist abhängig von der Frequenz und der Höhe des Ruhemembranpotenzials. Sie ist besonders stark ausgeprägt bei hohen Frequenzen und niedrigem Ruhemembranpotenzial (z.B. unter ischämischen Bedingungen).

> Bei hohem Ruhemembranpotenzial sind die natriumantagonistischen Effekte von Lidocain dementsprechend gering. Dies erklärt die klinisch manchmal bei Serum-Hypokaliämie (Hyperpolarisation der Zelle mit Zunahme des Ruhemembranpotentials) zu beobachtende, verminderte antiarrhythmische Wirksamkeit von Lidocain.

Die Aktionspotenzialdauer wird durch Lidocain sogar verkürzt. Die Refraktärzeit nimmt aber zu, da die Erholung des schnellen Natriumkanals verzögert wird. Die QRS-Dauer bleibt in der Regel unbeeinflusst. Gleiches gilt für die QT-Dauer. Da auch die atrioventrikuläre Erregungsleitung bei normalen Dosierungen nicht beeinflusst wird, ändert sich die PQ-Zeit nicht.

Pharmakologie und Dosierung

Lidocain wird nur wenig an Plasmaproteine gebunden. Aufgrund eines raschen Abbaus durch die Leber (*Cave!* Lidocain bei Leberfunktionsstörungen) und einer schnellen Diffusion ins Gewebe sind Halbwertszeit und Wirkungsdauer kurz. Die Therapie sollte daher immer mit einem *Bolus* eingeleitet werden. In der Regel werden zunächst 100 mg i.v. (1–1,5 mg/kg KG) über 3–5 min verabreicht. Bei Ineffektivität kann der Bolus wiederholt werden. Die verabreichte Dosis sollte aber 200 mg innerhalb der ersten 20 min nach Therapiebeginn nicht überschreiten (Tab. 5.**10**).

An den Bolus schließt sich eine Dauerinfusion mit 1–4 mg/min an. Bei Vorliegen einer Leber- oder Herzinsuffizienz (auch hier ist mit einer verminderten Leber-Clearance zu rechnen) sollte eine Dosis von 2 mg/min nicht überschritten werden; liegt eine ausgeprägte Schädigung vor, sollte auch eine Reduktion der Bolus-Dosis erfolgen. Wird Lidocain als Infusion ohne Bolus verabreicht, vergehen ca. 20–60 min, bis die antiarrhythmische Wirkung eintritt.

Lidocain bindet sich im Plasma u.a. an das saure α1-Glykoprotein. Da dessen Konzentration bei Herzinsuffizienz und Myokardinfarkt zunimmt und nur der nicht gebundene Anteil des Lidocain elektrophysiologische Wirkungen entfaltet, können unter diesen Umständen höhere Dosierungen notwendig werden, um entsprechende therapeutische Effekte zu erreichen.

Anwendungsbereiche und therapeutische Wertigkeit

Lidocain wurde bis vor einigen Jahren häufig auf der Intensivstation zur Behandlung tachykarder ventrikulärer Rhythmusstörungen eingesetzt, die im Gefolge eines akuten Myokardinfarkts auftreten. Vorteilhaft ist seine geringe negativ inotrope Wirkung und kurze Halbwertszeit. Proarrhythmische Effekte von Lidocain sind relativ selten. Diesem Vorteil steht der Nachteil einer nur relativ geringen Wirkungsstärke gegenüber (25, 26).

Zur Akutbehandlung anhaltender Kammertachykardien außerhalb der akuten Phase eines Myokardinfarkts sind andere Substanzen (z.B. Ajmalin) nachgewiesenermaßen wirksamer als Lidocain. Die routinemäßige Anwendung von Lidocain zur Prophylaxe von Kammerflimmern während der frühen Hospitalphase des akuten Myokardinfarkts ist obsolet. Meta-Analysen von Postinfarkt-Studien mit Lidocain haben gezeigt, dass die Häufigkeit von Kammerflimmern zwar reduziert wird, auf der anderen Seite aber die Sterblichkeit behandelter Patienten aufgrund häufigerer Bradyarrhythmien (Bradykardien, Asystolien) zunimmt (25, 26).

Auch die zeitweise propagierte intramuskuläre Injektion von Lidocain (z.B. Applikation in der Wohnung des Patienten vor dem Transport in das Krankenhaus) ist obsolet. Das Ausmaß des antiarrhythmischen Schutzes nach intramuskulärer Injektion ist ungewiss, da die Resorption langsam und ungleichmäßig erfolgt. Darüber hinaus wird bei Vorliegen eines akuten Myokardinfarkts iatrogen eine Kontraindikation für eine Lysetherapie geschaffen.

Lidocain ist bei supraventrikulären Arrhythmien unwirksam.

Nebenwirkungen

Die Häufigkeit *kardialer Nebenwirkungen*, zu denen eine Zunahme von in der Regel vorbestehenden Leitungsstörungen (Zunahme eines vorbestehenden Schenkelblocks oder AV-Blocks) gehört, ist gering. Bei Anwendung hoher Dosierungen kann in seltenen Fällen eine schwer wiegende Bradykardie bis hin zur Asystolie auftreten. Toxische Dosierungen können zu einem Herzstillstand führen.

Bei den *extrakardialen Effekten* stehen zentralnervöse Nebenwirkungen, zu denen Benommenheit, Tremor, Doppelsehen, Parästhesien, Sprachstörungen und Verwirrungszustände gehören, im Vordergrund. Mit ihrem Auftreten muss vor allem bei mehrtägiger Infusionsbehandlung gerechnet werden. Bei Akkumulation können Krämpfe und auch komatöse Zustände resultieren. Die zentralnervösen Nebenwirkungen von Lidocain können

Tabelle 5.**10** Lidocain

Anwendungsbereich	Akuttherapie tachykarder ventrikulärer Rhythmusstörungen
Orale Bioverfügbarkeit	Aufgrund eines ausgeprägten First-Pass-Metabolismus sehr gering, nur intravenöse Applikation
Plasmaeiweißbindung	40–80 %
Halbwertszeit	$t_{1/2}$-α: ca. 5–8 min. $t_{1/2}$-β: ca. 90–120 min; Wirkdauer nach Bolusgabe ca. 15–20 min
Elimination	Hepatische Metabolisierung, nur ca. 5 % renal; verzögerte Elimination bei Lebererkrankungen bzw. verminderter Leberperfusion (Herzinsuffizienz, kardiogener Schock)
Dosierung	50 mg als i.v.-Bolus, Wiederholung bis max. 200 mg innerhalb von 20 min; Dauerinfusion: 1–3 mg/min (max. 2 mg/min bei Herz- oder Leberinsuffizienz)
Therap. Plasmaspiegel	1,4–2,8 µg/ml
Nebenwirkungen	Zentralnervöse NW: Tremor, Doppelbilder, Parästhesien, Übelkeit, Verwirrungszustände, Psychosen, Krämpfe, Atemstillstand
Interaktionen	Konzentrationserhöhung bei begleitender Medikation mit Isoniazid, Chloramphenicol, Cimetidin und Propranolol; Abnahme der Serumkonzentration durch Isoproterenol und Barbiturate (durch Enzyminduktion).

auch nach Absetzen von Lidocain für mehrere Tage anhalten, da die Substanz im Gewebe akkumuliert und bei Beendigung der Infusionsbehandlung eine Rückverteilung ins Plasma erfolgt.

Interaktionen

Eine verminderte Lidocain-Clearance bei gleichzeitiger Gabe von Amiodaron bzw. Propranolol muss bei der Dosierung berücksichtigt werden. Bei gleichzeitiger Gabe von Amiodaron und Lidocain können, bei normaler Dosierung, toxische Lidocainkonzentrationen im Plasma resultieren. Bezüglich weiterer Interaktionen sei auf die Herstellerangaben verwiesen.

Literatur

25. Hine LK, Laird N, Hewitt P, Chalmers TC. Meta-analytic evidence against prophylactic use of lidocaine in acute myocardial infarction. Arch Intern Med. 1989;149: 2694–2698.
26. MacMahon S, Collins R, Peto R, Koster RW, Yusuf S. Effects of prophylactic lidocaine in suspected acute myocardial infarction: An overview of results from the randomized, controlled trials. JAMA. 1988; 260: 1910–1916.
27. Newman D. Overview of Lidocaine. Card Electrophysiol Rev. 2000; 4: 248–250
28. Stanton M. Class I antiarrhythmic drugs: quinidine, procainamide, disopyramide, lidocaine, mexiletine, tocainide, phenytoin, moricizine, flecainide, propafenone. In: Zipes DP, Jalife J, eds. Cardiac electrophysiology. From cell to bedside. 3rd ed. Philadelphia: WB Saunders; 2000, 890–903.

Mexiletin

Elektrophysiologische und elektrokardiographische Effekte

Mexiletin wurde initial als Antikonvulsivum entwickelt. Seine elektrophysiologischen Eigenschaften sind vergleichbar mit denen des Lidocain (Klasse IB nach Vaughan Williams) (30, 31, 33, 34). Wesentliche Änderungen elektrokardiographischer Parameter treten bei therapeutischer Dosierung nicht auf.

Pharmakologie und Dosierung

Mexiletin wird nahezu vollständig enteral resorbiert. Die Bioverfügbarkeit beträgt ca. 80–90%, der First-Pass-Metabolismus ist geringfügig. Plasmakonzentrationen von 0,5–2 mcg/ml sind therapeutisch. Das Verteilungsvolumen ist mit 6–9 l/kg KG hoch. Die Eliminationshalbwertszeit liegt zwischen 5 und 12 Stunden.

Die Ausscheidung erfolgt zu über 80% renal. 90–95% werden nach hepatischer Metabolisierung (4 Hauptmetabolite), 5–10% unverändert eliminiert. Die Metabolite besitzen keine antiarrhythmische Wirksamkeit. Die renale Ausscheidung von Mexiletin ist abhängig vom Urin-pH. Durch Ansäuerung des Urins lässt sich der über die Nieren ausgeschiedene Anteil auf bis zu 35% steigern.

Mexiletin kann i.v. und p.o. verabreicht werden. Therapieeinleitung und Aufsättigungsphase (hohes Verteilungsvolumen!) erfordern eine spezielle Dosierung. Vom Hersteller wird für die intravenöse Gabe empfohlen, zunächst 250 mg über 5–10 min zu infundieren. Anschließend sollten 600–800 mg/Tag verabreicht werden.

Die durchschnittliche orale Dosis beträgt ca. 600–900 mg/24 h. An den ersten 2–3 Tagen der Therapie werden zwar Dosen von 800–1200 mg empfohlen, in der Praxis sollte hierauf allerdings, da Nebenwirkungen vermehrt auftreten, möglichst verzichtet werden. Der Zeitgewinn durch eine Sättigungsdosis ist relativ gering.

Therapeutische Wertigkeit

Die antiarrhythmische Wirksamkeit und der therapeutische Bereich von Mexiletin sind *relativ gering*. Bei Patienten mit rezidivierenden anhaltenden ventrikulären Tachykardien ist die Substanz nur bei ca. 10–15% der Fälle wirksam, wenn die Effektivitätskontrolle mittels programmierter Ventrikelstimulation erfolgt.

Bereits bei therapeutischen Dosierungen treten bei ca. 30–40% der Patienten zentralnervöse Nebenwirkungen auf. Eine Wirkungsverstärkung kann durch Kombination mit einem Klasse-III-Antiarrhythmikum erzielt werden (z.B. Sotalol oder Amiodaron). Im angloamerikanischen Raum wird Mexiletin auch mit Natriumkanalantagonisten der Klasse IA und IC (Chinidin, Propafenon) kombiniert.

Das proarrhythmische Potenzial und die kardiodepressiven Effekte sind bei Monotherapie geringer ausgeprägt als bei stark leitungsverzögernd wirkenden Natriumkanalantagonisten. Eine zu Beginn der 80er Jahre in Europa und Nordamerika mit Mexiletin durchgeführte Postinfarktstudie (IMPACT = International Mexiletine and Placebo Antiarrhythmic Coronary Trial) (32) ergab allerdings eine höhere Sterblichkeit in der Mexiletin-Gruppe (7,6%) als bei den mit Placebo (4,8%) behandelten Patienten. Diese Studie war auf die Dauer von einem Jahr beschränkt und der Unterschied in der Sterblichkeit war statistisch nicht signifikant. Rückblickend kündigte diese Studie bereits die Ergebnisse der CAST-Studie (29) an.

Ein *neuerer Einsatzbereich* von Mexiletin ergibt sich bei Patienten mit QT-Syndrom vom Typ LQT3. Hier liegt eine Mutation des Natriumkanalgens SCN5A vor (S. 258). Bei betroffenen Patienten lässt sich nach Gabe von Mexiletin eine Abnahme der QT-Intervalldauer und eine Normalisierung der T-Wellen-Morphologie feststellen. Ob hierdurch langfristig Arrhythmierezidive und der akute Herztod vermieden werden können, ist noch nicht bekannt.

Tabelle 5.11 Mexiletin

Anwendungsbereich	Akut- und Langzeittherapie tachykarder ventrikulärer Rhythmussörungen; genspezifische antiarrhythmische Therapie bei LQT3.
Orale Bioverfügbarkeit	80–90 %
Plasmaeiweißbindung	Ca. 70 %
Halbwertszeit	$t_{1/2}$-β: ca. 8–10 STD. bei Normalpersonen 10–14 STD. bei Arrhythmiepatienten
Elimination	Ca. 85–90 % hepatisch (erheblich verzögerte Elimination bei Leberinsuffizienz!) 10–15 % renal
Dosierung	Intravenös: initial 125–250 mg über 10 min., dann 125–250 mg innerhalb der nächsten Stunde; Dauerinfusion mit 600–800 mg/Tag i.v.; oral: wegen des hohen Verteilungsvolumens Initialdosis 3 × 400 mg/Tag für 2–3 Tage; Erhaltungsdosis 3 × 200–300 mg/Tag
Therapeutische Plasmaspiegel	0,75–2,0 µg/ml
Nebenwirkungen	Zentralnervöse NW: Tremor, Doppelbilder, Parästhesien, Übelkeit, Verwirrungszustände, Psychosen, Krämpfe; die Häufigkeit von NW lässt sich durch Einnahme zu den Mahlzeiten vermindern; selten sind Thrombozytopenien und eine Hepatitis.
Interaktionen	Antazida, Cimetidin und Narkotika verlangsamen die Resorption aus dem Gastrointestinaltrakt; Metoclopramid beschleunigt die Resorption Diphenylhydantoin, Phenobarbital und Rifampicin beschleunigen die Elimination durch Enzyminduktion.

Nebenwirkungen

Zu den Nebenwirkungen gehören zentralnervöse Symptome wie Tremor, Doppelsehen, Parästhesien, Übelkeit, Verwirrungszustände, Psychosen und Krämpfe. Die Häufigkeit von Nebenwirkungen kann durch eine Einnahme zu den Mahlzeiten vermindert werden. Sie treten in der Regel im Dosierungsbereich zwischen 600–800 mg/Tag auf. Sie schränken die Anwendung ein, da in der Regel erst in diesem Bereich ein ausreichender antiarrhythmischer Effekt beobachtet wird. Selten sind Thrombozytopenien und eine Hepatitis.

Interaktionen

Antazida, Cimetidin und Narkotika verlangsamen die Resorption aus dem Gastrointenstinaltrakt; Metoclopramid beschleunigt die Resorption; Diphenylhydantoin, Phenobarbital und Rifampicin beschleunigen die Elimination durch Enzyminduktion. Bezüglich weiterer Interaktionen sei auf die Herstellerangaben verwiesen.

Literatur

29. CAST Investigators. Preliminary report: Effect of encainide and flecainide on mortality in a randomized trial of arrhythmia Suppression after myocardial infarction. New Eng J Med. 1989; 321: 406–412.
30. Campbell RWF. Mexiletine. N Engl J Med 1987; 316: 29–34.
31. Fenster PE, Comess KA. Pharmacology and clinical use of mexiletine. Pharmacotherapy 1986; 6: 1–9.
32. Schwartz PJ, Priori SG, Locati EH, et al. Long QT syndrome patients with mutations of the SCN5A and HERG genes have differential responses to Na(+) channel blockade and to increases in heart rate: Implications for gene-specific therapy. Circulation. 1995; 92: 3381–3386.
33. Stanton M. Class I antiarrhythmic drugs: quinidine, procainamide, disopyramide, lidocaine, mexiletine, tocainide, phenytoin, moricizine, flecainide, propafenone. In: Zipes DP, Jalife J, eds. Cardiac electrophysiology. From cell to bedside. 3rd edition. Philadelphia: WB Saunders; 2000, 890–903.
34. Zipes DP. Management of cardiac arrhythmias: pharmacological, electrical, and surgical techniques. In: Braunwald E, ed. Heart disease. 5th ed. Philadelphia: WB Saunders; 1997: 593–639.

Chinidin

Elektrophysiologische und elektrokardiographische Effekte

Chinidin ist das rechtsdrehende Isomer des Chinin. Es wurde im 18. Jahrhundert als Antimalariamittel eingesetzt. Antiarrhythmische Effekte wurden erstmals 1848 berichtet. 1918 wurde die Substanz von Frey zur Behandlung von Vorhofflimmern eingeführt. Chinidin wird als Prototyp der Klasse-IA-Antiarrhythmika angesehen (36, 40).

Wie bei anderen Klasse I-Antiarrhythmika nehmen die Substanzeffekte mit zunehmender Frequenz zu und mit Erhöhung des Ruhemembranpotenzials (Hypokaliämie) ab. Chinidin bewirkt eine Zunahme der Aktionspotenzialdauer und der effektiven Refraktärzeit. Elek-

Tabelle 5.12 Chinidin

Anwendungsbereich	Atriale Tachyarrhythmien (Vorhofflimmern, Vorhofflattern, atriale Tachykardien)
Orale Bioverfügbarkeit	70 % (40–90 %)
Plasmaeiweißbindung	70–95 %
Halbwertszeit	$t_{1/2}$-β: ca. 4–6 STD. Wirkungsdauer von Chindin-Sulfat: 4–6 STD., von Chinidin-Galacturonat und Retardpräparaten: 8–12 STD.
Elimination	Hepatisch 80–90 % 10–29 % unverändert renal, abhängig vom pH-Wert
Dosierung	Chinidin-Sulfat: 4–5 × 400 mg/Tag Chinidin-Galacturonat: 3 × 250–500 mg/Tag Chinidin Duriles und Optochinidin: 2–3 × 250–500 mg/Tag i.v.-Verabreichung obsolet
Therapeutischer Plasmaspiegel	2–4 µg/ml
Nebenwirkungen	Gastrointestinale NW: Diarrhö, Übelkeit, Brechreiz; selten Chinchonismus: Delirium, partieller Hörverlust, Sehverlust, Ohrensausen; selten Hautreaktionen, Agranulozytose, hämolytische Anämie und granulomatöse Hepatitis; Torsade de pointes
Interaktionen	Anstieg des Digoxinspiegels (die Digoxin-Dosis sollte zu Therapiebeginn halbiert werden, Spiegelkontrollen sind sinnvoll); Die Wirkung oraler Cumarin-Derivate nimmt zu; die gleichzeitige Gabe von Chinidin mit Amiodaron, Verapamil oder Cimetidin hat erhöhte Chinidin-Plasmaspiegel und eine verlängerte Halbwertszeit zur Folge; Diphenylhydantoin, Phenobarbital und Rifampicin beschleunigen die Elimination durch Enzyminduktion.

trokardiographisch findet sich eine Zunahme der QRS-Dauer und Dauer des QT-Intervalls. Darüber hinaus entfaltet die Substanz vagolytische und Alpharezeptoren blockierende Effekte.

Pharmakologie und Dosierung

Chinidin wird zu ca. 90 % enteral resorbiert (Tab. 5.12). Die Bioverfügbarkeit beträgt ca. ebenfalls 90 %, der First-Pass-Metabolismus ist dementsprechend geringfügig. Die Plasmaproteinbindung beträgt ca. 70–95 %, der therapeutische Plasmaspiegel liegt bei 2–4 µg/ml. Die Eliminationshalbwertszeit von Chinidin beträgt ca. 6 (5–12) Stunden. Ca. 25 (15–40)% werden unverändert renal ausgeschieden. 75 (60–85) % werden hepatisch metabolisiert (4 teilweise pharmakologisch aktive Metaboliten mit geringer Proteinbindung) und anschließend durch die Faeces eliminiert.

Die klinisch-therapeutische Anwendung von Chinidin sollte *ausschließlich p.o.* erfolgen. Die intravenöse Applikation kann mit erheblichen Nebenwirkungen (z. B. Blutdruckabfall) einhergehen und ist daher nicht indiziert.

Heute wird Chinidin fast nur noch als *fixe Kombination* mit Verapamil (Cordichin) verabreicht. Eine Tablette enthält 160 mg Chinidin und 80 mg Verapamil. Die übliche Dosierung beträgt 3 × 1 Tablette pro Tag. Der Versuch der medikamentöse Rhythmisierung von Vorhofflimmern durch Verabreichung von hohen Dosen (bis zu 3 × 2 Tabletten pro Tag oder mehr) ist obsolet, da das Risiko für Torsade de pointes-Tachykardien hierbei sehr hoch ist.

Anwendungsbereiche und therapeutische Wertigkeit

Chinidin ist ein wirksames Antiarrhythmikum, das im deutschsprachigen Raum allerdings nur bei *atrialen Rhythmusstörungen wie Vorhofflimmern/-flattern* eingesetzt wird. Im angloamerikanischen Sprachraum findet die Substanz auch bei ventrikulären Rhythmusstörungen Anwendung. Relativ häufig ist mit gastrointestinalen Nebenwirkungen zu rechnen (in ca. 40–50 % der Fälle), insbesondere bei Anwendung hoher Dosierungen.

Eine schwer wiegende, potenziell tödliche Nebenwirkung von Chinidin (wie auch von anderen Antiarrhythmika mit repolarisationsverlängernder Wirkung) ist das Auftreten von Tachyarrhythmien vom Typ der Torsade de pointes, mit denen bei ca. 3–8 % der behandelten Patienten, bevorzugt direkt nach Therapieeinleitung, gerechnet werden muss (39–39). Torsade de pointes werden mit als Ursache dafür angesehen, dass die Sterblichkeit unter Chinidin im Rahmen von Meta-Analysen erhöht war (35).

Aufgrund der anticholinergen Wirkungen muss Chinidin, um einer schnellen atrioventrikulären Überleitung bei Vorhofflimmern und -flattern vorzubeugen, mit Substanzen kombiniert werden, die eine Verzögerung der Erregungsleitung im AV-Knoten bewirken (z.B. Digitalis, Calciumantagonisten vom Typ Verapamil, Betarezeptorenblockern).

Die im Handel verfügbare *fixe Kombination*, bestehend aus Chinidin und Verapamil (Cordichin) trägt dieser Notwendigkeit Rechnung. Experimentelle Untersuchungen haben eine erhöhte, überadditive antiarrhythmische Wirksamkeit dieser Kombination auf Vorhofebene im Vergleich zur Effektivität der einzelnen Komponenten nahe gelegt. Die Übertragbarkeit dieser Ergebnisse auf die Klinik ist bisher nicht ausreichend belegt. In der kürzlich abgeschlossenen PAFAC-Studie (Prophylaxis of Atrial Fibrillation after Cardioversion) wurde die Kombination von Chinidin/Verapamil (Cordichin) mit Sotalol und Plazebo im Hinblick auf ihre Wirkungen und Nebenwirkungen der Prophylaxe des Vorhofflimmerns doppelblind verglichen. Hier erwies sich die Kombination wirksamer als Sotalol in der Verhinderung von chronischem Vorhofflimmern. Wider Erwarten traten Torsade de pointes unter Sotalol, nicht dagegen unter Chinidin/Verapamil auf (Fetsch et al., in Vorbereitung.

Nebenwirkungen

Chinidin entfaltet bei intravenöser Gabe (*obsolet!*) deutliche negativ inotrope Wirkungen. Diese werden bei chronisch oraler Therapie durch die ausgeprägte vasodilatierende Wirkung des Chinidins weitgehend antagonisiert. Der Blutdruck wird gesenkt. Zentralnervöse und anticholinerge Nebenwirkungen (Mundtrockenheit, verschwommenes Sehen, Miktionsstörungen, Schwindel, Nystagmus, Seh- und Hörstörungen), sowie gastrointestinale Störungen (insbesondere Diarrhöen) sind relativ häufig. Zu weiteren Nebenwirkungen informieren Tabelle 5.**12** sowie die Herstellerangaben.

Zum Ausschluss einer Chinidinüberempfindlichkeit wird die Applikation einer Probedosis vor Therapiebeginn empfohlen. Ob dieses früher häufig geübte Verfahren wirklich wegen einer möglichen Allergie erfolgte oder zur Identifikation von Patienten, die eine proarrhythmische Akutreaktion aufweisen, ist unklar.

Bezüglich des Einsatzes bei Patienten nach Myokardinfarkt gelten prinzipiell die gleichen Einschränkungen wie bei anderen leitungsverzögernd wirkenden Antiarrhythmika (z.B. Flecainid, Einzelheiten dort).

Interaktionen

Chinidin verstärkt die Wirkungen von oralen Antikoagulanzien und Muskelrelaxanzien. Rifampicin, Barbitursäurederivate und Phenytoin verkürzen die Dauer der Chinidinwirkung aufgrund einer Enzyminduktion mit gesteigertem First-Pass-Metabolismus, während Reserpin die Chinidinwirkung verlängert.

Bei gleichzeitiger Gabe von Digitalispräparaten steigt der Digoxinspiegel signifikant an. In diesen Fällen ist eine Dosisreduktion von Digitalis erforderlich. Auch der Digitoxinspiegel wird, wenn auch weniger ausgeprägt, signifikant erhöht. Bei kombinierter Anwendung von Chinidin und Digitalisglykosiden ist Digitoxin dem Digoxin vorzuziehen. Zu weiteren klinisch bedeutsam Interaktionen siehe Herstellerangaben.

Literatur

35. Coplen SE, Antman EM, Berlin JA, Hewitt Chalmers TC. Efficacy and safety of quinidine therapy for maintenance of sinus rhythm after cardioversion. Circulation. 1990; 82: 1106–1116.
36. Grace AA, Camm AJ. Quinidine. N Engl J Med. 1998; 338: 35–45.
37. Haverkamp W, Shenasa M, Borggrefe M, Breithardt G. Torsade de pointes. In: Zipes DP, Jalife J, eds. Cardiac electrophysiology. From cell to bedside. Philadelphia: Saunders Company; 1994: 885–899.
38. Haverkamp W. Breithardt G, Janse MJ, et al. and the other speakers in the sessions and the chairs of the workshops. The potential for QT prolongation by non-antiarrhythmic drugs. Clinical and regulatory implications. Report on a policy conference of the European Society of Cardiology. Eur Heart J. 2000; 21: 1216–1231.
39. Roden DM, Woolsley RL, Primm PK. Incidence and clinical features of the quinidine-associated long QT syndrome: Implications for patients care. Am Heart J. 1986; 111: 1088–93.
40. Stanton M. Class I antiarrhythmic drugs: quinidine, procainamide, disopyramide, lidocaine, mexiletine, tocainide, phenytoin, moricizine, flecainide, propafenone. In: Zipes DP, Jalife J, eds. Cardiac electrophysiology. From cell to bedside. 3rd ed. Philadelphia; WB Saunders; 2000: 890–903.

Disopyramid

Elektrophysiologische und elektrokardiographische Effekte

Disopyramid wurde erstmals 1962 beschrieben und gehört wie Chinidin zur Gruppe der IA-Antiarrhythmika nach Vaughan Williams. Die elektrophysiologischen Wirkungen von Disopyramid und Chinidin stimmen weitgehend überein (45, 46). Die vagolytischen (anticholinergen) Effekte sind im Vergleich zu Chinidin stärker ausgeprägt. Im Gegensatz zu Chinidin fehlen Alpharezeptoren blockierenden Eigenschaften. Disopyramid bewirkt eine Zunahme des peripheren arteriellen Widerstandes, insbesondere bei intravenöser Gabe.

Pharmakologie und Dosierung

Bioverfügbarkeit, First-Pass-Metabolismus, therapeutische Plasmaspiegel und Eliminationshalbwertszeiten von Disopyramid zeigen im Vergleich zu Chinidin keine wesentlichen Unterschiede (Tab. 5.**13**). Zu beachten ist allerdings die hohe Plasmaeiweißbindung. Durch Verdrängung von Disopyramid aus der Plasmaeiweißbindung können unvorhersehbar hohe Plasmaspiegel resultieren!

Ca. 50% der Substanz werden unverändert über die Nieren ausgeschieden, ca. 25% in Form des antiarrhythmisch wirksamen Hauptmetaboliten N-Desisopropyldisopyramid.

Tabelle 5.13 Disopyramid

Anwendungsbereich	Atriale Tachyarrhythmien (Vorhofflimmern, Vorhofflattern, atriale Tachykardien)
Orale Bioverfügbarkeit	70–85 %
Plasmaeiweißbindung	Konzentrationsabhängig (die Plasmaeiweißbindung nimmt mit steigender Konzentration ab, bereits bei geringer weiterer Dosissteigerung sind daher erhebliche Anstiege der freien Substanzkonzentration möglich!)
Halbwertszeit	$t_{1/2}$-β: 4–10 STD.
Elimination	Überwiegend unverändert renal
Dosierung	4 × 100–150 mg (max. 800 mg/Tag); intravenöse Verabreichung obsolet
Therapeutischer Plasmaspiegel	2–5 µg/ml
Nebenwirkungen	Ausgeprägte anticholinerge NW: Mundtrockenheit, Miktionsbeschwerden, Obstipation, Akkomodationsstörungen; Disopyramid ist kontraindiziert bei Prostatahypertrophie und Glaukom.
Interaktionen	Verstärkter Abbau bei Enzyminduktion durch z.B. Rifampicin und Diphenylhydantoin; Eliminationsbeschleunigung bei gleichzeitiger Verabreichung von Furosemid; die Digoxinkonzentration wird nicht wesentlich beeinflusst.

Anwendungsbereiche und therapeutische Wertigkeit

Disopyramid ist ein *Reserve-Antiarrhythmikum zur Behandlung atrialer Rhythmusstörungen*. Die resultierenden negativ inotropen Effekte sind bei intravenöser Gabe aufgrund des Anstiegs des peripheren Widerstandes relativ stark ausgeprägt.

Disopyramid wurde in Einzelfällen auch bei der Behandlung der hypertrophen obstruktiven Kardiomyopathie eingesetzt. Durch die Kombination von negativer Inotropie und Anstieg des peripheren Widerstandes nimmt der intraventrikuläre Druckgradient ab (43). Disopyramid hat sich auch bei der Behandlung neurokardiogener Synkopen als effektiv erwiesen – die Substanz gehört hier aber sicher nicht zu den Pharmaka der ersten Wahl (44).

Nebenwirkungen

Die bei bis zu einem Drittel der Patienten zu beobachtenden anticholinergen Nebenwirkungen verschwinden zwar z.T. während der Langzeittherapie, nicht selten zwingen sie aber auch zum Absetzen der Therapie (41).

Über das Auftreten von Torsade de pointes unter Therapie mit Disopyramid wurde berichtet (42). Die Häufigkeit dürfte vergleichbar sein mit der unter Chinidin. Bezüglich des Einsatzes bei Patienten nach Myokardinfarkt gelten prinzipiell die gleichen Einschränkungen wie bei anderen leitungsverzögernd wirkenden Antiarrhythmika (z.B. Flecainid, Einzelheiten dort).

Interaktionen

Die gleichzeitige Gabe von Rifampicin bzw. Phenylhydantoin führt zu einem vermehrten Abbau von Disopyramid in der Leber. Bei Verabreichung von Furosemid wird eine Beschleunigung der Elimination beobachtet. In derartigen Fällen kann eine Dosissteigerung notwendig werden. Die Plasmakonzentration von Digoxinpräparaten steigt nicht an. Zu weiteren Interaktionen siehe Herstellerangaben.

Literatur

41. Bauman JL, Gallastegui J, Strasberg B, et al. Long-term therapy with disopyramide phosphate: Side effects and effectiveness. Am Heart J 1983; 111: 654–660.
42. Haverkamp W, Shenasa M, Borggrefe M, Breithardt G. Torsade de pointes. In: Zipes DP, Jalife J, eds. Cardiac electrophysiology. From cell to bedside. Philadelphia: Saunders Company; 1994: 885–899.
43. Matsubara H, Nakatani S, Nagata S, et al. Salutary effects of disopyramide on left ventricular diastolic function in hypertrophic obstructive cardiomyopathy. J Am Coll Card. 1995; 26: 768–775.
44. Morillo CA, Leitch JW, Yee R, Klein GJ. A placebo-controlled trial of intravenous and oral disopyramide for prevention of neurally mediated syncope induced by head-up tilt. J Am Coll Cardiol. 1993; 22: 1843–1848.
45. Stanton M. Class I antiarrhythmic drugs: quinidine, procainamide, disopyramide, lidocaine, mexiletine, tocainide, phenytoin, moricizine, flecainide, propafenone. In: Zipes DP, Jalife J, eds. Cardiac electrophysiology. From cell to bedside. 3rd ed. Philadelphia: WB Saunders; 2000, 890–903.
46. Wharton JM, Prystowsky EN. Disopyramide. In: Cardiovascular drug therapy, Messerli FH, ed. Philadelphia: WB Saunders Co.; 1990: 1324–1352.

Ajmalin, Prajmalin

Elektrophysiologische und elektrokardiographische Effekte

Ajmalin wurde erstmals 1931 beschrieben. Seit 1958 ist die Substanz in Deutschland als Medikament zur intravenösen und oralen Arrhythmietherapie im Handel verfügbar. Ajmalin ist aber oral praktisch nicht wirksam. Daher wurde Prajmalin (Ajmalinbitartrat), als orale Darreichungsform, 1973 eingeführt.

Ajmalin und Prajmalin sind hinsichtlich ihrer natriumantagonistischen Wirkstärke vergleichbar mit Antiarrhythmika der Klasse IC (z.B. Propafenon, Flecainid); zusätzlich wird die Refraktärzeit durch Blockade von myokardialen Kaliumkanälen (48) signifikant verlängert (Klasse IA-Eigenschaft) (51, 52).

Pharmakologie und Dosierung

Die Pharmakokinetik von Ajmalin ist nur unzureichend untersucht. Ajmalin steht ausschließlich für die intravenöse Applikation zur Verfügung. Die Substanz wird nach intravenöser Verabreichung innerhalb weniger Minuten nahezu vollständig an Eiweiß gebunden. Die Wirkdauer ist dementsprechend kurz und beträgt 10–15 min.

Die Elimination erfolgt überwiegend hepatisch; weniger als 10 % der Substanz werden renal ausgeschieden (Tab. 5.**14**). Die durchschnittliche intravenöse Dosis von Ajmalin beträgt 50–75 mg (max. 1 mg/kg KG). Intravenöse Höchstdosis bei einer Dauerinfusion: 2000mg/24 h (0,5–1 mg/kg/h). Prajmalin wird in einer Dosierung von 2–3 × 20 mg/Tag verabreicht.

Anwendungsbereiche und therapeutische Wertigkeit

Die intravenöse Applikationsform (Ajmalin) hat sich in der Notfalltherapie anhaltender ventrikulärer Tachykardien bewährt. Besonders vorteilhaft ist die kurze Halbwertszeit. Die Substanz ist hier an Wirksamkeit dem Lidocain deutlich überlegen (53).

Ajmalin kann auch zur Terminierung supraventrikulärer Tachykardien, z.B. atrioventrikulären Tachykardien bei Präexzitationssyndrom, eingesetzt werden. Sein Einsatz erscheint besonders dann geeignet, wenn die QRS-Komplexe breit sind und die Abgrenzung zwischen aberrierender Erregungsleitung, Leitung über eine akzessorische Bahn und eines ventrikulären Ursprungs der Arrhythmie nicht eindeutig ist.

Wie bei der intravenösen Applikation anderer Antiarrhythmika sollte unbedingt während der Gabe der Substanz kontinuierlich ein EKG registriert und auf die *resultierende Verbreiterung des QRS-Komplexes* geachtet werden. Die maximale QRS-Breite wird typischerweise erst einige Minuten nach Ende der Injektion erreicht. Tritt bereits während der Injektion eine erhebliche Verbreiterung des QRS-Komplexes auf, kann dies als Hinweis auf eine zu schnelle Injektion angesehen werden. In diesen Fällen kann es manchmal zu einer schenkelblockartigen Deformierung des QRS-Komplexes kommen. Die Gefahr des Auftretens proarrhythmischer Effekte nimmt erheblich zu. Das Auftreten eines starken Hitzegefühls beim Patienten weist ebenfalls auf eine zu schnelle Applikationsgeschwindigkeit hin.

Bei Patienten mit WPW-Syndrom wurde früher gelegentlich der so genannte *Ajmalin-Test* durchgeführt, um hierüber indirekt Informationen über die Refraktärzeit der akzessorischen Bahn und damit ihre prognostische Bedeutung zu erlangen (54). Das Verschwinden

Tabelle 5.**14** Ajmalin und Prajmalin

Anwendungsbereich	Akut- und Langzeittherapie tachykarder supraventrikulärer und ventrikulärer Rhythmusstörungen
Orale Bioverfügbarkeit	Ajmalin: 20 %, Prajmalin: 80–100 %
Plasmaeiweißbindung	Prajmalin 75 %
Halbwertszeit	Ajmalin: $t_{1/2}$-α: 4–5 min, $t_{1/2}$-β: 15–25 min Prajmalin $t_{1/2}$-β: 4–6 STD.
Elimination	Überwiegend hepatisch
Dosierung	Ajmalin: 1–1,5 mg/kg langsam i.v., ggf. Wiederholung nach 30 Min.; Dauerinfusion 0,5–1,0 mg/kg/STD. (max. 2000 mg Ajmalin/Tag) Prajmalin: initial 3–4 × 20 mg/Tag, Erhaltungstherapie mit 2–3 × 10–20 mg/Tag
Nebenwirkungen	Bei intravenöser Applikation Übelkeit, Kopfschmerzen, Hitzegefühl; gastrointestinale Beschwerden (Appetitlosigkeit, Übelkeit); eine intrahepatische Cholestase wurde unter peroraler Therapie beobachtet, eine Kontrolle leberspezifischer Enzyme sollte bei chronischer Verabreichung regelmäßig erfolgen; selten allergische Hautreaktionen, Thrombopenien und Sehstörungen berichtet; aufgrund der repolarisationsverlängernden Wirkung können Torsade de pointes auftreten.
Interaktionen	Die Glykosidkonzentration im Serum wird nicht beeinflusst; bei intravenöser Applikation Inkompatibilität mit i.v. Furosemid.

der Präexzitation (d.h. der Delta-Welle) im Oberflächen-EKG nach intravenöser Applikation von 50 mg Ajmalin wurde als Hinweis auf eine relativ lange Refraktärzeit der akzessorischen Bahn gewertet (>250 ms). Dieser Test spielt heute keine wesentliche Rolle mehr.

Auch bei Patienten mit Verdacht auf Brugada-Syndrom (S. 259) (47) und Synkopen und verbreitertem QRS-Kompelx kann Ajmalin diagnostisch eingesetzt werden (50).

Prajmalin wird aufgrund einer vergleichsweise hohen Inzidenz von Nebenwirkungen nur noch selten in der antiarrhythmischen Langzeittherapie eingesetzt.

Nebenwirkungen

Ajmalin und Prajmalin haben signifikante leitungsverzögernde und negativ inotrope Wirkungen. Die Anwendbarkeit der Substanzen bei schwer wiegenden intraventrikulären Leitungsverzögerungen und Ventrikelfunktionsstörungen (z.B. Herzinsuffizienz) sowie koronarer Herzerkrankung ist hierdurch eingeschränkt bzw. sollte vorsichtig erfolgen. Proarrhythmischer Effekte im Sinne des Auftretens von Torsade de pointes unter Therapie wurden beschrieben (49).

In einzelnen Fällen sind nach Ajmalin-Injektion Agranulozytosen aufgetreten. Extrakardiale Nebenwirkungen sind Hitzegefühl, Übelkeit, Kopfschmerzen sowie sonstige zentralnervöse Symptome (Lichtempfindlichkeit, Augenflimmern, Doppelsehen, Geschmacksstörungen).

Bei Prajmalin finden sich relativ häufig Leberfunktionsstörungen (einer Hepatitis ähnliche Bilder, Cholestase). Auch hier kann eine Agranulozytose resultieren.

Interaktionen

Pharmakologisch bedeutsame Interaktionen können sich mit Substanzen anderer Stoffklassen ergeben, die ebenfalls über leitungsverzögernde oder negativ inotrope Wirkeigenschaften verfügen. In diesen Fällen ist bei gleichzeitiger Applikation die Anwendungsbeschränkung für den Einsatz dieser Substanz streng zu beachten. Bezüglich weiterer Interaktionen sei auf die Herstellerangaben verwiesen.

Literatur

47. Brugada J, Brugada P. What to do in patients with no structural heart disease and sudden arrhythmic death? Am J Cardiol. 1996; 78: 69–75.
48. Enomoto K, Imoto M, Nagashima R, et al. Effects of ajmaline on non-sodium ionic currents in guinea pig ventricular myocytes. Jpn Heart J. 1995; 36: 465–476.
49. Haverkamp W, Mönnig G, Breithardt G. Ajmaline-induced torsade d pointes. Z Kardiol. 2000; 89 (Suppl.): 12–110.
50. Kaul U, Kothari SS, Mohan JC, Talwar KK, Bhatia ML. Ajmaline „stress testing" in chronic bifascicular block. Indian J Chest Dis Allied Sci. 1986; 28: 126–134.
51. Köppel C, Wagemann A, Martens F. Pharmacokinetics and antiarrhythmic efficacy of intravenous ajmaline in ventricular arrhythmia of acute onset. Eur J Drug Metab Pharmacokinet. 1989; 14: 161–167.
52. Padrini R, Piovan D, Javarnaro A, Cucchini F, Ferrari M. Pharmacokinetics and electrophysiological effects of intravenous ajmaline. Clin Pharmacokinet. 1993; 25: 408–414.
53. Manz M, Mletzko R, Jung W, Lüderitz B. Electrophysiological and haemodynamic effects of lidocaine and ajmaline in the management of sustained ventricular tachycardia. Eur Heart J. 1992; 13: 1123–1128.
54. Wellens HJJ, Bär FW, Gorgels AP, Vanagt EJ. Use of ajmaline in patients with the Wolff-Parkinson-White syndrome to disclose short refractory period of the accessory pathway. Am J Cardiol. 1980; 45: 130–133.

Propafenon

Elektrophysiologische und elektrokardiographische Effekte

Propafenon wurde 1970 entwickelt und ist bereits seit 1977 in Deutschland im Handel verfügbar. Es wird den stark leitungsverzögernd wirkenden Natriumkanalantagonisten zugeordnet (Klasse IC nach Vaughan Williams). Die Hauptwirkung besteht demnach in einer Beeinflussung des depolarisierenden Natrium-Einwärtsstrom.

Die Substanz verfügt darüber hinaus über eine schwache betasympathikolytische Aktivität und über geringe calciumantagonistische Effekte (55, 57, 60).

Pharmakologie und Dosierung

Propafenon wird nach oraler Gabe vom Magen-Darm-Trakt gut resorbiert. Die Bioverfügbarkeit beträgt infolge eines ausgeprägten First-Pass-Metabolismus ca. 50%. Plasmakonzentrationen von 0,2–1,5 mcg/ml sind als therapeutisch anzusehen.

Die Pharmakokinetik von Propafenon ist komplex. Hauptstoffwechselweg ist die Oxydierung zu 5-Hydroxypropafenon durch ein spezifisches Cytochrom-P450-Isoenzym (P450 2D6). Bei einem Mangel an P450 2D6 kommt es zu einer verlangsamten Metabolisierung ("poor metabolizer": ca. 5–10% der weißen westlichen Bevölkerung). Bei diesen Patienten akkumuliert die Muttersubstanz, die die wesentlichen betasympathikolytische Effekte aufweist. Die betasympathikolytischen Effekte der Metaboliten, die bei verlangsamter Metabolisierung in erhöhter Konzentration anfallen, sind gering ausgeprägt. Eine verlangsamte Metabolisierung kann sich durch eine ausgeprägte QRS-Zunahme ankündigen, letztere sollte per se kontrolliert werden (ggf. Dosisreduktion).

Die Eliminationshalbwertszeit beträgt bei normal metabolisierenden Menschen ca. 4 Stunden (Tab. 5.**15**). Ca. 10% der Substanz werden unverändert renal eliminiert. Der überwiegende Anteil wird metabolisiert; ca. 60% der Metabolite werden mit den Faeces, ca. 40% renal ausgeschieden.

Propafenon kann sowohl akut i.v. als auch chronisch p.o. eingesetzt werden. Die intravenöse Dosis beträgt 1–2 mg/kg. Für die Dauerinfusion stehen spezielle Dosierungsanweisungen zur Verfügung (Herstelleranga-

Tabelle 5.15 Propafenon

Anwendungsbereich	Akut- und Langzeittherapie tachykarder supraventrikulärer und ventrikulärer Rhythmusstörungen
Orale Bioverfügbarkeit	<25%, Zunahme während Therapie
Plasmaeiweißbindung	>95%, starke Bindung an saure α1-Glykoproteine
Halbwertszeit	i.v.: $t_{1/2}$-α: 4–7 min, $t_{1/2}$-β: 3–4 STD. oral: 4–9 STD., bei langsam metabolisierenden Menschen ("poor metabolizer") 12–18 STD.
Elimination	Metabolisierung in der Leber, Metabolite (v.a. 5-Hydroxypropafenon) antiarrhythmisch wirksam; nichtlineare Pharmakokinetik mit Sättigung des Propafenon-Leberstoffwechsels
Dosierung	i.v.: 0,5–1 mg/kg KG langsam i.v., max 2 mg/kg KG oral: 450–750 (900) mg/Tag, „steady-state" nach ca. 3–4 Tagen
Therapeutische Plasmaspiegel	0,5–1,5 µg/ml
Nebenwirkungen	Gastrointestinale NW: Diarrhö, Übelkeit, Geschmacksstörungen, Brechreiz – häufig nur vorübergehend während Therapieeinleitung; zentralnervöse NW; selten Leberenzymerhöhungen; selten Provokation eines Asthmaanfalls (Betablockade!)
Interaktionen	Anstieg der Spiegel von Digoxin, Propranolol und Metoprolol; Verstärkung der Wirkung oraler Antikoagulanzienwirkung möglich; weitere Interaktionen siehe Herstellerangaben Die beta-sympathikolytischen Effekte der Substanz sind bei gleichzeitiger Therapie mit Betarezeptorenblockern zu berücksichtigen.

ben). Die durchschnittliche orale Tagesdosis beträgt 600–750 mg (max. 900 mg). Bei Leberinsuffizienz ist im Allgemeinen eine Dosisreduktion erforderlich.

Anwendungsbereiche und therapeutische Wertigkeit

Das klinische Wirkungsspektrum von Propafenon ist breit, seine Wirksamkeit und Verträglichkeit gut (55, 58, 59). Die Substanz ist, wie Ajmalin, zur Akuttherapie supraventrikulärer Tachykardien (einschließlich atrioventrikulärer Tachykardien bei Präexzitationssyndromen) und ventrikulärer Tachykardien geeignet. Aufgrund der starken leitungsverzögernden Wirkung ist die Substanz in der Langzeittherapie *bei Patienten mit struktureller oder koronarer Schädigung* nur bei eindeutiger Indikation und *vorsichtig* einzusetzen.

Nebenwirkungen

Propafenon hat bei therapeutischen Dosierungen geringe kardiodepressive Wirkungen. Nach 2 mg/kg i.v. wird die linksventrikuläre Kontraktilität um ca. *15%* reduziert. Die negativ inotrope Wirkung ist geringer als bei den dem Chinidin ähnlichen Antiarrhythmika, jedoch stärker ausgeprägt als bei Lidocain.

Die Mehrzahl der extrakardialen Nebenwirkungen ist dosisabhängig und betrifft in erster Linie das Zentralnervensystem. Bei einem Teil der Patienten treten gastrointestinale Störungen auf. Vereinzelt wurde über einer Hepatitis ähnliche Krankheitsbilder mit Cholestase, außerdem über Potenz- und Spermiogenesestörungen (reversibel) berichtet. Zu weiteren Nebenwirkungen siehe Herstellerangaben. Bezüglich des Einsatzes bei Patienten nach Myokardinfarkt gelten prinzipiell die gleichen Einschränkungen wie bei Flecainid (Einzelheiten dort). In Einzelfällen wurde das Auftreten von Torsade de pointes beschrieben (56).

Interaktionen

Die Plasmakonzentration von Digoxin wird durch Propafenon signifikant erhöht. Bei gleichzeitiger Therapie mit Cumarinderivaten kann ein erhöhter Plasmaspiegel dieser Substanzen mit entsprechender Zunahme des Blutungsrisikos resultieren (*Gerinnungskontrollen!*), darüber hinaus kann der Propafenonspiegel ansteigen. Die betasympathikolytischen Wirkungen von Propafenon sind bei zusätzlicher Therapie mit Betarezeptorenblockern zu berücksichtigen. Bezüglich weiterer Interaktionen sei auf die Herstellerangaben verwiesen.

Literatur

55. Dukes ID, Vaughan Williams EM. The multiple modes of action of propafenone. Eur Heart J. 1984; 5: 115–125.
56. Haverkamp W, Shenasa M, Borggrefe M, Breithardt G. Torsade de pointes. In: Zipes DP, Jalife J, eds. Cardiac electrophysiology. From cell to bedside. Philadelphia; W.B. Saunders Company; 1994: 885–899.
57. Joglar JA, Page RL. Propafenone. Cardiac Electrophysiol Rev. 2000; 4: 287–290.
58. Podrid PJ, Anderson JL. Safety and tolerability of long-term propafenone therapy for supraventricular tachyarrhythmias. The Propafenone Multicenter Study Group. Am J Cardiol. 1996; 78: 430–434.
59. Roy D, Talajic M, Dorian P, et al. Amiodarone to prevent recurrence of atrial fibrillation. N Engl J Med. 2000; 342: 913–920.
60. Stanton M. Class I antiarrhythmic drugs: quinidine, procainamide, disopyramide, lidocaine, mexiletine, tocainide,

phenytoin, moricizine, flecainide, propafenone. In: Zipes DP, Jalife J, eds. Cardiac electrophysiology. From cell to bedside. 3rd ed. Philadelphia: WB Saunders; 2000, 890–903.

Flecainid

Elektrophysiologische und elektrokardiographische Effekte

Flecainid wurde 1972 synthetisiert. Die Substanz entfaltet ausgeprägte leitungsverzögernde Effekte und wird, wie Propafenon, der Klasse IC der Antiarrhythmika nach Vaughan Williams zugeordnet (63, 64).

Pharmakologie und Dosierung

Flecainid verfügt über eine gute enterale Resorption. Die Bioverfügbarkeit beträgt über 90%. Der First-Pass-Metabolismus ist unbedeutend. Die therapeutischen Plasmakonzentrationen betragen 0,2–0,8 mcg/ml. Die Halbwertzeit beträgt ca. 12–20 Stunden. Bei oraler Behandlung steigt der Plasmaspiegel innerhalb mehrerer Tage an, bis ein Gleichgewicht erreicht wird.

Flecainid wird ganz überwiegend hepatisch metabolisiert, drei Hauptmetabolite sind antiarrhythmisch weitgehend unwirksam. Die Ausscheidung erfolgt überwiegend renal (Tab. 5.**16**).

Flecainid steht sowohl parenteral als auch für die orale Applikation zur Verfügung. Die Dosierung bei intravenöser Akuttherapie beträgt 1–2 mg/kg. Bei intravenöser Dauerinfusion sollte die 24-Stunden Dosis auf 200 mg begrenzt werden. Die durchschnittliche Tagesdosis bei oraler Therapie beträgt 200–300 mg. Die Plasmaspiegel sollten kontrolliert werden.

Sonst gesunde Patienten haben unter 200 mg/Tag häufig zu niedrige Spiegel, sodass Dosiserhöhungen auf 300 mg (Evtl. 400 mg)/Tag erforderlich sein können (unter Spiegelkontrolle). Bei eingeschränkter Nierenfunktion mit Reduktion der Kreatinin-Clearance unter 20 ml/min ist eine Dosisreduktion um 50% angezeigt. Die Behandlung bei Intoxikationen ist symptomatisch. Eine Beschleunigung der Elimination durch Hämodialyse erfolgt nicht.

Anwendungsbereiche

Das klinische Wirkungsspektrum von Flecainid ist breit, seine antiarrhythmische Wirksamkeit und Verträglichkeit sind gut (63).

Extrakardiale Nebenwirkungen treten relativ selten auf. Der Einsatz von Flecainid (aber auch anderer Antiarrhythmika) ist nach den Ergebnissen der CAST-Studie (62) bei Patienten mit Zustand nach Myokardinfarkt an sich kontraindiziert. Ab Dosierungen von mehr als 200 mg/Tag sollten Flecainid-Plasmaspiegel (Abnahmezeitpunkt vor Einnahme der Morgendosis, d.h. am Ende des Dosierungsintervalls) bestimmt werden.

Flecinid kann, wie Ajmalin, diagnostisch bei Verdacht auf Brugada-Syndrom eingesetzt werden (S. 259) (61).

Nebenwirkungen

Flecainid entfaltet bei klinisch-therapeutischer Dosierung *negativ inotrope Wirkungen*. Diese sind deutlich geringer als bei Disopyramid, jedoch stärker ausgeprägt als bei Lidocain.

Extrakardiale Nebenwirkungen betreffen in erster Linie das Zentralnervensystem. In Einzelfällen mit verminderter Metabolisierung kann es zu toxischer Anreicherung von Metaboliten kommen (gastrointestinale Symptome; Plasmaspiegel).

Flecainid führt – ebenso wie andere Substanzen der Klasse 1C – zu einer deutlichen Verzögerung der intraventrikulären Leitung. Die Anwendbarkeit der Substanz bei vorbestehenden schwer wiegenden Leitungsstörungen ist hierdurch eingeschränkt.

Tabelle 5.**16** Flecainid

Anwendungsbereich	Akut- und Langzeittherapie tachykarder supraventrikulärer und ventrikulärer Rhythmusstörungen
Orale Bioverfügbarkeit	> 90%
Plasmaeiweißbindung	ca. 40%
Halbwertszeit	$t_{1/2}$-β: 16–20 STD.
Elimination	Hepatische Metabolisierung zu antiarrhythmisch weitgehend ineffektiven Metaboliten, die renal ausgeschieden werden (95%)
Dosierung	i.v.: 1–2 mg/kg KG langsam i.v., max. 200 mg/Tag oral: 100–200 mg/Tag, „steady-state" nach ca. 3–4 Tagen
Therap. Plasmaspiegel	0,2–0,8 µg/ml
Nebenwirkungen	Zentralnervöse NW: Schwindel, Kopfschmerzen, Sehstörungen, Übelkeit; Hautrötung; vermehrtes Schwitzen; sehr selten Erhöhung der Leberenzyme; sehr selten Leukozytopenien
Interaktionen	Anstieg des Digoxinspiegels um 15–25% Konzentrationsanstieg unter Cimetidin und Amiodaron; beschleunigte Elimination bei Enzyminduktion durch Rifampicin, Phenobarbital oder Diphenylhydantoin

Als besonderer Hinweis für den Einsatz von Flecainid bei Patienten mit koronarer und/oder struktureller Erkrankung des Herzens gilt: Nach den Ergebnissen der CAST-Studie (62) ist bei der Therapie ventrikulärer Extrasystolen bei Postinfarktpatienten mit einer erhöhten Letalität zu rechnen. Der Einsatz von Flecainid unter dieser Indikation ist daher kontraindiziert. Deshalb sollte der Einsatz von Flecainid unter Berücksichtigung der Ergebnisse der CAST-Studie *in allen Fällen mit koronarer Herzkrankheit nur bei strenger Indikationsstellung* erfolgen.

Interaktionen

Bei gleichzeitiger Gabe von Cimetidin kann es, vor allem bei Patienten mit eingeschränkter Nierenfunktion, zur Verlangsamung der Ausscheidung von Flecainid kommen. Zu weiteren Interaktionen siehe Herstellerangaben.

Literatur

61. Brugada R, Brugada J, Antzelevitch C, et al. Sodium channel blockers identify risk for sudden death in patients with ST-segment elevation and right bundle branch block but structurally normal hearts. Circulation. 2000; 101: 510–515.
62. CAST Investigators. Preliminary report: Effect of encainide and flecainide on mortality in a randomized trial of arrhythmia Suppression after myocardial infarction. New Eng J Med. 1989; 321: 406–412.
63. Ruffy R. Flecainide acetate – 2000 update. Cardiac Electrophysiol Rev. 2000; 4: 277–279.
64. Stanton M. Class I antiarrhythmic drugs: quinidine, procainamide, disopyramide, lidocaine, mexiletine, tocainide, phenytoin, moricizine, flecainide, propafenone. In: Zipes DP, Jalife J, eds. Cardiac electrophysiology. From cell to bedside. 3rd ed. Philadelphia: WB Saunders; 2000, 890–903.

Betarezeptorenblocker

Elektrophysiologische und elektrokardiographische Effekte

Zahlreiche verschiedene Substanzen sind erhältlich (65, 67, 71, 73). Die Tabellen 5.**17**, 5.**18** und 5.**19** informieren über einzelne Präparate, deren grundlegenden pharmakokinetischen Eigenschaften sowie Dosierungen.

Pharmakokinetische Unterschiede ergeben sich vor allem aus überwiegend lipophilen bzw. hydrophilen Substanzeigenschaften, die entscheidend Resorptionsquote, Plasmaeiweißbindung, Ausmaß der Metabolisierung und Elimination bestimmen. Die Plasmaeiweißbindung der meisten Betarezeptorenblocker korreliert positiv mit dem Ausmaß der Lipophilie.

Für die antiarrhythmische Wirkung haben diese Substanzeigenschaften insofern Bedeutung, als dass möglichst konstante Gewebe- und Plasmaspiegel über 24 Stunden zu fordern sind. Dies ist vor allem bei hydrophilen Substanzen der Fall. Sie weisen einen geringen First-Pass-Effekt und relativ lange Halbwertszeiten auf. Zudem treten zentralnervöse Nebenwirkungen seltener auf als unter lipophilen Substanzen.

Weitere pharmakologische Eigenschaften, anhand derer sich die einzelnen Betarezeptorenblocker näher charakterisieren lassen, sind das Ausmaß der membranstabilisierenden Aktivität, ggf. nachweisbare sympathomimetische Effekte und Unterschiede im Ausmaß der Organselektivität.

Membranstabilisierende Aktivität

Unter membranstabilisierender Aktivität (MSA) wird eine unspezifische lokalanästhetische bzw. natriumantagonistische Wirkungskomponente verstanden. Ihr kommt nur bei Anwendung hoher Dosierungen außerhalb klinisch-therapeutischer Dosen Bedeutung zu.

Sympathomimetische Eigenwirkung (intrinsische sympathomimetische Aktivität)

Betarezeptorenblocker können neben ihrer betasympathikolytischen Hauptwirkung eine, je nach chemischer Konfiguration unterschiedlich ausgeprägte, betaadrenerge Stimulationswirkung besitzen. Die antiarrhythmischen Effekte einer Beta-Sympathikolyse werden durch das Vorhandensein einer intrinsischen sympathomimetische Aktivität (ISA) antagonisiert.

Betarezeptorenblocker mit ISA sollten *nicht* bzw. nur in Ausnahmefällen (z.B. bei zugrunde liegendem relativ bradykardem Sinusrhythmus oder bei ausgeprägter Neigung zur Hypotonie) *als Antiarrhythmika* eingesetzt werden.

Kardioselektivität

Das Ausmaß der Kardioselektivität ist im Hinblick auf mögliche extrakardiale Nebenwirkungen von Betasympatholytika von Bedeutung. Sie hat keinen Einfluss auf antiarrhythmische oder antifibrillatorische Effekte. Die Kardioselektivität nimmt mit steigender Dosierung ab.

Pharmakologie und Dosierung

Die chemische Struktur der Betarezeptorenblocker weist große Ähnlichkeit zur Grundstruktur der Betasympathomimetika auf. Beiden gemeinsam ist ein aromatischer Ring, der durch eine stickstoffhaltige Seitenkette substituiert ist. Das Ringsystem und die Seitenkette bestimmen die Affinität zum Betarezeptor.

Die Lipidlöslichkeit des Betarezeptorenblockers ist vom aromatischen Ringsystem und seinen Substituenten abhängig. Die Lipidlöslichkeit ist wichtig für die Pharmakokinetik der Betarezeptorenblocker. Lipophile Substanzen werden in der Leber metabolisiert und reichern sich in Geweben an; hydrophile Betarezeptorenblocker werden über die Niere ausgeschieden. Die Gewebeanreicherung ist der Grund dafür, dass Betarezeptorenblocker mit kurzer Halbwertszeit (β-Phase) und hoher Lipidlöslichkeit (z.B. Penbutolol) eine biologische Wirkdauer aufweisen, die die Halbwertszeit bei weitem übersteigt; die Wirkung hält an, weil die Substanz verzögert aus tiefen Kompartimenten freigesetzt wird. Darüber hinaus penetrieren lipophile Betarezeptorenblocker in stärkerem Ausmaß die Blut-Hirn-Schranke als hydrophile Substanzen.

Bei Niereninsuffizienz verlängert sich die Halbwertszeit hydrophiler Betarezeptorenblocker. Sie steigt bei Sotalol z.B. von 6–12 Stunden auf über 40 Stunden bei terminaler Niereninsuffizienz an. Um eine Kumulation zu vermeiden, muss die Dosierung der Einschränkung der Nierenfunktion angepasst werden. Hydrophile Betarezeptorenblocker lassen sich gut dialysieren. Die während Dialyse bestimmten Plasmahalbwertszeiten liegen im Bereich der von Normalpersonen.

Anwendungsbereiche und therapeutische Wertigkeit

Eine Indikation zur Behandlung mit Betarezeptorenblockern ergibt sich bei Rhythmusstörungen, deren Auslösung bzw. Aufrechterhaltung auf einer *erhöhten sympathischen Stimulation* beruht (68, 69). Über die Vielfalt der Einsatzmöglichkeiten geben die Kapitel zu den einzelnen Formen von Rhythmusstörungen Auskunft.

Betarezeptorenblocker eignen sich besonders dann für eine antiarrhythmische Kombinationstherapie, wenn eine adrenerge Verstärkungskomponente der Rhythmusstörung vorliegt. Hierdurch kann in einem Teil der Fälle die Dosis des spezifischen Antiarrhythmikums bei gleichzeitiger Verstärkung der Wirksamkeit reduziert werden.

Eine *spezielle Indikation* für Betarezeptorenblocker ist in der *Prophylaxe von plötzlichen Todesfällen* bei Pati-

Tabelle 5.**17a** Pharmakokinetische Eigenschaften von Betarezeptorenblockern (modifiziert nach 67)

Substanz	Resorption	Bioverfügbarkeit %	F.P.E.[1]	Akt. Met.[2]	PEB[3] %	Verteil.-Vol. l/kg
Acebutolol		40–60[9]	+	+[4]	11–25	1,35
Alprenolol	>95	10–30[9]	+	+	80	3,3
Atenolol	50	50	–	–	3	0,7
Betaxolol	>95	80	–	–	50	6,0
Bisoprolol	>90	88	–	–	30	3,2
Bopindolol	>95	60–70[7]	+	+	65[7]	2,9
Bupranolol	>95	<10	+[5]	+[5]	76	
Carazolol	>85	<10	+	+	81	10,9[8]
Carteolol	>85	90	–	+	15	3,6
Carvedilol	85	25	+	+	98	2
Celiprolol	50	50[9]	–	–	25	6,5
Esmolol[11]				–	56	3,4
Mepindolol	>95	>95	–	–	50	5,7
Metipranolol[6]	>95	50	+	+	70	3,5
Metoprolol	>95	50[9]	+	+–	12	5,6
Nadolol	30	20–30	–	–	25	2,5
Oxprenolol	>90	24–60	+	–	80	1,3
Penbutolol	>90	>90	–	–	95	0,3
Pindolol	90	90	–	–	60	2,0
Propanolol	>90	30[9]	+	+	93	3,6
Sotalol	75–90	75–90	–	–	0	2,0
Talinolol	50–70	55[10]	–	–	60	3,3
Tertatolol	85	64	+	–	94	0,43
Timolol	90	50–75[9]	+	–	10	1,4–3,5

[1] F.P.E. = „First-pass"-Effekt; [2] Akt. Met. = aktive Metaboliten mit klinischer Relevanz; [3] PEB = Plasmaeiweißbindung; [4] Diacetolol; [5] Carboxybupranolol entsteht zu >90%, Bupranolol ist im Blutplasma nicht mehr nachweisbar (<1 ng/ml); [6] Desacetyl-Metipranolol, das aus Metipranolol bereits während der Resorption als die einzige β-Rezeptor-blockierende Substanz entsteht; [7] hydrolisiertes Bopindolol als aktiver Metabolit; [8] vorläufiges Ergebnis mit radioaktiv markiertem Carazolol; [9] Dosisabhängige Bioverfügbarkeit; [10] Abnahme der Bioverfügbarkeit mit Nahrungsaufnahme; [11] nur i.v.-Gabe

Tabelle 5.17b Pharmakokinetische Eigenschaften von Betarezeptorenblockern (modifiziert nach 67)

Substanz	Plasma HWZ[1] (h)	Renale Elimination %[2]		Gesamtkörper-Clearance (ml/min)	Renale Clearance (ml/min)
		unverändert	gesamt		
Acebutolol	7–13	<10	25–54	600	200
Alprenolol	2–3	<1	>90	1200	≈0
Atenolol	6–9	47	47	100–180	100–170
Betaxolol	14–20	15	80	326	47
Bisoprolol	10–12	50	95	257	140
Bopindolol	10–14	?	50	515	?
Bupranolol	1–2[3]	0	>90[3]		≈0
Carazolol	8[5]	<0,2	<10	3500[5]	10[5]
Carteolol	7	65	75	650	277
Carvedilol	7	<2	15	600	≈0
Celiprolol	5	23,5	23,5	850	150
Esmolol	9	<2	80	19950	≈0
Mepindolol	4,2	2	65–75	650	≈0
Metipranolol[4]	3	4	>40	1237 (i.v.)	100
Metoprolol	3–4[7]	3	>97	1100	109
Nadolol	14–24	25	25	110	67
Oxprenolol	1–3	<5	70–95	600	≈0
Penbutolol	1–3[6]	<1	>90	350	≈0
Pindolol	3–4	40	>90	400	163
Propanolol	3–4	<1	>90	1000	≈0
Sotalol	15	75–90	75–90	120	120
Talinolol	12	28	28	343	196
Tertatolol	3	<1	55	130	≈0
Timolol	5,5	<20	73	560	70–109

[1] HWZ = Halbwertszeit (β-Phase) nach oraler Applikation mit Ausnahme von Esmolol; [2] % der Dosis; [3] Carboxybupranolol; [4] die Daten beziehen sich auf Desacetyl-Metipranolol bereits während der Resorption, als die einzige β-Rezeptor-blockierende Substanz entsteht; [5] vorläufiges Ergebnis mit radioaktiv markiertem Carazolol; [6] Penbutolol besitzt eine terminale Halbwertszeit von etwa 27 Stunden; [7] Retardpräparationen mit verzögerter Freisetzung stehen zur Verfügung

enten mit koronarer Herzkrankheit, insbesondere durchgemachtem Herzinfarkt zu sehen (66, 69). Obwohl der Wirkungsmechanismus der Substanzen bei dieser Indikation nicht endgültig geklärt ist, kann aufgrund zahlreicher experimenteller und klinischer Befunde als gesichert gelten, dass u.a. antiarrhythmische und antifibrillatorische Effekte zugrunde liegen. *Voraussetzung für entsprechende Effekte sind ausreichend hohe Dosierungen!* Substanzen mit ISA sollten vermieden werden. Auch bei Patienten mit Herzinsuffizienz weisen aktuelle Studien auf eine Verminderung der Zahl plötzlicher Todesfälle durch Therapie mit einem Betarezeptorenblocker hin (70).

Eine besondere Erwähnung verdient *Esmolol*, das nur in intravenöser Verabreichungsform zur Verfügung steht (72). Aufgrund seiner kurzen Halbwertszeit (ca. 10 min) und dementsprechend auch kurzen Wirkdauer (<30 min) ist es vor allem für eine Anwendung im Bereich der Intensivmedizin geeignet.

Nebenwirkungen

Die Nebenwirkungen von Betarezeptorenblockern resultieren zum einen aus den spezifischen betasympathikolytischen Effekten, zum anderen können in Einzelfällen unspezifische Symptome, insbesondere gastrointestinale Symptome, Muskelschwäche und Müdigkeit, aber auch zentralnervöse Nebenwirkungen (Parästhesien, Halluzinationen, Depressionsauslösung bzw. -verstärkung, Libidoverminderung, Impotenz) auftreten. Letztere werden bei hydrophilen Substanzen, die nur geringfügig die Blut-Hirn-Schranke passieren, selten beobachtet.

Tabelle 5.18 Pharmakodynamische Eigenschaften von Betarezeptorenblockern (modifiziert nach 67)

	Affinität (pA$_2$-Werte)			β$_1$-Sel.	sel.-Index	ISA	VK	Unsp. MW
	Chron.	Inotr.	Trachea					
Acebutolol	7,3	7,0	6,4	+	0,9	+	0,17	(+)
Alprenolol	8,6	8,6	8,4	–		+	3,3	+
Atenolol	7,6	7,4	5,9	+	1,7	–	0,0033	–
Betaxolol	8,6	8,6	6,2	+	2,4	–	3,9[1]	(+)
Bisoprolol	8,8	8,9	6,4	+	2,4	–	3,0	+
Bopindolol	9,51[2]	9,37[2]	9,65[2]	–		(+)		
Bupranolol	8,7	9,0	9,5	–		–	0,38	+
Carazolol	9,9	9,8	9,4	–		–	13,7	+
Carteolol[4]	9,2	9,0	9,3	–		+	0,214	(+)
Carvedilol	9,1		8,87	–		–	226[1]	+
Celiprolol	7,6	8,1	6,8	+	0,8	+	0,152	(+)
Esmolol[5]	6,9	6,9	5,3	+	1,6	–	–	–
Mepindolol	9,9	9,5	9,0	–		+	0,54	(+)
Metipranolol	9,9	9,5	9,0	–		+	0,214	(+)
Metoprolol	7,5	7,7	6,4	+	1,1	–	0,18	(+)
Nadolol	7,9	7,2	7,5	–		–	0,008	–
Oxprenolol	8,5	8,7	8,5	–		+	0,51	(+)
Penbutolol[3]	8,6	8,9	9,0	–		(+)	50,0[1]	+
Pindolol	9,2	9,4	9,0	–		+	0,20	(+)
Propanolol	8,4	8,5	8,5	–		–	5,4	+
Sotalol	6,1	5,9	5,9	–		–	0,011	–
Talinolol	7,0	7,0	5,33	+	1,7	–	–	–
Tertatolol[4]	9,37		8,83	–		–	2,5[1]	+
Timolol[3]	8,7	8,7	8,2	–		–	0,28	(+)

Chron. = Chronotropie, Inotr. = Inotropie, Sel.-Index = Selektivitäts-Index = pA$_2$ Chronotropie-pA$_2$ Trachea; β$_1$-Sel. = β$_1$-Selektivität („Kardioselektivität"); ISA = intrinsische sympathomimetische Aktivität; VK = Verteilungskoeffizient n-Ocatamol/Phosphat-Puffer, Temperatur 20–30 °C, pH 7,0; Unsp. MW = unspezifische Membranwirkung; [1] pH 7,4; [2] aktiver Metabolit; [3] s-Isomere; [4] vasodilatierend; [5] nur i.v.-Gabe. Metipranolol und Timolol sind nur in Form von Augentropfen im Handel

Treten zentralnervöse Nebenwirkungen unter Medikation mit einer lipophilen Substanz auf, können die Beschwerden in den meisten Fällen durch Umstellung auf einen hydrophilen Betarezeptorenblocker gemindert oder sogar beseitigt werden.

Bei höhergradigen Sinusknoten- und AV-Knoten-Funktionsstörungen sind Betarezeptorenblocker ohne das Vorhandensein eines permanenten Schrittmachers *kontraindiziert*. Auch bei Asthma bronchiale dürfen Betarezeptorenblocker nicht gegeben werden. Ihre Anwendbarkeit ist bei Diabetes mellitus, Hypotension, Raynaud-Syndrom und peripherer arterieller Verschlusskrankheit eingeschränkt; zudem kann es auch zu einer Verstärkung oder Erstmanifestation einer Psoriasis kommen.

Interaktionen

Eine Wirkungsverstärkung kann bei Pharmaka auftreten,

- die auf Sinus- und AV-Knoten wirken (Antiarrhythmika der Klasse I, III und IV, Digitalis, Adenosin),
- die negativ inotrope Effekte entfalten (Calciumantagonisten, Antiarrhythmika, Narkosemittel) und
- die den Blutdruck senken.

Unter Cimetidin kommt es zu einem Anstieg des Plasmaspiegels lipophiler Betarezeptorenblocker mit ausgeprägtem First-pass-Effekt. Zu weiteren Interaktionen sind die Herstellerangaben zu beachten.

Tabelle 5.**19** Dosierungsempfehlungen verschiedener Betarezeptorenblocker (modifiziert nach 67)

Substanz	Tagesdosis[1] (mg)	Einzeldosen/Tag[2]
Acebutolol	200–400	2
Alprenolol	100–300	2–3
Atenolol	50–100	1
Betaxolol	10–20	1
Bisoprolol	5–10	1
Bopindolol		1
Bupranolol	50–150	2–3
Carazolol	5–15	2–3
Carteolol	5–10	1
Carvedilol	25–50	1
Celiprolol	200–300	1
Mepindolol	5–10	2–3
Metoprolol	50–200	2–3
Nadolol	60–120	1
Oxprenolol	80–160	2–3
Penbutolol	20–40	1
Pindolol	5–15	2–3
Propanolol	40–120	2–3
Sotalol	160–480	3
Talinolol	150	1
Tertatolol	5	1

Starre Dosierungsrichtlinien sind nicht sinnvoll, da die interinviduelle Ansprechbarkeit der Patienten auf β-Rezeptorenblocker in starkem Maße variieren kann.
[1] Die niedrigen Dosierungen sind für den Therapiebeginn zu empfehlen und können bei Langzeittherapie gegebenenfalls noch unterschritten werden.
[2] Die Zahl der Einzeldosen/Tag bezieht sich auf die Therapie der koronaren Herzkrankheit und Herzrhythmusstörungen. Bei Hypertonie reicht bei den meisten Substanzen eine einmalige Gabe/Tag.

Literatur

65. Anderson JL. Beta-Blockers. Card Electrophysiol Review. 2000; 4: 300–307.
66. Boutitie G, Boissel JP, Connolly SJ, et al. EMIAT/CAMIAT Investigators. Amiodarone interaction with beta-blockers – analysis of the merged EMIAT (European Myocardial Infarct Amiodarone Trial) and CAMIAT (Canadian Amiodarone Myocardial Infarction Trial) databases. Circulation. 1999; 99: 2268–2275.
67. Borchard U. β-Rezeptorenblocker. Klinik und Praxis. Basel: Aesopus Verlag; 1996.
68. Deedwania PC, ed. Beta-Blockers and Cardiac Arrhythmias. NY, NY: Marcel Dekker, Inc.; 1992.
69. Frishman WH, Cavusoglu E. β-Adrenergic blockers and their role in the therapy of arrhythmias. In Podrid PJ, Kowey PR, ed. Cardiac arrhythmia: mechanisms, diagnosis, and management. Baltimore: Williams and Wilkins; 1995: 421–434.
70. Heart Failure Society of America (HFSA) Guidelines. HFSA guidelines for the management of patients with heart failure caused by left ventricular systolic dysfunction – pharmacological approaches. J Cardiac Failure. 1999; 5: 357–582.
71. Hoffman BB, Lefkowitz. Catecholamines, sympathomimetic drugs, and adrenergic receptor antagonists. In: Hardman JG, Limbird LE, eds. Goodman and Gilman's. The Pharmacologic Basis of Therapeutics. New York: McGraw-Hill; 1996: 199–248.
72. Maisel WH, Friedman PL. Esmolol and other intravenous Beta-Blocker. Cardiac Electrophysiol Rev. 2000; 4: 240–242.
73. Reid JL, Frishman WH. VI. β-Adrenoreceptor blockers. In: Messerli FH. Cardiovascular drug therapy. 2nd ed. Philadelphia: WB Saunders Co; 1990: 465–521.

Sotalol

Elektrophysiologische und elektrokardiographische Effekte

Aufgrund seiner das Aktionspotenzial verlängernden Effekte wird Sotalol zu den Klasse-III-Antiarrhythmika nach Vaughan Williams gerechnet (74, 77). Zusätzlich besitzt die Substanz betasympathikolytische Wirkungen. Signifikante elektrophysiologische Effekte der Klasse III, die zu einer Verlängerung des frequenzkorrigierten QT-Intervalls im Oberflächen-EKG führen, kommen ab Dosierungen von 240–320 mg/Tag zum Tragen.

Die das Aktionspotenzial verlängernde Wirkung zeigt eine ausgeprägte Frequenzabhängigkeit: sie nimmt mit steigender Frequenz ab (inverse use-dependence). Die betablockierende Wirkung wird bereits in niedrigeren Dosierungsbereichen erreicht. Dosissteigerungen führen dementsprechend nicht zwangsweise zu weiterer Hypotonie und Bradykardie, aber einer Zunahme der Klasse-III-Wirkung.

Pharmakologie und Dosierung

Die orale Bioverfügbarkeit von Sotalol beträgt 90–100 % (Tab. 5.**20**). Sotalol ist ein stark hydrophiles Molekül, es reichert sich hierdurch nicht im Fettgewebe an, auch die Blut-Hirn-Schranke wird nicht überwunden. Die Halbwertszeit beträgt bei normaler Nierenfunktion 7–8 STD.

Bei Niereninsuffizienz ist das Dosierungsintervall zu verlängern und damit die täglich zugeführte Dosis entsprechend zu vermindern. Bei einer Kreatinin-Clearance von 10–30 ml/min (Serum-Kreatinin 2–5 mg/dl) sollte die Dosis halbiert werden.

Sotalol ist dialysierbar. Der therapeutische Plasmaspiegel beträgt 1–3 µg/ml. Intravenös kann die Substanz in einer maximalen Dosierung von 1 mg/kg KG verabreicht werden.

Anwendungsbereiche und Dosierung

Sotalol ist ein „Breitspektrum"-Antiarrhythmikum (74, 77, 79, 80). Bei Patienten mit anhaltenden ventrikulären Tachyarrhythmien ist Sotalol, eine adäquate Dosierung vorausgesetzt ($\geq$320 mg/Tag), etwa gleich wirksam wie Amiodaron und deutlich wirksamer als Klasse-I-Antiarrhythmika (79).

Vorsicht ist bei Injektion von Sotalol während laufender ventrikulärer Tachykardie geboten. Bei Fortbestehen der Rhythmusstörung kann aufgrund der betasympathikolytischen Effekte eine schwere Kreislaufdepression resultieren. Bei anhaltender ventrikulärer Tachykardie stellt die intravenöse Gabe von Sotalol deshalb kein Medikament der ersten Wahl dar.

Die Anwendung und Wirksamkeit von Sotalol zur antiarrhythmischen Rezidivprophylaxe wird in den einzelnen Arrhythmiekapiteln besprochen.

Nebenwirkungen

Mit dem Auftreten von *Torsade de pointes* muss bei bis zu 2 % der behandelten Patienten gerechnet werden (75, 76, 78) (S. 76). Die anderweitigen Nebenwirkungen resultieren aus der betasympathikolytischen Wirkungskomponente der Substanz.

Interaktionen

Spezielle Pharmakointeraktionen bestehen nicht. Selbstverständlich sollte Sotalol nicht mit anderen Betarezeptorenblockern gleichzeitig verabreicht werden. Auch repolarisationsverlängernde Medikamente müssen vermieden werden, da ansonsten die Gefahr der Auslösung von ventrikulären Tachykardien vom Typ der Torsade de pointes besteht (76). Zu weiteren Interaktionen sind die Herstellerangaben zu berücksichtigen.

Literatur

74. Haverkamp W, Borggrefe M, Block M, Böcker D, Breithardt G. Pharmakologische Therapie ventrikulärer Tachyarrhythmien: Stellenwert der Klasse III-Antiarrhythmika. Z Kardiol. 1996; 85: 97–106.

Tabelle 5.**20** Sotalol

Anwendungsbereich	Akut- und Langzeittherapie tachykarder supraventrikulärer und ventrikulärer Rhythmusstörungen
Orale Bioverfügbarkeit	100 %
Plasmaeiweißbindung	0 %
Halbwertszeit	$t_{1/2}$-β: 7–8 STD., biologische Wirkdauer ca. 24 STD.
Elimination	Renal
Dosierung	i.v.: 40 mg (1 Ampulle) über 5–10 min, max. 1–1,5 mg/kg KG i.v.; oral: 2–3 × 80–160 mg/Tag, in Einzelfällen können Dosierungen bis 480 mg/Tag erwogen werden
Therapeutischer Plasmaspiegel	1–3 µg/ml
Nebenwirkungen	NW können zum einen aus der beta-sympathikolytischen Wirkungskomponente, zum anderen aus der Repolarisationsverlängerung resultieren (Torsade de pointes); die Anwendung von Sotalol in hoher Dosierung ist bei manifester Herzinsuffizienz aufgrund negativ inotroper Substanzeffekte eingeschränkt.
Interaktionen	Wie bei Beta-Sympatholytika; Bei Kombination mit Antiarrhythmika der Klasse IA oder anderen Pharmaka, die eine repolarisationsverlängernde Wirkung aufweisen, können kritische QT-Verlängerungen als Ursache proarrhythmischer Effekte (Torsade de pointes) auftreten.

75. Haverkamp W, Martinez-Rubio A, Hief C, et al. Efficacy and safety of d,l-sotalol in patients with ventricular tachycardia or survivors of cardiac arrest. J Am Coll Cardiol. 1997; 30: 487–495.
76. Haverkamp W. Breithardt G, Janse MJ, et al. and the other speakers in the sessions and the chairs of the workshops. The potential for QT prolongation by non-antiarrhythmic drugs. Clinical and regulatory implications. Report on a Policy Conference of the European Society of Cardiology. Eur Heart J. 2000; 21: 1216–1231.
77. Hohnloser SH, Woosley RL. Sotalol. N Engl J Med. 1994; 331: 31–38.
78. Hohnloser SH, Singh BN. Proarrhythmia with class III antiarrhythmic drugs: Definition, electrophysiologic mechanisms, incidence, predisposing factors, and clinical implications. J Cardiovasc Electrophysiol. 1995; 6: 920–936.
79. Mason JW. A comparison of seven antiarrhythmic drugs in patients with ventricular tachyarrhythmias. Electrophysiologic Study versus Electrocardiographic Monitoring Investigators. N Engl J Med. 1993; 329: 452–458.
80. Roy D, Talajic M, Dorian P, et al. Amiodarone to prevent recurrence of atrial fibrillation. N Engl J Med. 2000; 342: 913–920.

Amiodaron

Elektrophysiologische und elektrokardiographische Effekte

Amiodaron wurde ursprünglich als Koronardilatator entwickelt. Bereits in den 70er Jahren wurden antiarrhythmische Effekte in Tiermodellen und auch klinisch nachgewiesen. Amiodaron wird zwar häufig als Klasse-III-Antiarrhythmikum bezeichnet, es ist jedoch – wie auch Sotalol – kein „reines" Antiarrhythmikum der Klasse III. Amiodaron weist zusätzlich zu seiner repolarisationsverlängernden Wirkung u.a. lidocainartige, betasympathikolytische und calciumantagonistische Effekte auf (92, 95).

Pharmakologie und Dosierung

Die orale Bioverfügbarkeit beträgt 40–50 % (Tab. 5.21). Im Plasma wird Amiodaron zu ca. 95 % an Eiweiße gebunden. Die Substanz wird zu 80–90 % hepatisch und nur zu ca. 10 % renal ausgeschieden. Die Eliminationshalbwertszeit schwankt zwischen 20 und 100 Tagen. Der therapeutische Plasmaspiegel soll für Amiodaron und Desethyl-Amiodaron bei 1–2,5 g/ml liegen. Es besteht keine klinisch verwertbare Korrelation zwischen Plasmaspiegel und Wirkung.

Die Verteilung von Amiodaron im Körper lässt sich am besten durch ein „Drei-Kompartiment-Modell" beschreiben: Neben dem „zentralen Kompartiment" (systemische Zirkulation) sind ein „peripheres" (Muskel, Gehirn) und ein „tiefes" (Lymphknoten, Leber, Lunge und Fettgewebe) Kompartiment zu unterscheiden. Amiodaron häuft sich besonders im tiefen Kompartiment an. Dies erklärt die mehrphasische Elimination mit einer kurzen initialen Halbwertszeit und einer deutlich langsameren Elimination, wenn eine Redistribution aus tiefen Kompartimenten erfolgt. Wird Amiodaron in niedriger Dosierung ohne Aufsättigungsphase verabreicht, erfolgt der Wirkungseintritt erst sehr verspätet (oder er wird gar nicht erreicht), da zunächst eine Auffüllung tiefer Kompartimente erfolgt.

Aufgrund der pharmakokinetischen Besonderheiten von Amiodaron braucht eine Reduktion der Dosis nur bei schwerster Leberinsuffizienz zu erfolgen, ansonsten (z.B. bei mäßiger Leberinsuffizienz, bei Niereninsuffizienz oder auch im Alter) ist eine Dosisreduktion nicht notwendig. Eine Beschleunigung der Elimination von Amiodaron durch Dialyseverfahren ist nicht möglich.

Orale Therapie

Aufgrund der besonderen Pharmakokinetik von Amiodaron ist eine *Aufsättigung notwendig*, bevor auf die Erhaltungsdosis für die Dauertherapie reduziert wird. Normalerweise werden 1000 (–1200) mg/Tag verteilt auf 2–3 Einzeldosen über 10–14 Tage verabreicht; die initiale Gesamtdosis sollte 12–17 g betragen. Für weitere 4–6 Wochen beträgt die Dosierung dann 400–600 mg/Tag. Nachfolgend kann auf die Erhaltungsdosis von 200–400 mg/Tag übergegangen werden (Tab. 5.21). Erfolgt die Aufsättigung mit Tagesdosen von 1000 mg, ist eine *Einstellung unter stationären Bedingungen* zu empfehlen.

Erfolgt die Einstellung unter *ambulanten Bedingungen*, sollte eine geringere tägliche Aufsättigungsdosis gewählt werden. Empfehlenswert ist eine Tagesdosis von 600 mg (max. 800 mg) über 4 Wochen. Die anzustrebende Gesamtdosis während der Aufsättigungsphase ist die gleiche wie bei Aufsättigung mit höherer Tagesdosis. Die Erhaltungsdosis beträgt 200–300 mg/Tag. Auch bei derartiger Aufsättigung kann es viele Wochen, bis zu 2–3 Monaten dauern, bis die Wirkung voll erreicht wird. Daher sollte nicht zu früh „aufgegeben" werden, wenn zwischenzeitlich ein Rezidiv auftritt. Entsprechend lange hält auch die Wirkung an.

Nach Absetzen einer Langzeittherapie kann die Wirkung 3–4 Monate anhalten. In der EMIAT-Studie, in der die Wirkung von Amiodaron auf die Gesamtsterblichkeit von Postinfarktpatienten mit eingeschränkter linksventrikulärer Funktion europaweit untersucht wurde, betrug die Initialdosis 800 mg/Tag über 2 Wochen; danach wurden 400 mg/Tag über 4 Monate verabreicht. Die Erhaltungsdosis betrug 200 mg/Tag.

Die Wahl des Verfahrens der Aufsättigung sowie die Höhe der Aufsättigungs- und Erhaltungsdosis richten sich auch nach der zu behandelnden Rhythmusstörung. Bei Patienten mit symptomatischen ventrikulären Tachyarrhythmien sollten höhere Dosierungen als bei Patienten mit Vorhofflimmern angestrebt werden. Im Einzelfall kann die Aufsättigungsphase verlängert bzw. bei Arrhythmierezidiven wiederholt und auch die Erhaltungsdosis weiter erhöht werden.

In den 80er Jahren lagen die eingesetzten Dosierungen von Amiodaron in den USA, vor allem bei Patienten mit ventrikulären Arrhythmien, deutlich höher als die heute üblichen. Beachtet werden muss hierbei allerdings, dass mit höherer Dosis auch die kumulative Dosis und damit das Risiko von Nebenwirkungen unter Amiodaron drastisch ansteigt.

Tabelle 5.21 Amiodaron

Anwendungsbereich	Akut- und Langzeittherapie tachykarder supraventrikulärer und ventrikulärer Rhythmusstörungen
Orale Bioverfügbarkeit	ca. 40–50 %
Plasmaeiweißbindung	ca. 95 %
Halbwertszeit	$t_{1/2}\text{-}\beta$: 20–100 Tage
Elimination	85–90 % hepatisch, nur ca. 10 % renal
Dosierung	i.v.: max. 5 mg/kg über 20–30 min (i.v. Behandlungsbeginn nur in schweren Fällen); oral: Aufsättigung mit 1000–1200 mg/Tag über 10–14 Tage, dann 400–600 mg/Tag über weitere 4–6 Wochen, Erhaltungsdosis 200–400 mg/Tag; „Low-Dose"-Amiodaron: 600 mg/Tag über 4 Wochen, dann Erhaltungstherapie mit 200–300 mg/Tag
Therapeutische Plasmaspiegel	Amiodaron: 1,0–2,5 µg/ml, Desethyl-Amiodaron: 1,0–2,5 µg/ml
Nebenwirkungen	Z.T. reversible Kornea-Ablagerungen (in der Regel kein Grund zum Absetzen, ihr Fehlen bei Langzeittherapie weist auf eine mangelnde Compliance des Patienten hin), Photosensibilität, Hyperpigmentierung der Haut, Störungen des Schilddrüsenstoffwechsels (enthält Jod!), Hepatopathien, Lungenfibrosen; auch unter Amiodaron können ventrikuläre Tachyarrhythmien vom Typ der Torsade de pointes auftreten – ihre Häufigkeit (> 1 %) scheint jedoch geringer als unter anderen repolarisationsverlängernden Pharmaka zu sein; in Einzelfällen können so genannte unaufhörliche ventrikuläre Tachykardien auftreten.
Interaktionen	Anstieg der Konzentrationen von Flecainid und Digoxin auf ca. das Doppelte; Verstärkung der Wirkung oraler Antikoagulanzien.

Intravenöse Therapie

Die Pharmakokinetik von intravenös verabreichtem Amiodaron ist ebenso komplex wie die der oralen Verabreichungsform.

Die *akuten elektrophysiologischen Effekte* von intravenös verabreichtem Amiodaron sind eine Abnahme der Frequenz des Sinusknoten und eine Verlangsamung der AV-nodalen Erregungsleitung als Folge der sympathikolytischen Wirkung. Die für die Klasse III typischen elektrophysiologischen Effekte (Verlängerung der Refraktärzeiten) sind initial bei intravenöser Verabreichung nur gering ausgeprägt.

Bei rascher, hoch dosierter intravenöser Verabreichung von Amiodaron kann es zu einem *Blutdruckabfall* kommen, der aus einer arteriellen Vasodilatation (als Folge des Lösungsmittels) und substanzeigener negativ inotroper Wirkung resultiert. Die negativ inotrope Wirkung ist gering ausgeprägt und tritt in der Regel nur vorübergehend in Erscheinung.

Die empfohlene Startdosis beträgt 150 mg, verabreicht über 10 min. Hieran anschließend sollte eine Infusion mit 1 mg/min über 6 Stunden und dann 0,5 mg/min folgen. Zusätzliche Bolusgaben von 150 mg über 10–30 min. können initial bei Arrhythmierezidiven gegeben werden. Alternativ kann direkt mit einer infundierten Tagesdosis von 900–1200 mg/Tag begonnen werden.

Anwendungsbereiche und therapeutische Wertigkeit

Amiodaron weist ein breites antiarrhythmisches Wirkungsspektrum auf (81, 82, 83, 84, 88, 89, 90, 91, 94). Es ist sowohl bei ventrikulären als auch supraventrikulären Tachyarrhythmien wirksam (entsprechende Arrhythmiekapitel) und hat sich hier in randomisierten Studien anderen Antiarrhythmika als überlegen erwiesen (94).

Aufgrund des komplexen Nebenwirkungsprofils wird seine Anwendung zum Teil auf anderweitig therapierefraktäre Fälle begrenzt. Es besteht keine strenge Korrelation zwischen den Plasmaspiegeln von Amiodaron bzw. seines Hauptmetaboliten Desethyl-Amiodaron und der antiarrhythmischen Wirksamkeit. Allerdings sind die zur wirksamen Behandlung von Patienten mit ventrikulären Tachyarrhythmien notwendigen Dosierungen höher als die, die bei der Behandlung von Vorhofflimmern eingesetzt werden können (hier bevorzugt "Low-Dose"-Amiodaron).

Nebenwirkungen

Obwohl Amiodaron repolarisationsverlängernde Effekte aufweist, treten proarrhythmische Effekte vom Typ der Torsade de pointes relativ selten auf. Ihre Inzidenz ist mit weit weniger als 1 % der behandelten Patienten deutlich geringer als bei der Behandlung mit anderen repolarisationsverlängernden Antiarrhythmika (85). Ursächlich hierfür dürfte das komplexe pharmakologische Wirkungsprofil von Amiodaron sein. Torsade de pointes unter Amiodaron treten entweder zum Ende der Aufsättigungsphase hin oder während Langzeittherapie auf.

Amiodaron kann zu zahlreichen, z.T. *schwer wiegenden extrakardialen Nebenwirkungen* führen (86, 87, 93, 95).

Kornea-Ablagerungen

Die unter Therapie mit Amiodaron auftretenden Kornea-Ablagerungen sind reversibel. Ihre klinische Bedeutung wird vielfach überschätzt. Solange keine Sehstörung (z.B. Sehen eines Lichthofs um Straßenleuten während der Nacht, Farbring sehen) damit verbunden ist, sind sie kein Grund zum Absetzen von Amiodaron. Fehlen Kornea-Ablagerungen bei Langzeittherapie mit Amiodaron, muss die Compliance des Patienten hinsichtlich einer regelmäßigen Medikamenteneinnahme infrage gestellt werden.

Schilddrüse

Das Amiodaronmolekühl weist Ähnlichkeiten zur Struktur der Schilddrüsenhormone auf und besteht zu 39 % aus Jod. Bei Langzeittherapie wird der Jodidbedarf des Körpers durch Amiodaron um bis zu 100fach überschritten. Es wundert daher nicht, dass Störungen der Schilddrüsenfunktion zu den am häufigsten unter Therapie mit Amiodaron zu beobachtenden Nebenwirkungen gehören.

Es ergeben sich folgende Interaktionen von Amiodaron bzw. dem freigesetzten Jodid mit der Schilddrüsenfunktion:

➤ eine durch das Jodid gehemmte eigene Organifizierung und Jodid-Clearance,
➤ eine Hemmung der Bindung von T3 an T3-Rezeptoren im Zellkern („intrazelluläre Hypothyreose"),
➤ eine Hemmung der Konversion von T4 zu T3 durch Hemmung der Typ-I-Jodothyronin-5'-Deiodase (Anstieg von T4 und rT3, Abnahme des T3 Serumspiegels) und
➤ bei längerer Einnahme direkte Hemmung der hypophysären TSH-Freisetzung.

Als obligate Veränderungen der Schilddrüsenparameter treten auf:

➤ eine Abnahme von Gesamt-T3 und freiem T3 in den unteren Grenzbereich (gT3 -10 bis -25 %, fT3 -50 %),
➤ eine Zunahme von Gesamt-T4 und freiem T4 in den oberen Grenzbereich (ca. +40 %) und
➤ ein leichter Abfall des TSH-Spiegels (initial Anstieg).

Aktuellen Meta-Analysen zufolge muss Amiodaron in 0,9 % der Fälle (pro Behandlungsjahr!) aufgrund einer *Hyperthyreose* (TSH supprimiert, fT4 deutlich erhöht, T3 normal oder gering erhöht) abgesetzt werden. Eine klinisch schwer wiegende Hypothyreose (TSH erhöht, fT4 erniedrigt oder normal), die zum Absetzen zwingt, ist seltener. Mit dem Auftreten einer *Hypothyreose* muss allerdings innerhalb eines Jahres nach Beginn der Therapie in 6 % der Fälle gerechnet werden.

Die *Therapie* der Hypothyreose erfolgt durch Substitution. Die Behandlung der durch Amiodaron induzierten Hyperthyreose ist häufig problematisch. Schon die Diagnose kann schwierig sein, da die typischen Symptome (z.B. Tachykardie) oft fehlen.

2 Formen der durch Amiodaron induzierten Hyperthyreose können unterschieden werden:

➤ Bei der Typ-I-Hyperthyreose findet sich eine gesteigerte Hormonproduktion. Oft weisen die Patienten eine vorbestehende Schilddrüsen-Erkrankung auf (M. Basedow, Knotenstruma). Die Therapie besteht in einer antithyreoidalen Behandlung.
➤ Bei der Typ II-Hyperthyreose liegt eine gesteigerte Hormonfreisetzung vor. Typischerweise fehlt eine vorbestehende Schilddrüsen-Erkrankung. Die Behandlung erfolgt mit Glukokortikoiden, ggf. in Kombination mit einer antithyreoidalen Behandlung.

Vorsicht ist geboten mit dem *plötzlichen Absetzen* der Substanz, da hierdurch auch die antagonistischen Effekte von Amiodaron auf den Schilddrüsenstoffwechsel (s.o.) wegfallen. Eine akute Exazerbation der Hyperthyreose kann auftreten. In schweren Fälle ist die frühzeitige Thyreoidektomie die Therapie der Wahl.

Lungenveränderungen

Über das Auftreten von Lungenveränderungen (chronische interstitielle Pneumonitis mit nachfolgender Fibrose, Pneumonie mit Bronchiolitis obliterans, akut auftretendes Atemnotsyndrom) während einer Therapie mit Amiodaron wurde mehrfach berichtet: In EMIAT (88) betrug ihre Inzidenz 3,8 %, in CAMIAT (82) 5,2 %. Ursächlich werden direkt toxische und indirekte immunologische Reaktionen bzw. Mechanismen diskutiert.

Die *Diagnose* ergibt sich nach Ausschluss anderer Lungenerkrankungen (z.B. infektiöse Pneumonie, Lungenembolie, Lungentumor). Es finden sich oft eine Leukozytose, eine beschleunigte Blutsenkungsgeschwindigkeit und eine LDH-Erhöhung. Bei 30–50 % der Patienten tritt Fieber auf. Röntgenologisch ergeben sich neue interstitielle oder alveoläre Infiltrate. Lungenfunktionstests (Abnahme der CO-Diffusionskapazität) sind nicht beweisend. Eine Abnahme der Diffusionskapazität um 20 % kann als ergänzender Befund gewertet werden. In der Bronchialflüssigkeit findet sich eine deutliche CD8-Lymphozytose. Bronchoskopisch zeigen sich alveoläre Schäden. Nuklearmedizinisch lässt sich eine erhöhte Gallium-Aufnahme nachweisen.

Das Auftreten von Lungenveränderungen korreliert:

- mit der kumulativ verabreichten Dosis
- und der Höhe der Tagesdosis (ab einer Tagesdosis von 300 mg Amiodaron (unter Langzeittherapie) ist die Häufigkeit von Lungenveränderungen unter Therapie erhöht).

Eine *Korrelation mit dem Plasmaspiegel besteht nicht.* Bei Verdacht auf das Vorliegen einer durch Amiodaron induzierten Lungenveränderung sollte Amiodaron in der Regel abgesetzt werden.

Therapeutisch hat sich bei den meisten Patienten mit einer durch Amiodaron induzierten Lungenveränderung neben dem Absetzen von Amiodaron die Gabe von 40–60 mg Prednisolon (Äquivalent) als wirksam erwiesen. Mehrere Todesfälle im Gefolge einer durch Amiodaron induzierten Lungenveränderungen wurden beschrieben. Die Prognose der Patienten ist besonders dann schlecht, wenn es durch Amiodaron zu einem akuten Atemnotsyndrom kommt.

Kontrolluntersuchungen während Langzeittherapie

Schilddrüsen- (T4 und TSH) und Leberfunktionsparameter (GPT, GOT) sollten vor Therapieeinleitung, nach Ende der Aufsättigungsphase sowie nach drei Monaten und dann alle sechs Monate kontrolliert werden. Regelmäßige opthalmologische Kontrolluntersuchungen sind nicht notwendig. Eine opthalmologische Untersuchung sollte nur bei Sehstörungen erfolgen. Regelmäßige Lungenfunktionstests sind nicht notwendig. Die pulmonalen Komplikationen entwickeln sich bei einer Therapie mit Amiodaron rasch, sodass sie in größeren, z.B. jährlichen Kontrolluntersuchungen, gar nicht erfasst werden können.

Interaktionen

Unter Amiodaron steigt der *Digoxinspiegel* um etwa die Hälfte an. Notwendig ist demnach eine Reduktion der Digoxindosis um den gleichen Betrag oder ein Wechsel von Digoxin auf Digitoxin; hier ist eine Dosisanpassung unter Amiodarongabe nicht notwendig.

Die Wirkung oraler Antikoagulanzien wird verstärkt. In der Aufsättigungsphase mit Amiodaron sollte daher der Quick-/INR-Wert täglich bestimmt werden. Eine Reduktion der Antikoagulanziendosis um etwa ein Drittel der Ausgangsdosis ist zu erwarten. Zu weiteren Interaktionen sollten die Herstellerangaben beachtet werden.

Literatur

81. Amiodarone Trials Meta-Analysis Investigators. Effect of prophylactic amiodarone on mortality after acute myocardial infarction and in congestive heart failure: Meta-analysis of individual data from 6500 patients in randomised trials. Lancet. 1997; 350: 1417–1424.
82. Cairns JA, Connolly SJ, Roberts R, Gent M, for the Canadian Amiodarone Myocardial Infarction Arrhythmia Trial Investigators. Randomised trial of outcome after myocardial infarction in patients with frequent or repetitive ventricular premature depolarisations: CAMIAT. Lancet. 1997; 349: 675–682.
83. Connolly SJ. Evidence-based analysis of amiodarone efficacy and safety. Circulation. 1999; 100: 2025–2034.
84. Daoud EG, Strickberger SA, Man KC, et al. Preoperative amiodarone as prophylaxis against atrial fibrillation after heart surgery. N Engl J Med. 1997; 337: 1785–1791.
85. Hohnloser SH, Klingenheben T, Singh BN. Amiodarone-associated proarrhythmic effects: A review with special reference to torsade de pointes tachycardia. Ann Intern Med. 1994; 121: 529–535.
86. Loh KC. Amiodarone-induced thyroid disorders: A clinical review. Postgrad Med J. 2000; 76: 133–140.
87. Jessurum GA, Boersma WG, Crijns HJ. Amiodarone-induced pulmonary toxicity. Predisposing factors, clinical symptoms and treatment. Drug Safety. 1998; 18: 339–344.
88. Julian DG, Camm AJ, Frangin G, Janse MJ, Munoz A, Schwartz PJ, Simon P, for the European Myocardial Infarct Amiodarone Trial Investigators. Randomised trial of effect of amiodarone on mortality in patients with left- ventricular dysfunction after recent myocardial infarction: EMIAT. Lancet. 1997; 349: 667–674.
89. Katariya K, DeMarchena E, Bolooki H. Oral amiodarone reduces incidence of postoperative atrial fibrillation. Ann Thorac Surg. 1999; 68: 1599–1603.
90. Kowey PR, Levine JH, Herre JM, et al. Randomized, double-blind comparison of intravenous amiodarone and bretylium in the treatment of patients with recurrent hemodynamically destabilizing ventricular tachycardia or fibrillation. Circulation. 1995; 92: 3255–3263.
91. Kudenchuk PJ, Cobb LA, Copass MK, et al. Amiodarone for resuscitation after out-of-hospital cardiac arrest due to ventricular fibrillation. N Engl J Med. 1999; 341: 871–878.
92. Nattel S, Talajic M, Fermini B, Roy D. Amiodarone: Pharmacology, clinical actions, and relationships between them. J Cardiovasc Electrophysiol. 1992; 3: 266–280.
93. Pollak PT. Clinical organ toxicity of antiarrhythmic compounds: Ocular and pulmonary manifestations. Am J Cardiol. 1999; 84: 37R–45R.
94. Roy D, Talajic M, Dorian P, et al. for the Canadian Trial of Atrial Fibrillation Investigators. Amiodarone to prevent recurrence of atrial fibrillation. N Engl J Med. 2000; 342: 913–920.
95. Singh BN. Amiodarone: The expanding antiarrhythmic role and how to follow a patient on chronic therapy. Clin Cardiol. 1997; 20: 608–618.

Neue Klasse-III-Antiarrhythmika

Dofetilid

Dofetilid zeigt eine enge pharmakologische Verwandtschaft mit Sotalol und wurde im April 2000 in Amerika zugelassen. Dofitilid ist ein „reiner" Blocker der schnell aktivierenden Komponente des verzögerten Kalium-Gleichrichterstroms I_{Kr} (97, 100). Während das QT-Intervall konzentrationsabhängig verlängert wird, bleiben PQ- und QRS-Dauer unbeeinflusst. Die Halbwertszeit beträgt ca. 9,5 STD.

Die Substanz hat sich bei der *Behandlung von Vorhoflimmern* als vergleichbar wirksam bzw. etwas wirksamer als Sotalol erwiesen (96, 97). Im Rahmen einer Mortalitätsstudie in Dänemark ergab sich keine Zunahme der Sterblichkeit im Vergleich zum Plazebo-Kollektiv (98, 99).

Bei 7 von 779 (0,9 %) mit Dofetilide behandelten Patienten traten *Torsade de pointes* auf. Mit einer erhöhten Inzidenz von Torsade de pointes ist vor allem zu rechnen, wenn die Nierenfunktion eingeschränkt ist und eine entsprechende Dosisanpassung nicht erfolgt. Es ist nicht zu erwarten, dass Dofetilid in Deutschland eingeführt wird.

Literatur

96. Bloch Thomsen PE. Dofetilide for atrial flutter and fibrillation. Cardiac Electrophysiol Rev. 2000; 4: 272–276.
97. Sager PT. Investigational class III antiarrhythmic agents. Cardiac Electrophysiol Rev. 2000; 4: 320–326.
98. The DIAMOND Study Group. Dofetilide in patients with left ventricular dysfunction and either heart failure or acute myocardial infarction: Rationale, design, and patient characteristics of the DIAMOND studies. Clin Cardiol 1997; 20: 704–710.
99. Torp-Pedersen C, Moller M, Bloch-Thomsen PE, et al. Dofetilide in patients with congestive heart failure and left ventricular dysfunction. Danish Investigations of Arrhythmia and Mortality on Dofetilide Study. N Engl J Med. 1999; 341: 857–865.
100. Ward KJ, Gill JS. Dofetilide: First of a new generation of class III agents. Exp Opin Invest Drugs. 1997; 6: 1269–1281.

Ibutilid

Ibutilid ist ein Klasse III-Antiarrhythmikum, dass sich bereits seit längerem in den Vereinigten Staaten und in einigen europäischen Ländern (z.B. Österreich) im Handel befindet. Es blockiert die schnell aktivierenden Komponente des verzögerten Kalium-Gleichrichterstroms I_{Kr} und aktiviert während der Plateauphase des Aktionspotenzials fließende Natrium-Einwärtsströme (101, 104).

Folge ist eine Verlängerung der myokardialen Repolarisation, die zwar bei langsamen Frequenzen ausgeprägter ist (so genannte inverse use-dependence [S. 17]), die aber auch bei hohen Frequenzen bestehen bleibt. Dies scheint die gute Wirksamkeit der Substanz bei der *akuten Terminierung von Vorhofflattern/-flimmern* zu erklären. Ibutilid steht nur für die intravenöse Anwendung zur Verfügung (102, 103). Aufgrund relativ häufig auftretender *Torsade de pointes* (bis 4 % der Fälle) darf die Gabe der Substanz nur unter Monitor-Kontrolle und bei Verfügbarkeit eines Defibrillators erfolgen.

Literatur

101. Lee KS. Ibutilide, a new compound with potent class II antiarrhythmic activity, activates a slow inward Na+ current in guinea pig ventricular cells. J Pharmacol Exp Ther. 1992; 262: 99–108.
102. Sager PT. Investigational Class III Antiarrhythmic Agents. Cardiac Electrophysiol Rev. 2000; 4: 320–326.
103. Stambler BS. Update on intravenous Ibutilide. Cardiac Electrophysiol Rev. 2000; 4: 243–247.
104. Yang T, Snyders DJ, Roden DM. Ibutilide, a methanesulfonanilide antiarrhythmic, is a potent blocker of the rapidly activating delayed rectifier K+ current (IKr) in AT-1 cells. Concentration-, time-, voltage-, and use-dependent effects. Circulation. 1995; 91: 1799–1806.

Azimilid

Azimilid ist ein Dantrolen-Derivat, dass I_{Kr} und I_{Ks}, d.h. die schnell aktivierende und die langsam aktivierende Komponente des verzögerten Kalium-Gleichrichterstroms hemmt (S. 8) (106–110).

Man hofft, dass durch die gleichzeitige Hemmung beider Ströme weniger häufig Rhythmusstörungen vom Typ der Torsade de pointes als schwer wiegende Nebenwirkung auftreten. Das Auftreten letzterer wurde aber in Einzelfällen beschrieben. Im Rahmen einer multizentrischen, multinationalen klinischen Studie wurde derzeit die Wirkung von Azimilid auf Postinfarkt-Patienten mit eingeschränkter linksventrikulärer Funktion geprüft (105). Die Sterblichkeit blieb unbeeinflusst. Azimilid ist bei Vorhofflimmern wirksam.

Literatur

105. Camm AJ, Karam R, Pratt CM. The azimilide post-infarct survival evaluation (ALIVE) trial. Am J Cardiol. 1998; 81: 35D–39D.
106. Corey A, Agnew J, Bao J, et al. Effect of age and gender on azimilide pharmacokinetics after a single oral dose of azimilide dihydrochloride. J Clin Pharmacol. 1997; 37: 946–953.
107. Fermini B, Jurkiewicz NK, Jow B, et al. Use-dependent effects of the class III antiarrhythmic agent NE-10064 (azimilide) on cardiac repolarization: Block of delayed rectifier potassium and L-type calcium currents. J Cardiovasc Pharmacol. 1995; 26: 259–271.
108. Karam R, Marcello S, Brooks RR, Corey AE, Moore A. Azimilide dihydrochloride, a novel antiarrhythmic agent. Am J Cardiol 1998; 81: 40D–46D.
109. Sager PT. Investigational class III antiarrhythmic agents. Cardiac Electrophysiol Rev. 2000; 4: 320–326.
110. Salata J, Brooks R. Pharmacology of azimilide dihydrochloride (NE-10064), a Class III antiarrhythmic agent. Cardiovasc Drug Rev 1997; 15: 137–156.

Tedisamil

Tedisamil blockiert, wie die dem Sotalol ähnlichen Klasse-III-Antiarrhythmika, die schnelle Komponente des verzögert gleichrichtenden Kalium-Stroms IKr (111–113). Darüber hinaus wird aber auch der transiente Kalium-Auswärtsstrom I_{to} (S. 8) gehemmt.

Tedisamil befindet sich in der klinischen Prüfung. Im Vordergrund aktueller Studien steht die Wirkung der Substanz bei atrialen Tachyarrhythmien wie Vorhofflattern und Vorhofflimmern.

Literatur

111. Chi L, Park JL, Friedrichs GS, et al. Effects of tedisamil (KC-8857) on cardiac electrophysiology and ventricular fibrillation in the rabbit isolated heart. Br J Pharmacol. 1996; 117: 1261–1269.

112. Friedrichs GS, Abreu JN, Driscoll EMJ, Borlak J, Lucchesi BR. Antifibrillatory efficacy of long-term tedisamil administration in a postinfarcted canine model of ischemic ventricular fibrillation. J Cardiovasc Pharmacol. 1998; 31: 56–66.
113. Sager PT. Investigational class III antiarrhythmic agents. Cardiac Electrophysiol Rev. 2000; 4: 320–326.

Dronedaron

Dronedaron ist chemisch eng mit dem Amiodaron verwandt (115). Da es frei von Jod ist, besteht die Hoffnung, gewissermaßen eine Nachfolger-Substanz für das Amiodaron – ohne die für Amiodaron typischen Nebenwirkungen auf die Schilddrüse – gefunden zu haben (114). Die Substanz befindet sich am Beginn der klinischen Prüfung.

Literatur

114. Sager PT. Investigational class III antiarrhythmic agents. Cardiac Electrophysiol Rev. 2000; 4: 320–326.
115. Sun W, Sarma JS, Singh BN. Electrophysiological effects of dronedarone (SR33589), a noniodinated benzofuran derivative, in the rabbit heart: Comparison with amiodarone. Circulation. 1999; 100: 2276–2281.

Herzwirksame Calciumantagonisten

Elektrophysiologische und elektrokardiographische Effekte

Klassischer Vertreter dieser Substanzgruppe ist Verapamil (122, 123, 126). Als weitere herzwirksame Calciumantagonisten stehen Gallopamil und Diltiazem zur Verfügung (123). Gallopamil ist ein Methoxyderivat des Verapamils und entspricht in seinen elektrophysiologischen Eigenschaften weitgehend dem Verapamil. Die dosisbezogene Wirkstärke ist um den Faktor zwei höher. Diltiazem ist chemisch nicht mit Verapamil verwandt.

Herzwirksame Calciumantagonisten entfalten antiarrhythmische Wirkungen, wenn an der Entstehung oder Aufrechterhaltung der Rhythmusstörung kardiale Strukturen beteiligt sind, deren elektrische Aktivität auf einen langsamen Calcium-Einwärtsstrom beruht (117, 118, 120, 124, 126): physiologischerweise finden sich solche Aktionspotenziale im Sinus- und AV-Knoten. Unter pathologischen Umständen können calciumabhängige Aktionspotenziale aber auch im Bereich der atrialen und ventrikulären Arbeitsmuskulatur entstehen.

Pharmakologie und Dosierung

Verapamil

Die orale Resorptionsquote von Verapamil beträgt ca. 90%. Die Bioverfügbarkeit ist mit 15–20% infolge eines ausgeprägten First-Pass-Metabolismus relativ gering. Bei chronischer Applikation wird der First-Pass-Metabolismus jedoch gesättigt, sodass die Bioverfügbarkeit ansteigt.

Die therapeutischen Plasmaspiegel variieren individuell zwischen 70 und 200 mcg/ml. Die Plasmahalbwertszeit wird bei Akutgabe mit 4–7 Stunden, bei chronischer Medikation mit 12–16 Stunden angegeben. Ca. 90–95% der Substanz werden hepatisch metabolisiert. Die Elimination der Metabolite erfolgt zu ca. 80% renal, 20% werden über die Faeces ausgeschieden. Ca. 3–5% der Substanz werden unverändert über die Nieren eliminiert (Tab. 5.**22**).

Verapamil kann i.v. und p.o. verabreicht werden. Bei akuter intravenöser Applikation werden 5–10 mg langsam injiziert. Als Dauerinfusion sind 5–10 mg pro Stun-

Tabelle 5.**22** Verapamil

Anwendungsbereich	Akut- und Langzeittherapie supraventrikulärer Tachykardien, atriale Tachyarrhythmien mit schneller Vorhof-Kammer-Überleitung (Vorhofflimmern, Vorhofflattern, atriale Tachykardien); Verapamil-sensitive ventrikuläre Arrhythmien.
Orale Bioverfügbarkeit	20–35% nach einmaliger Gabe, deutliche Zunahme bei Mehrfachgabe
Plasmaeiweißbindung	90%
Halbwertszeit	3–7 STD., nach Mehrfachgabe bis auf das Doppelte verlängert
Elimination	Hepatisch, nur ca. 5–10% unverändert renal
Dosierung	i.v.: 5–10 (15) mg, bei Infusion 0,005 µg/kg/min; oral: 160–720 mg/Tag
Nebenwirkungen	Dosisabhängige negativ inotrope und chronotrope Effekte – die Anwendbarkeit der Substanz ist daher bei Herzinsuffizienz und Störungen der Sinusknoten- und AV-Knotenfunktion eingeschränkt und bei höhergradigen vorbestehenden Leitungsstörungen oder Sinusknotensyndrom kontraindiziert; extrakardiale NW: Obstipation, Beinödeme.
Interaktionen	Bei Kombination von Verapamil mit anderen negativ inotrop und chronotrop wirkenden Substanzen sind additive Effekte zu erwarten und entsprechende Kontraindikationen zu beachten; die Digoxin-Clearance wird vermindert.

de zu verabreichen. Die durchschnittliche Tagesdosis bei oraler Therapie beträgt 240–480 mg. Eine Retardpräparation ist zu bevorzugen.

Diltiazem

Diltiazem wird zu ca. 90 % enteral resorbiert. Die Bioverfügbarkeit beträgt infolge eines ausgeprägten First-Pass-Metabolismus, der, wie im Falle des Verapamils, in höheren Dosen allerdings eine Sättigung erfährt, nur 45–50 %. Die Halbwertszeit wird mit 4–8 Stunden angegeben. Die therapeutischen Plasmaspiegel liegen bei 2,5–7,5 mcg/ml. Die Plasmaproteinbindung beträgt ca. 80 % (Tab. 5.23). Über 90 % der Substanz werden metabolisiert, weniger als 5 % werden in unveränderter Form renal eliminiert. Die Elimination der Metabolite geht zu ca. 60 % über die Faeces und zu ca. 40 % über die Nieren.

Diltiazem kann i.v. und p.o. verabreicht werden. Bei akuter intravenöser Applikation können 12,5–25 mg injiziert werden. Bei Dauerinfusion beträgt die durchschnittliche Tagesdosis 150–250 mg; p.o. sind 180–360 mg/24 h zu verabreichen. Eine Retardierung der Präparation ist zu bevorzugen.

Da Diltiazem größtenteils in der Leber metabolisiert und nur zu 0,2–4 % unverändert im Urin ausgeschieden wird, muss bei Niereninsuffizienz keine Dosisreduktion erfolgen. Bei schwer wiegender Störung der Ventrikelfunktion ist eine Dosisreduktion vorzunehmen. Erhöhte Plasmakonzentrationen werden durch Dialyse nicht wesentlich reduziert.

Anwendungsbereiche und therapeutische Wertigkeit

Calciumantagonisten vom Typ des Verapamil und Diltiazem spielen nach Adenosin bei *AV-Knoten-Reentry-Tachykardien* eine wesentliche Rolle. Bei der Akuttherapie dieser Rhythmusstörung resultiert die Terminierung der Arrhythmie aus einer Leitungsverzögerung bzw. -blockade im AV-Knoten (126).

Bei *tachykarden atrialen Arrhythmien* mit schneller Vorhof-Kammer-Überleitung (atriale Tachykardie, Vorhofflattern, Vorhofflimmern) erfolgt der Einsatz mit dem Ziel der Verlangsamung der AV-Überleitung und damit Reduzierung der Kammerfrequenz (117, 118, 119, 124). Eine direkte rhythmisierende Wirkung bei Vorhofflimmern besitzen herzwirksame Calciumantagonisten nicht. Calciumantagonisten vom Typ des Verapamil scheinen aber die ungünstigen Folgen des atrialen Remodellings bei Vorhofflimmern abzuschwächen (116, 125).

Herzwirksame Calciumantagonisten können auch in der *Akuttherapie von atrioventrikulären Tachykardien bei WPW-Syndrom* gegeben werden. Liegt bei Patienten mit WPW-Syndrom Vorhofflimmern vor, ist ihr Einsatz allerdings kontraindiziert (S. 218). Es wird zwar die Überleitung über den AV-Knoten, nicht aber die Leitung über die akzessorische Bahn verlangsamt. Letztere kann sogar, durch eine nach Injektion der Substanzen durch Vasodilatation bedingte reflektorische Sympathikusaktivierung, zunehmen.

Bei so genannten *idiopathischen ventrikulären Tachykardien* (bei Patienten mit nicht nachweisbarer Herzerkrankung) lässt sich manchmal eine Arrhythmieterminierung durch intravenöse Applikation von Verapamil erreichen. Diese Rhythmusstörungen, die allerdings sehr selten vorkommen, werden deshalb als Verapamil-sensitive ventrikuläre Tachykardien bezeichnet (126).

Bei anderweitigen anhaltenden ventrikulären Tachykardien ist der Einsatz von Verapamil oder Diltiazem aufgrund von Ineffektivität und einer zu befürchtenden Zunahme der Kreislaufdepression kontraindiziert.

Nebenwirkungen

Verapamil und Diltiazem entfalten dosisabhängig negativ inotrope und chronotrope Wirkungen (121, 126). Die Anwendbarkeit der Substanzen bei Myokardinsuffizienz, Sinusknotensyndrom und AV-Knoten-Leitungsstörungen ist hierdurch eingeschränkt.

Tabelle 5.23 Diltiazem

Anwendungsbereich	Akut- und Langzeittherapie supraventrikulärer Tachykardien, atriale Tachyarrhythmien mit schneller Vorhof-Kammer-Überleitung (Vorhofflimmern, Vorhofflattern, atriale Tachykardien)
Orale Bioverfügbarkeit	40–50 %
Plasmaeiweißbindung	80 %
Halbwertszeit	4–8 STD.
Elimination	Hepatische Metabolisierung, nur ca. 5 % unverändert renal
Dosierung	i.v.: 0,25 mg/kg, bei Infusion 150–250 mg/Tag, oral: 180–360 mg/Tag
Nebenwirkungen	Wie Verapamil; extrakardiale NW: Völlegefühl, Mundtrockenheit, Übelkeit und Juckreiz mit und ohne Exanthem.
Interaktionen	Wie Verapamil; der Digoxin-Spiegel nimmt um 20–45 % zu.

Extrakardiale Nebenwirkungen resultieren teilweise aus der peripheren arteriellen Vasodilatation (Hypotonie). Gelegentlich treten bei Verapamil gastrointestinale Beschwerden (Obstipation) und Beinödeme auf. Die Häufigkeit dieses Symptoms nimmt dosisabhängig zu. Unter Diltiazem wurde von einzelnen Patienten über Mundtrockenheit, Übelkeit und Juckreiz mit und ohne Hautausschlag berichtet.

Interaktionen

Bei Kombination von Verapamil oder Diltiazem mit anderen negativ inotropen bzw. chronotropen Pharmaka ist eine strenge Beachtung der Kontraindikationen notwendig.

> Die kombinierte *intravenöse* Therapie von Verapamil oder Diltiazem und Betarezeptorenblockern gilt als kontraindiziert.

Verapamil vermindert die renale Clearance von Digoxinpräparaten, sodass der *Digitalisspiegel* ansteigt (Plasmaspiegel-Kontrolle!). Auch unter Diltiazem erfolgt eine Zunahme des Digoxinspiegels. Bei gleichzeitiger Verabreichung von Diltiazem und *Carbamazepin* wird der Carbamazepin-Spiegel erhöht. Zu weiteren Interaktionen sind die Herstellerangaben zu berücksichtigen.

Literatur

116. Daoud EG, Knight BP, Weiss R, et al. Effect of verapamil and procainamide on atrial fibrillation-induced electrical remodeling in humans. Circulation. 1997; 96: 1542–1550.
117. Dias VC, Weir SJ, Ellenbogen KA. Pharmacokinetics and pharmacodynamics of intravenous diltiazem in patients with atrial fibrillation or atrial flutter. Circulation. 1992; 86: 1421.
118. Ellenbogen KA. Role of calcium antagonists for heart rate control in atrial fibrillation. Am J Cardiol. 1992; 69: 36B–40B.
119. Innes GD, Vertesi L, Dillon EC, Metcalfe C. Effectiveness of verapamil-quinidine versus digoxin-quinidine in the emergency department treatment of paroxysmal atrial fibrillation. Ann Emerg Med. 1997; 29: 126–134.
120. Lundström T, Rydén L. Ventricular rate control and exercise performance in chronic atrial fibrillation: effects of diltiazem and verapamil. J Am Coll Cardiol. 1990; 16: 86–90.
121. Ramoska EA, Spiller HA, Winter M, et al. A 1-year evaluation of calcium channel blocker overdoses: Toxicity and treatment. Ann Emerg Med 1993; 22: 196.
122. Rosen MR, Wit AL, Hoffman BF. Electrophysiology and pharmacology of cardiac arrhythmias. VI. Cardiac effects of verapamil. Am Heart J. 1975; 89: 665–673.
123. Singh BN. Beta-blockers and calcium channel blockers as antiarrhythmic drugs. In: Zipes DP, Jalife J, eds. Cardiac electrophysiology: from cell to bedside. 2nd ed. Philadelphia: WB. Saunders Company; 1994: 1317–1330.
124. Talajic M, Lemery R, Roy D, et al. Rate-dependent effects of diltiazem on human atrioventricular nodal properties. Circulation. 1992; 86: 870.
125. Tieleman RG, De Langen C, Van Gelder IC, et al. Verapamil reduces tachycardia-induced electrical remodeling of the atria. Circulation. 1997; 95: 1945–1953.
126. Zipes DP. Management of cardiac arrhythmias: pharmacological, electrical, and surgical techniques. In: Braunwald E, ed. Heart disease. 5th ed. Philadelphia: WB Saunders; 1997: 593–639.

Adenosin und Adenosintriphosphat

Elektrophysiologische und elektrokardiographische Effekte

Adenosin ist ein im Organismus ubiquitär vorhandenes endogenes Nukleosid (127). Seine Wirkungen sind rezeptorvermittelt. Am Herzen konnten bisher zwei unterschiedliche Rezeptoren identifiziert werden:

➤ A1-Rezeptoren an den Herzmuskelzellen vermitteln die negativ chronotropen, dromotropen und inotropen Effekte von Adenosin;
➤ A2-Rezeptoren an Endothelzellen und glatten Muskelzellen vermitteln vasodilatierende Effekte.

Adenosin hemmt die Schrittmacheraktivität des Sinusknotens. Nach intravenöser Gabe von Adenosin hält der bradykardisierende Effekt jedoch nur kurz an, da durch die Vasodilatation bedingt reflektorisch eine Zunahme der Entladungsfrequenz des Sinusknotens resultiert.

Am *Vorhof* verkürzt Adenosin durch eine Aktivierung adenosinsensitiver Kaliumkanäle die Aktionspotentialdauer und Refraktärzeiten. Die Elektrophysiologie der Ventrikel bleibt unbeeinflusst. Die Erregungsleitung im *AV-Knoten* wird, vermutlich durch eine Hemmung des Calcium-Einwärtsstroms, dosisabhängig verlangsamt. Die elektrophysiologischen Effekte von Adenosin und Adenosintriphosphat (ATP) sind vergleichbar (127).

Pharmakologie und Dosierung

Die Halbwertszeit von Adenosin ist mit 1–2 s ausgesprochen kurz. Der Abbau erfolgt intrazellulär durch die Adenosin-Desaminase. Die entstehenden Metabolite sind elektrophysiologisch inaktive Inosine. Die Aufnahme von Adenosin in die Zelle wird durch Dipyridamol gehemmt.

Adenosin muss *rasch als Bolus* in eine möglichst großlumige Vene injiziert werden (Tab. 5.**24**). Die Wirkung tritt ca. 5–20 s nach Injektion ein. Zur Beschleunigung des Wirkungseinsatzes eignet sich ein Nachspülen mit z.B. physiologischer Kochsalzlösung. Die Initialdosis beträgt 3–6 mg. Bei Ineffektivität werden weitere Boli in steigender Dosierung (bis 18 (24) mg) in Abständen von 2–3 min verabreicht.

Im Vergleich zu ATP (verfügbar als aufzulösende Trockensubstanz), das nach Applikation schnell in Adenosin umgewandelt wird, ist Adenosin pharmakologisch stabiler (fertige Injektionslösung) und scheint geringfügig nebenwirkungsärmer zu sein. Die antiarrhythmische Wirksamkeit von ATP ist bei etwas höherer Dosierung (bis 20 mg i.v. als Einzeldosis) vergleichbar mit der des Adenosin.

Tabelle 5.24 Adenosin

Anwendungsbereich	Akuttherapie paroxysmaler supraventrikulärer Tachykardien, Adenosin-sensitive ventrikuläre Tachykardien
Orale Bioverfügbarkeit	Nur zur Injektion verfügbar
Halbwertzeit	Ca. 1,5–10 sec, Wirkungseintritt ca. 5–20 sec nach Injektion
Elimination	Schnelle Metabolisierung in elektrophysiologisch inaktive Inosine
Dosierung	Rasche intravenöse Bolusinjektion von 3 mg über eine möglichst großlumige Vene, Wiederholung mit Dosissteigerung bei Ineffektivität, maximale intravenöse Dosis 12 (18) mg als Bolus.
Nebenwirkungen	Vorübergehende Dyspnoe, Flush, thorakales Engegefühl, Kopfschmerzen, Husten und Übelkeit Sinusbradykardie; bei Patienten mit pathologischer Sinusknotenfunktion können symptomatische Asystolien resultieren; aufgrund der Aktionspotenzialverkürzung im Vorhof kann in einzelnen Fällen Vorhofflimmern induziert werden; aufgrund der bronchokonstriktorischen Wirkung stellt Asthma bronchiale eine Kontraindikation dar.
Interaktionen	Die Effekte von Adenosin werden durch Aminophyllin antagonisiert; Dipyridamol, das die zelluläre Adenosin-Aufnahme antagonisiert, führt zu einer Wirkungsverstärkung; bei einer gleichzeitig bestehenden Therapie mit Calciumantagonisten vom Typ des Verapamil kann eine Wirkungsverstärkung resultieren; Vorsicht ist auch bei Vorbehandlung mit Betarezeptorenblockern geboten.

Anwendungsbereiche und therapeutische Wertigkeit

Adenosin wird hauptsächlich in der *Akuttherapie paroxysmaler supraventrikulärer Tachykardien* eingesetzt (129, 130, 133). Ein weiteres Anwendungsgebiet sind die allerdings seltenen so genannten adenosinsensitiven ventrikulären Tachykardien (132). Die Substanz kann darüber hinaus hilfreich bei der Differenzialdiagnostik supraventrikulärer Tachyarrhythmien sein.

Paroxysmale supraventrikuläre Tachykardien

Adenosin galt in Frankreich bereits in den 70er Jahren als wichtiges Mittel für die Akuttherapie paroxysmaler supraventrikulärer Tachykardien. Erst in den letzten Jahren hat sie sich in vielen Ländern durchgesetzt. Die Terminierung supraventrikulärer Tachykardien gelingt in 90–95 % der Fälle und wird durch einen kurzfristigen Block der AV-nodalen Erregungsleitung bewirkt.

Adenosinsensitive ventrikuläre Tachykardien

Adenosin ist bei ventrikulären Arrhythmien in der Regel unwirksam. Eine seltene Ausnahme bilden so genannte adenosinsensitive ventrikuläre Tachykardien, die nach der Injektion von Adenosin terminieren und zum Teil auch auf Verapamil ansprechen (S. 229). Ihnen liegt vermutlich eine getriggerte Aktivität als Mechanismus zugrunde.

Differenzialdiagnose von Rhythmusstörungen

Der Einsatz von Adenosin kann auch zu diagnostischen Zwecken erfolgen: z.B. bei der Abgrenzung einer supraventrikulären Tachykardie mit breiten QRS-Komplexen von einer Tachykardie ventrikulären Ursprungs oder bei Vorhofflattern mit 2 : 1 atrioventrikulärer Überleitung und nicht eindeutig abgrenzbaren Flatterwellen (129, 130). Ventrikuläre Tachykardien bleiben (abgesehen von den sehr seltenen adenosinsensitiven Tachykardien) unbeeinflusst – supraventrikuläre Tachykardien terminieren in der Regel prompt. Bei Vorhofflattern stellt sich eine vorübergehende Abnahme der AV-Leitungskapazität ein; während dieser Phase werden bei Vorliegen von Vorhofflattern die typischen Flatterwellen sichtbar.

Adenosin kann die Auslösung von AV-Knoten-Reentry-Tachykardien erleichtern (135). Bei Verdacht auf WPW-Syndrom kann bei nur gering ausgeprägter Präexzitation diese verstärkt werden, indem Adenosin die AV-Knotenleitung hemmt oder gar vorübergehend unterbricht, sodass bei Vorliegen einer akzessorischen Bahn (im Unterschied zu Pseudo-Präexzitation) eine maximale Präexzitation zustande kommt.

Nebenwirkungen

Nebenwirkungen sind vorübergehende Dyspnoe, Flush, thorakales Oppressionsgefühl, Kopfschmerzen, Husten und Übelkeit. Da die Halbwertszeit kurz ist, halten die Nebenwirkungen in der Regel nur kurz an. Aufgrund der Aktionspotenzialverkürzung im Vorhof kann Adenosin in einzelnen Fällen Vorhofflimmern induzieren (131, 134).

In Einzelfällen kann es kurzzeitig zu einer Beschleunigung der Überleitung einer akzessorischen Bahn kommen (131). Vereinzelte Fälle von Torsade de pointes nach Applikation von Adenosin bei Vorliegen eines kongenitalen QT-Syndroms liegen vor (128).

Interaktionen

Die Effekte von Adenosin werden durch Aminophyllin antagonisiert; Dipyridamol, das die zelluläre Aufnahme von Adenosin antagonisiert, führt zu einer Wirkungsverstärkung; bei einer gleichzeitig bestehenden Therapie mit Calciumantagonisten vom Typ des Verapamil kann ebenfalls eine Wirkungsverstärkung resultieren. Vorsicht ist auch bei Vorbehandlung mit Betarezeptorenblockern geboten.

Bei *deutlicher Sinusbradykardie* und bei Patienten mit *pathologischer Sinusknotenfunktion* können länger anhaltende, u.U. symptomatische Asystolien resultieren. Es liegt hier eine relative Kontraindikation vor. Wird Adenosin in solchen Fällen eingesetzt, sollte man sich auf niedrige Dosierungen (max. 12 mg) beschränken. Da Adenosin zu einer Bronchokonstriktion führt, stellt Asthma bronchiale eine Kontraindikation dar. Zu weiteren Interaktionen sind die Herstellerangaben zu beachten.

Literatur

127. Belardinelli L, Lerman BB. Adenosine: Cardiac electrophysiology. Pacing Clin Electrophysiol. 1991; 14: 1672–1680.
128. Celiker A, Tokel K, Cil E, Ozkutlu S, Ozme S. Adenosine induced torsades de pointes in a child with congenital long QT syndrome. Pacing Clin Electrophysiol. 1994; 17: 1814–1817.
129. Conti JB, Curtis AB. Adenosine: Use as a diagnostic and therapeutic tool. Card Electrophysiol Rev. 2000; 4: 227–232.
130. DiMarco JP, Sellers TD, Lerman BB, Greenberg ML, Berne RM, Belardinelli L. Diagnostic and therapeutic use of adenosine in patients with supraventricular tachyarrhythmias. J Am Coll Cardiol. 1985; 6: 417–425.
131. Exner DV, Muzyka T, Gillis AM. Proarrhythmia in patients with the Wolff-Parkinson-White syndrome after standard doses of intravenous adenosine. Ann Intern Med. 1995; 122: 351–352.
132. Lerman BB, Belardinelli L, West GA, Berne RM, DiMarco JP. Adenosine-sensitive ventricular tachycardia: evidence suggesting cyclic AMP-mediated triggered activity. Circulation. 1986; 74: 270–280.
133. Rankin AC, Oldroyd KG, Chong E, Rae AP, Cobbe SM. Value and limitations of adenosine in the diagnosis and treatment of narrow and broad complex tachycardias. Br Heart J. 1989; 62: 195–203.
134. Strickberger SA, Man KC, Daoud EG, et al. Adenosine-induced atrial arrhythmia: A prospective analysis. Ann Intern Med. 1997; 127: 417–422.
135. Tebbenjohanns J, Niehaus M, Korte T, Drexler H. Noninvasive diagnosis in patients with undocumented tachycardias: Value of the adenosine test to predict AV nodal reentrant tachycardia. J Cardiovasc Electrophysiol. 1999; 10: 916–923.

Digitalis

Elektrophysiologische und elektrokardiographische Effekte

Der Einsatz von Digitalis als Antiarrhythmikum erfolgt vor allem unter Ausnutzung der vagomimetischen Substanzeigenschaften, die aus einer Erhöhung des zentralen Vagotonus und einer Zunahme der arteriellen Barorezeptoren-Sensitivität mit konsekutiver Abschwächung des Sympathikotonus resultieren.

Am AV-Knoten entfaltet Digitalis auch direkte elektrophysiologische Effekte, die AV-nodale Refraktärzeit wird verlängert. Auf Vorhofebene wird in hohen Konzentrationen die Aktionspotenzialdauer durch Vagusaktivierung verkürzt. Da die Innervation der Vorhöfe durch den Vagus sehr inhomogen erfolgt, kann eine erhöhte Dispersion der Aktionspotenzialdauer und Refraktärzeiten resultieren.

Pharmakologie und Dosierung

Die orale Bioverfügbarkeit von Digitalispräparaten ist hoch. Während Digoxin und seine Derivate nur relativ wenig an Einweiß des Plasmas gebunden werden, ist die Eiweißbindung bei Digitoxin ausgeprägt. Grundlegende Unterschiede ergeben sich zwischen Digoxin und Digitoxin hinsichtlich ihres Metabolismus: Während Digoxin renal eliminiert wird, erfolgt bei Digitoxin eine Ausscheidung durch Metabolisierung in der Leber (Tab. 5.**25** und 5.**26**). Etwa ein Viertel des zugeführten Digitoxins geht in den enterohepatischen Kreislauf ein. Im Falle des Digoxins ist bei Niereninsuffizienz, bei Digitoxin im Rahmen einer Leberinsuffizienz eine Dosisreduktion notwendig, da ansonsten eine Akkumulation droht.

Digitalisglykoside verweilen im Organismus vorwiegend intrazellulär, sodass der Plasmaspiegel nur einen ungefähren Anhalt über den Gesamtkörpergehalt erlaubt. Die Konzentration in den verschiedenen Körpergeweben ist unterschiedlich. Im Fettgewebe erfolgt keine Akkumulation, sodass man bei der Verabreichung *bei adipösen Patienten nicht vom Gesamtgewicht* ausgehen darf, wenn man eine Unter- bzw. Überdosierung vermeiden will.

Digitalisglykoside werden aus Angst vor Überdosierung bzw. Intoxikation heute häufig unterdosiert. Wird bei *Digitoxin* von Anfang an die *Erhaltungsdosis* (0,07–0,1 mg/Tag) verabreicht, dauert es ca. 40 Tage, bis die Vollwirkdosis (= diejenige im Organismus befindliche Glykosidmenge, die eine maximale therapeutische Wirkung bei Fehlen von Nebenwirkungen entfaltet: 1,3–1,5 mg) erreicht ist. Initial sollte daher eine höhere Dosis (z.B. 0,3 mg Digitoxin/Tag für drei Tage) verabreicht werden, bevor auf die Erhaltungsdosis übergegangen wird.

Bei Anwendung von *Digoxin* werden heute oft von Beginn an die Erhaltungsdosen gegeben (Tab. 5.**25**). Wirksame Spiegel können hierbei nach ca. 10 Tagen erwartet werden. Die Nierenfunktion ist selbstverständlich zu beachten. Bei Patienten mit Vorhofflimmern orientiert sich die Erhaltungsdosis an der Kammerfrequenz. Wenn unter Digitalis hohe Kammerfrequenzen fortbestehen, liegt oft eine Unterdosierung zugrunde.

Wird *Digoxin bei tachykardem Vorhofflimmern* zu Beginn der Therapie intravenös eingesetzt, empfiehlt sich folgendes Vorgehen: 0,4–0,6 mg Digoxin i.v., ggf. Wiederholung nach 30 min, dann nach je 6 Stunden erneut 0,2–0,3 mg i.v., bis der Vollwirkspiegel (1–1,5 mg) erreicht ist. Alternativ kann nach Applikation der ersten (beiden) i.v. Dosen auf die Erhaltungsdosis übergegangen werden.

Anwendungsbereiche und therapeutische Wertigkeit

Digitalis wird vor allem zur Verlangsamung der AV-nodalen Überleitung bei tachykarden Vorhofarrhythmien, d.h. Vorhofflimmern und Vorhofflattern, eingesetzt.

> Ein direkter antiarrhythmischer Effekt bei Vorhofflimmern und -flattern im Sinne einer Konversion in Sinusrhythmus besteht nicht!

Tabelle 5.25 α-,β-Acetyldigoxin

Anwendungsbereich	Atriale Tachyarrhythmien mit schneller Vorhof-Kammer-Überleitung (Vorhofflimmern, Vorhofflattern, ggf. atriale Tachykardien); ggf. paroxysmale supraventrikuläre Tachykardien
Orale Bioverfügbarkeit	70–90 %
Plasmaeiweißbindung	20–40 %
Halbwertszeit	1,5–3 Tage
Elimination	Renal
Dosierung	i.v.: initial 0,4 mg, ggf. Wiederholung nach 30 Min., oral: 0,1–0,4 mg/Tag
Therapeutischer Plasmaspiegel	0,5–2,0 ng/ml
Nebenwirkungen	Diverse gastrointestinale NW mit meist zentraler Genese: Übelkeit, Brechreiz, Erbrechen, Durchfall und Appetitlosigkeit; zentralnervöse NW: Sehstörungen (Farbensehen), Kopfschmerzen, Halluzinationen und Depression; in seltenen Fällen kann eine Gynäkomastie auftreten; allergische Reaktionen wie Urtikaria, angioneurotisches Ödem.
Interaktionen	Digitalispräparate weisen zahlreiche Interaktionen mit anderen Pharmaka auf; die Digoxin-Clearance wird vermindert durch Amiodaron, Chinidin, Propafenon, Verapamil und Diltiazem; die Absorption von Digoxin wird durch die gleichzeitige Gabe von Antazida vermindert.

Tabelle 5.26 Digitoxin

Anwendungsbereich	Atriale Tachyarrhythmien mit schneller Vorhof-Kammer-Überleitung (Vorhofflimmern, Vorhofflattern, ggf. atriale Tachykardien), ggf. paroxysmale supraventrikuläre Tachykardien.
Orale Bioverfügbarkeit	> 90 %
Plasmaeiweißbindung	> 90 %
Halbwertszeit	7–9 Tage
Elimination	Vorwiegend hepatisch
Dosierung	0,05–0,15 mg/Tag
Therapeutische Plasmaspiegel	10–30 ng/ml
Nebenwirkungen	Keine Akkumulation bei Niereninsuffizienz, NW wie bei Digoxin.
Interaktionen	Bei gleichzeitiger Medikation mit Diphenylhydantoin oder Rifampicin verminderte Digitoxin-Konzentration durch Enzyminduktion; Evtl. Erhöhung der Digitoxin-Konzentration durch Chinidin, Verapamil und Diltiazem (schwächer ausgeprägt als unter Digoxin); Verstärkung der Digitoxin-Wirkung durch Penicillin G und Salicylate.

Durch Verkürzung der atrialen Refraktärzeit kann es zur Überführung von Vorhofflattern in Vorhofflimmern kommen. Atriale Tachykardien mit Block sind seltener als früher geglaubt Folge einer Digitalisintoxikation. In der Regel ist eine atriale Tachykardie *nicht* durch Digitalis bedingt. Dann bewirkt die Substanz nur eine Verlangsamung der AV-Überleitung, jedoch keine Terminierung.

Digitalis kann durch eine *Verbesserung der Pumpfunktion* mit Abnahme des enddiastolischen Ventrikeldrucks und verringerter Wandspannung *indirekte antiarrhythmische Effekte* auf Vorhof- und Ventrikelebene entfalten. Auch die Abnahme der Sinusfrequenz nach Einleitung einer Digitalistherapie bei herzinsuffizienten Patienten ist ein überwiegend indirekter Effekt: er geht mit einem parallel zur Verbesserung der Myokardfunktion abnehmendem Sympathikotonus einher.

Wird Digitalis zur Behandlung von atrialen Rhythmusstörungen eingesetzt, sollte sich die Dosierung bevorzugt nach dem Ausmaß der durch Digitalis induzierten Abnahme der Kammerfrequenz und weniger strikt nach der Serumkonzentration richten.

Digitalis kann prinzipiell auch bei der Akuttherapie paroxysmaler supraventrikulärer Tachykardien (außer WPW-Syndrom) eingesetzt werden. Es gehört aber hier nicht zu den Substanzen der ersten Wahl. Bei der Langzeittherapie dieser Rhythmusstörungen kann es alleine oder in Kombination mit anderen Antiarrhythmika eingesetzt werden.

Digitalisglykoside müssen bei Patienten mit WPW-Syndrom vermieden werden, da es zu einer Verkürzung der Refraktärzeit der akzessorischen Leitungsbahn kommen kann. Die intravenöse Anwendung von Digitalis bei Patienten mit *WPW-Syndrom und Vorhofflimmern* ist aus diesem Grunde *kontraindiziert* (S. 218).

Nebenwirkungen

Die therapeutische Breite ist für die einzelnen Glykoside gleichermaßen gering. Bei jeder Therapie mit Glykosiden muss man sich darüber im Klaren sein, dass die therapeutische Dosis bei 50–60% der toxischen Dosis liegt, was einen sehr kleinen therapeutischen Spielraum bedeutet. Unverträglichkeitserscheinungen treten frühestens bei 30%, etwas häufiger ab 60% der therapeutischen Blutspiegel auf. Die toxische Glykosidgrenze liegt im Mittel bei etwa 155% der üblichen therapeutischen Dosis (Vollwirkdosis).

Die Nebenwirkungen von Digitalisglykosiden entsprechen in schwächerer Form den Effekten, die bei Intoxikationen zu beobachten sind. Als Nebenwirkungen bei therapeutischen Plasmakonzentrationen stehen gastrointestinale und zentrale Symptome im Vordergrund.

Glykosidintoxikationen manifestieren sich folgendermaßen: Herzrhythmusstörungen (67,8%), gastrointestinale Störungen (27,5%), neurologische Störungen (4,7%) und endokrinologische Störungen.

➤ *Bei den Herzrhythmusstörungen* muss unterschieden werden zwischen Arrhythmien, die aufgrund einer Hemmung der atrioventrikulären Überleitung entstehen, und solchen, die auf einer Förderung der ektopen Reizbildung (Extrasystolie) beruhen.
Die häufigsten Rhythmusstörungen sind polymorphe ventrikuläre Extrasystolen, auch in Bigeminusform, AV-Block 1. und 2. Grades und AV-Dissoziation, sinuatriale Blockierungen, nicht paroxysmale AV-Knoten-Tachykardien, Vorhoftachykardien mit atrioventrikulärer Blockierung und ventrikuläre Tachykardien. Bei starker Intoxikation kann Kammerflimmern auftreten.
➤ *Die gastrointestinalen Störungen* (Übelkeit, Brechreiz, Erbrechen, Durchfall, Appetitlosigkeit) sind zumeist zentraler Genese.
➤ *Die neurologischen Störungen* umfassen Kopfschmerzen, Schlaflosigkeit, Müdigkeit, Alpträume, Halluzinationen, Depressionen, Psychosen und Sehstörungen in Form von Grün-Gelb-Sehen. Sie sind um so häufiger, je größer die Lipophilie des Glykosids und damit seine Anreicherung im zentralen Nervensystem ist.
➤ *Endokrinologische Störungen:* In seltenen Fällen entwickelt sich beim Mann eine Gynäkomastie, die durch die Ähnlichkeit der Glykoside mit dem Östrogen erklärt wird. Eine Suppression des follikelstimulierenden Hormons (FSH) ist möglich.

Bezüglich der Therapie einer Digitalisintoxikationen siehe S. 272.

Interaktionen

Digitalisglykoside interagieren in vielfacher und oft komplexer Weise mit anderen Pharmaka (Tab. 5.**25** und 5.**26**). Eine durch Calciumantagonisten oder Betarezeptorenblocker bedingte Verzögerung im AV-Knoten wird durch Digitalis verstärkt. Zu weiteren Interaktionen sind die Herstellerangaben zu beachten.

Literatur

136. Beasley R, Smith DA, McHaffie DJ. Exercise heart rates at different serum digoxin concentrations in patients with atrial fibrillation. Brit Med J Clin Res. Ed 1985; 290: 9–11.
137. Gbadebo TD, Mazur A, Anderson ME. Is Digoxin an antiarrhythmic drug? Card Electrophysiol Rev. 2000; 4: 312–315.
138. Roden DM. Antiarrhythmic drugs, in Hardman JG, Limbird LE, eds. Goodman and Gilman's The pharmacologic basis of therapeutics. New York: McGraw-Hill; 1996: 839–874.
139. Rosen MR, Gelband H, Merker C, Hoffman BF. Mechanisms of digitalis toxicity. Effects of ouabain on phase four of canine Purkinje fiber transmembrane potentials. Circulation. 1973; 47: 681–689.
140. Smith TW. Digitalis. Mechanisms of action and clinical use. New Engl J Med. 1988; 318: 358–365.
141. Sarter BH, Marchlinski FE. Redefining the role of digoxin in the treatment of atrial fibrillation. Am J of Cardiol. 1992; 69: 71G–78G.

142. Sellers TDJ, Bashore TM, Gallagher JJ. Digitalis in the pre-excitation syndrome. Analysis during atrial fibrillation. Circulation. 1977; 56: 260–267.
143. Tieleman RG, Blaauw Y, Van Gelder IC, et al. Digoxin delays recovery from tachycardia-induced electrical remodeling of the atria. Circulation. 1999; 100: 1836–1842.
144. Wenger TL, Butler VPJ, Haber E, Smith TW. Treatment of 63 severely digitalis-toxic patients with digoxin-specific antibody fragments. J of the Am Coll of Cardiol. 1985; 5: 118A–123A.
145. Withering W. An account of the foxglove, and some of its medical uses: With practical remarks on dropsy, and other diseases. Birmingham, England: M. Swinney; 1785.
146. Hauptman PJ, Kelly RA. Digitalis. Circulation. 1999; 99: 1265–1270.

Magnesium

Elektrophysiologische und elektrokardiographische Effekte

Magnesium wird nicht als spezifisches Antiarrhythmikum bezeichnet, dennoch können bei speziellen Formen von Rhythmusstörungen (z.B. bei Torsade de pointes) durch die Gabe von Magnesium z.T. ausgeprägte antiarrhythmische Effekte beobachtet werden (147–150).

Die elektrophysiologischen Effekte bei intravenöser Verabreichung sind relativ gering ausgeprägt (S. 28). Eine Verlangsamung der AV-nodalen Refraktärzeit und Leitung lässt sich nachweisen (Zunahme der PQ-Zeit). Die Refraktärzeit von Vorhof und Ventrikel bleibt unbeeinflusst. Bei der Akuttherapie mit Magnesium scheinen auch unspezifische membranabdichtende Effekte eine Rolle zu spielen, die daraus resultieren, dass Magnesium ein bivalentes Ion ist.

Pharmakologie und Dosierung

Magnesium verteilt sich nach intravenöser Applikation schnell im Körper. Überflüssiges Magnesium wird renal eliminiert. Bei Niereninsuffizienz ist eine Dosisanpassung notwendig.

Akut können 1–2 g langsam i.v. oder besser als Kurzinfusion gegeben werden; die Dosis kann wiederholt werden (Tab. 5.**27**). Eine mehrtägige Infusion sollte mittels Bestimmung der Magnesium-Serumkonzentrationen kontrolliert werden.

Anwendungsbereiche und therapeutische Wertigkeit

Der therapeutische Wert von Magnesium als Antiarrhythmikum wird uneinheitlich bewertet. Unbestritten ist seine ausgeprägte Effektivität in der *Akuttherapie von Tachyarrhythmien vom Typ der Torsade de pointes* (149). Die intravenöse Applikation von Magensiumsulfat stellt hier die Therapie der ersten Wahl dar. Die Wirksamkeit von Magnesium bei dieser Indikation ist unabhängig von der Magnesiumserumkonzentration.

Auch durch Digitalis induzierte tachykarde Rhythmusstörungen sprechen z.T. gut auf Magnesium an. Bei akuter experimenteller Myokardischämie sind antifibrillatorische Wirkungen von Magnesiuminfusionen belegt (148).

Die Literaturangaben über die Wirksamkeit des Einsatzes von Magnesium im Rahmen des akuten Myokardinfarkts bei Menschen sind nicht einheitlich. Die verfügbaren Daten rechtfertigen bisher nicht den generellen prophylaktischen Einsatz von Magnesium in dieser Situation.

Abzugrenzen vom direkten therapeutischen Einsatz der Substanz ist die Magnesiumsubstitution bei Serum-Hypomagnesiämie. Letztere sollte immer ausgeglichen werden. Die unerkannte Serum-Hypomagnesiämie ist ein häufiger Kofaktor der nicht adäquat auf Substitution ansprechenden Serum-Hypokaliämie (S. 26).

Nebenwirkungen

Bedeutsame Nebenwirkungen werden eigentlich nur bei längerfristiger Infusion und gleichzeitig vorliegender Ausscheidungsstörung (Niereninsuffizienz) beobachtet. Es kommt zu einer Abnahme des Muskeltonus. Bei schwerer Intoxikation kann ein Koma resultieren. Atrioventrikuläre Leitungsstörungen können auftreten.

Tabelle 5.**27** Magnesium

Anwendungsbereich	Akuttherapie von Torsade de pointes, Reservemedikament bei diversen paroxysmalen Tachyarrhythmien
Orale Bioverfügbarkeit	5–10 min nach intravenöser Bolus-Applikation
Plasmaeiweißbindung	Schnelle Aufnahme in die Zelle
Elimination	Renal
Dosierung	1–2 g (= 8–16 mval = 4–8 mmol) langsam i.v., ggf. Infusion
Nebenwirkungen	Bei schneller intravenöser Injektion kann ein Wärmegefühl bzw. Übelkeit auftreten, ebenso eine vorübergehende Zunahme vorbestehender Sinusbradykardien bzw. AV- Leitungsstörungen; Akkumulationsgefahr bei Niereninsuffizienz (Serum-Spiegel beachten!); bei Intoxikation Koma und Adynamie.

Interaktionen

Auf die Interaktion von Magnesium mit anderen Elektrolyten wurde in Kapitel Elektrolytstörungen, S. 27 eingegangen. Eine durch Calciumantagonisten oder Betarezeptorenblocker bedingte Verzögerung im AV-Knoten kann bei intravenöser Applikation von Magnesium verstärkt werden. Zu weiteren Interaktionen sind die jeweiligen Herstellerangaben zu berücksichtigen.

Literatur

147. Campbell TJ. Update on the use of magnesium as an antiarrhythmic drug. Card Electrophysiol Rev. 2000; 4: 251–254.
148. Hindricks G, Kottkamp H, Haverkamp W, et al. Magnesium – electrophysiological effects, antiarrhythmic properties and clinical applications. In: Breithardt G, Borggrefe M, Camm J, Shenasa M, eds. Antiarrhythmic drugs. Mechanisms of antiarrhythmic and proarrhythmic actions. Berlin: Springer Verlag 1995: 363–390.
149. Keren A, Tzivoni D, Benhorin J, Gottlieb S, Stern S. Etiology, warning signs and therapy of torsade de pointes. A study of 10 patients. Circulation. 1981; 64: 1167–1174.
150. Wesley RC, Haines DE, Lerman BB, DiMarco JP, Crampton RS. Effect of intravenous magnesium sulfate on supraventricular tachycardia. Am J Cardiol. 1989; 63: 1129–1131.

Atropinsulfat, Ipratropiumbromid

Elektrophysiologische und elektrokardiographische Effekte

Atropinsulfat und Ipratropiumbromid sind Parasympatholytika, deren Effekte auf einem kompetitiven Acetylcholin-Antagonismus beruhen (151, 152). Die zu beobachtenden elektrophysiologischen Wirkungen betreffen die Aktivität des Sinus- und AV-Knotens und sind umso ausgeprägter, je höher der aktuelle Vagotonus ist. Die Entladungsfrequenz des Sinusknotens steigt, die Leitfähigkeit des AV-Knotens wird verbessert. Die ventrikuläre Elektrophysiologie bleibt weitgehend unbeeinflusst.

Beide Substanzen sind bei AV-Leitungstörungen, bei denen der Defekt infranodal, d.h. distal des eigentlichen AV-Knotens im Bereich des His-Bündels lokalisiert ist, unwirksam.

Pharmakologie und Dosierung

Parasympathikolytika können intravenös, teilweise auch peroral (Ipratropiumbromid) eingesetzt werden (Tab. 5.**28** und 5.**29**). Der Wirkungseintritt erfolgt bei intravenöser Applikation im Allgemeinen innerhalb von 30 s, das Maximum der Wirkung wird nach 3–5 min erreicht. Therapeutische Dosen für Atropin liegen zwischen 0,5 und 1,5 (2,0) mg pro Einzelinjektion. Die Wirkdauer beträgt ca. 1 Stunde.

Ipratropiumbromid wird intravenös in einer Dosierung von 0,5–1,0 mg eingesetzt. Die Wirkung von Ipratropiumbromid ist bei gleicher Dosis ungefähr doppelt so ausgeprägt und deutlich länger anhaltend (Wirkdauer 2–4 Stunden). Die „Wirkstärke" ist allerdings individuell – abhängig von der jeweiligen Ursache der Bradykardie – außerordentlich unterschiedlich. Im Alter ist eine Abnahme der Wirkung von Parasympathikolytika zu verzeichnen.

Bei der oralen Therapie (Ipratropiumbromid) werden 3 × 10 bzw. 3 × 15 mg/24 h in 8-stündigen Intervallen verabreicht. Ipratropiumbromid wird zu ca. 30 % resorbiert und zu ca. 50–70 % metabolisiert. Die kumulative renale Ausscheidung beträgt nach peroraler Gabe ca. 10 %, nach intravenöser Injektion 70 %; entsprechend werden mit den Faeces ca. 90 % nach oraler und ca. 5–10 % nach intravenöser Anwendung ausgeschieden.

Anwendungsbereiche und therapeutische Wertigkeit

Atropinsulfat und Ipratropiumbromid werden bei der *Akutbehandlung symptomatischer Bradyarrhythmien* eingesetzt. Ipratropiumbromid ist konzentrationsbezogen etwa doppelt so stark wirksam wie Atropinsulfat, seine Wirkung hält ebenfalls etwa doppelt so lange an.

Tabelle 5.**28** Atropin

Anwendungsbereich	Symptomatische bradykarde Rhythmusstörungen (Sinusbradykardien, sinuatriale Leitungsstörungen, AV-Blockierungen)
Wirkungsdauer	Ca. 0,5–2 STD.
Elimination	Ca. 50 % unverändert renal Ca. 50 % durch Metabolisierung
Dosierung	0,5–1,5 (2) mg rasch i.v. (maximal 0,02 mg/kg KG)
Nebenwirkungen	Anticholinerge Symptome: Mundtrockenheit, Obstipation, Inappetenz, Seh- und Miktionsstörungen (ggf. akuter Harnverhalt), Hitzegefühl; Atropinsulfat ist bei Glaukom kontraindiziert; tachykardiebedingt kann das Auftreten ventrikulärer Arrhythmien bei entsprechender Arrhythmieneigung gefördert werden; eine zu langsame Applikation von Atropinsulfat kann zu einem vorübergehenden „paradoxen" bradykardisierenden Effekt führen.

Tabelle 5.29 Ipratropiumbromid

Anwendungsbereich	Symptomatische bradykarde Rhythmusstörungen (Sinusbradykardien, sinuatriale Leitungsstörungen, AV-Blockierungen)
Wirkungsdauer	Ca. 3–4 STD.
Elimination	Nach intravenöser Gabe ca. 70 % renal; peroral nur 10 % renal und 90 % mit Faeces.
Dosierung	0,5–1 mg rasch i.v. oral: 2–3 × 10–15 mg/Tag
Nebenwirkungen	Die NW sind vergleichbar mit denen des Atropinsulfats; im Gegensatz zu Atropinsulfat passiert Ipratropiumbromid nicht die Blut-Hirn-Schranke.

Beide Substanzen sind auch *bei im Rahmen eines Hinterwandinfarkts auftretenden AV-Blockierungen* wirksam, da die Leitungsstörung intranodal liegt. Im Gegensatz zu Atropinsulfat steht Ipratropiumbromid auch in einer oralen Dareichungsform zur Verfügung. Bei der oralen Langzeittherapie sind jedoch in der Regel hohe Dosierungen notwendig und Nebenwirkungen der Therapie treten dementsprechend häufig auf (152).

Nebenwirkungen

Nebenwirkungen resultieren aus den anticholinergen Wirkungen beider Substanzen (Tab. 5.28 und 5.29). Unter Langzeittherapie mit Ipratropiumbromid muss das Medikament aufgrund solcher Nebenwirkungen oft abgesetzt werden. Bezüglich der Interaktionen sind die Herstellerangaben zu berücksichtigen.

Literatur

151. Brown JH, Taylor P. Muscarinergic receptor agonists and antagonists. In Hardman JG, Limbird LE, eds. Goodman and Gilman's. The pharmacologic basis of therapeutics. New York: McGraw-Hill; 1996: 141–160.
152. Heuer H, Krämer LI. Therapie bradykarder Herzrhythmusstörungen. In: Griebenow R, Gülker H. Autonomes Nervensystem und Herzryhthmussörungen. Stuttgart: Georg Thieme Verlag; 1990: 213–235.

Sympathomimetika: Orciprenalin, Isoproterenol

Elektrophysiologische und elektrokardiographische Effekte

Die Sympathomimetika Orciprenalin und Isoprenalin steigern die Herzfrequenz über eine Stimulation von Betarezeptoren. Gleichzeitig wird die Erregungsleitung im AV-Knoten verbessert und die Erregbarkeit heterotoper Automatiezentren gesteigert. Aktionspotenzialdauer und Refraktärzeit von Vorhof, AV-Knoten und Ventrikel nehmen konzentrationsabhängig ab.

Pharmakologie und Dosierung

In Deutschland ist lediglich Orciprenalin im Handel verfügbar. Es kann als intravenöser Bolus (0,5–1 mg langsam i.v.) oder als Infusion (10–50 mcg/min) verabreicht werden (Tab. 5.30). Die Dosis richtet sich nach dem Herzfrequenzverhalten.

Anwendungsbereiche und therapeutische Wertigkeit

Sympathomimetika sind für die parenterale Akuttherapie passagerer symptomatischer Bradykardien geeignet (153, 154). Bei Bradyarrhythmien mit Ursprung im Bereich des Sinusknotens und AV-Knotens stellen Sympathomimetika jedoch nur Medikamente der zweiten Wahl dar. Zuvor sollte aufgrund eines häufig involvierten erhöhten Vagotonus *Atropinsulfat* versucht werden.

Der myokardiale Sauerstoffbedarf erhöht sich bei Anwendung von Sympathomimetika stärker als unter Atropinsulfat. Verantwortlich hierfür sind nicht nur, wie beim Atropinsulfat, frequenzvermittelte Effekte, sondern die zusätzlich vorhandenen positiv inotropen Wirkungen. Hierdurch kann das Auftreten ventrikulärer Arrhythmien bei entsprechender Arrhythmieneigung gefördert werden. Darüber hinaus wird die Automatieneigung des Myokards durch eine Beschleunigung der spontanen diastolischen Depolarisation auch direkt erhöht. Letzterer Effekt wird bei Vorliegen eines therapierefraktären akuten AV-Blocks III. Grades therapeutisch genutzt, um das Intervall bis zur elektrischen Schrittmachertherapie zu überbrücken.

Die orale Behandlung mit Orciprenalin zur Langzeittherapie bradykarder Rhythmusstörungen ist obsolet. Bei allen klinisch relevanten persistierenden oder intermittierend auftretenden Bradyarrhythmien stellt die Implantation eines Herzschrittmachers die Therapie der Wahl dar.

Ein weiterer Einsatzbereich von Sympathomimetika ergibt sich bei *ventrikulären Tachyarrhythmien vom Typ der Torsade de pointes*. Bei Ineffektivität von Magnesium sollte möglichst rasch Orciprenalin zur Frequenzanhebung eingesetzt werden. Orciprenalin hat gegenüber Atropinsulfat in dieser Situation den Vorteil, dass es nicht nur einen Frequenzanstieg bewirkt, sondern auch

Tabelle 5.30 Orciprenalin, Isoprenalin

Anwendungsbereich	Symptomatische bradykarde Rhythmusstörungen (Sinusbradykardien, sinuatriale Leitungsstörungen, AV-Blockierungen); Akuttherapie von Torsade de pointes.
Wirkungsdauer	5–30 min
Dosierung	Orciprenalin: 0,5–1 mg langsam i.v. 10–50 µg/min bei intravenöser Infusion Isoprenalin: 0,1–0,2 mg langsam i.v. 1–10 µg/min bei intravenöser Infusion
Nebenwirkungen	Gesichtsrötung, Händezittern, Blutdrucksteigerung, Angina pectoris, Übelkeit, Erbrechen; das Auftreten ventrikulärer Arrhythmien kann bei entsprechender Arrhythmieneigung gefördert werden.

eine adrenerg vermittelte Verkürzung der Aktionspotentialsdauer, die den Torsade de pointes auslösenden Mechanismen entgegenwirkt, zur Folge hat.

Nebenwirkungen

Durch eine erhöhte Automatieneigung (s.o.) kann das Auftreten von Rhythmusstörungen gefördert werden. Auch ein übermäßiger Frequenzanstieg nach Applikation kann das Auftreten von Rhythmusstörungen begünstigen. Dies gilt vor allem für Patienten mit schwer wiegender kardialer Herzerkrankung, bei denen die resultierende Verkürzung der Diastole zusätzlich eine akute Verschlechterung der Hämodynamik bewirken kann. Bezüglich der Interaktionen sind die Herstellerangaben zu berücksichtigen.

Literatur

153. Hoffman BB, Lefkowitz. Catecholamines, sympathomimetic drugs, and adrenergic receptor antagonists. In: Hardman JG, Limbird LE, eds. Goodman and Gilman's. The pharmacologic basis of therapeutics. New York: McGraw-Hill; 1996: 199–248.
154. Heuer H, Krämer LI. Therapie bradykarder Herzrhythmusstörungen. In: Griebenow R, Gülker H. Autonomes Nervensystem und Herzryhthmussörungen. Stuttgart: Georg Thieme Verlag; 1990: 213–235.

■ Passagere bzw. temporäre Elektrostimulation bei Bradykardie oder Asystolie

Für die passagere antibradykarde Schrittmachertherapie, die bei schwer wiegender, symptomatischer Bradykardie indiziert sein kann (155), stehen die transthorakale Elektrostimulation und die transvenöse endokardiale Stimulation zur Verfügung. Indikationen zur temporären Schrittmacherstimulation sind in Tabelle 5.31 aufgeführt.

Tabelle 5.31 Indikationen zur passageren Elektrostimulation (nach 155)

➤ Während der Akutphase des Myokardinfarkts: Dabei kann bei AV-Blockierungen im Rahmen eines Hinterwandinfarkts eher abgewartet werden, während bei einem Vorderwandinfarkt relativ abrupt ein kompletter AV-Block (schlechte Prognose) ohne entsprechende Vorzeichen auftreten kann
➤ als Überbrückung bei symptomatischen bradykarden Rhythmusstörungen bis zur Implantation eines permanenten Schrittmachersystems
➤ zur Absicherung in der postoperativen Phase der Herzchirurgie
➤ in komplizierten Fällen einer bakteriellen Endokarditis oder einer akuten Myokarditis mit Beteiligung des Reizleitungssystems
➤ bei Halstumoren oder chirurgischen Eingriffen am Hals
➤ bei lokalen Reizzuständen nach Radiotherapie in der Region des Glomus carotidis
➤ bei AV-Überleitungsstörungen im Rahmen einer Lyme-Erkrankung, bei der in der Regel nur temporäre Blockierungen auftreten
➤ im Rahmen interventioneller Eingriffe, z.B. PTCA der rechten Kranzarterie
➤ bei Vergiftung, Nebenwirkung bzw. Überdosierung negativ chronotroper Medikamente
➤ bei Elektrolytentgleisungen
➤ bei der Behandlung von Torsade de pointes
➤ im Rahmen von Reanimationsmaßnahmen
➤ bei Schrittmacher-Systemfehlern und Komplikationen, z.B. bei Schrittmacher-Sepsis, wenn das System entfernt werden muss
➤ bei rezidivierenden Kammertachykardien zur Überstimulation
➤ Der bifaszikuläre Block bei asymptomatischen Patienten stellt im Rahmen von Operationen *keine Indikation* dar

Transvenöse endokardiale Elektrostimulation

Die transvenöse endokardiale Elektrostimulation erfolgt über perkutan eingeführte Elektrodenkatheter. Gefäßzugänge sind die V. jugularis, die V. brachialis, die V. subclavia und die V. femoralis. Die Zugänge über die V. jugularis und V. subclavia sind besonders gut geeignet, da hierbei das Vorschieben und Platzieren des Elektrodenkatheters relativ einfach ist, erfordern aber Erfahrung.

Eine Einführung der Elektrode über die V. cephalica sollte vermieden werden, da das Vorführen des Katheters häufig durch die oft steile Einmündung der V. cephalica in die V. axillaris erschwert bzw. unmöglich gemacht wird. Die V. femoralis ist aufgrund einer deutlich erhöhten Neigung zu Thrombenbildungen für die längerfristige temporäre Stimulation nicht geeignet.

Als externe Schrittmacher sind eine Vielzahl verschiedener Geräte verfügbar. Die Mehrzahl der Aggregate erlaubt eine 1-Kammer-Stimulation (nur Vorhof oder Ventrikel), einzelne Aggregate ermöglichen eine 2-Kammer-Stimulation (sequenzielle Stimulation von Vorhof und Ventrikel).

Transthorakale Elektrostimulation

Die transthorakale Elektrostimulation wird dann eingesetzt, wenn es nicht schnell genug gelingt, eine transvenöse endokardiale Elektrostimulation durchzuführen oder wenn hierfür die personellen und apparativen Voraussetzungen fehlen.

Die Stimulation erfolgt über großflächige Elektroden, die auf den Thorax (am besten im Bereich der Herzspitze und Thoraxhinterwand) geklebt werden. Der für eine effektive Stimulation notwendige Energiebedarf ist hoch. Die Impulsbreite beträgt ca. 20 ms, die Reizstromstärke ca. 40–70 mA. Die Schmerzschwelle liegt zwar bei ca. 80 mA, aber auch darunter kommt es oft zu einer für den Patienten als sehr unangenehm empfundenen Mitstimulation der Thoraxmuskulatur. Der Energiebedarf ist u.a. abhängig von der Konstitution des Patienten. Bei erheblichem Übergewicht kann eine transthorakale Elektrostimulation unmöglich werden.

Die Stimulation kann festfrequent oder bei Bedarf (Unterschreiten einer einzustellenden kritischen Grenzfrequenz) im Sinne einer Demand-Stimulation erfolgen.

Der Einsatz der transthorakalen Elektrostimulation ist auf *Notfallsituationen* zu begrenzen. Es handelt sich um ein relativ unzulässiges Verfahren, das *nur als Überbrückungsmaßnahme* bis zum Legen einer transvenösen endokardialen Stimulationselektrode eingesetzt werden sollte.

Programmierte oder hochfrequente Stimulation zur Terminierung von Tachykardien

Eine programmierte Stimulation zur Terminierung einer supraventrikulären, atrioventrikulären oder ventrikulären Tachykardie kommt dann infrage, wenn sich die Rhythmusstörung medikamentös nicht terminieren lässt (155–157).

Voraussetzung zur Anwendung der programmierten Stimulation ist, dass die Rhythmusstörung vom Patienten hinreichend *hämodynamisch toleriert* wird. Bei hämodynamischer Instabilität sollte einer elektrischen Kardioversion in Kurznarkose der Vorzug gegeben werden. Letztere ist auch dann sinnvoll, wenn keine Erfahrung mit der Terminierung von Tachykardien mittels Stimulation besteht.

Darüber hinaus muss eine Rhythmusstörung vorliegen, bei der man annehmen kann, dass sie auf Wiedereintritt beruht (typisches Vorhofflattern, AV-Knoten-Reentry-Tachykardie, AV-Reentry-Tachykardie, ventrikuläre Tachykardie). Bei atypischem Vorhofflattern ist die Erfolgswahrscheinlichkeit eher niedrig, Gleiches gilt für atriale Tachykardien, die oft auf Automatie oder getriggerter Aktivität beruhen. Tachykardes Vorhofflimmern stellt selbstverständlich keine Indikation zur transvenösen Überstimulation dar.

Der notwendige Elektrodenkatheter wird in der Regel, wie bei der passageren antibradykarden Stimulation, über eine Armvene oder die V. jugularis interna oder V. subclavia eingeführt. Es werden die gleichen Elektrodenkatheter verwendet. Abgesehen von Vorhofflattern sollte der Elektrodenkatheter in der rechtsventrikulären Spitze platziert werden, da die meisten auf Wiedereintritt beruhenden Tachykardien (und damit auch die AV-Knoten-Tachykardie oder atrioventrikuläre Tachykardien bei Vorliegen einer akzessorischen Bahn) durch eine Ventrikelstimulation terminiert werden können.

Manchmal sind es schon die bei Platzierung des Katheters auftretenden Extrasystolen, die die Rhythmusstörung beenden. Ansonsten wird zunächst versucht, die Arrhythmie mittels Applikation einzelner oder mehrerer Extrastimuli zu terminieren. Hierfür ist die Verwendung eines programmierbaren Stimulators notwendig. Steht dieser nicht zur Verfügung oder ist es nicht gelungen, die Rhythmusstörung mittels einzelner Extrastimuli zu terminieren, wird für einige Schläge (längstens für einige Sekunden) fixfrequent mit einer Frequenz stimuliert, die etwa 10–20 Schläge über der der spontanen Rhythmusstörung liegt. Die Stimulation ist nur dann effektiv, wenn ein „capture", d.h. Einfangen der Rhythmusstörung erkennbar ist (die QRS-Morphologie ändert sich, da der stimulierte Rhythmus dominiert). Fehlt dies, sollte die Stimulationsfrequenz, die initial unterhalb der Rhythmusstörung liegt, langsam gesteigert werden, bis die Tachykardie eingefangen wird.

Das *Grundprinzip* der hochfrequenten oder programmierten Stimulation besteht darin, die „erregbare Lücke" (S. 23) des Reentry-Kreises durch vorzeitige Depolarisation zu schließen und damit den Wiedereintritt zu verhindern. Eine Überstimulation kann mit ansonsten bei der temporären antibradykarden Stimulation eingesetzten externen Schrittmacher durchgeführt werden, vorausgesetzt, es lassen sich entsprechend hohe Stimulationsfrequenzen wählen.

Bei Vorliegen einer *ventrikulären Tachykardie* besteht die *Gefahr der Akzeleration* der Rhythmusstörung mit Übergang in Kammerflimmern. Die Gefahr hierfür steigt mit zunehmender Aggressivität der Stimulation. Auch bei Überstimulation von anderen Tachykardieformen kann Kammerflimmern auftreten. *Ein Defibrillator* muss dementsprechend unbedingt verfügbar sein. Er sollte bereits vor Beginn der Überstimulation am Patientenbett platziert und für seinen Einsatz vorbereitet werden (Anschalten des Geräts: Absprache, wer defibrilliert: Bestreichen der Defibrillatorelektroden mit Kontaktgel).

Bei dem Versuch der Terminierung von Vorhofflattern durch Überstimulation muss der Katheter im Vorhof platziert werden. Am günstigsten hat sich die Region im unteren rechten Vorhof septalwärts erwiesen. Die Terminierung kann durch Extrastimuli oder eine hochfrequente, länger anhaltende (z.B. 20–30 s) Überstimulation versucht werden. Nicht selten resultiert nicht sofort ein Sinusrhythmus, sondern Vorhofflimmern, das aber in der Regel langsamer als das Vorhofflattern auf die Kammern übergeleitet wird. Das Vorhofflimmern terminiert dann häufig früher oder später spontan.

Literatur

155. Lemke B, Fischer W, Schulten KH. Richtlinien zur Herzschrittmachertherapie. Indikationen, Systemwahl, Nachsorge. Z Kardiol. 1996; 85: 611–628.
156. Josephson ME. Clinical cardiac electrophysiology. Techniques and interpretations. 2nd ed. Philadelphia: Lea & Febiger; 1993.
157. Seipel L. Klinische Elektrophysiologie des Herzens. 2. Aufl. Stuttgart, New York: Georg Thieme Verlag; 1987.

■ Kardioversion und Defibrillation

Externe Kardioversion und -defibrillation

Bei der externen, transthorakalen Elektrokardioversion oder -defibrillation wird ein sehr kurzer hoch gespannter Gleichstromimpuls (Spitzenspannung 1000–2000 V, Stromstärke 20–30 A) entweder QRS-synchron (*Kardioversion*) in den QRS-Komplex einer Tachykardie oder nicht QRS-synchron (*Defibrillation*) über großflächige externe Elektroden appliziert. Die Synchronisation mit dem ORS-Komplex erfolgt, um eine Akzeleration durch Einfall des Schocks in die T-Welle (vulnerable Phase) mit der Gefahr von Kammerflimmern zu vermeiden.

Kammertachykardien vom Reentry-Typ können ebenso wie *Kammerflimmern* durch eine Kardioversion bzw. Defibrillation terminiert werden (159). Dies gilt auch für *supraventrikuläre Reentry-Tachykardien* (selten notwendig) sowie *Vorhofflimmern und -flattern* (im Allgemeinen elektiv) (161, 163, 165, 166).

Dagegen lassen sich Tachykardien vom Automatie-Typ (Parasystolie, akzelerierte idioventrikuläre Arrhythmien, atriale, Tachykardien) im Allgemeinen nicht anhaltend terminieren. Obwohl es möglich ist, eine permanente („incessant") Form einer Tachykardie vorübergehend durch eine Kardioversion zu beenden, tritt diese Rhythmusstörung jedoch nach wenigen Sinusschlägen typischerweise wieder auf. In diesen oft bedrohlichen Fällen spielen heute nicht-pharmakologische Maßnahmen eine zunehmende Rolle (Katheterablation, S. 239).

Indikation für eine Kardioversion bzw. Defibrillation

Die Indikation einer Kardioversion bzw. Defibrillation ergibt sich im Zusammenhang mit Notfallsituationen (159). Die Durchführung einer Kardioversion kann sowohl notfallmäßig als auch elektiv erfolgen:

➤ *Dringende (notfallmäßige) Indikation einer Kardioversion/Defibrillation:* Kammerflimmern; zur Hypotension führende Kammertachykardie; u.U. Vorhofflimmern mit schwer wiegender hämodynamischer Beeinträchtigung bei schneller atrioventrikulärer Überleitung (z.B. bei WPW-Syndrom, tachykardes Vorhofflimmern bei hochgradiger Aortenstenose).
➤ *Elektive Kardioversion:* Vorhofflattern, Vorhofflimmern; medikamentös-refraktäre, hämodynamisch tolerable Kammertachykardie.
➤ *Kardioversion/Defibrillation unwirksam:* permanente („incessant") supraventrikuläre bzw. ventrikuläre Tachykardie, automatiebedingter Rhythmus, Torsade des pointes (außer bei Degeneration in anhaltende Kammertachykardie bzw. Kammerflimmern).

Durchführung einer Kardioversion/ Defibrillation

> Ist die Durchführung einer Kardioversion vorgesehen, ist auch in Notfallsituationen darauf zu achten, dass eine R-Zacken-synchrone Impulsabgabe erfolgt und der Patient ohne Bewusstsein ist.

Hierzu wird eine Kurznarkose durchgeführt oder ein stark wirksames Sedativum intravenös verabreicht. Hat die Rhythmusstörung zu einem Verlust des Bewusstsein geführt, sollte auf eine Kardioversion verzichtet werden und eine Defibrillation erfolgen. Wird hierdurch Kammerflimmern induziert, muss unverzüglich erneut defibrilliert werden.

Bei elektiven Kardioversionen von länger anhaltendem (> 24–48 Stunden) Vorhofflattern/-flimmern sollte in der Regel mindestens drei Wochen lang eine effektive Therapie mit Antikoagulanzien bestanden haben (166, 167). Neuere Befunde legen nahe, dass nach Ausschluss von Thromben durch eine transösophageale Echokardiographie eine Kardioversion sicher erfolgen kann (162, 165). Bei der Durchführung einer Kardioversion bzw. Defibrillation sollten die Möglichkeiten einer temporären Schrittmachertherapie sowie die Voraussetzungen für eine kardiopulmonale Reanimation gegeben sein.

Bei einer Kardioversion sollten die zur Stabilisierung der Vorhof- oder Kammerrhythmusstörung gegebenen *Medikamente* (auch Digitalis) *nicht abgesetzt* werden, da hierdurch häufig die Effektivitätsrate einer Kardioversion, insbesondere bei Vorhofrhythmusstörungen, erhöht wird und weiterhin eine Prävention des Auftretens der Rhythmusstörung gegeben ist.

Die zu einer Kardioversion erforderliche Energie ist eher von der Art der zu therapierenden Arrhythmie als von dem Gewicht bzw. der Größe des Patienten abhängig. Kinder sollten mit 1–5 Joule/kg KG kardiovertiert bzw. defibrilliert werden.

Bei der Durchführung einer Kardioversion bzw. Defibrillation sollten folgende Regeln beachtet werden:

➤ Minimalgröße der Elektroden („Paddel"): 12 cm^2,
➤ korrekte Lage der Defibrillationspaddel (Herzspitze gegen zweiten Interkostalraum rechts oder gegen die linke Scapularegion oder anterior-posterior (eigene vergleichende Untersuchungen deuten auf eine höhere Effektivität dieser Positionierung hin) [Abb. 5.**7a-d**]),
➤ guter Kontaktdruck der Elektroden,
➤ ausreichende Gel-Applikation auf beide Paddel sowie
➤ im Falle einer Kardioversion korrekte R-Zacken-Triggerung.
➤ Falls das Gerät auf „Synchronisation" gestellt wurde, wird bei fehlender Erkennung eines QRS-Komplexes kein Schock abgegeben!!
➤ Verfügbarkeit von Intubation, Notfallmedikationen und temporärer Stimulation (transvenös, transthorakal).

Bei Patienten mit wiederholt auftretenden defibrillationspflichtigen ventrikulären Tachyarrhythmien haben sich großflächige selbstklebende Einmalelektroden bewährt, die direkt auf der Thoraxwand platziert werden.

Komplikationen einer Kardioversion/Defibrillation

Passagere Bradykardien

Die bei einer Kardioversion gelegentlich auftretenden vorübergehenden Bradykardien wie Sinusknotenstillstand, Sinusbradykardien oder AV-Blockierungen bedürfen oft keiner Therapie. Sie sprechen im Allgemeinen gut auf eine intravenöse Gabe von Atropin an. Besteht der Verdacht auf eine vorbestehende Sinusknotenerkrankung, sollte bei einer elektiven Kardioversion von Vorhofflimmern/-flattern ein passagerer Schrittmacher gelegt werden.

Provokation tachykarder Rhythmusstörungen

Kammertachykardien oder Kammerflimmern können insbesondere dann auftreten, wenn der Impuls nicht R-Zacken-synchron appliziert wurde. Bei der Kardioversion von Kammertachykardien bzw. Defibrillation von Kammerflimmern kann Vorhofflimmern entstehen, weil der Defibrillationsimpuls nicht zur P-Welle synchronisiert werden kann. Dieses Vorhofflimmern kann je nach Überleitungsfrequenz oder hämodynamischer

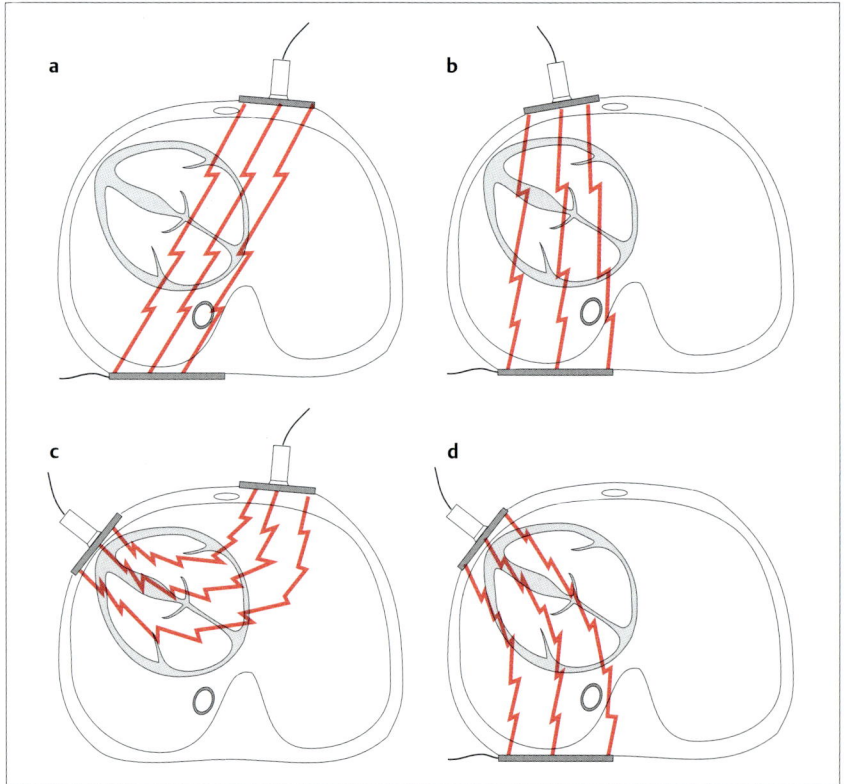

Abb. 5.**7a–d** Elektrodenpositionen bei der Kardioversion
a Rechts parasternale anterior-posteriore Position, die ursprünglich von Lown vorgeschlagen wurde.
b Links parasternale anterior-posteriore Position.
c Anterior-anteriore Positionierung (am häufigsten üblich).
d Apikal-posteriore Positionierung der Elektroden (am effektivsten).

Toleranz eine weitergehende medikamentöse oder auch elektrische Therapie erforderlich machen.

Bei Patienten mit einer *Digitalis-Intoxikation* können neue Arrhythmien provoziert werden. Digitalis muss im Falle normaler Blutspiegel bei einer Kardioversion aber nicht abgesetzt werden. Elektrolytstörungen oder Antiarrhythmika-Überdosierungen können ebenfalls zur Entstehung von neuen Kammertachykardien bzw. Kammerflimmern nach oder bei Kardioversionen beitragen.

Thromboembolische Komplikationen

Systemische Embolien können insbesondere bei Vorhofflimmern und Mitralklappenfehlern, bei Patienten nach prothetischem Klappenersatz und bei Patienten mit vergrößertem linkem Vorhof durch eine ausreichend lange, systemische Antikoagulation (INR zwischen 2,0–3,0) verhindert werden.

In den meisten Fällen treten thromboembolische Komplikationen erst verzögert nach Kardioversion, oft Tage später, auf. Dies liegt daran, das sich die kontraktile Funktion des Vorhofs erst verzögert nach Kardioversion erholt. Erst mit dem Wiedergewinn einer effektiven Kontraktion können dann u.U. Thromben, z.B. aus dem linken Herzohr, freigesetzt werden. Darüber hinaus zeigen aktuelle Untersuchungen, dass die *Gerinnungskaskade nach Kardioversion aktiviert* wird (164).

Erhöhungen der Kreatinkinase und unspezifische EKG-Veränderungen

Bei den oft nach Defibrillation gemessenen etwas erhöhten Kreatinkinase-Werten stammt die Kreatinkinase in der Regel aus der Skelettmuskulatur. Eine myokardiale Schädigung ist extrem selten. Die nach Kardioversion bzw. Defibrillation auftretenden ST-Streckenveränderungen sind einerseits auf die durch die Rhythmusstörung induzierte myokardiale Ischämie und andererseits auf die durch den Schock bewirkten Veränderungen des autonomen Nervensystems zurückzuführen.

Kardioversion bei Schrittmacher- oder ICD-Trägern

Bei Patienten mit implantierten, permanenten Schrittmachern oder implantierten Kardioverter/Defibrillatoren (ICD) kann nach Kardioversion bzw. Defibrillation in seltenen Fällen ein transienter Verlust der Stimulationsfunktion durch Exit-Block und eine ungewollte Umprogrammierung resultieren. Auch Reizschwellenanstiege nach Kardioversion bzw. Defibrillation wurden beschrieben. Hier ist eine elektrotonisch bedingte Myokardschädigung an der Grenzfläche zwischen Stimulationselektrode und Myokard anzunehmen.

Nach jeder Kardioversion bzw. Defibrillation ist eine sofortige Schrittmacher- bzw. ICD-Überprüfung erforderlich. Praktisch sollten die Defibrillator-Paddel möglichst weit von dem implantierten Aggregat entfernt platziert werden. Eine anterior-posteriore Elektrodenplatzierung ist vorzuziehen. Bei Patienten, die noch heute epikardiale Patch-Elektroden aufweisen, kann die Defibrillation selbst erschwert sein, da die großflächigen Elektroden zur Isolierung im Sinne eines Faraday-Käfigs führen können.

Interne Kardioversion

Das Prinzip der intraatrialen Kardioversion besteht darin, dass niederenergetische Schocks zur Terminierung von Vorhofflimmern über intrakardial platzierte Elektrodenkatheter abgegeben werden. Hierzu werden gewöhnlich drei Elektroden verwendet. Zwischen zwei Elektroden, die in das rechte Vorhofohr und in den Sinus coronarius positioniert werden, werden biphasische Schocks appliziert. Die dritte Elektrode, die in der Spitze des rechen Ventrikels platziert wird, dient zur R-Zacken-Triggerung der Schockabgabe.

Neuere Untersuchungen an Patienten zeigen, dass die interne Kardioversion von Vorhofflimmern mit niederenergetischen Schocks ein sicheres und wirksames Therapieverfahren darstellt. Eine kürzlich publizierte Multizenterstudie ergab, dass zur internen Konversion von permanentem Vorhofflimmern signifikant höhere Energien erforderlich waren als für paroxysmales oder induziertes Vorhofflimmern.

Untersuchungen zur Frage der Wirksamkeit einer internen Kardioversion von permanentem Vorhofflimmern nach frustranen externen elektrischen Rhythmisierungsversuchen liegen vor. In einer der Untersuchungen war die interne Kardioversion bei über 80% der Patienten erfolgreich (mittlere atriale Defibrillationsschwelle 6,5±3,0 J). In der anderen Studie wurde bei 8 von 11 Patienten (73%) ein Sinusrhythmus wiederhergestellt.

Eine erst kürzlich publizierte Untersuchung verglich die Effizienzraten einer externen mit einer internen Kardioversion bei Patienten mit Vorhofflimmern. Die Erfolgsrate betrug 93% für die interne und 79% für die externe Kardioversion. Die Wirksamkeit der internen Kardioversion ist demnach höher als die einer externen Elektroschockapplikation.

> Eine interne Kardioversion kommt demnach in Betracht, wenn eine externe Kardioversion erfolglos ist.

Dies kann bei Patienten mit Vorhofflimmern der Fall sein. Vor Einsatz der internen Kardioversion sollte jedoch sorgfältig überprüft werden, ob die externe Kardioversion wirklich ineffektiv war (d.h. es gelang nicht, den Sinusrhythmus auch nur für wenige Schläge wiederherzustellen) oder ob lediglich Frührezidive der Rhythmusstörung vorliegen (d.h. es gelang, den normalen Rhythmus für einige Aktionen wiederherzustellen, die ursprüngliche Arrhythmie trat dann aber wieder auf).

Aufgrund eigener Erfahrungen können fast alle Patienten, bei denen eine externe Kardioversion nicht wirksam war, bei korrekter Durchführung, insbesondere korrekter Elektrodenlage und ausreichendem Andruck, terminiert werden. Zudem haben technische Neuerungen (z.B. die Kardioversion mit zwei synchronisierten Defibrillatoren (158) oder die Kardioversion mit biphasischen Shocks [163]) das Verfahren noch wirksamer gemacht.

Literatur

158. Bjerregaard P, El-Shafei A, Janosik DL, Schiller L, Quattromani A. Double external direct-current shocks for refractory atrial fibrillation. Am J Cardiol. 1999; 83: 972–974.
159. ECC Guidelines. Part 6: Advanced cardiovascular life support: Section 2: defibrillation. Circulation. 102: I90–I94.
160. Kerber RE, Jensen SR, Grayzel J, Kennedy J, Hoyt R. Elective cardioversion: influence of paddle-electrode location and size on success rates and energy requirements. N Engl J Med. 1981; 305: 658–662.
161. Lown B, Perloth MG, Kaidbey S, Abe T, Harken DW. „Cardioversion" of atrial fibrillation: a report on the treatment of 65 episodes in 50 patients. N Engl J Med. 1963; 269: 325–331.
162. Manning WJ, Silverman DI, Gordon SPF, Krumholz HM, Douglas PS. Cardioversion from atrial fibrillation without prolonged anticoagulation with the use of transesophageal echocardiography to exclude the presence of atrial thrombi. N Engl J Med. 1993; 328: 750–755.
163. Mittal S, Ayati S, Stein KM, et al. Transthoracic cardioversion of atrial fibrillation: Comparison of rectilinear biphasic versus damped sine wave monophasic shocks. Circulation. 2000; 101: 1282–1287.
164. Oltrona L, Broccolino M, Merlini PA, Spinola A, Pezzano A, Mannucci PM. Activation of the hemostatic mechanism after pharmacological cardioversion of acute nonvalvular atrial fibrillation. Circulation. 1997; 95: 2003–2006.
165. Prystowsky EN, Woodrow Benson D, Fuster V, et al. Management of patients with atrial fibrillation: A statement for healthcare professionals from the Subcommittee on Electrocardiography and Electrophysiology, American Heart Association. Circulation. 93: 1262–1277.
166. Van Gelder IC, Crijns HJ, Van Gilst WH, Verwer R, Lie KI. Prediction of uneventful cardioversion and maintenance of sinus rhythm from direct-current electrical cardioversion of chronic atrial fibrillation and flutter. Am J Cardiol. 1991; 68: 41–46.
167. Weinberg DM, Mancini J. Anticoagulation for cardioversion of atrial fibrillation. Am J Cardiol. 1989; 63: 745–746.

Schrittmachertherapie

Die Schrittmachertherapie hat sich von einer rein symptomatischen, lebenserhaltenden zu einer hochgradig differenzierten Therapieform entwickelt (168, 172, 177, 178). Sie steht bei der Behandlung bradykarder Rhythmusstörungen ganz im Vordergrund. Im Rahmen der Akuttherapie erfolgt sie als passagere bzw. temporäre Elektrostimulation (S. 115). Die chronische antibradykarde Stimulation erfolgt mittels implantierter Schrittmacheraggregate.

Seit der Erstimplantation eines Schrittmacher durch Senning 1958 wurden weltweit mehr als fünf Millionen Schrittmacheraggregate implantiert. In der Bundesrepublik leben derzeit ca. 250 000 Schrittmacherträger.

Der technische Fortschritt, der sich seit der Implantation des ersten Herzschrittmachers ergeben hat, ist erheblich (175). Durch die Verwendung von Lithiumbatterien konnte eine Verkleinerung der Aggregate bei gleichzeitige Verlängerung der Lebensdauer erzielt werden. Die zur Verfügung stehenden therapeutischen Optionen sind zahlreich. Der Schrittmacher kann nur den Vorhof oder Ventrikel oder beide stimulieren. Gleiches gilt für die Impulswahrnehmung; sie kann nur im Vorhof oder Ventrikel oder auch in beidem erfolgen.

Zur Verbesserung der Leistungsfähigkeit des Patienten werden aktivitätsgesteuerte, so genannte frequenzadaptierende Aggregate eingesetzt (176). Unterschiedliche Sensortechniken erlauben eine Herzfrequenzanpassung an unterschiedliche Aktivitätsniveaus. Die Elektroden sind zunehmend dünner, leistungsfähiger und langlebiger geworden (181).

Zur einheitlichen Beschreibung der Arbeitsweise von Herzschrittmachern wurden verschiedene Schrittmachercodes vorgeschlagen. Die am häufigsten verwendete Nomenklatur ist das Ergebnis gemeinsamer Anstrengungen der North American Society of Cardiac Pacing and Electrophysiology (NASPE) und der British Pacing and Electrophysiology Group (BPEG) und wird NBG-Code genannt (NASPE/BPEG Generic Pacemaker Code).

Die NBG-Schrittmacher-Nomenklatur

Der NBG-Code charakterisiert die Schrittmachermodi mit Hilfe eines 5-stelligen Buchstabencodes (Tab. 5.**32**) (169):

Tabelle 5.**32** NBG-Schrittmacher-Code

▶ 1. Position – Ort der *Stimulation*:
   0 = keine, *A* = Vorhof (Atrium), *V* = Kammer (Ventrikel), *D* = dual, d.h. Vorhof und Kammer
▶ 2. Position – Ort der *Impulswahrnehmung* (Detektion):
   0 = keine, *A* = Vorhof (Atrium), *V* = Kammer (Ventrikel), *D* = dual, d.h. Vorhof und Kammer
▶ 3. Position – *Betriebsart*:
   0 = keine spezielle Betriebsart, *I* = Inhibition, *T* = Triggerung, *D* = R-Wellen inhibiert, T-Wellen getriggert auf Ventrikelebene, P-Wellen inhibiert auf Vorhofebene
▶ 4. Position – Programmierbarkeit und Frequenzadaptation:
   0 = nicht programmierbar, keine Frequenzadaptation, *P* = 1–2 Funktionen programmierbar, *M* = multiprogrammierbar, *R* = Frequenzadaptation
▶ 5. Position – Antitachykardiefunktion:
   Die 5. Position steht nicht in Zusammenhang mit der antibradykarden Stimulation, sondern charakterisiert die antitachykarde Funktion des Schrittmachers.
   0 = keine, *B* = burst, *S* = Scanning (Stimulation mit progressivem Kopplungsintervall), *E* = externe Triggerung

Stimulationsmodi

Eine Übersicht über die verfügbaren Schrittmacher-Stimulationsarten ist in Abb. 5.**8** dargestellt. Für die therapeutische Elektrostimulation bei Bradykardien haben in erster Linie die folgenden Stimulationsarten Bedeutung:

Schrittmachertherapie

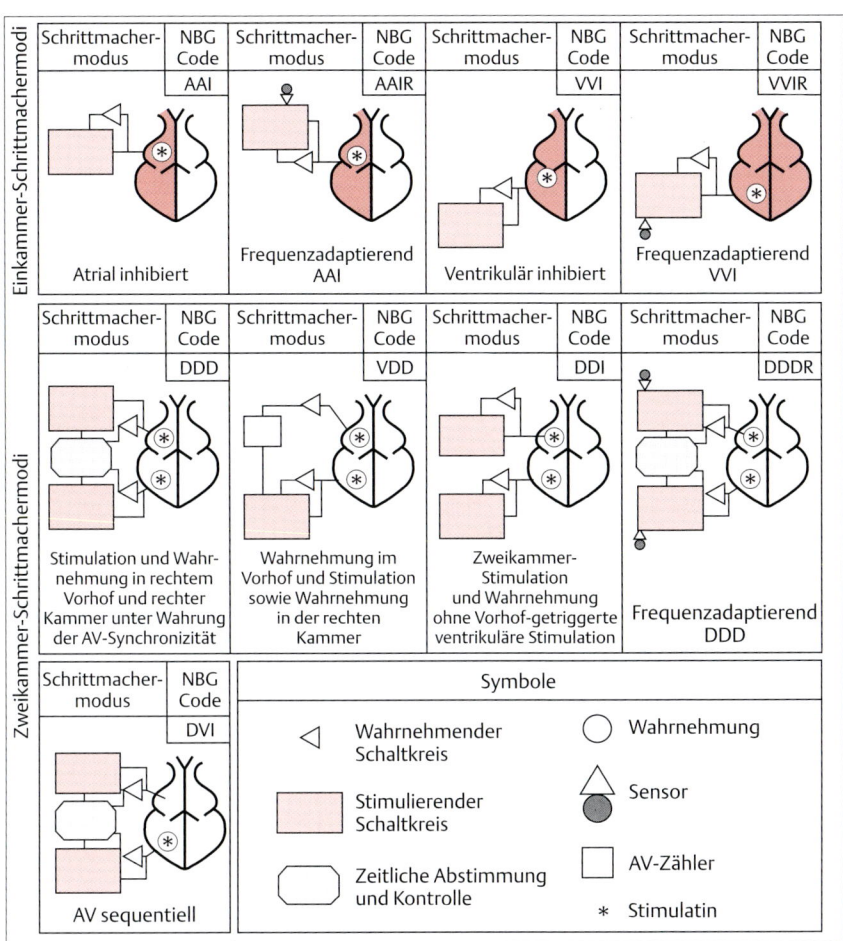

Abb. 5.8 Verfügbare Schrittmacher-Stimulations-Modi.

AAI-Stimulation

> Bei AAI-Stimulation wird bei Unterschreiten der Interventionsfrequenz im Vorhof stimuliert. Eigenaktionen des Vorhofs inhibieren den Schrittmacher.

Der hämodynamische Vorteil einer Vorhof-synchronen Stimulation ist um so größer, je besser die Ventrikelfunktion ist. Ein weiterer Vorteil besteht in der Prophylaxe von Vorhofflimmern. Bei schwerer Ventrikelfunktionsstörung mit hohen Füllungsdrucken in Ruhe ist der hämodynamische Gewinn dagegen gering.

Indikationen zur Anwendung eines AAI-Schrittmachersystems sind selten gegeben und im Wesentlichen auf solche Patienten beschränkt, die bei guter bzw. Ruhe noch ausreichender linksventrikulären Funktion und regelrechter AV-Überleitung in Ruhe und unter Belastung (unter Vorhofstimulation mindestens bis 130/min) eine isolierte bzw. intermittierend auftretende Sinusknotenfunktionsstörung aufweisen. Häufiges Auftreten von Vorhofflimmern bzw. anderen supraventrikulären Tachyarrhythmien sollte ausgeschlossen sein.

Der Anwendungsbereich ist vor allem gegenüber DDD-Systemen (s.u.: mit/ohne Frequenzadaptation) abzugrenzen. Die AAI-Funktion kann mit und ohne Frequenzadaptation eingesetzt werden.

VVI-Stimulation

> Bei VVI-Stimulation wird der elektrische Stimulus bei Unterschreiten einer Grenzfrequenz im rechten Ventrikel abgegeben; ventrikuläre Eigenaktionen (bei Sinusrhythmus, als Ektopien, im Verlaufe ventrikulärer Rhythmen) inhibieren die Schrittmacherfunktion.

VVI-Schrittmacher sind immer dann indiziert, wenn eine physiologische sequenzielle Stimulation des Herzens nicht möglich ist oder für den Patienten nicht vorteilhaft erscheint. Dies gilt für Patienten mit *chronischem Vorhofflimmern*. Eine weitere Gruppe stellen solche Patienten dar, bei denen die Schrittmacherfunktion nur selten benötigt wird (z.B. bei Karotis-Sinus-Syndrom (S. 152); bei nur gelegentlich auftretenden, höhergradigen atrioventrikulären Blockierungen). Bei Patienten mit bradykard übergeleitetem Vorhofflimmern sollten frequenzadaptive Systeme eingesetzt werden (VVIR).

DDD-Stimulation (AV-sequenzielle Stimulation)

> Bei DDD-Stimulation werden Vorhof und Kammer mit einem programmierbaren AV-Intervall sequenziell stimuliert. Bei Vorhofeigenaktionen wird der atriale Impuls unterdrückt, während der ventrikuläre Stimulus getriggert wird. Durch Kammereigenaktionen wird der ventrikuläre Impuls inhibiert.

Spezielle Schaltungen und eine Begrenzung der getriggerten Kammerschlagfolge nach oben gewährleisten, dass bei Rhythmusstörungen unerwünschte Stimulationseffekte wie Impulsapplikation während der vulnerablen Phase der Herzaktion und Induktion pathologisch erhöhter Kammerfrequenzen vermieden werden. Die DDD-Stimulation ermöglicht eine *weitgehend physiologische Stimulation* des Herzens in Ruhe und unter Belastung (185). Sie kann dementsprechend für alle solche Patienten empfohlen werden, bei denen eine AV-sequenzielle Stimulation möglich ist und bei denen aus der sequenziellen Stimulation ein hämodynamischer Vorteil gegenüber der ausschließlich ventrikulären Impulsabgabe zu erwarten ist.

Eine praktisch wichtige Indikation ergibt sich darüber hinaus bei Patienten mit retrograder ventrikuloatrialer Leitung, die nicht selten die Basis für ein so genanntes „Schrittmachersyndrom" (s.u.) darstellt. In ausgewählten Fällen kann auch beim Bradykardie-Tachykardie-Syndrom eine Prophylaxe tachykarder Episoden erst durch zusätzliche atriale Stimulation gegeben sein.

Nachteile der DDD-Stimulation gegenüber AAI- bzw. VVI-Stimulation liegen in einer höheren Komplikationsrate, in höherem Energieverbrauch und hierdurch verkürzter Betriebsdauer sowie in höheren Kosten. Bei retrograder VA-Leitung können Schrittmacher-induzierte Reentry-Tachykardien (so genannte „Endless-Loop"-Tachykardien) entstehen. Diese Komplikation kann durch Verlängerung des AV-Intervalls, der atrialen Refraktärzeit und durch VES-synchrone Vorhofstimulation beseitigt werden. Darüber hinaus können durch spezielle Algorithmen Schrittmacher-induzierte Tachykardien unterbrochen werden.

Von praktischer Bedeutung waren früher Störeinflüsse, die aus Vorhoftachyarrhythmien resultieren. Moderne Schrittmacheraggregate verfügen über eine so genannte *Mode-Switch-Funktion*, die bei Auftreten von atrialen Tachyarrhythmien automatisch zu einem Wechsel des Stimulationsmodus (VVI) führt. Die Entwicklung der Mode-Switch-Funktion hat dazu geführt, dass DDD(R)-Schrittmacher auch bei Patienten mit relativ häufigen Episoden von atrialen Tachyarrhythmien Aggregate der ersten Wahl sind.

Technische Aspekte und Parameter der Programmierung

Unipolare versus bipolare Stimulation

Zwischen unipolarer und bipolarer Stimulation bestehen wesentliche Unterschiede in der Störbeeinflussung (180). Bipolares Sensing zeigt im Unterschied zum unipolaren Sensing eine vergleichsweise geringe Beeinflussbarkeit durch galvanische Interferenzen. Dies ist besonders bei Vorhofstimulation und niedrigem P-Potenzial von praktischer Bedeutung.

Bei Patienten, die einer Katheterablation des AV-Knotens zugeführt werden sollen, muss aus den oben genannten Gründen eine bipolare Stimulationselektrode implantiert werden. Welche Stimulationsart vorliegt, lässt sich elektrokardiographisch einfach erkennen. Bei unipolarer Stimulation weist das Stimulationsartefakt, im Gegensatz zur bipolaren Stimulation, eine relativ hohe Amplitude auf.

Impulsamplitude und Impulsdauer

Die Programmierbarkeit von Impulsamplitude und Impulsdauer hat ebenfalls praktisch bedeutsam Vorteile, da hierdurch – falls notwendig – die charakteristischen zeitlichen Änderungen der Reizschwelle in den ersten Monaten nach Schrittmacherimplantation durch Neuprogrammierung korrigiert werden können.

Bei Implantation eines Schrittmachers ist im Allgemeinen in der Initialphase nach Implantation die gesamte Amplitude bei einer Impulsbreite von ca. 0,5 ms zu wählen, um die Funktion des Aggregats trotz Anstiegs der Reizschwelle zu gewährleisten. Nach Erreichen einer chronischen Reizschwelle können dann Impulsbreite und Amplitude den individuellen Erfordernissen angepasst werden. Auf diese Weise können der Energieverbrauch reduziert und die Lebensdauer der Batterie maximal ausgenutzt werden.

Die Bestimmung einer optimalen Impulsamplitude und Impulsbreite werden durch die so genannte *Vario-Funktion* erleichtert. Dabei wird die Spannungsamplitude stufenweise vermindert, sodass die Spannungsreizschwelle bei verschiedener Impulsdauer ermittelt werden kann.

Sensitivität

Ein weiterer wichtiger Parameter ist die Eingangsempfindlichkeit (Sensitivität). Programmierbar sind die R- und/oder P-Amplitude (in mV), die als intrakardiales Signal erkannt werden können. Zusätzlich werden Frequenzspektrum und Anstiegssteilheit eines Signals analysiert, um Inhibitionen durch T-, U-Wellen oder Störsignale zu verhindern.

„*Undersensing*" bedeutet, dass intrakardiale Signale nicht erkannt werden. Hieraus resultiert häufig eine Parasystolie, da der Schrittmacher unabhängig vom Eigenrhythmus stimuliert. Sensing-Störungen als Folge eines Undersensings lassen sich im Allgemeinen durch Erhöhung der Eingangsempfindlichkeit beseitigen.

„*Oversensing*„ bedeutet, dass der Schrittmacher durch zusätzliche Signale, z.B. durch Wahrnehmung von Nachpotenzialen, durch Muskelaktivität usw. in seiner Stimulationsfolge beeinflusst wird. Oversensing wird bei unipolarer Stimulation wesentlich häufiger als bei bipolarer Stimulation beobachtet (s.u.). Häufig kann die Detektionsstörung durch Umprogrammierung auf eine bipolare Wahrnehmung behoben werden.

Stimulationsfrequenz

Die Programmierbarkeit der Frequenz ist notwendig, um eine individuell optimierte, an hämodynamischen und rhythmologischen Aspekten orientierte Stimulationsfolge festlegen zu können. Die Frequenz älterer, nicht programmierbarer Schrittmacher lag im Allgemeinen bei 72/min. Das individuelle Frequenzoptimum kann höher oder niedriger liegen und sich darüber hinaus im Verlaufe einer kardialen Erkrankung ändern.

Variationen der Herzfrequenz können auch in der antiarrhythmischen Therapie und bei durch den Schrittmacher induzierten Arrhythmien von Bedeutung sein. Beispiele hierfür sind die Beseitigung eines „Schrittmacher-induzierten Bigeminus" durch Anhebung der Stimulationsfrequenz und die Beseitigung gegenüber Medikamenten therapierefraktärer idioventrikulärer Rhythmen durch Overdrive-Stimulation.

Refraktärzeit

Als Refraktärzeit eines Schrittmachers ist das Zeitintervall definiert, in welchem nach Abgabe eines Impulses bzw. nach Wahrnehmung einer Herzaktion weder ein Impuls abgegeben noch ein Signal registriert werden kann. Die Programmierbarkeit der Refraktärzeit ist vor allem für den Vorhof stimulierende Schrittmacher (AAI-, DDD-Modus) von Bedeutung. Die Refraktärzeit schließt die so genannte „*Blankingzeit*" mit ein, in der eine Stimulation bzw. Detektion von Signalen unmöglich ist.

Bei Vorhofstimulation kann die Refraktärzeit der AV-Überleitungszeit angepasst werden, sodass Störsignale, z.B. als Folge der Ventrikeldepolarisation, ausgeblendet werden. Aber auch bei ventrikulär stimulierenden Schrittmachern können Änderungen der Refraktärzeit, z.B. bei Fehlfunktion durch Nachpotenziale, von praktischer Bedeutung sein.

AV-sequenzielle Stimulation

Eine AV-sequenzielle Stimulation setzt eine Impulswahrnehmung im Vorhof voraus. Diese erfolgt in der Regel über eine zweite, im Vorhof platzierte Schrittmachersonde, über die auch stimuliert werden kann (DDD(R)-Stimulation). Eine Alternative stellt die VDD-Stimulation dar, bei der die Vorhofaktivität durch eine in Vorhofhöhe auf der Ventrikelsonde angebrachte Elektrode registriert wird. Solche Schrittmacher verfügen demnach nur über eine Empfangsmöglichkeit im Vorhof, können aber hier nicht stimulieren.

AV-Intervall

Die Programmierbarkeit des AV-Intervalls ist vor allem bei Auftreten retrograder AV-Leitungen bei DDD-Schrittmachersystemen bedeutungsvoll. Retrograde Vorhoferregungen stellen nicht selten die Ursache von durch den Schrittmacher induzierten Reentry-Tachykardien bzw. des Schrittmacher-Syndroms dar. Durch Verkürzung des AV-Intervalls kann die retrograde Erregungsleitung beseitigt werden. Optimale AV-Intervalle liegen im Allgemeinen zwischen 100–150 ms.

Hysterese

Die Bedeutung der Hysterese-Funktion besteht darin, dass Interferenzen zwischen Eigenaktionen und stimulusinduzierten Herzaktionen vermieden werden, die mit erheblichen hämodynamischen Auswirkungen einhergehen können und nicht selten die Basis für ein so genanntes Schrittmachersyndrom bilden.

Durch die Hystereseschaltung setzt die Stimulation bei absinkender Eigenfrequenz unter der Schrittmacherbasisfrequenz erst nach einem Intervall ein, welches deutlich länger als das Stimulationsintervall ist. Eine Weiterentwicklung stellt die „*dynamische Hysterese*" dar, bei der das Stimulationsintervall kontinuierlich an die Eigenfrequenz angepasst wird, sodass plötzliche Frequenzsprünge vermieden werden.

Mode-Switching

Detektiert der Schrittmacher eine atriale Tachyarrhythmie, d.h. übersteigt die Vorhoffrequenz das programmierte Maximum, so schaltet der Schrittmacher beim Mode-Switching automatisch auf einen *vorhofunabhängigen Stimulationsmodus* (VVI(R)) um. Nach Beendigung der Tachyarrhythmien stellt sich die AV-sequenzielle Stimulation wieder ein.

Frequenzadaptierende Stimulation

Ziel der frequenzadaptierenden Stimulation ist es, eine möglichst physiologische Frequenzanpassung mit einem Sensor zu erzeugen, der so spezifisch wie möglich die metabolischen Verhältnisse bei körperlicher Belastung widerspiegelt (176, 185).

Verschiedene in das Schrittmacheraggregat integrierte Sensoren stehen zur Verfügung (Auswahl):

Aktivitätsgesteuerte Sensoren: Der Sensor besteht aus einem piezoelektrischen Kristall, der im Gehäuse des Schrittmachers integriert ist. Durch Muskelaktivität erzeugte Vibrationen werden wahrgenommen und für die Frequenzanpassung verwendet. Problematisch können extrakorporale Vibrationen (z.B. Fahrt auf einem Kopfsteinpflaster) sein.

Atmungsabhängige Sensoren: Die Frequenzanpassung erfolgt durch Messung der Änderungen der Thoraximpedanz oder des Atemminutenvolumens.

QT-Intervall: Das QT-Intervall verkürzt sich bei Frequenzanstiegen durch sympathische Stimulation, z.B. körperlicher Belastung. Da die Verkürzung des QT-Intervalls erst verzögert eintritt, erfolgt oft eine Kombination mit einem aktivitätsgesteuerten Sensor.

Temperatur: Unter Belastung wird von Muskeln Wärme freigesetzt; die auftretenden Temperaturänderungen werden zur Frequenzanpassung eingesetzt.

Holter-Funktion, Telemetrie

Eine wesentliche Zusatzfunktion multiprogrammierbarer Schrittmachersysteme ist die Telemetrie. Durch diese Funktion können kardiale Signale und Schrittmacherparameter abgerufen werden. Eine wichtige Neuentwicklung ist ferner die Integration der Holter-Funktion. Auf diese Weise können einerseits ektope und tachykarde Arrhythmien quantitativ erfasst, andererseits seltene bradykarde Phasen, die durch das Langzeit-EKG nicht erfasst werden, dokumentiert werden. In naher Zukunft wird auch eine morphologische Analyse der Arrhythmien möglich sein.

Chirurgische Aspekte

Die permanente Elektrodenimplantation kann transvenös-endokardial oder epimyokardial erfolgen. Die transvenöse Implantationstechnik stellt heute die Methode der Wahl dar.

Eine epimyokardiale Elektrodenplatzierung wird heute allenfalls dann angewandt, wenn im Rahmen einer sowieso notwendigen Herzoperation ein epikardialer Zugang gegeben ist oder wenn die Platzierung der Schrittmacherelektrode transvenös-endokardial nicht möglich ist. Dies ist z.B. nach Implantation einer künstlichen Herzklappe in Trikuspidalposition, Trikuspidalatresie oder bei Anomalien des Gefäßsystems der Fall. Andere seltene Anlässe für eine epimyokardiale Elektrodenapplikation können ausgedehnte venöse Thrombosen und schwere Infektionen eines bereits implantierten Schrittmachersystems sein.

Der *transvenöse Zugang* erfolgt dabei durch Punktion der V. subclavia oder über eine Phlebotomie eines freipräparierten Gefäßes. Dabei ist die V. cephalica die am häufigsten verwandte Vene. Einzelheiten der Präparation bzw. der Technik der Subclavia-Präparation sind in (172) angegeben. Die Platzierung der Vorhof-Elektrode erfolgt am günstigsten im rechten Herzohr unter Verwendung von Elektroden mit Schraubmechanismus (Abb. 5.9).

Durch Reizschwellen- und P-Wellen-Messungen wird der jeweils günstigste Implantationsort im Vorhof bestimmt. Mittlere Reizschwellenwerte liegen bei ca. 1,5 mA (Impulsbreite 1 ms). Schraub- und Hakenelektroden können auch in anderen Abschnitten des Vorhofs fixiert werden. Die Platzierung der Kammerelektroden erfolgt am Boden des rechten Ventrikels im Bereich der Spitze.

> Bei symptomatischer Bradykardie sollte präoperativ eine „Vor-Stimulation" mit einem passageren Schrittmachersystem erfolgen, um Komplikationen, insbesondere einer peri- bzw. intraoperativen Zunahme der Erregungsbildungs- bzw. Leitungsstörungen, vorzubeugen.

Hämodynamische Aspekte der Schrittmachertherapie

AAI/DDD versus VVI-Stimulation

Hämodynamische Unterschiede der AAI/DDD-Stimulation im Vergleich zur VVI-Stimulation resultieren in erster Linie aus unterschiedlichen Beiträgen der Vorhofaktion zur Pumpleistung der Ventrikel und aus Unterschieden der Aktivierungssequenz der Herzkammern.

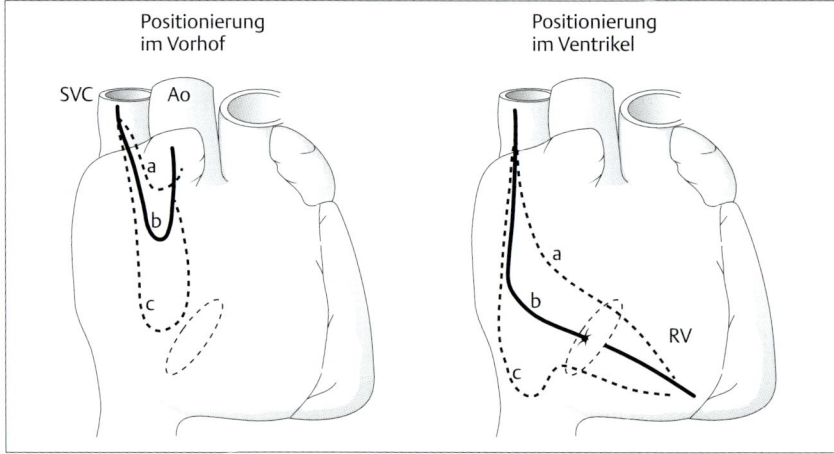

Abb. 5.9 Elektrodenplatzierung bei der Implantation eines Zweikammer-Schrittmachers. Position b entspricht der regelrechten Positionierung. Bei Positionierung a weisen die Elektroden zu wenig Spiel auf: Zug an den Elektroden könnte zu einer Dislokation führen. Positionierung c gibt den Elektroden zu viel Spiel.

Der Beitrag der Vorhofkontraktion zur Auswurfleistung des Herzens hängt dabei von einer Vielzahl verschiedener Faktoren ab: Von besonderer Bedeutung sind

➤ Herzfrequenz,
➤ muskuläre Vorhof- und Ventrikelfunktion und
➤ zeitlicher Einfall der Vorhofkontraktion.

Generell nimmt der Beitrag der Vorhofkontraktion zum Herzzeitvolumen mit steigender Frequenz und zunehmender Verkürzung der Diastolendauer zu. Der atriale Beitrag wird dabei wesentlich vom zeitlichen Einfall der Vorhofaktion mitbestimmt. Hämodynamisch besonders ungünstig sind retrograde Vorhoferregungen, in deren Folge das Herzminutenvolumen signifikant abfällt. Von großer Bedeutung ist die *Ventrikelfunktion*: der Anteil der Vorhofsystole an der Pumpleistung des Herzens ist um so geringer, je höher der Füllungsdruck und je niedriger Kontraktilität und Auswurffraktion der Kammer sind.

Die asynchrone rechts- und linksventrikuläre Kontraktion bei rechtsventrikulärer Stimulation geht im Vergleich zur physiologischen AV-sequenziellen Stimulation mit einem erniedrigten Schlagvolumen einher (Abb. 5.10). Von Bedeutung ist auch – besonders bei Koronarinsuffizienz –, dass der Sauerstoffverbrauch des Herzens unter ventrikulärer Stimulation bis um ca. 25 % erhöht ist.

> Aus hämodynamischen Aspekten ist somit bei suffizientem Myokard eine AV-sequenzielle Stimulation generell zu bevorzugen, da die Pumpleistung des Herzens hierbei in Ruhe und unter Belastung höher ist als bei alleiniger ventrikulärer Stimulation.

Indikationen zur Schrittmacherimplantation

Die *Indikation* zur Implantation eines Herzschrittmachers ergibt sich in der Regel aufgrund *bradykarder Rhythmusstörungen* (170, 171, 174, 177, 179, 183, 184). Eine *Ausnahme* bilden Patienten mit hypertrophischer Kardiomyopathie mit Obstruktion des linksventrikulären Ausflusstrakts und und Patienten mit so genannter biventrikulärer Stimulation bei schwerer linksventrikulärer Funktionseinschränkung.

Bei der hypertrophischen obstruktiven Kardiomyopathie zielt die Schrittmacherstimulation auf eine Verminderung des intraventrikulären Gradienten durch einen stimulationsbedingt veränderten Kontraktionsablauf ab. Die Langzeiteffektivität dieses Verfahrens ist aber beschränkt. Bei Patienten mit schwerer linksventrikulärer Funktionseinschränkung und verzögerter Erregung der Lateralwand des linken Ventrikels bei Linksschenkelblock weisen jüngste klinische Studien auf eine Verbesserung der myokardialen Funktion durch eine sequenzielle biventrikuläre Stimulation hin, wenn der QRS-Komplex erheblich verbreitert ist (> 0,15 sec).

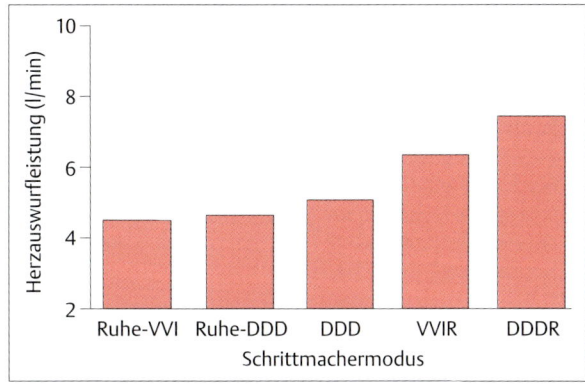

Abb. 5.**10** Herzzeitvolumen bei unterschiedlichen Stimulationsmodi: Das Herzzeitvolumen ist am niedrigsten bei reiner VVI-Stimulation und am höchsten bei aktivitätsgesteuerter Zweikammerstimulation (DDDR).

Die Stellung der Indikation zur permanenten Schrittmacherimplantation bei bradykarden Rhythmusstörungen setzt eine sorgfältige Analyse der zugrunde liegenden Arrhythmie und der resultierenden Symptomatik voraus. Zu den durch eine Bradykardie bedingten Beschwerden gehören die Synkope, bei geringerer Ausprägung so genannte präsynkopale Beschwerden wie Schwarzwerden vor den Augen, eine uncharakteristische Fallneigung oder auch die beginnende Bewusstseinstrübung. Die Beschwerden können in einzelnen Fällen sehr uncharakteristisch sein; auftreten können Verwirrtheitszustände, Antriebsarmut und/oder allgemeine Leistungs- und Konzentrationsschwäche.

In seltenen Fällen kann eine Bradykardie eine bereits bestehende Herzinsuffizienz verschlimmern. Eine lang anhaltende Bradykardie als alleinige Ursache für eine Herzinsuffizienz ist sehr selten.

Die endgültige Entscheidung zur Schrittmacherimplantation hängt letztendlich vom gesamten klinischen Bild ab. Eine kausale Beziehung zwischen der dokumentierten Herzrhythmusstörung und der Symptomatik des Patienten ist zu fordern.

Eine Indikation zur chronischen Elektrostimulation des Herzens mittels implantierter Schrittmacheraggregate kann sich unter folgenden Aspekten ergeben:

1. Nachweis einer pathologischen Bradykardie (als Folge intermittierender oder permanenter Erregungsbildungs- und/oder -leitungsstörungen) bei gleichzeitiger behandlungsbedürftiger klinischer Symptomatik (z. B. Schwindelzustände, Synkopen, Herzinsuffizienz als Folge von Bradykardie, usw.);
2. Auftreten von Bradykardien im Wechsel mit Tachykardien („Bradykardie-Tachykardie-Syndrom") mit klinischer Symptomatik, u.U. Verstärkung der bradykarden Phasen unter notwendiger antitachykarder antiarrhythmischer Therapie;
3. Nachweis schwer wiegender chronischer oder intermittierend auftretender Leitungsstörungen mit ungünstiger Prognose. Als Beispiel hierfür sind intra- bzw. infrahisiäre Leitungsblockierungen und ausge-

dehnte Leitungsstörungen in mehreren Abschnitten des spezifischen Leitungssystems (z.B. AV-Blockierungen in Verbindung mit bifaszikulären Blockierungen) anzuführen. Eine Schrittmacherindikation kann in diesen Fällen auch bei asymptomatischen Patienten gegeben sein.
4. Nachweis eines fehlenden bzw. unzureichenden Anstiegs der Herzfrequenz unter Belastung bei ausreichender Ruhefrequenz (so genannte chronotrope Inkompetenz).

Die Mehrzahl der klinischen Indikationen zur permanenten Schrittmacherimplantation entspricht Punkt 1 und 2. Eine Indikation zur Schrittmacherimplantation allein aufgrund von Leitungsstörungen ohne klinische Symptomatik (Punkt 3) ist selten gegeben. Die Entscheidung ist im Einzelfall unter Berücksichtigung zusätzlicher Befunde (z.B. His-Bündel-EKG) zu treffen. Die vierte Indikation hat sich aus der Neuentwicklung so genannter frequenzadaptierender Systeme ergeben.
Abb. 5.11 gibt eine Übersicht über die bei unterschiedlichen Indikationen einzusetzenden Stimulationsmodi. Eine ausführliche Diskussion der Indikation zur Schrittmachertherapie bei unterschiedlichen Rhythmusstörungen findet sich in den entsprechenden Arrhythmiekapiteln. Dabei werden die Leitlinien bzw. Empfehlungen mehrerer Fachgesellschaften, die im Literaturverzeichnis aufgeführt sind und die zur weiterführenden Lektüre besonders zu empfehlen sind, berücksichtigt.
Die Indikationen zur Schrittmachertherapie werden dabei von den Fachgesellschaften wie folgt eingeteilt:

➤ *Indikation:* Es herrscht allgemeine Übereinstimmung zwischen den Fachleuten.
➤ *Relative Indikation:* Hier wird die Schrittmachertherapie häufig eingesetzt, ohne dass grundsätzliche Übereinstimmung über die unbedingte Notwendigkeit eines Schrittmachers besteht. Eine relative Indikation liegt auch dann vor, wenn zwar eine Rhythmusstörung dokumentiert wurde, ein kausaler Zusammenhang zwischen der Arrhythmie und der auftretenden Symptomatik aber nicht belegt, sondern nur vermutet wird.
➤ *Keine Indikation:* Hier herrscht Übereinstimmung darin, dass eine Schrittmachertherapie unnötig ist.

Neue Indikationen zur Schrittmachertherapie

In den letzten Jahren haben sich mehrere neue Indikationen zur Schrittmachertherapie ergeben. Hierzu gehören die DDD-Stimulation bei Patienten mit hypertrophischer Kardiomyopathie und die biventrikuläre Stimulation bei Patienten mit bedeutsamer Herzinsuffizi-

Diagnose	optimal	akzeptabel	ungeeignet
Sinusknotensyndrom			
1. ohne tachykarde Phasen	AAI(R) DDD(R) + Spezialalgorithmen DDI(R)	VVI < 45/min (*4)	VVI(R) VDD(R)
2. Bradykardie-Tachykardie-Syndrom intermittierendes Vorhofflimmern	DDD(R) + Mode-Switching (*2) DDI(R)	AAI(R)	VVI(R) VDD(R) DDD(R) ohne Mode-Switching
AV-Block			
1. permanent	DDD	VDD	VVI(R)
2. intermittierend	DDD + Spezialalgorithmen (*1)	DDD VDD VVI < 45 min (*4)	VVI(R) DDI(R)
Zweiknotenerkrankung			
1. chronotrope Inkompetenz ohne tachykarde Phasen	DDDR	DDD	VVI(R) VVD(R)
2. Vorhofarrhythmien	DDD(R) + Mode-Switching	VDD(R) + Mode-Switching (*2)	VVI(R) - DDI(R) DDD(R) und VDD(R) ohne Mode-Switching
Bradyarrhythmie bei chronischem Vorhofflimmern	VVI(R)		DDD(R) VDD(R)
Karotissinus-Syndrom und vasovagales Syndrom	DDD (+ Spezialalgorithmen) (*3) DDI (+ Hysterese) DDD (+ Hysterese)	VVI + Hysterese (*5)	AAI(R) VDD(R) VVI(R)

Abb. 5.11 Verwendung der verschiedenen Stimulationsmodi bei unterschiedlichen Indikationen.
(*1) z.B.: automatischer Moduswechsel von AAI nach DDD oder AV-Zeit-Hysterese
(*2) automatischer Moduswechsel, z.B. von DDD nach DDI, oder andere frequenzbegrenzende Algorithmen
(*3) z.B.: spezieller Frequenzanstieg während der Kardioinhibition
(*4) nur akzeptabel bei seltenen asystolischen Pausen
(*5) nur bei fehlender retrograder Leitung während Kardioinhibition und bei niedrig programmierter Interventionsfrequenz

enz und Linksschenkelblock. Darüber hinaus werden derzeit verschiedene Verfahren der präventiven Stimulation bei Patienten mit intermittierenden supraventrikulären Tachyarrhythmien geprüft. Die Diskusion dieser neuen Therapieverfahren erfolgt im Rahmen der Besprechung der Therapie von Vorhofflimmern.

DDD-Stimulation bei hypertrophischer Kardiomyopathie

Ziel der DDD-Stimulation bei hypertrophischer Kardiomyopathie ist es,

➤ den linksventrikulären Druckgradienten zu reduzieren,
➤ die Füllung des linken Ventrikels zu verbessern und
➤ eine eventuell vorhandene Mitralinsuffizienz in ihrem Ausmaß zu reduzieren.

Hierzu wird das AV-Intervall so programmiert, dass auf der einen Seite zwar die atriale Systole ungehindert zur aktiven Füllung der Ventrikel beitragen kann, auf der anderen Seite jedoch einer eigenständigen Überleitung der Erregung über den AV-Knoten auf die Kammern durch eine frühzeitigere Stimulation über die rechtsventrikuläre Spitzenelektrode zuvorgekommen wird.

Hierdurch *kehrt sich der Kontraktionsprozess um*: während normalerweise das Septum zuerst, dann die ventrikuläre Spitze und zuletzt die basalen Anteile der Ventrikel erregt werden, erfolgt hier als Erstes eine Erregung des rechtsventrikulären Apex. Hierdurch kann, bei optimaler Programmierung des AV-Intervalls, der linksventrikuläre Ausflusstraktgradient reduziert und die klinische Symptomatik gebessert werden.

Die Langzeiterfahrungen mit diesem Stimulationsverfahren sind beschränkt. Es ist anzunehmen, dass es parallel zu einer weiteren Verbreitung der transkutanen myokardialen Septumablation (TASH), bei der Teile des Septums artifiziell durch Verschluss eines oder mehrerer septaler Koronararterienäste infarziert werden, an Bedeutung verlieren wird.

Biventrikuläre Stimulation bei Herzinsuffizienz

! Eine AV-sequenzielle biventrikuläre Stimulation kommt bei Patienten mit einer medikamentös austherapierten Herzinsuffizienz auf dem Boden einer ausgeprägten linksventrikulären Funktionseinschränkung (Ejektionsfraktion < 35 %) und gleichzeitig vorhandenem Linksschenkelblock (QRS-Dauer > 0,15 sec.) infrage.

Durch die bei Linksschenkelblock verlängerte linksventrikuläre Leitungszeit kommt es zu einer asynchronen Kontraktion des Herzens (Kontraktion des Septums vor der Lateralwand). Die AV-sequenzielle biventrikuläre Stimulation führt zu einer intra- und interventrikulären Synchronisierung des Kontraktionsablaufs.

Die Stimulation des linken Ventrikels erfolgt über eine Elektrode, die in einem der ventrikulären Seitenäste des Koronarsinus platziert ist. Die Sondenplatzierung ist technisch anspruchsvoll und erfordert viel Erfahrung. Rechtsseitig werden eine Elektrode im rechten Vorhof und eine weitere Elektrode im Bereich der rechtsventrikulären Spitze implantiert.

Erste Ergebnisse zeigen, dass die biventrikuläre Stimulation zu einer deutlichen Verbesserung der kardialen Funktion führt, die sich auch subjektiv für den Patienten merkbar in einer Abnahme des NYHA-Stadiums widerspiegelt. Die Lebensqualität steigt. Elektrokardiographisch lässt sich, wie vom Wirkprinzip her zu erwarten, eine Abnahme der Dauer des QRS-Komplexes feststellen.

Komplikationen der Schrittmachertherapie

Für die Implantation von Schrittmacheraggregaten ist eine strenge Indikationsstellung erforderlich, da intra- und perioperativ, aber auch im chronischen Verlauf u.U. schwer wiegende Komplikationen auftreten können.

Intra- bzw. perioperative Komplikationen

Bei den intra- bzw. perioperativen Komplikationen stehen im Vordergrund:

➤ bradykarde bzw. tachykarde Arrhythmien,
➤ Perforationen von Gefäßen und Myokard,
➤ Pneumo- bzw. Hämatothorax und
➤ Embolien.

Nach einer Schrittmacherimplantation sollte routinemäßig eine Röntgen-Thorax-Aufnahme angefertigt werden. Sie dient zur Kontrolle der Elektrodenlage und zum Ausschluss eines Pneumothorax. Letzterer kann in seltenen Fällen aber auch erst verzögert, bis zu 48 Stunden nach Operation, auftreten. Symptome, die auf einen Pneumothorax hinweisen, sind Luftnot, Brustschmerzen und Hypotension.

Postoperative Komplikationen

Postoperativ sind vor allem Infektionen (in seltenen Fällen eine Sepsis) (173), druckbedingte Nekrosenbildung sowie Fehlfunktionen von Elektroden bzw. Schrittmacheraggregat von Bedeutung. Eine unerwünschte Stimulation verschiedener Muskeln (Zwerchfell, Pektoralmuskel) kann auftreten. Fehlfunktionen des Systems entstehen aus Elektrodendislokationen (bevorzugt sind Vorhofelektroden betroffen), aus Reizschwellenanstiegen (die u.U. sogar zum Exit-Block führen können), aus Sensing-Defekten und Elektrodenfehllagen (z.B. im Koronarsinus). Schwer wiegende Infektionen sind zwar selten, sie machen aber häufig die Explantation des gesamten Systems notwendig.

Langfristige Komplikationen

Im *chronischen Therapieverlauf* treten häufig elektrodenbedingte Komplikationen auf. Dabei kann es sich um Elektrodenfrakturen, -dislokationen, -isolationsdefekte, um Reizschwellenerhöhungen mit Verlust der Stimulations- und/oder Detektionsfunktion usw. handeln.

Das Elektrodenkabel ist gelegentlich Ursache septischer bzw. embolischer Komplikationen. Auch können Venenthrombosen mit und ohne septische bzw. embolische Komplikationen auftreten. Bei Infektionen im Sondenverlauf ist gelegentlich die Entfernung der Elektrode durch Dauerzug über eine chirurgische Extensionsrolle erforderlich. Elektrodenfragmente können durch spezielle Fangvorrichtungen entfernt werden.

Unter einem Twiddler-Syndrom wird eine Verdrehung des Schrittmacherkabels durch Rotation des Aggregats in der Schrittmachertasche verstanden.

Durch das Schrittmacheraggregat bedingte Komplikationen

Durch das Schrittmacheraggregat bedingte Komplikationen können durch verschiedene technische Fehler, Inhibition durch verschiedene Störeinflüsse (einschließlich von Muskelpotenzialen), Batterieerschöpfung, bei physiologischen Stimulationssystemen auch durch Auslösung von tachykarden Arrhythmien entstehen. Durch den Schrittmacher bedingte Störungen umfassen schließlich eine Vielzahl verschiedener Faktoren; die Behebung dieser Störungen ist teilweise nichtinvasiv durch Um- und Neuprogrammierung möglich; teilweise erfordern sie einen Aggregatwechsel.

Schrittmacher-Syndrom

Unter dem „Schrittmacher-Syndrom" wird ein Symptomenkomplex bestehend aus Palpitationen und Schwindel bis hin zu Synkopen bei Zustand nach Implantation eines ventrikulären Schrittmachers verstanden (182). Die wichtigste Ursache ist die Senkung des arteriellen Blutdrucks bei Übergang von Sinusrhythmus zu ventrikulärer Stimulation. Zugrunde liegt eine akute Abnahme des Herzminutenvolumens, welche durch die verzögert einsetzende vasokonstriktorische Gegenregulation nicht unmittelbar antagonisiert wird.

Bei einem Teil der Patienten liegt eine retrograde ventrikuloatriale Leitung vor. In diesen Fällen erfolgt die konsekutive Vorhofkontraktion nach ventrikulärer Stimulation gegen geschlossene AV-Klappen („Vorhofpfropfung"). Hieraus resultieren ein vermindertes Herzminutenvolumen, erhöhte Vorhofdrücke und eine Flussumkehr in den herznahen Venen.

Therapie der Wahl ist die Implantation eines DDD-, AAI- oder DDI-Stimulationssystems. Können diese Systeme nicht angewendet werden, kommt eine Senkung der ventrikulären Stimulationsfrequenz in Betracht; bei retrograder ventrikuloatrialer Leitung können darüber hinaus medikamentöse Maßnahmen (Antiarrhythmika der Klasse IC, evtl. Sotalol, Calciumantagonisten) mit Erfolg eingesetzt werden, um die retrograde Erregungsausbreitung zu verzögern bzw. zu unterbrechen.

Schrittmacherkontrolle

Aufgaben der Schrittmacherkontrolle liegen einerseits in einer *exakten Diagnostik* des EKG- bzw. Stimulationsbefundes und einer Analyse möglicher Störungen (z.B. Feststellung und Ursachenfindung bei ineffektiver Stimulation, Stimulationsausfall, Steuerungsverlust, Oversensing usw.), andererseits in der *Festlegung therapeutischer Maßnahmen*, die geeignet sind, die aufgedeckte Funktionsstörung zu beheben.

Zur routinemäßigen Kontrolle der Schrittmacherfunktionen gehören:

➤ die Registrierung eines 12-Kanal-Oberflächen-EKGs, eventuell die Anfertigung eines Belastungs-EKGs und Langzeit-EKGs,
➤ die Messung von Impulsbreite, Impulsamplitude und Reizschwelle, Analyse von Vorhof- bzw. Ventrikel-Sensing,
➤ die Analyse zusätzlicher abrufbarer Parameter, evtl. deren Umprogrammierung, sowie
➤ die Inspektion der Schrittmachertasche und die Anfertigung einer Röntgenthoraxaufnahme zur röntgenologischen Beurteilung von Aggregat und Kabelsystem.

Eine ausführliche Darstellung möglicher Ursachen, differenzialdiagnostischer Maßnahmen und möglicher Fehlerkorrekturen findet sich in speziellen Lehrbüchern der Schrittmachertherapie (Literaturverzeichnis).

Literatur

168. Alt E. Schrittmachertherapie des Herzens. Grundlagen und Anwendung. Erlangen: perimed Fachbuch-Verlagsgesellschaft mbH; 1985.
169. Bernstein AD, Camm AJ, Fletcher RD, et al. The NASPE/BPEG generic pacemaker code for antibradyarrhythmia and adaptive-rate pacing and antitachyarrhythmia devices. PACE. 1987; 10: 794–799.
170. Clarke M, Sutton R, Ward D, Camm A, Rickards A, Ingram A. Recommendations for pacemaker prescription for symptomatic patients. Report of a working party of the British Pacing and Electrophysiology group. Br Heart J. 1991; 66: 185–191.
171. Dreifus LS, Fisch C, Griffin JC, Gillette PC, Mason JW, Parsonnet V. Guidelines for implantation of cardiac pacemakers and antiarrhythmia devices. A report of the American College of Cardiology/American Heart Association Task Force on Assessment of Diagnostic and Therapeutic Cardiovascular Procedures (Committee on Pacemaker Implantation). Circulation. 1991; 84: 455–467.
172. Fischer W, Ritter Ph. Praxis der Herzschrittmachertherapie. 2. vollständig überarbeitete und erweiterte Aufl. Berlin, Heidelberg: Springer Verlag; 1997.
173. Fu EY, Shepard RK. Permanent Pacemaker Infections. Card Electrophysiol Rev. 1999; 3: 39–41.

174. Gregoratos G et al. ACC/AHA/NASPE 2002 guideline update for implantation of cardiac pacemakers and antiarrhythmia devices: Circulation 2002; 106: 2145–2161.
175. Groß JN, Zweibel SL. New features in modern cardiac pacemakers. Card Electrophysiol Rev. 1999; 3: 24–25.
176. Kantharia BK, Kutalek SP. Optimal programming of rate modulation functions. Card Electrophysiol Rev. 1999; 3: 53–55.
177. Lemke B, Fischer W, Schulten HK. Richtlinien zur Herzschrittmachertherapie. Indikationen, Systemwahl, Nachsorge. Z Kardiol. 1996; 85: 611–628.
178. Lemke B, et al. Ergänzungen zu den Empfehlungen zur Schrittmachertherapie. 2002, in Vorbereitung.
179. Malcolm C, Ward D, Camm J, et al. Recommendations for pacemaker prescription for symptomatic bradycardia. Br Heart J. 1991; 66: 185–191.
180. McAlister HF, Vlietstra RE. Optimal programming of basic functions. Card Electrophysiol Rev. 1999; 3: 44–49.
181. Mond HG. Recent advances in pacemaker lead technology. Card Electrophysiol Rev. 1999; 3: 5–9.
182. Patel NR, Sulke N. Pacemaker syndrome. Card Electrophysiol Rev. 1999; 3: 50–52.
183. Schurig L, Gura M, Taibi B, eds. NASPE Council of Associated Professionals. Educational guidelines. Pacing and electrophysiology. 2nd ed. Armonk, New York: Futur Publishing Company; 1997.
184. Stangl K, Schüller H, Schulten HK. Empfehlungen zur Herzschrittmachertherapie. Herzschr Elektrophys. 1991; 2: 35–44.
185. Stone JE, Crossley GH. Current sensor technology for heart rate modulation by artificial pacing. Card Electrophysiol Rev. 1999; 3: 10–14.

Implantierbarer Kardioverter/Defibrillator

Der implantierbare Kardioverter/Defibrillator (implantable cardioverter/defibrillator [ICD]), der seit Anfang der 80er Jahre zur Verfügung steht, stellt derzeit die wirksamste Therapieform bei Patienten mit lebensbedrohlichen ventrikulären Tachyarrhythmien dar (188, 189, 195, 200, 205).

Primäres Ziel ist es, anhaltende Kammertachykardien und Kammerflimmern automatisch, d.h. mittels antitachykarder Stimulation bzw. Kardioversion/Defibrillation (Abb. 5.12), zu beenden und so den plötzlichen Herztod zu verhindern. Zu den sekundären Zielen ge-

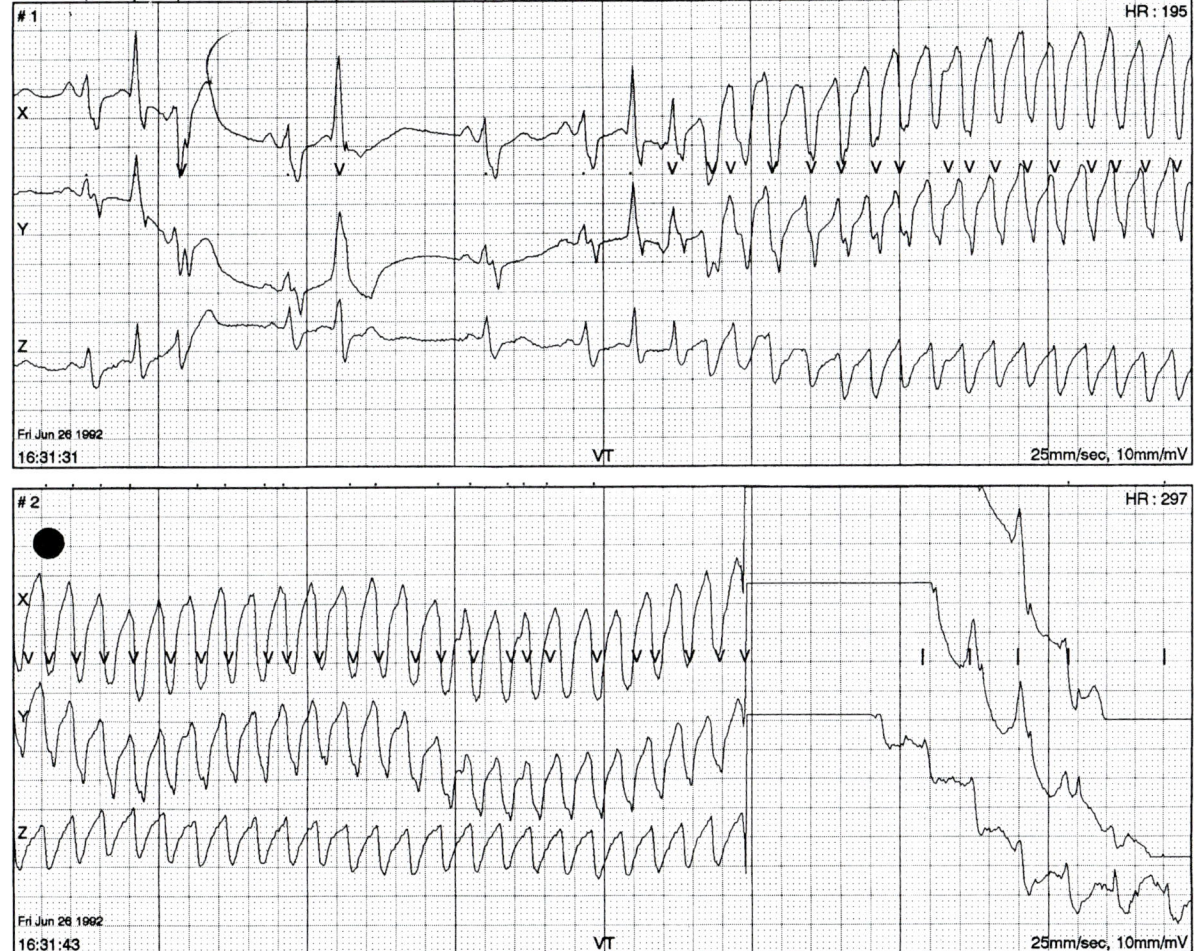

Abb. 5.12 Langzeit-EKG-Registrierung bei einem Patienten mit einem implantierten Kardioverter/Defibrillator. Eine schnelle Kammertachykardie (195/Min) wird durch einen kurze Zeit nach Arrhythmiedetektion abgegebenen Schock terminiert.

hören die Lebensverlängerung und die Verbesserung der Lebensqualität durch Vermeidung häufiger Krankenhausaufenthalte, z.B. infolge rezidivierender Tachykardieepisoden.

Das Risiko, an einem plötzlichen Herztod zu versterben, kann durch einen ICD auf 1–2 % pro Jahr vermindert werden. Der ICD ist anderen Therapieformen, z.B. der antiarrhythmischen pharmakologischen Therapie, deutlich überlegen (191, 194, 201). Die klinische Erfahrung mit dem ICD wird ergänzt durch die Ergebnisse mehrerer großer prospektiver klinischer Studien, die die Wirksamkeit des Geräts belegt haben. Die Zahl der implantierten Aggregate nimmt daher ständig zu.

Technische Aspekte

Der ICD-Technik hat sich seit der Implantation der ersten Aggregate 1980 rasant weiterentwickelt (Tab. 5.**33**) (187, 212). Diese neuen Technologien haben zu kleineren Aggregaten (ursprünglich 160 cm^3, heute z.T. weniger als 60 cm^3), zu einer verlängerten Lebensdauer (derzeit ca. 4–6 Jahre) und wesentlich differenzierteren Therapiemöglichkeiten geführt. Die Implantation der Aggregate und ihre Nachsorge haben sich vereinfacht. Diese Fortschritte haben auch zu einer erweiterten Indikationsstellung geführt.

Einführung transvenöser Elektrodensysteme

Defibrillatoren der 1. und 2. Generation wurden abdominal implantiert, die Defibrillation erfolgte mittels peri- oder epikardial platzierter Flächenelektroden (Abb. 5.**13a**, **b**), für die Impulswahrnehmung wurde eine epikardiale Schraubelektrode verwendet – die Implantationstechnik erforderte dementsprechend eine Thorakotomie (187, 190, 212). Die in diesem Zusammenhang berichtete perioperative Sterblichkeit betrug bis zu 10 %. Aufgrund der erhöhten Morbidität waren häufig verlängerte Krankenhausaufenthalte notwendig.

Transvenöse Elektroden wurden erstmals 1989 eingesetzt (Abb. 5.**13a**, **b**), hierdurch erübrigte sich eine Thorakotomie. In großen vergleichenden Studien betrug die 30-Tages-Sterblichkeit 2,4–4,1 % für epikardiale Implantate und 1,5 bzw. 0,7 % für die transvenöse endokardiale Implantationstechnik (212).

Die Defibrillationselektrode wird über die V. cephalica oder direkt über die V. subclavia in den rechten Ventrikel vorgeschoben. Vor dem distalen Ende der Elektrode befindet sich eine großflächige Elektrode, die als Kathode der Defibrillation dient; der Elektrodenkopf dient der Impulswahrnehmung und Stimulation. Als Gegenpol zur Defibrillation wird eine weiter intravenös platzierte Anode verwendet.

Wenn sich durch die alleinige Anwendung einer transvenös rechtsventrikulär positionierten Elektrode keine ausreichende Defibrillationsschwelle erreichen lässt, kann das Gehäuse des Kardioverter/Defibrillators als Gegenpol (als Anode) (186) genutzt oder eine zweite transvenöse Elektrode eingeführt werden. Die Positionierung solcher zusätzlichen Elektroden erfolgt mit dem Ziel, den linken Ventrikel möglichst zentral in dem durch die Elektrodenkonfiguration vorgegebenen Defibrillationsfeld zu platzieren. Dies kann durch Anordnung der zusätzlichen Elektroden im Koronarsinus oder in der linken V. brachiocephalica, V. cava superior oder V. subclavia erreicht werden.

Bei weiterhin zu hoher Defibrillationsschwelle besteht die Möglichkeit der Verwendung von fingerförmigen subkutanen Brustwandelektroden. Sollte auch dies fehlschlagen, ist eine mediane Sternotomie zur Platzierung epikardialer Patch-Elektroden notwendig.

Implantation

Die Entwicklung kleinerer Aggregate hat mittlerweile die subpektorale Implantation des Geräts ermöglicht. Das Aggregat selbst kann als Gegenelektrode zur intrakardialen Elektrode bei der Defibrillation fungieren („active can") (s.o.). Die subpektorale Implantation ist für den Patienten wesentlich *angenehmer* als eine abdominale Platzierung des Aggregats. Darüber hinaus treten Elektrodenbrüche, die früher bei abdominaler Elektrodenlage häufiger waren, seltener auf.

Tabelle 5.**33** Meilensteine der ICD-Entwicklung

Gerätegeneration	Eigenschaften
1. Gerätegeneration	lediglich Schockfunktion, keine freie Programmierbarkeit, Interventionsfrequenz vom Hersteller voreingestellt
2. Gerätegeneration	Telemetrische Programmierbarkeit
3. Gerätegeneration	Antitachykarde Stimulation, antibradykarde Stimulation; Speicherung von Informationen über den Zeitpunkt der Arrhythmie sowie Zykluslängen vor und nach Therapie
4. Gerätegeneration	Miniaturisierung Biphasische Schocks Multiprogrammierbarkeit Echtzeit-EKG-Speicherfunktionen

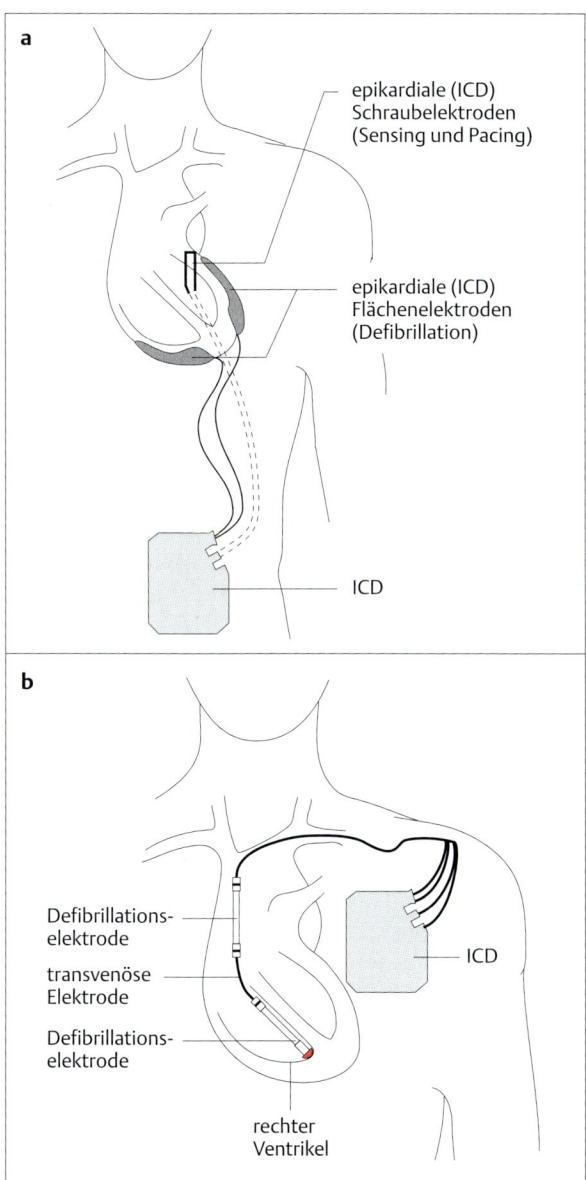
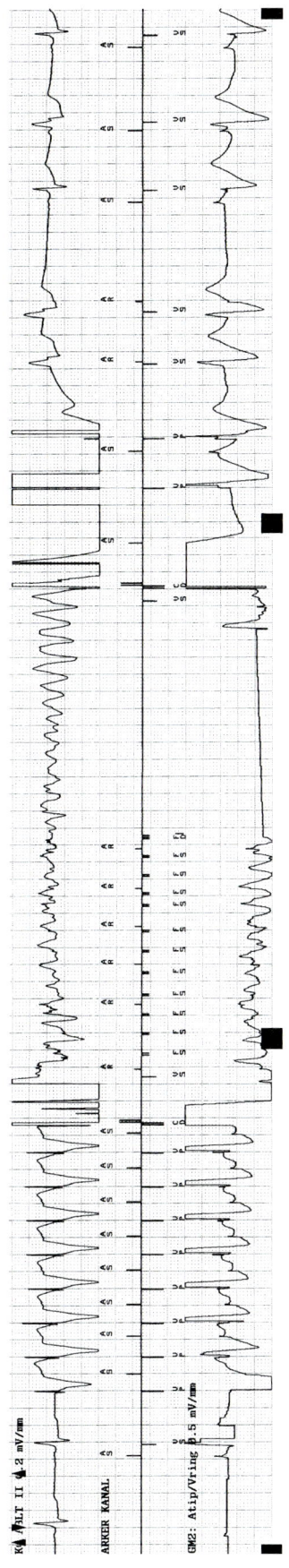

Abb. 5.**13a**, **b** Epikardiale versus transvenöse Implantationstechnik.
a ICD-Konfiguration mit epikardialen Elektroden, die subkutan zum abdominell implantierten ICD-Aggregat getunnelt werden. Für die Anlage epikardialer Elektroden war eine Thorakotomie nötig.
b Subpektoral implantierter ICD mit transvenöser Defibrillationselektrode.

Abb. 5.**14** Intraoperative Induktion von Kammerflimmern durch Extrastimulation, Terminierung der Rhythmusstörung durch Schockabgabe. Oberer Kanal: EKG-Ableitung II; mittlerer Kanal: Marker-Kanal (Identifizierung und Typisierung einzelner Herzaktionen durch das implantierte Aggregat
(A = Vorhof, V = Ventrikel, S = Sensing, P = Pacing);
unterer Kanal: Registrierung über die ICD-Elektroden.

Speicherbare Elektrogramme

Während bei initial eingesetzten Kardiovertoren/Defibrillatoren lediglich eine Speicherung der RR-Intervalle von Herzaktionen vor und nach Schockabgabe möglich war und hierüber nur begrenzt auf die zugrundeliegende Arrhythmie geschlossen werden konnte, erlauben moderne Systeme neben einer detaillierten Abfrage von Funktionsparametern auch die direkte Speicherung von Elektrogrammen (Abb. 5.**14**). Hierdurch können adäquate von inadäquaten Schockabgaben eindeutig identifiziert werden. Die gewonnene Information kann darüber hinaus bei der Programmierung des Systems eingesetzt werden.

Biphasische Schockimpulse

Biphasische Schockimpulse wurden erstmals 1989 eingesetzt (212). Ihre Effektivität ist höher als die monophasicher Schocks, sodass eine Energieeinsparung mit verlängerter Lebensdauer der Batterie resultiert.

Antitachykarde Stimulation

Die Implementierung antitachykarder Stimulationsfunktionen zur Terminierung anhaltender ventrikulärer Tachykardien erfolgte erstmals 1988. Bei Ineffektivität der Überstimulation oder Akzeleration der Tachykardie erfolgt eine Terminierung mittels Schockabgabe (Abb. 5.**14**). Verschiedene Verfahren der Überstimulation stehen zur Verfügung:

Burst-Stimulation

Stimulationsintervall und Anzahl der Stimulationsimpulse sind programmierbar. Innerhalb einer Impulsserie bleibt das Impulsintervall konstant. Es kann jedoch in der nächsten Impulsserie um ein wählbares Intervall verkürzt werden.

Ramp-Stimulation

Das Stimulationsintervall verkürzt sich innerhalb einer Impulsserie um ein wählbares Intervall.

Verbesserte Detektionsalgorithmen

Die korrekte Erkennung aller therapiebedürftigen ventrikulären Tachyarrhythmien ist nicht nur eine zwingende Voraussetzung für eine sichere und effektive ICD-Therapie, sondern sie ist auch Voraussetzung für die *Vermeidung inadäquater Schocks*, die den Patienten erheblich belasten und zu einer frühzeitigen Batterieerschöpfung führen können (210).

Bei Geräten der frühen Generation standen als Kriterien zur Erkennung von Kammertachykardien bzw. Kammerflimmern die Herzfrequenz und das Fehlen isoelektrischer EKG-Anteile (bei Kammerflimmern) zur Verfügung. Bei anhaltenden Kammertachykardien beginnt die Detektion heute damit, dass ein Überschreiten der Interventionsfrequenz durch die Rhythmusstörung vom Gerät erkannt wird. Hierbei wird gefordert, dass in einem Detektionsfenster von bestimmter Dauer (z.B. zehn konsekutive Aktionen) eine Mindestzahl von Intervallen vorliegt, die hinsichtlich ihrer Zykluslänge die Interventionsfrequenz überschreiten (z.B. acht der zehn Aktionen). Wird das Kriterium erfüllt, ist die anfängliche Detektion angeschlossen.

Es folgt eine Messung der Dauer der Rhythmusstörung (z.B. 2,5 s). Dieser Parameter stellt sicher, dass eine Tachykardie anhält, bevor eine Therapie durch den Kardioverter/Defibrillator erfolgt. Bei häufigen kurzen, spontan terminierenden Kammertachykardien sollte die Detektionsdauer verlängert werden, um häufige unnötige Ladevorgänge des Aggregats zu vermeiden. Erst wenn diese Kriterien erfüllt sind, wird therapiert. Die *Interventionsfrequenz* sollte um 10–20 Schläge unterhalb der Frequenz der langsamsten spontan aufgetretenen oder induzierten Kammertachykardie liegen.

Berücksichtigt werden muss, dass Antiarrhythmika (vor allem leitungsverzögernde Substanzen wie Klasse-I-Antiarrhythmika, aber auch Amiodaron) zu einer Verlangsamung der Tachykardiefrequenz führen können. Wird eine solche Therapie nach Implantation eines Kardioverters/Defibrillators eingeleitet, muss dies bei der Programmierung entsprechend berücksichtigt werden.

In den letzten Jahren wurden *zusätzliche Detektionsalgorithmen* entwickelt, die eine differenziertere Erkennung von anhaltenden Kammertachykardien und ihre Abgrenzung gegenüber supraventrikulären Tachyarrhythmien und Anstiegen der Sinusfrequenz erlauben. Diese Kriterien sollten nur bei Patienten zur Anwendung kommen, die ihre Kammertachykardie hämodynamisch gut tolerieren und so im Falle einer fälschlichen Detektion- bzw. Therapie-Inhibierung einer Kammertachykardie nicht synkopal werden. Aufgrund eines solchen Risikos ist die Programmierung solcher zusätzlicher Detektionskriterien für die Therapie von Kammerflimmern (in der so genannten VF-Zone [s.u.]) werksseitig nicht vorgesehen.

Rate-Stability

Diese berücksichtigt die *Variabilität konsekutiver RR-Abstände* von detektierten Tachyarrhythmien. Anhaltende ventrikuläre Tachykardien weisen geringere Schwankungen auf als z.B. Vorhofflimmern. Gemessen wird die Änderung des Mittelwerts der RR-Intervalle über einen bestimmten Zeitraum. Bei der initialen Programmierung wird oft ein Wert von 35 ms gewählt, der eine hohe Sensitivität bzgl. der Unterscheidung von ventrikulären Tachykardien und von Vorhofflimmern aufweist.

Berücksichtigt werden muss allerdings, dass vor allem langsame ventrikuläre Tachykardien oft eine größere Variabilität konsekutiver RR-Intervalle aufweisen können. Darüber hinaus kann eine erhöhte RR-Variabilität durch das Auftreten von Fusionsschlägen während Tachykardie vorgetäuscht werden.

Bei der Programmierung des Rate-Stability-Kriteriums sollten daher dokumentierte spontane oder induzierte Kammertachykardien zur endgültigen Programmierung dieses Parameters herangezogen werden. Moderne Aggregate stellen die RR-Variabilität vom Gerät detektierter Kammertachykardien als berechneten Wert zur Verfügung.

Rate-Onset

Darunter versteht man die Berücksichtigung des *abrupten, plötzlichen Beginns einer Tachyarrhythmie*. Verglichen werden die Mittelwerte der RR-Intervalle einer bestimmten Anzahl zuletzt detektierter Aktionen vor der Erfüllung des Frequenzkriteriums (d.h. vor dem Auftreten der Tachykardie) mit dem Mittelwert der RR-Intervalle nach dem Beginn der Tachykardie. Bei Überschreiten eines bestimmten Betrags (gewählt wird in der Praxis oft eine 9%ige Zunahme der mittleren Herzfrequenz), ist das Erkennungskriterium erfüllt. Hierdurch wird in vielen Fällen die inadäquate Detektion von Vorhofflimmern oder Sinustachykardien, die in der Regel einen stetigen Beginn zeigen, verhindert.

Detektionsalgorithmen bei Zweikammer-Systemen

Bei Systemen mit einer zusätzlichen Vorhofelektrode können die hierüber registrierten Signale zur *Diskriminierung zwischen supraventrikulären und ventrikulären Tachyarrhythmien* herangezogen werden. Erfasst wird u.a. das nummerische Verhältnis zwischen Vorhof- und Kammeraktionen.

Neuere Algorithmen folgen zudem dem Prinzip der Mustererkennung. Hierbei wird die zeitliche Abfolge von Vorhof- und Kammersignalen berücksichtigt, die spezifisch für verschiedene Rhythmusstörungen sind.

Unterschiedliche Therapiezonen

Moderne Systeme verfügen über die Möglichkeit der Einrichtung mehrerer Therapiezonen. Die Einteilung beruht auf der Frequenz und den Eigenschaften der Arrhythmie. Für jede Zone können separate Therapieformen festgelegt werden. Darüber hinaus ist die Programmierung zusätzlicher Detektionskriterien möglich (s.o.).

Ziel der Mehrzonen-Programmierung ist auf der einen Seite, bei Auftreten anhaltender ventrikulärer Tachykardien eine möglichst optimale, für den Patienten schonende Beendigung der Arrhythmie durch Überstimulation zu ermöglichen und auf der anderen Seite bei Auftreten von hämodynamisch schnellen, nicht tolerierten ventrikulären Tachykardien oder Kammerflimmern eine effektive und vor allem frühzeitige Terminierung durch Schockabgabe zu ermöglichen.

Im Folgenden sind die Kriterien für die Wahl von Systemen mit einer oder mehreren antitachykarden Detektionszonen und die Therapie-Modi dargestellt.

Kriterien für die Wahl eines Einzonen-Systems bzw. alleiniger Defibrillationstherapie

Einzig dokumentierte Arrhythmie: Kammerflimmern („überlebter plötzlicher Herztod"); weiterhin

➤ dem Kammerflimmern ging keine längere Phase von Herzrasen oder äquivalenten Symptomen voraus,
➤ es fehlen Synkopen mit vorausgehendem oder anschließendem Herzrasen oder äquivalenten Symptomen,
➤ langsame selbstterminierende oder anhaltende Kammertachykardien sind nicht dokumentiert,
➤ anhaltende Kammertachykardien sind nicht induzierbar.

Kriterien für die Wahl eines Mehrzonen-Systems bzw. zusätzlicher Überstimulationstherapien

Spontane anhaltende Kammertachykardien und/oder Kammerflimmern sind dokumentiert; ferner

➤ dem Kammerflimmern gingen Herzrasen oder äquivalente Symptome voraus oder
➤ in der Vorgeschichte ist es zu einer oder mehreren Synkopen mit vorausgehendem oder anschließendem Herzrasen oder äquivalenten Symptomen gekommen oder
➤ langsame selbstterminierende oder anhaltende Kammertachykardien sind dokumentiert oder
➤ solche Arrhythmien sind im Rahmen der programmierten Kammerstimulation auslösbar.

Kriterien für die Wahl mehrerer Zonen einer ventrikulären Tachykardie

Mindestens zwei bezüglich ihrer Frequenz zu unterscheidende, entweder spontan aufgetretene oder induzierbare, zumindest kurzfristig tolerierte ventrikuläre Tachykardien, die unterschiedlich sicher detektiert (zusätzliche Detektionskriterien) oder unterschiedlich therapiert werden sollen (verschiedene antitachykarde Stimulationsmodi), liegen vor.

Verbesserte Redetektionskriterien

Unter Redetektion ist der Detektionsprozess zu verstehen, der nach jeder Therapie überprüft, ob die Rhythmusstörung terminiert werden konnte oder fortbesteht.

Hierbei wird zunächst geprüft, welche Herzfrequenz vorliegt und ob die aktuelle Frequenz die Interventionsfrequenz (z.B. im Falle des Fortbestehens der Tachykardie) noch überschreitet. Darüber hinaus stehen heute weitere differenzierte Algorithmen zur Verfügung. Z.B. beurteilt das Post-Schock-Stabilitäts-Kriterium die Stabilität der RR-Intervalle, um durch einen Schock induziertes Vorhofflimmern (bei dem die Variabilität der RR-Intervalle erhöht ist) zu identifizieren und eine erneute inadäquate Schockabgabe auszuschließen.

Erweiterte Stimulationsmöglichkeiten

Neue Geräte erlauben nicht nur eine vorübergehende antibradykarde Stimulation nach Schockabgabe, sondern eine differenzierte Stimulationstherapie, die auch die Möglichkeit der AV-sequenziellen Stimulation (DDD(R)-Stimulation) ermöglicht.

Eine viel versprechende Neuentwicklung stellt die kombinierte Anwendung der biventrikulären Stimulation mit dem implantierbaren Kardioverter/Defibrillator dar.

Operatives Vorgehen und intraoperative Testung

Die Implantation eines Kardioverter/Defibrillators erfolgt in der Regel im Operationssaal in Allgemeinanästhesie. Letztere ist vor allem wegen der nach Implantation noch intraoperativ erfolgenden Testung des Systems notwendig, während der die Applikation mehrerer Schocks erfolgt. Einige Kliniken implantieren in Lokalanästhesie, führen dann aber bei der notwendigen Testung des Systems eine zusätzliche Sedierung durch. In einzelnen Zentren wird die Implantation im Herzkatheterlabor durchgeführt. Dies erscheint prinzipiell möglich, sofern die bei Implantation von Fremdmaterial notwendigen strengen Anforderungen hinsichtlich der Sterilität erfüllt sind. Die Möglichkeit eines sofortigen Herz-Thorax-chirurgischen Notfalleingriffs (ggf. unter Einsatz der Herz-Lungen-Maschiene) muss auch hier gegeben sein.

Im Rahmen der Implantation des ICD-Systems wird noch intraoperativ die Funktion des Gesamtsystems geprüft. Hierzu gehört die Bestimmung der Sensing- und Stimulationsschwellen sowie die Prüfung der Defibrillationsfunktion. Kammerflimmern wird durch eine programmierte Stimulation, T-Wellen-Schocks oder eine hochfrequente Stimulation (50 Hz) induziert. Die zur Terminierung der Rhythmusstörung notwendige Energie (= Defibrillationsschwelle) sollte mindestens 10 J unterhalb der maximal abzugebenden Energie (34 J) liegen.

Komplikationen

Komplikationen sind nach Einführung der transvenös-subkutanen Implantationstechnik zwar seltener geworden, sie treten aber weiterhin auf und führen nicht selten zu verlängerten bzw. erneuten Krankenhausaufenthalten, einer erhöhten Morbidität und nicht zuletzt auch erhöhten Kosten (187, 193, 203–205, 210).

Während der Implantation eines Kardioverter/Defibrillators kann es zu Komplikationen kommen, die prinzipiell denen bei Schrittmacherimplantation entsprechen (S. 127). An erster Stelle stehen auf die Elektroden bezogene Probleme (s.u.), gefolgt von Blutungen, Pneumothorax und lokalen Problemen an der Implantationsstelle. Spezielle Komplikationen können aus der Verwendung besonderer Elektrodensysteme resultieren (z.B. subkutane Blutungen bei Verwendung von Brustwandelektroden).

Darüber hinaus ist zu bedenken, dass häufig Patienten mit schwer wiegender kardialer Grunderkrankung operiert werden. Ein invasives hämodynamisches Monitoring kann perioperativ notwendig werden. Bei Schwerkranken sollte sich die intraoperative Testung des Systems auf ein unbedingt notwendiges Ausmaß beschränken, um verlängerte Operationszeiten zu vermeiden. Direkt nach der Operation ist aufgrund einer suboptimalen Programmierung gehäuft mit inadäquaten Schocks zu rechnen.

Funktionsverlust des Kardioverter/Defibrillator-Systems

Ein Verlust der Funktion des Kardioverter/Defibrillator-Systems kann u.a. resultieren aus einer Elektrodendislokation, einer Fraktur der Elektrode oder durch einen Isolationsdefekt. Mit dem Auftreten solcher Komplikationen ist bei etwa 5 % der Patienten zu rechnen. Dislokationen treten gewöhnlich in den ersten Wochen nach Implantation auf.

Während sich eine Dislokation der rechtsventrikulären Elektrode durch einen Verlust der Stimulations- und/oder Wahrnehmungsfunktion bemerkbar macht, wird die Dislokation zusätzlicher transvenöser Elektroden röntgenologisch oder durch einen *Anstieg der Defibrillationsschwelle* diagnostiziert.

Infektionen

Bei etwa 0,5 % der Patienten treten nach Implantation Infektionen des Geräts oder Elektrodensystems auf, die eine Explantation des Gesamtsystems notwendig machen; dies tritt häufiger nach dem Austausch eines Geräts auf. Die Infektion ist in den meisten Fälle eine Frühkomplikation, sie kann aber auch erst Monate nach der Implantation klinisch manifest werden. Eine systemische und (oder lokale) Antibiotikabehandlung ist in der Regel nicht ausreichend effektiv. In der Regel erfolgt eine prophylaktische Antibiotikatherapie, ohne dass deren Nutzen eindeutig gesichert ist.

Empfehlungen zur Nachsorge

Bei der Nachsorge sind notfallmäßige, dringende und routinemäßige Wiedervorstellungen des ICD-Patienten zu unterscheiden (196).

Eine *notfallmäßige* Vorstellung wird empfohlen, wenn häufige Schocks auftreten, die z.T. im Abstand von weniger als 1 min erfolgen, oder wenn es erstmals im Rahmen eines Schocks zur Synkope kommt oder wenn die Rhythmusstörung trotz Abgabe von Schocks nicht terminiert.

Eine *dringliche* Vorstellung (z.B. am nächsten Tag) ist angezeigt, wenn der Verdacht auf Infektion des Defibrillator-Systems besteht, wenn erstmals ein Schock auftritt, mehrere ICD-Interventionen in kürzerem Zeitraum auftreten, wenn sich anamnestisch Hinweise auf Vorhofflimmern ergeben (neu aufgetretener irregulärer Herzschlag), wenn rezidivierend Synkopen auftreten oder der Patient das implantierte Aggregat als eine zunehmende psychische Belastung empfindet.

Die Intervalle für *routinemäßige* Vorstellungen hängen einerseits von dem klinischen Gesamtzustand des Patienten sowie dem jeweiligen Defibrillatormodell ab; sie erfolgen in den meisten Zentren erstmals 6 Wochen nach Implantation und dann alle zwei bis drei Monate während der Nachbeobachtung. Die routinemäßige Nachsorgeuntersuchung dient

- ➤ der Abfrage und Analyse aufgetretener Arrhythmieereignisse, erfolgter Interventionen,
- ➤ der Evaluierung des Batteriestatus,
- ➤ der Überprüfung der Integrität des Systems (Wahrnehmungs- und Stimulationsfunktion) und
- ➤ der Erfassung des allgemeinen klinischen Status (inkl. psychischer Befindlichkeit und ICD-Tascheninspektion).

Die Abfrage der stattgehabten Arrhythmieereignisse und erfolgten Therapien dient v.a. der Beurteilung der Wirksamkeit des gewählten Programmierung zur Arrhythmieterminierung. Eine Optimierung der gewählten Therapiemodi wird hierdurch möglich.

Kosten-Nutzen-Relation

Bei der Auswahl von Therapieverfahren muss heute auch eine Kosten/Nutzen-Betrachtung erfolgen (193). Die Kosten einer Therapie sollen zwar nicht über die Wahl des Therapieverfahrens entscheiden, sie müssen aber bei der Indikationsstellung berücksichtigt werden. Besonders wichtig wird dieser Aspekt bei der Primärprävention des plötzlichen Herztodes in Risikokollektiven.
Insgesamt ergibt sich aber bei Anwendung von Kardiovertoren/Defibrillatoren in den letzten Jahren eine Kostensenkung bei Geräten und Elektroden. Die Implantationskosten haben durch die Entwicklung subpektoraler Systeme abgenommen.

Indikationen zur Implantation eines Kardioverter/Defibrillators

Wie bei der Schrittmachertherapie und anderen Therapiemodalitäten wurden in den letzten Jahren von den entsprechenden Fachgesellschaften Leitlinien bzw. Empfehlungen zur Implantation von Defibrillatoren publiziert (196, 206, 208, 209). Aktualisierungen dieser Empfehlungen reflektieren klinische Erfahrung und die Ergebnisse von Studien, in denen die Effektivität der Aggregate dokumentiert werden konnte.

Die Güte und der Umfang der medizinischen Erkenntnisse, auf denen aktuelle Empfehlungen zur Implantation eines Kardioverters/Defibrillators beruhen, werden, basierend auf den Formulierungen der Task Force des American College of Cardiology und der American Heart Association, wie folgt klassifiziert (209):

- ➤ Grad A: Empfehlung basiert auf randomisierter(n) Studie(n) unter Einschluss großer Patientenzahlen.
- ➤ Grad B: Empfehlung basiert auf 1 oder 2 randomisierten Studien mit Einschluss kleiner Patientenzahlen oder auf einer Analyse von nicht randomisierten Studien oder Patientenregistern.
- ➤ Grad C: Empfehlung basiert in 1. Linie auf dem Konsens der Experten.

Wann die Indikation zur Kardioverter/Defibrillator-Therapie erstens als allgemein akzeptiert gilt, zweitens als möglich, aber umstritten, gilt und drittens nicht erfolgen sollte, wird wie folgt klassifiziert:

- ➤ Klasse I: Behandlung mit einem ICD ist allgemein als effektiv und vorteilhaft für den Patienten akzeptiert. Alternative Therapien haben sich als nicht gleichwertig erwiesen.
- ➤ Klasse II: Über den Nutzen, den ein Patient von einer ICD-Therapie erfährt, besteht kein Konsens; alternative Therapien können in Erwägung gezogen werden.
- ➤ Klasse III: Behandlung mit einem ICD ist nicht indiziert, da für den Patienten kein Nutzen zu erwarten ist.

> Betont wird allerdings in allen Empfehlungen, dass die Stellung der Indikation zur Implantation eines Kardioverter/Defibrillators eine Einzelfallentscheidung darstellt, die neben allgemeinen Empfehlungen individuelle und für den Patienten spezifische Aspekte zu berücksichtigen hat.

Tabelle 5.**34** gibt die Indikationen zur Implantation eines Kardioverter/Defibrillators in Abhängigkeit von der klinischen Arrhythmie entsprechend den jüngst publizierten Empfehlungen der Deutschen Gesellschaft für Kardiologie wieder (196).

> Die aktuell publizierten amerikanischen Empfehlungen (209) geben zusätzlich eine mögliche prophylaktische Indikation zur Implantation eines ICD bei Postinfarktpatienten mit erheblich eingeschränkter LV-Funktion auch dann, wenn keine spontanen Arrhythmien vorliegen (entsprechend RADIT II, S. 280).

Eine ausführliche Diskussion der Indikationen erfolgt in den Kapiteln zu einzelnen Arrhythmieformen.

Tabelle 5.34 Indikationen zur Implantation eines Kardioverters/Defibrillators in Abhängigkeit von der klinischen Arrhythmie

	Indikationsklasse		
	I	II	III
	etabliert	möglich	nicht indiziert
Herz-Kreislauf-Stillstand			
VT/VF dokumentiert	A		
➤ einmalige/vermeidbare Ursache			C
➤ akuter Myokardinfarkt < 48 STD.			C
➤ WPW-Syndrom			C
VT/VF nicht dokumentiert			
➤ Defibrillation erfolgreich	B		
➤ VT/VF induzierbar	B		
Ventrikuläre Tachykardie			
mit hämodynamischer Wirksamkeit (Schock, Synkope)	A		
ohne hämodynamische Wirksamkeit			
➤ Ejektionsfraktion <35–40 %	B		
➤ Ejektionsfraktion >35–40 %		B	
Unaufhörlich			C
nicht anhaltend			
➤ Ejektionsfraktion ≦ 35–40 % nach Myokardinfarkt, induzierbar, nicht supprimierbar	B		
➤ Ejektionsfraktion > 35–40 % nach Myokardinfarkt, induzierbar, supprimierbar, kein ausgeprägtes Risikoprofil für plötzlichen Herztod		B	
			C
Idioventrikulärer Rhythmus			C
Idiopathisch			C
Synkope ohne dokumentierte ventrikuläre Tachyarrhythmie nach vorherigem Ausschluss anderer Ursachen			
VT/VF induzierbar			
➤ Ejektionsfraktion ≦ 40 %	B		
➤ Ejektionsfraktion > 40 %		C	
VT/VF nicht induzierbar			
➤ Ejektionsfraktion < 40 %		C	
➤ Ejektionsfraktion > 40 %			C
Asymptomatischer Risikopatient			
Postinfarktpatient mit Spätpotential im signalgemittelten EKG, Ejektionsfraktion ≦ 35 % und geplanter ACB-Operation	A		
Patient mit DCM, Ejektionsfraktion < 30 %, NYHA I–III		B	
Patient mit einer Familienanamnese für plötzlichen Herztod, insbesondere in Zusammenhang mit genetisch mitbestimmten Krankheitsbildern, wie z.B. hypertrophischer Kardiomyopathie, QT-Intervall Syndrom oder Brugada-Syndrom		C	

VT: Kammertachykardie, VF: Kammerflimmern, DCM: dilatative Kardiomyopathie, ACB: aortokoronare Bypass-Operation

Ist eine invasive elektrophysiologische Diagnostik für die Implantation eines Kardioverter/Defibrillators notwendig?

Diese Frage wird bereits seit längerem intensiv diskutiert; größere Studien liegen zu dieser Fragestellung nicht vor. In der eigenen Klinik werden invasive elektrophysiologische Untersuchungen in der Regel vor Implantation eines Kardioverters/Defibrillators durchgeführt. Es gilt, seltene Tachykardieformen, die auch anderen Therapieformen zugänglich sind, auszuschließen (z.B. eine Bundle-Branch-Reentry-Tachykardie, die mittels Katheterablation effektiv behandelt werden kann). Darüber hinaus ist das Stimulationsergebnis in gewissem Umfang hilfreich bei der Programmierung des Aggregats. Die Ergebnisse der Vorhofstimulation können für die Auswahl des Systems (2-Kammer-Aggregat bei atrioventrikulären Leitungsstörungen) von Bedeutung sein.

Fahrtüchtigkeit

Bei der Beurteilung der Fahrtüchtigkeit von Patienten mit einem implantierten Kardioverter/Defibrillator steht die Frage im Vordergrund, inwieweit mit einer erhöhten arrhythmiebedingten Unfallgefahr zu rechnen ist. Laut den Empfehlungen der Deutschen Gesellschaft für Kardiologie und der Europäischen Gesellschaft für Kardiologie sollen bei der Beurteilung der Fahrtüchtigkeit bzw. der Risikoeinschätzung einer arrhythmiebedingten Synkope folgende Aspekte berücksichtigt werden (197, 198):

➤ das Risiko eines arrhythmiebedingten Unfalls und der Zeitverlauf der Arrhythmierezidive,
➤ das Auftreten einer arrhythmiebedingten Synkope,
➤ das Risiko eines arrhythmieverursachten Unfalls und
➤ die Wahrscheinlichkeit, dass der Unfall zu einer schweren Verletzung bzw. zum Tod des Patienten oder anderer Verkehrsteilnehmer führt.

Hieraus ergeben sich folgende Empfehlungen (196):

➤ Kategorie I:
  • Keine eindeutige Einschränkung der Fahrerlaubnis, da das Risiko einer ICD-Entladung mit relevanter hämodynamischer Beeinträchtigung bei dieser Patientengruppe (prophylaktische Implantation) als gering eingestuft wird. Nach Erholung von dem operativen Eingriff (in der Regel drei Monate) ist die Fahrtüchtigkeit wieder gegeben.
➤ Kategorie II:
  • Fahrverbot für einen bestimmten Zeitraum. Kategorie IIA: niedriges Risiko – bei Fehlen von Arrhythmierezidiven Fahrverbot für sechs Monate, Kategorie IIB: mittleres Risiko – Fahrverbot bis zum Nachweis der Symptomfreiheit (d.h. z.B. Fehlen von Präsynkopen oder Synkopen) unter der ICD-Therapie.
➤ Kategorie III:
  • Patienten mit *einem sehr* hohen Risiko für hämodynamisch instabile tachykarde Rhythmusstörungen – generelles Fahrverbot.

Darüber hinaus gilt, dass die Voraussetzung zur Bewältigung der Anforderungen im Personen- und Güterverkehr in der Regel für Patienten mit einem implantierten Kardioverter/Defibrillator der Kategorie II und III nicht mehr gegeben ist.

Atrialer Defibrillator/Atrioverter

Die nicht pharmakologische Behandlung von Vorhofflimmern beinhaltet Katheterablationsverfahren, kardiochirurgische Behandlungsmaßnahmen und, neuerdings, auch die Implantation eines atrialen Defibrillators (202, 207). Die angewandte Methodik basiert auf den Befunden und Erfahrungen, die im Rahmen der transvenösen internen Kardioversion erhoben wurden (S. 117).

Technische Aspekte

Zur internen Defibrillation von Vorhofflimmern wurden bisher zwei unterschiedliche Geräte eingesetzt. Der implantierbare atriale Defibrillator (IAD) Metrix der Firma InControl (Abb. 5.**15a**, **b**), die aber mittlerweile nicht mehr existiert, und das Arrhythmia Management Device (AMD) Jewel der Firma Medtronic.

Der *Metrix-IAD* erkennt über eine aktive Elektrode im rechten Vorhof Vorhofflimmern. Die Schockabgabe (max. 6 J) erfolgt zwischen einer weiteren, auf diese Elektrode platzierte Defibrillationselektrode und eine im Koronarsinus befindliche Sonde. Über eine rechtsventrikuläre Sonde, über die auch eine Schrittmacherstimulation bei transienten Bradykardien nach Schockabgabe möglich ist, wird das ventrikuläre Elektrogramm registriert. Der Schock wird R-Zacken-getriggert abgegeben.

Der *AMD* ist ein um Vorhoferkennung und Vorhoftherapie erweiterter Kardioverter/Defibrillator. Der Schock wird zwischen dem pektoral implantierten Gehäuse oder einer rechtsventrikulären Elektrode und einer Vorhofelektrode abgegeben, die auch der Registrierung atrialer Elektrogramme und der Arrhythmieerkennung dient. Die für die Kardioversion von Vorhofflimmern notwendige Energie ist etwa doppelt so hoch wie bei rein atrialer Elektrodenkonfiguration. Die Platzierung einer weiteren Defibrillationssonde im Koronarsinus ist zur Verringerung der Defibrillationsschwelle möglich.

Im Gegensatz zum Metrix IAD kann das Gerät auch zur Therapie ventrikulärer Tachyarrhythmien über die rechtsventrikulär platzierte Elektrode eingesetzt werden.

Erste klinische Ergebnisse liegen vor (192, 199, 211). Hierbei haben sich beide Systeme als effektiv im Sinne einer Therapie von Vorhofflimmern erwiesen. Der AMD kann nicht nur Vorhofflimmern erkennen und behandeln, sondern er ist auch in der Lage, atriale Tachykardien und Vorhofflattern durch unterschiedliche Verfahren der Überstimulation zu terminieren. Bei Vorhofflimmern wird eine Terminierung der Arrhythmie durch eine 50-Hz-Hochfrequenzstimulation versucht. Bleiben die Überstimulationsversuche erfolglos, erfolgt eine Schockabgabe.

Die Aktivierung der Geräte kann prinzipiell automatisch erfolgen. In bisherigen Untersuchungen erfolgte sie jedoch überwiegend nicht automatisch, sondern im Krankenhaus, in das sich der Patient begibt, wenn er die Rhythmusstörung verspürt.

Probleme ergaben sich bisher in erster Linie mit der Fixierung der Vorhofelektroden bzw. der Koronarsinus-Elektrode. Eine inzwischen verbesserte Elektrodentechnik dürfte zukünftig den bisher häufigen Elektrodendislokationen entgegenwirken.

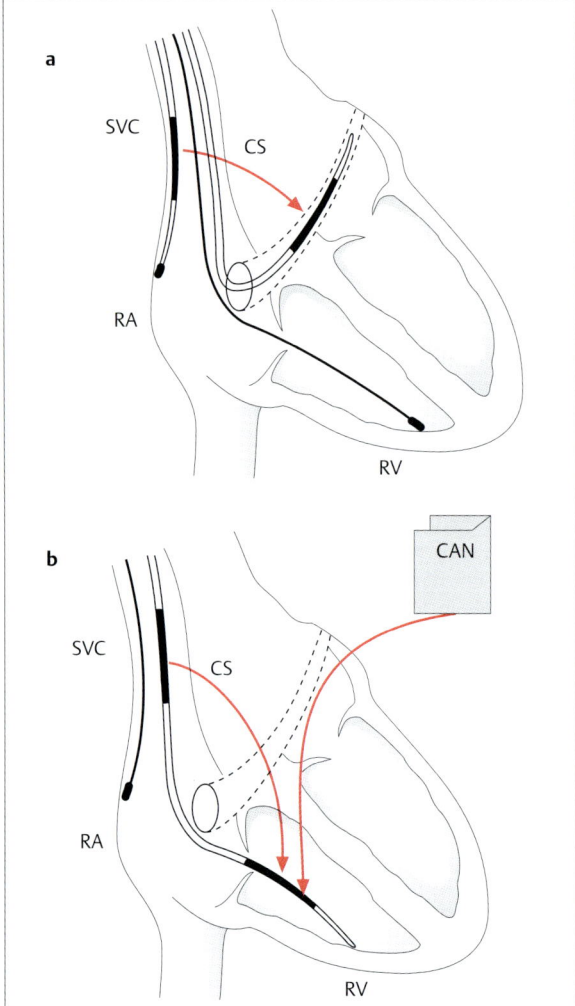

Abb. 5.**15a**, **b** Elektrodenkonfigurationen beim atrialen Defibrillator (IAD) und Zweikammer-Defibrillator (AMD).
a Die Vorhoffdefibrillation erfolgt zwischen Elektroden im Bereich der V. cava superior und dem Koronarsinus. Die ventrikuläre Elektrode wird zur R-Zacken-Triggerung und ventrikulären Stimulation benötigt.
b Vorhof- und Kammerdefibrillation erfolgen zwischen zwei großflächigen Elektroden im Bereich der V. cava superior und des rechten Ventrikels bzw. dem Aggregat (CAN) und der Kathode im rechten Ventrikel. Eine atriale Elektrode wird zur Signalwahrnehmung und Stimulation benötigt.

Akzeptanz durch den Patienten

Obwohl die benötigten Energien niedrig sind, wird der Schock von den meisten Patienten als *außerordentlich unangenehm* empfunden. Die Abhängigkeit der Schmerzintensität von der Schockenergie ist gering. Folgeschocks werden als deutlich schmerzhafter als der erste Schock empfunden (in der Regel sind mehrere Schocks zur Terminierung von Vorhofflimmern notwendig). Ca. 1/3 bis 1/4 der Patienten toleriert die Schockabgabe ohne Sedativa wegen der auftretenden Schmerzen nicht.

Proarrhythmische Effekte

Die Gefahr, durch eine Schockabgabe im Vorhof ventrikuläre Arrhythmien auszulösen, scheint gering zu sein. Bedeutsame proarrhythmische Effekte auf ventrikulärer Ebene wurden bisher nicht beobachtet.

Mögliche Indikationen

Ausgewählte Patienten mit symptomatischen, gegenüber Medikamenten therapierefraktären, permanenten oder lang anhaltenden Episoden von Vorhofflimmern, die mit einer Häufigkeit von zwischen einmal pro Woche und einmal alle drei Monate auftreten, stellen mögliche Kandidaten für ein atriales Defibrillationssystem dar.

Es wird derzeit empfohlen, die Implantation eines atrialen Defibrillators *lediglich im Rahmen von Therapiestudien* durchzuführen, da ausreichende Erfahrungen bisher fehlen. Am ehesten ergibt sich derzeit eine Indikation zur Anwendung der internen atrialen Defibrillation bei Patienten mit intermittierendem Vorhofflimmern, die per se aufgrund ventrikulärer Tachyarrhythmien eine Indikation zur Kardioverter/Defibrillator-Implantation aufweisen. Die Antiarrhythmikagabe dürfte bei den meisten Patienten mit implantiertem atrialen Defibrillator zur Prävention von insbesondere Frührezidiven, die gehäuft nach Schockabgabe auftreten, nötig sein. Eine Erhebung der Kosten-Nutzen-Relation der intraatrialen Defibrillation mittels implantiertem Defibrillator steht bisher aus.

Literatur

186. Bardy GH, Yee R, Jung W: Multicenter experience with a pectoral unipolar implantable cardioverter-defibrillator. Active Can Investigators. J Am Coll Cardiol. 1996; 28: 400–410.
187. Block M, Hammel D, Borggrefe M, Scheld HH, Breithardt G. Transvenöse-subkutane Implantationstechnik des Kardioverters/Defibrillators. Herz. 1994; 19: 259–277.
188. Böcker D, Block M, Isbruch F, et al. Benefits of treatment with implantable cardioverter-defibrillators in patients with stable ventricular tachycardia without cardiac arrest. Br Heart J. 1995; 73: 158–163.
189. Böcker D, Bänsch D, Heinecke A, et al. Potential benefit from ICD-therapy in patients with and without heart failure. Circulation. 1998; 98: 1636–1643.
190. Brodman R, Fisher JD, Furman S, et al. Implantation of automatic cardioverter-defibrillators via median sternotomy. PACE. 1984; 7: 1363–1369.
191. Connolly SJ, Hallstrom AP, Cappato R, et al. on behalf of the investigators of the AVID, CASH and CIDS studies. Meta-analysis of the implantable cardioverter defibrillator secondary prevention trials. Eur Heart J. 2000; 21: 2071–2078.
192. Daoud EG, Timmermans C, Fellows C, et al. for the Metrix Investigators. Initial clinical experience with ambulatory use of an implantable atrial defibrillator for conversion of atrial fibrillation. Circulation. 2000; 102: 1407.
193. Hauer RNW, Derksen R, Wever EFD. Can implantable cardioverter-defibrillator therapy reduce healthcare costs? Am J Cardiol. 1996; 78: 134–139.

194. Haverkamp W, Eckardt L, Borggrefe M, Breithardt G. Drugs versus devices in controlling ventricular tachycardia, ventricular fibrillation, and recurrent cardiac arrest. Am J Cardiol. 1997; 80: 67G–73G.
195. Hayes DL, Zipes DP. Cardiac Pacemakers and cardioverter-defibrillators. In: Braunwald E, Zipes DP, Libby P. Heart disease. 6th ed. Philadelphia: WB Saunders Company; 2001: 775–814.
196. Hohnloser SH, Andresen D, Block M, et al. Leitlinien zur Implantation von Defibrillatoren. Z Kardiol 2000; 89: 129–135.
197. Jung W, Lüderitz B. Quality of life and driving in recipients of the implantable cardioverter-defibrillator. Am J Cardiol. 1996; 78: 51–56.
198. Jung W, Anderson M, Camm J, et al. Recommendations for driving of patients with implantable cardioverter defibrillators. Eur Heart J. 1997; 18: 1210–1219.
199. Lok NS, Lau CP, Tse HF, et al. Clinical shock tolerability and effect of different right atrial electrode locations on efficacy of low energy human transvenous atrial defibrillation using an implantable lead system. J Am Coll Cardiol. 1997; 30: 1324–1330.
200. Mirowski M, Reid PR, Mower MM, et al. The automatic implantable cardioverter-defibrillator. PACE. 1984; 7: 534–540.
201. Moss AJ, Hall WJ, Cannom DS, et al. for the Multicenter Automatic Defibrillator Implantation Trial Investigators: Improved survival with an implanted defibrillator in patients with coronary disease at high risk for ventricular arrhythmia. N Engl J Med. 1996; 335: 1933–1940.
202. Nattel S, Hadjis T, Talajic M. The treatment of atrial fibrillation: an evaluation of drug therapy, electrical modalities and therapeutic considerations. Drugs. 1994; 48: 345–371.
203. O' Nunain S, Roelke M, Trouton T, et al. Limitations and late complications of third-generation automatic cardioverter-defibrillators. Circulation. 1995; 91: 2204–2213.
204. Pinski SL, Fahy GJ. The proarrhythmic potential of implantable cardioverter-defibrillators. Circulation. 1995; 92: 1651–1664.
205. Pinski SL, Fahy GJ. Implantable cardioverter defibrillators. Am J Med. 1999; 106: 446–458.
206. Saksena S, Epstein AE, Lazarra R, et al. Clinical investigation of antiarrhythmic devices – a statement for healthcare professionals from a joint task force of the North American Society of Pacing and Electrophysiology, the American College of Cardiology, the American Heart Association, and the working group on arrhythmias and cardiac pacing of the European ociety of Cardiology. J Am Coll Cardiol. 1995; 25: 961–973.
207. Schaumann A. Managing atrial tachyarrhythmias in patients with implantable cardioverter defibrillators. Am J Cardiol. 1999; 83: 214D–217D.
208. Task Force of the Working Group on Cardiac Arrhythmias and Cardiac Pacing of the European Society of Cardiology. Indications for implantable cardioverter/defibrillator (ICD) therapy. Eur Heart J 2001; 22: 1074–1081.
209. The ACC/AHA Task Force on Practice Guidelines: ACC/AHA/NASPE guideline update for implantation of cardiac pacemakers and antiarrhythmic devices: Circulation 2002; 106: 2145–2161.
210. Weber M, Block M, Brunn J, et al. Inadequate therapies with implantable cardioverter-defibrillators-Incidence, etiology, predictive factors and preventive strategies. Z Kardiol. 1996; 85: 809–819.
211. Wellens HJJ, Lau CP, Lüderitz B, et al. for the Metrix Investigators. The atrial defibrillator: an implantable device for the treatment of atrial fibrillation. Circulation. 1998; 98: 1651–1656.
212. Zipes DP, Roberts D, for the PCD Investigators. Results of a world-wide study of the implantable cardioverter/defibrillator: A comparison of epicardial and endocardial lead systems. Circulation. 1995; 92: 59–65.

Katheterablation

Die Hochfrequenzstrom-Katheterablation hat sich als kuratives Verfahren der ersten Wahl bei der Behandlung supraventrikulärer und atrioventrikulärer Tachykardien etabliert (Tab. 5.**35**). In speziellen Zentren erreichen die akuten Erfolgsraten hier fast 100%. Diese hohen Erfolgsraten sind nicht allein auf Verbesserungen der Technik der Hochfrequenzstrom-Applikation zurückzuführen, sondern werden ganz wesentlich von den *verbesserten Möglichkeiten der Lokalisation* (Mapping) des so genannten Tachykardieursprungs bzw. von Strukturen bestimmt, die einen essenziellen oder „kritischen" Teil des Reentry-Kreises bilden (S. 46).

Positive Behandlungsergebnisse wurden inzwischen auch für die Katheterablation von typischem Vorhofflattern, von atrialen Tachykardien und von Kammertachykardien mitgeteilt. Bei der Katheterablation von Vorhofflimmern handelt es sich um ein derzeit noch experimentelles Verfahren. Bezüglich des Vorgehens bei einzelnen Arrhythmien sei auf die entsprechenden Kapitel verwiesen.

Historische Entwicklung

Die Entwicklung perkutaner Katheterablationsverfahren geht auf eine Mitteilung von einer französischen Arbeitsgruppe aus dem Jahr 1979 zurück (229). Bei einem Patienten, bei dem im Rahmen einer elektrophysiologischen Untersuchung eine Defibrillation erforderlich wurde und eine Elektrode des Defibrillators versehentlich direkten Kontakt mit einem in His-Bündel-Position gelegenen Elektrodenkatheter hatte, kam es zum Auftreten eines kompletten AV-Blocks. Nach der Defibrillation zeigte sich ein vollständiger, anhaltender AV-Block.

Basierend auf dieser Beobachtung wurden Anfang der 80er Jahre erste tierexperimentelle Untersuchungen zur therapeutischen Anwendung der perkutanen Gleichstromapplikation zur Unterbrechung der atrioventrikulären Oberleitung durchgeführt. Kurze Zeit später erfolgten erste Anwendungen der *Gleichstrom-Katheterablation* beim Menschen.

Die Methode der Gleichstrom-Katheterablation wurde in den folgenden Jahren von mehreren Arbeitsgruppen zur Ablation der atrioventrikuläen Überleitung, später auch zur Ablation rechts gelegener akzessorischer Leitungsbahnen sowie zur Ablation von Kammertachykardien eingesetzt (213, 218).

Die Behandlungserfolge der Methode waren zwar zufrieden stellend, mit zunehmender Erfahrung zeigte sich jedoch, dass im Zusammenhang mit der Gleichstromablation relativ häufig *schwer wiegende Komplikationen* auftraten. Wesentliche Komplikationen ergaben sich vor allem durch die massive Druckentwicklung („Barotrauma") im Herzen im Zusammenhang mit der Energieabgabe, die nicht selten Perforationen und teilweise tödlich verlaufende Perikardtamponaden nach sich zogen.

AV-Knotenablation	>90%
AV-Knoten-Reentry-Tachykardie	>90%
AV-Reentry-Tachykardie	>90%
Atriale Tachykardien	ca. 50–60%
Vorhofflattern	
➤ typisches Vorhofflattern	• 90%
➤ untypisches Vorhofflattern	• ca. 70%
Vorhofflimmern	
➤ fokales Vorhofflimmern	• ca. 50–70%
➤ direkte Ablation	• experimentell
Kammertachykardien	
➤ idiopathisch, Bundle-Branch-Reentry	• 90%
➤ bei struktureller Herzerkrankung	• 50–70%
➤ unaufhörliche Kammertachykardien im Sinne der Unterbrechung der unaufhörlichen Arrhythmie	• >90%

Tabelle 5.**35** Erfolgsraten der Hochfrequenz-Katheterablation (Akuterfolg)

Aufgrund des insgesamt unvertretbar hohen Risikos schwer wiegender Komplikationen der Gleichstrom-Katheterablation wurden bereits Mitte der 80er Jahre von mehreren Arbeitsgruppen experimentelle Untersuchungen mit dem Ziel unternommen, alternative Methoden zur sicheren und erfolgreichen Durchführung perkutaner Katheterablationsverfahren zu entwickeln.

Die Anwendung von Laserenergie zur perkutanen Ablation konnte sich nicht durchsetzen. Erste experimentelle Untersuchungen zu den Möglichkeiten der Anwendung von *Hochfrequenzstrom* zur perkutanen Katheterablation wurden in den frühen 80er Jahren durchgeführt. Die Ergebnisse dieser experimentellen Untersuchungen waren nicht zufrieden stellend, da bedingt durch den Einsatz zu leistungsstarker Hochfrequenzstromgeneratoren, im experimentellen Modell nach der Stromapplikation gehäuft *ausgedehnte Verbrennungen* mit Ausbildung tiefer Krater im Myokard beobachtet wurden. Trotz der zunächst nicht zufrieden stellenden Ergebnisse wurde die Entwicklung der Hochfrequenzstrom-Katheterablation in einigen Zentren weiterverfolgt.

Die *erste erfolgreiche klinische Anwendung von Hochfrequenzstrom* zur Ablation der AV-Leitung wurde 1985 (215) und einer rechts gelegenen akzessorischen Bahn 1986 von der eigenen Arbeitsgruppe durchgeführt (214). Kuck und Mitarbeiter (226) publizierten 1988, nach Durchführung umfangreicher experimenteller Studien, die erste erfolgreiche Ablation einer links gelegenen akzessorischen Leitungsbahn mittels Hochfrequenzstrom.

Parallel zur klinischen Einführung des Verfahrens wurden die Ergebnisse grundlegender Untersuchungen zu den biophysikalischen Aspekten der perkutanen Hochfrequenzstrom-Anwendung am Herzen vorgelegt. Die Ergebnisse klinischer Studien mit größeren Patientenzahlen wurden in den Jahren 1990 bis 1992 dann sowohl von europäischen wie auch von amerikanischen Arbeitsgruppen vorgelegt.

Die Anwendung der Hochfrequenzstrom-Katheterablation war im Wesentlichen *zunächst auf zwei Hauptindikationen* beschränkt, nämlich

➤ die Durchtrennung der normalen atrioventrikulären Überleitung (so genannte „AV-Knoten-Ablation" oder „His-Bündel-Ablation") und
➤ die Ablation akzessorischer Bahnen.

Aufgrund der positiven klinischen Behandlungsergebnisse und neuer pathophysiologischer Erkenntnisse konnte das Verfahren in den folgenden Jahren zur kurativen Therapie von Patienten

➤ mit AV-Knoten-Reentry-Tachykardien und,
➤ in begrenztem Umfang, auch zur Behandlung atrialer Tachykardien, Kammertachykardien und von Vorhofflattern erfolgreich eingesetzt werden (219, 220, 224, 227).

Mechanismen der Hochfrequenzstrom-Katheterablation

Das einer Hochfrequenzstrom-Katheterablation zugrunde liegende Prinzip ist die durch Hochfrequenzstrom (HF) induzierte *Erwärmung von Gewebe* (221). In einem elektrischen Schaltkreis, der den HF-Generator, eine indifferente großflächige, auf dem Rücken des Patienten lokalisierte Elektrode und den am Endokard platzierten Ablationskatheter beinhaltet (Abb. 5.**16**), erfolgt die Erwärmung am Ort des größten Übergangswiderstandes, d.h. an der endständigen Elektrode des Katheters (Abb. 5.**17**).

Übersteigt die Erwärmung des elektrodennahen Gewebes ein kritisches Maß (Gewebetemperatur > 50°C), resultiert eine *Koagulation mit Denaturierung von Proteinen* und damit irreversibler Gewebeschädigung (221). Bei der Katheterablation wird nicht modulierter HF-Strom von 300–500 kHz eingesetzt. Die applizierten Leistungen liegen zwischen 15 und 50 Watt. Am Übergang von der Katheterelektrode zum Myokard können während der Stromabgabe mittels in die Katheter integrierter Thermistoren oder Thermoelemente kontrollierte Temperaturen zwischen 50–90°C erzeugt werden

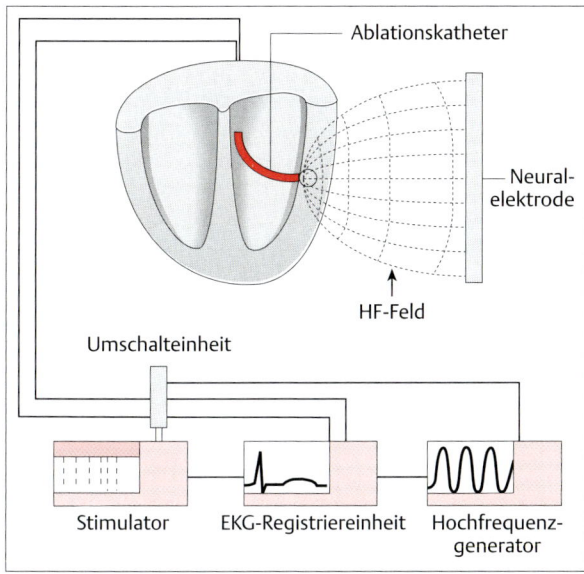

Abb. 5.**16** Hochfrequenzstromkreis.

Tabelle 5.**36** Faktoren, die die Effekte von Hochfrequenzstrom an biologischem Gewebe beeinflussen

- Energiemodus (unipolar gegenüber bipolar)
- Modulationsart des HF-Stroms (moduliert gegenüber nicht moduliert)
- Leistung, Energie
- Gewebetemperatur
- Koagulationsdauer
- Gewebeimpedanz
- Form und Größe der Ablationselektrode
- Wärmeverluste durch Konvektion
- Katheterandruck und Ausmaß des Kontakts zwischen Ablationselektrode und Gewebe

(223, 225). Die so erzeugten Gewebeläsionen weisen im Experiment an nicht vorgeschädigtem Myokard eine Ausdehnung von 5–8 mm im Durchmesser und 4–6 mm in der Tiefe auf (221, 223).

Bei zu starker bzw. schneller Erhitzung des Gewebes kann es zu Verkohlungen an der Oberfläche der Ablationselektrode (Abb. 5.**18**) kommen. Es resultiert ein Impedanzanstieg, der die weitere Stromabgabe reduziert und zu Schädigungen der Ablationselektrode führen kann (221) (Abb. 5.**19**).

Die resultierende Größe der induzierten Gewebedefekte hängt von zahlreichen Faktoren ab (Tab. 5.**36**). Während die Ausdehnung der induzierten Koagulationsnekrosen in vitro gut mit den biophysikalischen Parametern abgegebene Leistung und Energie korreliert, ist dies bei der HF-Strom-Applikation in vivo aufgrund der in Tabelle aufgeführten zahlreichen Variablen nicht der Fall (Abb. 5.**20a-c**).

Im Gegensatz zu Leistung und Energie hat sich die an der Spitze des Ablationskatheters gemessene Temperatur als nützlicher Parameter zur Abschätzung der Gewebeeffekte erwiesen. Überwiegend werden deshalb heute temperaturgesteuerte HF-Generatoren eingesetzt.

Besondere technische Aspekte

Hochfrequenzstrom-Generatoren

Zahlreiche unterschiedliche Systeme stehen zur Verfügung. Mittels Display lassen sich die abgegebene Energie/Leistung, die Katheterspitzentemperatur sowie Änderungen der Impedanz verfolgen. Die Registrierung des EKGs und lokaler Elektrogramme während des Ablationsvorgangs stellt heute kein Problem mehr da. Initial war sie aufgrund der Überlagerung der Elektrogramme durch Artefakte bzw. Interferenzen mit dem abgegebenen Hochfrequenzstrom nicht möglich.

Die *flüssigkeitsunterstützte Hochfrequenzstrom-Applikation* („cooled tip ablation" oder „chilled ablation") ist eine neue Ablationstechnologie mit dem Ziel, durch eine Kühlung der Elektrodenoberfläche während der Stromabgabe größere Myokardläsionen zu induzieren. Potenzielle Risiken bei der Anwendung der Technologie ergeben sich aus der Tatsache, dass durch die Kühlung der Elektrode (und damit auch des Endokards) eine Überhitzung und Gasblasenbildung in tiefer liegenden Myokardarealen auftreten können. Dies kann, bei entsprechendem Gasdruck unter dem Endokard, zu explosionsartigen Endokardrupturen führen. Diese Technik kann eingesetzt werden, wenn der Effekt bei konventioneller Ablation nicht ausreicht.

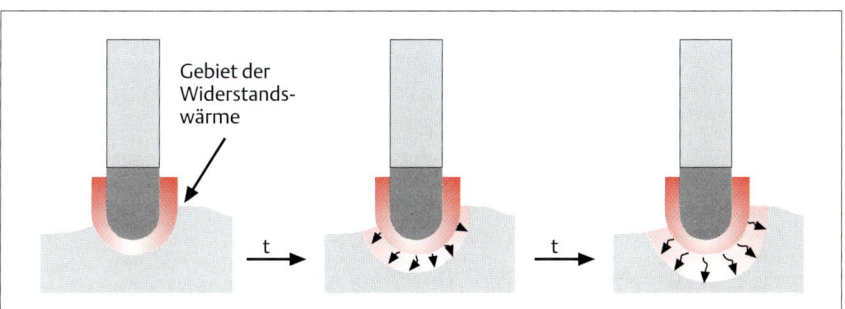

Abb. 5.**17** Mechanismen der Entstehung von Gewebeläsionen bei der Hochfrequenzstrom-Katheterablation: Im Bereich des Übergangs von der Elektrode zum Gewebe entsteht aufgrund des hohen Übergangswiderstandes Wärme (Widerstandswärme). Es folgt eine Wärmeleitung in tiefere Gewebeschichten durch Konvektion.

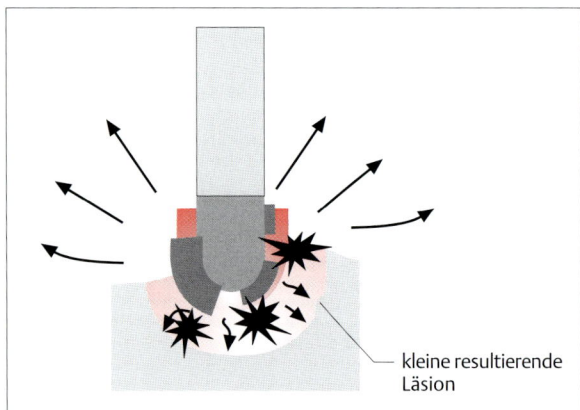

Abb. 5.**18** Überschießende Gewebeerhitzung mit der Ausbildung von Verkohlungen an der Elektrodenspitze (langer Pfeil). Häufig resultiert hierbei ein Schmelzen der Isolierung der Elektrodenkatheters. Die resultierende Läsion bleibt klein. Typischerweise kommt es in diesen Situationen zum Auftreten von Impedanzsprüngen (Abb. 5.**19**).

Ablationskatheter

Das zur Hochfrequenzstrom-Ablation zur Verfügung stehende Kathetermaterial hat sich in den letzten Jahren nicht nur hinsichtlich des Monitoring der Katheterspitzentemperatur und anderer physikalischer Parameter (Leistung, Impedanz), sondern auch hinsichtlich einer günstigeren Energieapplikation durch großflächige endständige Elektroden und einer weiterentwickelten Steuerbarkeit der Kathetersysteme erheblich verbessert.

In der Initialphase der klinischen Anwendung waren während des Ablationsvorgangs auftretende Impedanzsprünge, die zu einer vorzeitigen Beendigung des Koagulationsvorgangs führten und damit die Effektivität des Verfahrens einschränkten, ein häufiges Problem. Durch eine Vergrößerung der distalen Oberfläche des Ablationskatheters (Einführung von Elektroden mit einer Länge von 4 mm) konnte dieses Problem weitgehend umgangen werden. Die Steuerbarkeit der heute verfügbaren Ablationskatheter, die mittels spezieller Mechanismen vom Handstück des Katheters aus erfolgt und eine nahezu beliebige Beugung der Katheterspitze ermöglicht, hat sich erheblich verbessert.

Auch im Bereich anatomisch komplexer bzw. schwierig zu erreichender Myokardareale ist hierdurch in den meisten Fällen eine relativ stabile Positionierung des Katheters möglich.

Komplikationen

Eine sachgemäße Anwendung vorausgesetzt, ist die Hochfrequenzstrom-Katherterablation ein komplikationsarmes Verfahren (216, 217, 222). Dies bedeutet aber nicht, dass nicht prinzipiell mit all den Komplikationen, wie sie im Rahmen einer transvenösen/transarteriellen Katheteruntersuchung prinzipiell auftreten können, gerechnet werden muss. Darüber hinaus ist mit *speziellen Komplikationen* in Abhängigkeit von der zu behandelnden Rhythmusstörung zu rechnen. Tabelle 5.**37** gibt die Komplikationen wieder, die im Rahmen eines multizentrischen „Survey" mit 1050 Patienten auftraten, bei denen eine Katheterablation akzessorischer Leitungsbahnen erfolgte, eine AV-Knoten-Reentry-Tachykardie oder der AV-Knoten abladiert wurde (216).

Schmerzen

Ein Teil der Patienten gibt während der Applikation von Hochfrequenzstrom zu Ablationszwecken ein Brennen im Bereich des Brustkorbs oder andere schmerzähnli-

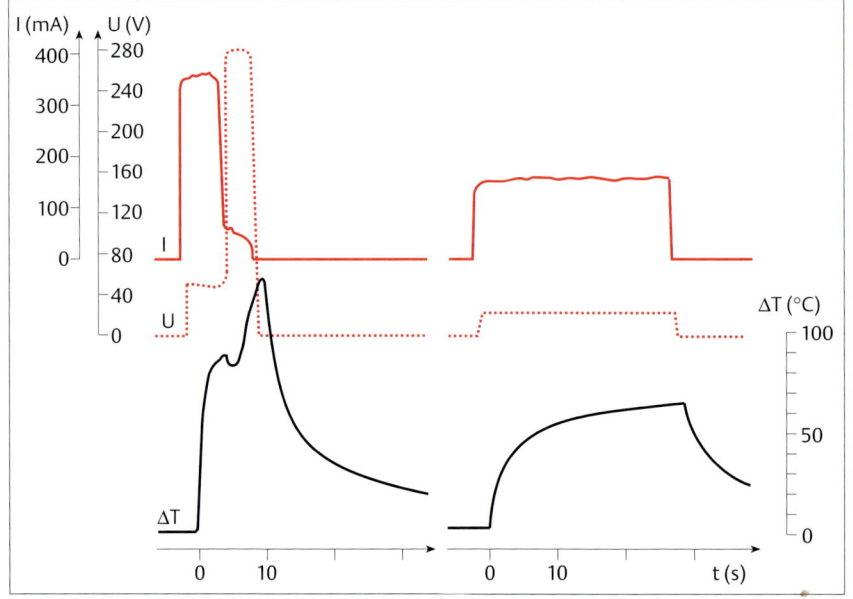

Abb. 5.**19** Mechanismus eines so genannten Impedanzsprungs während der Hochfrequenzstrom-Katheterablation. Rechts: regelrechte Temperaturentwicklung mit langsamem Anstieg. Links: zu schneller initialer Temperaturanstieg, der auf eine Überhitzung hindeutet. Drastischer Abfall des Stroms (I), am ehesten bedingt durch eine Widerstandserhöhung an der Elektrodenspitze (vermutlich durch Verkohlung von Gewebe). Das Gerät schaltet sich nach plötzlicher Änderung der Impedanz automatisch ab.

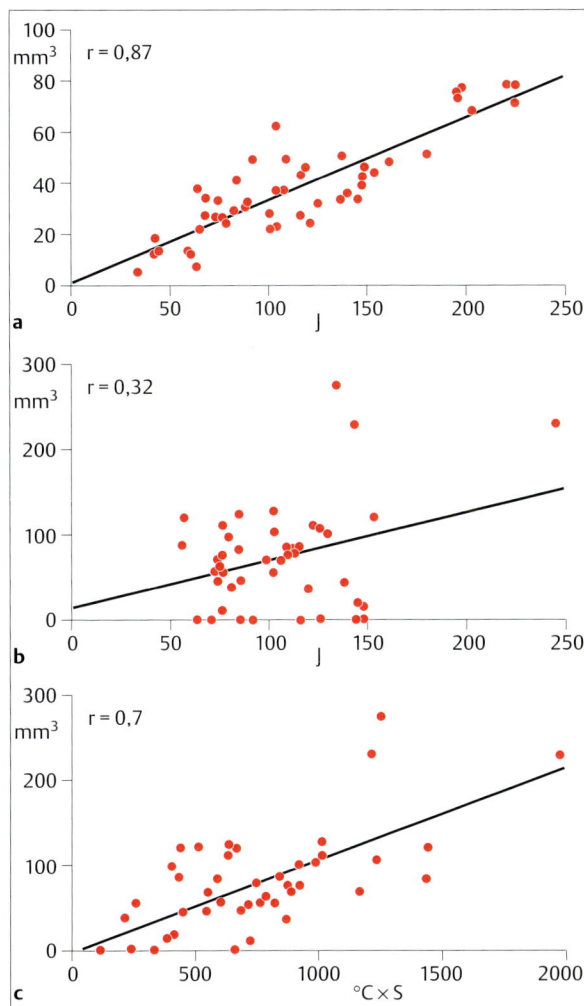

Abb. 5.**20a–c** Volumen von mittels Hochfrequenzstrom in vivo und in vitro (Hund) erzeugten Läsionen. In vitro (**a**) ergibt sich eine deutlich bessere Korrelation zwischen dem Volumen der erzeugten Läsionen und der abgegebenen Energie als in vivo (**b**). **c** In vivo korreliert das Läsionsvolumen relativ gut mit dem Temperatur-Zeit-Integral (nach 223).

Tabelle 5.**37** Komplikationen im Zusammenhang mit einer Hochfrequenzstrom-Katheterablation: Ergebnisse einer Multicenterstudie bei 1050 Patienten, bei denen entweder eine Ablation des AV-Knotens oder von atrioventrikulären Tachykardien bzw. AV-Knoten-Reentry-Tachykardien erfolgte (nach 216)

Komplikation	Anzahl der Patienten	%
Schwer wiegende Komplikationen		
Tod[1]	3	0,30
Schlaganfall	2	0,20
Kompletter AV-Block	10	1,00
Perikardtamponade	6	0,60
Herzklappenschädigung	1	0,10
Myokardinfarkt	1	0,10
Koronarspasmus	1	0,10
Pneumothorax	1	0,10
Thromboembolie	4	0,40
Koronarsinus-Perforation	1	0,10
Schädigung durch Röntgenstrahlung	1	0,10
Femoralarterienverletzung	1	0,10
Leichtere Komplikationen		
Perikarderguss	20	1,90
Perikarditis	4	0,38
Hämatom	32	3,05
Pleuraerguss	4	0,38
Hypotension	6	0,57
Brustschmerz	4	0,38
Vasovagale Reaktion	3	0,29
Atemdepression	2	0,19
Fieber	1	0,10
Pneumonie	2	0,19
Verletzung des Plexus brachialis	1	0,10
AV-Block, nicht schrittmacherpflichtig	21	2,00

[1] Akute Dissektion der linken Koronararterie (n=1); Kammerflimmern 7 Tage nach Ablation (n=1); elektromechanische Dissoziation 14 Tage nach Ablation (n=1)

che Sensationen an. Die Intensität der angegebenen Beschwerden ist jedoch in der Regel gering. Die Anwendung von Analgetika ist meistens nicht notwendig.

Perforation/Perikarderguss/Perikardtamponade

Bereits im Rahmen einer diagnostischen elektrophysiologischen Untersuchung kann eine Perforation des Myokards durch einen Elektrodenkatheter eintreten. In den meisten Fällen ergeben sich hierbei keine weiteren Probleme; ein Perikarderguss, u.U. auch eine bedrohliche, interventionspflichtige Perikardtamponade können jedoch im Einzelfall resultieren.

> Deshalb ist es wichtig, dass der die Untersuchung durchführende Arzt in der Technik der notfallmäßigen Perikardpunktion geübt ist.

Eine Perforation des Myokards durch den Koagulationsvorgang wurde nur in sehr seltenen Fällen, z.T. mit tödlichem Ausgang, mitgeteilt. In einem Teil der Fälle dürfte hier weniger der Ablationsvorgang selbst als vielmehr ein zu hoher Andruck des Katheters ursächlich eine Bedeutung gespielt haben.

Auch die Ablation im Bereich des Vorhofs hat sich bezüglich des Auftretens dieser speziellen Komplikation als eher sicher herausgestellt. Hierzu dürfte beitragen, dass die Vorhöfe durch den Perikardbeutel mit eingefasst sind. Hierdurch wird dem Ablationskatheter ein zusätzlicher mechanischer Widerstand entgegengebracht.

Thromboembolische Komplikationen

Während einer Katheterablation erfolgt routinemäßig die Gabe von Heparin. Nachfolgend erfolgt die Gabe von Acetylsalizylsäure für drei Monate, um Thrombenbildungen im Bereich der Ablationsstelle vorzubeugen. Der Nutzen ist allerdings nicht belegt.

In Einzelfällen wurden weniger schwer wiegende zerebrale Embolisierungen bei linksaatrialer bzw. -ventrikulärer Ablation mitgeteilt. Auch wenn hierzu entsprechende Untersuchungen fehlen, kann angenommen werden, dass das Risiko thromboembolischer Komplikationen auch von der Zahl der abgegebenen Hochfrequenzstrom-Impulse abhängt; es dürfte mit steigender Anzahl zunehmen.

Vaskuläre Komplikationen

Vaskuläre Komplikationen (Hämatome, Gefäßverletzungen, Trombophlebitiden, Thrombosen) gehören zu den *häufigsten Komplikationen* der Katheterablation. Sie sind in der Regel nicht bedrohlich, führen aber nicht selten zu einer erhöhten Morbidität und verlängern den Krankenhausaufenthalt. Das Risiko solcher Komplikationen steigt mit der Anzahl der verwendeten Katheter und der Dauer der Untersuchung.

Hautverbrennungen

Hautverbrennung geringen Ausmaßes wurde beobachtet, treten bei sachgemäßer Anwendung von Hochfrequenzstrom aber nicht auf.

Seltene andere kardiale Komplikationen in Abhängigkeit von der zu behandelnden Rhythmusstörung

In Abhängigkeit von der mittels Ablation zu behandelnden Rhythmusstörung und der sich daraus ergebenen Lokalisation der Energieapplikation können sich spezielle Komplikationen ergeben. Hierzu gehört z.B. das Auftreten eines kompletten AV-Blocks bei Katheterablation einer AV-Knoten-Reentry-Tachykardie oder auch die Verletzung von Koronargefäßen bei epikardialen lokalisierten akzessorischen Bahnen und Ablation über das koronare Venensystem (siehe einzelne Arrhythmiekapitel).

Literatur

213. Borggrefe M, Breithardt G, Podczeck A, Rohner D, Budde T, Martinez-Rubio A. Catheter ablation of ventricular tachycardia using defibrillator pulses: electrophysiological findings and long-term results. Eur Heart J. 1989; 10: 591–601.
214. Borggrefe M, Budde T, Podczeck A et al. High frequency alternating current ablation of an accessory pathway in humans. J Am Coll Cardiol. 1987; 10: 576–582.
215. Budde T, Breithardt G, Borggrefe M, Podczeck A, Langwasser J. Erste Erfahrungen mit der Hochfrequenzstromablation des AV-Leitungssystems beim Menschen. Z Kardiol. 1987; 76: 204–210.
216. Calkins H, Young P, Miller J et al. Catheter ablation of accessory pathways, atrioventricular nodal reentrant tachycardia, and the atrioventricular junction. Circulation. 1999; 99: 262–270.
217. Fisher JD, Kim SG, Matos JA, Waspe LE, Brodman R, Merav A. Complications of catheter ablation of tachyarrhythmias: occurrence, protection, prevention. Clin Prog Electrophysiol Pacing. 1988; 3: 292–298.
218. Gallagher JJ, Svenson RH, Kasell JH, et al. Catheter technique for closed chest ablation of the atrioventricular conduction system. A therapeutic alternative for the treatment of refractory supraventricular tachycardia. N Engl J Med. 1982; 306: 194–200.
219. Gonska BD. Neue Ablationstechniken bei ventrikulären Tachykardien. Z Kardiol. 2000; 3: 171–176.
220. Haverkamp W, Chen X, Kottkamp H, et al. Hochfrequenzstrom-Katheterablation bei ventrikulären Tachykardien. Z Kardiol. 1995; 84: 83–102.
221. Haverkamp W, Hindricks G, Gülker H, et al. Coagulation of ventricular myocardium using radiofrequency alternating current: bio-physical aspects and experimental finding. PACE. 1989; 12: 187–195.
222. Hindricks G, on behalf of the Multicentre European Radiofrequency Survey (MERFS) Investigators of the Working Group on Arrhythmias of the European Society of Cardiology. The Multi-centre European Radiofrequency Survey (MERFS): Complications of radiofrequency catheter ablation of arrhythmias. Eur Heart J. 1993; 14: 1644–1653.
223. Hindricks G, Haverkamp W, Gülker H, et al. Radiofrequency coagulation of ventricular myocardium: Improved prediction of lesion size by monitoring catheter Tipp temperature. Eur Heart J. 1989; 10: 972–984.
224. Kottkamp H, Hindricks G, Borggrefe M, Breithardt G. Radiofrequency catheter ablation. In: Bertrand M, Serruys P, Sigward U, eds. Handbook of interventional cardiology. 1995.
225. Kottkamp H, Hindricks G, Horst E et al. Subendocardial and intramural temperature response during radiofrequency catheter ablation in chronic myocardial infarction and normal myocardium. Circulation. 1997; 95: 2155–2161.
226. Kuck KH, Schlüter M. Modification of left-sided acessory pathway by radiofrequency current using bipolar epicardial-endocardial electrode configuration. Eur Heart J. 1988; 9: 927–933.
227. Morady F. Radio-frequency ablation as treatment for cardiac arrhythmias. N Engl J Med. 1999; 340: 534–544.
228. Schneider MAE, Schmitt C. Non-contact-Mapping – ein simultanes räumliches Lokalisationsverfahren in der Diagnostik von Herzrhythmusstörungen Z Kardiol. 2000; 89: 177–185.
229. Vedel J, Frank R, Fontanine G, et al. Bloc auriculo-ventriclaire infrahisien definitif induit au course d'une expolarisation endoventriculaire droit. Arch Mal Cœur Vaisseaux 1979; 72: 107.

6 Therapie bradykarder Rhythmusstörungen

Das Wichtigste in Kürze

Einige Formen der Bradyarrhythmie sind häufig asymptomatisch und dann in der Regel nicht behandlungsbedürftig – z.B. die Sinusbradykardie oder auch die Sinusarrhythmie. Falls in solchen Fällen Symptome auftreten, gilt es zu klären, ob diese eindeutig in Zusammenhang mit der Arrhythmie stehen, denn dies ist ein Grund für die Indikation zur Therapie. Dies gilt auch für Störungen wie z.B. Sinusknotenstillstand, sinuatriale Blockierungen oder das Karotissinus-Syndrom.
Bei atrioventrikulären oder intraventrikulären Leitungsstörungen stehen zwar natürlich auch die Symptome im Vordergrund, wichtig wird hier jedoch auch die eingeschränkte Prognose. Daher besteht auch bei symptomfreien Patienten in bestimmten Fällen eine Indikation zur dauerhaften Therapie. Nach einem Myokardinfarkt oder chirurgischen Eingriffen bestehen Herzrhythmusstörungen häufig nur vorübergehend und müssen demnach oft nur kurzfristig behandelt werden.

■ Sinusknotenfunktionsstörungen

Der Sinusknoten ist unter physiologischen Bedingungen der führende Schrittmacher des Herzens. Als normale Entladungsfrequenz des Sinusknotens wurde, mehr willkürlich als durch epidemiologische Studien gesichert, eine Frequenz von 60–100/min in Ruhe festgelegt. Abweichungen nach unten werden als Sinusbradykardie, solche nach oben als Sinustachykardie bezeichnet. Die Eigenfrequenz des Sinusknotens (so genannte intrinsische Frequenz, nach Ausschalten der vagalen und sympathischen Efferenz) liegt zwischen 90–95/min.

Die Frequenz des Sinusknoten ist von zahlreichenden Faktoren abhängig. Einen wesentlichen Einfluss spielen u.a. Alter, Geschlecht und der Tonus des autonomen Nervensystems. Die Frequenz nimmt mit zunehmendem Alter ab und ist bei Frauen höher als bei Männern. Sympathikusstimulation bewirkt eine Frequenzzunahme, vagale Aktivierung eine Frequenzabnahme. Die Herzfrequenz (Zyklusdauer) ist bei gesunden Personen ausgeprägten von Schlag-zu-Schlag auftretenden Schwankungen unterworfen. Bezüglich der speziellen Bedeutung der von Schlag-zu-Schlag auftretenden Fluktuationen der Herzfrequenz für die Risikostratifizierung sei auf das Kapitel „Herzfrequenzvariabilität" auf S. 56 verwiesen.

Sinusbradykardie

Einleitung

> Von einer Sinusbradykardie wird gesprochen, wenn die Herzfrequenz, bei Erregungsursprung im Sinusknoten, 60/min unterschreitet.

Dieser Grenzwert wurde willkürlich festgelegt. Wie bei der Sinustachykardie handelt es sich in vielen Fällen um eine physiologische Reaktion (erhöhter Vagotonus, in Ruhe und insbesondere in der Nacht). Eine Frequenz unter 40/min, die tagsüber auftritt und mit Symptomen einhergeht, ist als pathologisch zu bewerten.

Epidemiologie

Die Sinusbradykardie ist ein recht häufiger Befund (1). Sie lässt sich vor allem bei Männern nachweisen und hat hier in den meisten Fällen keinen Krankheitswert.

Spezielle Pathophysiologie

Bei trainingsbedingter Vagotonie ist nahezu regelhaft eine Bradykardie zu beobachten. Ruhefrequenzen bis zu 25/min können bei einzelnen Hochleistungssportlern erreicht werden. Pathologische Bradykardien können kardiale und extrakardiale Ursachen haben. Eine häufige Ursache sind Medikamente (Tab. 6.1).

Eine *vorübergehende* Sinusbradykardie kann bei 10–15 % der Patienten im Frühstadium des akutem Myokardinfarkts beobachtet werden. In den meisten Fällen handelt es sich um Patienten mit einem Hinterwandinfarkt. Bei den kardialen Ursachen für eine *dauerhafte* Verminderung der Sinusfrequenz steht eine Störung der Sinusknotenfunktion im Vordergrund. Letztere kann degenerativ oder entzündlich bedingt (nach Virusmyokarditis, durch Scharlach oder Diphtherie) oder auch Folge von Herzoperationen sein. Histologisch findet sich eine perivaskuläre und interstitielle Fibrose mit gleichzeitiger Atrophie von Schrittmacherzellen. Degenerative Prozesse mit Zunahme des bereits per se relativ hohen Bindegewebeanteils im Sinusknoten spielen auch bei der so genannten Altersbradykardie eine Rolle. Bei einer pathologischen Sinusbradykardie spricht man auch von einer Sinusknotendysfunktion oder einem Sinusknotensyndrom (S. 154), bei gleichzeitigem Vorkommen von atrialen Tachyarrhythmien von einem Tachykardie-Bradykardie-Syndrom (S. 154).

Tabelle 6.1 Medikamente, die Störungen der Sinusknotenfunktion hervorrufen oder aggravieren können

- Betarezeptorenblocker
- Herzwirksame Calciumantagonisten (Verapamil, Diltiazem)
- Antiarrhythmika (alle Antiarrhythmika der Klasse I und III, besonders Sotalol [zusätzlicher beta-sympathikolytischer Effekt] und Amiodaron)
- Digitalisglykoside
- Parasympathomimetika (Carbachol, Pilocarpin, Neostigmin, Pyridostigmin, Physostigmin)
- Sympathikolytische Antihypertonika (α-Methyldopa, Clonidin, Reserpin)
- In hohen Dosen Cimetidin, Lithium, Phenothiazine, Antidepressiva, Serotonin-Wiederaufnahmehemmer, Opioide, etc.

Zu den extrakardialen Faktoren bzw. Erkrankungen, die zu einer Bradykardie führen können, gehören Hypothyreose, Hypothermie, Hypophyseninsuffizienz, erhöhter Hirndruck, Urämie, Typhus abdominalis etc.

Diagnostik

Eine Sinusbradykardie macht häufig keine Beschwerden und ist daher nicht selten Zufallsbefund. Gelegentlich wird der langsame Puls vom Patienten als unangenehme Palpitation verspürt (heftiger Pulsschlag aufgrund des erhöhten Schlagvolumens). In einzelnen Fällen können hiermit eine allgemeine Leistungsminderung, Abgeschlagenheit und Konzentrationsschwäche, ein allgemeines Schwächegefühl oder auch Schwindel vergesellschaftet sein.

Im Rahmen der Anamneseerhebung sollte immer nach der Einnahme von Medikamenten gefragt werden, die zu einer Abnahme der Frequenz des Sinusknotens führen können (s.o., am häufigsten Betarezeptorenblocker, und/oder Digitalis [letzteres senkt die Sinusknotenfrequenz bei jüngeren Menschen stärker als bei alten Menschen]). Eine sorgfältige Medikamentenanamnese ist daher besonders wichtig. Besteht eine Notwendigkeit zur Fortsetzung der medikamentösen Behandlung, sollte ggf. eine Schrittmacherimplantation erwogen werden.

EKG

Die P-Wellen-Konfiguration ist normal und von Schlag-zu-Schlag konstant. Bei Frequenzen unter 50/min kann die PQ-Zeit auf über 0,2 s verlängert sein, ohne dass eine eigentliche atrioventrikuläre Leitungsstörung vorliegt. Bei ausgeprägter, durch eine Vagotonie bedingte Sinusbradykardie können die P-Wellen flacher werden. Gleichzeitig findet sich präkordial eine hohe T-Welle.
Die Sinusbradykardie muss differentialdiagnostisch von einer SA-Blockierung abgegrenzt werden (S. 150). Typisch für die 2 : 1-SA-Blockierung ist die abrupt einsetzende Halbierung der Sinusfrequenz – z.B. von 80/min auf 40/min. Das Blockierungsverhältnis kann schwanken – das zu messende Intervall zwischen den P-Wellen stellt ein Vielfaches des Intervalls des vorausgehenden Sinusrhythmus dar. Gelegentlich können auch im AV-Knoten blockierte Vorhofextrasystolen, die dann allerdings meistens in der T-Welle identifiziert werden können, SA-Blockierungen vortäuschen. Für solche Differentialdiagnosen ist ein ausreichend lang registrierter EKG-Streifen notwendig, der standardmäßig registrierte EKG-Ausschrieb reicht oft nicht aus. Bei einem bradykarden atrialen Ersatzrhythmus weicht die Morphologie der P-Welle von der bei Sinusrhythmus ab. Solche Abweichungen der P-Wellen-Morphologie lassen sich oft nur im 12-Kanal-EKG diagnostizieren. Bradykarde atriale Rhythmen sind oft instabil, das heißt es zeigen sich von Schlag-zu-Schlag Änderungen der P-Wellenmorphologie.

Belastungs-EKG

Steigt die Frequenz unter Belastung (ohne kardiale Begleitmedikation wie Betarezeptorenblocker) nicht über 90/min, weist dies auf eine so genannte chronotrope Inkompetenz des Sinusknotens hin (Sinusknotensyndrom, S. 154).

Langzeit-EKG

Neben dem Nachweis einer Arrhythmie ist die Korrelation zwischen Bradykardien und subjektiv vom Patienten verspürten Symptomen wichtig. Hierzu ist eine möglichst ausführliche Protokollierung des Befindens während der Registrierung notwendig, in die der Patient entsprechend eingewiesen werden muss. Nächtliche Abfälle der Frequenz auf Werte von 35–40/min sind als physiologisch anzusehen. Nicht selten kommt es in diesem Zusammenhang auch zu Pausen, die eine Dauer von 2 s durchaus überschreiten können.

Zeigt sich im 24-Stunden-Herzfrequenzprofil eine überwiegende Sinusbradykardie mit Fehlen typischer Tag-Nacht-Schwankungen, ist dies als pathologisch anzusehen. Nicht selten lässt sich bei ausgeprägter Sinusbradykardie intermittierend ein AV-junktionaler Ersatzrhythmus als Folge einer im Vergleich zum Sinusknoten etwas höheren Entladungsfrequenz beobachten.

Elektrophysiologische Untersuchung

Die Sinusbradykardie stellt in der Regel keine Indikation zur elektrophysiologischen Untersuchung dar (4). Nur in wenigen Fällen (z.B. bei ausgeprägter Symptomatik ohne ausreichende Dokumentation einer die Symptome erklärenden Bradykardie) kann eine elektrophysiologische Untersuchung erwogen werden. Die Sensitivität ist jedoch gering. Bezüglich der Prüfung der Sinusknotenfunktion im Rahmen einer elektrophysiologischen Untersuchung siehe S. 41.

Therapie

Akuttherapie

Die asymptomatische Sinusbradykardie ist nicht behandlungsbedürftig. Viel zu häufig werden Beta-rezeptorenblocker unnötig abgesetzt. Eine schwer wiegende akute Symptomatik, z.B. bei ausgeprägter vagaler Reaktion, klingt in der Regel spontan ab. Gelegentlich, wenn länger anhaltend, können positiv chronotrop wirkende Medikamente, insbesondere Vagolytika (Atropin) versucht werden (Tab. 6.2). Im Rahmen eines von einer Sinusbradykardie begleiteten akuten Myokardinfarkts kann manchmal eine transvenöse passagere Stimulation notwendig werden.

Tabelle 6.2 Therapie der symptomatischen Sinusbradykardie

Akuttherapie

- Atropin (0,5–1,5 mg i.v.; zügige i.v. Gabe, da Atropin in geringen Dosierungen passager eine paradoxe Bradykardie hervorrufen kann)
- Orciprenalin (0,25–0,5 mg i.v.)
- Passagere Schrittmacherstimulation
- Absetzen bradykardisierender Medikamente (Tab. 6.1)

Langzeittherapie

- Schrittmacherstimulation

Chronische Behandlung

Ist die mit Symptomen einhergehende Sinusbradykardie durch Medikamente bedingt, sollten diese abgesetzt werden. Der Patient sollte vagale Manöver meiden (Tragen enger Hemdkragen, Pressen beim Stuhlgang bzw. bei der Miktion meiden). Eine Aufklärung des Patienten über den Zusammenhang zwischen solchen Manövern und einer dabei eintretenden Verstärkung der Bradykardie sollte erfolgen. Ist die Bradykardie durch Medikamente bedingt, steht deren Absetzen als therapeutische Maßnahme im Vordergrund.

Bei extrakardialen Erkrankungen besteht die Therapie der Sinusbradykardie in der Therapie der Grunderkrankung. Medikamentöse Maßnahmen (z.B. die Verabreichung von Sympathomimetika oder Theophyllinpräparaten) können versucht werden, sie sind aber häufig von Nebenwirkungen begleitet und längerfristig nicht wirksam.

Bei nachgewiesener, wiederholter bedeutsamer bradykardiebedingter Symptomatik ergibt sich eine Indikation zur Schrittmacherimplantation (2, 3) (Tab. 6.3). Bei gleichzeitiger chronotroper Inkompetenz des Sinusknotens sind aktivitätsgesteuerte Vorhofschrittmacher Therapie der Wahl. Bei zusätzlich vorliegender Leitungsstörung im Bereich des AV-Knotens wird ein DDD(R)-Schrittmacher implantiert. Die Indikation zum Einsatz eines VVI-Schrittmachers ist nur bei sehr seltenen symptomatischen Sinusknotenstillständen ohne gleichzeitige chronotrope Inkompetenz des Sinusknotens gegeben. Eine Schrittmacher-Implantation kann auch dann notwendig werden, wenn auf bardykardisierende Medikamente nicht verzichtet werden kann.

Empfehlungen für die Praxis

Die Sinusbradykardie ist ein häufiger Befund. Klinisch ist sie in der Regel nur von Bedeutung, wenn Symptome bestehen. Nur selten findet sie sich isoliert und die Symptome, die der Patient angibt, resultieren aus zusätzlichen Störungen der atrioventrikulären Leitung (intermittierender höhergradiger AV-Block) bzw. zusätzlichen, oft nur passager auftretenden Tachyarrhythmien (z.B. Vorhofflimmern).

Tabelle 6.3 Indikationen zur Schrittmacherimplantation bei Sinusknotendysfunktion

Indikation

- Sinusknotenfunktionsstörung, spontan oder infolge unverzichtbarer Medikation, mit eindeutigem Zusammenhang zur klinischen Symptomatik

Relative Indikation

- Sinusknotenfunktionsstörung (Herzfrequenz <40/min, Pausen >3 s), spontan oder infolge unverzichtbarer Medikation, mit vermutetem Zusammenhang zur klinischen Symptomatik

Keine Indikation

- Niedrige Herzfrequenzen und Pausen bei **asymptomatischen** Patienten

Auszug aus: Lemke B, Fischer W, Schulten HK. Richtlinien zur Herzschrittmachertherapie – Indikationen, Systemwahl, Nachsorge. Z Kardiol 1996; 85: 611–628. Unterschieden wird nach folgenden Indikationen:
Indikation: Hier herrscht allgemeine Übereinstimmung in den internationalen Fachgesellschaften.
Relative Indikation: Hier wird die Schrittmachertherapie häufig eingesetzt. Bei bestimmten Rhythmusstörungen herrscht allerdings keine Übereinstimmung über die Notwendigkeit der Schrittmachertherapie. Relativ ist die Indikation auch dann, wenn zwar ein pathologischer EKG-Befund vorliegt, ein kausaler Zusammenhang mit der angegebenen Symptomatik aber nur vermutet werden kann.
Keine Indikation: Hier herrscht weitgehend Übereinstimmung, dass eine Schrittmachertherapie unnötig ist.

Literatur

1. Freedman RA. Sinus node dysfunction. Card Elec Rev 1999; 3: 74–79.
2. Gregoratos G, Abrams J, Epstein AE, et al. ACC/AHA/NASPE 2002 guideline update for implantation of cardiac pacemakers and antiarrhythmia devices. Circulation 2002; 106: 2145–2161.
3. Lemke B, Fischer W, Schulten HK. Richtlinien zur Herzschrittmachertherapie. Indikationen, Systemwahl, Nachsorge. Z Kardiol 1996; 85: 611–628.
4. Reiffel JA. Role of Invasive EP Testing in the evaluation and management of bradyarrhythmias/sinus node dysfunction. Card Elec Rev 2000; 4: 17–19.

Sinusarrhythmie

Einleitung

Die Sinusarrhythmie ist durch phasische Schwankungen des Sinusrhythmuszyklus charakterisiert. Unterschieden werden die als physiologisch zu bezeichnende respiratorische Sinusarrhythmie und die nicht respiratorische Sinusarrhythmie, bei der die auftretenden Schwankungen der Zykluslänge atemunabhängig sind. Eine respiratorische Sinusarrhythmie findet sich typischerweise bei Jugendlichen, insbesondere in Zusammenhang mit niedrigen Herzfrequenzen. Die Modulation erfolgt durch Einflüsse von Vagus und Sympathikus. Die so genannte Herzfrequenzvariabilität nimmt mit Zunahme des Alters ab, sie ist mit zunehmendem Schweregrad der Herzinsuffizienz oder als prognostisch ungünstiges Zeichen nach Myokardinfarkt eingeschränkt, sodass eine nahezu starre Zykluslänge resultiert. Ähnliche Befunde werden bei diabetischer Neuropathie beobachtet.

> Die Sinusarrhythmie bleibt in der Regel symptomlos und braucht nicht behandelt zu werden.

Spezielle Pathophysiologie

Bei respiratorischer Sinusarrhythmie nimmt die Zykluslänge bei Inspiration durch eine reflektorische Hemmung des Vagus ab, bei Ausatmung nimmt sie zu. Die respiratorische Sinusarrhythmie kann durch Luftanhalten aufgehoben werden. Nicht respiratorisch bedingte Schwankungen der Sinusrhythmuszykluslänge finden sich z.B. bei Digitalis-Intoxikation oder bei intrakranialen Läsionen und Neuropathien. Von Schlag-zu-Schlag auftretende Fluktuationen der Sinusrhythmus-Zykluslänge stellen die Voraussetzung für die Verwendung der Herzfrequenzvariabilität als einen Parameter der Risikostratifizierung dar (S. 56).

Diagnostik

Für die Diagnose Sinusarrhythmie ist die Registrierung einer ausreichend langen EKG-Sequenz Voraussetzung. Manchmal fällt sie aber auch bereits im 12-Kanal-Standard-EKG auf. Die Diagnose ergibt sich durch eine Bestimmung des Ausmaßes der Zykluslängenschwankungen. Entweder übersteigt die Differenz zwischen maximaler und minimaler Zykluslänge dabei mehr als 120 mm oder der Quotient aus der Differenz zwischen maximaler und minimaler Zykluslänge und der minimalen Zyklusdauer überschreitet 10%. PQ-Dauer und P-Wellen-Morphologie ändern sich nicht.

Therapie

Eine mit Symptomen einhergehende Sinusarrhythmie ist ungewöhnlich. Die Rhythmusstörung ist in der Regel ein Zufallsbefund und eine Therapie ist so gut wie nie erforderlich. Eine seltene Ausnahme bilden solche Patienten, bei denen die Sinusarrhythmie im Zusammenhang mit einer Bradykardie auftritt.

Sinusknotenstillstand, Sinuspause

Einleitung

Ein Sinusarrest ist durch den abrupten Ausfall von Sinusaktionen charakterisiert (6). Wenn keine Ersatzzentren einsetzen (S. 20), was allerdings eher selten der Fall ist, resultiert eine Asystolie. Die Indikation zur Therapie ist – ähnlich wie bei der Sinusbradykardie – dann gegeben, wenn Symptome eindeutig assoziiert mit der Bradykardie auftreten.

Spezielle Pathophysiologie

Beim Sinusknotenstillstand liegt meistens eine Störung der Erregungsbildung, seltener eine schwer wiegende Leitungsstörung im Sinusknoten, vor. Kurzfristige, bevorzugt nächtlich auftretende, asymptomatische Sinusknotenstillstände (Abb. 6.1) finden sich auch bei Normalpersonen. Sinusknotenstillstände können ansonsten im Rahmen eines Sinusknotensyndroms, medikamentös bedingt bei z.B. Digitalis-Überdosierung, und im Rahmen eines massiv erhöhten vagalen Tonus auftreten. Zahlreiche Medikamente können eine vorbestehende Sinusknotenstörung verstärken und so zum Auftreten von Sinusarresten führen. Ein vorübergehender Sinusarrest lässt sich bei ca. 30% der Patienten mit einem Schlaf-Apnoe-Syndrom nachweisen.

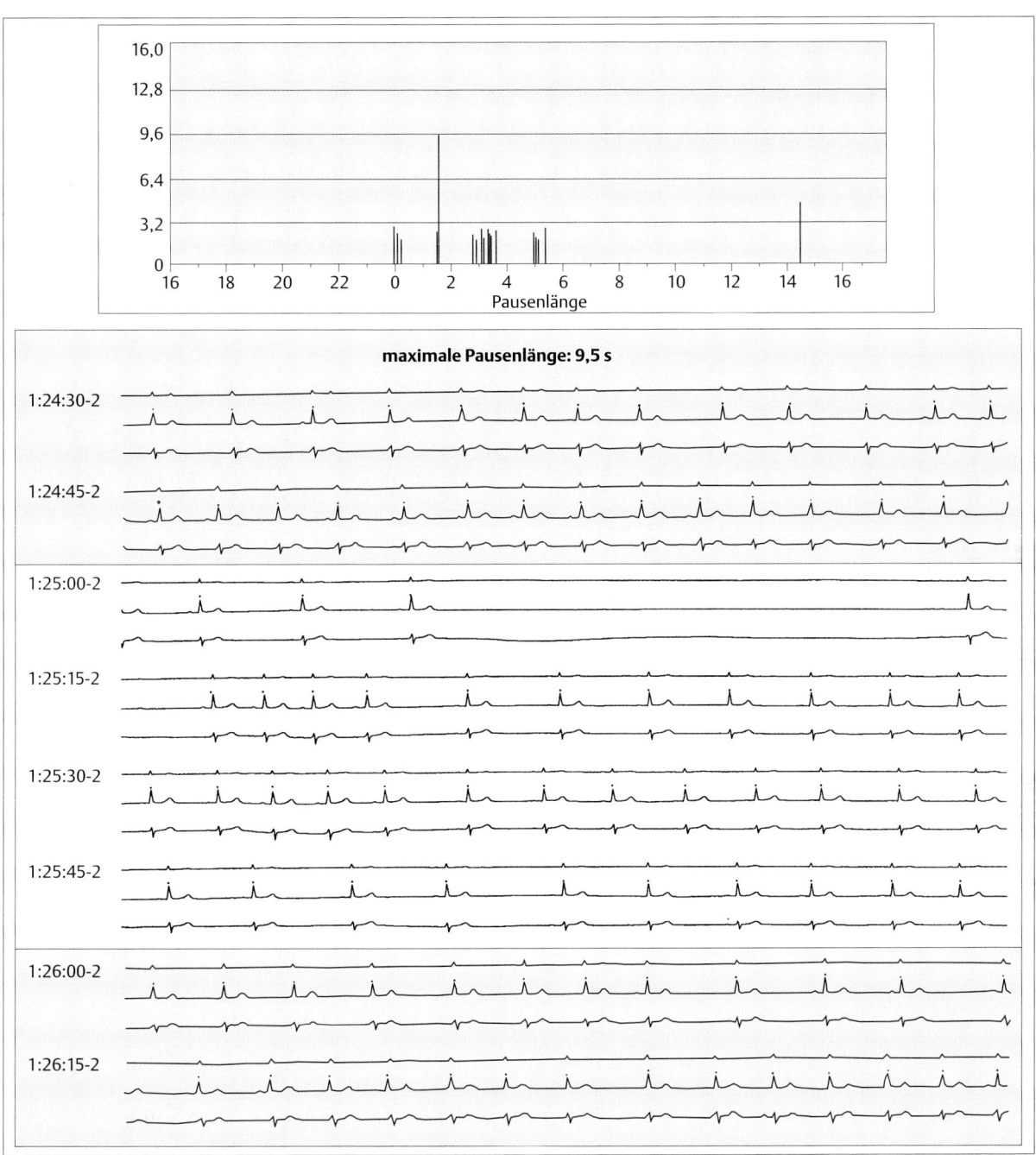

Abb. 6.1 Nächtlicher Sinusknotenstillstand in Zusammenhang mit einem massiv erhöhten Vagotonus bei einem herzgesunden 34-jährigen männlichen Patienten. Es resultiert eine Pause von 9,5 s Dauer. Voraus geht eine Abnahme der Frequenz mit progredienter Zunahme des PQ-Intervalls. Der obere Teil der Abbildung zeigt, dass nicht nur nachts Pausen auftreten, sondern auch nachmittags (14:30 Uhr, Dauer 4 s). Bei dem Patienten lagen keine durch eine Bradykardie begründeten Symptome vor (kein Schwindel, keine Synkopen).

Diagnostik

Die anamnestischen Angaben bei intermittierendem Sinusarrest entsprechen denen bei symptomatischer Sinusbradykardie (S. 145).

EKG

Manchmal gelingt es einen Sinusknotenstillstand in bei der Registrierung eines 12-Kanal-EKG zu dokumentieren. Die entstehende Pause lässt sich in der Regel nicht auf ein Vielfaches der zuvor messbaren Zykluslänge zurückführen. Da es sich bei dieser Rhythmusstörung aber eher um ein seltenes Ereignis handelt, entgeht die Arrhythmie häufig der Diagnose durch ein Standard-EKG.

Langzeit-EKG

Wie die Sinusbradykardie wird die Diagnose Sinusknotenstillstand in den meisten Fällen durch das Langzeit-EKG gestellt.

Elektrophysiologische Untersuchung

Ein dokumentierter Sinusknotenstillstand stellt keine Indikation zur elektrophysiologischen Untersuchung dar. Die elektrophysiologische Untersuchung kann aber hilfreich sein, wenn die Diagnose unklar ist und zusätzlich andere Störungen der Sinusknotenfunktion oder anderweitige atriale Rhythmusstörungen vermutet werden (Sinusknotensyndrom, S. 154).

Therapie

Die Indikation zur Therapie ist – ähnlich wie bei der Sinusbradykardie – dann gegeben, wenn Symptome wie körperliche Abgeschlagenheit, Müdigkeit und/oder Schwindel eindeutig assoziiert mit der Bradykardie auftreten. Auf bradykardisierende (Digitalis, Betablocker, Calciumantagonisten) und leitungsverzögernd wirkende (Lokalanästhetika) Medikamente muss verzichtet werden.

Akutbehandlung

Wie bei der Sinusbradykardie können Atropin oder Katecholamine eingesetzt werden. In Einzelfällen, z.B. bei persistierendem Sinusknotenstillstand mit unzureichendem Ersatzrhythmus, kann eine temporäre Schrittmacherstimulation notwendig werden.

Dauertherapie, Rezidivprophylaxe

Die Indikation zur Schrittmacher-Implantation ist dann gegeben, wenn nachgewiesenermaßen pausenbedingt Symptome auftreten (Tab. 6.**3**) (5, 7).

Empfehlungen für die Praxis

Wie bei anderen bradykarden Rhythmusstörungen gilt, dass nicht der elektrokardiographische Befund, sondern die Beschwerden des Patienten behandelt werden müssen.

Literatur

5. Gregoratos G, Abrams J, Epstein AE, et al. ACC/AHA/NASPE 2002 guideline update for implantation of cardiac pacemakers and antiarrhythmia devices. Circulation 2002; 106: 2145–2161.
6. Josephson ME. Sinus node function. In: Josephson ME. Clinical cardiac electrophysiology. Techniques and interpretations. 3rd edition. Lipincott Williams & Wilkins, Philadelphia, 2002, 68–91.
7. Lemke B, Fischer W, Schulten HK. Richtlinien zur Herzschrittmachertherapie. Indikationen, Systemwahl, Nachsorge. Z Kardiol 1996; 85: 611–628.

Sinuatriale Blockierungen

Einleitung

Beim sinuatrialen Block handelt es sich nicht um eine Störung der Impuls*bildung*, sondern der Impuls*leitung*.

Elektrokardiographisch lässt sich nur ein sinuatrialer Block II. und III. Grades diagnostizieren. Ein sinuatrialer Block findet sich häufig in Kombination mit einer Sinusknotendysfunktion und atrialen Tachyarrhythmien beim Sinusknotensyndrom.

Spezielle Pathophysiologie

Ein sinuatrialer Block findet sich häufig in Kombination mit einer Sinusknotendysfunktion und atrialen Tachyarrhythmien beim Sinusknotensyndrom. Das zugrunde liegende pathophysiologische Substrat ist vergleichbar (s.o.) (9).

Diagnostik

Symptome, wie sie auch bei anderen bradykarden Rhythmusstörungen auftreten (Palpitationen, Schwindel, in Einzelfällen Synkopen), stehen im Vordergrund.

EKG

Sinuatriale Blockierungen lassen sich elektrokardiographisch wie folgt unterscheiden (Abb. 6.2):

SA-Block II. Grades, Typ I: zunehmende Leitungsverzögerung bis zum Ausfall einer sinuatrialen Überleitung. Die PP-Abstände werden bei gleich bleibender PQ-Dauer zunehmend kürzer, bis eine Aktion ausfällt. Das Pausen-Intervall ist kürzer als das Doppelte des normalen PP-Abstandes.

SA-Block II. Grades, Typ II: Ausfall einer P-Welle bei konstantem PP-Intervall. Die resultierende Pause entspricht einem Vielfachen des normalen PP-Intervalls.

SA-Block III. Grades: Sinusstillstand mit konsekutiver Asystolie bis zum Auftreten von Ersatzrhythmen (zumeist aus dem AV-junktionalem Bereich, seltener ventrikulär). Der SA-Block III. Grades kann elektrokardiographisch nicht eindeutig vom Sinusknotenarrest abgegrenzt werden. Der Verdacht auf einen sinuatrialen Block III.Grades ergibt sich aber dann, wenn die Dauer der resultierenden Pause einem Vielfachen des PP-Intervalls entspricht. Die Pause kann aber auch kürzer sein, wahrscheinlich bedingt durch reflektorische Beschleunigung des Sinusknotenrhythmus als Folge des während der Pause auftretenden Blutdruckabfalls.

Der SA-Block I. Grades lässt sich mittels EKG nicht diagnostizieren. Es besteht lediglich eine Leitungsverzögerung, die im EKG nicht erkennbar ist, da die P-Welle die Aktivierung des Vorhofs, nicht die des Sinusknotens widerspiegelt.

Da sinuatriale Blockierungen in der Regel transient auftreten, finden sie sich nur selten im 12-Kanal-Standard-EKG. Die Diagnose erfolgt in den meisten Fällen mittels Langzeit-EKG.

Elektrophysiologische Untersuchung

Der sinuatriale Block allein stellt keine Indikation zur invasiven elektrophysiologischen Untersuchung dar.

Therapie

Die Indikation zur Therapie ist – ähnlich wie bei der Sinusbradykardie (Tab. 6.2) – dann gegeben, wenn Symptome wie körperliche Abgeschlagenheit, Müdigkeit und/oder Schwindel eindeutig assoziiert mit der Bradykardie auftreten. Auf bradykardisierende (Digitalis, Betablocker, Calciumantagonisten) und leitungsverzögernd wirkende (Lokalanästhetika) Medikamente sollte möglichst verzichtet werden.

Akutbehandlung

Wie bei der Sinusbradykardie können akut Atropin oder Katecholamine eingesetzt werden. In Einzelfällen, z.B. bei persistierendem Sinusknotenstillstand mit unzureichendem Ersatzrhythmus, kann eine temporäre Schrittmacherstimulation notwendig werden. Bradykardisierende Medikamente sind abzusetzen bzw. zu pausieren.

Dauertherapie, Rezidivprophylaxe

Die Indikation zur Schrittmacherimplantation muss sorgfältig gestellt werden (Tab. 6.3) (8, 10). Wie bei anderen bradykarden Rhythmusstörungen gilt, dass nicht der elektrokardiographische Befund, sondern die Beschwerden des Patienten behandelt werden müssen.

Literatur

8. Gregoratos G, Abrams J, Epstein AE, et al. ACC/AHA/NASPE 2002 guideline update for implantation of cardiac pacemakers and antiarrhythmia devices. Circulation 2002; 106: 2145–2161.
9. Josephson ME. Sinus node function. In: Josephson ME. Clinical cardiac electrophysiology. Techniques and interpretations. 3rd edition. Lipincott Williams & Wilkins, Philadelphia, 2002; 68–91.
10. Lemke B, Fischer W, Schulten HK. Richtlinien zur Herzschrittmachertherapie. Indikationen, Systemwahl, Nachsorge. Z Kardiol 1996; 85: 611–628.

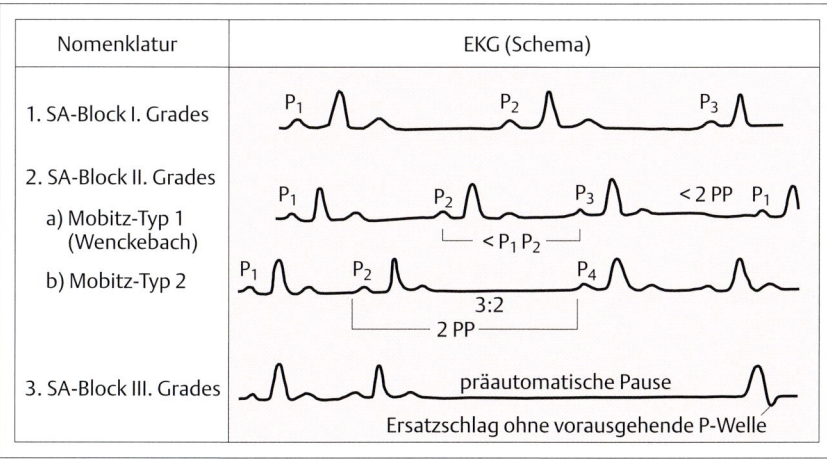

Abb. 6.2 Einteilung sinuatrialer Blockierungen und Diagnostik aus dem Oberflächen-EKG (nach Nusser E, Trieb G, Weidner A. Differentialdiagnostik des EKG. Stuttgart, Schattauer-Verlag, 1987).

Wandernder Schrittmacher

Einleitung

> Unter „wanderndem Schrittmacher" versteht man sequentielle Änderungen des den Rhythmus anführenden Schrittmacherzentrums.

Elektrokardiographisch findet sich ein Wechsel von Sinusrhythmus, atrialem Rhythmus und junktionalem Rhythmus. Das Phänomen des wandernden Schrittmachers findet sich häufiger bei Jugendlichen und Sportlern. Eine Behandlung ist in den meisten Fällen nicht notwendig.

Diagnostik

Ein wandernder Schrittmacher fällt nicht selten zufällig im 12-Kanal-Standard-EKG auf.

EKG

Elektrokardiographisch findet sich ein Wechsel von Sinusrhythmus, atrialem Rhythmus und junktionalem Rhythmus. Beim Wechsel von Sinusrhythmus zu einem atrialen Rhythmus verkürzt sich die PQ-Dauer, die P-Wellen können in den inferioren Ableitungen negativ werden (differentialdiagnostisch muss hier aber auch an einen AV-junktionalen Rhythmus gedacht werden). Während des Wechsels der führenden Schrittmacher bleibt die Herzfrequenz nicht selten weitgehend gleich. Bei Frequenzsteigerung, z.B. bei Belastung, übernimmt typischerweise der Sinusknoten wieder die Rolle des führenden Schrittmachers.

Therapie

Eine Behandlung ist in der Regel nicht notwendig. Persitiert der junktionale Rhythmus für eine längere Zeit, sollte ggf. nach einer zugrunde liegenden Herzerkrankung gefahndet werden. Bei symptomatischen Patienten entspricht die Behandlung der bei symptomatischer Sinusbradykardie (S. 145).

Hypersensitiver Karotissinus-Reflex und Karotissinus-Syndrom

Einleitung

> Ein Karotissinus-Syndrom wird angenommen, wenn bei einem Patienten, der unter Synkopen und Schwindelattacken leidet, die spontane Symptomatik durch Massage des Karotissinus die Auslösung eines hyperaktiven Karotissinus-Reflexes reproduziert werden kann.

Zugrunde liegt ein transienter, vagal ausgelöster Sinusknotenstillstand oder sinuatrialer Block III. Grades, die bei der Reizung des Karotissinus auftreten. Selten kommt es gleichzeitig zum Auftreten eines höhergradigen AV-Blocks.

Mehrere Formen können unterschieden werden:

Von einem **kardioinhibitorischen Typ** wird gesprochen, wenn die Dauer der durch Karotisdruck erzeugten Pause 3 s überschreitet und gleichzeitig Symptome wie Schwindel, Präsynkope oder Synkope auftreten.

Ein **vasodepressorische Typ** liegt vor, wenn der Abfall des Blutdrucks ohne gleichzeitige Asystolie oder Frequenzverlangsamung eintritt.

Beim **gemischten Typ** sind Blutdruck und Herzfrequenzveränderung von Fall zu Fall variabel.

Akut werden zur Behandlung des Karotissinus-Syndroms positiv chronotrop wirkende Medikamente eingesetzt. Zur Langzeitbehandlung ist bei eindeutig symptomatischen Patienten in den meisten Fällen ein Schrittmacher notwendig. Nicht in allen Fällen wird hierdurch das Auftreten von Synkopen verhindert, da die Blutdruckreaktion nicht beeinflusst wird.

Epidemiologie

Das Karotissinus-Syndrom ist eine Erkrankung des höheren Alters (13, 14, 15). Das männliche Geschlecht dominiert. Zur Häufigkeit der Erkrankung liegen nur wenige Untersuchungen vor. Morley und Mitarbeiter fanden eine Häufigkeit von 35 Fällen pro 1 Million Einwohner und Jahr. In dieser Untersuchung war das Karotissinus-Syndrom halb so häufig wie das Sinusknotensyndrom und höhergradige atrioventrikuläre Leitungsstörungen zusammen (82 Fälle pro 1 Million Einwohner und Jahr) (15).

Spezielle Pathophysiologie

Die Pathogenese des Karotissinus-Syndroms ist bisher nur unvollständig geklärt. Zahlreiche Untersuchungen weisen auf das gleichzeitige Vorkommen des Karotissinus-Syndroms bzw. eines verstärkten Karotissinus-Reflexes und dem Vorhandensein zusätzlicher kardiovaskulärer Erkrankungen hin. In zwei Drittel der Fälle liegt eine begleitende koronare Herzkrankheit vor, bei 25–50 % der Patienten findet sich eine arterielle Hypertonie. Ca. 25 % weisen einen Diabetes mellitus auf. Bei den meisten Patienten finden sich Hinweise auf eine lokale Arteriosklerose im Bereich des Karotissinus. Hämodynamisch bedeutsame Gefäßstenosen finden sich nur bei relativ wenigen Patienten.

Unklar ist bis heute, inwieweit eine gestörte zentrale Verarbeitung der vom Karotissinus ankommenden afferenten Impulse eine Rolle spielt. Die vasodepressorische Reaktion ist auf einen Sympathikusentzug mit gleichzeitigem Überwiegen des Vagus zurückzuführen.

Diagnostik

Anamnestisch können sich Hinweise darauf ergeben, dass Synkopen und andere Symptome bevorzugt bei besonderen Kopfbewegungen (z.B. Kopfdrehungen, Überstreckung des Halses, Schließen eines engen Kragens) auftreten. Diagnostisch im Vordergrund stehen anamnestische Angaben sowie die Induzierung von Symptomen durch Provokationsmanöver. Die diagnostische Wertigkeit des Karotisdruckversuchs ist relativ gering, da die Spezifität niedrig ist. Differentialdiagnostisch ist an das Vorliegen eines Glomustumors zu denken.

Aus diagnostischer Sicht ist problematisch, dass sich die Symptome des Patienten zwar relativ häufig durch den Karotisdruck reproduzieren lassen, dies aber nicht bedeutet, dass ein hypersensitiver Karotissinus auch tatsächlich für die spontanen Symptome verantwortlich ist (niedrige Spezifität).

EKG

Das 12-Kanal-Stand-EKG in Ruhe ist bei Vorliegen eines Karotissinus-Syndroms diagnostisch nicht verwertbar. Bei laufendem EKG sollten die oben aufgeführten Kopfbewegungen im Sinne von Provokationsmanövern mit gleichzeitiger Blutdruckmessung bzw. Pulstastung durchgeführt werden.

Die diagnostische Wertigkeit des so genannten Karotissinus-Druckversuchs (S. 70) ist umstritten. Von einem hypersensitiven Karotissinus-Reflex wird dann gesprochen, wenn sich durch eine behutsame einseitige Karotissinus-Massage eine Pause von mehr als 3 s induzieren lässt. Im Hinblick auf die Durchführung des Karotissinus-Druckversuchs sollte beachtet werden, dass der Druck nur so stark ausgeübt wird, dass der Puls der ipsilateralen A. temporalis tastbar bleibt. Die Durchführung des Karotissinus-Druckversuchs ist schwer zu standardisieren. Dies führt zu einer eingeschränkten Reproduzierbarkeit.

> Die Durchführung des Tests nach einem erst kurze Zeit zurückliegenden Schlaganfall oder bei Vorliegen von Karotisstenosen ist kontraindiziert; die Auslösung eines apoplektischen Insults wurde in Einzelfällen beschrieben.

Therapie

Akutbehandlung

Atropin ist in der Lage, den kardioinhibitorischen Typ aufzuheben. Die medikamentöse Therapie des vasodepressorischen Typs ist ausgesprochen unbefriedigend.

Dauertherapie, Rezidivprophylaxe

Die Empfehlungen der Deutschen Gesellschaft für Kardiologie zur Schrittmachertherapie bei Karotissinus-Syndrom sind in Tab. 6.4 zusammengefasst (17). Es ergibt sich dann eine Indikation zur Schrittmacherimplantation, wenn rezidivierende (!) Synkopen in klarem Zusammenhang mit einer Reizung des Karotissinus

Tabelle 6.4 Indikationen zur Schrittmachertherapie bei Karotissinus-Syndrom

Indikation
➤ Rezidivierende Synkopen, die in eindeutigem Zusammenhang mit einer Reizung des Karotissinus stehen und die durch Alltagsbewegungen (z.B. Drehen des Kopfes) auslösbar sind. Leichter Druck auf den Karotissinus führt zu einer reinen oder überwiegend *kardioinhibitorischen Reaktion*.

Relative Indikation
➤ Rezidivierende, anderweitig nicht erklärbare Synkopen ohne eindeutig auslösende Alltagsbewegungen, aber mit positivem Nachweis eines hypersensitiven Karotissinus-Reflexes (Pause >3 s). Karotissinus-Syndrom vom *gemischten Typ* (kardioinhibitorisch und vasodepressorisch) mit rezidivierenden Synkopen. Die Indikation wird erhärtet durch eine erfolgreiche temporäre Stimulation während der Reizung des Karotissinus.

Keine Indikation
➤ *Hypersensitiver Karotissinus-Reflex* (Pause >3 s) **ohne spontane** Symptomatik; rein *vasodepressorischer Typ* (**ohne** Bradykardie)

Auszug aus: Lemke B, Fischer W, Schulten HK. Richtlinien zur Herzschrittmachertherapie – Indikationen, Systemwahl, Nachsorge. Z Kardiol 1996; 85: 611–628. Unterschieden wird nach folgenden Indikationen:
Indikation: Hier herrscht allgemeine Übereinstimmung in den internationalen Fachgesellschaften.
Relative Indikation: Hier wird die Schrittmachertherapie häufig eingesetzt. Bei bestimmten Rhythmusstörungen herrscht allerdings keine Übereinstimmung über die Notwendigkeit der Schrittmachertherapie. Relativ ist die Indikation auch dann, wenn zwar ein pathologischer EKG-Befund vorliegt, ein kausaler Zusammenhang mit der angegebenen Symptomatik aber nur vermutet werden kann.
Keine Indikation: Hier herrscht weitgehend Übereinstimmung, dass eine Schrittmachertherapie unnötig ist.

(Provokationsmanöver, leichter Druck auf den Karotissinus) auftreten und eine Asystolie verursachen (Sinusknotenstillstand, AV-Block III) (kardioinhibitorischer Typ) (16, 17). Eine bedeutsame Verminderung der Anzahl klinischer Ereignisse (Stürze, Synkopen) kann durch eine Schrittmacherimplantation erzielt werden (16).

Eine relative Indikation besteht dann, wenn Patienten mit rezidivierenden, anderweitig nicht erklärbaren (!) Synkopen einen pathologischen Ausfall des Karotissinus-Druckversuchs aufweisen, ohne dass ein klarer Zusammenhang zu Provokationsmanövern besteht.

Bei asymptomatischen Patienten mit hypersensitivem Karotissinus-Reflex, Patienten mit uncharakteristischen Beschwerden und pathologischem Ausfall des Karotissinus-Druckversuchs sowie bei rezidivierenden Präsynkopen oder Synkopen, bei denen die vasodepressorische Form des Karotissinus-Reflexes im Vordergrund steht, ergibt sich keine Indikation zur Schrittmacherimplantation. Hier wurden in Einzelfällen bereits chirurgische Verfahren (z.B. chirurgische Denervation des Karotissinus) eingesetzt (11). Beim gemischten Typ muss die Indikation zur Schrittmachertherapie kritisch gesehen werden, da die Rezidivrate hoch ist.

Welche Akzente haben sich in den letzten drei Jahren geändert?

Das Karotissinus-Syndrom ist in den letzen Jahren aufgrund seiner Seltenheit fast in Vergessenheit geraten. Der kardioinhibitorische Typ des Karotissinus-Syndroms macht heute allenfalls 1–2 % aller Schrittmacherimplantationen aus. Früher dürfte das Karotissinus-Syndrom häufig mit altersbedingten Sinusbradykardien und zerebrovaskulären Problemen verwechselt worden sein. Darüber hinaus war fälschlicherweise allzu oft ein „pathologischer" Karotissinus-Druckversuch ausschlaggebend für die Diagnosestellung. Der Karotissinus-Druckversuch sollte nicht routinemäßig durchgeführt werden.

Literatur

11. Fachinetti P, Bellocchi S, Dorizzi A, Forgione Fn. Carotid sinus Syndrome: a review of the literature and our experience using carotid sinus denervation. J Neurosurg Sci 1998; 42: 189–93.
12. Gregoratos G, Abrams J, Epstein AE, et al. ACC/AHA/NASPE 2002 guideline update for implantation of cardiac pacemakers and antiarrhythmia devices. Circulation 2002; 106: 2145–2161.
13. Griebenow R (Hrsg.). Das Karotissinus-Syndrom. forum cardiologicum. Mannheim, 1993.
14. Josephson ME. Sinus node function. In: Josephson ME. Clinical cardiac electrophysiology. Techniques and interpretations. 3rd edition. Lipincott Williams & Wilkins, Philadelphia, 2002; 68–91.
15. Kenny RA, Richardson DA. Carotid sinus syndrome and falls in older adults. Am J Geriatr Cardiol 2001; 10: 97–99.
16. Kenny RA, Richardson DA, Steen N, Bexton RS, Shaw FE, Bond J. Carotid sinus syndrome: a modifiable risk factor for nonaccidental falls in older adults (SAFE PACE). J Am Coll Cardiol 2001; 38: 1491–1496.
17. Lemke B, Fischer W, Schulten HK. Richtlinien zur Herzschrittmachertherapie. Indikationen, Systemwahl, Nachsorge. Z Kardiol 1996; 85: 611–628.

Sinusknotensyndrom

Einleitung

> Als Synonyme für das Sinusknotensyndrom werden Sinusknotenerkrankung, Syndrom des kranken Sinusknotens und Sick-Sinus-Syndrom verwendet.

Das Sinusknotensyndrom umfasst verschiedene, vom Sinusknoten und/oder Vorhofmyokard ausgehende Erregungsbildungs- und Erregungsausbreitungsstörungen:

- Sinusbradykardie,
- intermittierender Sinusknotenstillstand,
- chronotrope Inkompetenz des Sinusknotens,
- sinuatriale Blockierungen,
- Vorhoftachykardien und
- Vorhofflimmern, Vorhofflattern.

Die Kombination bradykarder und tachykarder Rhythmusstörungen bezeichnet man auch als Bradykardie-Tachykardie-Syndrom. Im Vordergrund der Langzeittherapie steht bei symptomatischen Patienten die Implantation eines Schrittmachers.

Epidemiologie

Zur Häufigkeit des Sinusknotenssyndroms liegen keine exakten Daten vor. Schätzungen gehen davon aus, dass jährlich pro 1 Million Einwohner 150–200 Patienten ein symptomatisches Sinusknotensyndrom entwickeln. Das Sinusknotensyndrom ist in der Regel eine chronische, progredient verlaufende Erkrankung, die bevorzugt im fortgeschrittenen Lebensalter auftritt (Häufigkeitsmaximum in der siebten Lebensdekade) (19, 24). Sie stellt die häufigste Indikation zur permanenten Schrittmacherimplantation dar. Dem Vollbild des Sinusknotensyndroms lag aufgrund eigener Erfahrungen der 70er und 80er Jahre auffallend häufig eine 2–3 Jahrzehnte früher durchgemachte Diphtherie zugrunde.

Spezielle Pathophysiologie

Pathophysiologisch wird eine intrinsische von einer extrinsischen Sinusknotendysfunktion unterschieden (24). Beim ersteren liegt eine eigenständig gestörte Sinusknotenfunktion zugrunde; beim letzteren ist die Funktionsstörung durch externe Faktoren (Medikamente, autonome Faktoren) bedingt. Diese Unterscheidung ist jedoch artifiziell, da auch bei der extrinsischen

Form häufig eine latente Störung der Sinusknotenfunktion vorhanden ist.

Histologisch findet man eine übermäßige Fibrosierung des Sinusknotens mit einem Verlust von Schrittmacherzellen. Ätiologisch scheinen unspezifische Alterungsprozesse, Autoimmunmechanismen, eine Amyloidose des Sinusknotens und Erkrankungen des kollagenen Bindegewebes eine Rolle zu spielen. Begleitend findet sich bei betroffenen Patienten oft eine fortgeschrittene Koronarsklerose. Der Nachweis eines Sinusknotensyndroms lässt dagegen keinen Schluss auf eine stenosierende koronare Herzerkrankung zu.

Es wird vermutet, dass es beim Sinusknotensyndrom durch den bereits erwähnten u.a. fibrosebedingten Zellverlust zu einem Shift der führenden Schrittmacherzellen von zentralen zu mehr peripheren Anteilen des Sinusknotens kommt. Eine langsamere diastolische Depolarisation dieser Zellen scheint Ursache der klinisch beim Sinusknotensyndrom dominierenden Bradykardie zu sein. Diese mehr peripher gelegenen Zellen scheinen anfälliger gegenüber externen Einflüssen (Elektrolytveränderungen, Änderungen des autonomen Tonus, Medikamente) zu sein. Die auftretenden sinuatrialen Blockierungen werden vor allem auf fibrosebedingte Störungen der interzellulären Kommunikation und Geometrie des Sinusknotens zurückgeführt. Vergleichbare Störungen im Bereich der Vorhöfe dürften für das häufig intermittierende Auftreten von Vorhofflimmern verantwortlich sein, das später auch in eine permanente Form übergehen kann.

Der AV-Knoten scheint seltener betroffen zu sein als man früher annahm. Die atrioventrikuläre Überleitung ist bei Patienten mit Sinusknotensyndrom und Vorhofflimmern selten langsam. Typischer sind vielmehr relativ hohe Kammerfrequenzen, die durch eine „schnelle" (hochfrequente) atrioventrikuläre Überleitung entstehen und die eine chronische Verabreichung von leitungsverzögernden Medikamenten (Digitalis, Betablocker, Calciumantagonisten, Antiarrhythmika) notwendig machen.

Diagnostik

Die Symptomatik ist vielfältig, jedoch kann selbst ein ausgeprägtes Sinusknotensyndrom symptomlos sein. Häufiger finden sich aber Symptome wie Schwindel, Präsynkopen und Synkopen. Gleichzeitiges Verspüren von schnellem unregelmäßigem Puls oder Herzrasen deutet auf das Vorliegen eines Bradykardie-Tachykardie-Syndroms hin. Durch eine Bradykardie bedingte Symptome können auch durch ein verzögertes Ingangkommen des Sinusrhythmus nach Terminierung der Tachyarrhythmie (so genannte verlängerte Pause) hervorgerufen werden (s.u.).

EKG

Bei den seltenen ausgeprägten Formen des Sinusknotensyndroms finden sich bereits im Ruhe-EKG Arrhythmien. Hierzu gehören ausgeprägte Bradykardien, Sinusknotenstillstände, sinuatriale Blockierungen, atriale Extrasystolen oder gar kurze Episoden von Vorhofflimmern. Die elektrokardiographischen Kriterien für die einzelnen Rhythmusstörungen finden sich in den entsprechenden Kapiteln.

Belastungs-EKG

Bei Patienten mit Sinusknotensyndrom findet sich häufig ein verminderter Anstieg der Frequenz des Sinusknotens bei körperlicher Belastung (chronotrope Inkompetenz). Hiervon wird dann gesprochen, wenn die Herzfrequenz bei Ausbelastung 90 bzw. 100 Schläge/min nicht überschreitet.

Langzeit-EKG

Bei Verdacht auf Sinusknotensyndrom steht das Langzeit-EKG diagnostisch ganz im Vordergrund. Neben den aufgeführten Rhythmusstörungen finden sich nicht selten auch abnorm lange präautomatische Pausen nach spontaner Terminierung von Vorhofflattern/-flimmern. Hierunter wird ein verlängertes Intervall zwischen dem letzten Schlag der Tachyarrhythmie und der daraufhin folgenden wieder normalen Herzaktion verstanden. Die zugrunde liegenden Mechanismen sind ähnlich wie bei der Bestimmung der Sinusknotenerholungszeit – die Tachyarrhythmie führt zu einer vorübergehenden Suppression der Sinusknotenautomatie. Nicht selten handelt es sich bei den ersten spontanen Schlägen nicht um Sinusaktionen, sondern um junktionale Ersatzschläge. Bei manchen Patienten sind es diese präautomatischen Pausen allein, die für die auftretende Symptomatik verantwortlich sind. Bei etwa 20% der Patienten ergeben sich Hinweise auf das Vorliegen einer binodalen Erkrankung, d.h. es finden sich zusätzlich permanente oder intermittierende Störungen der AV-Knoten-Leitung (AV-Blockierungen).

Pharmakologische Tests

Pharmakologische Tests können helfen, latente Störungen der Sinusknotenfunktion aufzudecken (21). Im klinischen Alltag hat sich bisher keiner dieser Tests durchsetzen können. Ihr prädiktiver Wert ist relativ gering.

Atropintest

Eine verminderte Ansprechbarkeit des Sinusknotens als Hinweis auf das Vorliegen eines Sinusknotensyndroms wird dann angenommen, wenn die Herzfrequenz nach Applikation von Atropin nicht über 90/min ansteigt. Eine solche verminderte Reaktion auf Atropin findet sich bei ca. 40 % der Patienten mit Sinusknotensyndrom. Berücksichtigt werden muss allerdings, dass die Reaktion auf Atropin im Alter per se abnimmt.

Isoproterenol-Test

Eine Herzfrequenzzunahme von weniger als 25 % oder ein fehlender Anstieg auf Werte von über 90/min werden als pathologisch angesehen. Wie beim Atropintest findet sich eine solche Reaktion nur bei einem Teil der Patienten mit Sinusknotensyndrom.

Frequenzänderung unter autonomer Blockade

Eine autonome Blockade des Sinusknotens lässt sich durch die gemeinsame Verabreichung von Atropin (0,04 mg/kg/KG) und (Propranolol (0,2 mg/kg/KG) erreichen. Hierdurch lässt sich die so genannte intrinsische Herzfrequenz (ICH) bestimmen, die unabhängig von autonomen Einflüssen ist. Sie liegt, da der Vagus in der Regel in Ruhe dominiert, oberhalb der Spontanfrequenz vor Blockade.

Mit steigendem Alter nimmt die intrinsische Herzfrequenz ab. Normalwerte können nach folgender Formel berechnet werden: ICH = 118,1 − (0,57 × Alter). Wenn die Frequenz unter autonomer Blockade bei Werten unterhalb des 95 %-Konfidenzintervalls liegt, wird von einer intrinsischen Störung der Sinusknotenfunktion ausgegangen.

Elektrophysiologische Untersuchung

Sinusknotenfunktionsstörungen stellen keine eigenständige Indikation zur invasiven elektrophysiologischen Untersuchung dar, wenn die kausale Beziehung zwischen Klinik und elektrokardiographisch dokumentierten Rhythmusstörungen eindeutig ist (21). Fehlt der Nachweis einer solchen Beziehung, kann eine elektrophysiologische Untersuchung im Einzelfall durchaus indiziert sein. Zum Beispiel dann, wenn eine schwer wiegende Symptomatik (rezidivierende Synkopen) vorliegt, Langzeit-EKGs aber lediglich asymptomatische Bradykardien und Pausen mäßiger Länge (2–3 s) zeigen.

Die Beurteilung der Funktion des Sinusknotens erfolgt durch die Bestimmung der (frequenzkorrigierten) Sinusknotenerholungszeit (S. 42). Bei der Bestimmung der Sinusknotenerholungszeit sind auf jeden Fall unterschiedliche Stimulationsfrequenzen erforderlich. Bei Patienten mit Sinusknotensyndrom finden sich verlängerte Sinusknotenerholungszeiten häufiger als bei Normalpersonen bereits bei langsamer Vorhofstimulation. Besonders sollte auf so genannte sekundäre Pausen geachtet werden. Hierunter versteht man über das erste poststimulatorische Intervall hinausgehende verlängerte Zykluslängen.

Prognose

Prognostisch bedeutsame Faktoren bei Patienten mit Sinusknotensyndrom sind das häufig fortgeschrittene Alter, häufig vorhandene Begleiterkrankungen sowie ein bei Vorhandensein atrialer Tachyarrhythmien deutlich erhöhtes Risiko für thromboembolische Komplikationen (25). Wenn ein Schrittmacher zur Langzeittherapie eingesetzt wird, ist das Risiko thromboembolischer Komplikationen abhängig vom gewählten Stimulationsmodus. In aktuellen Untersuchungen waren letztere bei AAI-Stimulation im Vergleich zur VVI-Stimulation, parallel zu einem häufiger zu beobachtenden Übergang in permanentes Vorhofflimmern, deutlich erhöht (18). Die kardiovaskuläre Sterblichkeit wurde vermindert, die Gesamtsterblichkeit wurde allerdings nicht signifikant beeinflusst (18).

Therapie

Wie für andere bradykarde Rhythmusstörungen gilt auch für das Sinusknotensyndrom, dass es für die Stellung der Indikation zur Therapie des Nachweises arrhythmiekorrelierter Symptome bedarf.

Akutbehandlung

Die Art der Akutbehandlung hängt von der klinisch im Vordergrund stehenden Rhythmusstörung ab. Bei symptomatischer Bradykardie kommen Substanzen wie Atropin, Isoproterenol und eine temporäre elektrische Stimulation in Frage (Tab. 6.**2**). Liegt Vorhofflimmern mit tachykarder atrioventrikulärer Überleitung vor, ist Vorsicht geboten bei der Verabreichung von Medikamenten, die eine Sinusknotendysfunktion verstärken können (Tab. 6.**1**). Nach Anwendung von Antiarrhythmika mit dem Ziel der Terminierung von Vorhofflimmern oder Vorhofflattern können lange Pausen auftreten. Ggf. sollte in dieser Situation akut auf den Versuch der Terminierung der Rhythmusstörung verzichtet werden und lediglich eine Verlangsamung der atrioventrikulären Überleitung (z.B. durch Digitalis oder einen Calciumantagonisten) angestrebt werden.

Dauertherapie, Rezidivprophylaxe

Eine Indikation zur Dauertherapie ergibt sich dann, wenn sich diagnostisch eine kausale Beziehung zwischen den Beschwerden des Patienten und pathologischen Bradykardien sichern lässt (20, 23, 24, 25). Positiv chronotrope Medikamente sind für die Dauertherapie nicht geeignet. In den meisten Fällen wäre prinzipiell ein AAI-Schrittmachersystem ausreichend (Tab. 6.**5**). Unter der nicht immer gerechtfertigten Annahme des Vorliegens bzw. zukünftigen Auftretens einer Zweiknotenerkrankung (zusätzliche Affektion des AV-Knotens) bzw. bei häufigen atrialen Tachyarrhythmien wird heu-

Tabelle 6.5 Algorithmus zur Schrittmachertherapie bei Sinusknotensyndrom

Bei *erhaltener AV-Überleitung* ist die **AAI**-Betriebsart die **optimale** Stimulationsform. Die jährliche Inzidenz therapiebedürftiger AV-Blockierungen ist bei sorgfältiger Patientenselektion gering. Zur Vermeidung von Komplikationen sollte

➤ keine extrinsisch vermittelte Sinusknotenfunktionsstörung vorliegen (z.B. Karotissinus-Syndrom oder vasovagales Syndrom),
➤ kein AV-Block I. Grades und kein bifaszikulärer Schenkelblock bestehen,
➤ eine 1:1-Überleitung bis zu einer Vorhof-Stimulationsfrequenz von mindestens 120–130/min erfolgen,
➤ intermittierendes Vorhofflimmern nicht gehäuft auftreten und
➤ keine Behandlungsnotwendigkeit mit AV-überleitungsverzögernden Medikamenten bestehen.

Bei *gestörter oder unsicherer AV-Überleitung* (die Bestimmung des Wenckebachpunkts gibt nur die momentane Leitungskapazität proximaler Strukturen wieder) und bei Einsatz von Medikamenten, die die AV-Überleitung verzögern, verwendet man geeignete **Zwei-Kammer-Schrittmacher**. Dabei sind Systeme **optimal**, die eine überwiegende Vorhofstimulation ermöglichen (DDI mit langer AV-Zeit, AAI/DDD-Mode-Switching oder andere Spezialalgorithmen). Bei *seltenen paroxysmalen Pausen* kann eine **VVI**-Stimulation mit **niedriger Interventionsfrequenz** (<45/min.) **akzeptabel** sein. **Ungeeignet** ist eine **VVI**-Stimulation mit ständiger asynchroner Ventrikelerregung. Das Gleiche gilt für die **VDD**-Stimulation.

Bei *häufigen Episoden von intermittierendem Vorhofflimmern* sollte wegen der Gefahr bradykarder Überleitungsfrequenzen unter antiarrhythmischer Therapie einem geeigneten **Zwei-Kammer-System** der Vorzug gegeben werden (**optimale** Stimulationsform). Dabei muss ein Modus programmierbar sein, der eine Triggerung von Vorhofarrhythmien verhindert (z.B. DDI-Stimulation, DDD/DDI-Mode-Switching oder andere Spezialalgorithmen).

Bei *chronotroper Inkompetenz* ist ein frequenzvariables System **(AAIR, DDDR, DDIR) optimal**. Kritische Größen sind die Wahl der oberen Stimulationsfrequenz (Gefahr der Überstimulation) und die Länge des AV-Intervalls (Gefahr der Vorhofpfropfung bei zu kurz programmiertem Intervall im DDDR/DDIR-Mode, unphysiologische Verlängerung der AV-Überleitung im AAIR-Mode). Die **VVIR/VDDR**-Stimulation ist bei der Sinusknotenerkrankung **ungeeignet**.

Auszug (modifiziert) aus: Lemke B, Fischer W, Schulten HK. Richtlinien zur Herzschrittmachertherapie: Indikationen, Systemwahl, Nachsorge. Z Kardiol 1996; 85: 611–628.

te praktisch in den meisten Fällen ein DDD-Schrittmacher-System implantiert.

Kommt es zum Auftreten von permanentem Vorhofflimmern, reicht ein VVI-Schrittmacher. Letzterer erscheint auch bei älteren Patienten mit geringer Schrittmacherbedürftigkeit ausreichend (24). Bei chronotroper Inkompetenz (unzureichender Frequenzanstieg unter Belastung) sollte ein aktivitätsgesteuerter Schrittmacher (AAIR, DDIR, DDDR, VVIR bei permanentem Vorhofflimmern) implantiert werden. Beim Sinusknotensyndrom ist eine Verbesserung der Prognose durch die Schrittmachertherapie nicht gesichert (26), wohl aber die der Symptome.

Empfehlungen für die Praxis

Die Implantation eines VVI-Schrittmachersystems bei Patienten mit Sinusknotensyndrom und Sinusrhythmus ist selten angebracht; auch wenn nur selten bradykarde Episoden auftreten, empfiehlt sich die atriale Stimulation. Bei Patienten mit chronotroper Inkompetenz kann eine Verbesserung der körperlichen Leistungsfähigkeit durch eine frequenzadaptierende Stimulation (AAIR, DDIR, DDDR) erreicht werden. Unabhängig von dem eingesetzten Behandlungsverfahren ist bei Patienten mit intermittierendem Vorhofflimmern zu prüfen, ob eine Indikation zur oralen Antikoagulation zur Prävention thromboembolischer Komplikationen vorliegt.

Literatur

18. Andersen HR, Nielsen JC, Thomsen PE et al., Long-term follow-up of patients from a randomised trial of atrial versus ventricular pacing for sick-sinus syndrome. Lancet 1997 Oct 25; 350(9086): 1210–1216.
19. Ferrer MI. The etiology and natural history of sinus node disorders. Arch Intern Med 1982; 142: 371–372.
20. Gregoratos G, Abrams J, Epstein AE, et al. ACC/AHA/NASPE 2002 guideline update for implantation of cardiac pacemakers and antiarrhythmia devices. Circulation 2002; 106: 2145–2161.
21. Josephson ME. Sinus node function. In: Josephson ME. Clinical cardiac electrophysiology. Techniques and interpretations. 3rd edition. Lipincott Williams & Wilkins, Philadelphia, 2002; 68–91.
22. Kristensen L, Nielsen JC, Pedersen AK, Mortensen PT, Andersen HR. AV block and changes in pacing mode during long-term follow-up of 399 consecutive patients with sick sinus syndrome treated with an AAI/AAIR pacemaker. Pacing Clin Electrophysiol 2001; 24: 358–365.
23. Lemke B, Fischer W, Schulten HK. Richtlinien zur Herzschrittmachertherapie. Indikationen, Systemwahl, Nachsorge. Z Kardiol 1996; 85: 611–628.
24. Lemke B. Ergänzungen zu den Richtlinien zur Schrittmacherimplantation. In Vorbereitung.
25. Mangrum JM, DiMarco JP. The evaluation and management of bradycardia. N Engl J Med. 2000; 342: 703–709.
26. Wiegand UKH. VVI versus physiologic pacing. New data on an old topic. Herzschr Elektrophysiol 2000; 11 (Suppl 2): 43–48.

Atrioventrikuläre Leitungsstörungen

Einleitung

Die atrioventrikulären Leitungsstörungen werden unterteilt in reine Leitungsverzögerungen (AV-Block I. Grades), Störungen mit intermittierendem Block der Überleitung (AV-Block II. Grades) mit oder ohne Wenckebach-Periodik und eine vorübergehende oder persistierende vollständige Unterbrechung der antegraden atrioventrikulären Überleitung (AV-Block III. Grades).

Beim AV-Block I. Grades und II. Grades Typ Wenckebach ist die Leitungsverzögerung in der Regel im AV-Knoten lokalisiert, die Prognose ist günstig. Im Gegensatz dazu ist der AV-Block II. Grades Typ Mobitz (=intermittierende Blockierung ohne vorausgehende progressive Leitungsverzögerung) nahezu immer und der erworbene AV-Block III. Grades häufig intra- oder infrahissär gelegen, die Mortalität ist erhöht. Ein AV-Block III. Grades kann jedoch auch im AV-Knoten lokalisiert sein. Der resultierende Ersatzrhythmus weist schmale QRS-Komplexe auf, die Prognose ist besser. Eine Sonderform stellt der 2 : 1-AV-Block dar, der entweder eine Extremform des Wenckebach oder seltener ein echter Mobitz-Block sein kann. Der angeborene AV-Block III. Grades ist in der Regel im AV-Knoten lokalisiert.

Durch eine Schrittmacherbehandlung wird die Prognose bei Patienten mit symptomatischem AV-Block II. und III. Grades gebessert; sie bleibt aber, in Abhängigkeit von der kardialen Grunderkrankung, gegenüber der Normalbevölkerung weiter eingeschränkt.

Epidemiologie

Höhergradigere AV-Blockierungen haben einen Anteil von ca. 50 % an den Indikationen zur Schrittmacherimplantation. Bei ca. 10 % der Patienten sind sie Teil eines Sinusknotensyndroms (S. 154). Die Ursachen und Umstände, die zu einem AV-Block führen können, sind vielfältig (Tab. 6.6) (28, 31). Bei den reversiblen Ursachen für eine AV-Blockierung stehen Medikamente, die eine depressive Wirkung auf die Erregungsleitung im AV-Knoten haben, ganz im Vordergrund (Tab. 6.7). Erworbene AV-Blockierungen betreffen bevorzugt das höhere Lebensalter.

Der angeborene AV-Block ist selten (29). Er kann isoliert oder in Kombination mit anderen kongenitalen Vitien auftreten. Die Ursachen für die angeborene Blockierung der AV-Leitung sind bisher nicht geklärt. In seltenen Fällen kann eine korrigierte, somit funktionell mit normalen Kreislaufverhältnissen einhergehende Transposition (L-TGA) vorliegen (Ventrikelinversion). Es werden sowohl eine Fehlentwicklung während der Embryonalphase als auch Autoimmunmechanismen diskutiert. Eine ähnlich seltene Ursache für AV-Blockierungen ist der familiäre Schenkelblock.

Tabelle 6.6 Ursachen für atrioventrikuläre Leitungsstörungen

- Erhöhter Vagotonus
- Medikamente
- Myokarditis
- Infektiöse Endokarditis
- Andere Infektionen (Tuberkulose, Toxoplasmose, Syphilis, Chagas-Erkrankung)
- Kollagenosen
- Neuromuskuläre Erkrankungen
- Infiltrative Erkrankungen (Amyloidose, Sarkoidose, Hämochromatose)
- Tumormetastasen
- Myokardinfarkt
- Kongenitale Anomalien des Reizleitungssystems
- Degenerative Veränderungen
- Kalzifizierende Herzklappenveränderungen
- Mechanische Ursachen (nach Operationen, traumatisch)

Tabelle 6.7 Medikamente, die atrioventrikuläre Leitungsstörungen aggravieren bzw. hervorrufen können

- Betarezeptorenblocker
- Herzwirksame Calciumantagonisten (Verapamil, Diltiazem)
- Antiarrhythmika (alle Antiarrhythmika der Klasse I und III, besonders Sotalol [zusätzlicher beta-sympathikolytischer Effekt] und Amiodaron)
- Digitalisglykoside
- Parasympathomimetika (Carbachol, Pilocarpin, Neostigmin, Pyridostigmin, Physostigmin)

Spezielle Pathophysiologie

Eine isolierte Verlängerung der atrioventrikulären Überleitung (AV-Block I. Grades) ist nicht immer pathologisch. Es kann ein erhöhter Vagotonus mit einer hieraus resultierenden Leitungsverzögerung im AV-Knoten zugrunde liegen. In seltenen Fällen kann einem AV-Block I. Grades auch eine Verzögerung distal des AV-Knotens, im His-Bündel-System, zugrunde liegen. Eine solche Leitungsverzögerung ist häufig von einer Schenkelblockierung begleitet (bevorzugt Linksschenkelblock); sie wird selten bei Vorhandensein schmaler Kammerkomplexe beobachtet.

Auch beim AV-Block II. Grades Typ Wenckebach ist die Leitungsverzögerung im AV-Knoten lokalisiert. AV-Blockierungen II. Grades Typ Mobitz sind nahezu immer und erworbene AV-Blockierungen III. Grades häufig intra- oder infrahissär gelegen. Eine Sonderform stellt der 2 : 1-AV-Block dar, der entweder eine Extremform des Wenckebach oder seltener ein echter Mobitz-Block sein kann.

Eine akut auftretende atrioventrikuläre Leitungsstörung stärkeren Ausmaßes kann durch Entzündungen (z.B. eine Myokarditis oder Endokarditis als Folge eines Septumabszesses) oder durch eine akute Ischämie bzw. Nekrose (z.B. bei akutem Myokardinfarkt) ausgelöst werden (27, 28). Die Inzidenz von AV-Blockierungen III. Grades hat nach Einführung der Thrombolysetherapie tendenziell abgenommen (30). Ursächlich dürfte dieser Beobachtung eine geringere Infarktgröße zugrunde liegen.

Bei Sarkoidose wurde über das Auftreten eines AV-Blocks bei bis zu 30 % der Betroffenen berichtet. Die häufigste parasitäre Erkrankung, die zu einem AV-Block führen kann, ist die Chagasmyokarditis (Südamerika). In seltenen Fällen können auch Tumoren bzw. Metastasen von Tumoren (z.B. Bronchialkarzinom, Retikulosarkom, Leukosen) das Erregungsleitungssystem infiltrieren und so eine atrioventrikuläre Leitungsstörung bewirken. Auch im Rahmen einer Endokarditis kann ein AV-Block durch Abszessbildung im Bereich des interventrikulären Septums auftreten.

Eine häufige Ursache sind operative Eingriffe am Herzen. Bei der operativen Korrektur hoch sitzender Ventrikelseptumdefekte und Vorhofseptumdefekte vom Ostium-Primum-Typ kommt ein höhergradiger AV-Block heute nur noch selten vor, häufiger dagegen beim Aortenklappenersatz, wenn viel Kalk entfernt werden muss, und bei der transaortalen septalen Myoektomie bei hypertrophischer Kardiomyopathie. Bei zuletzt genanntem Eingriff liegt der Ort der Schädigung typischerweise infrahissär. Bei der AV-Knoten-Ablation stellt die Induktion eines kompletten AV-Blocks eine therapeutische Maßnahme dar (S. 195).

Bei chronischen AV-Blockierungen stehen degenerative Veränderungen ganz im Vordergrund. Es kommt zu einer interstitiellen Fibrose des Erregungsleitungssystems mit Verlust spezifischer Muskelfasern. Das Häufigkeitsmaximum liegt zwischen dem 50. und 80. Lebensjahr. Das männliche Geschlecht überwiegt.

Dem angeborenen AV-Block III. Grades liegt eine Leitungsunterbrechung mit Ersatz durch Bindegewebe zwischen entweder dem AV-Knoten oder dem atrialen Teil des His-Bündels und dem penetrierenden Anteil des His-Bündels oder im mittleren bzw. distalen Bereich des His-Bündels vor (29). Diese Störungen können isoliert oder in Kombination mit anderen kongenitalen Missbildungen des Herzens auftreten.

Prognose

Der AV-Block II. Grades Typ Wenckebach weist quoad vitam eine günstige Prognose auf. Die Prognose ist ungünstiger bei den anderen höhergradigeren Formen des AV-Blocks. Die Letalität bei Patienten mit erworbenem totalen AV-Block ist erhöht. Sie wird aber in den meisten Fällen nicht allein durch die AV-Blockierung, sondern ganz wesentlich auch von Art und Ausmaß der zugrunde liegenden Herzerkrankung mitbestimmt.

Durch eine Schrittmacherbehandlung kommt es zu einer deutlich verbesserten Überlebensprognose; letztere bleibt aber, in Abhängigkeit von der Grunderkrankung, gegenüber der gesunden Normalbevölkerung weiter eingeschränkt. In Einzelfällen, z.B. bei totalem AV-Block im Rahmen eines großen Vorderwandinfarkts, wird die Prognose durch Implantation eines Schrittmachers in keiner Weise günstig beeinflusst.

Im Gegensatz zum erworbenen AV-Block III. Grades bleiben Patienten mit einem kongenitalen kompletten AV-Block lange asymptomatisch. Oft deckt jedoch eine eingehende Befragung vor allem in Ruhe Beschwerden wie Konzentrationsschwäche und Benommenheit auf, während die körperliche Belastung wegen noch ausreichenden Frequenzanstiegs ohne Beschwerden möglich ist. Die Diagnose ergibt sich nicht selten zufällig bei einem z.B. aufgrund von Palpitationen registrierten EKG oder weil insbesondere in Ruhe ein langsamer Puls auffällt. Insgesamt ist jedoch auch hier die Prognose nicht so günstig, wie lange Zeit angenommen wurde, sodass sich auch hier in den meisten Fällen im Verlauf des Lebens des Patienten eine Indikation zur Schrittmacherimplantation ergibt.

Diagnostik

Die Beschwerden von Patienten mit einer höhergradigen AV-Leitungsstörung entsprechen denen bei anderweitigen bradykarden Rhythmusstörungen. Palpitationen, Schwindel und Synkopen stehen im Vordergrund. Konzentrationsschwäche und Benommenheit können vor allem in Ruhe störend sein. In seltenen Fällen kann auch ein ausgeprägter AV-Block I. Grades Symptome im Sinne eines Pseudo-Schrittmachersyndroms erzeugen. Hierbei kann es in Einzelfällen dazu kommen, dass die atriale Systole kurz nach der verzögert auftretenden ventrikulären Kontraktion der vorausgehenden Herzaktion erfolgt. Die hieraus resultierende hämodynamische Beeinträchtigung kann der ähneln, wie sie beim Schrittmachersyndrom durch Vorhofpfropfung auftritt (S. 128).

In Abhängigkeit vom Ausmaß der Bradykardie kann bei höhergradigeren AV-Blockierungen eine Synkope (Adam-Stokes-Anfall) auftreten. Unter Belastung kann es bei unzureichendem Frequenzanstieg zu einer Einschränkung kommen, die mit Belastungsdyspnoe einhergehen kann.

Bei der nicht invasiven Diagnostik atrioventrikulärer Leitungsstörungen steht das EKG ganz im Vordergrund. Eine Absicherung der Lokalisation der Leitungsstörung (intranodal, intra- oder infrahissär) mittels elektrophysiologischer Untersuchung ist nur selten indiziert.

EKG

Die atrioventrikulären Blockierungen werden in Abhängigkeit vom elektrokardiographischen Befund eingeteilt in (Abb. 6.3):

- **AV-Block I. Grades:** PQ-Dauer >0,2 s, alle P-Wellen werden übergeleitet.
- **AV-Block II. Grades Typ Wenckebach:** progressive Verlängerung des PQ-Intervalls bis zum Auftreten einer einmaligen Blockierung. Das erste PQ-Intervall nach einer Blockierung ist das kürzeste. Die nachfolgende Zunahme der PQ-Dauer ist am größten vom ersten zum zweiten Schlag, die Folge ist eine konsekutive Abnahme der Dauer der RR-Intervalle.
- **AV-Block II. Grades Typ Mobitz:** intermittierender Ausfall einer oder mehrerer QRS-Komplexe (z.B. 3 : 1), konstantes, u.U. verlängertes PQ-Intervall, oft

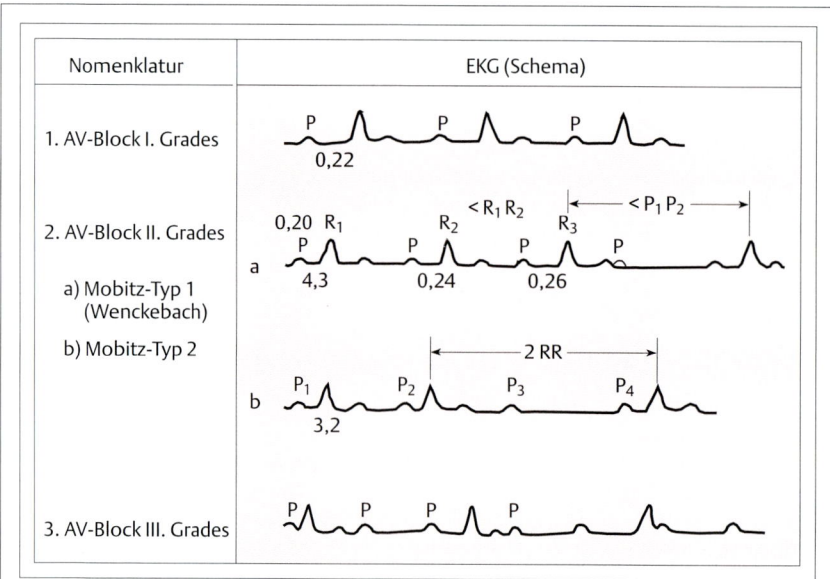

Abb. 6.3 Einteilung atrioventrikulärer Leitungsstörungen und Diagnostik aus dem Oberflächen-EKG (nach Nusser E, Trieb G, Weidner A. Differentialdiagnostik des EKG. Stuttgart, Schattauer-Verlag, 1987).

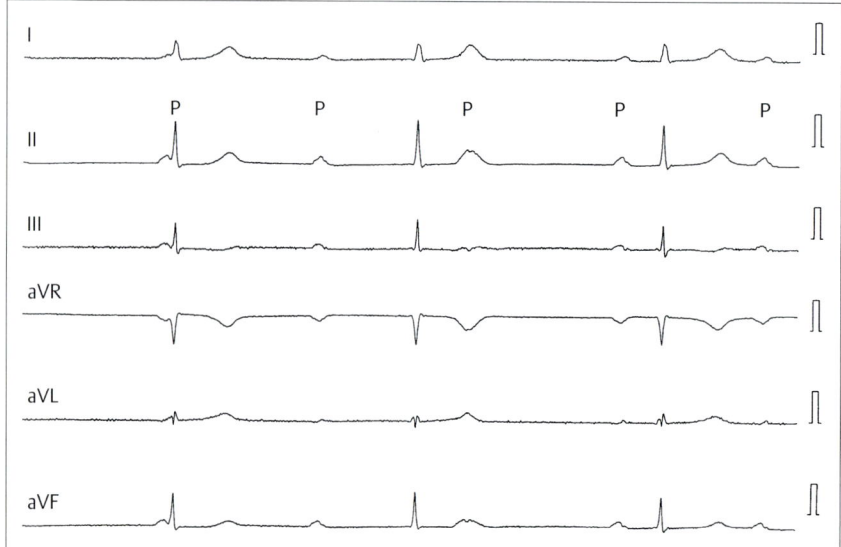

Abb. 6.4 AV-Block III. Grades mit einem junktionalen Ersatzrhythmus (schmale QRS-Komplexe). 50 mm/s.

verbunden mit einer intraventrikulären Leitungsstörung.
- **2 : 1-AV-Block:** Dieser sollte als getrennte Entität betrachtet werden. Es kann sich sowohl um eine Extremform des Wenckebachs handeln (Übergang von z.B. 3 : 2 zu 2 : 1) oder eines Mobitz-Typs (Übergang von z.B. 3 : 1 oder höher [z.B. 4 : 1] auf 2 : 1).
- **AV-Block III. Grades:** Es liegt eine vollständige Unterbrechung der antegraden Leitung über den AV-Knoten vor. Es resultiert entweder eine Asystolie oder es tritt ein junktionaler bzw. ventrikulärer Ersatzrhythmus auf (Abb. 6.4). Die Vorhöfe sind normal schnell oder als Folge einer Aktivierung des Sympathikus aufgrund der langamen Kammerfrequenz etwas schneller als normal.

Langzeit-EKG

Dem Langzeit-EKG kommt beim Nachweis atrioventrikulärer Leitungsstörungen eine große Bedeutung zu. Es gilt hier vor allem, wie auch bei anderen Formen bradykarder Rhythmusstörungen, die Korrelation zwischen der auftretenden Leitungsstörung und der klinischen Symptomatik zu erheben. Hierzu ist es wichtig, dass der Patient während der Langzeit-EKG-Registrierung ein Ereignisprotokoll führt.

Elektrophysiologische Untersuchung

Eine Indikation zur invasiven elektrophysiologischen Untersuchung ist bei dokumentierter, symptomatischer AV-Blockierung nicht gegeben. Sie kann durchgeführt werden, wenn die elektrokardiographische Dokumentation unzureichend ist (31).

Eine Indikation kann sich auch bei Vorliegen eines Sinusknotensyndroms ergeben, um die Leitungseigenschaften des AV-Knotens zu bestimmen. Dies kann u.U. auch während einer klinisch indizierten Schrittmacherimplantation durch einfach hochfrequente Vorhofstimulation erfolgen. Liegt gleichzeitig eine bedeutsame Verzögerung der atrioventrikulären Überleitung vor (verlängertes AH-Intervall und/oder niedriger Wenckebachpunkt bei atrialer Stimulation mit steigender Frequenz), sollte die Implantation eines bifokalen Schrittmachers erfolgen.

Die Festlegung der Lokalisation des Leitungsblocks erfolgt anhand der Dauer der Zeitintervalle im His-Bündel-EKG. Bei einer Leitungsstörung im AV-Knoten ist das AH-Intervall verlängert. Bei einem AV-Block II. Grades Typ Wenckebach ergibt sich eine progressive Zunahme der Dauer des AH-Intervalls bis zu einem Ausfall der atrioventrikulären Überleitung. Jedem Ventrikelpotential geht ein His-Potential voraus; die Dauer des HV-Intervalls ist in der Regel normal. In den meisten Fällen betrifft der erworbene AV-Block III. Grades das ventrikuläre Erregungsleitungssystem. Bei solchen Blockierungen geht dem Kammerpotential kein His-Bündel-Potential voraus. Der Ersatzrhythmus weist, als Zeichen für einen ventrikulären Ursprung (tertiäres Ersatzzentrum) breite QRS-Komplexe auf.

Therapie

Akuttherapie

Die Akuttherapie symptomatischer AV-Blockierungen erfolgt mittels intravenöser Applikation von Pharmaka, die eine Verbeserung der atrioventrikulären Überleitung bewirken (Parasympatholytika, Sympathomimetika) (Tab. 6.8).

Diese Pharmaka sind bei einem kompletten AV-Block nicht selten unwirksam. Mittel der Wahl stellt in dieser Situation die temporäre ventrikuläre Stimulation dar (S. 115). Steht diese nicht zur Verfügung, kann vorübergehend eine transthorakale Elektrostimulation eingesetzt werden.

Chronische Therapie

Die Schrittmacherindikation richtet sich bei den AV-Blockierungen nach der Symptomatik und nach prognostischen Erwägungen (30, 32). Die diesbezüglichen Empfehlungen der Deutschen Gesellschaft für Kardiologie zur Schrittmachertherapie bei atrioventrikulären Leitungsstörungen sind in Tab. 6.9 zusammengefasst.

In Einzelfällen kann sich bei einem AV-Block I. Grades die Indikation zur Schrittmachertherapie durch Auftreten eines Pseudo-Schrittmachersyndroms ergeben (S. 128). In diesem Fall sollte ein DDD-Schrittmachersystem implantiert werden, das eine regelrechte sequentielle Aktivität von Vorhof und Kammern wiederherstellt. Einzelne Überleitungsblockierungen, vor allem Blockierungen II. Grades Typ Wenckebach, sind, insbesondere wenn sie nachts auftreten, überwiegend durch einen erhöhten Vagotonus bedingt und bedürfen in der Regel keiner Schrittmachertherapie.

Wenn möglich, sollten alle Medikamente, die zu einer weiteren Verzögerung der Leitung im AV-Knoten führen können abgesetzt werden. Ist dies nicht möglich, kann sich hieraus die Indikation zur Schrittmacherimplantation ergeben.

Umstritten ist die prognostische Indikation beim asymptomatischen AV-Block II. Grades mit schmalen QRS-Komplexen und häufigen Blockierungen tagsüber. Die Empfehlungen der BPEG sehen hier eine generelle Indikation, während die ACC/AHA-Empfehlungen den asymptomatischen AV Block II. Grades als relative Indikation einstufen und für den Typ I (Wenckebach) den Nachweis einer intra- oder infrahissären Blockierung fordern.

Der erworbenen AV-Block III. Grades ist in der Regel mit Symptomen verbunden und daher schrittmacherpflichtig. Ihm kommt aber auch unabhängig von Symptomen eine prognostische Bedeutung zu, sodass sich bereits hieraus eine Indikation zur Schrittmacherversorgung ableiten lässt. Dies vor allem dann, wenn die QRS-Komplexe des Ersatzrhythmus breit sind und die Frequenz niedrig ist.

Die Indikation zur Schrittmacherimplantation beim angeborenen AV-Block III. Grades wird heterogen diskutiert. Basierend auf älteren Untersuchungen wurde lange Zeit nur dann eine Indikation zur Schrittmacherimplantation gesehen, wenn ein langsamer Ersatzrhythmus (unter 40–45/min) mit Beschwerden in Ruhe einhergeht und ein unzureichender Frequenzanstieg bei Belastung zu einer Limitierung der körperlichen Belastbarkeit ohne/mit Auftreten komplexer ventrikulärer Arrhythmien führt oder eine QT-Verlängerung vorliegt. Aktuellen Analysen zufolge erscheint jedoch unter prognostischen Aspekten eine prophylaktische Schrittmacherimplantation bei vielen Patienten mit angeborenem kompletten AV-Block gerechtfertigt.

Tabelle 6.8 Therapie von atrioventrikulären Überleitungsstörungen

Akuttherapie
- Atropin (0,5–1,5 mg i.v.)
- Orciprenalin (0,25–0,5 mg i.v.)
- Passagere Schrittmacherstimulation
- Absetzen von Medikamenten, die die atrioventrikuläre Leitung verlangsamen können (Tab. 6.7)

Langzeittherapie
- Schrittmacherstimulation (Tab. 6.9)

Tabelle 6.9 Empfehlungen zur Schrittmachertherapie bei atrioventrikulären Leitungsstörungen

Indikation

AV-Block III. Grades, permanent oder intermittierend:
- bei **symptomatischer** Bradykardie
- bei gehäuften ventrikulären Ektopien in Ruhe oder unter Belastung
- bei einem Ersatzrhythmus < 40/min, bei spontanen Asystolien > 3 s
- bei einem Ersatzrhythmus mit breiten QRS-Komplexen
- nach AV-Knoten-Ablation
- bei myotoner Dystrophie

AV-Block II. Grades, permanent oder intermittierend und ungeachtet der anatomischen Lokalisation bei **symptomatischer** Bradykardie

AV-Block II. Grades Mobitz Typ II, 2:1 oder *höhergradige AV-Blockierungen* mit breiten QRS-Komplexen bei **asymptomatischen** Patienten

Relative Indikation

AV-Block III. und II. Grades, 2:1 oder *höhergradige Blockierungen* mit schmalen QRS-Komplexen bei **asymptomatischen** Patienten

Keine Indikation

AV-Block I. Grades
asymptomatische Patienten mit *AV-Block II. Grades Mobitz Typ I (Wenckebach)*, wenn die Blockierungen nur selten auftreten
isolierte Überleitungsblockierungen, insbesondere nachts

Auszug aus: Lemke B, Fischer W, Schulten HK. Richtlinien zur Herzschrittmachertherapie – Indikationen, Systemwahl, Nachsorge. Z Kardiol 1996; 85: 611–628. Unterschieden wird nach folgenden Indikationen:
Indikation: Hier herrscht allgemeine Übereinstimmung in den internationalen Fachgesellschaften.
Relative Indikation: Hier wird die Schrittmachertherapie häufig eingesetzt. Bei bestimmten Rhythmusstörungen herrscht allerdings keine Übereinstimmung über die Notwendigkeit der Schrittmachertherapie. Relativ ist die Indikation auch dann, wenn zwar ein pathologischer EKG-Befund vorliegt, ein kausaler Zusammenhang mit der angegebenen Symptomatik aber nur vermutet werden kann.
Keine Indikation: Hier herrscht weitgehend Übereinstimmung, dass eine Schrittmachertherapie unnötig ist.

Implantiert werden bifokale Schrittmachersysteme, in der Regel mit DDD-Modus. Liegt gleichzeitig eine chronotrope Inkompetenz des Sinusknotens vor, erfolgt die Implantation aktivitätsgesteuerter Systeme (DDDR). Die Verwendung eines VVI-Schrittmachersystems ist heute nur noch dann gerechtfertigt, wenn permanentes Vorhofflimmern vorliegt oder wenn von einer sehr seltenen Aktivierung des Schrittmachers ausgegangen werden kann.

Empfehlungen für die Praxis

Bei der Stellung der Indikation zur Schrittmacherimplantation stellt die Symptomatik des Patienten ein wichtiges Kriterium dar. Prognostische Aspekte sind jedoch gleichfalls zu berücksichtigen. Bifokale Schrittmachersysteme stellen die Therapie der Wahl dar. Besteht gleichzeitig eine chronotrope Inkompetenz, sollten aktivitätsgesteuerte Systeme implantiert werden.

Literatur

27. Archbold RA, Sayer JW, Ray S, Wilkinson P, Ranjadayalan K, Timmis AD. Frequency and prognostic implications of conduction defects in acute myocardial infarction since the introduction of thrombolytic therapy. Eur Heart J 1998; 19: 893–898.
28. Bergfeldt L. Atrioventricular conduction disturbances. Cardiac Electrophysiology Review 1999; 3: 80–85.
29. Friedman RA, Fenrich AL, Kertesz NJ. Congenital complete atrioventricular block. J Cardiovasc Electrophysiol 2001; 24: 1681–1688.
30. Gregoratos G, Abrams J, Epstein AE, et al. ACC/AHA/NASPE 2002 guideline update for implantation of cardiac pacemakers and antiarrhythmia devices. Circulation 2002; 106: 2145–2161.
31. Josephson ME. Atrioventricular conduction. In: Josephson ME. Clinical cardiac electrophysiology. Techniques and interpretations. 3rd edition. Lipincott Williams & Wilkins, Philadelphia, 2002, 92–109.
32. Lemke B, Fischer W, Schulten HK. Richtlinien zur Herzschrittmachertherapie. Indikationen, Systemwahl, Nachsorge. Z Kardiol 1996; 85: 611–628.

Intraventrikuläre Leitungsstörungen

Einleitung

Intraventrikuläre Leitungsstörungen (Rechtsschenkelblock (RSB), Linksschenkelblock (LSB), faszikuläre Blockierungen) sind ein häufiger elektrokardiographischer Befund. Ein Rechtsschenkelblock ist in der Regel mit keiner ungünstigeren Prognose verbunden, während dieses beim Linksschenkelblock der Fall sein kann. Die Prognose der Patienten orientiert sich weniger an Art und Ausmaß der Schenkelblockierung, sondern vielmehr an der zugrunde liegenden Herzerkrankung.

Eine Indikation zur Schrittmachertherapie kann sich ergeben, wenn Schenkelblockierungen in Kombination auftreten: z.B. bifaszikulärer Block (RSB und LAH [linksanteriorer Hemiblock] oder LPH [linksposteriorer Hemiblock] mit AV-Block II. Grades Typ Mobitz]). Bei diesen Formen ist der intermittierende bzw. permanente Übergang in einen kompletten AV-Block zu befürchten; die Häufigkeit liegt bei ca. 2% pro Jahr.

Epidemiologie und Prognose

Chronische intraventrikuläre Blockierungen im Sinne so genannter Schenkelblöcke sind bei älteren Menschen relativ häufig (34, 35, 37). In der Framingham-Studie betrug die Inzidenz bei Probanden über 60 Jahre 11% bei Männern und 5% bei Frauen (35).

Schenkelblockierungen, insbesondere ein Linksschenkelblock, finden sich gehäuft bei kardiovaskulären Erkrankungen. Bei fortgeschrittener dilatativer Kardiomyopathie weisen bis zu 40% der Betroffenen einen Linksschenkelblock auf. Ein Linksschenkelblock kann jedoch bereits in der frühen Phase einer dilatativen Kardiomyopathie oder vor Auftreten einer kritischen Funktionsstörung auftreten. In der Framingham-Studie war ein Linksschenkelblock mit dem späteren Auftreten einer Herzinsuffizienz verknüpft.

Bei älteren Patienten mit Linksschenkelblock findet sich nicht selten eine im oder nach dem 2. Weltkrieg durchgemachte Diphtherie.

In der GUSTO-I-Studie, bei der die thrombolytische Wirksamkeit von Streptokinase mit der von t-PA bei Patienten mit akutem Myokardinfarkt verglichen wurde, wiesen 1,6% der Patienten (420 von 26.003 Patienten) eine Schenkelblockierung auf (Rechtsschenkelblock 131 Patienten, Linksschenkelblock 289 Patienten) (38). Verglichen mit Patienten ohne Schenkelblock entwickelten Patienten mit Blockierung signifikant häufiger einen kompletten AV-Block und auch die Inzidenz kardiogener Schocks war in dieser Gruppe erhöht. Die 30-Tage-Sterblichkeit war signifikant höher als bei Patienten ohne Schenkelblock.

Relativ häufig finden sich Schenkelblockierungen nach herzchirurgischen Eingriffen (39). Die Inzidenz eines Rechtsschenkelblocks nach Bypass-Operationen beträgt ca. 10%; in über der Hälfte der Fälle bildet sich die Blockierung spontan zurück. Typisch ist der komplette Rechtsschenkelblock nach Infundibulum-Resektion nach korrigierender Operation einer Fallot-Tetralogie (jedoch nicht nach Valvulotomie einer verengten Pulmonalklappe). Nach linksseitigen Klappenoperationen und septaler Myektomie findet sich bevorzugt ein Linksschenkelblock. Die Inzidenz eines persistierenden Linksschenkelblocks nach perkutaner septaler Katheterablation bei hypertrophischer Kardiomyopathie beträgt 10–25%.

Die Inzidenz eines totalen AV-Blocks ist beim bifaszikulären Block gering und rechtfertigt bei asymptomatischen Patienten in der Regel keine prophylaktische Schrittmacher-Implantation (36, 39). Auch eine invasive elektrophysiologische Untersuchung ist allein aus diesem Grund nicht angezeigt. Bei Patienten mit z.B. ätiologisch unklaren Synkopen können ein deutlich verlängertes HV-Intervall (>100 mm), ein alternierender Schenkelblock oder eine infrahissäre Blockierung unter Vorhofstimulation auf ein erhöhtes AV-Block-Risikos hinweisen; eine prophylaktische Schrittmacher-Implantation kann indiziert sein.

Selten sind die so genannten familiären Schenkelblockierungen. Es handelt sich um monogene, autosomal dominant vererbte Erkrankungen. Eine ausführlichere Diskussion dieser Erkrankungen erfolgt im Kapitel „Angeborene arrhythmogene Erkrankungen" (S. 254).

Spezielle Pathophysiologie

Über die den Schenkelblockierungen zugrunde liegenden Ursachen liegen nur wenige Untersuchungen vor. Die Leitungsblockierungen sind häufig frequenzabhängig, d.h. die Refraktärzeiten sind kurz genug, um bei Sinusrhythmus eine 1:1 Leitung zu ermöglichen. Bei höherer Frequenz (z.B. im Rahmen einer Ergometrie) wird dann die (verlängerte) Refraktärperiode erreicht und eine Blockierung in einem Schenkel resultiert (34). Solche frequenzabhängigen Blockierungen gehen manchmal jahrelang später auftretenden permanenten Blockierungen voraus. Histologisch finden sich vorwiegend degenerative Veränderungen mit Fibrose und Atrophie von spezifischen Herzmuskelfasern.

Schenkelblockierungen, die im Rahmen von Herzoperationen auftreten, sind entweder ischämisch (in vielen Fällen liegen Stenosen der den entsprechenden Abschnitt des Leitungssystems versorgenden Arterien vor) oder mechanisch (z.B. bei Klappenoperationen, septalen Myektomien oder auch bei Infundibulum-Resektionen (z.B. bei Morbus Fallot) bedingt. Auch der bei akutem Myokardinfarkt auftretende Schenkelblock ist ischämisch bedingt.

Diagnostik

Ein Schenkelblock sollte immer Anlass zum Ausschluss einer organischen Herzerkrankung sein. Keinesfalls ergibt jedoch allein das Vorliegen oder Neuauftreten eines Schenkelblocks die Indikation zur invasiven Diagnostik. In der Framingham-Studie (35) entsprach die Häufigkeit des Vorliegens einer koronaren Herzerkrankung bei Patienten mit neu aufgetretenem Rechtsschenkelblock (mittleres Lebensalter 60 Jahre) mit 24% der von gleichaltrigen Patienten ohne Block. Die häufigste kardiovaskuläre Erkrankung war eine arterielle Hypertonie (60%). Die kumulative Sterblichkeitsrate war bei Patienten mit Rechtsschenkelblock und fehlenden Hinweisen auf eine kardiovaskuläre Erkrankung in der Anamnese vergleichbar mit der von Patienten ohne Block.

Treten bei Patienten mit Schenkelblockierungen Symptome auf, die prinzipiell mit einer hämodynamisch wirksamen Bradykardie vereinbar sind, muss an das Auftreten höhergradiger Leitungsblockierungen gedacht werden und eine entsprechende Diagnostik erfolgen. Zur Aufdeckung familiär auftretender Erkrankungen des ventrikulären Erregungsleitungssystems sollte unbedingt eine Familienanamnese erhoben werden. Diese bezieht sich nicht nur auf vergleichbare Beschwerden bei Angehörigen, sondern auch plötzliche Todesfälle (insbesondere in jungem Alter). Bei isoliertem Linksschenkelblock weist ein nicht unbeträchtlicher Teil der Patienten eine „beschleunigte" Leitung im AV-Knoten auf, sodass z.B. bei Vorhofflimmern hohe Kammerfrequenzen resultieren können („enhanced AV nodal conduction").

EKG

Das EKG erlaubt eine Unterscheidung in rechtsseitige und linksseitige sowie komplette und unvollständige Schenkelblockierungen. Für deren Definition sind konventionelle Kriterien einzusetzen.

Langzeit-EKG

Das Langzeit-EKG dient der Detektion intermittierender kompletter Leitungsblockierungen und gehört somit zur Standarddiagnostik bei Patienten mit intraventrikulären Blockierungen und entsprechender Symptomatik.

Elektrophysiologische Untersuchung

Bei symptomatischen Patienten, bei denen intermittierende komplette AV-Blockierungen bei intraventrikulären Leitungsstörungen vermutet werden, bei denen aber das Langzeit-EKG einen unauffälligen Befund ergibt, kann eine invasive elektrophysiologische Untersuchung indiziert sein (34). Wichtiger Bestandteil der Untersuchung ist die sorgfältige Vermessung des HV-Intervalls (normal 55–60 ms). Bei starker Verlängerung (> 100 ms kann eine Schrittmacher-Implantation diskutiert werden (33, 36). Im Rahmen der programmierten Vorhofstimulation wird besonders auf den Ort der atrioventrikulären Blockierung geachtet: Kommt es bei vorzeitiger Vorhofstimulation während Sinusrhythmus oder unter Vorhofstimulation zu infrahissären Blockierungen, kann sich, bei entsprechender Symptomatik, eine Indikation zur Schrittmacherimplantation ergeben.

> Bei Synkopen sollte bei allen Patienten mit intraventrikulärer Leitungsverzögerung eine programmierte Ventrikelstimulation durchgeführt werden, um ventrikuläre Tachyarrhythmien ursächlich unwahrscheinlich zu machen, insbesondere bei Patienten mit organischer Herzerkrankung!

Therapie

Akutbehandlung

Medikamentöse Maßnahmen sind bei der Akutbehandlung von in kompletten AV-Blockierungen resultierenden intraventrikulären Leitungsstörungen unwirksam. Da der Ort der Blockierung elektrokardiographisch aber oft nicht hinreichend zu identifizieren ist, sollten akut Substanzen, die eine Beschleunigung der AV-Leitung bewirken, versucht werden (Tab. 6.10). Orciprenalin kann die Frequenz tertiärer (ventrikulärer) Schrittmacherzentren erhöhen, während Atropin hier keinen Effekt zeigt. Therapeutisch wird in Notfallsituationen meistens eine temporäre elektrische Schrittmacherstimulation zur Überbrückung bis zur Schrittmacherimplantation notwendig.

Dauertherapie, Rezidivprophylaxe

Die Leitlinien der Deutschen Gesellschaft für Kardiologie zur Schrittmachertherapie bei intraventrikulären Leitungsstörungen sind in Tab. 6.11 wiedergegeben (38). Nach diesen Empfehlungen ergibt sich die Indikation zur Schrittmacherimplantation bei symptomfreien

Tabelle 6.10 Therapie kompletter intraventrikulärer Leitungsstörungen

Akuttherapie

- Orciprenalin (0,25–0,5 mg i.v.)
- Passagere Schrittmacherstimulation (Verfahren der 1. Wahl)
- Absetzen von Medikamenten, die eine intraventrikuläre Leitungsstörung aggravieren bzw. hervorrufen können (Klasse-I-Antiyrrhythmika, Amiodaron)

Langzeittherapie

- Schrittmacherstimulation (Tab. 6.12)

Tabelle 6.11 Empfehlungen zur Schrittmachertherapie bei intraventrikulären Leitungsstörungen

Indikation
➤ *Bifaszikulärer Block* bei **symptomatischen** Patienten mit *intermittierendem totalem AV-Block* (Abschnitt atrioventrikuläre Leitungsstörungen)
➤ *Bifaszikulärer Block* bei **asymptomatischen** Patienten mit *AV-Block II. Grades Mobitz Typ II, 2:1* oder *höhergradigen AV-Blockierungen* (Abschnitt atrioventrikuläre Leitungsstörungen)
Relative Indikation
➤ *Bifaszikulärer Block mit oder ohne AV-Block I. Grades*, bei **symptomatischen** Patienten nach Ausschluss anderer Ursachen
➤ Deutliche HV-Zeit-Verlängerung (>100 ms), alternierender Schenkelblock oder infrahisäre Blockierung unter Vorhofstimulation bei **asymptomatischen** Patienten
Keine Indikation
➤ Bifaszikulärer Block mit oder ohne AV-Block I. Grades **ohne** Symptome

Auszug aus: Lemke B, Fischer W, Schulten HK. Richtlinien zur Herzschrittmachertherapie – Indikationen, Systemwahl, Nachsorge. Z Kardiol 1996; 85: 611–628. Unterschieden wird nach folgenden Indikationen:
Indikation: Hier herrscht allgemeine Übereinstimmung in den internationalen Fachgesellschaften. **Relative Indikation:** Hier wird die Schrittmachertherapie häufig eingesetzt. Bei bestimmten Rhythmusstörungen herrscht allerdings keine Übereinstimmung über die Notwendigkeit der Schrittmachertherapie. Relativ ist die Indikation auch dann, wenn zwar ein pathologischer EKG-Befund vorliegt, ein kausaler Zusammenhang mit der angegebenen Symptomatik aber nur vermutet werden kann.
Keine Indikation: Hier herrscht weitgehend Übereinstimmung, dass eine Schrittmachertherapie unnötig ist.

Patienten bei Vorliegen eines trifaszikulären Blocks oder eines bifaszikulären Blocks II. Grades Typ Mobitz.

Bei bradykardiebedingten Beschwerden kann sich bereits eine Indikation zur Schrittmacherversorgung ergeben, wenn neben einem bifaszikulären Block ein AV-Block II. Grades Typ Wenckebach oder ein AV-Block I. Grades vorliegt. Der begleitende AV-Block ersten Grades kann dann Anlass zur Schrittmacherversorgung geben, wenn das HV-Intervall deutlich verlängert ist (>70 ms). Eine relative Indikation besteht bei bifaszikulären Blockierungen mit Symptomatik, insbesondere bei verlängerter HV-Zeit.

Keine Indikation zur Schrittmacherimplantation besteht bei Patienten mit asymptomatischen mono- oder bifaszikulären Blockierungen mit oder ohne Nachweis eines AV-Blocks I. Grades oder AV-Block II. Grades Typ Wenckebach.

Kommt es im Rahmen eines akuten Myokardinfarkts bei Patienten, die einen RSB und LAH bieten, zu einer transienten kompletten atrioventrikulären Blockierung, ist das Rezidivrisiko hoch. Solche Patienten sollten mit einem Schrittmachersystem versorgt werden (36, 38). In der Regel liegen ausgedehnte Infarzierungen vor, die die Prognose des Patienten entscheidend beeinflussen (s.o.).

Empfehlungen für die Praxis

Intraventrikuläre Leitungsstörungen finden sich gehäuft bei Patienten mit schwerer kardialer Grunderkrankung, können in Einzelfällen aber auch bei ansonsten Herzgesunden beobachtet werden. Treten Symptome (z.B. Synkopen) auf, so lässt der EKG-Befund (z.B. ein bifaszikulärer Block (LAH + RSB) und ein evtl. gleichzeitig vorhandenen AV-Block I. Grades) an eine intermittierende komplette Leitungsblockierung denken. Dabei sollte immer daran gedacht werden, dass aber auch tachykarde Rhythmusstörungen (Kammertachykardien) bei diesen Patienten gehäuft auftreten. Lässt sich eine solche komplette Leitungsblockierung elektrokardiographisch nicht dokumentieren, ergibt sich die Indikation zur invasiven elektrophysiologischen Untersuchung (inklusive programmierter Ventrikelstimulation).

Literatur

33. Gregoratos G, Cheitlin MD, Conill A et al., ACC/AHA guidelines for implantation of cardiac pacemakers and antiarrhythmic devices: a report of the ACC/AHA Task Force on Practise Guidelines (Committee on Pacemaker Implantation). J Am Coll Cardiol 1998; 31: 1175–1206.
34. Josephson ME. Intraventricular conduction disturbances. In: Josephson ME. Clinical cardiac electrophysiology. Techniques and interpretations. 3rd edition. Lipincott Williams & Wilkins, Philadelphia, 2002; 110–139.
35. Kreger BE, Anderson KM, Kannel WB. Prevalence of intraventricular block in the general population: the Framingham Study. Am Heart J 1989; 117: 903–910.
36. Lemke B, Fischer W, Schulten HK. Richtlinien zur Herzschrittmachertherapie. Indikationen, Systemwahl, Nachsorge. Z Kardiol 1996; 85: 611–628.
37. Mikinski MT, Dunn MI. Evaluation of the patient with bundle branch block. ACC Cur Rev 1995, 55–57.
38. Sgarbossa EB, Pinski SL, Topol EJ, et al., Acute myocardial infarction and complete bundle branch block at hospital admission: clinical characteristics and outcome in the thrombolytic era. GUSTO-I Investigators. Global utilization of streptokinase and t-PA [tissue-type plasminogen activator] for occluded coronary arteries. J Am Coll Cardiol. 1998; 31: 105–110.
39. Ueyama K, Jones JW, Ramchandani M, Beall AC, Thornby JI. Clinical variables influencing the appearance of right bundle branch block after cardiac surgery. Cardiovasc Surg 1997; 5: 574–578.

■ Bradyarrhythmie bei Vorhofflimmern

Einleitung

Von einer Bradyarrhythmie bei Vorhofflimmern wird gesprochen, wenn die Kammerfrequenz überwiegend 60/min unterschreitet, wobei auch längere Pausen auftreten können. Eine solche Frequenzunterschreitung oder auch kürzere Pausen finden sich nicht selten, vor allem nachts – sie ist in der Regel bedeutungslos. Oft sind Medikamente ursächlich beteiligt.

Bei Persistieren symptomatischer Bradykardien oder Pausen trotz Reduktion bzw. Absetzen von Medikamenten, die die atrioventrikuläre Leitung verlangsamen, ergibt sich die Indikation zur Schrittmacherimplantation.

Epidemiologie und Prognose

Patienten mit Bradyarrhythmie bei Vorhofflimmern stellen ein sehr heterogenes Krankengut dar. Häufig liegt eine schwere Myokardschädigung zugrunde (40, 41). Auch nach Schrittmacherimplantation bleibt die Überlebensprognose, in Abhängigkeit von Art und Ausmaß der Grunderkrankung, deutlich eingeschränkt. Bei der Entscheidung zur Schrittmachertherapie müssen vor allem medikamentöse Einflüsse (z.B. Digitalis, Calciumantagonisten, Betarezeptorenblocker) ausgeschlossen werden.

Pathophysiologie

Einer Bradyarrhythmie bei Vorhofflimmern liegt in der Regel eine Leitungsstörung im AV-Knoten, seltener intra- bzw. infrahissär zugrunde. Letztere Lokalisation wird wahrscheinlicher, wenn breite QRS-Komplexe bzw. eine Schenkelblockierung vorliegen. In Einzelfällen kann auch eine vollständige Blockierung der atrioventrikulären Überleitung vorliegen. Bei dem dann resultierenden regelmäßigen Kammerrhythmus handelt es sich um einen Ersatzrhythmus.

Diagnostik

Die häufigste Ursache einer Bradyarrhythmie bei Vorhofflimmern sind Medikamente. Daher sollten alle Substanzen, die zu einer Verzögerung der atrioventrikulären Erregungsleitung führen, so weit dies vertretbar ist, abgesetzt werden (S. 158). Für die weitere Diagnostik sind Langzeit-EKG und Belastungs-EKG entscheidend (Abb. 6.5).

EKG

Die Diagnose Vorhofflimmern ergibt sich anhand des Ruhe-EKGs. Kurzzeitige Kammerfrequenzen von unter 60/min finden sich vor allem in Ruhe und nachts, sie haben aber keinesfalls immer eine pathologische Bedeutung. Die diagnostische Bedeutung des EKGs kann hier erhöht werden, indem der Patient z.B. gebeten wird, einige Kniebeugen zu machen. Liegt der bradykarden Kammerfrequenz ein situativ erhöhter Vagotonus zugrunde, lässt sich nach Belastung eine deutliche Beschleunigung der Kammerfrequenz nachweisen. Fehlt letztere, ist eine atrioventrikuläre Leitungstörung zu vermuten.

Langzeit-EKG

Einzelne Pausen tagsüber bis zu 2,8 s und nachts bis zu 4 s gehören zum „Normalbefund" einer absoluten Arrhythmie bei Vorhofflimmern (42). Für die Diagnose ist die EKG-Registrierung einer langsamen Kammerfrequenz oder der Nachweis *symptomatischer* langer Pausen entscheidend.

Belastungs-EKG

Mit Hilfe des Belastungs-EKGs kann in einfacher Weise eine „chronotrope Inkompetenz" der atrioventrikulären Überleitung diagnostiziert werden. Der normalerweise mit Beginn der Belastung einsetzende, häufig überschießende Anstieg der Kammerfrequenz bleibt aus. Die Kammerfrequenz bleibt auch bei Maximalbelastung deutlich reduziert.

Therapie

Akutbehandlung

Zur Akutbehandlung werden, wenn Symptome bestehen, Substanzen eingesetzt, die eine Beschleunigung der atrioventrikulären Leitung bewirken (S. 161).

Dauertherapie

Bei Patienten mit einer Bradyarrhythmie bei Vorhofflimmern können Medikamente, die die atrioventrikuläre Überleitung verlangsamen (z.B. Digitalis), oft nicht abgesetzt werden. Allein hieraus kann sich die Indikation zur Schrittmachertherapie ergeben. Sehr kritisch gesehen werden muss die Indikation zur Schrittmachertherapie aus hämodynamischen Gründen. Implantiert werden ventrikelstimulierende (VVD) ggf. frequenzadaptierende Systeme (VVIR). Der hämodynamische Gewinn solcher Systeme ist langfristig sehr begrenzt.

Die Empfehlungen der Deutschen Gesellschaft für Kardiologie, Herz- und Kreislaufforschung zur Implantation eines Schrittmachers bei bradykardem Vorhofflimmern sind in Tab. 6.12 dargestellt (41).

Bradyarrhythmie bei Vorhofflimmern

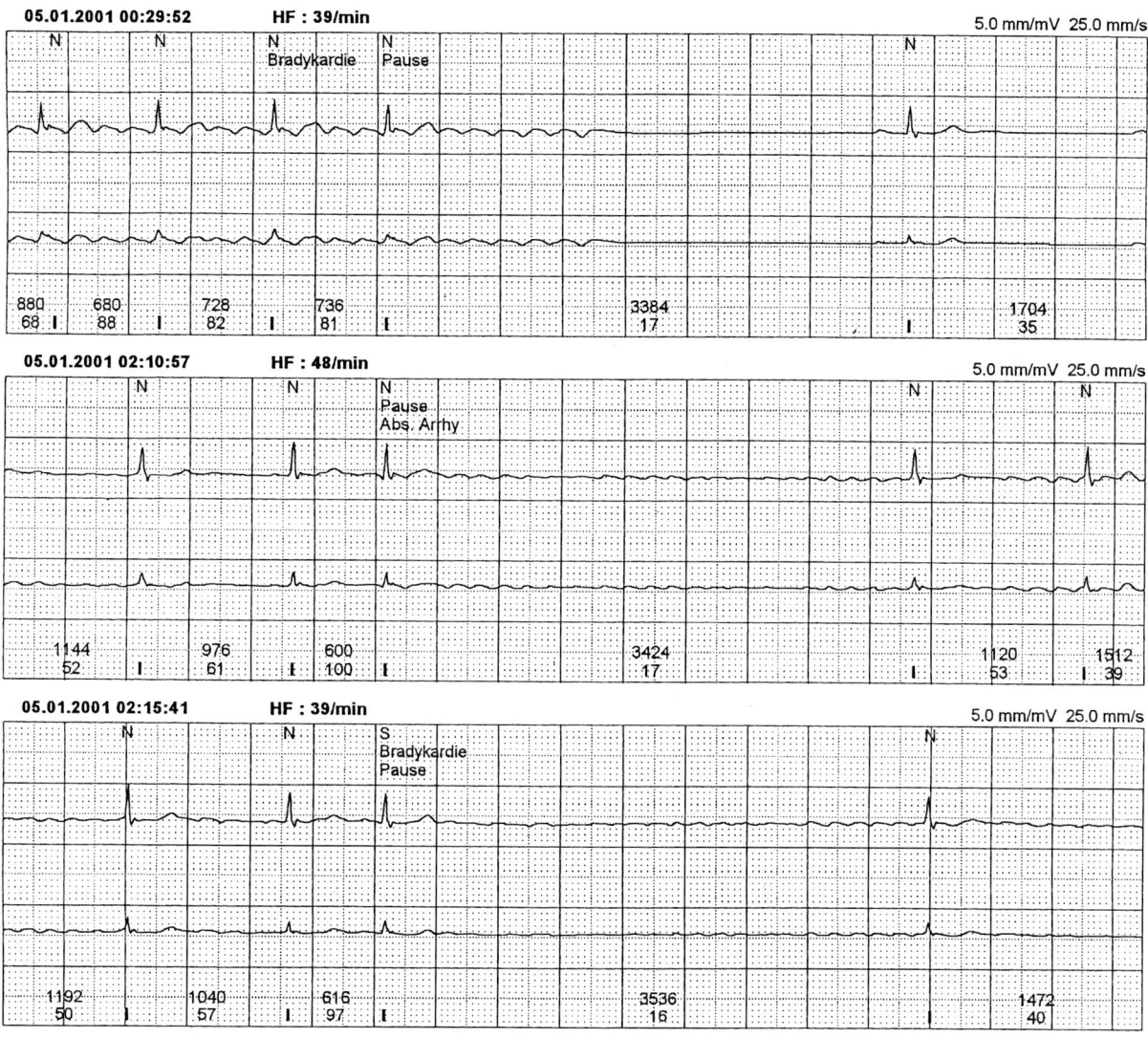

Abb. 6.5 Nächtliche Bradyarrhythmie bei Vorhofflattern/flimmern. Es resultieren Pausen von bis zu 3,5 s. In A liegt eher Vorhofflattern vor, dass spontan terminiert. Das für die Entstehung von Beschwerden wichtige Interwall zwischen den QRS-Komplexen im oberen Abschnitt der Registrierung beträgt ca. 3,4 s, während die Pause zwischen Ende der atrialen Tachyarrhythmie und der ersten P-Welle des nachfolgenden Sinusrhythmus (präautomatische Pause oder Sinusknotenerholungszeit) etwa 1,8 s beträgt. Langzeit-EKG-Registrierung.

Tabelle 6.12 Empfehlungen zur Schrittmachertherapie bei Bradyarrhythmien bei Vorhofflimmern

Indikation

➤ Vorhofflimmern mit langsamer Kammerfrequenz oder langen Pausen und eindeutigem Zusammenhang mit Symptomen einer zerebralen Minderdurchblutung oder Herzinsuffizienz

Relative Indikation

➤ Vorhofflimmern mit langsamer Kammerfrequenz (< 40/min) oder langen Pausen (> 3–4 s) und vermutetem Zusammenhang mit der klinischen Symptomatik

Keine Indikation

➤ Asymptomatische Bradyarrhythmie, auch wenn die Frequenz unter 40/min abfällt oder einzelne RR-Intervalle mehr als 3 s aufweisen

Auszug aus: Lemke B, Fischer W, Schulten HK. Richtlinien zur Herzschrittmachertherapie – Indikationen, Systemwahl, Nachsorge. Z Kardiol 1996; 85: 611–628. Unterschieden wird nach folgenden Indikationen:
Indikation: Hier herrscht allgemeine Übereinstimmung in den internationalen Fachgesellschaften.
Relative Indikation: Hier wird die Schrittmachertherapie häufig eingesetzt. Bei bestimmten Rhythmusstörungen herrscht allerdings keine Übereinstimmung über die Notwendigkeit der Schrittmachertherapie. Relativ ist die Indikation auch dann, wenn zwar ein pathologischer EKG-Befund vorliegt, ein kausaler Zusammenhang mit der angegebenen Symptomatik aber nur vermutet werden kann.
Keine Indikation: Hier herrscht weitgehend Übereinstimmung, dass eine Schrittmachertherapie unnötig ist.

Literatur

40. Alt E, Dechand E, Wirtzfeld A, Ulm K. Überlebenszeit und Verlauf nach Schrittmacherimplantation. Dtsch Med Wschr 1983; 108: 331–335.
41. Lemke B, Fischer W, Schulten HK. Richtlinien zur Herzschrittmachertherapie. Indikationen, Systemwahl, Nachsorge. Z Kardiol 1996; 85: 611–628.
42. Pitcher D, Papouchado M, James MA, Rees RJ. Twenty-four hour ambulatory electrocardiography in patients with chronic atrial fibrillation. Br Med J 1986; 292: 594.

■ Bradykarde Rhythmusstörungen nach Herzinfarkt

Epidemiologie und Prognose

Bradykarde Rhythmusstörungen während der Akutphase des Myokardinfarkts sind überwiegend vorübergehender Natur. Bei Patienten mit Hinterwandinfarkt und AV-Block II. oder III. Grades kehrt normalerweise die Überleitung innerhalb von ein bis zwei Wochen wieder zurück (45). Patienten mit Vorderwandinfarkt, die eine intraventrikuläre Leitungsstörung und höhergradige AV-Blockierungen entwickeln, haben eine schlechte Überlebensprognose (46, 47).

Ganz überwiegend sind plötzlicher Herztod und Synkopen nach Infarkt aber auf ventrikuläre Tachykardien zurückzuführen, sodass symptomatische Patienten, auch bei gleichzeitig bestehenden Störungen der atrioventrikulären oder intraventrikulären Leitung, elektrophysiologisch untersucht werden sollten.

Therapie

Die Akuttherapie höhergradiger Leitungsblockierungen im Rahmen eines akuten Myokardinfarkts folgt den gleichen Regeln wie sie für andere symptomatische bradykarde Rhythmusstörungen gelten. Sie bedürfen meist nur einer medikamentösen Therapie bzw. einer temporären Schrittmacherstimulation zur Überbrückung, eine permanente Schrittmachertherapie wird nur in Ausnahmefällen erforderlich (Tab. 6.13). Während der Akutphase des Myokardinfarkts kann bei AV-Blockierungen im Rahmen eines Hinterwandinfarkts eher abgewartet werden (45), während bei einem Vorderwandinfarkt relativ abrupt ein kompletter AV-Block ohne Vorzeichen auftreten kann (46, 47). Bei Patienten mit neuem Schenkelblock und vorübergehendem AV-Block II. und III. Grades nach Vorderwandinfarkt muss die prophylaktische Implantation eines Schrittmachers erwogen werden (43, 44, 46).

Literatur

43. Gregoratos G, Abrams J, Epstein AE, et al. ACC/AHA/NASPE 2002 guideline update for implantation of cardiac pacemakers and antiarrhythmia devices. Circulation 2002; 106: 2145–2161.
44. Lemke B, Fischer W, Schulten HK. Richtlinien zur Herzschrittmachertherapie. Indikationen, Systemwahl, Nachsorge. Z Kardiol 1996; 85: 611–628.
45. Nicod P, Gilpin E, Dittrich H. Long-term outcome in patients with inferior myocardial infarction and complete atrioventricular block. J Am Coll Cardiol 1988; 12: 589.
46. Ritter WS, Atkins J, Blomqvist CG, Mullins CB. Permanent pacing in patients with transient trifascicular block during acute myocardial infarction. Am J Cardiol 1976; 38: 205–208.
47. Roos JC, Dunning AJ. Bundle branch block. Eur J Cardiol 1978; 6: 403.

Tabelle 6.13 Empfehlungen zur Schrittmachertherapie bei Rhythmusstörungen nach Herzinfarkt

Indikation
- Persistierender AV-Block II. oder III. Grades beim Vorderwandinfarkt
- AV-Block II. oder III. Grades beim Hinterwandinfarkt, der mehr als 2–4 Wochen nach dem Infarktereignis bestehen bleibt

Relative Indikation
- Schenkelblock mit vorübergehendem AV-Block II. oder III. Grades

Keine Indikation
- AV-Blockierungen während der ersten 2 Wochen nach Myokardinfarkt (s.u.: temporäre Stimulation)
- linksanteriorer Hemiblock mit passagerem AV-Block II. oder III. Grades
- neu aufgetretener Schenkelblock mit AV-Block I. Grades

Auszug aus: Lemke B, Fischer W, Schulten HK. Richtlinien zur Herzschrittmachertherapie – Indikationen, Systemwahl, Nachsorge. Z Kardiol 1996; 85: 611–628. Unterschieden wird nach folgenden Indikationen:
Indikation: Hier herrscht allgemeine Übereinstimmung in den internationalen Fachgesellschaften.
Relative Indikation: Hier wird die Schrittmachertherapie häufig eingesetzt. Bei bestimmten Rhythmusstörungen herrscht allerdings keine Übereinstimmung über die Notwendigkeit der Schrittmachertherapie. Relativ ist die Indikation auch dann, wenn zwar ein pathologischer EKG-Befund vorliegt, ein kausaler Zusammenhang mit der angegebenen Symptomatik aber nur vermutet werden kann.
Keine Indikation: Hier herrscht weitgehend Übereinstimmung, dass eine Schrittmachertherapie unnötig ist.

Bradykarde Rhythmusstörungen nach herzchirurgischen Eingriffen

Häufigkeit und Prognose

Vorübergehende bradykarde Rhythmusstörungen treten nach herzchirurgischen Operationen in einer Häufigkeit auf, die die routinemäßige Implantation temporärer epimyokardialer Schrittmacherelektroden während des herzchirurgischen Eingriffs gerechtfertigt erscheinen lassen. Mit chirurgisch bedingten höhergradigen AV-Leitungsstörungen ist vor allem nach Aortenklappenersatz oder Korrektur kongenitaler Vitien, wie Vorhof- und Ventrikel-Septumdefekt, zu rechnen (s.o.). Sinusknotenfunktionsstörung treten nach Eingriffen an den Koronararterien auf. Sie bilden sich in der Regel spontan zurück.

Eine prognostische Bedeutung kommt solchen Rhythmusstörungen zu, wenn sie länger anhalten und ausgeprägt sind (z.B. ein kompletter AV-Block) und sich nicht innerhalb der ersten Tage nach dem Eingriff rasch und vollständig zurückbilden.

Therapie

Die Indikation zur permanenten Schrittmacherimplantation bei nach herzchirurgischen Eingriffen auftretenden bradykarden Rhythmusstörungen sollte tendenziell eher zurückhaltend sorgfältig gestellt werden (48, 49). Nicht selten bilden sich die Arrhythmien bzw. Leitungsstörungen spontan zurück, in den meisten Fällen innerhalb der ersten 14 Tage nach Operation.

Der länger bestehende chirurgisch bedingte AV-Block III. Grades bildet sich oft nicht zurück, sodass hier – vor allem wenn der Verdacht besteht, dass die Leitungsverzögerung auf ein chirurgisches Trauma (direkte Verletzung des Erregungsleitungssystems, z.B. bei Aortenklappenersatz) zurückzuführen ist – großzügig die Indikation zur Schrittmacherimplantation gestellt werden kann (Tab. 6.**14**). Einzelbeobachtungen belegen, dass Patienten, die früh postoperativ einen transienten AV-Block aufweisen, auch noch im späten postoperativen Verlauf erneut einen totalen AV-Block entwickeln können.

Eine Sinusknotenfunktionsstörung, wie sie z.B. nach Bypass-Operationen öfter beobachtet werden kann, bildet sich oft innerhalb der ersten 14 Tage nach Operation zurück.

Die amerikanischen Empfehlungen zur Implantation von Herzschrittmachern nach herzchirurgischen Eingriffen stellen die Indikation zur Implantation in das Ermessen des behandelnden Arztes (49). Der großen Vielfalt an möglichen Ursachen für postoperativ auftretende bradykarde Rhythmusstörungen, die nicht selten auch nur transient vorhanden sind, wird hier Rechnung getragen.

Literatur

48. Lemke B, Fischer W, Schulten HK. Richtlinien zur Herzschrittmachertherapie. Indikationen, Systemwahl, Nachsorge. Z Kardiol 1996; 85: 611–628.
49. Gregoratos G, Abrams J, Epstein AE, et al. ACC/AHA/NASPE 2002 guideline update for implantation of cardiac pacemakers and antiarrhythmia devices. Circulation 2002; 106: 2145–2161.

Indikation
- Chirurgisch bedingter AV-Block II. oder III. Grades

Relative Indikation
- Sinusknotenfunktionsstörung mit daraus resultierender hämodynamischer Instabilität, die eine Mobilisation und Rehabilitation der Patienten unmöglich macht

Keine Indikation
- In der Regel alle bradykarden Rhythmusstörungen während der ersten 14 postoperativen Tage
- Alle bradykarden Rhythmusstörungen im Zusammenhang mit einem Mehrorganversagen

Tabelle 6.**14** Empfehlungen zur Schrittmachertherapie bei Bradykardien nach herzchirurgischen Eingriffen

Auszug aus: Lemke B, Fischer W, Schulten HK. Richtlinien zur Herzschrittmachertherapie – Indikationen, Systemwahl, Nachsorge. Z Kardiol 1996; 85: 611–628. Unterschieden wird nach folgenden Indikationen:
Indikation: Hier herrscht allgemeine Übereinstimmung in den internationalen Fachgesellschaften.
Relative Indikation: Hier wird die Schrittmachertherapie häufig eingesetzt. Bei bestimmten Rhythmusstörungen herrscht allerdings keine Übereinstimmung über die Notwendigkeit der Schrittmachertherapie. Relativ ist die Indikation auch dann, wenn zwar ein pathologischer EKG-Befund vorliegt, ein kausaler Zusammenhang mit der angegebenen Symptomatik aber nur vermutet werden kann.
Keine Indikation: Hier herrscht weitgehend Übereinstimmung, dass eine Schrittmachertherapie unnötig ist.

■ Bradykardien nach Herztransplantation

Einleitung

Bei nach Herztransplantation auftretenden bradykarden Rhythmusstörungen stehen durch die fehlende autonome Innervation Störungen der Sinusknotenfunktion im Vordergrund (50). AV-Leitungsstörungen sind vergleichsweise selten. Dabei ist aber zu beachten, dass diese Störungen auch lediglich transient, vor allem in der Frühphase nach Transplantation, auftreten können.

Diagnostik

Die Diagnostik erfolgt mittels konventioneller Verfahren (EKG, Langzeit-EKG). Berücksichtigt werden muss, dass das transplantierte Herz denerviert ist und dementsprechend der Einfluss des autonomen Nervensystems fehlt. Dies führt auch dazu, dass Medikamente, deren Wirkung wesentlich auf einer Interaktion mit dem autonomen Nervensystem basiert, nicht die Wirkung zeigen, wie sie beim innervierten Herzen zu beobachten ist (z.B. Fehlen der vagalen Effekte von Digitalis auf die AV-Überleitung).

Therapie

Die Indikation zur permanenten Schrittmacherimplantation wegen Sinusknotendysfunktion nach Herztransplantation wird häufig zu früh und daher zu oft gestellt. Die Entscheidung sollte frühestens 14 Tage nach der Herztransplantation, besser jedoch erst nach Ablauf des ersten postoperativen Monats getroffen werden (Tab. 6.**15**). Die bei allen herztransplantierten Patienten bestehende, chirurgisch bedingte chronotrope Inkompetenz und die fast immer nachweisbare intakte ventrikuloatriale Leitung lässt die Implantation eines vorhofbeteiligten, frequenzvariablen Schrittmachersystems angeraten erscheinen (51, 52).

Literatur

50. Freedman RA. Sinus node dysfunction. Card Electrophysiol Rev 1999; 3: 74–79.
51. Gregoratos G, Abrams J, Epstein AE, et al. ACC/AHA/NASPE 2002 guideline update for implantation of cardiac pacemakers and antiarrhythmia devices. Circulation 2002; 106: 2145–2161.
52. Lemke B, Fischer W, Schulten HK. Richtlinien zur Herzschrittmachertherapie. Indikationen, Systemwahl, Nachsorge. Z Kardiol 1996; 85: 611–628.

Tabelle 6.15 Indikationen zur Schrittmachertherapie nach Herztransplantation

Indikation
➤ Symptomatische Sinusknotenfunktionsstörung nach Ablauf des ersten postoperativen Monats
Relative Indikation
➤ Symptomatische Sinusknotenfunktionsstörung nach den ersten 14 postoperativen Tagen, aber vor Ablauf des ersten postoperativen Monats mit resultierender hämodynamischer Instabilität, die eine Mobilisation und Rehabilitation der Patienten unmöglich macht und medikamentös nicht zu beherrschen ist
Keine Indikation
➤ Alle bradykarden Rhythmusstörungen vor Ablauf der ersten 14 postoperativen Tage

Auszug aus: Lemke B, Fischer W, Schulten HK. Richtlinien zur Herzschrittmachertherapie – Indikationen, Systemwahl, Nachsorge. Z Kardiol 1996; 85: 611–628. Unterschieden wird nach folgenden Indikationen:
Indikation: Hier herrscht allgemeine Übereinstimmung in den internationalen Fachgesellschaften.
Relative Indikation: Hier wird die Schrittmachertherapie häufig eingesetzt. Bei bestimmten Rhythmusstörungen herrscht allerdings keine Übereinstimmung über die Notwendigkeit der Schrittmachertherapie. Relativ ist die Indikation auch dann, wenn zwar ein pathologischer EKG-Befund vorliegt, ein kausaler Zusammenhang mit der angegebenen Symptomatik aber nur vermutet werden kann.
Keine Indikation: Hier herrscht weitgehend Übereinstimmung, dass eine Schrittmachertherapie unnötig ist.

7 Therapie tachykarder Rhythmusstörungen

Das Wichtigste in Kürze

Während einige tachykarde Rhythmusstörungen, wie die häufig physiologische Sinustachykardie oder die oft bei Herzgesunden auftretenden atrialen Salven, in der Regel nicht behandelt werden müssen, bedarf es bei atrialen Tachykardien oft nicht nur bei einer Symptomatik einer Therapie.

Bei anhaltendem oder wiederholtem Vorhofflattern mit entsprechender klinischer Symptomatik ist eine Therapie angezeigt. Beim Vorhofflimmern kommen neben einer Symptomatik auch Gründe wie Prophylaxe einer Thromboembolie oder prognostische Überlegungen für eine Therapie hinzu.

Die Symptomatik steht auch bei AV-Knoten-Tachykardien im Vordergrund; gerade bei Vorliegen einer akzessorischen Leitungsbahn ist die Katheterablation Therapie der ersten Wahl. Bei der Langzeittherapie ventrikulärer Rhythmusstörungen spielen evtl. zugrunde liegende Herzerkrankungen oder auch die Prophylaxe eines plötzlichen Herztodes (bei Kammertachykardien) eine wichtige Rolle. Bei überlebtem plötzlichem Herzstillstand gilt es, durch eine Kombination an therapeutischen Maßnahmen einem Folgeereignis vorzubeugen; im Vordergrund stehen hier der implantierbare Kardioverter/Defibrillator sowie Betablocker.

Die Implantation eines Kardioverter/Defibrillator ist auch bei angeborenen Rhythmusstörungen häufig notwendig.

■ Sinustachykardien

Einleitung

Von Sinustachykardie wird gesprochen, wenn die Frequenz des Sinusknotens 100/min übersteigt.

Eine Sinustachykardie ist in den meisten Fällen eine physiologische Reaktion auf z.B. körperliche Belastung oder psychische Erregung. Unter starker Belastung können Frequenzen bis 180/min, in eher seltenen Fällen bis 200/min erreicht werden. Eine Behandlungsindikation ergibt sich bei physiologischer Sinustachykardie nicht. Abzugrenzen von der normalen Sinustachykardie ist die so genannte inadäquate Sinustachykardie, die u.a. durch eine Störung der Sinusknoteninnervation bedingt sein kann und die paroxysmale Sinusknoten-Reentry-Tachykardie, der ein Wiedereintritt im Bereich des Sinusknotens zugrunde liegt.

Spezielle Pathophysiologie

Die Sinustachykardie ist in den meisten Fällen die als physiologisch zu bezeichnende Folge einer erhöhten Sympathikusstimulation, z.B. bei körperlicher Belastung, bei emotionaler Erregung oder auch während der Schwangerschaft.

Eine Sinustachykardie kann aber auch Folge eines abnorm hohen Sympathikotonus sein, z.B. bei Hyperthyreose oder Thyreotoxikose, Phäochromozytom, Anämie, Fieber, chronischer Herzinsuffizienz oder anderweitigen schwer wiegenden Erkrankungen. Bei Herzinsuffizienz kann eine erhöhte Herzfrequenz Ausdruck eines verminderten Schlagvolumens und der neurohumoralen Aktivierung sein. In solchen Fällen wird auch von „Bedarfstachykardie" gesprochen. Der Organismus versucht, durch eine gesteigerte Frequenz das Herzzeitvolumen aufrecht zu erhalten. Eine häufige Ursache für Sinustachykardien sind Medikamente (z.B. Sympathomimetika, Aminophyllin) und Genussgifte (z.B. Koffein, Alkohol).

In sehr seltenen Fällen findet sich eine Sinustachykardie als ein eigenständiger Arrhythmiemechanismus; bei solchen Patienten fehlen die oben genannten ursächlichen Faktoren (1). Eine gestörte nervale Innervation scheint der sehr seltenen so genannten inadäquaten Sinustachykardie zugrunde zu liegen (6). Alternativ kann ein ektoper Fokus nahe dem Sinusknoten vorliegen. Bei der Sinusknoten-Reentry-Tachykardie liegt ein Wiedereintritt im Bereich des Sinusknotens vor (2). Diese Form der Tachykardie spielt selten eine klinische Rolle, wird jedoch gelegentlich als Zufallsbefund bei Langzeit-EKG-Registrierung beobachtet.

Diagnostik

Die physiologische, unter Belastung auftretende Sinustachykardie macht in der Regel keine Beschwerden (Tab. 7.1). Untrainierte Menschen klagen manchmal nach Belastung über eine über einen längeren Zeitraum persistierende hohe Herzfrequenz oder eine nur sehr verzögert eintretende Normalisierung der Herzfrequenz während der Nachbelastungsphase. Im Einzelfall kann dies als unangenehm verspürt werden.

Menschen mit einem relativ hohen Sympathikotonus in Ruhe als Normvariante klagen nicht selten über Palpitationen, die keinen eindeutigen Zusammenhang mit körperlichen Belastungen aufweisen. Typischerweise handelt es sich um junge, wiederum oft untrainierte Frauen mit gleichzeitig bestehender Hypotonieneigung. Nicht selten wird zusätzlich eine verminderte körperliche Leistungsfähigkeit bzw. allgemeine Müdigkeit angegeben.

Sinusknoten-Reentry-Tachykardien sind häufig asymptomatisch. In anderen Fällen können die Symptome denen von Patienten mit anderen Formen paroxysmaler Tachykardien (z.B. AV-Knoten-Reentry-Tachykardie oder AV-Reentry-Tachykardie) ähneln, wobei nur in einem Teil der Fälle abrupt einsetzendes und endendes Herzrasen angegeben wird.

Tabelle 7.1 Differentialdiagnose der Sinustachykardie

- ➤ physiologische Sinustachykardie
- ➤ inadäquate Sinustachykardie
- ➤ ektope atriale Tachykardie mit Ursprung im Bereich des Sinusknotens
- ➤ Sinusknoten-Reentry-Tachykardie

EKG

Jedem QRS-Komplex geht eine P-Welle (positiv in Ableitung II und III) voraus, die die gleiche Morphologie wie bei langsamerem Sinusrhythmus aufweist. Durch die Tachykardie bedingt kann eine leichte Abweichung der Morphologie im Sinne einer Zunahme der P-Wellenamplitude resultieren. Ist die Frequenz sehr hoch oder liegt zusätzlich eine vorbestehende atrioventrikuläre Leitungsstörung vor, kann die P-Welle manchmal im vorangehenden QRS-Komplex verborgen sein. Auftreten und Enden der Tachykardie erfolgen allmählich.

Bei der paroxysmalen Sinusknoten-Reentry-Tachykardie entspricht die P-Wellen-Morphologie ebenfalls der bei Sinusrhythmus. Das PQ-Intervall ist in der Regel verlängert, kann sich gelegentlich während der Tachykardie etwas verkürzen. Ursächlich liegt eine zu Beginn der Rhythmusstörung noch ausstehende Adaptation des AV-Knotens an die pathologisch erhöhte Herzfrequenz zugrunde. Die Tachykardiefrequenz liegt typischerweise bei 130–140/min; sie ist demnach niedriger als bei den meisten anderen Formen paroxysmaler supraventrikulärer Tachykardien. Bei der inadäquaten Sinustachykardie liegt die Herzfrequenz meistens beständig über 100/min. Diagnostisch wegweisend ist hier das Langzeit-EKG (s.u.).

Differentialdiagnostisch ist eine Abgrenzung gegenüber einer atrialen Tachykardie notwendig. Wegweisend ist die im Vergleich zu Sinusrhythmus veränderte Morphologie und elektrische Achse der P-Welle bei atrialer Tachykardie. Allerdings kann die P-Welle bei Tachykardien mit Ursprung im Bereich des Sinusknotens der bei Sinusrhythmus ähneln (Abb. 7.1).

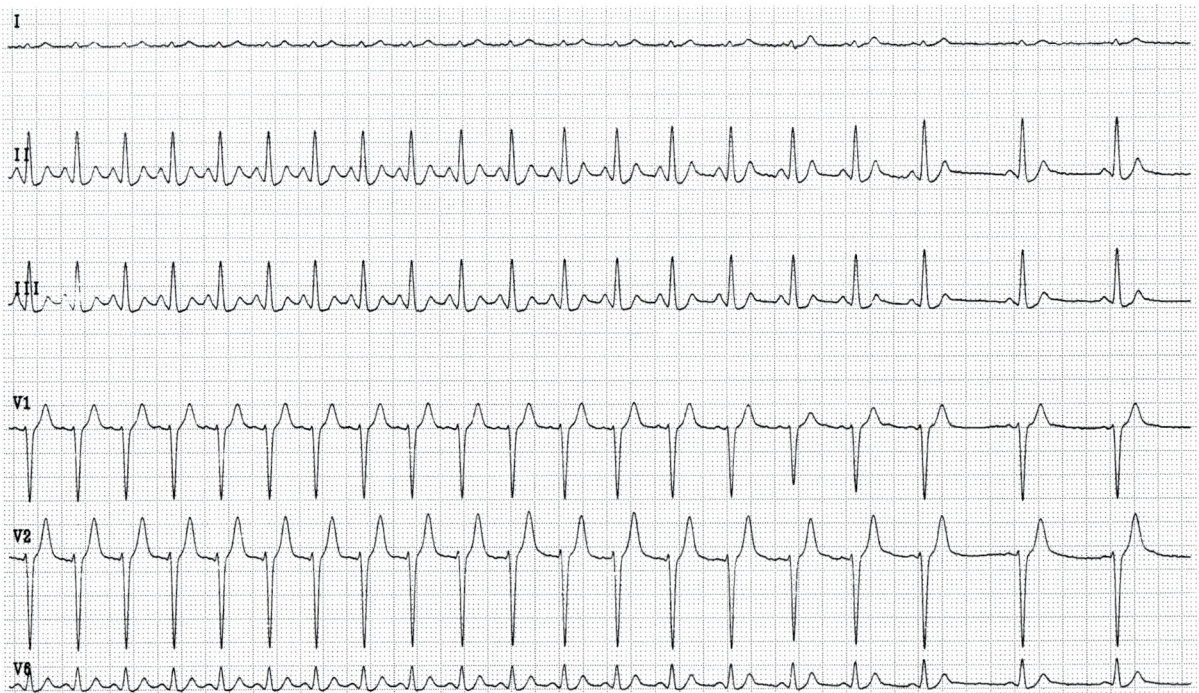

Abb. 7.1 Spontane Terminierung einer ektopen atrialen Tachykardie. Die Tachykardiefrequenz beträgt initial 150/min. Vor Terminierung kommt es zu einer spontanen Abnahme der Tachykardiefrequenz („cooling down"). Dies weist auf eine Automatie als dem zugrunde liegenden Mechanismus hin. Die P-Wellen-Morphologie bei Sinusrhythmus (die beiden letzten Herzaktionen von rechts) entspricht der während Tachykardie. Auf den ersten Blick könnte man annehmen, dass eine regelrechte Sinustachykardie vorliegt. Hierfür ist die Terminierung aber zu abrupt. Die Rhythmusstörung konnte mittels Katheterablation erfolgreich abladiert werden.

Langzeit-EKG

Der allmähliche Anfang und das allmähliche Ende von physiologischen Sinustachykardien lässt sich am besten mittels Langzeit-EKG dokumentieren. Hierbei ist der kontinuierliche Ausschrieb des Langzeit-EKGs Grundlage der Auswertung. Auf eine möglichst genaue Protokollführung des Patienten während der Aufzeichnung sollte besonders geachtet werden, um in Ruhe auftretende Tachykardieepisoden von solchen abzugrenzen, die physiologischerweise, z.B. unter körperlicher Belastung auftreten.

Die meisten Patienten mit tagsüber persistierender oder häufiger Sinustachykardie weisen nachts den normalen, aus einer Zunahme des Vagotonus resultierenden Frequenzabfall auf. Sinustachykardien können zwar auch hier, z.B. in REM-Schlaf-Phasen, auftreten, die mittlere Herzfrequenz während der Nacht fällt aber deutlich ab – der physiologische Tag-Nacht-Zyklus der Herzfrequenz bleibt erhalten. Dies ist im sehr seltenen Fall der inadäquaten Sinustachykardie nicht der Fall; die zeitabhängigen Schwankungen der Herzfrequenz sind drastisch vermindert bzw. der Tag-Nacht-Zyklus der Herzfrequenz ist gänzlich aufgehoben.

Elektrophysiologische Untersuchung

Eine Indikation zur invasiven elektrophysiologischen Untersuchung ergibt sich nur in seltenen Fällen bei Verdacht auf das Vorliegen einer Sinusknoten-Reentry-Tachykardie (2, 7). Die Rhythmusstörung lässt sich durch eine programmierte Vorhofstimulation auslösen und terminieren. In der Regel sind die Tachykardien selbstlimitierend. Gelegentlich stellen sie einen Zufallsbefund im Rahmen einer elektrophysiologischen Untersuchung dar. Das Muster der atrialen Erregungsausbreitung während der Tachykardie entspricht dem bei Sinusrhythmus.

Nicht selten lässt sich bei Verdacht auf Sinusknoten-Reentry-Tachykardie als eigentliche Ursache der Rhythmusstörung eine ektope atriale Tachykardie mit Ursprung im Vorhof, nahe dem Sinusknoten, nachweisen (Abb. 7.1). Auch die inadäquate Sinustachykardie, die oft unaufhörlich vorliegt, muss gegenüber einer atrialen Tachykardie mit einem Arrhythmieursprung nahe dem Sinusknoten abgegrenzt werden. Dies ist oft schwierig; ein sehr detailliertes Katheter-Mapping der atrialen Erregungsausbreitung wird auch hier notwendig (3, 4, 5). Der Übergang ist fließend.

Therapie

Die physiologische Sinustachykardie bedarf selbstverständlich keiner spezifischen antiarrhythmischen Therapie. Eine Indikation zur Behandlung kann sich bei vegetativ labilen Patienten ergeben, wenn die subjektiv geklagten Beschwerden nachweislich in Zusammenhang mit häufig in Ruhe oder bereits bei geringster Belastung auftretenden, länger persistierenden Sinustachykardien stehen. In diesen Fällen können Betablocker in niedriger Dosierung eingesetzt werden. Regelmäßige sportliche Aktivität, die zu einer Zunahme des vagalen Tonus führt, ist zu empfehlen. Ansonsten stehen die Diagnostik und Behandlung anderweitiger kardialer und extrakardialer Ursachen für eine Sinustachykardie sowie die Elimination von Faktoren, die das Auftreten der Sinustachykardien fördern (d.h. Meidung von Kaffee, Tee und anderen Genussmitteln), im Vordergrund.

Im sehr seltenen Fall einer Sinusknoten-Reentry-Tachykardie sind vagale Manöver oft wirksam (S. 70). In der Regel terminieren die Tachykardien nach kurzer Zeit spontan. Die Rezidivprophylaxe erfolgt mit Betarezeptorenblockern, Calciumantagonisten und/oder Digitalis. Letztere können auch bei inadäquater Sinustachykardie versucht werden, oft jedoch nur mit geringem Erfolg.

Vereinzelt wurde bei Patienten mit invasiv nachgewiesener Sinusknoten-Reentry-Tachykardie (7) oder inadäquater Sinustachykardie (3, 5) eine Katheterablation des Sinusknotens mit dem Ziel der Modifikation der Knotenstruktur durchgeführt. Dies beinhaltet die Möglichkeit der vollständigen Zerstörung des Sinusknotens, ohne dass die Rhythmusstörung bleibend beseitigt wird, da oft benachbarte atriale Strukturen in ähnlicher Weise reagieren. Auch chirurgische Verfahren und ein Verschluss der Sinusknotenarterie wurden in Einzelfällen angewandt.

Empfehlungen für die Praxis

Bei den meisten Patienten, die über Beschwerden in Zusammenhang mit häufigen Sinustachykardien klagen, liegt lediglich eine vegetative Labilität mit einer überschießenden Reaktion des Sinusknotens auf physiologische Reize und keine eigentliche inadäquate Sinustachykardie vor. Eine entsprechende Zurückhaltung gegenüber spezifischen Therapiemaßnahmen (Medikamente) ist geboten.

Literatur

1. Cossu SF, Steinberg JS. Supraventricular tachyarrhythmias involving the sinus node: Clinical and electrophysiologic characteristics. Prog Cardiovasc Dis 1998; 41: 51–63.
2. Gomes JA, Mehta D, Langan MN. Sinus node reentrant tachycardia. Pacing Clin Electrophysiol 1995 May; 18: 1045–1057.
3. Jayaprakash S, Sparks PB, Vohra J. Inappropriate sinus tachycardia (IST): Management by radiofrequency modication of sinus node. Aust NZ J Med 1997; 27: 391–397.
4. Krahn AD, Yee R, Klein GJ, Morillo C. Inappropriate sinus tachycardia: evaluation and therapy. J Cardiovasc Electrophysiol 1995; 6: 1124–1128.
5. Lee RJ, Kalman JM, Fitzpatrick AP et al., Radiofrequency catheter modification of the sinus node for „inappropriate" sinus tachycardia. Circulation 1995; 15; 92: 2919–2928.
6. Morillo CA, Klein GJ, Thakur RK, Li H, Zardini M, Yee R. Mechanism of ‚inappropriate' sinus tachycardia. Role of sympathovagal balance. Circulation 1994; 90: 873–877.
7. Sanders WE Jr, Sorrentino RA, Greenfield RA, Shenasa H, Hamer ME, Wharton JM. Catheter ablation of sinoatrial node reentrant tachycardia. J Am Coll Cardiol 1994; 23: 926–934.

Atriale Extrasystolen und Salven

Einleitung

Atriale Extrasystolen finden sich auch bei Herzgesunden recht häufig. Ihnen kommt hier keine prognostische Bedeutung zu. Atriale Salven können Vorläufer von Vorhofflimmern sein. Für die Behandlung symptomatischer Patienten kommen Betablocker und Calciumantagonisten, in Einzelfällen auch Klasse-I-Antiarrhythmika infrage.

Epidemiologie

Atriale Rhythmusstörungen finden sich häufig auch bei Herzgesunden. Bei kardialer Grunderkrankung und zunehmendem Alter steigt ihre Inzidenz deutlich an.

Spezielle Pathophysiologie

Extrasystolen können prinzipiell in jedem Vorhofbereich entstehen (10). Sie sind vermutlich häufig durch eine gesteigerte oder abnorme Automatie bedingt; auch getriggerte Aktivität kommt in Frage. Die Ursachen für atriale Extrasystolen sind vielfältig. Entzündungen, Genussgifte (Alkohol, Koffein, Nikotin), endokrinologische Störungen (z.B. Hyperthyreose) und Dehnung des Vorhofgewebes (bei kardialer Grunderkrankung) können eine Rolle spielen. Auch im Rahmen eines akuten Myokardinfarkts treten atriale Extrasystolen gehäuft auf.

Bezüglich atrialer Extrasystolen und Salven als Vorläufer bzw. Trigger von Vorhofflimmern sei auf das Kapitel Vorhofflimmern, S. 187, verwiesen. Solche Ektopien entstehen bevorzugt im Bereich der Einmündung der Pulmonalvenen in den linken Vorhof.

Diagnostik

Palpitationen sind die typischen Symptome einer atrialen (Salven-)Extrasystolie. Die Symptomatik ist nur selten schwer wiegend. Die Diagnostik erfolgt mittels konventioneller diagnostischer Verfahren (Langzeit-EKG).

EKG

Atriale Extrasystolen sind elektrokardiographisch charakterisiert durch vorzeitig einfallende P-Wellen, deren Morphologie sich von der bei Sinusrhythmus unterscheidet (10). Fallen sie sehr früh ein, kann im AV-Knoten eine Blockierung der Weiterleitung zum Ventrikel resultieren (blockierte atriale Extrasystolen). Bei einem Auftreten solcher Extrasystolen in Form eines Bigeminus kann eine relative Bradykardie resultieren (Abb. 7.**2**).

Langzeit-EKG

Mittels Langzeit-EKG können die Inzidenz der Arrhythmien und die Korrelation zur beklagten Symptomatik untersucht werden. Eine entsprechend sorgfältige Protokollführung durch den Patienten während der Registrierung ist hierfür Voraussetzung.

Therapie

Eine Indikation zur Behandlung supraventrikulärer Extrasystolen und Salven kann sich bei symptomatischen Patienten ergeben. Betablocker und Calciumantagonisten mildern oft die Symptomatik, sie sind hinsichtlich der Unterdrückung der Arrhythmien aber oft nur wenig effektiv. Als wirksam haben sich leitungsverzögernd wirkende Klasse-I-Antiarrhythmika erwiesen, die auch eine ausgeprägte antiektope Wirkung aufweisen (9). Solche Substanzen sollten bei bedeutsamer kardialer Grunderkrankung vermieden werden.

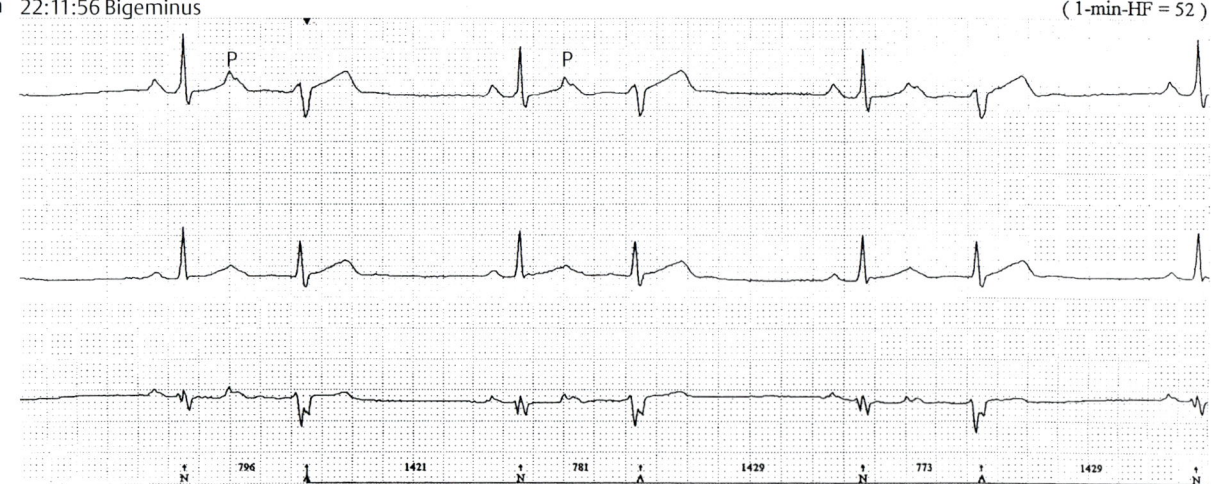

Atriale Extrasystolen und Salven

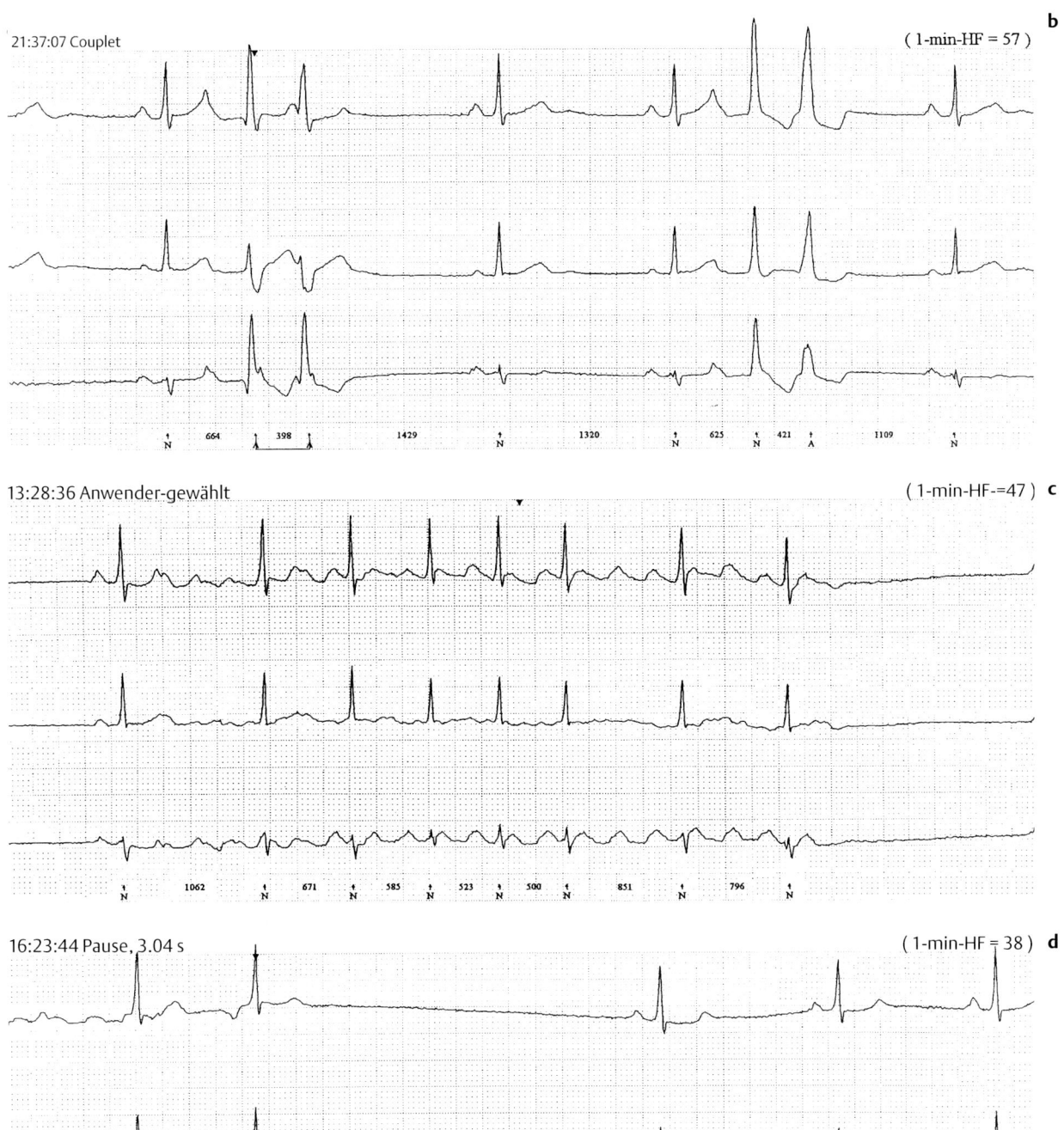

Abb. 7.2 Atriale Extrasystolen und Salven als Vorläufer von Vorhofflattern.
a Atrialer Bigeminus. Die atrialen Extrasystolen sind in der vorausgehenden T-Welle versteckt. Das der atrialen Extrasystole folgende PQ-Intervall ist lang und die QRS-Komplexe sind etwas verbreitert (aberrierende Erregungsleitung).
b Atriale Couplets mit aberrierender ventrikulärer Erregungsleitung.
c Auslösung einer Episode von selbst-terminierndem Vorhofflattern durch atriale Extrasystolen.
d Spontane Terminierung von Vorhofflattern/-flimmern. Es resultiert eine Pause von 3,04 s, bevor der erste Sinusschlag einsetzt.

Im Vordergrund der Behandlung steht die Aufklärung des Patienten über die Harmlosigkeit seiner Rhythmusstörungen sowie die Meidung von Einflüssen, die zu einem vermehrten Auftreten der Arrhythmien führen können (Genussgifte wie Alkohol, Koffein, Nikotin). Eine besondere Indikation zum Einsatz „antiektoper" Pharmaka kann sich in solchen Fällen ergeben, in denen die atrialen Extrasystolen oder Salven Vorläufer anderweitiger atrialer Tachyarrhythmien (z.B. Vorhofflimmern, S. 187) sind. Auch Klasse-III-Antiarrhythmika (z.B. Sotalol) sind hier wirksam (8).

Literatur

8. Derakhchan K, Villemaire C, Talajic M, Nattel S. The class III antiarrhythmic drugs dofetilide and sotalol prevent AF induction by atrial premature complexes at doses that fail to terminate AF. Cardiovasc Res. 2001; 50: 75–84.
9. Hohnloser SH, Zabel M. Short- and long-term efficacy and safety of flecainide acetate for supraventricular arrhythmias. Am J Cardiol 1992; 70: 3A–10A.
10. Josephson ME. Ectopic rhythms and premature depolarizations. In: Josephson ME. Clinical cardiac electrophysiology. Techniques and interpretations. 3rd edition. Lipincott Williams & Wilkins, Philadelphia, 2002, 155–167.

■ Atriale Tachykardie

Einleitung

An der Entstehung und Aufrechterhaltung von atrialen Tachykardien ist ausschließlich Vorhofmyokard beteiligt. Verschiedene Formen können unterschieden werden:

➤ die unifokale ektope Vorhoftachykardie,
➤ die multifokale ektope Vorhoftachykardie und
➤ die atriale Reentry-Tachykardie.

Die Differentialdiagnose erfolgt mittels EKG, für die eindeutige Unterscheidung zwischen ektopem Ursprung und Wiedereintritt als zugrunde liegendem Arrhythmiemechanismus ist eine elektrophysiologische Untersuchung notwendig (diese ist aber nur indiziert, wenn an eine Ablation gedacht wird). Die Behandlung erfolgt mittels Betablocker, Calciumantagonisten oder Klasse I- und III-Antiarrhythmika. Die beiden erstgenannten Substanzgruppen zeigen nur geringe direkte antiarrhythmische Wirkungen, der therapeutische Effekt beruht hier vielmehr auf einer Hemmung der atrioventrikulären Überleitung und damit Herabsetzung der resultierenden Kammerfrequenz.

Verhält sich die Rhythmusstörung refraktär gegenüber Antiarrhythmika, was in der Praxis nicht selten der Fall ist, kann sich die Indikation zur Hochfrequenzstrom-Ablation ergeben. Hier sind die Erfolgsraten zwar geringer als bei z.B. AV-Knoten-Reentry-Tachykardien, durch die Entwicklung neuer Verfahren der elektrophysiologischen Lokalisationsdiagnostik (Mapping) konnten die Erfolgsraten in den letzten Jahren jedoch deutlich gesteigert werden.

Epidemiologie

Atriale Tachykardien treten sowohl bei Herzgesunden als auch bei Patienten mit zugrunde liegender Herzerkrankung auf. Sie stellen mit ca. 5–10% eine eher seltene Form der supraventrikulären Tachykardie dar (17, 18, 21). Nicht selten tritt die Arrhythmie erstmals bereits im Kindesalter bzw. jungen Erwachsenenalter auf. Permanente bzw. unaufhörliche Formen können u.U. zu einer tachykardiebedingten linksventrikulären Funktionseinschränkung (Tachykardiomyopathie) führen.

Die multifokale ektope Vorhoftachykardie ist verhältnismäßig selten und findet sich bevorzugt im Alter bei ausgeprägtem Cor pulmonale in Zusammenhang mit einer schweren Lungenerkrankung (14). Über das sporadische Auftreten dieser Sonderform der atrialen Tachykardie bei Kindern wurde berichtet (11).

Spezielle Pathophysiologie

Hinsichtlich des zugrunde liegenden Arrhythmiemechanismus lassen sich die folgenden Formen von atrialen Tachykardien unterscheiden:

➤ die unifokale ektope atriale Tachykardie (Automatie, getriggerte Aktivität),
➤ die multifokale ektope Tachykardie (getriggerte Aktivität) und
➤ die atriale Reentry-Tachykardie (Wiedereintritt).

Für Automatie als Grundlage der so genannten fokalen Formen der Vorhoftachykardie spricht, dass sie sich im Rahmen der programmierten Vorhofstimulation nicht auslösen oder terminieren lassen (12, 21). Typisch ist ein so genanntes Aufwärmen („warming-up") und Abkühlen („cooling-down"). Hierunter wird ein gradueller Anstieg bzw. Abfall der Vorhoffrequenz nach Beginn der Arrhythmie bzw. vor Beendigung verstanden.

Die Einteilung der atrialen Tachykardien in auf Automatie und auf Reentry beruhende Formen wird kontrovers diskutiert. Möglicherweise bestehen auch die ektopen Formen z.T. auf Mikro-Reentry. Typische, auf Makro-Reentry beruhende atriale Tachykardien sind dadurch charakterisiert, dass sie mittels Extrastimulation auslösbar sind. Sie können sowohl paroxysmal als auch unaufhörlich auftreten und zeigen kein „Warming-up"-Phänomen. Ab einer Vorhoffrequenz von 250/min wird nicht mehr von einer Vorhoftachykardie, sondern von Vorhofflattern gesprochen.

Atriale Reentry-Tachykardien finden sich gehäuft bei Patienten mit atrialen Narben, z.B. nach operativem Verschluss eines Vorhofseptumdefekts oder nach Fontan-Operation (16).

An der Entstehung einer multifokalen atrialen Tachykardie sind oft Medikamente (Theophyllin, Sympathomimetika) beteiligt; nicht selten liegen die Plasma-Konzentrationen im toxischen Bereich (14). Auch im Zusammenhang mit einer Digitalis-Überdosierung können gehäuft atriale Tachykardien beobachtet werden.

Diagnostik

Vorhoftachykardien treten in den meisten Fällen paroxysmal, d.h. plötzlich bzw. abrupt auf. Oft dauert die Arrhythmie nur Minuten, seltener ist ein stundenlanges Anhalten. Charakteristisch sind relativ häufige Arrhythmierezidive (z.B. mehrfaches Auftreten pro Tag). In sehr seltenen Fällen kann eine unifokale Vorhoftachykardie in unaufhörlicher („incessant") Form auftreten. Letzteres ist häufiger bei der multifokalen atrialen Tachykardie der Fall. Vagale Manöver führen zu keiner Terminierung der Tachykardien, da der AV-Knoten kein Bestandteil des arrhythmogenen Substrats ist. In Einzelfällen kann hierdurch aber eine transiente AV-Blockierung induziert werden, die die Identifizierung der P-Wellen der weiterlaufenden Rhythmusstörung erleichtert.

EKG

Die Morphologie der P-Welle unterscheidet sich von der bei Sinusrhythmus (Abb. 7.**3**). Sie ist im weiteren Arrhythmieverlauf konstant bei der unifokalen ektopen atrialen Tachykardie und variiert von Aktion zu Aktion bei der multifokalen Arrhythmieform. Die Frequenz liegt bei ektopen atrialen Tachykardien in der Regel bei 150–250/min. Zu Beginn einer atrialen Tachykardie lässt sich manchmal eine Verkürzung der PQ-Dauer feststellen (im Sinne einer Anpassung der AV-Leitung an die hohe Frequenz).

Bei ektopen atrialen Tachykardien gibt die Orientierung der P-Welle im 12-Kanal-EKG Auskunft über den Ursprung der Arrhythmie (12, 19). Während frühere Untersuchungen zu diesem Thema auf einer atrialen Stimulation mit Analyse der resultierenden P-Wellen-Konfiguration basierten, berücksichtigen neuere Studien Befunde, die im Rahmen eines Vorhofmappings bei Katheterablation atrialer Tachykardien erhoben wurden.

> Beim Versuch des Rückschlusses von der P-Wellen-Konfiguration auf den Ursprung der Rhythmusstörung ist zu berücksichtigen, dass die P-Wellen-Konfiguration im Einzelfall ganz erheblich durch pathologische Veränderungen der Vorhofanatomie (z.B. beim gleichzeitigen Vorhandensein eines Klappenvitiums und/oder atrialen Leitungsstörungen) beeinflusst werden kann.

Als am hilfreichsten für den Rückschluss auf die Arrhythmielokalisation bei atrialer Tachykardie haben sich die Ableitungen aVL und V1 erwiesen (15). Befunde in anderen Ableitungen besitzen zwar zum Teil eine hohe Spezifität, die Sensitivität ist aber gering (s.u.):

➤ Eine positive P-Welle in V1 spricht für einen linksatrialen Ursprung der Arrhythmie.
➤ Ist die P-Welle positiv oder biphasisch in aVL, so spricht dies für einen rechtsatrialen Ursprung.

Es gibt Ausnahmen von dieser Regel: Positive P-Wellen in aVL können auch bei Patienten beobachtet werden, bei denen die Arrhythmie aus dem Bereich der Einmündung der rechten oberen Lungenvene stammt. Dies dürfte darauf zurückzuführen sein, dass die Einmündung der rechtsseitigen oberen Pulmonalvenen hinten und relativ weit rechts und damit in engster Nähe zum rechten Vorhof liegt. Bei linksseitigem Ursprung ist die P-Welle dann aber in der Regel deutlich positiv in V1.

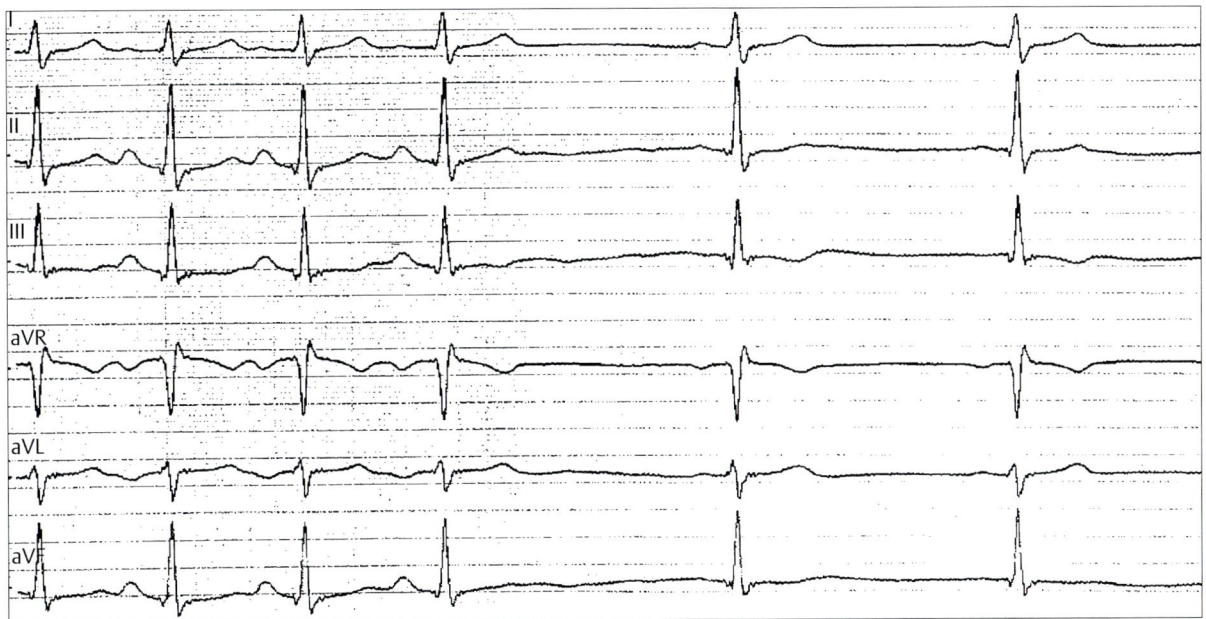

Abb. 7.3 Spontane Terminierung einer atrialen Tachykardie. Die elektrische Achse der P-Wellen während Tachykardie (linke Bildhälfte) unterscheidet sich deutlich von der bei Sinusrhythmus (rechte Bildhälfte). Die negativen P-Wellen in aVL lassen eine linksatriale Tachykardie vermuten.

Tachykardien mit Ursprung in posterioren Anteilen des rechten Vorhofs können auch positive P-Wellen in V1 aufweisen. Dies leuchtet ein, wenn man die topographische Anatomie der Vorhöfe berücksichtigt. Dieser Teil des rechten Vorhofs liegt in enger Nachbarschaft zum linken Vorhof.

Eine isoelektrische oder negative P-Welle in Ableitung I weist mit recht großer Sicherheit auf einen Ursprung der Rhythmusstörung im linken Vorhof hin; ein solcher Befund findet sich bei linksatrialen Tachykardien aber in weniger als der Hälfte der Fälle. Einigen Untersuchungen zufolge spricht eine negative P-Welle in V6 für einen linksatrialen Ursprung. Tachykardien, die im Bereich des Ostiums des Koronarsinus entstehen, weisen jedoch ebenfalls typischerweise eine negative P-Welle in V6 auf.

Differentialdiagnostisch muss die unifokale atriale Tachykardie oder atriale Reentry-Tachykardie gegen eine AV-Knoten-Reentry-Tachykardie vom ungewöhnlichen Typ und eine AV-Reentry-Tachykardie mit einer langsam retrograd leitenden akzessorischen Bahn abgegrenzt werden. Die Abgrenzung einer multifokalen atrialen Tachykardie gegenüber Vorhofflimmern kann in Einzelfällen schwierig sein.

Langzeit-EKG

Aufgrund ihres typischerweise relativ häufigen Auftretens lassen sich Vorhoftachykardien oft mittels Langzeit-EKG erfassen. Die Abgrenzung gegenüber Sinustachykardien kann allerdings schwierig sein (S. 171).

Elektrophysiologische Untersuchung

Die Diagnose wird anhand des Oberflächen-EKGs gestellt. Eine elektrophysiologische Untersuchung kann sinnvoll sein, wenn die Diagnose oder der Mechanismus unklar bleibt oder aus therapeutischen Gründen (vor geplanter Katheterablation) ein Kathetermapping erfolgen soll (21).

Die Auslösung von auf Wiedereintritt beruhenden atrialen Tachykardien erfolgt durch atriale Einzel- oder Doppelstimulation oder längerfristige Stimulation mit konstant kurzer oder abnehmender Zykluslänge. Durch letzteres Verfahren gelingt es in einem Teil der Fälle auch, fokale atriale Tachykardien zu provozieren. Die intravenöse Gabe von Sympathomimetika (Isoproterenol, Orciprenalin) erleichtert oft die Induktion bzw. Provokation der Tachykardien.

Die Abgrenzung einer atrialen Tachykardie von einer Sinusknoten-Reentry-Tachykardie kann manchmal schwierig sein; in der Regel wird ein ausführliches atriales Mapping notwendig.

Therapie

Eine Indikation zur Behandlung besteht, wenn im Zusammenhang mit dem häufigeren Auftreten von Tachykardien Beschwerden auftreten. Bei nicht selten a- oder oligosymptomatischen unaufhörlichen Tachykardien ergibt sich auch unter prognostischen Aspekten eine Indikation zur Behandlung, da gelegentlich das Auftreten einer Tachykardiomypathie, d.h. tachykardiebedingten Verschlechterung der linksventrikulären Funktion befürchtet werden muss.

Akutbehandlung

Die Akutbehandlung erfolgt zunächst mit Substanzen, die eine Verlangsamung der atrioventrikulären Überleitung mit dem Ziel der Herabsetzung der Kammerfrequenz bewirken (Betablocker, Calciumantagonisten) (Tab. 7.2). Eine Terminierung der Tachykardie kann dann ggf. mittels Klasse-I- oder -III-Antiarrhythmika angestrebt werden.

> Bei schnellen atrialen Tachykardien mit Block im AV-Knoten kann beim primären Einsatz von Klasse-I-Antiarrhythmika durch Verlangsamung der Tachykardiezykluslänge im Vorhof die Gefahr der 1:1 Überleitung auf die Kammern bestehen!

Ist die Tachykardie durch eine Digitalis-Überdosierung bedingt, wird das Medikament abgesetzt. Bei der multifokalen atrialen Tachykardie steht eine Behandlung der Grunderkrankung im Vordergrund. Akut kann versucht werden, die Rhythmusstörung durch die i.v. Gabe von Magnesium und Kalium zu unterdrücken, konventionelle Antiyrrhythmika sind oft ineffektiv.

Eine externe Kardioversion ist bei ektoper atrialer oder multifokaler atrialer Tachykardie nicht sinnvoll, da die Arrhythmie in der Regel kurzfristig rezidiviert. Eine wirksame Terminierung der Arrhythmie durch Kardioversion oder Überstimulation kann bei auf Wiedereintritt beruhenden Tachykardien erzielt werden.

Dauertherapie, Rezidivprophylaxe

Bei häufigen und mit einer bedeutsamen Symptomatik einhergehenden Rezidiven kommen für die Dauertherapie medikamentöse Maßnahmen oder eine Hochfrequenzstrom-Katheterablation infrage (12). In Einzelfällen wurde auch über eine erfolgreiche chirurgische Therapie (operative Exzision des Arrhythmiefokus) berichtet (15). Bei Patienten mit einer Tachykardiomyopathie ist eine aggressive Behandlung der Rhythmusstörung angezeigt bzw. notwendig. Nach erfolgreicher Therapie lässt sich eine deutliche Verbesserung der linksventrikulären Funktion, in vielen Fällen sogar eine gänzliche Normalisierung beobachten. Letzteres ist besonders bei Kindern und normaler linksventrikulärer Funktion vor Auftreten der Rhythmusstörung der Fall.

Tabelle 7.2 Antiarrhythmische Therapie bei atrialer Tachykardie

Akuttherapie	
Verlangsamung der Kammerfrequenz durch Hemmung der AV-Überleitung	▶ Digoxin 0,4–0,6 mg i.v. ▶ Betablocker, z.B. Metoprolol 5 mg i.v. ▶ Verapamil 5–10 mg i.v.
Arrhythmieterminierung	▶ Ggf. zunächst Verlangsamung der AV-Überleitung (s.o.) ▶ Propafenon 1 mg/kg i.v. oder Flecainid 1 mg/kg oder Ajmalin 1 mg/kg i.v. ▶ Bei Reentry-Tachykardie Kardioversion oder Überstimulation ▶ Bei multifokaler atrialer Tachykardie Magnesium i.v. und Kalium-Substitution, ggf. Theophyllin absetzen
Langzeittherapie	
Arrhythmieprophylaxe	▶ Propafenon*, Flecainid*, ggf. in Kombination mit Digitalis, einem herzwirksamen Calciumantagonisten oder einem Betarezeptorenblocker ▶ Katheterablation ▶ Falls vorhanden, Therapie der Grunderkrankung (z.B. Lungenerkrankung bei multifokaler atrialer Tachykardie)

* Vorsicht bei struktureller und/oder koronarer Herzerkrankung

Medikamentöse Therapie

Prinzipiell können die gleichen Substanzen, die auch bei der Akuttherapie Anwendung finden, eingesetzt werden. Die Arrhythmieprophylaxe und damit der Einsatz von membranwirksamen Antiarrhythmika steht im Vordergrund. Eine Kombination mit Substanzen, die die Erregungsleitung im AV-Knoten verlangsamen und hierüber bei schnellen Tachykardien zu einer Herabsetzung der resultierenden Kammerfrequenz führen, ist sinnvoll. Die multifokale atriale Tachykardie erweist sich nicht selten medikamentösen therapeutischen Manövern gegenüber als sehr hartnäckig bzw. refraktär.

Der Einsatz von Betablockern verbietet sich dann, wenn eine bedeutsame Lungenerkrankung zugrunde liegt. Über den erfolgreichen Einsatz von Klasse-I-Antiarrhythmika und Amiodaron wurde berichtet. Medikamente, deren Einnahme im Zusammenhang mit der zugrunde liegenden Erkrankung erfolgt (z.B. Theophyllin-Präparate), können die Therapie der Rhythmusstörung erschweren (14).

Hochfrequenzstrom-Katheterablation

Medikamentöse Therapiemaßnahmen sind nicht selten nur vorübergehend wirksam, Arrhythmierezidive sind häufig. Dies hat dazu geführt, dass auch bei diesen Rhythmusstörungen heute vermehrt eine Hochfrequenzstrom-Katheterablation durchgeführt wird (12, 13, 16, 20). Die effektive Therapie einer atrialen Tachykardie durch Katheterablation setzt eine genaue Lokalisation des Arrhythmieursprungs mittels atrialen Mappings voraus. Hierbei wird das atriale Aktivierungsmuster während laufender Tachykardie bestimmt. Bevorzugte Ursprungsbereiche sind basale Vorhofanteile, die Einmündungen der Pulmonalvenen, die Crista terminalis, der Bereich der Basis der Herzohren und der Bereich der Einmündung der oberen Hohlvene.

Nach vorausgegangener Herzoperation (z.B. Verschluss eines Vorhofseptum-Defekts oder nach Fontan-Operation) können Tachykardien im Bereich von Narben entstehen, die nach Atriotomie, nach transatrialer Kanülierung der unteren Hohlvene oder durch Verschluss eines Septumdefekts bzw. nach komplexer intraatrialer Chirurgie vorliegen (16, 17). Ein Pace-Mapping ist zur Lokalisation des Arrhythmieursprung nur selten geeignet, da die P-Wellen im Oberflächen-EKG aufgrund einer Überlagerung mit dem vorausgegangenen QRS-Komplex oft nicht sichtbar bzw. eindeutig identifizierbar sind.

Am Ort der frühesten endokardialen Aktivierung, typischerweise −20 bis −50 ms (gemessen in Relation zum Beginn der P-Welle im Oberflächen-EKG), wird Hochfrequenzstrom abgegeben. Die lokalen Elektrokardiogramme können an diesen Stellen eine Fraktionierung aufweisen. Bei unipolarer Registrierung findet sich eine QS-Morphologie (die Erregungsausbreitung erfolgt weg vom Ort des Ursprungs). Für Tachykardien mit linksatrialem Usprung oder Lokalisation des Fokus im Bereich der Einmündung der Pulmonalvenen ist eine transseptale Punktion notwendig, wenn kein funktionell offenes Foramen ovale vorhanden ist.

Terminiert die Tachykardie während der Abgabe von Hochfrequenzstrom nicht sofort, sondern verzögert, lässt sich oft eine vorübergehende Akzeleration der Tachykardiefrequenz (vermutlich temperaturbedingt) beobachten. Nicht selten kommt es beim Mapping der Tachykardieursprungs zu einer mechanischen Terminierung der Tachykardie. Die Lokalisationsdiagnostik mittels konventioneller Verfahren ist aufgrund der komplexen dreidimensionalen Struktur der Vorhöfe schwierig. Neue Mapping-Verfahren (z.B. CARTO, EnSite, Loca-Lisa, S. 49) haben die Lokalisationsdiagnostik vereinfacht und dazu geführt, dass die Erfolgsrate der Verfahren zugenommen hat (16, 20). Letztere beträgt akut ca. 70–80%. Über Langzeitergebnisse liegen bisher nur wenige Berichte vor. Die Rezidivquote dürfte bei ca. 10–15% oder höher liegen.

Welche Akzente haben sich in den letzten drei Jahren geändert?

Die Hochfrequenzstrom-Katheterablation stellt eine wichtige Therapieoption für Patienten mit unifokalen atrialen Tachykardie und atrialen Reentry-Tachykardien dar. Da die Tachykardien relativ häufig auftreten, ist der Leidensdruck nicht selten hoch und die pharmakologische Therapie ist häufig nicht ausreichend wirksam (das gilt insbesondere für den Langzeitverlauf).

Literatur

11. Bradley DJ, Fischbach PS, Law IH, Serwer GA, Dick M 2nd. The clinical course of multifocal atrial tachycardia in infants and children. J Am Coll Cardiol 2001; 38: 401–408.
12. Chen SA, Chiang CE, Yang CJ et al., Sustained atrial tachycardia in adult patients. Electrophysiological characteristics, pharmacological response, possible mechanisms, and effects of radiofrequency ablation. Circulation 1994; 90: 1262–1278.
13. Cosio FG, Pastor A, Nunez A, Montero MA. How to map and ablate atrial scar macroreentrant tachycardia of the right atrium. Europace 2000; 2: 193–200.
14. Kastor JA. Multifocal atrial tachycardia. New Engl J Med 1932; 322: 1713–1717.
15. Lowe JE, Hendry PJ, Packer DL, Tang AS. Surgical management of chronic ectopic atrial tachycardia. Semin Thorac Cardiovasc Surg. 1989; 1: 58–66.
16. Nakagawa H, Shah N, Matsudaira K et al., Characterization of reentrant circuit in macroreentrant right atrial tachycardia after surgical repair of congenital heart disease: isolated channels between scars allow „focal" ablation. Circulation 2001; 103: 699–709.
17. Rosales AM, Walsh EP, Wessel DL, Triedman JK. Postoperative ectopic atrial tachycardia in children with congenital heart disease. Am J Cardiol. 2001; 88: 1169–1172.
18. Saoudi N, Cosio F, Waldo A et al., Classification of atrial flutter and regular atrial tachycardia according to electrophysiologic mechanism and anatomic bases: a statement from a joint expert group from the Working Group of Arrhythmias of the European Society of Cardiology and the North American Society of Pacing and Electrophysiology. J Cardiovasc Electrophysiol. 2001; 12: 852–866.
19. Tang CW, Scheinman MM, Van Hare GF et al., Use of P wave configuration during atrial tachycardia to predict site of origin. J Am Coll Cardiol. 1995; 26: 1315–1324.
20. Weiss C, Willems S, Rueppel R, Hoffmann M, Meinertz T. Electroanatomical Mapping (CARTO) of ectopic atrial tachycardia: impact of bipolar and unipolar local electrogram annotation for localization the focal origin. J Interv Card Electrophysiol. 2001; 5: 101–107.
21. Wharton JM. Invasive EP procedures for the evaluation and management of atrial tachycardia. Atrial Tachycardia: update. Cardiac Electrophysiology Review 2000; 4: 39–42.

Vorhofflattern

Einleitung

Vorhofflattern ist wie die Vorhoftachykardie eine Rhythmusstörung, an deren Entstehung und Aufrechterhaltung ausschließlich Vorhofmyokard beteiligt ist. In Abgrenzung zur Vorhoftachykardie liegt ihre Frequenz in der Regel über 250/min. Unter Therapie mit leitungsverzögerden Antiarrhythmika (Klasse I, Amiodaron) kann die Frequenz, bei ansonsten typischem elektrokardiographischen Befund, auch darunter liegen. Die resultierende Kammerfrequenz ist von den Leitungseigenschaften des AV-Knotens abhängig. Bei der medikamentösen Behandlung mit Antiarrhythmika sind Rezidive relativ häufig, die Hochfrequenzstrom-Katheterablation von Vorhofflattern stellt eine wichtige Therapieoption dar.

Epidemiologie und Prognose

Vorhofflattern ist etwas häufiger als die Vorhoftachykardie, aber deutlich seltener als Vorhofflimmern (27, 33). Bei hospitalisierten Patienten betrug die Prävalenz 0,4–1,2%. Es tritt deutlich häufiger bei Männern als bei Frauen auf. Im Gegensatz zu Vorhofflimmern kommt Vorhofflattern eher selten permanent vor: es überwiegen Paroxysmen, die Minuten, Stunden oder wenige Tage anhalten.

In den meisten Fällen liegt eine strukturelle Herzerkrankung vor, der rechte Vorhof ist typischerweise vergrößert. Besonders häufig ist Vorhofflattern bei erwachsenen Patienten mit kongenitalen Vitien, hier tritt es insbesondere nach erfolgter Korrekturoperation auf (z.B. nach Verschluss eines Vorhofseptumdefekts, nach korrigierender Operation bei Morbus Fallot). Bei diesen Patienten kommt der Rhythmusstörung eine besondere prognostische Signifikanz zu. Bei zahlreichen Patienten wechseln Episoden von Vorhofflattern mit Paroxysmen von Vorhofflimmern ab.

Spezielle Pathophysiologie

Vorhofflattern ist eine Rhythmusstörung, die ihren Ursprung im rechten Vorhof hat (23, 32). Mehrere Formen können unterschieden werden (27):

➤ Die so genannte **gewöhnliche Form** (common type, Typ I) zeigt die typischen sägezahnartigen Flatterwellen (Frequenz im Vorhof 250–350/min), die in den inferioren Ableitungen (d.h. den Extremitätenableitungen II und III) negativ sind (Abb. 7.**4**).
➤ Bei der **ungewöhnlichen Form** (uncommon type, Typ II) weisen die Flatterwellen keine sägezahnartige Konfiguration auf, sondern ähneln vielmehr relativ normalen P-Wellen (Frequenz im Vorhof 250–450/min), deren Dauer aber oft verhältnismäßig kurz ist (Abb. 7.**5**).

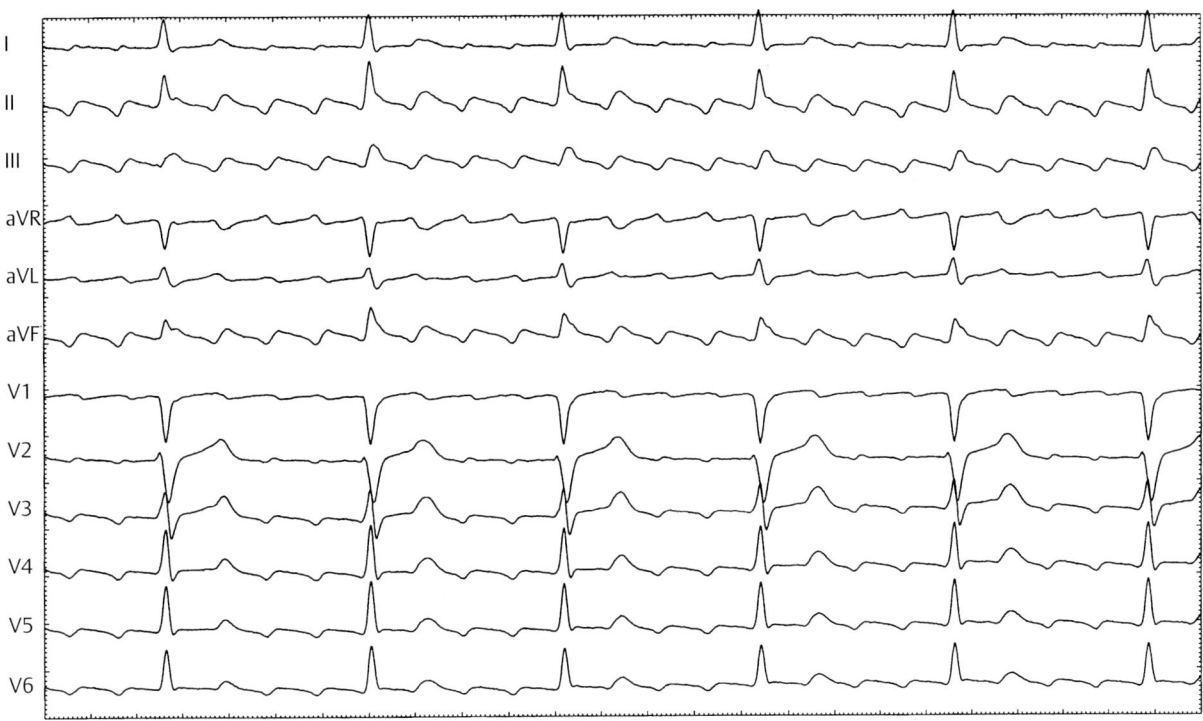

Abb. 7.**4** Vorhofflattern – gewöhnlicher Typ. Deutlich sichtbar sind die typischen sägezahnartigen Flatterwellen, die in den inferioren Ableitungen (d.h. den Extremitätenableitungen II und III) negativ sind.

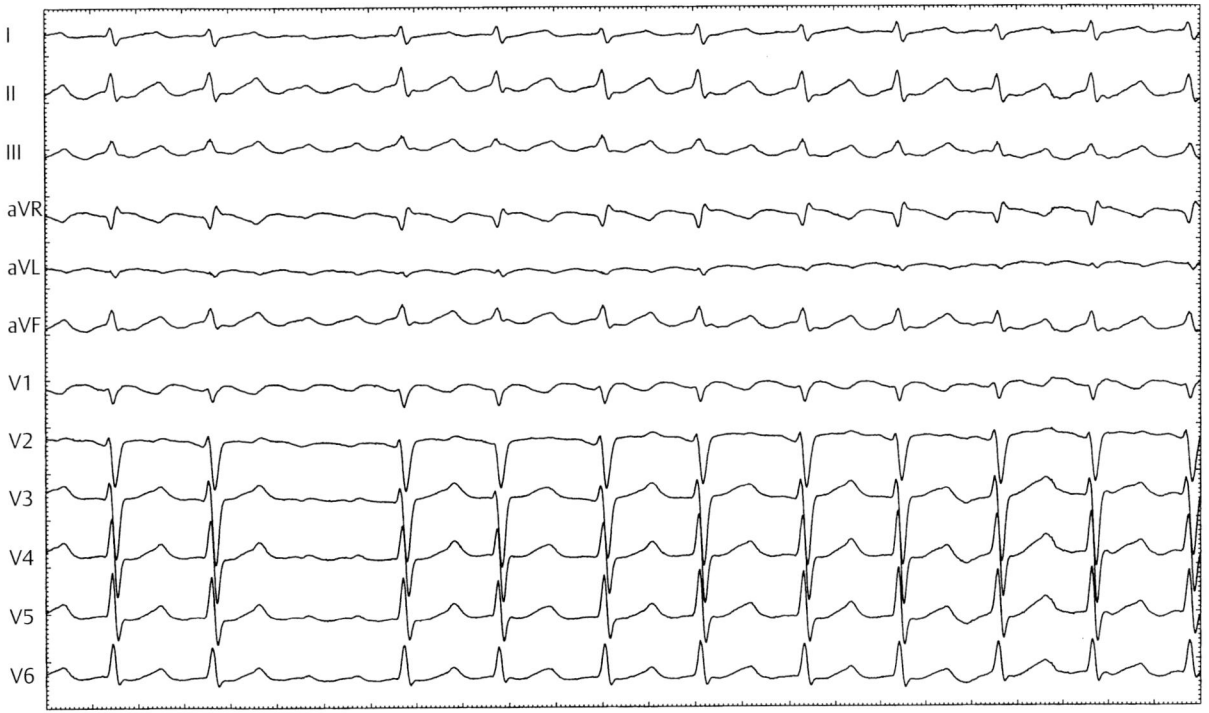

Abb. 7.**5** Vorhofflattern – ungewöhnlicher Typ. Die Flatterwellen sind positiv in den inferioren Ableitungen.

Von *unreinem* Vorhofflattern wird dann gesprochen, wenn eine Abgrenzung gegenüber Vorhofflimmern schwerfällt. Elektrokardiographisch findet sich dementsprechend ein Mischbild mit groben, morphologisch ständig wechselnden Flimmer-/Flatterwellen.

Die Mechanismen von Vorhofflattern sind gut untersucht (22, 23, 32). Beim gewöhnlichen Typ liegt eine um die Trikuspidalklappe im rechten Vorhof kreisende Erregung vor (Makro-Reentry) (Abb. 7.6). Der Erregungsablauf verläuft typischerweise gegen den Uhrzeigersinn (*counter clockwise*), die Erregung des lateralen rechten Vorhofs erfolgt von oben (kranial) nach unten (kaudal).

Es kann ein Areal mit langsamer Erregungsleitung im Bereich des Koch-Dreiecks zwischen der Mündung der V. cava inferior, dem Ostium des Koronarvenensinus und der Trikuspidalklappe nachgewiesen werden (23, 25). Der linke Vorhof wird sekundär erregt; er ist kein Bestandteil des der Rhythmusstörung zugrunde liegenden Reentry-Kreises. Selten kann die Erregungsfront bei Vorhofflattern vom gewöhnlichen Typ auch in Richtung des Uhrzeigersinns verlaufen (*clockwise*).

Bei ungewöhnlichem Vorhofflattern läuft die Erregung entweder ebenfalls im Uhrzeigersinn oder gänzlich atypisch mit oder ohne Einbeziehung des linken Vorhofs. Atypischem Vorhofflattern scheint in einem Teil der Fälle auch Wiedereintritt, der auf funktionellen Leitungsblockierungen beruht (Mikro-Reentry), zugrunde zu liegen (27). Unterschiedliche Formen von Vorhofflattern können bei einem Patienten vorkommen oder sogar ineinander übergehen.

Bei Patienten mit vorangegangener Korrekturoperation am Herzen können sich sehr variable Erregungsabläufe bei Vorhofflattern ergeben. Neben typischem Vorhofflattern kann hier auch Vorhofflattern beobachtet werden, dem eine kreisende Erregung um chirurgische geschaffene Barrieren (Inzisionen, Patch-Plastiken) zugrunde liegt (27).

Diagnostik

Anamnestische Angaben sind bei Patienten mit Vorhofflattern wenig wegweisend. Die Symptome hängen von der resultierenden Kammerfrequenz ab. Bleibt diese langsam, wird die Rhythmusstörung, die dann oft ein relativ regelmäßiges Überleitungsverhältnis aufweist, in Ruhe nicht verspürt. Unter Belastung wird allerdings auch von solchen Patienten über einen oft sprunghaft auftretenden, inadäquaten Anstieg der Herzfrequenz (abrupte Änderung des Überleitungsverhältnisses von z.B. 4–5 : 1 auf 2–3 : 1) geklagt.

Bei niedrigen Überleitungsraten (2 : 1) mit entsprechend hoher Kammerfrequenz kann eine hämodynamische Beeinträchtigung resultieren, die in ihrem Ausmaß von der Art und dem Ausmaß der zugrunde liegenden Herzerkrankung abhängt. Patienten mit bedeutsamen Koronarstenosen klagen in diesem Zusammenhang häufig über pektanginöse Beschwerden. Bei der Anamneseerhebung muss nach früher erfolgten

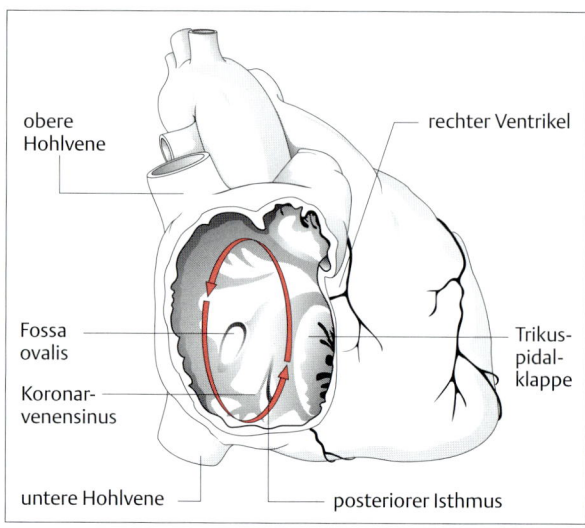

Abb. 7.6 Erregungsablauf bei gewöhnlichem Vorhofflattern: Die kreisende Erregung verläuft gegen den Uhrzeigersinn durch den posterioren Isthmus (Areal zwischen der Mündung der unteren Hohlvene, dem Trikuspidalklappenanulus und der Mündung des Koronarsinus), kaudokranial entlang dem intraatrialen Septum und kraniokaudal entlang der freien rechtsatrialen Wand.

Operationen gefragt werden. Bei der körperlichen Untersuchung sind entsprechende Operationsnarben wegweisend.

EKG

Gewöhnlicher Typ (Typ I): Die typischen negativen, sägezahnartigen Flatterwellen sind am besten in Ableitung II, III und aVF zu erkennen (Abb. 7.4). Ihre Frequenz schwankt zwischen ca. 250–300/min, unter medikamentöser Therapie kann sie niedriger liegen. Oft fehlt eine eigentliche isoelektrische Linie.

Ungewöhnlicher Typ: Die Frequenz der typischerweise in den inferioren Ableitungen positiven Flatterwellen ist höher (250–450/min) als beim gewöhnlichen Typ (Abb. 7.5). Manchmal weicht die Konfiguration der Flatterwellen nur wenig von der von P-Wellen bei Sinusrhythmus ab.

Die QRS-Komplexe sind in der Regel schmal; bei hoher Überleitungsfrequenz kann eine aberrierende Leitung mit entsprechender schenkelblockartiger Deformierung der QRS-Komplexe (meistens rechtsschenkelblockartig) auftreten.

Langzeit-EKG

Mit dem Langzeit-EKG kann nicht nur die Häufigkeit der Rhythmusstörung erfasst werden, sondern häufig zusätzlich vorhandene atriale Rhythmusstörungen (vor allem paroxysmales Vorhofflimmern).

Elektrophysiologische Untersuchung

Eine invasive elektrophysiologische Untersuchung ist bei Vorhofflattern nur indiziert, wenn eine Intervention mittels Katheterablation geplant ist (s.u.). Abzugrenzen hiervon ist eine hochfrequente oder programmierte Vorhofstimulation, die die Terminierung der Rhythmusstörung zum Ziel hat. Hierbei wird lediglich ein Katheter, der der Überstimulation dient, im rechten Vorhof platziert.

Differentialdiagnose

Eine Abgrenzung gegenüber anderen supraventrikulären Tachykardien kann insbesondere dann schwierig sein, wenn eine 2:1 atrioventrikuläre Überleitung vorliegt. Jede zweite Flatterwelle kann dann im QRS-Komplex verborgen sein und eine atriale Tachykardie oder auch AV-Knoten Reentry- oder AV-Reentry-Tachykardie vortäuschen. Bei der Differentialdiagnose können vagale Manöver und Adenosin i.v. hilfreich sein. Beide führen in der Regel nicht zu einer Terminierung des Vorhofflatterns; die atrialen Potentiale lassen sich aber bei hierdurch induzierter Blockierung im AV-Knoten besser abgrenzen.

Therapie

Eine Therapie von Vorhofflattern ist nicht notwendig, wenn die Rhythmusstörung nur selten, kurzzeitig und ohne wesentlich Symptome auftritt. Bei akutem anhaltendem oder wiederholtem Auftreten der Rhythmusstörung mit entsprechender klinischer Symptomatik ist eine Therapie bzw. Prophylaxe indiziert.

Akutbehandlung

In seltenen Fällen kann es beim akuten Auftreten von Vorhofflattern zu einer schwer wiegenden Symptomatik kommen (z.B. bei 1:1-Vorhof-Kammer-Überleitung). In dieser Situation ist die Kardioversion in Kurznarkose mit niedriger Energie (z.B. 50 Joule) Therapie der Wahl.

Alternativ bzw. bei ausreichender hämodynamischer Verträglichkeit kann eine Überstimulation mittels Katheter versucht werden. Hierdurch lässt sich in einem großen Teil der Fälle Sinusrhythmus erzielen. In anderen Fällen wird beim Versuch der Überstimulation von Vorhofflattern Vorhofflimmern mit dann in der Regel langsamerer Vorhof-Kammer-Überleitung induziert. Das Vorhofflimmern konvertiert in den meisten Fällen nach einigen Stunden spontan in Sinusrhythmus.

Medikamentös kann zur Senkung der Kammerfrequenz Verapamil i.v. oder ein Betarezeptorenblocker i.v. verabreicht werden. Digitalis i.v. allein ist meistens nicht ausreichend wirksam, kann aber zusätzlich verabreicht werden. Bei der Auswahl des Medikaments muss die zugrunde liegende Herzerkrankung berücksichtigt werden. Bei eingeschränkter linksventrikulärer Funktion ist mit Verapamil i.v. und einem Betarezeptorenblocker i.v. Vorsicht geboten. Die aufgeführten Substanzen führen nicht zu einer Konversion der Rhythmusstörung in Sinusrhythmus, die Flatterwellenzykluslänge wird nicht beeinflusst. Nach Gabe von Digitalis entwickelt sich manchmal aus Vorhofflattern Vorhofflimmern.

In der Akuttherapie von Vorhofflattern können prinzipiell auch Klasse-I-Antiarrhythmika eingesetzt werden.

> Der Einsatz von Klasse-I-Antiarrhythmika zielt primär auf eine Terminierung des Vorhofflatterns ab und darf nur erfolgen, wenn zuvor die Leitungskapazität des AV-Knotens durch Digitalis, Verapamil oder einen Beta-

Tab. 7.3 Antiarrhythmische Therapie bei Vorhofflattern.

Akuttherapie	
Verlangsamung der Kammerfrequenz durch Hemmung der AV-Überleitung	▸ Digitoxin 0,4–0,6 mg i.v. ▸ Betablocker, z.B. Metoprolol 5 mg i.v. ▸ Verapamil 5–10 mg i.v.
Arrhythmieterminierung	▸ Zunächst Verlangsamung der AV-Überleitung (s.o.), dann: ▸ Propafenon 1–2 mg/kg i.v. oder Flecainid 1–2 mg/kg oder Ajmalin 1 mg/kg i.v. ▸ Elektrische Überstimulation ▸ Kardioversion
Langzeittherapie	
Arrhythmieprophylaxe	▸ Propafenon* 600–900 mg tgl., Flecainid* 200–300 mg tgl., jeweils in Kombination mit Digitalis, einem herzwirksamen Calciumantagonisten oder einem Betarezeptorenblocker ▸ Amiodaron 100–400 mg tgl. (initial Aufsättigung notwendig), Sotalol 160–480 mg tgl. ▸ Katheterablation

* Vorsicht bei struktureller und/oder koronarer Herzerkrankung

rezeptorenblocker gesenkt wurde! Andernfalls kann bei Antiarrhythmika induzierter Verlangsamung der Vorhofflatterfrequenz eine 2:1 oder gar 1:1 atrioventrikuläre Überleitung mit schwer wiegender hämodynamischer Kompromittierung resultieren (Abb. 7.**7**).

Dauertherapie, Rezidivprophylaxe

Die Möglichkeiten der Langzeittherapie ähneln in mehrerer Hinsicht der bei Vorhofflimmern. Die Therapie kann darauf abzielen, die Arrhythmie zu terminieren, ihr Auftreten zu verhindern (Prophylaxe) oder eine Senkung der Kammerfrequenz bei bestehendem Vorhofflattern herbeizuführen. Prinzipiell kommen medikamentöse und nicht medikamentöse Verfahren, wie z.B. die Katheterablation, und deren Kombination (so genannte Hybrid-Therapie) infrage. Eine Terminierung von Vorhofflattern ist auch mittels antitachykarder Stimulation möglich – eine Option, die moderne Herzschrittmacher ausweisen.

In neuester Zeit wird für Patienten mit deutlich vergrößertem Vorhof und bedeutsamer kardialer Grunderkrankung aufgrund eines erhöhten Risikos einer Thromboembolie eine orale Antikoagulation empfohlen (29).

Medikamentöse Langzeit-Prophylaxe

Die orale, auf eine Arrhythmieprophylaxe abzielende Langzeittherapie von Vorhofflattern entspricht der bei Vorhofflimmern. Antiarrhythmika der Klasse IA, IC und III können eingesetzt werden (26, 30). Wie bei der Akuttherapie gilt, dass Substanzen der Antiarrhythmikaklassen IA und IC nur mit solchen Substanzen zusammen gegeben werden dürfen, die gleichzeitig auf eine Verlangsamung der AV-nodalen Leitung abzielen.

Katheterablation

Zur Registrierung und Analyse der Aktivierungssequenz bei Vorhofflattern stehen heute Spezialkatheter zur Verfügung (z.B. der so genannte 20polige Halokatheter, der entlang des intraatrialen Septums der lateralen Vorhofwand bis hin zum Koronarsinus-Ostium positioniert wird) (Abb. 7.**8**). Durch spezielle Stimulationsverfahren (z.B. Entrainment [22, 31]) wird der Nachweis geführt, dass der Isthmus, d.h. der Bereich zwischen Trikuspidalklappenring, Koronarsinus-Ostium und Einmündung der V. cava inferior (Abb. 7.**6**), kritischer Bestandteil des Reentry-Kreises ist.

Ziel der Katheterablation ist eine durch mehrere Hochfrequenzapplikationen erzeugte komplette lineare Läsion, die den Isthmus blockiert. Grundsätzlich ist eine Isthmusblockade im posterolateralen, posterioren und posteroseptalen rechten Vorhof möglich. Da beim posteroseptalen Vorgehen ein gewisses Risiko eines AV-Blocks besteht, wird von vielen Arbeitsgruppen das posterolaterale oder posteriore Vorgehen bevorzugt. Die Vollständigkeit der Läsion wird durch Stimulationsmanöver von beiden Seiten der Läsion überprüft. Erfolgt die Isthmusblockade bei laufendem Vorhofflattern, terminiert die Rhythmusstörung; sie ist nach vollständiger Blockierung nicht mehr induzierbar.

Die Akuterfolgsrate bei typischem Vorhofflattern beträgt 80–90%, in ca. 15–20% der Fälle muss im Langzeitverlauf mit Flatterrezidiven gerechnet werden. Das Auftreten von Vorhofflimmern nach Ablation stellt kein Therapieversagen dar, in den meisten Fällen war die Rhythmusstörung auch schon vorher aufgetreten.

Bei atypischem, nicht isthmusabhängigem Vorhofflattern ist die Katheterablation weitaus schwieriger und die Erfolgsraten sind niedriger. Das atriale Mapping, bei dem bevorzugt neue Mapping-Systeme (S. 49) eingesetzt werden, das zum Ziel hat, die atriale Aktivierung während laufender Rhythmusstörung zu erfassen und kritische Bereiche des Reentry-Kreises aufzufinden, ist aufwändiger. Eine Verbesserung hat sich hier durch die Entwicklung simultaner Mapping-Verfahren ergeben.

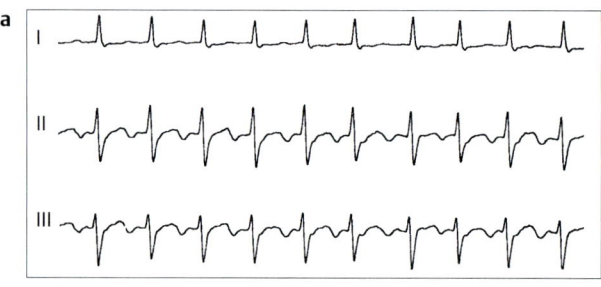
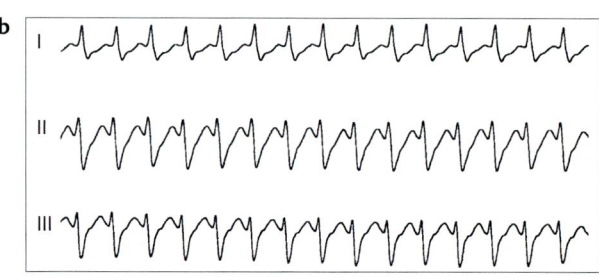
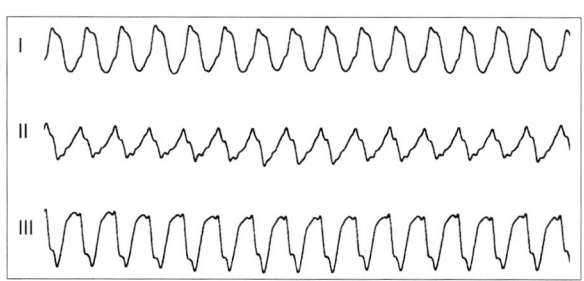

Abb. 7.**7** **a** Vorhofflattern mit zunächst 2:1 atrioventrikulärer Überleitung. Im Oberflächen-EKG ist nur jede zweite Flatterwelle sichtbar (atriale Frequenz 300/min, Kammerfrequenz 150/min, schmaler QRS-Komplex).
b Unter Injektion von Ajmalin (50 mg) Abnahme der Vorhoffrequenz auf 200/min und Auftreten einer 1:1 atrioventrikulären Überleitung. Kurz darauf Entwicklung eines Linksschenkelblocks (!).
c Die QRS-Komplexe sind massiv verbreitert. Das Vorliegen einer Kammertachykardie wird vorgetäuscht.

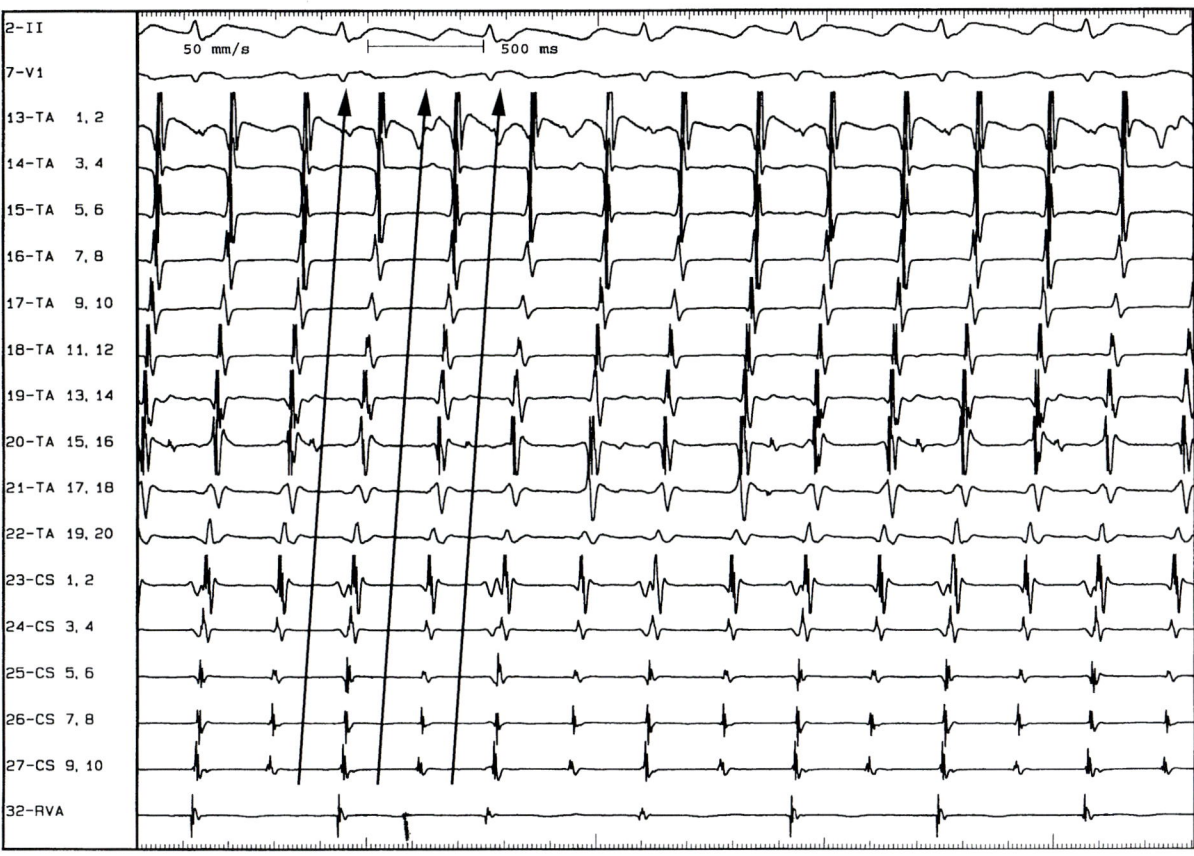

Abb. 7.**8** Erregungsablauf bei typischem Vorhofflattern (gegen den Uhrzeigersinn). Dargestellt sind die EKG-Ableitungen II und V1, Ableitungen des Halokatheters (TA), eines im Koronarsinus platzierten Katheters (CS) und ein Elektrogramm aus der rechtsventrikulären Spitze (RVA). Es liegt eine Erregungsausbreitung entgegen dem Uhrzeigersinn vor, wobei der septale Vorhofanteil (TA 17–20) vor dem Vorhofdach (TA 11–14) und der freien Vorhofwand (TA 7–12) aktiviert wird.

Hybridtherapie

Bei ca. 10–15 % der Patienten, die wegen Vorhofflimmerns mit Klasse-IC-Antiarrhythmika behandelt werden, konvertiert das Vorhofflimmern in Vorhofflattern (24, 28) (Abb. 7.**9**). Üblicherweise liegt in diesen Fällen typisches Vorhofflattern vor, das einer Katheterablation gut zugänglich ist. Das Antiarrhythmikum muss nach erfolgreicher Ablation weiter gegeben werden. Da zwei unterschiedliche Behandlungsverfahren eingesetzt werden, die sich synergistisch verhalten, wird bei diesem Vorgehen auch von Hybridtherapie gesprochen (24).

Empfehlungen für die Praxis

Die medikamentöse Therapie von Vorhofflattern ist häufig unbefriedigend. Dies gilt sowohl für die Rezidivprophylaxe der Rhythmusstörung als auch für die frequenzsenkende Therapie. Dem Patienten sollte bereits frühzeitig die Katheterablation als kurative therapeutische Option angeboten werden.

Literatur

22. Cosio FG, Arribas F, Lopez-Gil M, Palacios J. Atrial flutter mapping and ablation. I. Studying atrial flutter mechanisms by mapping and entrainment. Pacing Clin Electrophysiol. 1996; 19: 841–853.
23. Feld GK, Fleck RP, Chen PS et al., Radiofrequency catheter ablation for the treatment of human type 1 atrial flutter: Identification of a critical zone in the re-entrant circuit by endocardial mapping techniques. Circulation 1992; 86: 1233–1240.
24. Murgatroyd FD. „Pills and pulses": hybrid therapy for atrial fibrillation. J Cardiovasc Electrophysiol 2002; 13(1 Suppl): S40–S46.
25. Olshansky B, Okumura K, Gess PG, Waldo AL. Demonstration of an area of slow conduction in human atrial flutter. J Am Coll Cardiol 1990; 16: 1639–1648.
26. Reiffel, JA. Impact of structural heart disease on the selection of class III antiarrhythmics for the prevention of atrial fibrillation and futter. Am Heart J 1998; 135: 551–556.
27. Saoudi N, Cosio F, Waldo A et al., Classification of atrial flutter and regular atrial tachycardia according to electrophysiologic mechanism and anatomic bases: a statement from a joint expert group from the Working Group of Arrhythmias of the European Society of Cardiology and the North American Society of Pacing and Electrophysiology. J Cardiovasc Electrophysiol. 2001; 12: 852–866.

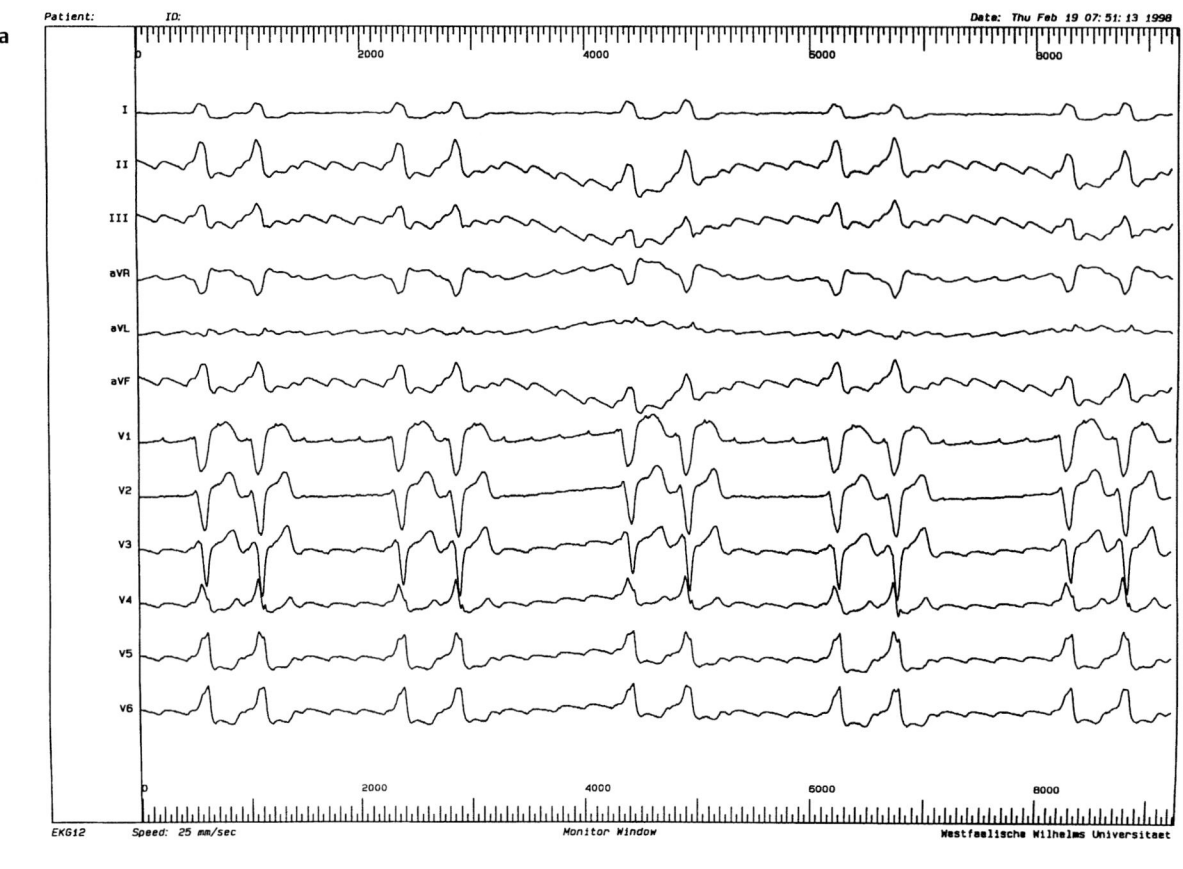
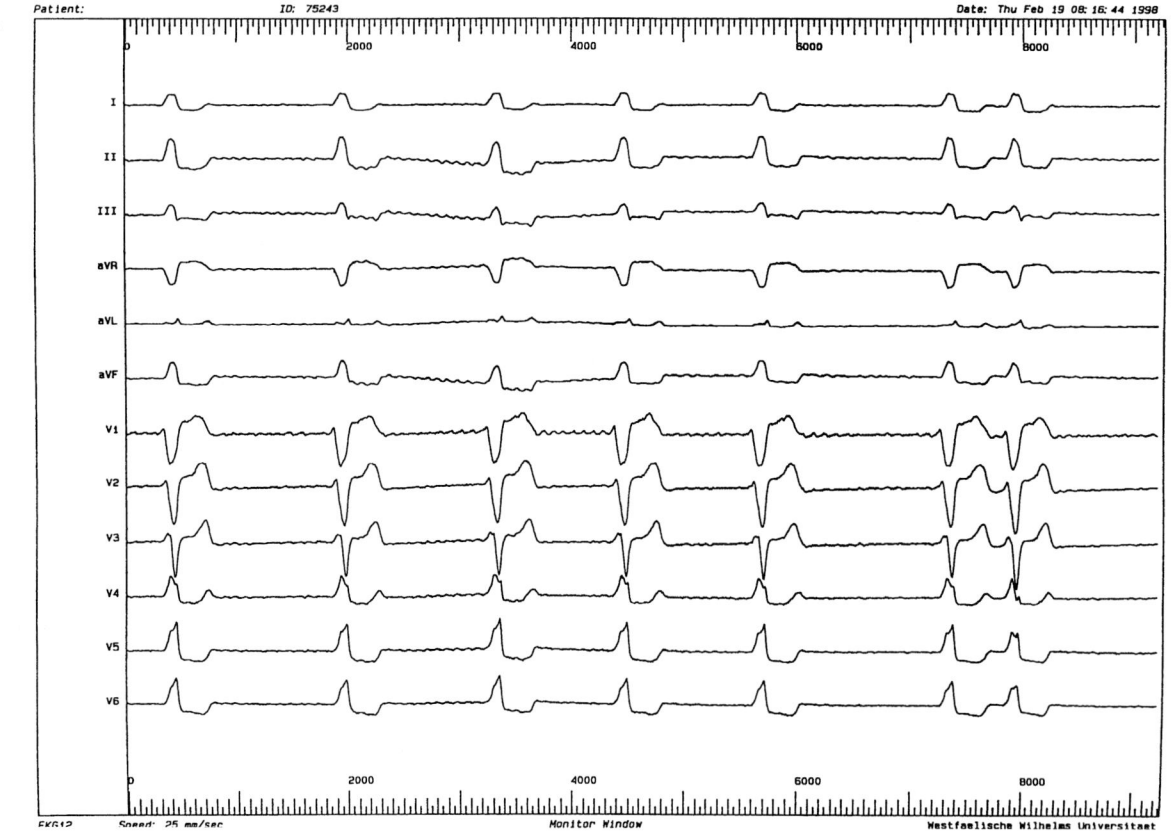

Abb. 7.**9** Konversion von Vorhofflattern **a** in Vorhofflimmern **b** unter Therapie mit Flecainid.

28. Schumacher B, Jung W, Lewalter T, Vahlhaus C, Wolpert C, Lüderitz B. Radiofrequency ablation of atrial flutter due to administration of class IC antiarrhythmic drugs for atrial fibrillation. Am J Cardiol 1999; 83(5): 710–713.
29. Seidl K, Hauer B, Schwick NG, Zellner D, Zahn R, Senges, J. Risk of thromboembolic events in patients with atrial futter. Am J Cardiol 1998; 82: 580–583.
30. Tai CT, Chen SA, Feng AN, Yu WC, Chen YJ, Chang MS. Electropharmacologic effects of class I and class III antiarrhythmia drugs on typical atrial flutter: insights into the mechanism of termination. Circulation 1998; 97: 1935–1945.
31. Waldo AL. Atrial flutter: entrainment characteristics. J Cardiovasc Electrophysiol. 1997; 8: 337–352.
32. Waldo AL. Pathogenesis of atrial flutter. J Cardiovasc Electrophysiol. 1998; 9(suppl 8): S18–25.
33. Windecker S, Kay GN, Epstein AE, Plumb VJ. Atrial futter. Cardiac Electrophysiology Review 1997; 1: 52–60.

Vorhofflimmern

Einleitung

Vorhofflimmern ist die häufigste anhaltende Rhythmusstörung.

Als Ursache liegen kreisende Erregungen im Bereich der Vorhöfe zugrunde. In einem Teil der Fälle erfolgt die Auslösung der Arrhythmie durch hochfrequente Ektopien mit Ursprung im Bereich der Pulmonalvenen-Ostien (so genanntes „fokales Vorhofflimmern").

Die Prognose hängt von der zugrunde liegenden Herzerkrankung ab und wird durch die Gefahr von arteriellen Thromboembolien negativ beeinflusst. Therapeutisch stehen heute immer noch medikamentöse Maßnahmen im Vordergrund, die entweder auf eine Verlangsamung der resultierenden Kammerfrequenz oder eine Prophylaxe erneuter Arrhythmieepisoden abzielen. Untergruppen von Patienten (z.B. Patienten mit „fokalem" Vorhofflimmern) können mittels Ablation behandelt werden.

Epidemiologie und Ätiologie

Vorhofflimmern gehört zu den am weitesten verbreiteten Arrhythmien (35, 41). Ca. 1% der Gesamtbevölkerung in den westlichen Industrieländern sind betroffen. Die Prävalenz ist altersabhängig. In der Framingham-Studie (35) betrug die Prävalenz von permanentem Vorhofflimmern bei Frauen und Männern im Alter von 25 bis 34 Jahren 0,22 bzw. 0,25% und stieg bei den 55 bis 64-Jährigen auf 2,99 bzw. 3,79% an. Sie erreichte bei den über 80-Jährigen mit 8,8% ihr Maximum. Vorhofflimmern ist demnach gewissermaßen eine „Erkrankung alter Männer".

Die Wahrscheinlichkeit der Entwicklung von permanentem Vorhofflimmern ist abhängig vom Vorhandensein bzw. Fehlen einer Herz-Kreislauf-Erkrankung. Bei Vorhandensein einer koronaren Herzerkrankung verdoppelt sich die Auftretenswahrscheinlichkeit von Vorhofflimmern. Bei Hypertonie ist die Inzidenz von Vorhofflimmern um das 4- bis 5fache erhöht. Die höchste Risikorate für das Auftreten von permanentem Vorhofflimmern findet sich bei Patienten mit einem Mitralvitium (Risikoerhöhung um den Faktor 10 bis 27,5). Im fortgeschrittenen Stadium einer Mitralstenose weisen fast alle Patienten Vorhofflimmern auf.

Die gefürchtetste Komplikation von Vorhofflimmern ist die Thromboembolie (48), die ohne orale Antikoagulationsbehandlung bei bis zu 8,5% der Patienten mit anhaltendem Vorhofflimmern pro Jahr auftritt. Die meisten systemischen Embolien bei Vorhofflimmern sind zerebrale Embolien (ca. 80%). Die verbleibenden 20% betreffen andere arterielle Gefäßgebiete, vorzugsweise die Beinarterien. Der durch Vorhofflimmern bedingte ischämische zerebrale Insult ist in der Regel schwer wiegender und hat eine schlechtere Prognose als der nicht durch Vorhofflimmern bedingte. In etwa der Hälfte der Fälle kommt es zu großen Infarkten im anterioren und mittlerem Stromgebiet.

Beim Fehlen von Hinweisen auf eine kardiale Grunderkrankung oder anderen sekundären Ursachen für Vorhofflimmern (z.B. eine Hyperthyreose) (Tab. 7.4) wird auch von idiopathischem Vorhofflimmern, im angloamerikanischen Sprachraum von „lone atrial fibrillation" gesprochen.

Tab. 7.**4** Ursachen von Vorhofflimmern (Auswahl)

- Arterielle Hypertonie
- Herzinsuffizienz
- Koronare Herzerkrankung, akuter Myokardinfarkt
- Kardiomyopathien
- Herzklappenerkrankungen (insbesondere Mitralvitien)
- Myokarditis
- Perikarditis
- Kongenitale Herzerkrankungen
- Nach (Herz-)Operationen
- Hyperthyreoidismus
- Lungenerkrankungen (chronisch obstruktive Atemwegserkrankung, Lungenembolie)

Spezielle Pathophysiologie

Aktuelle Vorstellungen von der Pathogenese von Vorhofflimmern gehen davon aus, dass in den meisten Fällen kreisende Erregungen zugrunde liegen (34, 43). Dabei existieren gleichzeitig mehrere (z.B. 6–10) kreisende Erregungswellen, die ständig ihre Position ändern, die miteinander kollidieren und die sich teilweise auch gegenseitig auslöschen (Abb. 7.**10**). Areale mit langsamen Leitungseigenschaften, verkürzte Refraktärzeiten, eine erhöhte Dispersion der Leitungs- und Refraktärzeiten sowie die besondere dreidimensionale Architektur der Vorhöfe scheinen die Grundlage für die Initiierung und Aufrechterhaltung der Rhythmusstörung zu bilden. Begünstigend für das Auftreten von Vorhofflimmern wirken fibrotische Veränderungen der Vorhofmuskulatur und eine atriale Dilatation.

Während Paroxysmen von Vorhofflimmern kommt es zu einer zunehmenden Verkürzung der atrialen Aktionspotentialsdauer und Refraktärzeit, ein Phänomen, das als „atrial remodelling" bezeichnet wird (44). Hierdurch begünstigt jede Flimmerepisode an sich das Auftreten weiterer Episoden bzw. das Auftreten länger anhaltender Arrhythmieereignisse und damit die Chronifizierung von Vorhofflimmern („atrial fibrillation begets atrial fibrillation„) (50).

Bei einigen Patienten kann ein erhöhter Vagotonus das Auftreten von Vorhofflimmern begünstigen (so genanntes *vagales* Vorhofflimmern), bei anderen tritt die Arrhythmie bevorzugt unter erhöhter adrenerger Stimulation (z.B. unter Belastung) auf. Klinisch lassen sich diese Formen nur selten eindeutig unterscheiden.

Kürzlich wurde eine so genannte *fokale* Form des paroxysmalen Vorhofflimmerns beschrieben (38). Hierbei liegt ein ektoper atrialer Fokus vor, der Impulse von hoher Frequenz abgibt (Abb. 7.**10**) und hierüber Vorhofflimmern auslöst bzw. die Rhythmusstörung unterhält. In Mapping-Untersuchungen konnten solche Arrhythmiezentren bevorzugt im Bereich der Einmündung der Lungenvenen in den linken Vorhof, in Einzelfällen auch im Bereich der Crista terminalis lokalisiert werden (38). Histologische Untersuchungen zeigen, dass Stränge von atrialem Gewebe, von dem die Ektopien ausgehen, bis zu mehreren Zentimeter weit in die Pulmonalvenen einstrahlen.

Prognose

Vorhofflimmern ist, wenn man von den gehäuften auftretenden thromboembolischen Komplikationen absieht, an sich prognostisch gutartig. Die mit dem Auftreten der Arrhythmie verbundenen Symptome sind zwar nicht selten heftig und für den Patienten unangenehm (dies trifft vor allem dann zu, wenn die Rhythmusstörung ohne vorbestehende Medikation auftritt), eine wesentliche Bedrohung für den Patienten resultiert jedoch in der Regel nicht.

Der AV-Knoten verhindert bei normalen Eigenschaften, dass die hohe Vorhoffrequenz direkt auf die Kammern übergeleitet wird (Filterfunktion des AV-Knotens). Ausnahmen bilden Patienten mit einem so genannten schnell leitenden AV-Knoten, Patienten mit einer akzessorischen Leitungsbahn, Patienten mit bedeutsam eingeschränkter linksventrikulärer Funktion und Patienten mit einer kardialen Grunderkrankung, bei der die Pumpfunktion abhängig ist von der Diastolendauer und/oder einer wirksamen Vorhofkontraktion (z.B. hypertrophisch obstruktive Kardiomyopathie, höhergradige Aortenstenose). Von einem „schnell leitenden" oder „funktionell kleinen" AV-Knoten wird gesprochen, wenn aufgrund einer kurzen Refraktärzeit hohe Kammerfrequenzen resultieren können. Der Wenckebachpunkt liegt dabei über 180–200/min. Dies kann bei Vorhofflimmern zu einer bedeutsamen hämodynamischen Beeinträchtigung führen. Folge kann z.B. eine Synkope sein.

Bei Patienten mit einer anterograd leitenden akzessorischen Leitungsbahn können, bei entsprechend guter Leitfähigkeit (d.h. kurzer Refraktärzeit) der Bahn, die im Vorhof kreisenden Impulse direkt auf die Kammern übergeleitet werden; Kammerfrequenzen von bis zu 300/min oder mehr können auftreten, wodurch es sogar zu Kammerflimmern kommen kann (S. 214).

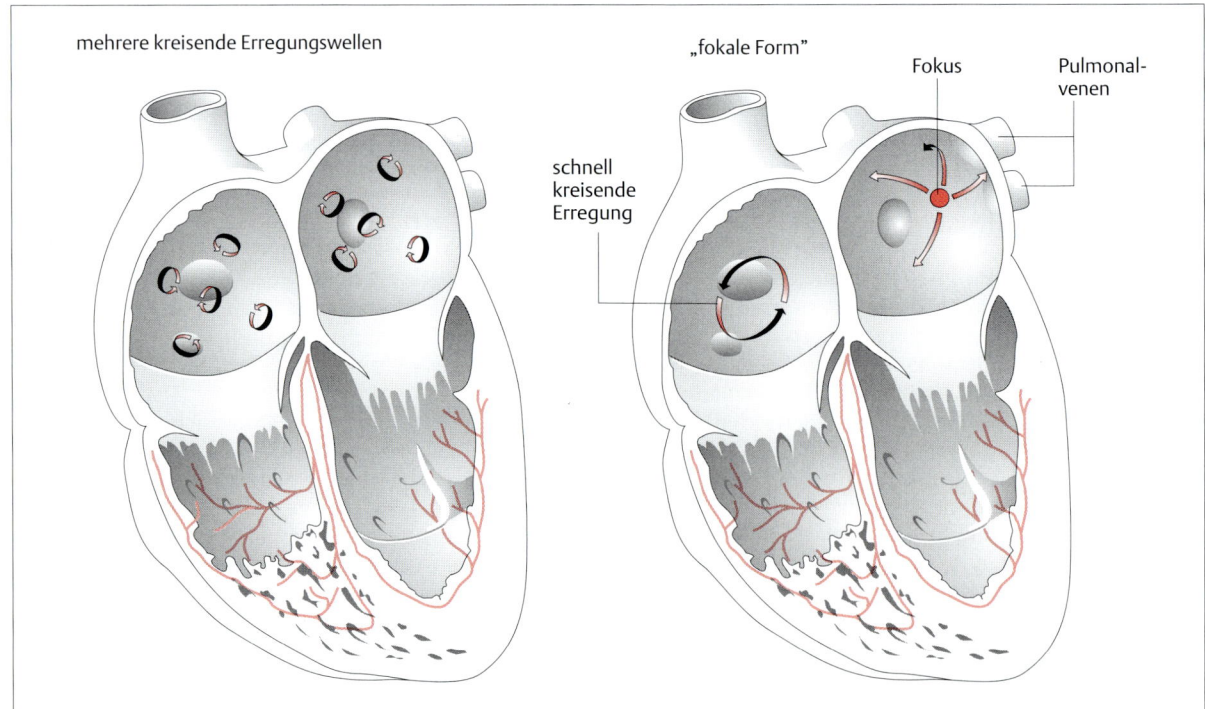

Abb. 7.**10** Mechanismen der Entstehung von Vorhofflimmern. Überwiegend liegen mehrere kreisende Erregungswellen vor, seltener nur eine schnell kreisende Erregung. Vorhofflimmern kann auch durch eine hochfrequente ektope Aktivität, die bevorzugt im Bereich der Einmündung der Pulmonalvenen in den linken Vorhof lokalisiert ist, entstehen (so gennantes „fokales Vorhofflimmern")

! Bei Vorliegen eines WPW-Syndroms ist das Auftreten von Vorhofflimmern dementsprechend eine potentiell lebensbedrohliche Komplikation.

Bei einer fortgeschrittenen Herzinsuffizienz ist das Auftreten von Vorhofflimmern mit einer Verdopplung der Sterblichkeit verbunden (35, 41). Dies gilt nicht nur für die kardiale Gesamtsterblichkeit, sondern auch für die Wahrscheinlichkeit, an einem plötzlichen Herztod zu versterben. Vorhofflimmern kommt bei diesen Patienten eine eigenständige prognostische Bedeutung zu. Möglicherweise spielt eine durch das Vorhofflimmern bedingte erhöhte Neigung zum Auftreten maligner Kammerarrhythmien eine Rolle.

Bei Patienten mit bedeutsamer linksventrikulärer Obstruktion, sei sie muskulär oder auch valvulär bedingt, wirkt sich eine Verkürzung der Diastolendauer mit verminderter Ventrikelfüllung besonders ungünstig aus. Hinzu kommt der Wegfall der Vorhofkontraktion, die bei fortgeschrittenen Stadien der Aortenstenose oder hypertrophischen obstruktiven Kardiomyopathie einen bedeutsamen Anteil am Herzzeitvolumen durch die hierdurch resultierende Vorlasterhöhung hat. Eine akute kardiale Dekompensation kann bei diesen Patienten bei Auftreten von Vorhofflimmern resultieren.

Gleiches gilt für Patienten mit bedeutsamer Mitralstenose. Auch hier resultiert bei Fehlen der Vorhofkontraktion und Verkürzung der Diastolendauer ein u.U. erheblicher Abfall des Herzzeitvolumens.

Diagnostik

Wichtig ist die elektrokardiographische Dokumentation der Arrhythmie. Die mit dem Auftreten der Arrhythmie verbundenen Symptome sind allerdings nicht selten so typisch, dass Vorhofflimmern bei ausführlicher Anamneseerhebung mit hoher Wahrscheinlichkeit vermutet werden kann, auch wenn die elektrokardiographische Dokumentation fehlt. Zu den Symptomen gehören Palpitationen, Unruhe, Angst, Herzrasen, Ruhe- und/oder Belastungsdyspnoe, Schweißausbruch, Schwindel und Angina pectoris. In Einzelfällen können Präsynkopen oder gar Synkopen auftreten. Symptome finden sich vor allem bei Patienten, bei denen die Rhythmusstörung intermittierend auftritt.

Darauf, dass auch bei symptomatischen Patienten oft *gleichzeitig* asymptomatische Arrhythmieepisoden auftreten, weist die kürzlich abgeschlossene PAFAC-Studie (Prevention of Atrial Fibrillation After Cardioversion, Fetsch et al., zum Zeitpunkt der Drucklegung noch nicht publiziert) hin. Primäres Ziel der Studie war es, die Wirksamkeit und Sicherheit einer medikamentösen Rezidivprophylaxe mit Sotalol bzw. einer fixen Kombination, bestehend aus Chinidin und Verapamil, nach erfolgreicher Elektrokardioversion bei Vorhofflimmern zu prüfen. Zur Überprüfung der Therapieeffektivität wurde im Langzeitverlauf ein Ereignis-Rekorder eingesetzt. Nahezu täglich wurde von 848 erfolgreich kardiovertierten Patienten telefonisch ein EKG an die Studienzentrale übertragen. Insgesamt 191.103 übermittelte EKGs wurden ausgewertet; in 2424 dieser Aufzeichnungen wurde Vorhofflimmern dokumentiert. Nur 30 % aller Patienten mit elektrokardiographisch dokumentiertem Vorhofflimmern-Rezidiv gaben an, auch Symptome verspürt zu haben. 70 % aller nachgewiesenen Flimmer-Episoden waren gänzlich asymptomatisch. Patienten mit Symptomen hatten während des Vorhofflimmerns eine signifikant höhere Herzfrequenz als Patienten mit asymptomatischen Rezidiven.

Ist Vorhofflimmern einmal eingetreten und persistiert, so sind die Beschwerden in vielen Fällen geringer, insbesondere nach medikamentöser Senkung der Kammerfrequenz. Das Vorhandensein von Vorhofflimmern wird dann nicht selten zufällig im Rahmen einer routinemäßig durchgeführten EKG-Registrierung gestellt. Bei intermittierend auftretendem Vorhofflimmern scheint vor allem der Wechsel von Sinusrhythmus zu Vorhofflimmern den Patienten Probleme zu bereiten (Abb. 7.**11**). Im Vordergrund steht in dieser Situation nicht selten auch die subjektiv verspürte verminderte körperliche Belastbarkeit und der bei körperlicher Belastung eintretende überschießende Anstieg der Kammerfrequenz.

Vorhofflimmern kann wie folgt klassifiziert werden (36):

➤ Von **akutem Vorhofflimmern** wird gesprochen, wenn die Rhythmusstörungen 24–48 Stunden lang besteht. Während dieser Zeit ist die Rate spontaner Konversionen zu Sinusrhythmus hoch.
➤ **Chronisches Vorhofflimmern** kann sich manifestieren als paroxysmales, persistierendes oder permanentes Vorhofflimmern.
➤ **Paroxsymales Vorhofflimmern** tritt anfallsartig auf und terminiert spontan. Die Dauer der Arrhythmieepisoden kann zwischen Minuten, Tagen oder auch Wochen schwanken.
➤ **Persistierendes Vorhofflimmern** ist anhaltend, eine spontane Konversion fehlt. Die Rhythmusstörungen können jedoch durch pharmakologische oder nicht pharmakologische Maßnahmen in Sinusrhythmus überführt werden.
➤ **Permanentes Vorhofflimmern** lässt sich weder mittels Antiarrhythmika noch mittels Kardioversion in Sinusrhythmus überführen.

Für paroxysmales Vorhofflimmern gilt, dass immer eine möglichst exakte Charakterisierung der Rhythmusstörung hinsichtlich Anzahl und Dauer der Episoden, der Modalitäten beim Beginn und möglicher Trigger erfolgen sollte.

EKG

Vorhofflimmern ist elektrokardiographisch durch die absolute Unregelmäßigkeit der RR-Abstände und den Nachweis von Flimmerwellen anstelle regelrechter Vorhofaktionen (d.h. P-Wellen) charakterisiert (Abb. 7.**12**). Die Flimmerwellen können fein (besonders bei höhergradigeren Mitralvitien) oder grob sein. Nicht selten

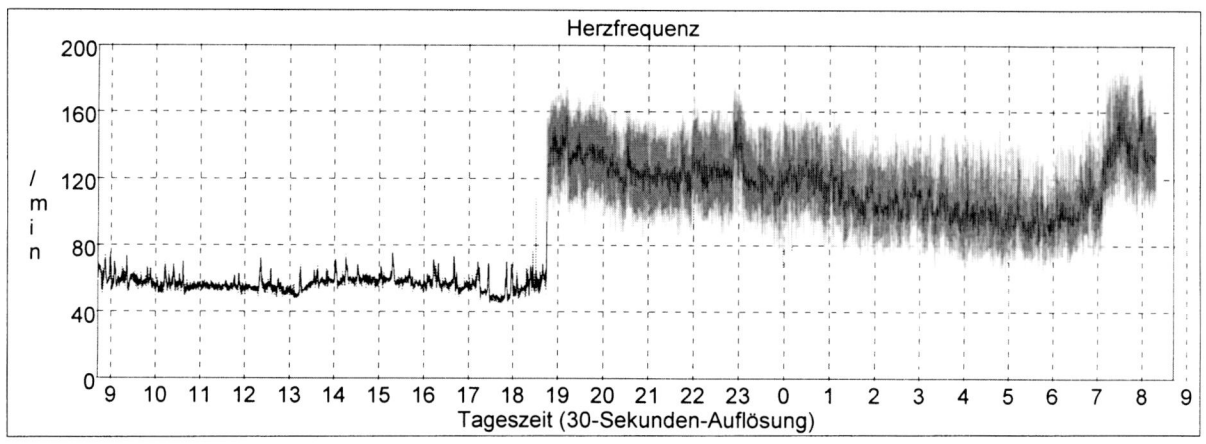
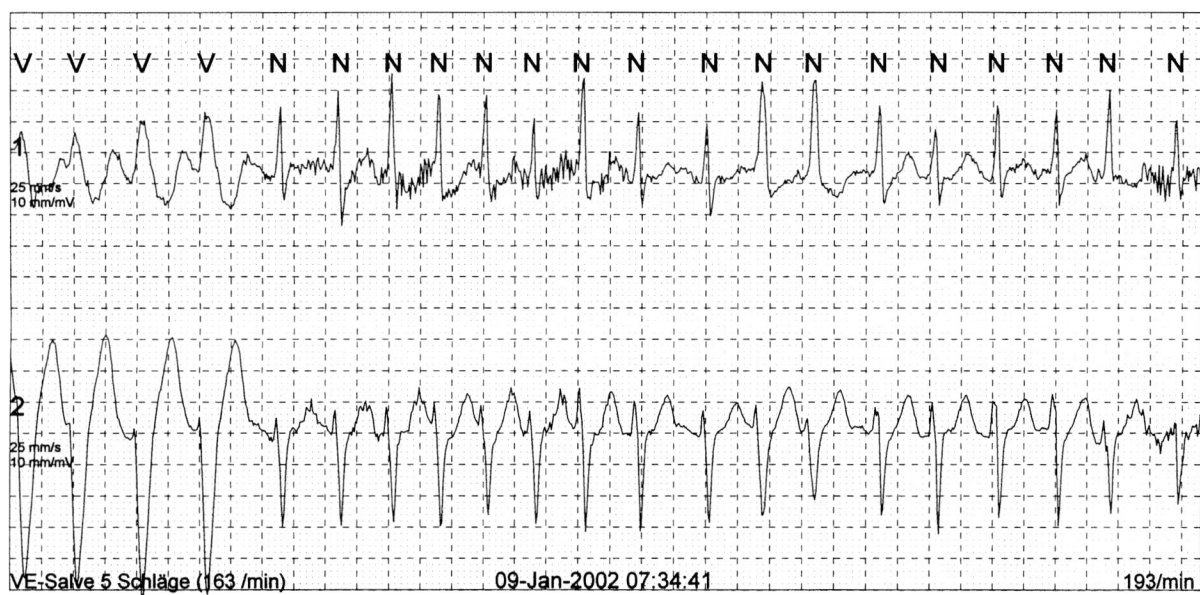

Abb. 7.11 Auftreten einer Episode von Vorhofflimmern bei einem Patienten mit paroxysmalem Vorhofflimmern. Betrachtet man die abrupte und persistierende Zunahme der Herzfrequenz im Herzfrequenzprofil (oberer Teil der Abbildung), wundert es nicht, dass Symptome auftreten. Phasenweise sind die QRS-Komplexe aufgrund von aberrierender Erregungsleitung breit (unterer Teil der Abbildung, die ersten vier Herzaktionen von links).

finden sich bei Flimmerwellen in den Extremitätenableitungen fast regelmäßig Vorhofaktionen, vergleichbar mit denen bei Vorhofflattern, in den rechts-präkordialen Ableitungen (insbesondere in V1). Sind die RR-Abstände unregelmäßig, wird trotzdem von Vorhofflimmern gesprochen.

In seltenen Fällen können die Flimmerwellen sehr fein oder gar nicht sichtbar sein. In solchen Fällen kann die Abgrenzung zum Sinusknotenstillstand mit einem junktionalen Rhythmus schwer sein. Die RR-Abstände sind beim Ersatzrhythmus regelmäßig, bei Vorhofflimmern sind sie gänzlich unregelmäßig.

Aufgrund der Unregelmäßigkeit der RR-Abstände bzw. des Pulses wird Vorhofflimmern auch als „Arrhythmia absoluta" bezeichnet. Liegt die resultierende Kammerfrequenz unter 60/min, spricht man häufig von einer „Bradyarrhythmia absoluta", liegt sie über 100/min, von „Tachyarrhythmia absoluta". Diese Begriffe werden eigentlich nur im deutschsprachigen Raum verwendet, sie haben international keine Bedeutung. Sinnvoller erscheint es, von bradykardem und tachykardem Vorhofflimmern zu sprechen.

Belastungs-EKG

Das Belastungs-EKG spielt für die Diagnosestellung nur eine untergeordnete Rolle. Nur bei wenigen Patienten tritt die Rhythmusstörung bevorzugt unter Belastung auf (Abb. 7.**13**). Bei Patienten mit persistierendem Vorhofflimmern gibt das Belastungs-EKG Auskunft über die maximal erreichbaren Kammerfrequenzen.

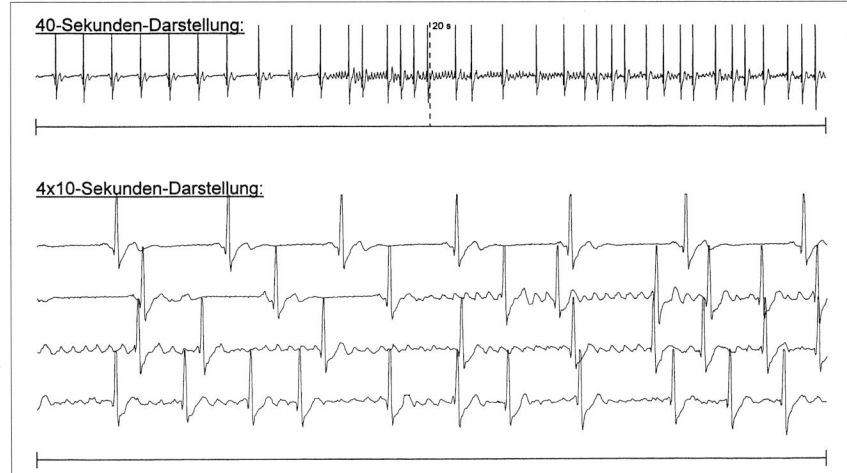

Abb. 7.**12** Auftreten von Vorhofflimmern. P-Wellen sind nicht mehr abgrenzbar. Zunächst „grobe" Vorhofaktionen, die im Verlauf „feiner" werden. Die Abstände zwischen den einzelnen QRS-Komplexen sind unregelmäßig. Ereignis-Rekorder-Aufzeichnung.

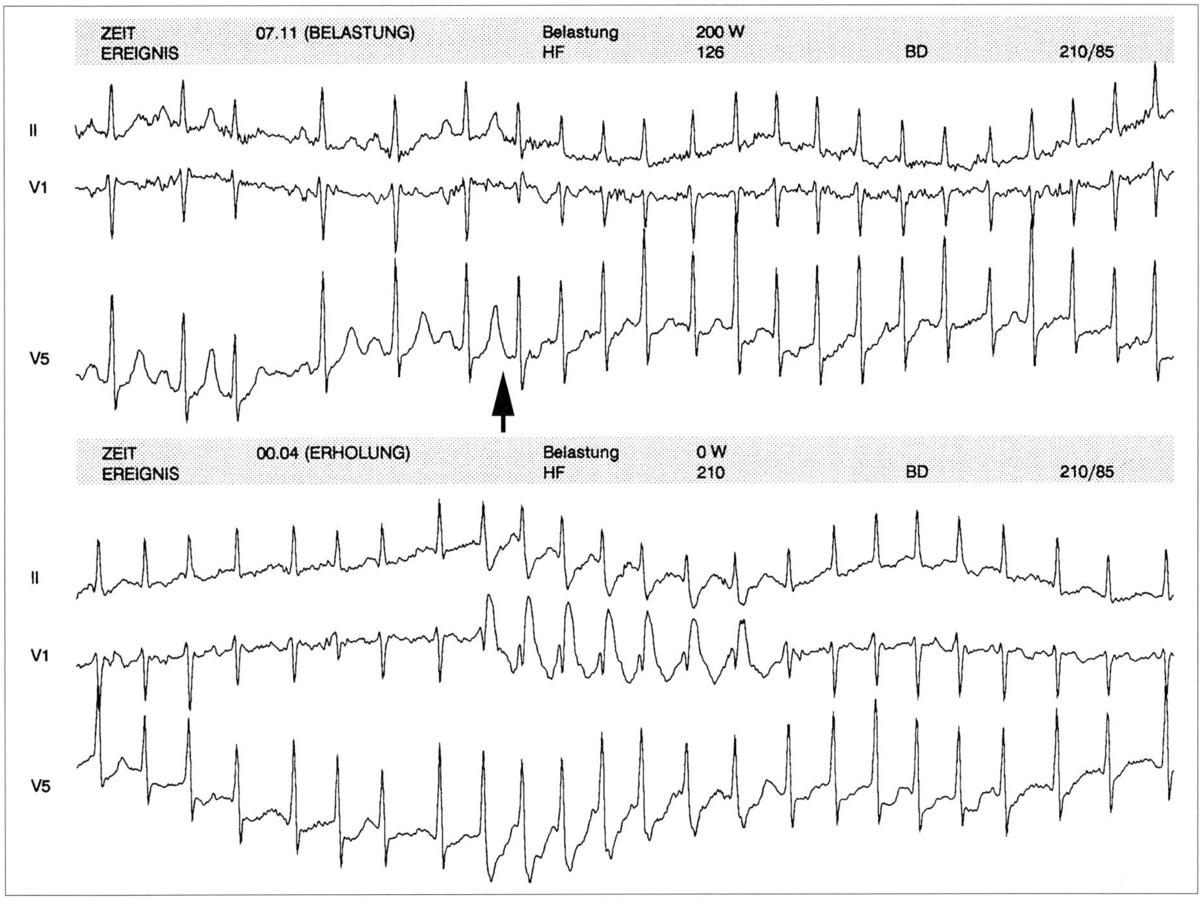

Abb. 7.**13** Während Ergometrie auftretendes Vorhofflimmern (Pfeil). Im unteren Teil der Registrierung finden sich sieben rechtsschenkelblockartig konfigurierte Aktionen (aberrierende Erregungsleitung).

Langzeit-EKG

Das Langzeit-EKG spielt eine wichtige Rolle bei Patienten mit Vorhofflimmern. Bei paroxysmalem Vorhofflimmern dient es der Arrhythmiedokumentation, der Dokumentation der Häufigkeit und Dauer von Arrhythmieepisoden und der Erfassung des Verhaltens der Kammerfrequenzen.

Bei Patienten mit chronischem Vorhofflimmern steht die Erfassung der resultierenden Kammerfrequenz unter alltäglichen Bedingungen im Vordergrund. Hierbei ist weniger die maximal erreichte Herzfrequenz als vielmehr die mittlere Herzfrequenz über 24 Stunden von Bedeutung. Normalwerte gibt es nicht. Idealerweise sollte unter frequenzregulierender Therapie die Kammerfrequenz in Ruhe zwischen 60–80/min liegen; unter Belastung sollte es im Vergleich zum Sinusrhythmus zu keinem überschießenden Frequenzanstieg kommen.

Elektrophysiologische Untersuchung

Die invasive elektrophysiologische Untersuchung spielt für die Diagnose von Vorhofflimmern keine Rolle. Die Induktion von Vorhofflimmern mittels programmierter atrialer Stimulation erlaubt keine oder nur eine beschränkte Aussage über das Auftreten spontaner Episoden. Eine elektrophysiologische Untersuchung kann im Einzelfall sinnvoll sein, um die Möglichkeit einer interventionellen Therapie (Katheterablation) bei Verdacht auf fokales Vorhofflimmern zu prüfen (s.u.).

Therapie

Die Indikation zur Behandlung von Vorhofflimmern kann sich aus unterschiedlicher Indikation heraus ergeben:

- aufgrund der bestehenden Symptome,
- aus hämodynamischer Indikation,
- aus prognostischer Indikation oder
- zur Vermeidung thromboembolischer Komplikationen.

Häufig sind es mehrere Aspekte, die zur Stellung der Therapieindikation führen. Zur Therapie von Vorhofflimmern stehen verschiedene Optionen zur Verfügung:

- medikamentöse Beendigung des Vorhofflimmerns mit Konversion in Sinusrhythmus,
- medikamentöse Prophylaxe von Vorhofflimmern,
- Kontrolle der Kammerfrequenz bei persistierendem oder permanentem Vorhofflimmern oder
- Katheterablation der AV-Leitung (AV-Knoten-Ablation).

Zu den neuen, noch nicht routinemäßig zur Verfügung stehenden Therapieverfahren gehören:

- die Ablation von „fokalem Vorhofflimmern",
- die primäre Ablation von Vorhofflimmern (Erzeugung so genannter linearer Läsionen),
- der atriale Defibrillator und
- spezielle Verfahren der präventiven Schrittmachertherapie.

> Die Behandlungsstrategie bei Vorhofflimmern sollte individuell auf den einzelnen Patienten abgestimmt werden.

Algorithmen zur Behandlung werden nachfolgend diskutiert und sind in den Abbildungen 7.**14**, 7.**15**, 7.**16** graphisch dargestellt. Immer sollte bei Patienten mit Vorhofflimmern die Indikation zur Antikoagulation zur Vermeidung thromboembolischer Komplikationen geprüft werden. Eine Antikoagulation ist auch bei jüngeren Patienten angezeigt, wenn Risikofaktoren (u.a. arterielle Hypertonie, Herzinsuffizienz, strukturelle Herzerkrankung, Herzklappenerkrankungen, bereits früher aufgetretene zerebrale Ereignisse, Diabetes mellitus) für thromboembolische Ereignisse vorliegen. Acetylsalicylsäure ist weniger wirksam als orale Antikoagulanzien.

Bei der Behandlung der Rhythmusstörung steht die medikamentöse Therapie heute, trotz der zur Verfügung stehenden nicht pharmakologischen Therapieoptionen, weiterhin im Vordergrund (Tab. 7.**5**). Vor Therapiebeginn sollte eine sekundäre Ursache der Rhythmusstörungen, z.B. eine Hyperthyreose, ausgeschlossen werden. Liegt sie vor, steht deren Therapie zunächst im Vordergrund; es sollte dann zunächst auf spezifische antiarrhythmische Maßnahmen verzichtet und allein eine Verlangsamung der Kammerfrequenz angestrebt werden (bei gleichzeitiger oraler Antikoagulation).

Akutbehandlung bei Neuauftreten von Vorhofflimmern

Bei akut auftretendem Vorhofflimmern richtet sich die Dringlichkeit des therapeutischen Vorgehens nach den hämodynamischen Auswirkungen, die im Wesentlichen von der resultierenden Kammerfrequenz und der myokardialen Funktion bestimmt werden (Abb. 7.**14**). Bei hohen Kammerfrequenzen mit hämodynamischer Beeinträchtigung steht die Kardioversionsbehandlung in Kurznarkose an erster Stelle. Wird die Arrhythmie gut toleriert, kann zunächst auch abgewartet werden. Häufig terminiert die Rhythmusstörung, vor allem bei Einhalten körperlicher Ruhe, nach kurzer Zeit spontan.

Bei den medikamentösen Maßnahmen muss zwischen einer Herabsetzung der Kammerfrequenz durch Verlangsamung der Vorhof-Kammer-Überleitung (*Frequenzkontrolle*) und dem Versuch der akuten Terminierung der Rhythmusstörung (*Rhythmisierung*) durch i.v.-Applikation oder orale Gabe eines Antiarrhythmikums unterschieden werden. Eine Konversion in Sinusrhythmus gelingt in ca. 50–80 % der Fälle, wenn die Arrhythmie erst kurze Zeit besteht.

Medikamentöse und elektive Konversionsbehandlung, Rezidivprophylaxe

Bei bereits länger (> 48 Stunden) bestehendem oder chronischem Vorhofflimmern stehen die in Tab. 7.**5** zusammengefassten Behandlungsmöglichkeiten zur Verfügung.

Ein medikamentöser oder elektrischer Kardioversionsversuch ist in der Regel nur dann sinnvoll, wenn die Rhythmusstörung kürzer als ein bis zwei Jahre besteht und keine übermäßige Vergrößerung des linken Vorhofs vorliegt (Durchmesser geringer als 60 mm). Die Wahrscheinlichkeit einer effektiven Rhythmisierung ist gering bei Vorliegen einer höhergradigen chronischen Herzinsuffizienz oder beim Vorhandensein eines hämodynamisch bedeutsamen Mitralvitiums.

Tabelle 7.5 Antiarrhythmische Therapie bei Vorhofflimmern

Akuttherapie	
Verlangsamung der Kammerfrequenz durch Hemmung der AV-Überleitung (Frequenzkontrolle)	▶ Digitoxin 0,4–0,6 mg i.v. ▶ Betablocker, z.B. Metoprolol 5 mg i.v. ▶ Verapamil 5–10 mg i.v., nachfolgend 5–10 mg/Std bis zu einer Gesamtdosis von ca. 100–150 mg/Tag ▶ Diltiazem 0,3 mg/kg KG
Arrhythmieterminierung	▶ i.v.: empfehlenswert ist zunächst eine Verlangsamung der Kammerfrequenz (s.o.), dann Propafenon 1–2 mg/kg i.v. oder Flecainid 1–2 mg/kg oder Ajmalin 1 mg/kg i.v. ▶ oral: Propafenon 300–450 mg einmalig, Flecainid 100–200 mg einmalig ▶ Elektrische Kardioversion
Langzeittherapie	
Verlangsamung der Kammerfrequenz durch Hemmung der AV-Überleitung (Frequenzkontrolle)	▶ Digitoxin 0,1–0,3 mg tgl. ▶ Betablocker, z.B. Metoprolol 100–200 mg tgl, Bisoprolol 5–15 mg tgl. ▶ Verapamil, 3×80–120 mg tgl. ▶ Diltiazem 3×60 mg oder 2×90–120 mg tgl.
Arrhythmieprophylaxe	▶ Propafenon* 600–900 mg tgl., Flecainid* 200–300 mg tgl., jeweils in Kombination mit Digitalis, einem herzwirksamen Calciumantagonisten oder einem Betablocker ▶ Chinidin in fixer Kombination mit Verapamil* 3×1 tgl. ▶ Amiodaron 100–400 mg tgl. (initial Aufsättigung notwendig), Sotalol 160–480 mg tgl.
Nicht-pharmakologische Therapie	▶ Katheterablation (AV-Knoten-Ablation, Ablation von „fokalem" Vorhofflimmern# oder Ablation mit Erzeugung linearer Läsionen#) ▶ Schrittmachertherapie# (präventive Stimulation, antitachykarde Stimulation) ▶ Atrialer Defibrillator# ▶ Operative Therapie von Vorhofflimmern#

* Vorsicht bei struktureller und/oder koronarer Herzerkrankung
# Verfahren, die als experimentell anzusehen sind oder nur im Rahmen von klinischen Studien verfügbar; Langzeiterfahrungen fehlen.

Voraussetzung für die Durchführung eines Rhythmisierungsversuchs ist eine vorherige mindestens dreiwöchige *effektive* Antikoagulation zur Vermeidung thromboembolischer Komplikationen. Dies gilt sowohl für die medikamentöse als auch elektrische Kardioversion. Besteht die Rhythmusstörung erst kurzzeitig (z.B. 24–48 Stunden), kann alternativ unter effektiver Heparinisierung und nach Ausschluss intrakavitärer Thromben mittels eines transösophagealen Echokardiogramms (multiplane Sonde) ein Rhythmisierungsversuch erfolgen.

Die Gabe von leitungsverzögernd wirkenden Antiarrhythmika (Klasse IC) sollte bevorzugt in Kombination mit Digitalis erfolgen, um hohe Kammerfrequenzen bei einem medikamentös bedingten Übergang von Vorhofflimmern in Vorhofflattern, der in ca. 10% der Fälle zu beobachten ist (46), zu vermeiden. Die gleichzeitige Gabe von Digitalis oder anderen Substanzen, die die AV-nodale Leitung verlangsamen (z.B. Calciumantagonisten oder Betarezeptorenblocker), ist in der Regel auch notwendig bei Klasse-IA-Antiarrhythmika wie Chinidin und Disopyramid. Beide Substanzen besitzen vagolytische Effekte, die zu einer Beschleunigung der Kammerfrequenz bei Vorhofflimmern führen können.

In manchen Fällen erübrigt sich eine Therapie mit Hemmung der AV-Leitung, wenn der AV-Knoten krankhafterweise eine schlechte Leitungskapazität besitzt. Hochdosierte Dosierungsschemata, wie sie früher z.B. unter Verwendung von Chinidin eingesetzt wurden, sollten aufgrund der Gefahr proarrhythmischer Effekte (Torsade de pointes [S. 76]) vermieden werden. Die Effektivität von Sotalol scheint bei der Rhythmisierung von Vorhofflimmern vergleichsweise geringer zu sein als die von Klasse-1A- oder Klasse-1C-Antiarrhythmika. Amiodaron stellt eine ebenfalls wirksame Substanz dar. Hinsichtlich der primären Konversionsrate scheint Amiodaron aber nicht effektiver als Klasse-I-Antiarrhythmika zu sein.

Eine elektrische Kardioversionsbehandlung ist in ca. 70–90% der Fälle zumindest akut erfolgreich. Lässt sich durch konventionelle externe Kardioversion kein Sinusrhythmus erzielen, kann eine interne Kardioversion, deren Erfolgsrate als höher einzuschätzen ist, versucht werden (40). Etwa gleichwertig hinsichtlich der Konversionsrate ist die externe Kardioversion mit biphasischen Schocks, die vermutlich zukünftig Standardverfahren werden wird (S. 117) (42).

Bestand das Vorhofflimmern nur relativ kurze Zeit (z.B. wenige Tage oder Wochen) und handelte es sich um die erste Arrhythmieepisode, kann nach einer elektrischen Konversion auf eine medikamentöse Ar-

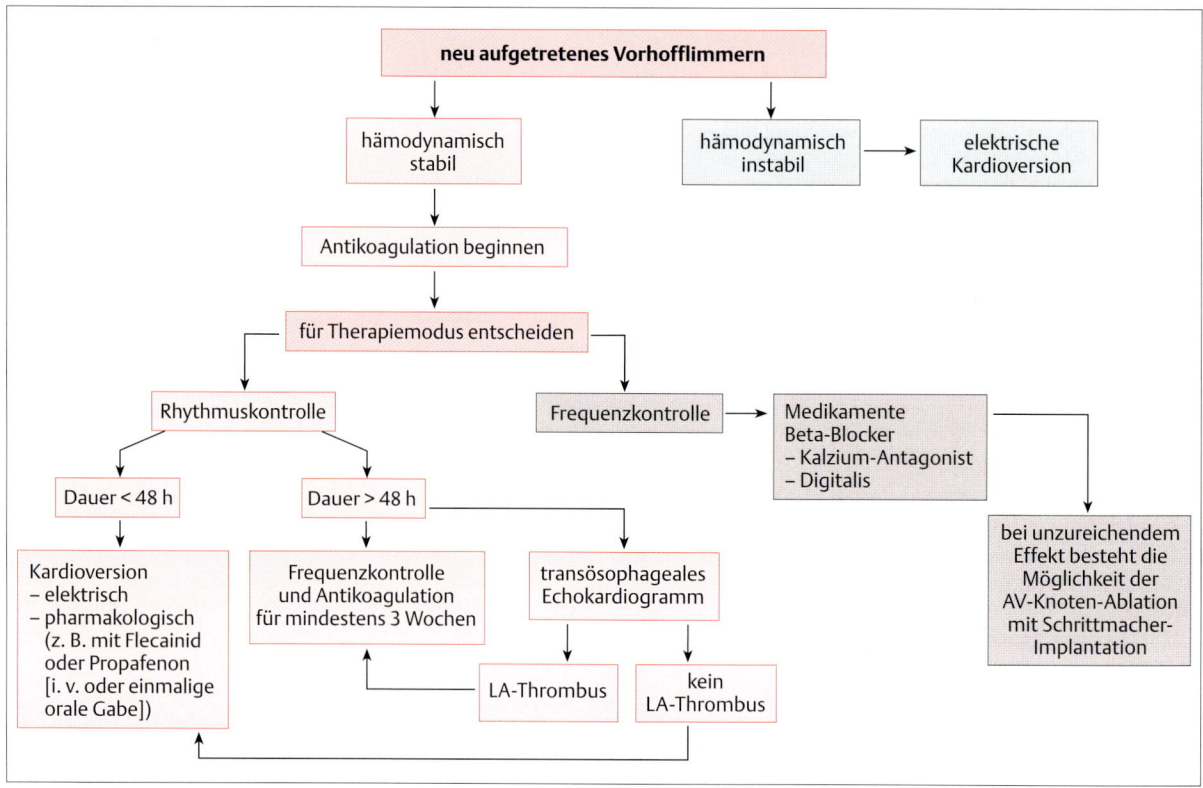

Abb. 7.14 Algorithmus zur Behandlung von neu aufgetretenem Vorhofflimmern.

rhythmieprophylaxe verzichtet werden. In anderen Fällen sollte eine medikamentöse Prophylaxe erfolgen. Bei der Auswahl der eingesetzten Präparate muss die zugrunde liegende Erkrankung berücksichtigt werden (Abb. 7.15). Eine medikamentöse Langzeit-Prophylaxe mit leitungsverzögernd wirkenden Substanzen (Antiarrhythmika der Klasse IA und IC) sollte nicht bei Patienten mit durchgemachtem Myokardinfarkt oder anderweitiger schwererer struktureller Herzerkrankung erfolgen. Bei diesen Patienten kommt der Einsatz von Sotalol oder Amiodaron in Betracht.

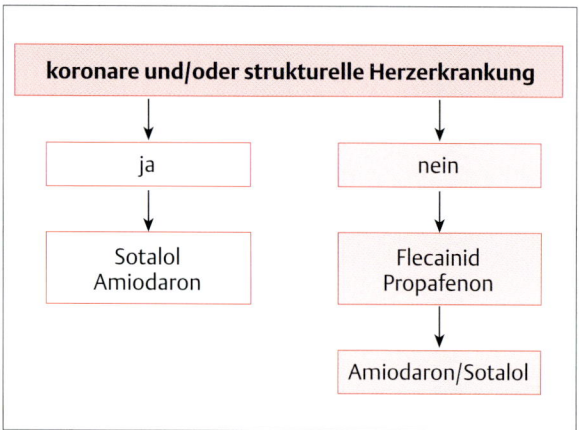

Abb. 7.15 Medikamentenauswahl in Abhängigkeit von der zugrunde liegenden Herzerkrankung.

Bei Verwendung von Substanzen der Klasse IA/IC oder Sotalol beträgt die 1-Jahres-Effektivitätsrate (Vorliegen von Sinusrhythmus) ca. 30–50 %. In der PAFAC-Studie (s.o.) erwies sich eine fixe Kombination, bestehend aus Chinidin und Verapamil, wirksamer in der Verhinderung von chronischen Vorhofflimmern nach zunächst erfolgreicher elektrischer Kardioversion als Sotalol. Amiodaron erscheint etwas wirksamer, bei ca. 60–70 % der Patienten liegt nach einem Jahr noch Sinusrhythmus vor.

Nach Rhythmisierung sollte die effektive Antikoagulation bei Fortbestehen von Sinusrhythmus mindestens für ca. vier bis sechs Wochen fortgeführt werden; häufig wird man sich bei bisher gehäuft aufgetretenem Vorhofflimmern zu einer drei- bis sechsmonatigen Therapie entscheiden, bis die Stabilität des Sinusrhythmus gesichert ist.

> Bedacht werden sollte, dass bei Patienten mit Vorhofflimmern häufig asymptomatische Arrhythmieepisoden auftreten (s.o.); die Indikation zur dauerhaften oralen Antikoagulation sollte daher großzügig gestellt werden.

Im Rahmen eines medikamentösen Rhythmisierungsversuchs kann es zu proarrhythmischen Effekten (S. 74) kommen. Daher sollte jeder medikamentöse Rhythmisierungsversuch unter stationären Bedingungen mit häufigen EKG-Kontrollen (evtl. kontinuierlicher Monitor-Kontrolle) und, vor allem bei Einsatz von Klasse-IA-

Antiarrhythmika und Klasse-III-Antiarrhythmika (insbesondere bei Sotalol), mit Überwachung der Kalium-Serumkonzentration durchgeführt werden. Letztere sollte vor Therapieeinleitung in einem „mittleren bis hochnormalen" Bereich liegen.

Die ersten Stunden nach erfolgter Konversion in einen Sinusrhythmus stellen für das Auftreten proarrhythmischer Effekte vom Typ der Torsade de pointes eine besonders kritische Phase dar. Begünstigend wirkt hier vor allem die nach Terminierung des Vorhofflimmerns häufig bestehende, oft nur passagere Bradykardie.

Bei Patienten mit intermittierendem (paroxysmalem) Vorhofflimmern können die gleichen Substanzen eingesetzt werden, die auch bei der medikamentösen Rhythmisierung von Vorhofflimmern Verwendung finden (Tab. 7.**5**). Eine vollständige Verhinderung von Arrhythmieepisoden gelingt häufig nicht. Eine deutliche Verminderung der Häufigkeit und Dauer von Vorhofflimmerepisoden mit entsprechend verminderter Symptomatik kann klinisch als Therapieerfolg gewertet werden.

Die beim einzelnen Patienten vorliegenden Bedingungen für die Auslösung von Vorhofflimmern sollten berücksichtigt werden. Bei Patienten mit bevorzugt unter Stress oder körperlicher Belastung auftretendem idiopathischem Vorhofflimmern kann eine Therapie mit Betarezeptorenblockern oder eine Kombinationstherapie, bestehend aus einem Betarezeptorenblocker und einem Klasse-I-Antiarrhythmikum, versucht werden. Die Monotherapie mit einem Betarezeptorenblocker erweist sich in der Regel als nicht ausreichend oder nur vorübergehend als wirksam. Bei Patienten, bei denen die Arrhythmie bevorzugt in Phasen eines erhöhten vagalen Tonus auftritt (z. B. in den Abendstunden oder nachts), kann Digitalis in Einzelfällen eine Zunahme von Arrhythmieepisoden bewirken. Auch hier sind Klasse-IC-Substanzen (z.B. Propafenon) häufig effektiv.

Kammerfrequenzsenkung

Gelingt eine Konversion in Sinusrhythmus (dauerhaft) nicht oder ist sie nicht indiziert, sollte eine Begrenzung oder „Kontrolle" der Kammerfrequenz erfolgen. Hierzu eignen sich Digitalis, Calciumantagonisten vom Typ des Verapamil und Betarezeptorenblocker (Tab. 7.**5**).

> Leitungsverzögernd wirkende Antiarrhythmika (Klasse I), aber auch Sotalol sollten langfristig zur Frequenzkontrolle nicht eingesetzt werden.

Unter Sotalol kann es zu proarrhythmischen Effekten kommen (S. 76); es sollte daher, wenn auf eine Frequenzkontrolle abgezielt wird, gegen einen konventionellen Betarezeptorenblocker ausgetauscht werden. Im Einzelfall kann Amiodaron in dieser Situation verabreicht werden, z.B. bei Patienten mit chronischem tachykardem Vorhofflimmern, bei denen man aufgrund einer gleichzeitig erheblich gestörten linksventrikulären Funktion den Einsatz negativ inotrop wirkender Substanzen, wie Verapamil, vermeiden möchte oder bei Patienten, bei denen aus dem gleichen Grund Betarezeptorenblocker nicht in ausreichender Dosierung eingesetzt werden können. Durch Digitalis ist in diesen Fällen aufgrund des erhöhten Sympathikotonus oft keine ausreichende Verlangsamung der Kammerfrequenz bei Vorhofflimmern zu erzielen.

Über die optimalerweise zu erreichende Kammerfrequenz besteht keine Einigkeit. Üblicherweise wird eine mittlere Kammerfrequenz von 60–80/min in Ruhe angestrebt. Die Überprüfung dieser Wirkung ist oft anhand des Ruhe- und Belastungs-EKGs nicht ausreichend, sodass zusätzlich das Langzeit-EKG herangezogen werden sollte.

Die Kammerfrequenzsenkung ist eine wichtige Therapieoption. Hierauf deuten die Ergebnisse der AFFIRM-Studie (Atrial Fibrillation Follow Up Investigation of Rhythm Management) hin, die die klinische Wertigkeit einer Antiarrhythmika-Prophylaxe mit der einer Kammerfrequenzsenkung verglich. Mehr als 4000 Patienten wurden in die Studie eingeschlossen. Die Sterblichkeit war bei den Patienten, bei denen allein auf eine Kammerfrequenzsenkung abgezielt wurde, tendenziell geringer als bei Patienten, die mit Antiarrhythmika behandelt wurden (zum Zeitpunkt der Drucklegung noch nicht publiziert).

Nicht-pharmakologische Therapiemaßnahmen

Nicht-pharmakologische Therapiemaßnahmen kommen für Patienten mit bedeutsamer Symptomatik und ausgeprägtem Therapiewunsch infrage, bei denen sich eine medikamentöse Therapie allein als unzureichend erwiesen hat (Abb. 7.**16**). Grundsätzlich ist die Indikation für solche Maßnahmen streng zu stellen. Keines der nachfolgend aufgeführten Verfahren ist derzeit in der Lage, die medikamentöse Therapie zu ersetzen. Oft sind weiterhin, im Sinne einer Hybridtherapie, Antiarrhythmika notwendig. Allerdings ist deren Effektivität nach Durchführung der Intervention nicht selten höher, sodass insgesamt therapeutisch ein Erfolg erzielt werden kann. Die Erfolgschancen neuer interventioneller Verfahren müssen darüber hinaus kritisch gegenüber möglichen Komplikationen abgewogen werden.

AV-Knoten-Ablation

Die Hochfrequenzstrom-Katheterablation der atrioventrikulären Überleitung ist nahezu ausschließlich bei Patienten mit häufigen hochsymptomatischen Episoden von paroxysmalem Vorhofflimmern oder permanentem Vorhofflimmern mit schneller Kammerfrequenz trotz entsprechender Medikation indiziert (36). Eine gesicherte Indikation zur Hochfrequenzstrom-Katheterablation der atrioventrikulären Überleitung besteht nur dann, wenn durch medikamentöse antiarrhythmische Maßnahmen kein stabiler Sinusrhythmus erzielt werden kann und gleichzeitig auch durch eine symptomatische, auf die Hemmung der AV-Knoten-Überlei-

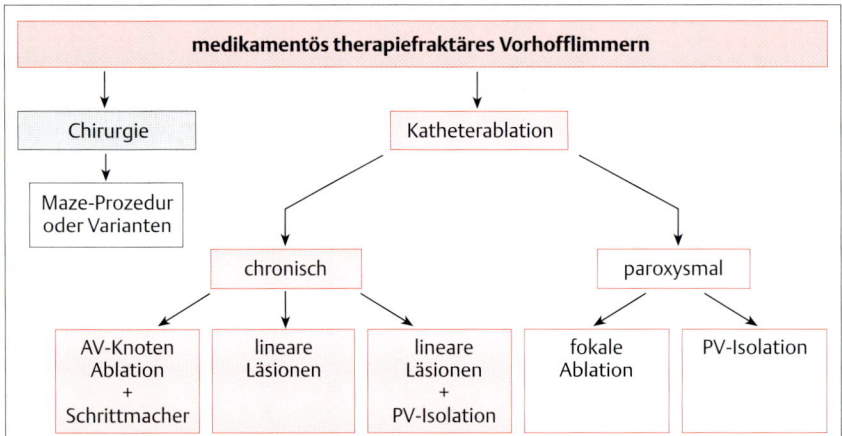

Abb. 7.16 Vorgehen bei medikamentös therapierefraktärem Vorhofflimmern (Maze = Labyrinth).

tungskapazität während Vorhofflimmerns abzielende Medikation, keine ausreichend gute Einstellung zu erzielen ist, und wenn andere interventionelle Therapieverfahren erfolglos waren oder nicht indiziert sind.

In diesen Fällen stellt die Ablation der atrioventrikulären Überleitung im Unterschied z.B. zur Ablation akzessorischer atrioventrikulärer Leitungsbahnen keine kausale Therapiemaßnahme dar, sondern vielmehr eine „palliative" Maßnahme, da das Auftreten der Rhythmusstörung primär nicht verhindert wird, sondern vielmehr die Symptome und hämodynamischen Auswirkungen der Rhythmusstörung durch gezielte Beeinflussung der Kammerfrequenz angestrebt wird.

Die AV-Knoten-Ablation erstrebt eine permanente Unterbrechung der atrioventrikulären Überleitung. Die Implantation eines Schrittmachers wird notwendig („to ablate and pace"). Sie erfolgt bevorzugt vor Durchführung der Ablation. Liegt permanentes Vorhofflimmern vor, erfolgt die Implantation eines VVIR-Systems, bei intermittierendem Vorhofflimmern wird in der Regel ein DDDR-System mit Mode-Switch eingesetzt. Die untere Frequenz des Schrittmachers sollte zumindest in der Anfangszeit nach der Ablation nicht zu niedrig programmiert werden (nicht unter 70/min), da ansonsten die Gefahr des Auftretens bradykardieabhängiger polymorpher ventrikulärer Tachykardien vom Typ der Torsade de pointes droht.

Ablation von „fokalem" Vorhofflimmern

Bei einer Untergruppe von Patienten ohne strukturelle Herzerkrankung ist ein diskreter Fokus Ursache des Vorhofflimmerns (38, 47). Elektrokardiographisch zeigen sich bei diesen Patienten neben typischen Paroxysmen von Vorhofflimmern fast immer auch paroxysmale monomorphe atriale Tachykardien und/oder paroxysmale irreguläre atriale Tachykardien und zumeist häufige monomorphe atriale Extrasystolen und Salven. Es mehren sich aber die Befunde, die auch bei Patienten ohne solche gesteigerte Aktivität zwischen den Vorhofflimmern-Episoden den Ursprung in einem hochfrequenten Fokus ergeben.

Das Vorgehen im Rahmen der Ablation von fokalem Vorhofflimmern (Abb. 7.17, Abb. 7.18) ist vergleichbar mit dem bei atrialen Tachykardien und Vorhofflattern. Ein Mapping der atrialen Erregungsausbreitung ist notwendig. Es lässt sich bei dieser Form des Vorhofflimmerns ein diskreter Fokus mit entsprechender repetitiver elektrischer Aktivität und typischerweise zentrifugalen Aktivierungsmuster der Vorhöfe nachweisen.

In den meisten Fällen ist dieser Fokus im Bereich der Einmündung der Pulmonalvenen in den linken Vorhof lokalisiert, in selteneren Fällen lässt sich der Ursprung rechtsatrial im Bereich der Crista terminalis lokalisieren. Bei Lokalisation des Fokus im linken Vorhof oder im Bereich der Pulmonalvenen ist, wenn das Foramen ovale nicht offen ist, eine transseptale Punktion notwendig – eine Technik, die zwar gewisse Risiken in sich birgt, die aber bei ausreichender Erfahrung des Untersuchers in der Regel komplikationslos durchzuführen ist. Im Vordergrund steht das Pulmonalvenen-Mapping mit Identifikation der „arrhythmogenen" Vene bzw. Venen.

Nachdem vorübergehend eine direkte Identifikation und Ablation des Arrhythmiefokus Ziel war, besteht das derzeitige Vorgehenskonzept eher darin, arrhythmogene Venen durch Läsionen, die nahe dem Pulmonalvenen-Ostium appliziert werden, elektrisch zu isolieren. Dies gelingt in den meisten Fällen, nicht selten treten aber Rezidive auf, sodass die Erfolgsrate des Verfahrens (Freiheit von Vorhofflimmern-Rezidiven ohne antiarrhythmische Medikation) inklusive einer nicht selten notwendigen zweiten Ablationssitzung derzeit (nur) 50–70 % beträgt. Die Nachbeobachtungszeiträume sind aber kurz, Langzeiterfahrungen stehen aus.

Mögliche Komplikationen sind Thromboembolien und Pulmonalvenenstenosen. Die Häufigkeit letzterer scheint dadurch reduziert werden zu können, dass Stromabgaben in distalen Venenabschnitten vermieden und die abgegebenen Energien begrenzt werden. Die Dauer der Untersuchung beträgt mehrere Stunden, die Röntgenstrahlen-Exposition ist bedeutsam. Pulmonalvenenstenosen sollten im Langzeitverlauf durch transösophageale Echokardiographie oder Computertomographie ausgeschlossen werden.

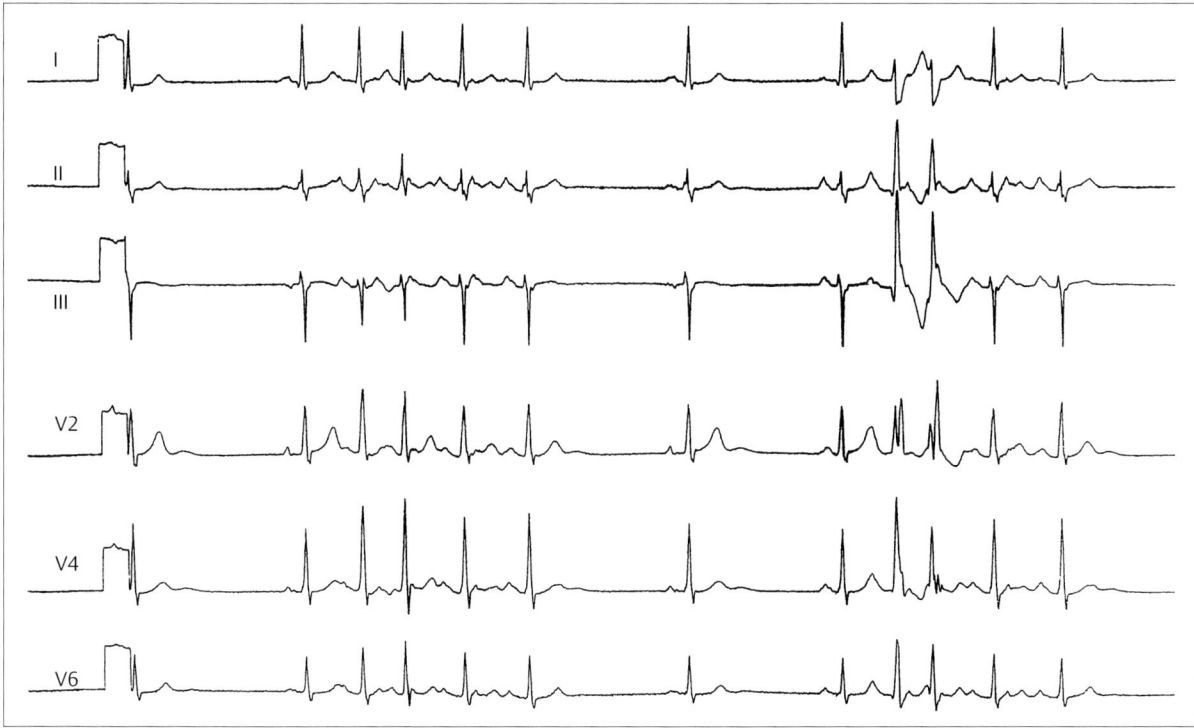

Abb. 7.**17** Fokales Vorhofflimmern. Typisch sind häufige atriale Extrasystolen und atriale Salven, die den „Trigger" für die Auslösung von Vorhofflimmern bilden.

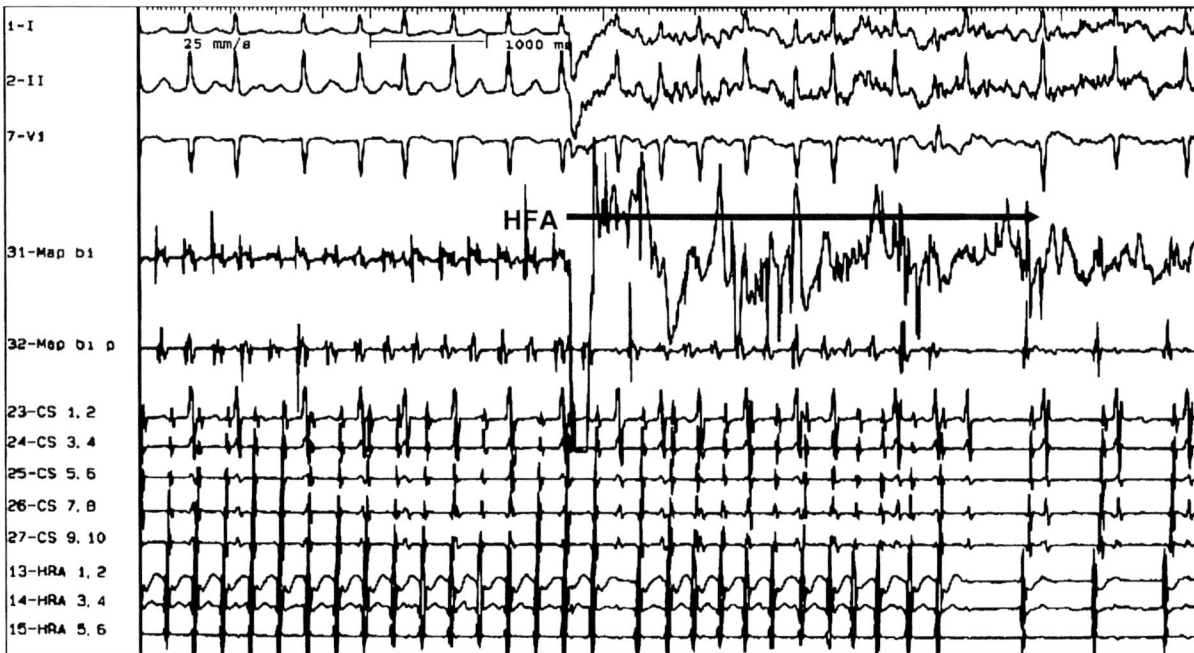

Abb. 7.**18** Erfolgreiche Ablation von „fokalem Vorhofflimmern". Dargestellt sind die Ableitungen I, II und V1 (Oberflächen-EKG) sowie intrakardiale Ableitungen (Map: Mapping- und Ablationskatheter, CS: Koronarsinus, HRA: hoher rechter Vorhof). Zunächst liegt Vorhofflimmern vor, kurz nach Beginn der Energieabgabe kommt es zu einer Terminierung der Arrhythmie durch direkte Ablation des Fokus.

Primäre Ablation von Vorhofflimmern mittels linearer Läsionen

Bei der „direkten" Ablation von Vorhofflimmern wird eine Modifikation des arrhythmogenen Substrats durch die Erzeugung linearer Läsionsstraßen mittels Hochfrequenzstrom angestrebt. Hierdurch wird eine elektrische Kompartimentierung des Vorhofs bzw. der Vorhöfe angestrebt, die dazu führen soll, dass anhaltendes Vorhofflimmern nicht mehr auftritt. Das Verfahren orientiert sich an intraoperativ mit der Maze-Prozedur gemachte Erfahrungen (s.u.). Eine Erzeugung von Läsionen im rechten Vorhof ist nicht ausreichend. Das Verfahren spielt in der Praxis derzeit keine Rolle.

Operative Behandlung von Vorhofflimmern

Die bei der chirurgischen Behandlung von Vorhofflimmern eingesetzte Maze-Prozedur basiert auf einer Unterteilung des atrialen Myokards in separate, elektrisch isolierte Kompartimente. Das atriale Myokard wird intraoperativ durch gezielte chirurgische Inzisionen zerteilt und anschließend wieder vernäht. Die fibröse Narbenbildung garantiert im weiteren Verlauf die elektrische Isolation der einzelnen Kompartimente.

Die chirurgische Therapie von Vorhofflimmern stellt kein Behandlungsverfahren für große Patientenzahlen dar (36). Eine Indikation zum operativen Vorgehen bei Vorhofflimmern kann sich bei Patienten mit per se geplantem operativen Eingriff am Herzen ergeben, wenn sich andere Therapieverfahren als ineffektiv erwiesen haben.

Die Maze-Prozedur ist ein – sowohl in elektrophysiologischer als auch in chirurgischer Hinsicht – sehr anspruchsvolles Verfahren, das nur in entsprechend spezialisierten Zentren durchgeführt werden sollte. Die Erfolgsrate bei chirurgischem Vorgehen beträgt akut ca. 80 %. Bei ebenfalls 80 % der erfolgreich behandelten Patienten bleibt die kontraktile Funktion der Vorhöfe erhalten. Die Frage, inwieweit die Maze-Prozedur durch eine intraoperative Hochfrequenzablation mit Induktion entsprechender Läsionsstraßen am offenen Herzen ersetzt werden kann, ist Gegenstand mehrerer derzeit laufender Studien. Die Befunde sind viel versprechend, Langzeiterfahrungen fehlen.

Schrittmachertherapie zur Prävention von Vorhofflimmern

Von der optimierten Schrittmachertherapie bei Patienten mit paroxysmalem Vorhofflimmern und Sinusbradykardie (Bradykardie-Tachykardie-Syndrom) müssen aktuelle Versuche der präventiven Stimulation unterschieden werden (39, 45). Unterschiedliche Techniken werden derzeit im Rahmen von Studien geprüft. Basierend auf der Erkenntnis, dass sich bei Vorhofflimmern initial oft eine recht regelhafte und relativ stabile hochfrequente elektrische Aktivität findet, wurden verschiedene und zum Teil komplexe Algorithmen zur Überstimulation entwickelt und zwischenzeitlich bereits in kommerziell verfügbaren Schrittmachern implementiert.

In Untersuchungen an kleinen Patientengruppen wurde auch geprüft, inwieweit sich Vorhofflimmern-Rezidive durch eine permanente atriale Stimulation mit einer Frequenz oberhalb des Sinusrhythmus (80–90/min) verhindern lässt. Ziel einer solchen Stimuation ist die Unterdrückung spontaner Ektopien. Ein Nachteil der festfrequenten permanenten Vorhofstimulation ist, dass viele Patienten sie als unangenehm empfinden.

Die biatriale bzw. -fokale Stimulation zielt auf eine Elimination verlängerter interatrialer Leitungszeiten als Ursache von Vorhofflimmern ab. Durch eine zeitgleiche Stimulation des rechten und linken Vorhofs wird eine Synchronisation des Erregungsablaufs angestrebt. Bei der biatrialen Stimulation wird ein Elektrodenkatheter im rechten Vorhof und ein zweiter Elektrodenkatheter im Koronarsinus platziert. Bei der bifokalen Stimulation wird als zweite Elektrode eine Schraubelektrode verwendet, die im Bereich des Eingangs des Koronarsinus fixiert wird. Dieses Vorgehen resultiert aus der Beobachtung, dass bei Positionierung von Elektrodenkathetern im Koronarsinus relativ häufig mit einer Dislokation der Elektrode zu rechnen ist. Neue Elektrodensysteme, die eine stabilere Positionierung im Koronarsinus erlauben, sind in der Erprobung.

Die derzeit zur Wirksamkeit einer Schittmachertherapie von Vorhofflimmern zur Verfügung stehenden Studienergebnisse sind begrenzt und uneinheitlich. Oft ist die zusätzliche Gabe von Antiarrhythmika notwendig Es handelt sich um ein Verfahren, dass noch einen eher experimentellen Charakter aufweist und das derzeit zur Monotherapie von Vorhofflimmern nicht geeignet ist.

Atrialer Defibrillator

Bezüglich technischer Aspekte dieses neuen Therapieverfahrens sei auf S. 137 verwiesen. Die Erfahrungen mit der Anwendung atrialer Defibrillatoren sind begrenzt (37, 49). Die Implantation eines atrialen Defibrillators gehört nicht zu den routinemäßig zur Verfügung stehenden Therapieoptionen, sondern erfolgt derzeit innerhalb von Studienprotokollen. Bei Patienten mit intermittierendem Vorhofflimmern, bei denen ein ICD wegen ventrikulärer Tachyarrhythmien indiziert ist, lässt sich für die zusätzliche atriale Defibrillation durch ein implantierbares Gerät am ehesten eine Indikation finden.

Postoperatives Vorhofflimmern

Nach operativen Eingriffen ist vermehrt mit Vorhofflimmern zu rechnen (36). In dieser Phase häufiger vorhandene Elektrolytstörungen (z.B. Hypokaliämie) dürften eine Rolle spielen. Die Häufigkeit von postoperativem Vorhofflimmern steigt mit zunehmendem Alter.

Vorhofflimmern tritt besonders häufig nach herzchirurgischen Eingriffen auf. Bei ca. 10–40 % der Patienten muss mit dem Auftreten der Arrhythmie gerechnet werden. Ursächlich scheinen hier zusätzlich veränderte Druckverhältnisse auf Vorhofebene und eine besonders stark ausgeprägte sympathische Stimulation eine Rolle zu spielen.

Kommt es durch das Vorhofflimmern zu einer hämodynamischen Beeinträchtigung, ist die Kardioversion Therapieverfahren der Wahl. Ansonsten zielt die Therapie in den meisten Fällen auf eine Verlangsamung der Kammerfrequenz durch eine Hemmung der atrioventrikulären Überleitung ab. Die Rate spontaner Konversionen in Sinusrhythmus ist hoch. Prophylaktisch haben sich Betablocker und auch Sotalol, das zusätzlich elektrophysiologische Effekte der Klasse III entfaltet, als wirksam erwiesen. Die Anwendbarkeit von Betablockern ist aber bei Patienten, die eine obstruktive Lungenerkrankung, einen Diabetes mellitus oder eine eingeschränkte linksventrikuläre Funktion aufweisen, eingeschränkt. Auch für Amiodaron wurden positive Therapieeffekte beschrieben.

Bradyarrhythmie bei Vorhofflimmern

Bei bradykardem Vorhofflimmern steht, wenn eine entsprechende Symptomatik vorliegt bzw. hämodynamische Problem resultieren, die Suche nach transienten, behebbaren Ursachen (Medikamente!) ganz im Vordergrund. Das therapeutische Vorgehen bei symptomatischer Bradyarrhythmie bei Vorhofflimmern wird auf S. 166 ausführlich diskutiert.

Literatur

34. Allessie MA, LammersWJEP, Bonke FIM, Hollen J. Experimental evaluation of Moe's multiple wavelet hypothesis of atrial fibrillation. In: ZipesDP, Jalife J (eds). Cardiac Electrophysiology and Arrhythmias. Orlando, FL: Grune & Stratton, 1985: 265–276.
35. Benjamin EJ, Wolf PA, D'Agostino RB, Silbershatz H, Kannel WB, Levy D. Impact of atrial fibrillation on the risk of death: the Framingham Heart Study. Circulation 1998; 98: 946–952.
36. Fuster V, Ryden LE, Asinger RW et al., ACC/AHA/ESC guidelines for the management of patients with atrial fibrillation: executive summary. A Report of the American College of Cardiology/American Heart Association Task Force on Practice Guidelines and the European Society of Cardiology Committee for Practice Guidelines and Policy Conferences (Committee to Develop Guidelines for the Management of Patients With Atrial Fibrillation): developed in Collaboration With the North American Society of Pacing and Electrophysiology. J Am Coll Cardiol 2001; 38: 1231–1266.
37. Gold MR, Sulke N, Schwartzman DS, Mehra R, Euler DE. Clinical experience with a dual-chamber implantable cardioverter defibrillator to treat atrial tachyarrhythmias. J Cardiovasc Electrophysiol 2001; 12: 1247–1253.
38. Haissaguerre M, Jais P, Shah DC et al., Spontaneous initiation of atrial fibrillation by ectopic beats originating in the pulmonary veins. N Engl J Med 1998; 339: 659–666.
39. Krol RB, Saksena S, Prakash A. New devices and hybrid therapies and new devices for treatment of atrial fibrillation. J Interv Card Electrophysiol 2000; 4 (suppl 1): 163–169.
40. Lévy S, Ricard P, Gueunoun M et al., Low-energy cardioversion of spontaneous atrial fibrillation. Immediate and long-term results. Circulation 1997; 96: 253–259.
41. Lévy S, Breithardt G, Campbell RW et al., Atrial fibrillation: current knowledge and recommendations for management. Working Group on Arrhythmias of the European Society of Cardiology. Eur Heart J 1998; 19: 1294–1320.
42. Mittal S, Ayati S, Stein KM et al., Transthoracic cardioversion of atrial fibrillation. Comparison of rectilinear biphasic versus damped sine wave monophasic shocks. Circulation 2000; 101: 1282–1287.
43. Moe GK, Abildskov JA. Atrial fibrillation as a self-sustained arrhythmia independent of focal discharge. Am Heart J 1959; 58: 59–70.
44. Nattel S. New ideas about atrial fibrillation 50 years on. Nature 2002; 415(6868): 219–226.
45. Prakash A. Pacing for the prevention of atrial fibrillation. Curr Opin Cardiol 2002; 17: 73–81.
46. Schumacher B, Jung W, Lewalter T, Vahlhaus C, Wolpert C, Lüderitz B. Radiofrequency ablation of atrial flutter due to administration of class IC antiarrhythmic drugs for atrial fibrillation. Am J Cardiol 1999; 83: 710–713.
47. Shah DC, Haissaguerre M, Jais P. Current perspectives on curative catheter ablation of atrial fibrillation. Heart 2002; 87: 6–8.
48. Singer DE. Anticoagulation to prevent stroke in atrial fibrillation and its implications for managed care. Am J Cardiol 1998; 81: 35C–40C.
49. Wellens HJ, Lau CP, Luderitz B et al., Atrioverter: an implantable device for the treatment of atrial fibrillation. Circulation 1998; 98: 1651–1656.
50. Wijffels MF, Kirchhof CJ, Dorland R, Allessie MA. Atrial fibrillation begets atrial fibrillation: A study in awake chronically instrumented goats. Circulation 1995; 92: 1954–1968.

AV-Knoten-Tachykardien

AV-Knoten-Reentry-Tachykardie

Einleitung

Die AV-Knoten-Reentry-Tachykardie ist eine im Bereich des AV-Knotens entstehende, paroxysmal auftretende, regelmäßige Tachykardie. Der QRS-Komplex ist gewöhnlich schmal, bei aberrierender intraventrikulärer Erregungsleitung (entweder vorbestehend oder funktionell durch die hohe Kammerfrequenz bedingt) kann er schenkelblockartig deformiert sein.

Modellvorstellungen gehen von einer „longitudinalen Dissoziation" des AV-Knotens als Voraussetzung für das Auftreten der Tachykardie aus. Als zugrunde liegender Mechanismus werden kreisende Erregungen angenommen. Die Therapie der Wahl ist heute die Katheterablation mittels Hochfrequenzstrom, deren Erfolgsrate in spezialisierten Zentren nahezu 100 % erreicht.

Epidemiologie

Die AV-Knoten-Reentry-Tachykardie ist die häufigste paroxysmal auftretende supraventrikuläre Tachykardie (59, 62). Symptomatische Tachykardieepisoden treten vielfach erstmals in der Jugend oder im jungen Erwachsenenalter auf. Junge Frauen sind bevorzugt betroffen.

Mit zunehmendem Alter nimmt der Anteil des männlichen Geschlechts zu. Die Prädisposition zum Auftreten von AV-Knoten-Reentry-Tachykardien ist am ehesten angeboren. Hinweise auf eine familiäre Häufung liegen nicht vor. Eine Assoziation zu anderweitigen organischen Herzerkrankungen besteht nicht.

Pathophysiologie

Die anatomischen Grundlagen und elektrophysiologischen Mechanismen der AV-Knoten-Reentry-Tachykardie sind seit vielen Jahren Gegenstand intensiver Forschung und heftiger Diskussionen (51, 52, 58).

Eine vereinfachte, allgemein derzeit (noch) akzeptierte Modellvorstellung der zugrunde liegenden Mechanismen folgt dem Phänomen der so genannten „longitudinalen Dissoziation" oder „funktionellen Dualität" des AV-Knotens (Abb. 7.19). Demnach besteht der im Bereich des Septums an der Spitze des Koch-Dreiecks (S. 5) gelegene AV-Knoten nicht aus einem einfachen soliden, elektrophysiologisch homogenen Leitungsbündel, sondern es lassen sich mindestens zwei „Leitungsbahnen" mit mehr oder weniger voneinander abweichenden elektrophysiologischen Eigenschaften unterscheiden, die das Substrat für das Auftreten der Tachykardie darstellen.

Am häufigsten findet sich eine langsame Leitungsbahn (engl. *slow pathway*) mit relativ kurzer Refraktärzeit und eine schnelle Leitungsbahn (engl. *fast pathway*) mit längerer Refraktärzeit. Die schnell leitende Bahn strahlt in superoanteriorer Richtung und die langsam leitende Bahn in inferoposteriorer Richtung in das umgebende Vorhofmyokard aus. Die Verbindung zwischen diesen Bahnen und dem Vorhofmyokard wird durch so genannte Übergangszellen gebildet. Diese Zugangswege, über die der atriale Impuls den AV-Knoten erreicht, spielen eine wichtige Rolle bei der kathetervermittelten Modulation des AV-Knotens (S. 206).

Eine funktionelle Dualität des AV-Knotens lässt sich mittels invasiver elektrophysiologischer Untersuchung relativ häufig nachweisen (s.u.) (59). Ihr Vorliegen ist jedoch keinesfalls immer mit dem spontanen Auftreten von Tachykardien verbunden, hierfür scheint ein Mindestmaß an Unterschiedlichkeit in den elektrophysiologischen Bahneigenschaften Voraussetzung zu sein. Ist letztere erfüllt, dann kann bei kritischer Leitungsverzögerung – z.B. durch eine frühzeitig einfallende atriale oder ventrikuläre Extrasystole – durch einen Block der Erregung in einer der Bahnen und Fortleitung über die andere eine Tachykardie ausgelöst werden.

In Abhängigkeit vom Erregungsablauf während der Tachykardie lassen sich zwei Tachykardieformen unterscheiden:

▶ **Gewöhnliche oder typische AV-Knoten-Reentry-Tachykardie (langsame/schnelle „slow/fast" Form):** Der Impuls läuft in anterograder Richtung (d.h. vom Vorhof zu den Kammern) über die langsame Leitungsbahn und in retrograder Richtung (von den Kammern zu den Vorhöfen) über die schnelle Bahn.

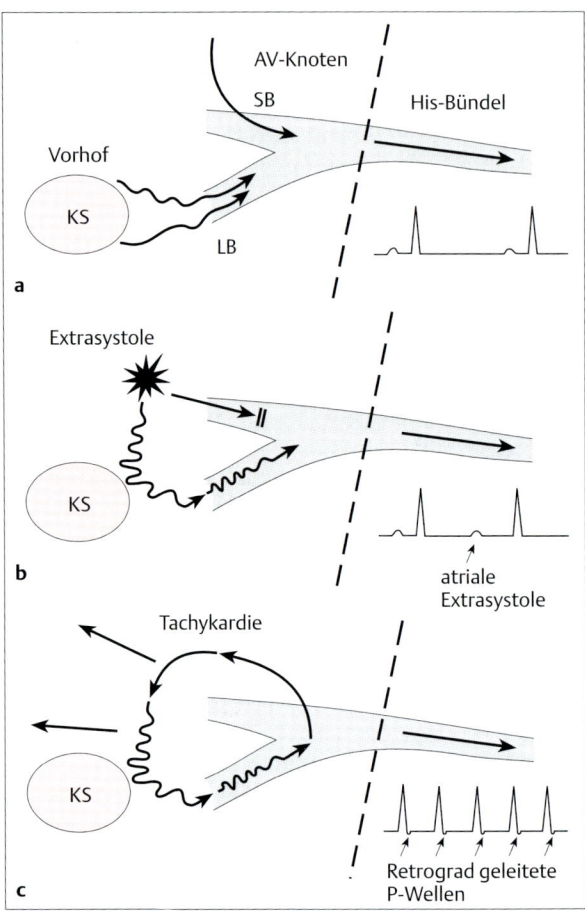

Abb. 7.19 Schemazeichnung zur Entstehung von AV-Knoten-Reentry-Tachykardien.
a Longitudinale Dissoziation des AV-Knotens in eine schnelle (SB, „fast pathway") und eine langsame Leitungsbahn (LB, „slow pathway"). Der atriale Impuls erreicht den AV-Knoten über besondere Zugangswege (Pfeile). Bei Sinusrhythmus erfolgt die Erregung der Kammern bevorzugt über die schnelle Leitungsbahn (kurzes PQ-Intervall). KS: Koronarsinusostium.
b Eine atriale Extrasystole (Symbol) wird in der schnellen Bahn, die eine lange Refraktärzeit aufweist, blockiert. Da die Refraktärzeit der langsamen Bahn kurz ist, kann die Erregung hierüber zu den Kammern fortgeleitet werden. Das PQ-Intervall ist verlängert.
c Ein Kreisen der Erregung mit entsprechendem Wiedereintritt führt zur Tachykardie (gewöhnliche AV-Knoten-Reentry-Tachykardie). Vorhof und Kammer werden nahezu gleichzeitig erregt. Im EKG sind retrograd geleitete P-Wellen sichtbar, die mit dem Ende des QRS-Komplexes verschmelzen (Pseudo-S-Zacken).

Vorhof und Ventrikel werden nahezu gleichzeitig erregt. Der Vorhof wird zuerst anterior in Bereichen des AV-Knotens aktiviert.

▶ **Ungewöhnliche oder untypische AV-Knoten-Reentry-Tachykardie (schnelle/langsame „fast/slow" Form):** Bei dieser Tachykardieform, die selten ist (weniger als 10% der Fälle), nimmt die Erregungsleitung den umgekehrten Weg. Dies ist dann der Fall, wenn die Refraktärzeit der schnellen Leitungsbahn kürzer ist als die der langsamen Bahn. Der Impuls wird anterograd über die schnelle Leitungsbahn zu den Kammern geleitet. Die retrograde Vorhofaktivierung erfolgt über die langsam leitende Bahn (und damit am frühesten posterior vom AV-Knoten). Die Aktivierung der Vorhöfe erfolgt demnach, anders als bei der gewöhnlichen Form, später als die der Kammern.

Diagnostik

Die gewöhnliche AV-Knoten-Reentry-Tachykardie tritt paroxysmal und in den meisten Fällen rezidivierend auf. Der zeitliche Abstand zwischen einzelnen Tachykardieepisoden kann beträchtlich variieren; er beträgt nicht selten Jahre.

Die Frequenzen der Tachykardien liegen meistens zwischen ca. 160 und 220/min. Eine Frequenzabnahme mit zunehmendem Alter kann beobachtet werden. Unspezifische Alterungsvorgänge, die u.a. durch Fibrosierung zu einer Zunahme nicht uniformer anisotroper Erregungsleitung (S. 18) führen, werden hierfür verantwortlich gemacht (53). Charakteristischerweise sind die Arrhythmieepisoden zunächst kurz und terminieren spontan, anfangs oft bereits nach Sekunden oder weniger Minuten. Dies kann auch dauerhaft so bleiben. Bei anderen Patienten nehmen Häufigkeit und Dauer der Tachykardien im Verlauf der Zeit zu. Aus vereinzelten, kurz andauernden Attacken werden häufige, lang anhaltende Episoden, die dann nicht selten einer ärztlichen Intervention zur Terminierung bedürfen.

Die Symptomatik ist abhängig von der Frequenz und Dauer der Rhythmusstörung. Zu den subjektiv verspürten Symptomen gehören: Palpitationen, Herzjagen, Nervosität, Angstgefühl, thorakale Beklemmungsgefühle und Schwindel. Nach dem Ende der Tachykardie tritt manchmal ein vermehrter Harndrang auf. Aufgrund der zeitgleichen Kontraktion von Kammern und Vorhöfen kontrahieren die Vorhöfe bei der gewöhnlichen AV-Knoten-Reentry-Tachykardie gegen die geschlossenen Atrioventrikularklappen. Diese Vorhofpropfung wird von manchen Patienten als unangenehmes Klopfen im Halsbereich verspürt und ist gelegentlich bei laufender Tachykardie als prominenter Jugularvenenpuls klinisch nachweisbar (so genanntes *Froschzeichen*, „*pounding of the neck*") (55).

Da die meisten Patienten mit AV-Knoten-Reentry-Tachykardien jung und ansonsten kardial gesund sind, wird die Prognose durch die Rhythmusstörung in der Regel nicht beeinträchtigt. Trotzdem ist die subjektive Beschwerdesymptomatik häufig ausgeprägt und der Leidensdruck groß. Nicht selten resultiert typischerweise bei der AV-Knoten-Reentry-Tachykardie hieraus und aufgrund einer fast ständig präsenten Angst vor erneuten Tachykardierezidiven ein regelrechtes Vermeidungsverhalten (z.B. Vermeidung von Sport oder längeren Reisen). Dies kann im Einzelfall zu einer deutlichen Beeinträchtigung der Lebensqualität des Patienten führen.

Um die Häufigkeit der Tachykardieereignisse besser einschätzen zu können, sollte bei der Anamneseerhebung gezielt nach den für paroxysmale supraventrikuläre Tachykardien typischen Charakteristika gefragt werden. Die Rhythmusstörung tritt anfallsartig, in der Regel in Ruhe, mit entsprechend abruptem Beginn und Ende auf (wie das Ein- und Ausschalten eines Lichtschalters). Sie ist schnell und regelmäßig. Manchen Patienten fällt es nachträglich schwer anzugeben, ob die Rhythmusstörung regelmäßig oder unregelmäßig war. Auch die Ergebnisse der Pulsmessung durch den Patienten selbst sind oft fehlerhaft. Hinsichtlich beider Aspekte kann durch schnelles rhythmisches Vorklopfen mit den Fingern versucht werden, eine Übereinstimmung zwischen dem subjektiven Empfinden des Patienten und den Tachykardieeigenschaften wie Regelmäßigkeit und Frequenz zu erzielen.

In der Regel kann der Patient keinen eindeutigen und reproduzierbaren wiederkehrenden Auslöser für die Tachykardien nennen. Recht häufig berichten die Patienten aus einem Kausalitätsbedürfnis heraus, dass die Tachykardie bei körperlicher oder psychischer Belastung auftritt. Bei genauem Nachfragen ergibt sich jedoch, dass dies in der Regel nicht während, sondern nach Belastung geschah – oft Minuten bis Stunden später. Auch beim Aufstehen aus gebückter Haltung können Anfälle auftreten (eine Situation, die dem Valsalva-Manöver ähnelt). Manche Patienten empfinden vorausgehende Pulsunregelmäßigkeiten (atriale oder ventrikuläre Extrasystolen als Arrhythmietrigger), bei manchen Patientinnen findet sich eine Häufung von Tachykardien zum Zeitpunkt der Menstruation.

Die ungewöhnliche Form der AV-Knoten-Reentry-Tachykardie tritt typischerweise nur sehr selten anhaltend auf. In der Regel sind die Tachykardieepisoden kurz und enden spontan.

EKG

Die Tachykardie weist normalerweise schmale QRS-Komplexe auf und der QRS-Hauptvektor entspricht dem bei Sinusrhythmus. Eine schenkelblockartige Deformierung (aberrierende intraventrikuläre Erregungsleitung) kann vorbestehend sein oder funktionell, durch die hohe Kammerfrequenz bedingt, auftreten.

Da bei der gewöhnlichen AV-Knoten-Reentry-Tachykardie Vorhöfe und Ventrikel nahezu gleichzeitig erregt werden, sind P-Wellen entweder gar nicht (dies ist am häufigsten der Fall) oder kurz vor bzw. nahe dem Ende des QRS-Komplexes sichtbar (Abb. 7.**20**). Lassen sich P-Wellen nachweisen, so sind sie in den inferioren Ableitungen (Ableitung II und III sowie aVF) negativ, da der Erregungsursprung während der Tachykardie im AV-Knoten liegt und die Vorhöfe retrograd aktiviert werden. Durch eine nahe am Ende des QRS-Komplexes liegende P-Welle kann in den inferioren Ableitungen eine S-Zacke (Pseudo-S-Zacke) und in Ableitung V1 eine r'- oder R-Zacke (*Pseudo-R-Zacke*) vorgetäuscht und damit ein inkompletter Rechtsschenkelblock imitiert werden (62). Das EKG während der Arrhythmie sollte deshalb mit dem bei Sinusrhythmus verglichen werden.

Bei AV-Knoten-Reentry-Tachykardien mit einer Frequenz von > 200/min findet sich, wie bei atrioventriku-

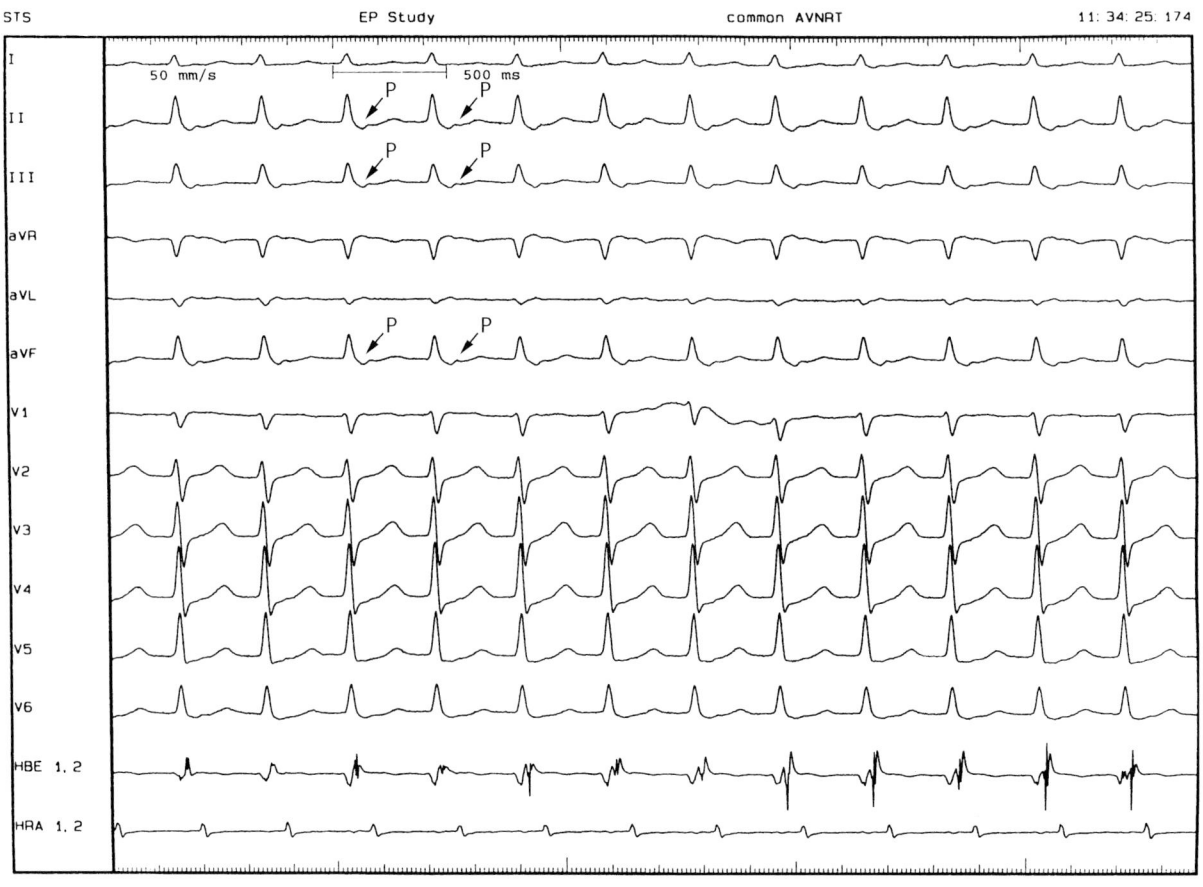

Abb. 7.**20** AV-Knoten-Reentry-Tachykardie vom gewöhnlichen Typ. Frequenz 160/min. Retrograde P-Wellen sind am Ende des QRS-Komplexes nachweisbar (Ableitung II, III, aVF). In der Regel verschwinden die P-Wellen jedoch im QRS-Komplex. 12-Kanal-Oberflächen-EKG und zwei intrakardiale Ableitungen (HBE: His-Bündel-EKG, HRA: hoher rechter Vorhof). 50 mm/s.

lären Reentry-Tachykardien, teilweise ein Alternans der R-Zacken (62). Tritt während laufender Tachykardie eine Schenkelblockierung auf, so ändert sich die Tachykardiefrequenz nicht.

Gelingt es, den Beginn der Tachykardie, die durch eine Vorhofextrasystole ausgelöst wurde, elektrokardiographisch zu dokumentieren, so ist das der Extrasystole folgende PQ-Intervall oft verlängert. Dies ist Ausdruck eines Wechsels der Erregungsleitung von der schnellen auf die langsame Bahn. Die vorzeitig einfallende Extrasystole blockiert in der schnellen Bahn, da diese noch refraktär ist. Die langsame Bahn ist aufgrund ihrer kurzen Refraktärzeit bereits erregbar, daher wird der Impuls hierüber zur Kammer geleitet.

Bei der ungewöhnlichen Form der AV-Knoten-Reentry-Tachykardie werden die Vorhöfe retrograd über die langsam leitende Bahn aktiviert. Die P-Welle, die wie bei der gewöhnlichen Form in den inferioren Ableitungen negativ ist, folgt dem QRS-Komplex (Abb. 7.**21**). In der Regel ist der Abstand von der R-Zacke zur nachfolgenden P-Welle größer als der Abstand von der P-Welle zum nachfolgenden QRS-Komplex (RP > PR).

Bei Sinusrhythmus lässt sich bei manchen Patienten mit AV-Knoten-Reentry-Tachykardien gelegentlich elektrokardiographisch eine abrupte Änderung der PQ-Zeit bei gleich bleibender Kammerfrequenz als Hinweis auf einen Wechsel der nodalen Leitung von einer auf die andere Leitungsbahn nachweisen.

Einzelne Patienten mit AV-Knoten-Reentry-Tachykardien weisen bei Sinusrhythmus ein verkürztes PQ-Intervall (< 0,12 s) auf. Nach seinen Erstbeschreibern wird eine Konstellation bestehend aus „rezidivierenden paroxysmalen Tachykardien und kurzer PQ-Zeit ohne Hinweis auf eine ventrikuläre Präexzitation bei Sinusrhythmus" als *Lown-Ganong-Levine-Syndrom (LGL-Syndrom)* bezeichnet. Überwiegend liegt auch bei diesen Patienten eine funktionelle Längsdissoziation des AV-Knotens mit anterograder Leitung bei Sinusrhythmus über die schnelle Leitungsbahn vor. Bei einem eher geringeren Teil der Patienten mit LGL-Syndrom wird eine akzessorische atrionodale Bahn als Ursache der kurzen PQ-Intervall-Dauer vermutet.

Bezüglich eines in der Praxis relativ einfach anwendbaren Algorithmus zur elektrokardiographischen Differentialdiagnose paroxysmaler Tachykardien mit schmalem QRS-Komplex sei auf Kapitel Paroxysmale Tachykardien mit schmalem QRS-Komplex (S. 64) verwiesen. Differentialdiagnostisch muss beim Verdacht auf eine gewöhnliche AV-Knoten-Reentry-Tachykardie vor allem an eine atrioventrikulären Tachykardie unter Ein-

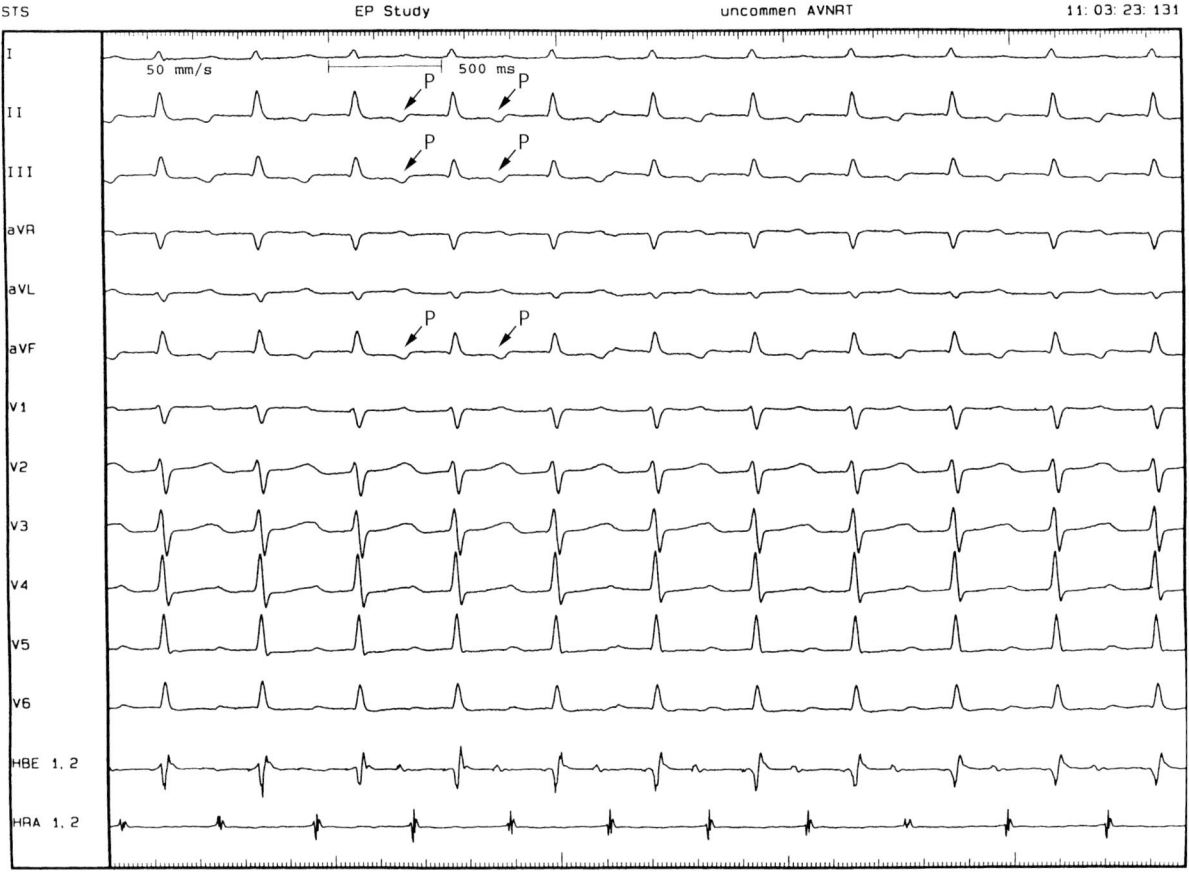

Abb. 7.21 AV-Knoten-Reentry-Tachykardie vom ungewöhnlichen Typ. Frequenz 140/min. In den inferioren Ableitungen (Abl. II, III und aVF) lassen sich (als Ausdruck der retrograden Vorhofaktivierung über die langsame Bahn) negative P-Wellen mit deutlichem Abstand vom vorausgehenden QRS-Komplex nachweisen (RP > PR). 12-Kanal-Oberflächen-EKG und zwei intrakardiale Ableitungen (HBE: His-Bündel-EKG, HRA: hoher rechter Vorhof). 50 mm/s.

beziehung einer akzessorischen Leitungsbahn, an Vorhofflattern mit tachykarder Überleitung, an eine Vorhoftachykardie und an eine nicht-paroxysmale AV-Knoten-Tachykardie gedacht werden. Ist das RP-Intervall größer als das PR(PQ-)-Intervall, kann eine AV-Knoten-Reentry-Tachykardie vom ungewöhnlichen Typ, eine ektope Vorhoftachykardie mit Ursprung im basalen Vorhof oder eine atrioventrikuläre Tachykardie mit einer langsam (dekrementell) leitenden akzessorischen Bahn vorliegen. Eine eindeutige differentialdiagnostische Abgrenzung mit Hilfe des Elektrokardiogramms ist in der Regel nicht möglich.

Problematisch kann die Differentialdiagnose gelegentlich in Fällen mit aberrierender intraventrikulärer Erregungsleitung sein. Differentialdiagnostisch muss hier auch an das Vorliegen einer ventrikulären Tachykardie gedacht werden. Die in dieser Situation anzuwendenden diagnostischen Kriterien sind ausführlich auf S. 66 beschrieben.

Langzeit-EKG

Wie bei anderen Formen paroxysmaler Tachykardien ist die diagnostische Bedeutung des Langzeit-EKGs beschränkt, da die Rhythmusstörung fast typischerweise gerade dann nicht auftritt, wenn ein Langzeit-EKG registriert wird. Weiterhelfen kann eine ereignisgesteuerte EKG-Registrierung (Event-Recorder, S. 36).

Invasive elektrophysiologische Diagnostik

Bei Vorliegen einer elektrokardiographischen Dokumentation ist die Durchführung einer invasiven elektrophysiologischen Untersuchung allein zur Diagnosesicherung nur selten indiziert. An die invasive Diagnostik schließt sich heute in der Regel in gleicher Sitzung die kathetervermittelte Modifikation des AV-Knotens zur kurativen Behandlung der Rhythmusstörung an.

Als auf Wiedereintritt beruhende Rhythmusstörung (S. 22) lässt sich die AV-Knoten-Reentry-Tachykardie durch eine programmierte Stimulation auslösen und beenden (62). Die Tachykardieauslösung kann bei der gewöhnlichen Form mittels atrialer Extrastimulation oder auch durch atriale Stimulation mit einer Frequenz, die nahe dem Wenckebach-Punkt des AV-Knotens liegt, versucht werden. Die Tachykardie tritt hierbei dann auf, wenn eine kritische AV-nodale Leitungsverzögerung mit konsekutivem Block in der schnellen Leitungsbahnen erreicht wird.

In einem Teil der Fälle gelingt die Auslösung der Rhythmusstörung mittels programmierter Stimulation erst nach Gabe eines Parasympatholytikums (Atropin verkürzt die Refraktärzeit der langsam anterograd leitenden Bahn) oder eines Sympathomimetikums (Isoproterenol verbessert insbesondere die retrograde Leitung innerhalb des AV-Knotens).

Folgende elektrophysiologische Befunde sprechen für das Vorliegen einer gewöhnlichen AV-Knoten-Reentry-Tachykardie (62):

➤ Bei atrialer Extrastimulation findet sich ein AH-Sprung (S. 43) als Ausdruck des Übergangs der Erregung von der schnellen zur langsamen Leitungsbahn. Eine solche sprunghafte AH-Verlängerung geht der Auslösung einer Tachykardie in der Regel voraus.

➤ Während laufender Tachykardie fällt das Vorhof(A-)-Potential zeitgleich mit dem Ventrikel(V-)-Potential im His-Bündel-Elektrokardiogramm zusammen oder das A-Potential ist kurz vor bzw. nach dem V-Potential nachweisbar. Das VA-Intervall ist gewöhnlich kürzer als 60 ms.

➤ Durch eine ventrikuläre Einzelstimulation zu einem Zeitpunkt, zu dem das His-Bündel refraktär ist, wird die Tachykardiezykluslänge nicht beeinflusst. Die Tachykardie wird dementsprechend nicht versetzt, sondern läuft ungestört weiter.

➤ Transiente Blockierungen der atrioventrikulären und ventrikuloatrialen Leitung können auftreten, ohne dass die Tachykardie terminiert, da die Ventrikel und auch die überwiegenden Anteile des Vorhofs nicht Teil des Wiedereintrittskreises sind (Abb. 7.22).

Die elektrophysiologische Diagnostik bei ungewöhnlicher AV-Knoten-Reentry-Tachykardie gestaltet sich ähnlich. Die Initiierung gelingt durch Extrastimulation oder mittels ventrikulärer Stimulation mit einer Frequenz, die zu einem Wenckebach-Verhalten der retrograden (ventrikuloatrialen) Leitung des AV-Knotens

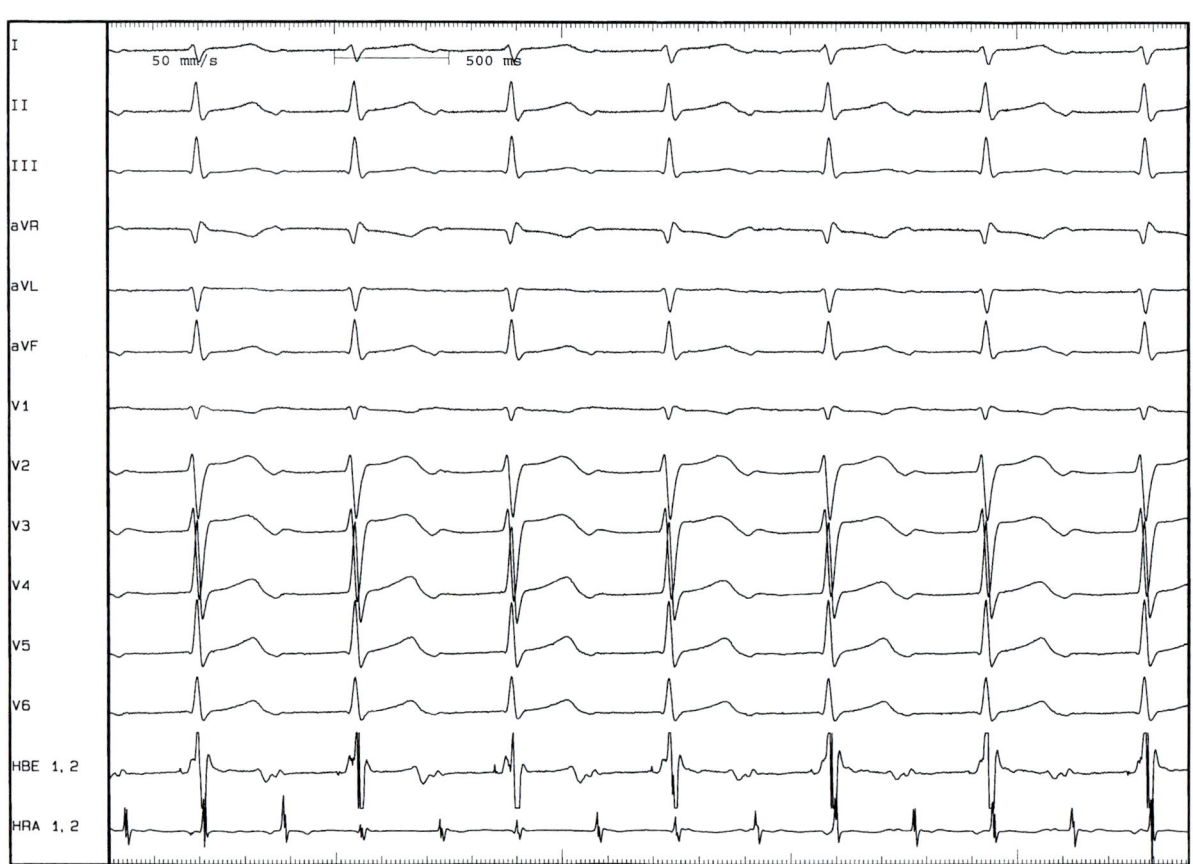

Abb. 7.22 AV-Knoten-Reentry-Tachykardie vom gewöhnlichen Typ mit 2:1-Überleitung zur Kammer und 1:1-Leitung zu den Vorhöfen. Vom Oberflächen-EKG her könnte es sich auch um eine atriale Tachykardie mit 2:1-Block im AV-Knoten handeln; um den Nachweis zu führen, dass es sich um eine AV-Knoten-Reentry-Tachykardie handelt, ist eine elektrophysiologische Untersuchung mit entsprechenden Stimulationsmanövern notwendig. 12-Kanal-Oberflächen-EKG und zwei intrakardiale Ableitungen (HBE: His-Bündel-EKG, HRA: hoher rechter Vorhof). 50 mm/s.

führt. Die funktionelle Dualität des AV-Knotens lässt sich hier in retrograder Richtung nachweisen. Mittels endokardialen Mappings lässt sich die früheste retrograde Aktivierung aufgrund einer Erregungsleitung über die langsame Bahn posteroseptal nachweisen.

Therapie

Akuttherapie

Ziel der Akuttherapie bei AV-Knoten-Reentry-Tachykardie ist die Erzeugung einer kritischen Leitungsverzögerung bzw. Refraktärzeitverlängerung im AV-Knoten, die zum Zusammenbruch des Wiedereintritts als Grundlage der Rhythmusstörung und damit zur Terminierung der Tachykardie führt.

Bei ausreichender hämodynamischer Toleranz der Rhythmusstörung kann vor dem Einsatz medikamentöser Maßnahmen zunächst ein Vagusreiz versucht werden (Tab. 7.**6**). Bezüglich der korrekten Durchführung eines Karotissinus-Druckversuchs sei auf S. 70 verwiesen. Führen diese Maßnahmen nicht zum gewünschten Erfolg, sind Medikamente einzusetzen. Bei bedeutsamer hämodynamischer Beeinträchtigung kann in seltenen Fällen eine R-Zacken-getriggerte elektrische Kardioversion mit niedriger Energie (10J oder 50J) in Kurznarkose notwendig sein.

Medikamente der ersten Wahl für die i.v.-Akuttherapie von AV-Knoten-Reentry-Tachykardien sind Adenosin und Verapamil, die sich hinsichtlich ihrer Effektivität (akute Terminierung in über 90% der Fälle nach 12 mg Adenosin i.v. bzw. 7,5 mg Verapamil i.v.) nicht wesentlich unterscheiden. Verapamil hat bei ambulanten Patienten gewisse Vorteile gegenüber Adenosin, aufgrund der längeren Halbwertszeit ist die Rate kurzfristiger Tachykardierezidive nach erfolgreicher Terminierung bei Verapamil geringer als bei Adenosin.

Als Alternative zu Verapamil ist die i.v.-Gabe eines Betablockers (ggf. zusätzlich Digitalis) möglich. Betablocker und Verapamil sollten bei klinisch manifester Herzinsuffizienz vermieden werden. Digitalis i.v. ist dann zu bevorzugen. Seine Effektivität ist allerdings deutlich geringer als die von Verapamil und Adenosin. Auch Antiarrhythmika der Klasse IA (Ajmalin) und IC (Propafenon, Flecainid) können verabreicht werden. Diese Medikamente verlangsamen im Gegensatz zu Adenosin, Verapamil und Digitalis bevorzugt die retrograde Leitung über die schnelle Leitungsbahn. Die Wirksamkeit von Ajmalin ist bei dieser Indikation etwa vergleichbar mit der von Verapamil und Adenosin. Der Einsatz dieser Medikamente sollte nur erfolgen, wenn die Rhythmusstörung auf die erstgenannten Substanzen nicht anspricht oder die Tachykardie dazu neigt, kurz nach ihrer Terminierung zu rezidivieren.

Wenn medikamentöse Maßnahmen versagen, kann zur akuten Terminierung einer AV-Knoten-Reentry-Tachykardie neben der bereits erwähnten Kardioversion auch eine programmierte transvenöse elektrische Stimulation eingesetzt werden.

> Die akute Terminierung einer AV-Knoten-Reentry-Tachykardie gelingt mit den aufgeführten Maßnahmen nahezu immer. Da die Wahrscheinlichkeit eines kurzfristigen Rezidivs eher gering ist, ist eine anschließende Monitor-Überwachung oder stationäre Beobachtung des Patienten in den meisten Fällen nicht erforderlich.

Tabelle 7.**6** Antiarrhythmische Therapie bei AV-Knoten-Reentry-Tachykardie

Akuttherapie

Vagale Manöver
Medikamentöse Therapie der 1. Wahl:
➤ Adenosin i.v. (16–18 mg rasch i.v.) oder Verapamil (5–10 mg i.v.)

Auch wirksam:
➤ Digoxin 0,4–0,6 mg i.v.
➤ Betablocker, z.B. Metoprolol 5 mg i.v.
➤ Propafenon 1–2 mg/kg i.v. oder Flecainid 1–2 mg/kg oder Ajmalin 1 mg/kg i.v.

Langzeittherapie

➤ Katheterablation
➤ Herzwirksamer Calciumantagonist (Verapamil 3×80–120 mg tgl., Diltiazem 3×60 mg oder 2×90–120 mg tgl.) (ggf. in Kombination mit Digitalis)
➤ Betarezeptorenblocker, z.B. Metoprolol 100–200 mg tgl., Bisoprolol 5–15 mg tgl. (ggf. in Kombination mit Digitalis)
➤ Digitalis (Digoxin 0,1–0,3 mg tgl.); allein häufig nicht ausreichend wirksam
➤ Sotalol 160–480 mg tgl., ggf. Amiodaron 100–200 mg tgl. (initial Aufsättigung notwendig)
➤ Propafenon* 600–900 mg tgl., Flecainid* 200–300 mg tgl., ggf. in Kombination mit Digitalis, einem herzwirksamen Calciumantagonisten oder einem Betarezeptorenblocker

* Vorsicht bei struktureller und/oder koronarer Herzerkrankung

Langzeittherapie

Die Indikation zur prophylaktischen Therapie bei Patienten mit AV-Knoten-Reentry-Tachykardien ergibt sich in Abhängigkeit von der Häufigkeit und der Dauer der Tachykardieepisoden sowie der begleitenden Symptomatik. Bei seltenen, kurzen Episoden, die keine wesentlichen Beschwerden bereiten, ist eine Behandlung unter Umständen gar nicht nötig oder es reicht aus, den Patienten in der Durchführung vagaler Manöver zu unterrichten, die dann bei Bedarf vom ihm selbst eingesetzt werden können.

Bei rezidivierenden, symptomatischen Arrhythmien stehen die medikamentöse Behandlung und die Durchführung einer katheterinduzierten Modulation der AV-Knoten-Leitung zur Verfügung. Da die AV-Knoten-Modulation mittels Katheter mittlerweile ein außerordentlich wirksames und in der Hand des Geübten komplikationsarmes Verfahren geworden ist, steht sie heute als Therapieoption mit kurativem Anspruch eindeutig im Vordergrund. Früher in Einzelfällen eingesetzte alternative Verfahren wie die Implantation eines antitachykarden Schrittmachersystems oder ein operatives Vorgehen mit kryochirurgischen Maßnahmen oder chirurgischer Dissektion im Bereich des AV-Knotens sind obsolet.

Transvenöse Hochfrequenzstrom-AV-Knoten-Modulation

Die kathetervermittelte, gezielte Modulation der AV-Knoten-Leitung mittels Hochfrequenzstrom stellt heute die Therapie der Wahl bei Patienten mit rezidivierenden, symptomatischen AV-Knoten-Reentry-Tachykardien dar (56, 57, 58, 60, 61, 63).

Bei der AV-Knoten-Modulation wird entweder gezielt die langsame Leitungsbahn (slow-pathway-ablation) oder die schnelle Bahn (fast-pathway-ablation) abladiert. Die akute Erfolgsrate (= fehlende Auslösbarkeit einer Tachykardie am Ende der Untersuchung) übersteigt 95%. Arrhythmierezidive sind selten.

Seltene Hauptkomplikation ist die Induktion eines kompletten AV-Blocks mit nachfolgend notwendiger Schrittmacherimplantation. Die Häufigkeit persistierender, höhergradiger AV-Blockierungen ist abhängig vom methodischen Vorgehen. Bei der Ablation des schnellen Leitungsweges ist die Gefahr deutlich höher als bei der Ablation des langsamen Leitungsweges (ca. 2% oder höher gegenüber 0,5%). Letztere stellt daher heute die Methode der ersten Wahl dar; eine Ablation der schnellen leitenden Anteile sollte nur in Ausnahmefällen (und bei ausreichender Erfahrung mit diesem Vorgehen) gewählt werden. Kommt es zum Auftreten eines kompletten AV-Blocks, wird die Implantation eines Schrittmachers notwendig. Verwendet werden durchweg AV-sequenzielle Schrittmachersysteme. Bezüglich weiterer potentieller Komplikationen der transvenösen Katheterablation, die prinzipiell denen entsprechen, die im Rahmen jedweder invasiven elektrophysiologischen Diagnostik auftreten können, siehe S. 142.

Die Dauer der Untersuchung hat sich in den letzten Jahren zunehmend verkürzt und betrug bei den eigenen Patienten im Mittel etwa 1–1,5 Stunden (Gesamtdauer einschließlich Gefäßpunktion). Auch die Strahlenexposition hat drastisch abgenommen. Eine Katheterablation bei AV-Knoten-Reentry-Tachykardie kann aber auch heute noch in seltenen Fällen mehrere Stunden dauern und mit einer hohen Strahlenexposition verbunden sein. Dies vor allem dann, wenn der elektrophysiologische Befund komplex ist. Dies ist bei ca. 5% der Patienten der Fall. In diesen Fällen liegen meistens seltene Tachykardievarianten, anatomische Besonderheiten und/oder zusätzliche Rhythmusstörungen vor.

Durchführung der transvenösen AV-Knoten-Modulation bei gewöhnlicher AV-Knoten-Reentry-Tachykardie

Die Positionierung des Ablationskatheters bei der transvenösen AV-Knoten-Modulation bei gewöhnlicher AV-Knoten-Reentry-Tachykardie (61) erfolgt nach anatomischen und elektrophysiologischen Gesichtspunkten (Abb. 7.**23**).

Bei der Ablation der *langsamen Leitungsbahn* wird der Ablationskatheter zunächst posteroseptal, nahe dem Koronarsinusostium platziert. Bei Sinusrhythmus wird in diesem Bereich nach fraktionierten Vorhof-Potentialen gesucht; die Amplitude des Vorhofsignals ist typischerweise niedrig (Quotient der Amplituden von atrialem und ventrikulärem Potential <0,5). Bei einem Teil der Patienten lassen sich in diesem Bereich distinkte, niedrigamplitudige Signale registrieren, die vom Vorhof- und Hisbündelpotential abgegrenzt werden können – so genannte „slow-pathway-potentials" (57).

Nach jeder Hochfrequenz-Impulsabgabe wird die Auslösbarkeit des AV-Knoten-Reentry-Tachykardie erneut überprüft. Bei fortbestehender Auslösbarkeit wird der Ablationskatheter weiter in mittseptaler Richtung platziert und erneut ein Impuls abgegeben. Nach erfolgreicher Ablation der langsamen Leitungsbahn sollten auch nach Gabe von Isoproterenol (oder Orciprenalin) keine anhaltenden AV-Knoten-Reentry-Tachykardien mehr auslösbar sein. Die Induktion eines einzelnen AV-Knoten-Reentry-Echoschlages ist nicht mit einer er-

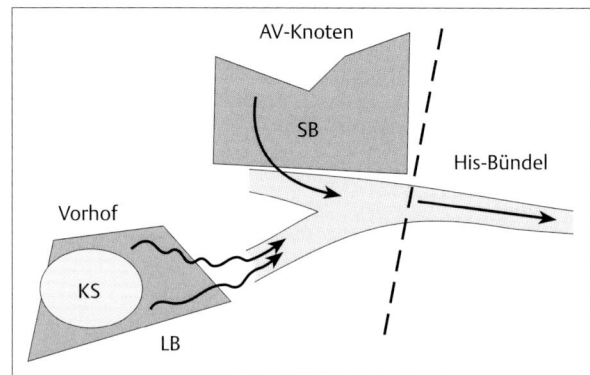

Abb. 7.**23** Typische Ablationsstellen für die Ablation der langsamen (LB) und schnellen Bahn (SB). Die Energie wird demnach nicht direkt im Bereich des AV-Knotens abgegeben.

höhten Rezidivrate verbunden und gilt als Zeichen dafür, dass die Erregungsleitung über die langsame Bahn »modifiziert« wurde. Sind keine Echoschläge (auch kein AH-Sprung) mehr nachweisbar, wird auch von einer vollständigen »Ablation« des langsamen Leitungsweges gesprochen. Die retrograde Leitung bleibt bei selektiver Ablation des langsamen Leitungsweges erhalten. Es findet sich typischerweise eine Abnahme des AV-Knoten-Wenckebachpunkts und eine Zunahme der AV-nodalen Refraktärperiode. PQ- und AH-Intervall bei Sinusrhythmus ändern sich nicht.

Bei der heute nur noch selten erforderlichen Ablation des *schnellen Leitungswegs* wird der Katheter zunächst in His-Bündel-Position gebracht, kontrolliert im Uhrzeigersinn gedreht und dann langsam zurückgezogen, bis das lokale Elektrogramm ein großes Vorhof- und ein deutlich kleineres Ventrikelpotential aufweist (Quotient der Elektrogramm-Amplituden von atrialem und ventrikulärem Potential > 1). Das His-Bündel-Potential sollte an der Stelle der Energieabgabe eine möglichst niedrige Amplitude (< 0,1 mV) aufweisen oder ganz verschwunden sein. Manche Untersucher bevorzugen bei dieser Vorgehensweise aufgrund der relativ großen Gefahr der Induktion eines kompletten AV-Blocks eine stufenweise Steigerung (Titration) der Ablationsenergie.

Nach erfolgreicher Ablation des schnellen Leitungsweges ist die Tachykardie nicht mehr auslösbar. Es findet sich typischerweise eine Verlängerung des PQ- bzw. AH-Intervalls (AV-Block I. Grades) sowie eine Blockierung oder zumindest deutliche Verlangsamung der retrograden (ventrikuloatrialen) Leitung. Der anterograde Wenckebach-Punkt ändert sich nicht, da er durch die langsam leitenden Anteile des AV-Knoten mit kurzer Refraktärzeit bestimmt wird.

Typischerweise kommt es während der Impulsabgabe an erfolgreichen Stellen bei beiden Ablationsverfahren zu *akzelerierten AV-junktionalen Rhythmen*, die einen Marker für eine erfolgreiche Impulsabgabe darstellen. Tritt während dieser junktionalen Rhythmen eine VA-Blockierung auf oder kommt es zu einer Zunahme des PQ-Intervalls übergeleiteter Aktionen, muss die Energieabgabe beendet werden, da sonst die Induktion eines kompletten AV-Blocks droht.

Eine Ablation der langsamen Leitungsbahn kann auch bei ungewöhnlicher AV-Knoten-Reentry-Tachykardie eingesetzt werden. Der Vollständigkeit halber sei erwähnt, dass nach Ablation der schnellen Leitungsbahn eine Sonderform der ungewöhnlichen AV-Knoten-Reentry-Tachykardie induziert werden bzw. auftreten kann. Es handelt sich um die so genannte langsame–langsame Form der ungewöhnlichen AV-Knoten-Reentry-Tachykardie. Klinisch kommt dieser Tachykardieform keine Bedeutung zu. Arrhythmierezidve treten im Langzeitverlauf selten auf (54).

Medikamentöse Therapie

Eine prophylaktische Langzeittherapie erfolgt heute bei häufigen Anfällen nur dann, wenn der Patient z.B. eine Katheterablation ablehnt und/oder ohnehin eine Medikation besteht, die bei AV-Knoten-Reentry-Tachykardie wirksam ist (z.B. Behandlung einer arteriellen Hypertonie mit einem herzwirksamen Calciumantagonisten). Zur prophylaktischen Langzeittherapie können, abgesehen von Adenosin, die gleichen Substanzen wie bei der Akuttherapie eingesetzt werden (Tab. 7.**6**).

Als Mittel der Wahl bei der chronischen Behandlung gilt Verapamil. Digitalis kann zur Wirkungsverstärkung zusätzlich gegeben werden; in manchen Fällen reicht Digitalis alleine aus. Als Alternative zum Calciumantagonisten vom Typ Verapamil kann ein Betablocker verabreicht werden (ohne oder mit Digitalis).

Bei Patienten ohne Hinweis auf eine strukturelle oder Koronare Herzerkrankung können auch Substanzen wie Propafenon und Flecainid gegeben werden. Die antiarrhythmische Wirkung der beiden zuletzt genannten Substanzen beruht auf zwei unterschiedlichen Effekten:

➤ zum einen auf einer Hemmung der Erregungsleitung im AV-Knoten,
➤ zum anderen auf einer Suppression von eine Tachykardie auslösenden atrialen oder ventrikulären Extrasystolen.

Eine Indikation zur Behandlung der AV-Knoten-Reentry-Tachykardie mit Amiodaron ist nur sehr selten gegeben. Wird die Substanz primär wegen anderweitiger Rhythmusstörungen verabreicht (z.B. wegen Kammertachykardien), kann aber von einer guten Wirksamkeit gegenüber Rezidiven der AV-Knoten-Reentry-Tachykardie ausgegangen werden.

Die Verabreichung der Substanzen erfolgt von Beginn der Therapie an oral. Über die Wirksamkeit der eingesetzten Substanz entscheidet der klinische Verlauf. Gelegentlich lässt sich durch medikamentöse Maßnahmen keine vollständige Unterdrückung der Tachykardien erreichen, sondern lediglich eine verbesserte hämodynamische Toleranz oder eine Verminderung der Häufigkeit bzw. eine Verkürzung der Episodendauer. Spätestens dann sollte mit dem Patienten die Möglichkeit der Katheterblation erneut diskutiert werden.

Wird die Tachykardie hämodynamisch gut toleriert und tritt sie darüber hinaus selten auf (z.B. weniger als einmal pro Jahr), so kann eine Medikation, die sich zuvor klinisch als wirksam erwiesen hat, auch als Bedarfsmedikation eingesetzt werden; d.h. der Patient nimmt das Medikament erst dann ein, wenn ein erneutes Tachykardierezidiv auftritt.

Literatur

51. Anderson RH, Becker AE, Brechenacher C, Davies MJ, Rossi L. The human atrioventricular junctional area: A morphologic study of the AV node and bundle. European Journal of Cardiology 1975; 8: 11–25.
52. Anselme F, Hook B, Monahan K et al., Heterogeneity of retrograde fastpathway conduction pattern in patients with atrioventricular nodal reentry tachycardia: observations by use of simultaneous multisite catheter mapping of Koch's triangle. Circulation 1996; 93: 960–968.

53. Anselme F, Frederiks J, Papageorgiou P et al., Nonuniform anisotropy is responsible for agerelated slowing of atrioventricular nodal reentrant tachycardia. J Cardiovascular Electrophysiology 1996; 7: 1145–1153.
54. Clague JR, Dagres N, Kottkamp H, Breithardt G, Borggrefe M. Targeting the slow pathway for atrioventricular nodal reentrant tachycardia: initial results and long-term follow-up in 379 consecutive patients. Eur Heart J 2001; 22: 82–88.
55. Gursoy S, Steurer G, Brugada J, Andries E, Brugada P. Brief report: the hemodynamic mechanism of pounding in the neck in atrioventricular nodal reentrant tachycardia. N Engl J Med 1992; 327: 772–774.
56. Haissaguerre M, Gaita F, Fischer B et al., Elimination of atrioventricular nodal reentrant tachycardia using discrete slow potentials to Guide application of radiofrequency energy. Circulation 1992; 85: 2162–2175.
57. Jackman WM, Beckman KJ, McClelland JH et al., Treatment of supraventricular tachycardia due to atrioventricular nodal reentry by radiofrequency catheter ablation of slow-pathway conduction. N Engl J Med 1992; 327: 313–318.
58. Jazayeri MR, Hempe SL, Sra JS et al., Selective transcatheter ablation of the fast and slow pathways using radiofrequency energy in patients with atrioventricular nodal reentrant tachycardia. Circulation 1992; 85: 1318–1328.
59. Josephson ME (ed). Clinical Cardiac Electrophysiology, 3rd ed. Baltimore, MD: Williams & Wilkins (in press).
60. Kay GN, Epstein AE, Dailey SM, Plumb VJ. Selective radiofrequency ablation of the slow pathway for the treatment of atrioventricular nodal reentrant tachycardia: evidence for involvement of perinodal myocardium within the reentrant circuit. Circulation 1992; 85: 1675–1688.
61. Kottkamp H, Hindricks G, Willems S et al., An anatomically and electrogram-guided stepwise approach for effective and safe catheter ablation of the fast pathway for elimination of atrioventricular node reentrant tachycardia. J Am Coll Cardiol 1995; 25: 974–981.
62. Obel OA, Camm AJ. Supraventricular tachycardia. ECG diagnosis and anatomy. Eur Heart 1997; 18 (suppl C): 6.
63. Willems S, Shenasa H, Kottkamp H et al., Temperature-controlled slow pathway ablation for treatment of atrioventricular nodal reentrant tachycardia using a combined anatomical and electrogram guided strategy. Eur Heart J 1996; 17: 1092–1102.

Nicht paroxysmale automatiebedingte AV-junktionale Tachykardie

Einleitung

Die sehr seltene nicht paroxysmale AV-junktionale Tachykardie ist eine automatiebedingte Tachykardie mit Ursprung in der AV-Region. Bei Digitalis-Intoxikation kann die Rhythmusstörung in unaufhörlicher Form auftreten.

Epidemiologie

Die nicht paroxysmale AV-junktionale-Tachykardie ist sehr selten (65, 68). Oft liegt eine fortgeschrittene kardiale Grunderkrankung vor. Die Rhythmusstörung soll bei Digitalis-Intoxikation gehäuft auftreten. Sehr selten ist sie, dann bevorzugt in ihrer unaufhörlichen Form, bei Kindern zu beobachten. Nicht selten resultiert eine tachykardiebedingte Herzinsuffizienz (Tachykardiomyopathie).

Pathophysiologie

Als Mechanismus wird eine gesteigerte Automatie (S. 20) der AV-Region angenommen (67). Da eine Digitalis-Intoxikation eine relativ häufige Ursache ist, dürfte in diesen Fällen auch eine aus späten Nachdepolarisationen resultierende getriggerte Aktivität (S. 24) eine Rolle spielen. In Einzelfällen kann eine nicht-paroxysmale AV-junktionale-Tachykardie, die auf einer abnormen Automatie beruht, auch nach i.v.-Applikation oder unter Infusion von Verapamil beobachtet werden. Automatiebedingte AV-junktionale-Rhythmen lassen sich nahezu regelhaft bei Ablation des AV-Knoten beobachten. Die durch den Koagulationsvorgang hervorgerufene Wärmebildung dürfte für das Auftreten der Arrhythmie verantwortlich sein. Es ist seit langem bekannt, dass Wärme zu einer Beschleunigung der diastolischen Depolarisation von Zellen führt, die zur Impulsbildung fähig sind.

Diagnostik

EKG

Zu Beginn der Tachykardie lässt sich oft eine Frequenzzunahme, ein so genanntes „warming up" beobachten, das für automatiebedingte Tachykardien typisch ist (S. 64). Die Tachykardiefrequenz ist niedriger (70–130/min) als bei der AV-Knoten-Reentry-Tachykardie und nicht selten ist eine Interferenz mit dem normalen Sinusrhythmus nachweisbar. Bei der nicht paroxysmalen Form erfolgt oft keine retrograde Rückleitung zu den Vorhöfen, die dann in einem unabhängigen Rhythmus schlagen (AV-Dissoziation). Erfolgt eine Rückleitung, ist die P-Welle, ähnlich wie bei der AV-Knoten-Reentry-Tachykardie, entweder im QRS-Komplex verborgen, oder sie befindet sich am Ende des QRS-Komplexes.

Langzeit-EKG

Das Langzeit-EKG gibt Auskunft über die Häufigkeit und die Dauer der Rhythmusstörungen. Wenn ihr Vorhandensein 50% des Registrierzeitraums überschreitet, wird von einer unaufhörlichen AV-junktionalen Tachykardie gesprochen.

Elektrophysiologische Untersuchung

Eine Indikation zur elektrophysiologischen Untersuchung kann sich bei unaufhörlichem Auftreten oder sehr häufigem Auftreten der Rhythmusstörung ergeben (67). Zunächst gilt es, den zugrunde liegenden Mechanismus zu klären bzw. eine Abgrenzung gegenüber anderen Formen supraventrikulärer oder atrioventrikulärer Tachykardien vorzunehmen. Während der Tachykardie können Elektrogramme abgeleitet werden, die der Diagnosestellung dienen.

Die Tachykardie ist, da sie nicht auf Wiedereintritt beruht, nicht mittels programmierter Stimulation induzierbar. So ergibt sich die Diagnose manchmal auch durch den Ausschluss anderer Mechanismen einer Tachykardie.

Therapie

Eine Indikation zur Akuttherapie ergibt sich in der Regel nicht, Calciumantagonisten vom Typ des Verapamil, Betablocker oder auch Adenosin können versucht werden. Bei Digitalis-Intoxikation steht das Absetzen von Digitalis, in Einzelfällen die Applikation von Antikörpern (S. 72) im Vordergrund. Bei unaufhörlicher Tachykardie kann sich die Indikation zur Katheterablation ergeben. Hierbei sollte die Ablation des Tachykardiefokus gegenüber der AV-Knoten-Ablation vorgezogen werden (64, 66, 69). Eine kurative Behandlung sollte vor allem dann angestrebt werden, wenn die Tachykardie bereits zu einer hämodynamischen Einschränkung geführt hat.

Literatur

64. Ehlert FA, Goldberger JJ, Deal BJ, Benson DW, Kadish AH. Successful radiofrequency energy ablation of automatic junctional tachycardia preserving normal atrioventricular nodal conduction. PACE 1993; 16: 54–61.
65. Garson AJ, Gillette PC. Junctional ectopic tachycardia in children: Electrocardiography, electrophysiology and pharmacologic response. Am J Cardiol 1979; 44: 298–302.
66. Hamdan MH, Van Hare GF, Fisher W et al., Selective catheter ablation of the tachycardia focus in patients with nonreentrant junctional tachycardia. Am J Cardiol 1996; 78: 1292–1297.
67. Scheinman MM, Gonzalez RP, Cooper MW, Lesh MD, Lee RJ, Epstein LM. Clinical and electrophysiologic features and role of catheter ablation techniques in adult patients with automatic atrioventricular junctional tachycardia. Am J Cardiol 1994;74:565–572.
68. Villain E, Vetter VL, Garcia JM, Herre J, Cifarelli A, Garson AJ. Evolving concepts in the management of congenital junctional ectopic tachycardia. A multicenter study. Circulation 1990; 81: 1544–1549.
69. Young ML, Mehta MB, Martinez RM, Wolff GS, Gelband H. Combined alpha-adrenergic blockade and radiofrequency ablation to treat junctional ectopic tachycardia successfully without atrioventricular block. Am J Cardiol 1993; 71: 883–885.

■ AV-Reentry-Tachykardie, WPW-Syndrom

Einleitung

AV-Reentry-Tachykardien beruhen auf akzessorischen atrioventrikulären Leitungsbahnen. Leiten diese Bahnen bei Sinusrhythmus auch antegrad (offene Bahnen), findet sich ein Präexzitationssyndrom mit so genannter Delta-Welle und entsprechend verkürzter PQ-Dauer.

Als **Wolff-Parkinson-White(WPW-)-Syndrom** wird die Symptomtrias von verkürzter PQ-Zeit, verbreiterten QRS-Komplexen (ventrikuläre Präexzitation) *und* Herzrasen bezeichnet. Bei etwa 20–30% der Patienten mit akzessorischen Bahnen ist das Leitungsbündel nur zu einer retrograden Erregungsleitung fähig (d.h. von der Kammer zum Vorhof, so genannte *verborgene* Leitungsbahn). Eine ventrikuläre Präexzitation fehlt.

Bei den bei WPW-Syndrom auftretenden Tachykardien handelt es sich in den meisten Fällen um so genannte *orthodrome* Tachykardien, d.h. die Kammererregung erfolgt über das normale Reizleitungssystem (via AV-Knoten), der Impuls gelangt dann retrograd über die akzessorische Bahn zum Vorhof. Die QRS-Komplexe sind schmal oder weisen aufgrund aberrierender Leitung eine schenkelblockartig deformierte Konfiguration auf. Da die Vorhoferregung der Kammererregung folgt, liegt die retrograde P-Welle hinter dem QRS-Komplex, meist in der ST-Strecke oder der T-Welle.

Bei der so genannten *antidromen* Tachykardie ist der Erregungablauf umgekehrt; aufgrund der anterograden Erregung der Kammern über die akzessorische Bahn, sind die QRS-Komplexe verbreitert (maximal präexzitiert).

Beim Auftreten von Vorhofflimmern besteht bei Patienten mit kurzer Refraktärzeit der akzessorischen Bahn die Gefahr des Auftretens von Kammerflimmern. Vorhofflimmern stellt demnach bei WPW-Syndrom die eigentliche prognostisch bedeutsame Rhythmusstörung dar, nicht die paroxysmal auftretenden Tachykardien.

Therapie der Wahl bei symptomatischen Patienten mit akzessorischen Bahnen ist die Hochfrequenzstrom-Katheterablation.

Epidemiologie

Akzessorische Bahnen sind angeboren (70). AV-Reentry-Tachykardien und WPW-Syndrom finden sich in allen Altersgruppen, die Häufigkeit (1–4 : 1000) nimmt jedoch mit zunehmendem Alter ab, vermutlich aufgrund eines Rückgangs der Leitfähigkeit der Bahnen (83). Die meisten Patienten sind herzgesund, bei anderen liegen zusätzlich organische Herzfehler vor (z.B. Ebstein-Anomalie, Vorhofseptum-Defekt, Ventrikelseptum-Defekt) oder Kardiomyopathien (hypertrophische Kardiomyopathie). Bei der Ebstein-Anomalie liegt die akzessorische Bahn typischerweise rechtsseitig im Bereich des posterioren (inferioren) Septums oder posterolateral (inferior-anterior). Zur Terminologie der akzessorischen Leitungsbahnen siehe Tab. 7.**7**.

Spezielle Pathophysiologie

Den bei akzessorischen Bahnen auftretenden AV-Reentry-Tachykardien liegt ein Makro-Reentry zugrunde (77, 81, 87, 88). Beteiligt am Reentrykreis sind die Bahn selbst, der AV-Knoten und Teile der Vorhöfe und Kammern. Der Erregungsablauf bei so genannter orthodro-

Tabelle 7.7 Lokalisation akzessorischer Leitungsbahnen. Gegenüberstellung der alten und neuen, mehr anatomisch orientierten Terminologie (nach *)

		Alt	Neu (anatomisch korrekt)
Rechts		anterior	superior
		anterolateral	superior-anterior
		lateral	anterior
		posterolateral	inferior-anterior
		posterior	inferior
Links		anterior	superior
		anterolateral	superoposterior
		lateral	posterior
		posterolateral	inferoposterior
		posterior	inferior
Septal/paraseptal		anteroseptal	superoparaseptal
		posteroseptal	inferoparaseptal
		mittseptal	septal

* Cosio FG, et al. A Consensus Statement from the Cardiac Nomenclature Study Group, Working Group of Arrythmias, European Society of Cardiology, and the Task Force on Cardiac Nomenclature from NASPE. North American Society of Pacing and Electrophysiology. Eur Heart J 1999; 20: 1068–1075.

mer AV-Reentry-Tachykardie ist ausführlich auf S. 22 beschrieben. Die elektrophysiologischen Eigenschaften akzessorischer Bahnen entsprechen meistens denen von Vorhofgewebe. Etwa 50–60% der akzessorischen Bahnen liegen links-lateral (links posterior), weitere 10–20% rechts-lateral (rechts anterior). 20–30% der Bahnen sind postero-septal (inferoparaseptal) lokalisiert; eine anteroseptale (superoparaseptal) Lokalisation ist eher selten (5–10%).

Zu den seltenen Varianten akzessorischer Bahnen gehören die dekrementell, lediglich retrograd leitenden und die atriofaszikulären akzessorischen Bahnen. Sie treten mit einer Häufigkeit von etwa 5% auf. Dekrementell, lediglich retrograd leitende Bahnen weisen Leitungseigenschaften auf, die mit denen des AV-Knotens vergleichbar sind. Sie inserieren vorhofseitig nahezu ausschließlich rechts posteroseptal (inferoparaseptal) (81). Die atriofaszikulären Bahnen (so genannte *Mahaim-Bahnen*, sehr selten liegen auch atrioventrikuläre, nodofaszikuläre oder nodofaszikuläre Leitungsbahnen vor) zeichnen sich anatomisch durch einen Verlauf vom parietalen Trikuspidalklappenanulus zum apikalen Drittel des rechten Ventrikels mit Anbindung an den rechten Faszikel aus (84). Diese Bahnen leiten ausschließlich antegrad und weisen ähnlich dem AV-Knoten dekrementale Leitungseigenschaften auf. Aufgrund dieser Leitungseigenschaften besteht bei Sinusrhythmus oft keine oder nur eine ganz diskrete Präexzitation.

Bei Patienten mit atriofaszikulären akzessorischen Bahnen bestehen in der Regel rezidivierende antidrome Tachykardien mit antegrader Leitung über die akzessorische Bahn und retrograder Leitung über den AV-Knoten.

Diagnostik

Die bei WPW-Syndrom auftretenden Arrhythmieepisoden weisen die typischen Charakteristika paroxysmaler Tachykardien auf. Im Gegensatz zur AV-Knoten-Reentry-Tachykardie kontrahieren sich die Vorhöfe nicht gegen die geschlossenen Atrioventrikularklappen, sondern die Vorhofkontraktion folgt der Kontraktion der Kammern. Das bei AV-Knoten-Reentry-Tachykardie oft zu beobachtende oder anamnestisch zu erhebende typische Froschzeichen („pounding of the neck") (S. 201) fehlt demnach. Ansonsten ist das klinische Bild bei beiden Tachykardieformen sehr ähnlich.

EKG

EKG bei Sinusrhythmus

Bei antegrad leitenden Bahnen kommt es durch die Umgehung des AV-Knotens zu einer vorzeitigen Kammererregung mit Fusion von zwei Erregungsfronten. Hieraus resultiert die als pathognomonisch zu bezeichnende Delta-Welle (Abb. 7.24). Die PQ- bzw. P-Delta-Dauer ist verkürzt (< 0,12 s).

Die Ausprägung der Delta-Welle und damit das Ausmaß der ventrikulären Präexzitation mit Fusion der Erregungsfronten ist von zahlreichen Faktoren abhängig. Hierzu gehören insbesondere die Leitungseigenschaften und Lage der akzessorischen Bahn und die Leitungseigenschaften des AV-Knotens. Bei verzögerter AV-Knotenleitung (AV-Block I. Grades, erhöhter Vagotonus, Bradykardie) überwiegt die Erregung über die akzessorische Bahn (Zunahme der Präexzitation). Während körperlicher Belastung nimmt die Präexzitation

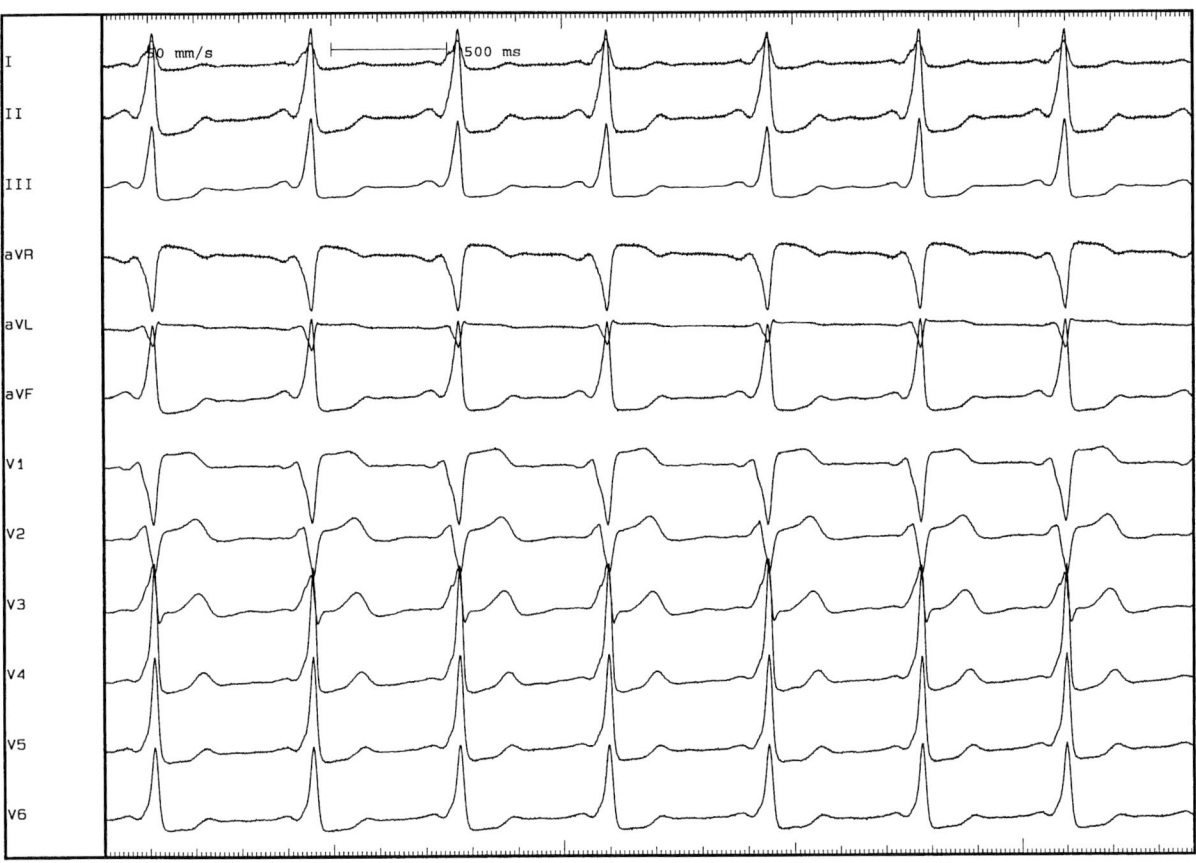

Abb. 7.**24** WPW-Syndrom mit rechts anterior (superior) gelegener akzessorischer Leitungsbahn. Die PQ-Zeit ist verkürzt, die ventrikuläre Präexzitation ist deutlich sichtbar. Das Ausmaß der Präexzitation ist bei rechtsseitig gelegenen Bahnen in der Regel deutlich stärker ausgeprägt als bei linksseitigen Bahnen, da der vom Sinusknoten kommende Impuls bei rechts lokalisierten Bahnen schnell die Ventrikel erreicht und so eine ausgeprägte Präexzitation erzeugen kann. 50 mm/s.

durch schnellere Leitung im AV-Knoten ab. Verschwindet die Präexzitation bei steigender Frequenz während Belastung plötzlich, von einem Schlag zum anderen, so spiegelt die Frequenz, bei der das Verschwinden der Präexzitation auftrat, die Refraktärzeit der akzessorischen Bahn wider. Bei schnell leitenden akzessorischen Bahnen mit kurzer Refraktärzeit bleibt die Präexzitation während Belastung bestehen.

Die Präexzitation ist bei links gelegenen Bahnen schwächer als bei rechts gelegenen Bahnen. Bei ersteren ist die Präexzitation nicht selten nur gering ausgeprägt. Das Fehlen von (septalen) Q-Zacken linkspräkordial (V5, V6) kann der einzige Hinweis auf das Vorliegen einer akzessorischen Bahn sein. Finden sich hingegen solche septalen Q-Zacken, ist eine Präexzitation nahezu ausgeschlossen.

Die anatomische Lage einer akzessorischen Bahn kann bereits aus dem Ruhe-EKG abgeschätzt werden. Von mehreren Autoren wurden Algorithmen entwickelt und vorgestellt, nach denen die Lokalisation der akzessorischen Bahn vom Oberflächen-EKG durchgeführt werden kann (70, 75). Ein Beispiel für einen solchen Algorithmus gibt Abb. 7.**25**. Voraussetzung für die Anwendung der Algorithmen ist jedoch eine ausreichende Präexzitation im Oberflächen-EKG.

Ausschließlich retrograd leitende akzessorische Bahnen lassen sich bei Sinusrhythmus nicht erkennen (so genannte *verborgene* Bahnen).

EKG bei orthodromer AV-Reentry-Tachykardie

Die Tachykardiefrequenz liegt bei 150–220/min (Abb. 7.**26**). Da die Vorhöfe retrograd erregt werden, folgt die P-Welle dem QRS-Komplex (PR>RP). Sie ist meistens in der ST-Strecke oder der T-Welle nachweisbar. Die Ausschlagrichtung der P-Welle gibt Auskunft über die Lokalisation der akzessorischen Bahn (73). Die Ausrichtung der P-Welle in den inferioren Ableitungen ist bei posteroseptal (inferoparaseptal) gelegenen Bahnen negativ.

Handelt es sich um eine Bahn mit dekrementellen Leitungseigenschaften, tritt die P-Welle erst spät nach Ende des QRS-Komplexes auf (81) (Abb. 7.**27**). Dabei ist das RP-Intervall häufig länger als das PR-Intervall. Die Frequenz der Tachykardie ist in der Regel niedriger, da

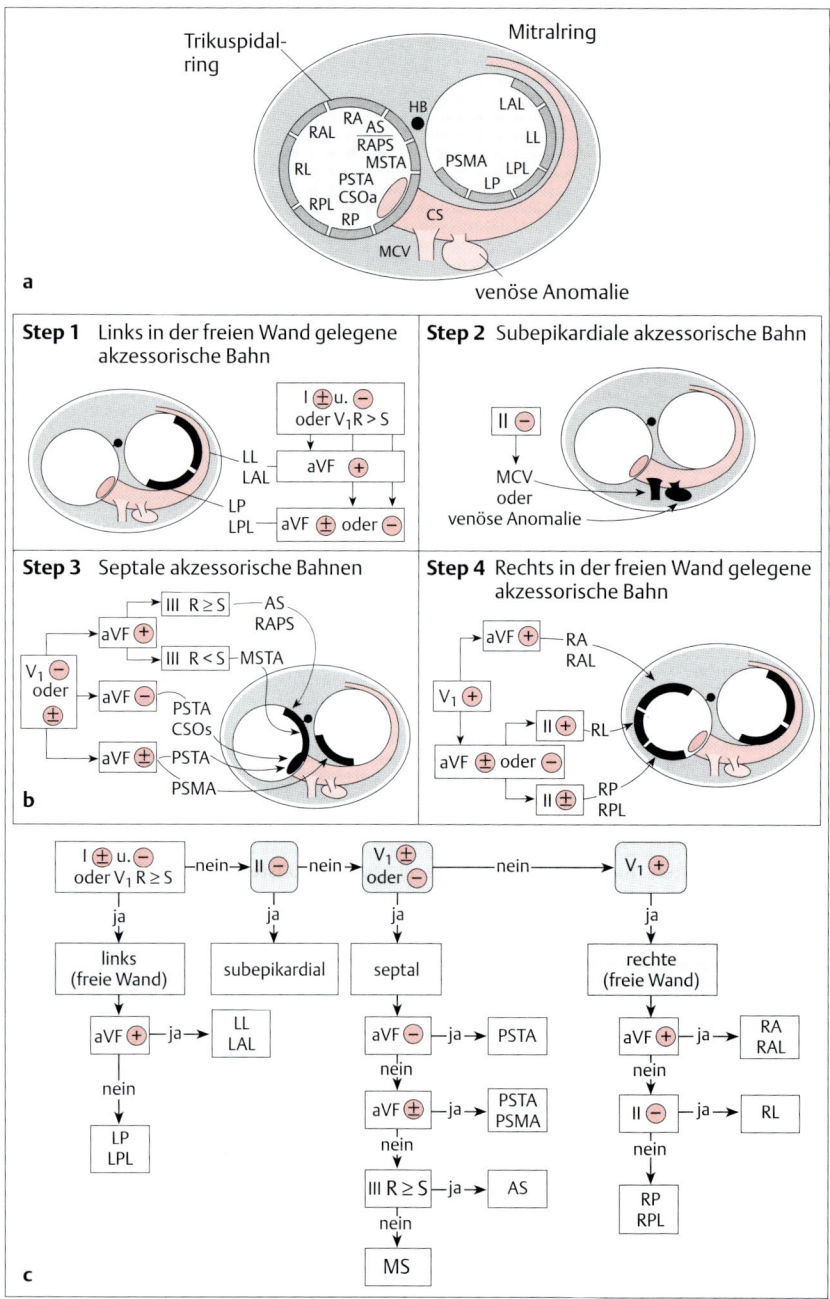

Abb. 7.25 Algorithmus zur Lokalisation akzessorischer Bahnen. Voraussetzung für den Einsatz eines solchen Algorithmus ist eine ausreichend starke Präexzitation im Oberflächen-EKG.
a Mögliche Lokalisationen akzessorischer Leitungsbahnen am AV-Ring. Dargestellt sind die Trikuspidal- und Mitralklappe sowie der Koronarsinus (CS) mit der mittleren Herzvene (MCV) und einem Divertikulum als venöse Anomalie. RA: rechts anterior, AS/RAPS: anterospetal/rechts anterior paraseptal, MSTA: midseptaler Trikuspidal-Anulus, PSTA/CSOSs: posteroseptaler Trikuspidalanulus/Koronarsinus-Ostium, RP: rechts posterior, RPL: rechts posterolateral, RL: rechts lateral, RAL: rechts anterolateral, LAL: links anterolateral, LL: links lateral, LPL: links posterolateral, LP: links posterior, PSMA: posteroseptaler Mitralanulus.
b Vorgehen bei der Lokalisation akzessorischer Bahnen.
c Stufenweiser Algorithmus zur Lokalisation akzessorischer Bahnen (nach 70).

die Leitungszeit im Reentrykreis durch die langsam leitende Bahn bestimmt wird. Die Bahn reagiert typischerweise auf sympathische Erregung mit einer Beschleunigung der Leitungsgeschwindigkeit, was zu starken Änderungen der Frequenz der Tachykardie führt. Die Tachykardien treten oft schon bei geringen Änderungen der Frequenz oder der vegetativen Lage auf. Viele Patienten neigen zu unaufhörlichen Tachykardien.

Die über den AV-Knoten zu den Ventrikeln gelangende normale Erregung wird oft so langsam über diese spezielle Form der akzessorischen Bahn geleitet, dass die retrograde so spät den Vorhof erreicht, dass dieser bereits wieder erregbar ist. Medikamente, die die Leitungsgeschwindigkeit in einer der Komponenten des Reentrykreises herabsetzen, stabilisieren die Tachykardie oder erhöhen zumindest die Wahrscheinlichkeit ihres Auftretens. Diese Form wird als unaufhörliche atrioventrikuläre Tachykardie (so genannte „permanent junctional reciprocating tachycardia" [PJRT]) oder in Anlehnung an einen der Erstbeschreiber als „Coumel-Tachykardie" bezeichnet.

Eine differentialdiagnostische Abgrenzung gegenüber einer ungewöhnlichen (fast-slow) AV-Knoten-Reentry-Tachykardie, einer atrialen Tachykardie oder einer junktionalen Tachykardie ist anhand des Oberflächen-EKGs in der Regel nicht möglich.

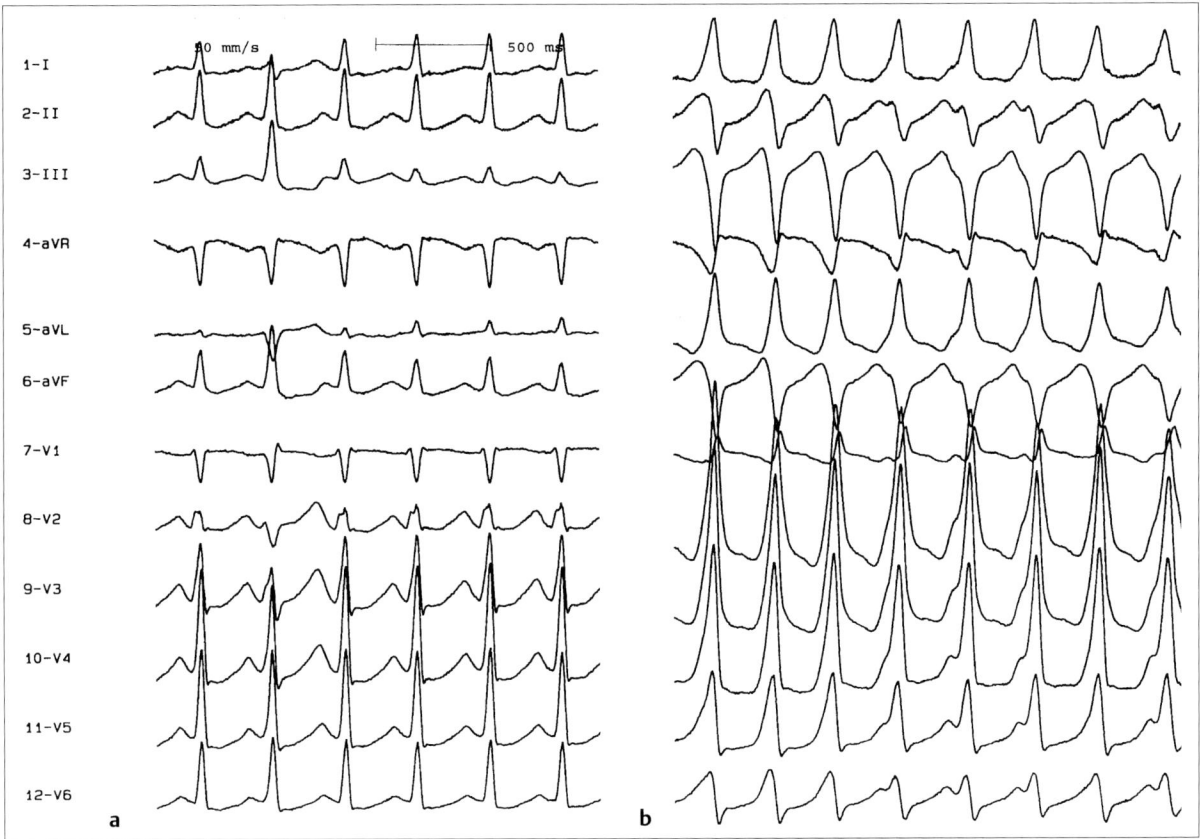

Abb. 7.26 Paroxysmale Tachykardien bei einem Patienten mit WPW-Syndrom bei linkslateral (posterior) gelegener akzessorischer Leitungsbahn.
a Orthodrome AV-Reentry-Tachykardie.
b Antidrome AV-Reentry-Tachykardie.
Die Lage der akzessorischen Bahn lässt sich aus der Präexzitation bei antidromer Tachykardie ableiten. 50 mm/s.

Bei einer orthodromen AV-Reentry-Tachykardie findet sich häufig ein Alternans der Amplitude des QRS-Komplexes (89). Letzterer findet sich manchmal auch bei schnellen AV-Knoten-Reentry-Tachykardien (Frequenz oberhalb von 210/min). Liegt eine regelmäßige Tachykardie mit einem QRS-Alternans und einer Frequenz unterhalb von 210/min vor, handelt es sich mit großer Wahrscheinlichkeit um eine AV-Reentry-Tachykardie.

Im Gegensatz zur AV-Knoten-Reentry-Tachykardie kann das Auftreten eines funktionellen Schenkelblocks während der Tachykardie zu einer Änderung der Zyklusdauer der Tachykardie führen (81). Liegt die Schenkelblockierung ipsilateral zur akzessorischen Bahn, so geht ihr Auftreten mit einer deutlichen Zunahme der Zyklusdauer einher (verlängerter Leitungsweg) (Abb. 7.**28**). Bleibt die Tachykardiefrequenz weitgehend gleich, so spricht dies für eine kontralaterale Lokalisation der Bahn (Abb. 7.**29**).

EKG bei antidromer AV-Reentry-Tachykardie

Bei der antidromen AV-Reentry-Tachykardie wird die Kammer antegrad über die akzessorische Bahn erregt, die Vorhofaktivierung erfolgt retrograd über den AV-Knoten. Da die ventrikuläre Aktivierung ausschließlich über die akzessorische Bahn erfolgt, ist der Kammerkomplex maximal präexzitiert (Abb. 7.25). Antidrome Tachykardien sind seltener als orthodrome Tachykardien. Finden sich bei einem Patienten morphologisch unterschiedliche antidrome Tachykardien, so spricht das für das Vorliegen mehrerer akzessorischer Bahnen.

EKG bei Mahaim-Bahnen

Patienten mit Mahaim-Bündeln weisen häufig nur eine relativ geringe Präexzitation auf (84). Das PQ-Intervall ist nicht wesentlich verkürzt. Die QRS-Komplexe sind schmal. Bei Patienten mit Mahaim-Bahnen können Tachykardien auftreten, bei denen die atriofaszikuläre Bahn in antegrader Richtung und das His-Bündel und der AV-Knoten in retrograder Weise durchlaufen wer-

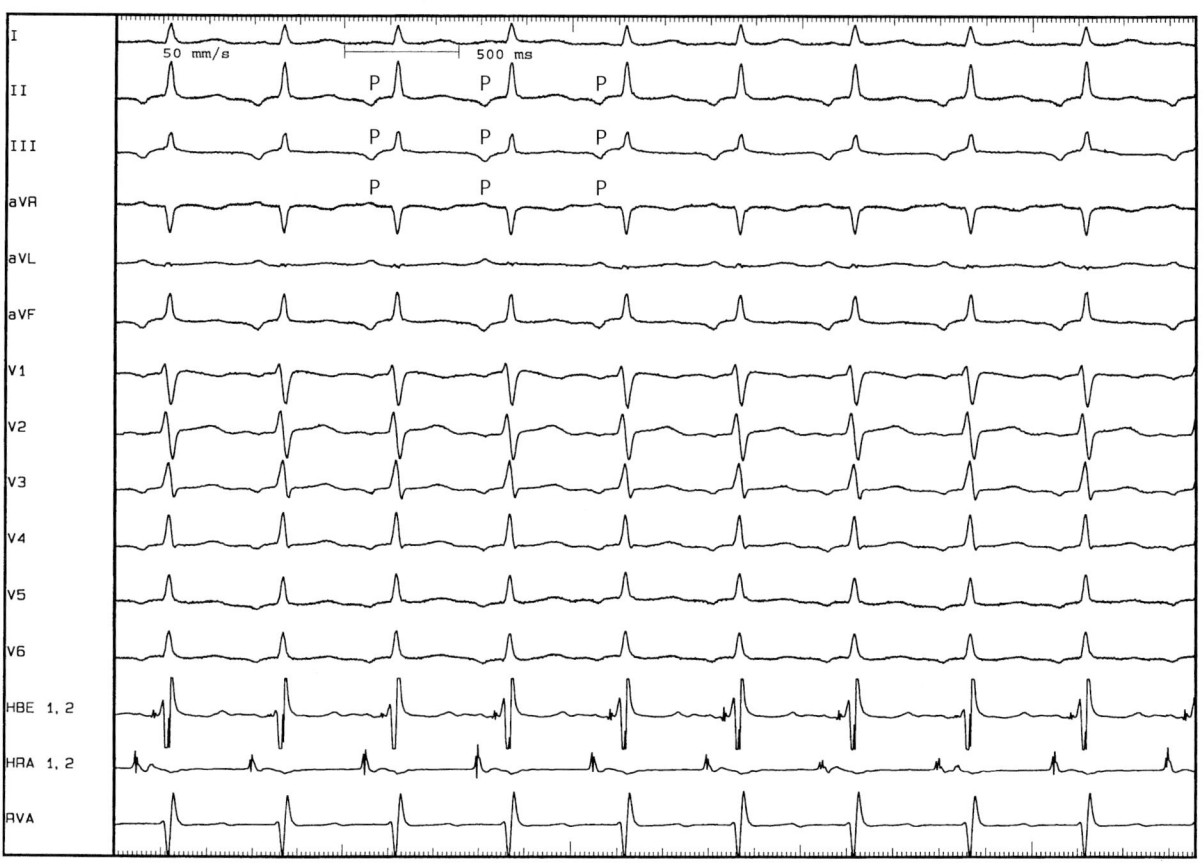

Abb. 7.27 AV-Reentry-Tachykardie bei einer dekrementell, nur retrograd leitenden akzessorischen Leitungsbahn (so genannte PJRT, „permanent junctional reciprocating tachycardia"). Die P-Welle liegt weit hinter dem Ende der T-Welle (RP >> PR). Eine differentialdiagnostische Abgrenzung gegenüber einer ungewöhnlichen (fast-slow) AV-Knoten-Reentry-Tachykardie, einer atrialen Tachykardie oder einer junktionalen Tachykardie ist allein anhand des Oberflächen-EKGs in der Regel nicht möglich. 12-Kanal-Oberflächen-EKG und drei intrakardiale Ableitungen (HBE: His-Bündel-EKG, HRA: hoher rechter Vorhof, RVA: rechtsventrikuläre Spitze). 50 mm/s.

den. Die Tachykardie weist eine linksschenkelblockartige Konfiguration auf, da die atriofaszikuläre Bahn rechts inseriert (84) (Abb. 7.30).

EKG bei Vorhofflimmern

Vorhofflimmern ist durch ein typisches EKG-Bild gekennzeichnet: durch Irregularität der RR-Intervalle und der QRS-Komplexe (Abb. 7.31). Die ventrikuläre Aktivierung erfolgt mit wechselndem Ausmaß sowohl über den AV-Knoten als auch über die akzessorische Bahn. Daneben finden sich auch einzelne normal konfigurierte Komplexe (alleinige Leitung über den AV-Knoten). Das Ausmaß der Präexzitation hängt von den individuellen Leitungseigenschaften beider Strukturen ab.

Bei gut leitfähiger akzessorischer Bahn kann eine nahezu alleinige Überleitung auf die Ventrikel über die Bahn erfolgen. Die Folge können Kammerfrequenzen bis zu 300/min sein. Die Gefahr des Auftretens von Kammerflimmern besteht (81). Das kürzeste Intervall zwischen zwei maximal präexzitierten Aktionen kennzeichnet die Refraktärzeit der akzessorischen Bahn. Liegen mehrere akzessorische Bahnen vor, können unterschiedliche Muster der ventrikulären Präexzitation resultieren.

Elektrophysiologische Untersuchung

Bei Patienten mit AV-Reentry-Tachykardien ist eine invasive elekrophysiologische Untersuchung in den meisten Fällen nur noch indiziert, wenn interventionelle Maßnahmen geplant (Katheterablation der akzessorischen Bahn) sind. Eine Kontrolle der medikamentöse Einstellung durch serielle Testung mittels programmierter Stimulation ist obsolet.

Im His-Bündel-EKG ist das His-Potential bei Präexziation im Bereich der Delta-Welle im EKG erkennbar oder es fällt in den V-Komplex und ist nicht mehr ausmachbar (81). Von einem eigentlichen HV-Intervall kann daher aufgrund der vorzeitigen Erregung der Kammern über die akzessorischen Bahnen nicht mehr gesprochen werden. Fast normale Verhältnisse können

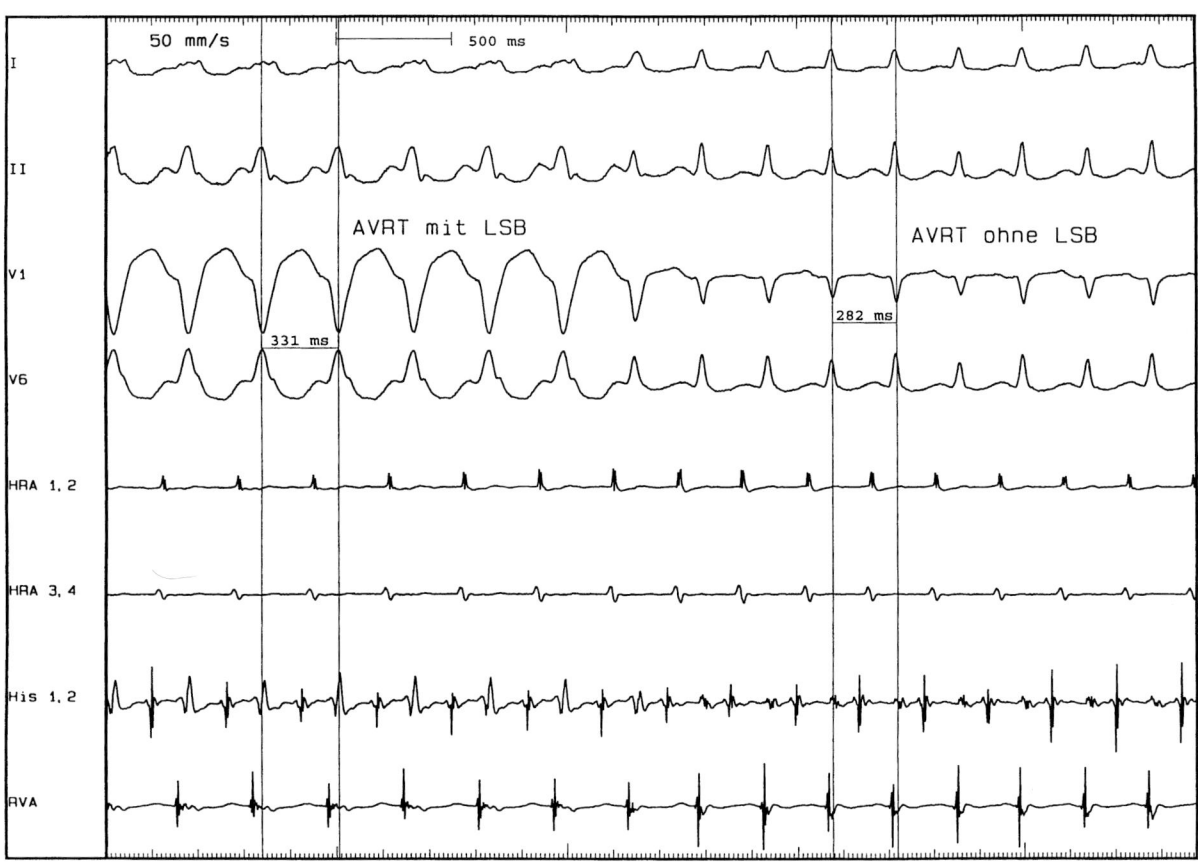

Abb. 7.28 Orthodrome AV-Reentry-Tachykardie; zeitweise liegt ein Linksschenkelblock vor (die ersten sieben Aktionen von links). Die Zykluslänge der Tachykardie nimmt nach Verschwinden des Schenkelblocks um fast 50 ms ab. Dies spricht dafür, dass die akzessorische Bahn ipsilateral der Blockierung liegt. Dies konnte nachfolgend bestätigt werden (links laterale [posteriore] Leitungsbahn). Oberflächen-Ableitungen I, II, V1 und V6 sowie vier intrakardiale Ableitungen (HBE: His-Bündel-EKG, HRA: hoher rechter Vorhof, RVA: rechtsventrikuläre Spitze). 50 mm/s.

sich bei sehr langsam leitenden akzessorischen Bahnen (mit entsprechend geringer Präexzitation im Oberflächen-EKG) ergeben. In solchen Fällen kann die Präexzitation durch Vorhofstimulation verstärkt werden. Hierbei kommt es zu einer von der Frequenz abhängigen Verzögerung der Erregungsleitung im AV-Knoten mit Überwiegen der akzessorischen Erregungsleitung, also zu einer zunehmenden Präexzitation, wobei die akzessorische Bahn frequenzunabhängig leitet.

Mit steigender Freuenz (oder analog zunehmender Vorzeitigkeit einer vorzeitigen Erregung durch programmierte Stimulation im Vorhof) kommt es in Abhängigkeit der Leitungseigenschaften der normalen und akzessorischen Bahn entweder zu einer Normalisierung der QRS-Dauer (Refraktärperiode der akzessorischen Bahn > AV-Knoten) oder zu einer maximalen Präexzitation (Refraktärperiode der akzessorischen Bahn < AV-Knoten). In Abhängigkeit von der Vorzeitigkeit oder der Frequenz nimmt das Ausmaß der Präexzitation schrittweise zu (Ziehharmonika-Effekt); im His-Bündel-EKG wandert das His-Potential zunehmend in das V-Potential bzw. den QRS-Komplex hinein.

Bei Mahaim-Bahnen ist das HV-Intervall ebenfalls verkürzt, allerdings nur in geringem Ausmaß, da das Mahaim-Bündel und das His-Bündel weitgehend gleichzeitig erregt werden.

Das Vorhandensein und die Eigenschaften einer retrograd leitenden akzessorischen Bahn wird durch Ventrikelstimulation ermittelt. In der Regel besteht eine retrograde Leitung über das normale Leitungssystem. Bei steigender Frequenz der Ventrikelstimulation (oder zunehmender Vorzeitigkeit von Einzelimpulsen) kommt es aufgrund der Leitungseigenschaften des AV-Knotens zu einer zunehmenden Verlängerung des VA-Intervalls. Bei Patienten mit einer akzessorischen Bahn fehlt diese VA-Intervallzunahme, da die Rückleitung zum Vorhof über die frequenzunabhängig leitende akzessorische Bahn erfolgt. Beim Mapping der retrograden VA-Leitung lässt sich darüber hinaus feststellen, dass die Leitung zum Vorhof „exzentrisch" (nicht über den AV-Knoten) erfolgt. Bei links gelegenen Bahnen lässt sich bei Positionierung eines Katheters im Koronarsinus (CS) ein kürzeres V-CS-Intervall als VA-Intervall im His-Bündel-EKG feststellen. Dort, wo das V-CS-Intervall am kür-

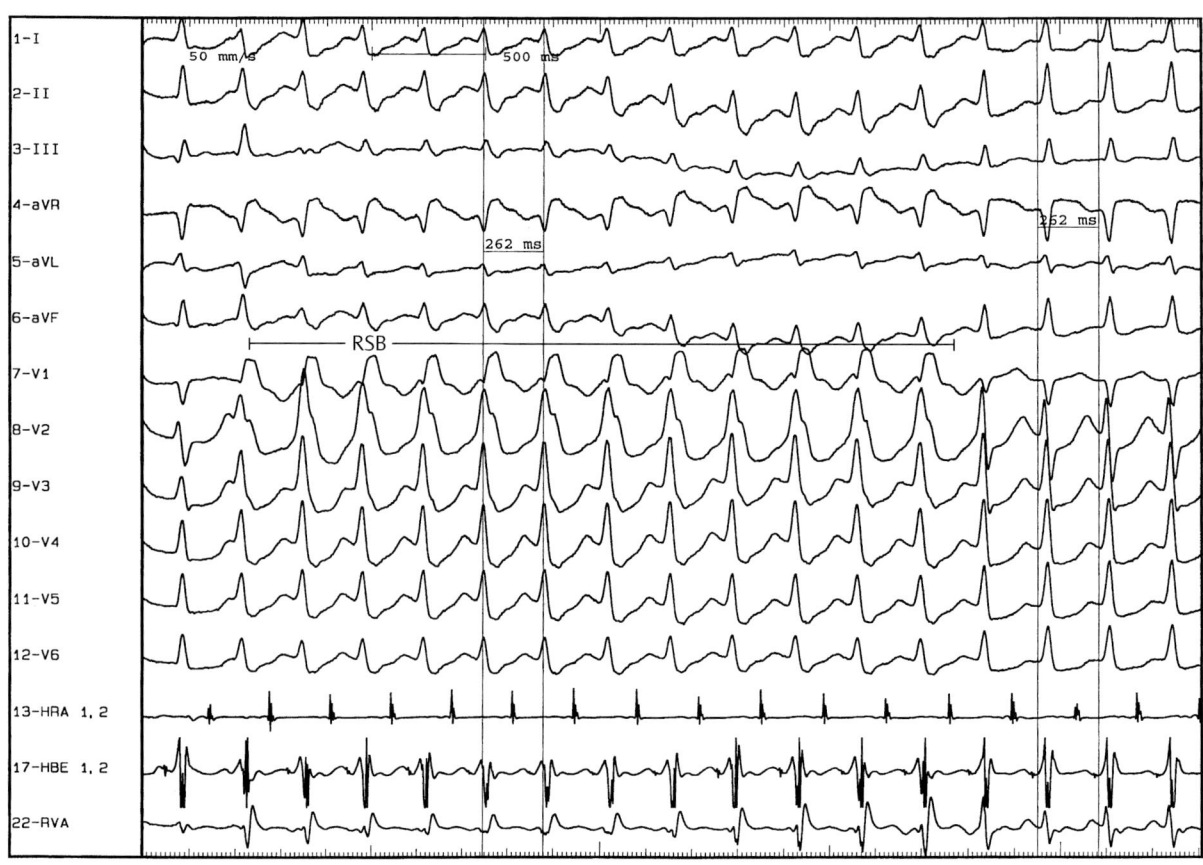

Abb. 7.**29** Orthodrome AV-Reentry-Tachykardie; zeitweise liegt ein Rechsschenkelblock vor (am einfachsten an der rsR-Konfiguration in V1 erkennbar) vor. Die Zykluslänge der Tachykardie ist unabhängig vom Vorliegen bzw. Fehlen des Schenkelblocks. Dies spricht dafür, dass die akzessorische Bahn kontralateral (und damit linksseitig) lokalisiert ist. Dies konnte nachfolgend bestätigt werden (links laterale [posteriore] Leitungsbahn). 12-Kanal-Oberflächen-EKG und drei intrakardiale Ableitungen (HBE: His-Bündel-EKG, HRA: hoher rechter Vorhof, RVA: rechtsventrikuläre Spitze). 50 mm/s.

zesten ist, liegt der CS-Katheter der atrialen Insertion der akzessorischen Bahn am nächsten. Bei rechts gelegenen Bahnen ist die exzentrische ventrikuloatriale Leitung dadurch gekennzeichnet, dass das atriale Elektrogramm bei Ableitung im basalen rechten Vorhof früher erscheint als das A-Potential im His-Bündel-EKG.

Bei septalen Bahnen hilft die ventrikuläre Stimulation nicht weiter, da das retrograde Aktivierungsmuster oft den normalen Verhältnissen entspricht. Hilfreich kann hier, z.B. zur Überprüfung des Ablationserfolgs, die Gabe von Adenosin sein. Bei ausschließlicher retrograder Leitung über das normale Reizleitungssystem resultiert unter Adenosin ein kompletter retrograder Block, bei Vorliegen einer akzessorischen Bahn ist dies nicht der Fall (eine Ausnahme bildet hier allerdings die dekrementelle retrograd leitende akzessorische Bahn, die dem AV-Knoten ähnliche Leitungseigenschaften aufweist).

Da die bei akzessorischen Bahnen auftretenden Tachykardien auf Reentry beruhen, lassen sie sich im Rahmen der invasiven elektrophysiologischen Untersuchung mittels programmierter Stimulation induzieren und terminieren. Durch gezielte Auslösung von Extrasystolen zu einem Zeitpunkt, zu dem das His-Bündel refraktär ist, kommt es bei Vorliegen einer akzessorischen Bahn dennoch zu einer Erregung der Vorhöfe.

Orthodrome AV-Reentry-Tachykardie

Bei der orthodromen AV-Reentry-Tachykardie läuft der Impuls antegrad über den AV-Knoten und das His-Bündel, dementsprechend geht dem Ventrikelpotential ein H-Potential voraus. Das HV-Intervall ist normal. Die Vorhöfe werden retrograd aktiviert, dementsprechend folgt das A-Potential der Kammererregung. Die VA-Leitungszeit liegt hierbei über 60 ms. Die Leitungszeit vom Ventrikel bis zum hohen rechten Vorhof (V-HRA-Intervall) übersteigt 95 ms. Diese Intervalle sind bei AV-Knoten-Reentry-Tachykardie typischerweise kürzer (S. 204).

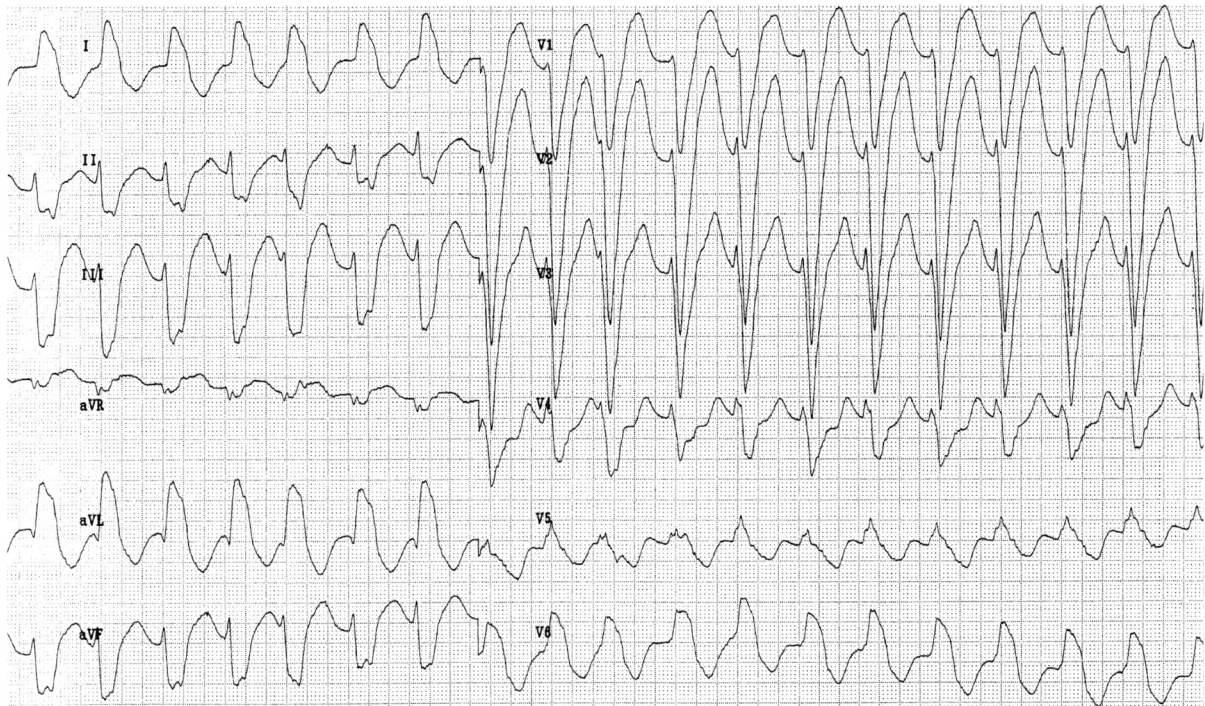

Abb. 7.**30** Antidrome AV-Reentry-Tachykardie bei Vorliegen eines Mahaim-Bündels. Typisch ist die linksschenkelblockartige Konfiguration der Tachykardie. 50 mm/s.

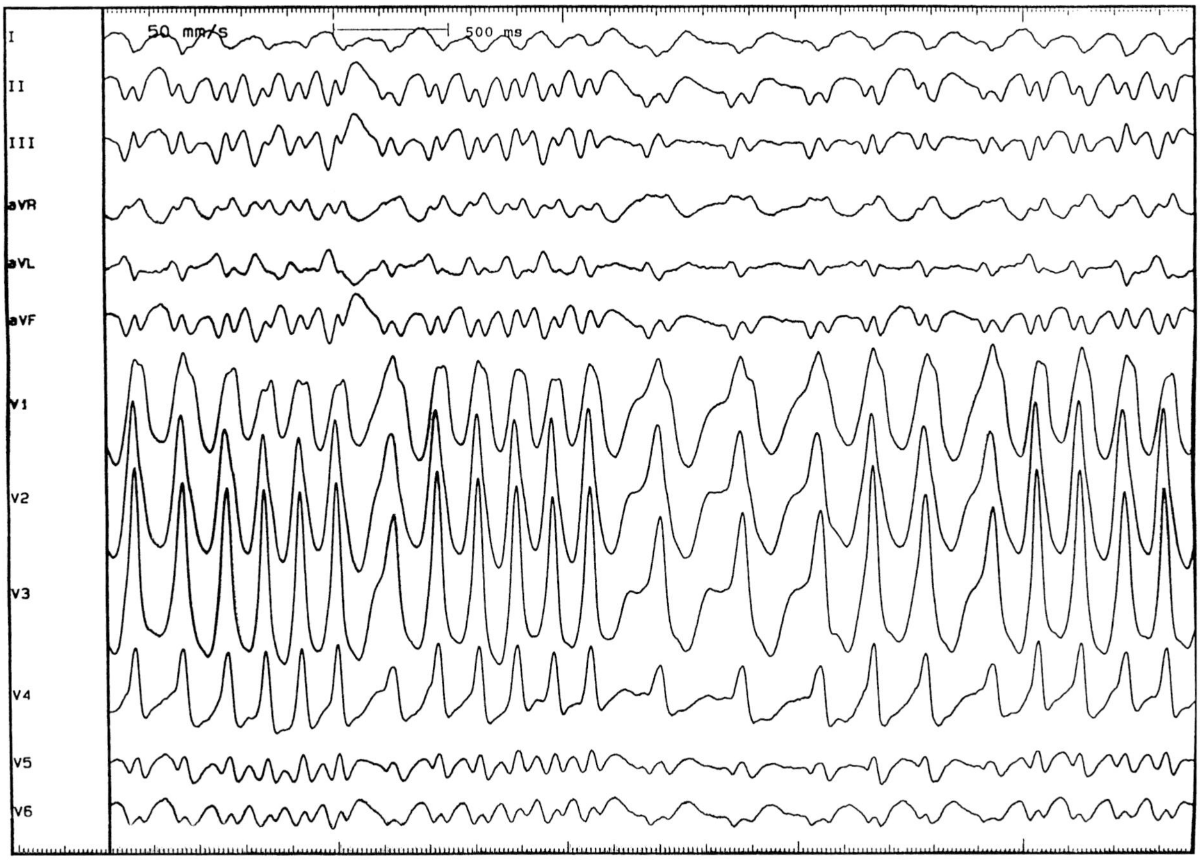

Abb. 7.**31** Schnelle antegrade atrioventrikuläre Leitung über eine linkslateral gelegene akzessorische Leitungsbahn bei Vorhofflimmern als Grundrhythmus (Aufzeichnung der Rhythmusstörung im Rahmen einer elektrophysiologischen Untersuchung, bei der Vorhofflimmern durch Vorhofstimulation induziert wurde). Die Refraktärzeit der akzessorischen Bahn war mit 150 ms extrem kurz. Aufgrund dieser kurzen Refraktärzeit ist eine sehr schnelle Überleitung über die akzessorische Bahn möglich. 50 mm/s.

Antidrome AV-Reentry-Tachykardie

Die bei antidromer Tachykardie zu erhebenden Befunde entsprechen denen bei starker Präexzitation bei Sinusrhythmus. Das His-Potential ist üblicherweise im Ventrikel-Potential verborgen und somit nicht abgrenzbar. Die Analyse der retrograden Leitung zum Vorhof ergibt ein normales Aktivierungsmuster (s.o.).

Antidrome Tachykardie bei Mahaim-Bahn

Bei der AV-Reentry-Tachykardie mit antegrader Kammererregung über eine atriofaszikuläre oder atrioventrikuläre Bahn resultiert ebenfalls eine maximale Präexzitation, wobei die früheste Kammererregung aufgrund der distalen Insertion der Bahn im Bereich des rechten Schenkels in der Nähe der rechtsventrikulären Spitze erfolgt und im Gegensatz zu atrioventrikuläre akzessorischen Bahnen nicht basisnah am Trikuspidalring.

Als Ausdruck der distalen Insertion finden sich im Oberflächen-EKG ein linksschenkelblockartiges Bild mit tiefen S-Zacken, die bis nach linkspräkordial (V5) reichen (83).

Medikamententests

Ajmalin-Test

Ajmalin (50 mg i.v.) verlängert die Refraktärzeit der akzessorischen Bahn. Verschwindet die Präexzitation, spricht dies für eine relativ lange Refraktärzeit der akzessorischen Bahn von über 250 ms. Dies macht eine sehr hochfrequente antegrade Überleitung bei Vorhofflimmern unwahrscheinlich. Der Ajmalin-Test hat sich in der Diagnostik nicht durchsetzen können.

Adenosin-Test

Nach i.v. Gabe von Adenosin als Bolus kommt es vorübergehend zu einer Blockierung der AV-Knoten-Leitung. Dies führt zu einer vorübergehenden ausschließlichen Leitung über die akzessorische Bahn mit maximaler Präexzitation. In seltenen Fällen kann auch eine antegrad nicht oder kaum zur Kammererregung beitragende akzessorische Bahn erst demaskiert werden.

Therapie

Akutbehandlung

Die medikamentöse antiarrhythmische Therapie bei Patienten mit Präexzitationssyndrom zielt auf eine Verlängerung der Leitungszeit und/oder Refraktärzeit im AV-Knoten, in der akzessorischen Bahn oder in beidem ab. Zur Akuttherapie von AV-Reentry-Tachykardien sollten zunächst vagusstimulierende Manöver versucht werden (Tab. 7.**8**). Medikamente der ersten Wahl sind Adenosin (Wirkung auf den AV-Knoten) und Antiarrhythmika, die die Leitungs- und Refraktärzeit der akzessorischen Bahn verlängern. Zu den letzteren gehören Antiarrhythmika der Klasse IC, die auch bei Vorliegen von Vorhofflimmern (s.u.) eingesetzt werden können. Bei hämodynamischer Kompromittierung durch die Rhythmusstörung sollte jedoch einer elektrischen Kardioversion der Vorzug gegeben werden.

Die intravenöse Gabe von Calciumantagonisten vom Typ Verapamil bei Patienten mit Präexzitationssyndrom ist während Vorhofflimmerns kontraindiziert. Verapamil verlangsamt zwar die Leitung im AV-Knoten, nach intravenöser Injektion kann es aber reflektorisch durch den vasodilatierenden Effekt mit nachfolgender Sympathikusaktivierung zu einer „Beschleunigung" der Erregungsleitung (Abnahme der Refraktärzeit) über die akzessorische Bahn kommen. Hierbei können Kammerfrequenzen von bis 300/min oder mehr, evtl. sogar eine Degeneration in Kammerflimmern beobachtet werden. Auch Digitalis kann die Refraktärzeit der akzessorischen Bahn verkürzen.

> Aus den genannten Gründen sind Verapamil i.v. und Digitalis (oral und i.v.) bei Patienten mit akzessorischen Bahnen und Vorhofflimmern kontraindiziert.

Verapamil sollte bei AV-Reentry-Tachykardie nur i.v. verabreicht werden, wenn ein Defibrillator in erreichbarer Nähe ist, da ein Übergang der Tachykardie in Vorhofflimmern möglich ist. Bei der Anwendung von Adenosin kann es in seltenen Fällen nach Injektion zum Auftreten von Vorhofflimmern kommen. Aufgrund der kurzen Halbwertzeit und der im Vergleich zu Verapamil geringer ausgeprägten sympathischen Stimulation sind Komplikationen seltener zu erwarten.

Rezidivprophylaxe

Die Katheterablation ist heute nicht mehr Alternative zur medikamentösen Therapie, sondern das Verfahren der ersten Wahl. Sie ist bei allen Patienten mit symptomatischen Tachyarrhythmien unter Einbeziehung einer akzessorischen Bahn indiziert. Sogar Patienten, die durch medikamentöse antiarrhythmische Maßnahmen ausreichend eingestellt sind, sollte die Katheterablation als kuratives Behandlungsverfahren angeboten werden. Eine zwingende Indikation zur Katheterablation besteht bei Patienten mit schwer wiegender klinischer Symptomatik wie Synkopen und Zustand nach Reanimation.

Auch bei asymptomatischen Patienten mit ventrikulärer Präexzitation kann sich eine Indikation zur Katheterablation ergeben, z.B. bei Leistungssportlern oder Personengruppen mit hohem Berufs- oder Freizeitrisiko (Piloten, Fallschirmspringer, Bergsteiger, u.a.).

Bei Kindern mit symptomatischen Tachykardien unter Beteiligung einer akzessorischen Leitungsbahn ist die Indikation zur Katheterablation im Vergleich zu Erwachsenen zurückhaltender zu stellen. Auch wenn die

Tabelle 7.8 Antiarrhythmische Therapie bei WPW-Syndrom bzw. bei Rhythmusstörungen mit Einbeziehung akzessorischer Leitungsbahnen

Akuttherapie

Vagale Manöver
Medikamentöse Therapie bei AV-Reentry-Tachykardie
- Adenosin i.v. (16–18 mg rasch i.v.) oder Verapamil (5–10 mg i.v.)
- Ajmalin 1 mg/kg KG i.v., Flecainid 1–2 mg/kg KG oder Propafenon 1–2 mg/kg KG

Medikamentöse Therapie bei Vorhofflimmern mit antegrader Leitung über eine akzessorische Bahn
- Ajmalin 1 mg/kg KG i.v., Flecainid 1–2 mg/kg KG oder Propafenon 1–2 mg/kg KG
- KEIN VERAPAMIL I.V.! KEIN DIGITALIS I.V.!

Langzeittherapie

- Katheterablation
- Herzwirksamer Calciumantagonist (Verapamil 3×80–120 mg tgl., Diltiazem 3×60 mg oder 2×90–120 mg tgl.)
- Betarezeptorenblocker, z.B. Metoprolol 100–200 mg tgl:, Bisoprolol 5–15 mg tgl.
- Propafenon* 600–900 mg tgl., Flecainid* 200–300 mg tgl.
- Sotalol 160–480 mg tgl., ggf. Amiodaron 100–200 mg tgl. (initial Aufsättigung notwendig)

* Vorsicht bei struktureller und/oder koronarer Herzerkrankung

---

vorliegenden Daten anzeigen, dass bei Kleinkindern und Heranwachsenden eine Katheterablation einer akzessorischen Bahn in spezialisierten Zentren mit hohen Erfolgsraten und großer Behandlungssicherheit durchgeführt werden kann, sollte in jedem Einzelfall abgewogen werden, ob die medikamentöse antiarrhythmische Behandlung zumindest über einige Jahre nicht das bessere Vorgehen sein könnte.

Bei Erwachsenen ergibt sich heute nur noch dann eine Indikation zur medikamentösen antiarrhythmischen Therapie, wenn eine Katheterablation vom Patienten abgelehnt wird, ineffektiv war oder schwer wiegende Erkrankungen mit deutlich eingeschränkter Prognose (z.B. maligne Erkrankungen) vorliegen oder das Vorgehen bei Katheterablation durch anatomische Anomalien (z.B. komplexe angeborene Vitien) erheblich erschwert wird.

Die bis Anfang der 90er Jahre noch an einigen Stellen mögliche antitachykarde Operation ist heute praktisch nicht mehr nötig und möglich.

Katheterablation

Über die erste erfolgreiche klinische Anwendung von Hochfrequenzstrom zur Ablation rechts gelegener akzessorischer Bahnen wurde 1986 von Borggrefe und Mitarbeitern berichtet (71). Kuck et al. publizierten 1988 die erste erfolgreiche Behandlung eines Patienten mit einer links gelegenen akzessorischen Leitungsbahn durch Hochfrequenzstrom-Ablation (85). Die Ergebnisse größerer klinischer Studien wurden in den nachfolgenden Jahren vorgelegt (76, 77, 80).

Die Ablation akzessorischer Leitungsbahnen kann heute unabhängig von der Lokalisation in entsprechend spezialisierten Zentren in mehr als 95 % aller Fälle erfolgreich durchgeführt werden, wobei die Erfolgsraten bei rechts gelegenen Bahnen etwas niedriger sind als bei links gelegenen.

Größere Schwierigkeiten bestehen manchmal bei der Ablation

- so genannter epikardial verlaufender akzessorischer Bahnen,
- akzessorischer Bahnen in Verbindung mit Divertikeln des Koronarsinus,
- akzessorischer Bahnen bei Patienten mit anhaltendem oder rezidivierendem Vorhofflimmern und
- akzessorischer Leitungsbahnen mit atypischem Verlauf oder dann,
- wenn bei einem Patienten mehrere akzessorische Bahnen vorliegen (79, 86, 90).

Die Rezidivrate nach primär erfolgreicher Ablation liegt bei etwa 8–10 % (74). Häufig treten die Rezidive innerhalb der ersten drei Monate nach der Ablation auf. Bei Arrhythmierezidiven bietet sich eine Wiederholung des Versuchs der Katheterablation an.

Vorgehen bei ventrikulärer Präexzitation (offene akzessorische Leitungsbahn)

Der Zugang zum Herzen erfolgt bei der Katheterablation akzessorischer Leitungsbahnen in den meisten Fällen von transfemoral. Zur Ablation akzessorischer Bahnen reicht prinzipiell ein Elektrodenkatheter (Ablationskatheter). In der Mehrzahl der Fälle werden jedoch neben dem Ablationskatheter weitere Stimulations- und auch Ableitungskatheter im hohen rechten Vorhof, im Bereich des His-Bündels und in der Spitze des rechten Ventrikels platziert. Sie dienen der vollständigen elektrophysiologischen Diagnostik vor Ablation durch Vorhof- und Ventrikelstimulation, zur Lokalisationsdiagnostik und zu einer vom Oberflächen-EKG unabhängigen Erfolgskontrolle nach Katheterablation.

Bei links gelegenen akzessorischen Bahnen wird häufig ein zusätzlicher Katheter im Koronarsinus platziert. Bei links gelegenen Bahnen wird der Ablationskatheter retrograd über die Aortenklappe geführt und zwischen Mitralklappe und freier Wand, nahe dem Mitralanulus, platziert. Alternativ kann der Katheter nach transseptaler Punktion vorhofseitig am Anulus platziert werden. Bei rechts gelegenen Bahnen wird der Ablationskatheter bis zum Trikuspidalklappenanulus vorgeschoben. Die exakte Lokalisation offener akzessorischer Leitungsbahnen erfolgt in nahezu allen Fällen während Sinusrhythmus und/oder atrialer Stimulation, um das Ausmaß der Präexzitation zu erhöhen.

Der Ablationskatheter wird in dem nach der Analyse des Oberflächen-EKG vermuteten Bereich platziert und die abgeleiteten lokalen Elektrogramme werden analysiert. Kriterien zur Identifizierung erfolgreicher Ablationsstellen bei Katheterablation der *ventrikulären* Insertion links gelegener Bahnen sind:

➤ der Nachweis einer atrialen Komponente, um die Nähe des Ablationskatheters zum Klappenanulus sicherzustellen,
➤ der Nachweis eines Potentials der akzessorischen Bahn sowie
➤ eine möglichst frühe ventrikuläre Aktivierungszeit.

Die Registrierung unipolarer Elektrogramme über die distale Katheterelektrode erleichtert die exakte Lokalisation. Im unipolaren Elektrogramm können eine Vorhofkomponente, die intrinsische Deflektion und eine ventrikuläre Komponente voneinander differenziert werden. Ein direkter, „schulterloser" Übergang der atrialen Komponente des unipolaren Elektrogramms in die ventrikuläre Komponente spricht für eine Katheterposition nahe oder an der ventrikulären Insertion der akzessorischen Bahn. Die Ableitung unipolarer Elektrogramme ist sowohl bei links als auch rechts gelegenen akzessorischen Bahnen sinnvoll.

Bei erfolgreicher Energieabgabe lässt im Oberflächen-EKG innerhalb weniger Sekunden ein Verschwinden der Präexzitation als Hinweis auf eine effektive Energieapplikation nachweisen (Abb. 7.**32**).

Vorgehen bei verborgenen Leitungsbahnen (keine ventrikuläre Präexzitation)

Bei so genannten verborgenen akzessorischen Leitungsbahnen, bei denen weder im Sinusrhythmus noch während Vorhofstimulation Präexzitation besteht, wird die Lokalisationsdiagnostik der akzessorischen Bahn während induzierter orthodromer Reentry-Tachykardie oder in Einzelfällen während ventrikulärer Stimulation durchgeführt. Kriterien zur Identifizierung erfolgreicher Ablationsstellen sind kurze ventrikuloatriale Lei-

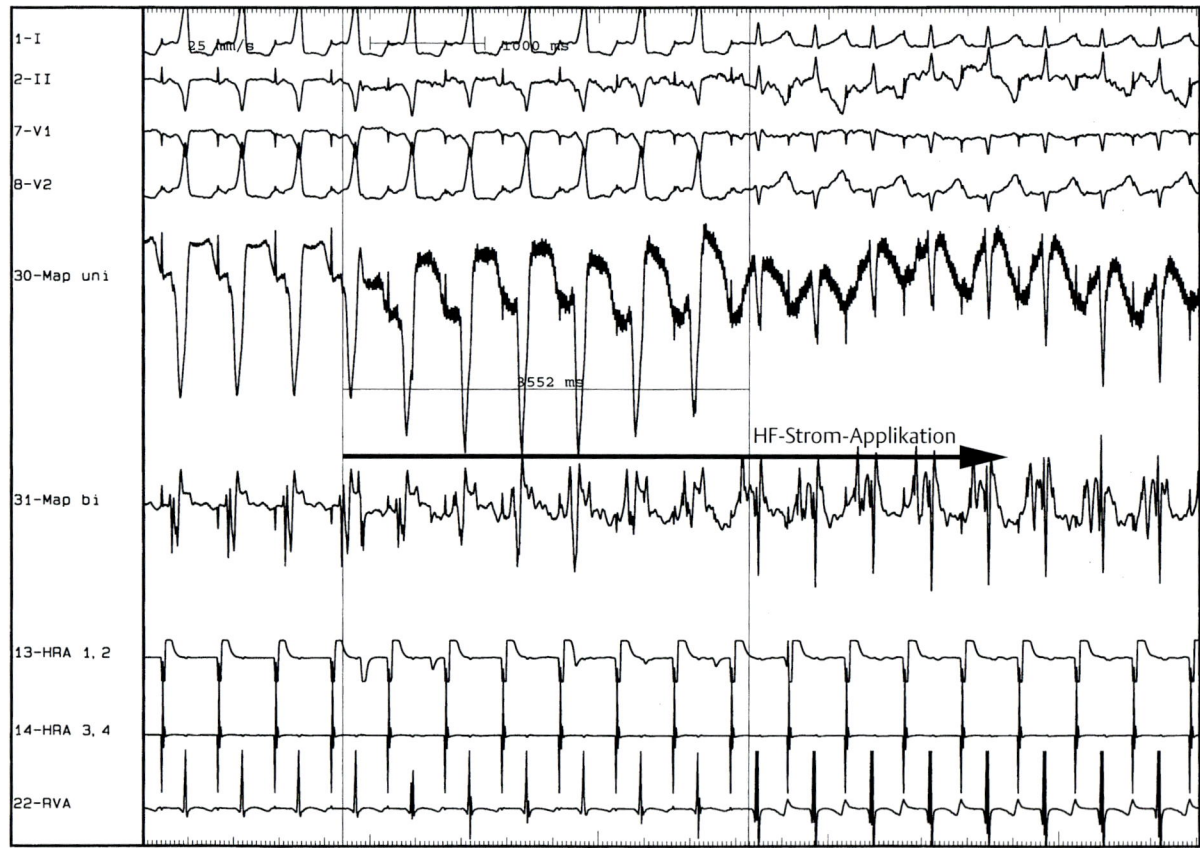

Abb. 7.**32** Erfolgreiche Hochfrequenzstrom-Applikation bei rechts posteroseptaler (inferoparaseptaler) akzessorischer Leitungsbahn. Ca. 3,5 s nach Beginn der Stromapplikation verschwindet die Präexzitation im Oberflächen-EKG.

tungszeiten bis hin zu kontinuierlichen, ohne isoelektrische Linie zwischen Kammer- und Vorhofkomponente des Elektrogramms verlaufenden Stromkurven sowie der Nachweis eines Potentials der akzessorischen Bahn.

Vorgehen bei dekrementell, ausschließlich retrograd leitenden Bahnen

Bei Patienten mit dekrementell retrograd leitenden akzessorischen Bahnen ist eine Katheterablation fast immer erforderlich, da die Tachykardien medikamentös häufig nicht ausreichend zu behandeln sind und aufgrund der oft lang anhaltenden oder auch permanenten Tachykardien eine so genannte tachykardieinduzierte Kardiomyopathie resultieren kann. Es wird in der Regel ein rechtsatrialer Zugang über die V. femoralis gewählt. Zielbereich der Lokalisationsdiagnostik ist die posteroseptale rechtsatriale Region um das Ostium des Sinus coronarius oder auch in diesem. Eine Insertion der Bahn in rechts mittseptalen oder posterioren Bereichen ist ebenfalls möglich. In seltenen Fällen können die Bahnen nur über einen linksventrikulären Zugang zum links posteroseptalen Mitralklappenanulus erreicht werden.

Die Lokalisationsdiagnostik wird während orthodromer Reentry-Tachykardie durchgeführt. Die Applikation des Hochfrequenzstroms erfolgt am Ort der frühesten retrograden atrialen Aktivierung.

Vorgehen bei Mahaim-Bahnen

Wegen der dekrementellen antegraden Leitungseigenschaften besteht im Unterschied zu den atrioventrikulären akzessorischen Bahnen kein Risiko hinsichtlich des plötzlichen Herztodes; die Indikation zur Katheterablation ergibt sich ausschließlich aus dem klinischen Beschwerdebild. Die Lokalisation der Bahn erfolgt über einen rechtsatrialen Zugang durch detailliertes Mapping des parietalen Trikuspidalklappenanulus (84). Auch hier werden Lokalisationsdiagnostik und Katheterablation in der Regel bei Sinusrhythmus oder festfrequenter Vorhofstimulation durchgeführt.

Ziel des Katheter-Mappings ist die Registrierung eines Potentials der atriofaszikulären Bahn, das sich bei sorgfältigem Mapping bis zur ventrikulären Insertion verfolgen lässt.

Komplikationen

Hinsichtlich der Akutkomplikationen der Katheterablation akzessorischer Leitungsbahnen liegen ausreichende Daten vor. Der retrospektive Mulicenter European Radiofrequency Survey (MERFS) schloss 2222 Patienten ein, bei denen in den Jahren 1987 bis 1992 eine Katheterablation akzessorischer Bahnen durchgeführt wurde (78). Die Häufigkeit von Komplikationen betrug insgesamt 5%, wobei schwer wiegende Komplikationen bei etwa 2% der Patienten auftraten (Tab. 5.**37**, S. 143). Bei 14 Patienten (0,63%) kam es zu einem kompletten AV-Block, bei 12 Patienten entwickelte sich ein klinisch bedeutsamer Perikarderguss. Drei in Zusammenhang mit der Katheterablation auftretende Todesfälle wurden beobachtet.

Zu ähnlichen Ergebnissen kam eine kürzlich publizierte prospektive multizentrische Untersuchung bei 1050 Patienten (72). Bemerkenswert ist, dass in dieser Untersuchung die Häufigkeit von Komplikationen bei Patienten mit akzessorischen Bahnen im Vergleich zu Patienten, bei denen eine Ablation des AV-Knotens erfolgte oder die wegen AV-Knoten-Reentry-Tachykardien abladiert wurden, geringer war.

Besonders zu erwähnende, wenn auch seltene Komplikationen können sich aus einer besonderen Lage der akzessorischen Bahn ergeben. Bei posteroseptal oder links posterior epikardial lokalisierten Bahnen erfolgt die Energieabgabe im Koronarsinus. Hieraus ergibt sich ein erhöhtes Risiko für eine Perforation des Koronarsinus mit möglicher resultierender Myokardtamponade. Bei Ablation von rechtsseitig an der freien Wand gelegenen akzessorischen Bahnen wurde über eine Schädigung der rechten Koronararterie berichtet.

Seit der Entwicklung der Hochfrequenzstrom-Katheterablation hat sich die Strahlenexposition durch eine verbesserte und vereinfachte Lokalisationsdiagnostik zunehmend vermindert. Selbstverständlich gilt, dass die Röntgen-Expositionszeiten so kurz wie möglich gehalten werden müssen.

Medikamentöse Rezidivprophylaxe

Zur medikamentösen Langzeittherapie können die Substanzen, die auch bei der Akuttherapie Anwendung finden (außer Adenosin), eingesetzt werden. Zusätzlich kommt, wenn eine Katheterablation nicht infrage kommt, ineffektiv war oder vom Patienten abgelehnt wird, die Verabreichung von Amiodaron in Betracht. Die Wirksamkeit medikamentöser Maßnahmen ist begrenzt, bei über der Hälfte der Patienten treten im Langzeitverlauf Arrhythmierezidive auf.

Empfehlungen für die Praxis

Die Katheterablation steht bei Rhythmusstörungen, die in Zusammenhang mit akzessorischen Bahnen stehen, ganz im Vordergrund. Sie ist eine effektive Therapiemaßnahme, die Inzidenz schwer wiegender Komplikationen ist gering. Da letztere aber nicht gänzlich auszuschließen sind, stellt der alleinige Nachweis einer ventrikulären Präexzitation, ohne dass Rhythmusstörungen auftreten, in der Regel keine Indikation zur Ablation dar.

Literatur

70. Arruda MS, McClelland JH, Wang X et al., Development and validation of an ECG algorithm for identifying accessory pathway ablation site in Wolff-Parkinson-White syndrome. J cardiovasc Electrophysiol 1998; 9: 2–12
71. Borggrefe M, Budde T, Podczeck A, Breithardt G. High frequency alternating current ablation of an accessory pathway in humans. J Am Coll Cardiol 1987; 10: 576–582.
72. Calkins H, Young P, Miller J et al. Catheter ablation of accessory pathways, atrioventricular nodal reentrant tachycardia, and the atrioventricular junction. Circulation 1999; 99: 262–270.
73. Chen SA, Tai CT. Ablation of atrioventricular accessory pathways: current technique – state of the art. Pacing Clin Electrophysiol 2001; 24(12): 1795–1809.
74. Dagres N, Clague JR, Kottkamp H, Hindricks G, Breithardt G, Borggrefe M. Radiofrequency catheter ablation of accessory pathways. Outcome and use of antiarrhythmic drugs during follow-up. Eur Heart J 1999; 20: 1826–1832.
75. Fitzpatrick AP, Gonzales RP, Lesh MD, Modin GW, Lee RJ, Scheinman MM. New algorithm for the localization of accessory atrioventricular connections using a baseline electrocardiogram. J Am Coll Cardiol 1994; 23: 107–116.
76. Haissaguerre M, Montserrat P, Warin JF, Donzeau JP, Le Metayer P-MJ. Catheter ablation of left posteroseptal accessory pathways and of long RP' tachycardias with a right endocardial approach. Eur Heart J 1991; 12: 845–859.
77. Haissaguerre M, Gaita F, Marcus FI, Clementy J. Radiofrequency catheter ablation of accessory pathways: A contemporary review. J Cardiovasc Electrophysiol 1994; 5: 532–552.
78. Hindricks G, on behalf of the Multicentre European Radiofrequency Survey (MERFS) Investigators of the Working Group on Arrhythmias of the European Society of Cardiology. The Multicentre European Radiofrequency Survey (MERFS): Complications of radiofrequency catheter ablation of arrhythmias. Eur Heart J 1993; 14: 1644–1653.
79. Hindricks G, Kottkamp H, Chen X et al., Localization and radiofrequency catheter ablation of left-sided accessory pathways during atrial fibrillation. Feasibility and electrogram criteria for identification of appropriate target sites. J Am Coll Cardiol 1995; 25: 444–451.
80. Jackman WM, Wang X, Friday KJ et al., Catheter ablation of accessory atrioventricular pathways (Wolff- Parkinson-White syndrome) by radiofrequency current. New Engl J Med 1991; 324: 1605–1611.
81. Josephson ME (ed). Clinical Cardiac Electrophysiology, 3rd ed. Baltimore, MD: Williams & Wilkins (in press).
82. Klein GJ, Bashore TM, Sellers TD, Pritchett EL, Smith WM, Gallagher JJ. Ventricular fibrillation in the Wolff-Parkinson-White syndrome. N Engl J Med 1979; 301: 1080–1085.
83. Klein GJ, Yee R, Sharma AD. Longitudinal electrophysiologic assessment of asymptomatic patients with Wolff-Parkinson-White electrocardiographic pattern. N Engl J Med 1989; 320: 1229–1233.
84. Kottkamp H, Chen X, Hindricks G et al., Electrophysiologic characteristics and radiofrequency catheter ablation of atriofascicular and nodoventricular pathways ('Mahaimpathways'). Z Kardiol 1995; 153–162.
85. Kuck KH, Kunze KP, Schlüter M, Geiger M, Jackman WM, Naccarelli GV. Modification of a left sided accessory pathway by radiofrequency current using a bipolar epicardial-endocardial electrode configuration. Eur Heart J 1988; 9: 927–932.
86. Lesh MD, Van Hare G, Kao AK, Scheinman MM. Radiofrequency catheter ablation for Wolff-Parkson-White syndrome associated with a coronary sinus diverticulum. Pace 1991; 14: 1479–1484.
87. Miller JM. Therapy of Wolff-Parkinson-White syndrome and concealed bypass tracts: Part I. J Cardiovasc Electrophysiol 1996; 7: 85–93.
88. Miller JM. Therapy of Wolff-Parkinson-White syndrome and concealed bypass tracts: part II. J Cardiovasc Electrophysiol 1996; 7: 178–187.
89. Obel OA, Camm AJ. Supraventricular tachycardia. ECG diagnosis and anatomy. Eur Heart J 1997; 18 Suppl C(s.u.): 6.
90. Wellens HJ, Atie J, Smeets JL, Cruz FE, Gorgels AP, Brugada P. The electrocardiogram in patients with multiple accessory atrioventricular pathways. J Am Coll Cardiol 1990; 16: 745–751.

Ventrikuläre Extrasystolen

Einleitung

Ventrikuläre Extrasystolen gehören zu den häufigsten Arrhythmien. Die Häufigkeit ihres Nachweises hängt vom eingesetzten diagnostischen Verfahren ab. Bei ausreichend langer Langzeit-Registrierung lassen sich bei fast allen Menschen ventrikuläre Extrasystolen dokumentieren. Ihre Häufigkeit nimmt bei Vorliegen einer organischen Herzerkrankung zu. Nach einem Myokardinfarkt kommt ihnen, in Abhängigkeit von der Häufigkeit und Komplexität, eine prognostische Bedeutung zu. Eine Verbesserung der Prognose durch Unterdrückung der Extrasystolie mittels Klasse-I- oder Klasse-III-Antiarrhythmika ist nicht möglich.

Eine Behandlungsindikation kann sich bei bedeutsamer subjektiver Symptomatik ergeben. Ein Therapieversuch mit einem Betablocker steht zunächst im Vordergrund, bei Ineffektivität können Klasse-I- oder Klasse-III-Antiarrhythmika eingesetzt werden.

Epidemiologie

Ventrikuläre Extrasystolen können bei Herzgesunden oft und nahezu regelhaft bei Patienten mit kardialer Grunderkrankung beobachtet werden (Abschnitt Risikostratifizierung mittels EKG und Langzeit-EKG, S. 51). Auch zahlreiche extrakardiale Erkrankungen können das Auftreten von Extrasystolen begünstigen (z.B. endokrinologische Erkrankungen, Infektionen, Elektrolytstörungen).

Bei jungen Patienten können neu auftretende (erstmals dokumentierte) Extrasystolen gelegentlich nach Herzmuskelentzündung auftreten. Ein kausaler Zusammenhang bleibt jedoch häufig spekulativ. Dies scheint aber eher selten der Fall zu sein, eine weiterführende Diagnostik sollte nur bei entsprechenden klinischen Hinweisen auf einen entzündlichen Prozess erfolgen.

Spezielle Pathophysiologie

Vermutlich liegt den meisten Extrasystolen eine gesteigerte oder abnorme Automatie zugrunde; auch getriggerte Aktivitäten und Wiedereintritt kommen infrage (S. 20). Die Mechanismen von Extrasystolen sind komplex (92).

Prognose

Bei Herzgesunden sind Extrasystolen harmlos; bei kardialer Grunderkrankung kommt ihnen in Abhängigkeit vom Typ der vorliegenden Erkrankung und dem Ausmaß der linksventrikulären Funktionseinschränkung eine prognostische Bedeutung zu (Abschnitt Risikostratifizierung, S. 49).

Diagnostik

Der Nachweis von Extrasystolen sollte Anlass geben, nach einer kardialen Grunderkrankung oder auch anderweitigen Erkrankungen zu suchen, die mit einer erhöhten Inzidenz von Extrasystolen einhergehen können (z.B. Hyperthyreose). Bei der kardiologischen Diagnostik sind zunächst die herkömmlichen Verfahren der nicht invasiven kardiologischen Untersuchung (Belastungs-EKG, Echokardiogramm, Thorax-Röntgen), in Abhängigkeit von den sich ergebenen Befunden und den geklagten Beschwerden (z.B. bei Angina pectoris) auch invasive Verfahren (Herzkatheteruntersuchung) einzusetzen. Eine Indikation zur invasiven Diagnostik allein durch den Nachweis von Extrasystolen ergibt sich, sofern keine komplexeren Arrhythmien wie Salven auftreten, in der Regel nicht.

EKG

Die ventrikuläre Extrasystole ist durch ihr in Relation zum Grundrhythmus vorzeitiges Auftreten und eine schenkelblockartige Deformierung (QRS-Dauer >120 ms) charakterisiert. Der Extrasystole folgt in der Regel eine volle *kompensatorische* Pause – es erfolgt im Gegensatz zu atrialen Extrasystolen kein Zurücksetzen (engl. „reset") des Sinusknotens (entweder weil die Extrasystole nicht oder zu langsam zum Vorhof zurückgeleitet wird oder weil die Extrasystole spät im Herzzyklus einfällt). Der Sinusknoten depolarisiert dementsprechend zeitgerecht, die Erregungsleitung wird aber im AV-Knoten blockiert. Das Intervall zwischen den die Extrasystole einrahmenden Sinusaktionen entspricht genau dem doppelten der Sinusrhythmuszykluslänge.

So genannte *interpolierte* ventrikuläre Extrasystolen können bei Bradykardie beobachtet werden. Durch ihr spätes Auftreten ersetzen sie gewissermaßen die vom Sinusknoten ankommende Herzaktion. Meistens ist das Kopplungsintervall zur vorausgehenden Herzaktion konstant. Ist es variabel, kann eine *Parasystolie* vorliegen (91). Hierbei wird ein eigenständiger ventrikulärer Fokus mit Eintrittsblock angenommen. Dieser verhindert die vorzeitige Depolarisation des parasystolischen Fokus. Die Zeit zwischen parasystolisch auftretenden Extrasystolen lässt sich in konstant teilbare Intervalle unterteilen. Ein so genanntes *R-auf-T-Phänomen* liegt vor, wenn die Extrasystole sehr frühzeitig, zum Zeitpunkt des Gipfels oder des absteigendes Teils der T-Welle auftritt.

Bei immer gleicher Morphologie der Extrasystolen wird von einer *monomorphen* Extrasystolie gesprochen. Ändert sich die Morphologie, liegt eine *multiforme* Extrasystolie vor. Dieser Begriff ist, da er deskriptiv ist, dem der polytopen bzw. multifokalen Extrasystolie vorzuziehen. Letzterer suggeriert Unterschiede in der Lokalisation des Arrhythmieursprungs, dieser Rückschluss ist allein aufgrund des EKG-Befundes aber nicht zulässig. Folgt jedem Normalschlag eine ventrikuläre Extrasystole, liegt ein *Bigeminus* (Abb. 7.**33**), folgen zwei Extrasystolen ein *Trigeminus* vor. Bei einem wiederholten Auftreten von Extrasystolen nach zwei Normalschlägen, wird von einer 2 : 1 Extrasystolie gesprochen.

Eine linksschenkelblockartige Konfiguration deutet auf einen rechtsventrikulären, eine rechtsschenkblockartige Konfiguration auf einen linksventrikulären Ursprung hin. Bei spitzennahem Ursprung der Extrasystole weicht der QRS-Vektor nach links und oben ab; es resultiert ein überdrehter Linkstyp, bei dem die Erregungsausbreitung entgegengesetzt zur Ableitrichtung der inferioren Ableitungen (II, III, aVF) erfolgt.

Bei Extrasystolen, die im Bereich des rechtsventrikulären Ausflusstrakts entstehen, findet sich eine steil- oder rechtstypische Ausrichtung des QRS-Hauptvektors in der Frontalebene (Abb. 7.**34**). Die Erregungsausbreitung verläuft parallel zu den inferioren Ableitungen (positive Ausschläge in II, III und aVF). Finden sich solche Extrasystolen bei einem Patienten, der über Herzrasen klagt, sollte nach nicht anhaltenden oder anhaltenden Kammertachykardien vom Ausflusstrakttyp (S. 229), die typischerweise die gleiche Morphologie wie isolierte Extrasystolen aufweisen, gefahndet werden (z.B. mittels Langzeit-EKG).

Ventrikuläre Extrasystolen fallen häufig erstmals im Ruhe-EKG auf. Es ist zur Quantifizierung von Extrasystolen nicht geeignet (Abschnitt Risikostratifizierung, S. 51), gibt aber evtl. bereits erste, wichtige Hinweise auf das Vorliegen einer kardialen Grunderkrankung (z.B. ein abgelaufener Infarkt).

Anhand elektrokardiographischer Kriterien kann eine Klassifikation von Extrasystolen erfolgen. Multiforme ventrikuläre Extrasystolen, ventrikuläre Paare (so genannte Coupleets) und ventrikuläre 3-er Salven werden als *komplexe* Extrasystolie bezeichnet. Liegen mehr als drei konsekutive Extrasystolen vor, wird, anlehnend an die Lambeth-Konvention (96), von einer *nicht anhaltenden* Kammertachykardie gesprochen. Die Einteilung nach Lown wurde ursprünglich zur Klassifikation von im Rahmen eines akuten Myokardinfarkts auftretenden Extrasytolien entwickelt und ist heute obsolet.

Differenzialdiagnostisch müssen ventrikuläre Extrasystolen von *aberrierend* geleiteten Vorhofextrasystolen abgegrenzt werden. Letztere weisen häufiger eine

7 Therapie tachykarder Rhythmusstörungen

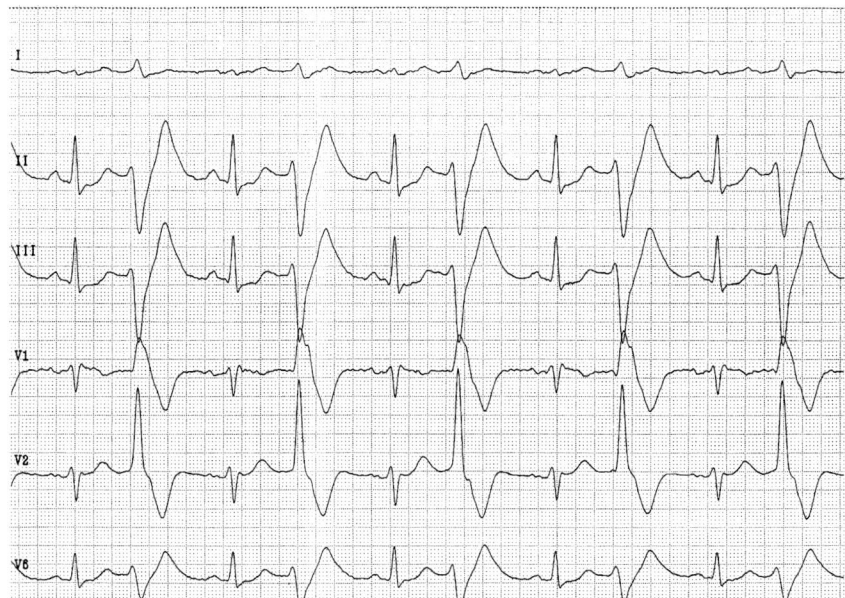

Abb. 7.**33** Ventrikuläre Extrasystolen (Bigeminus, überdrehter Linkstyp, Rechtsschenkelblock). 12-Kanal-EKG, 50 mm/s

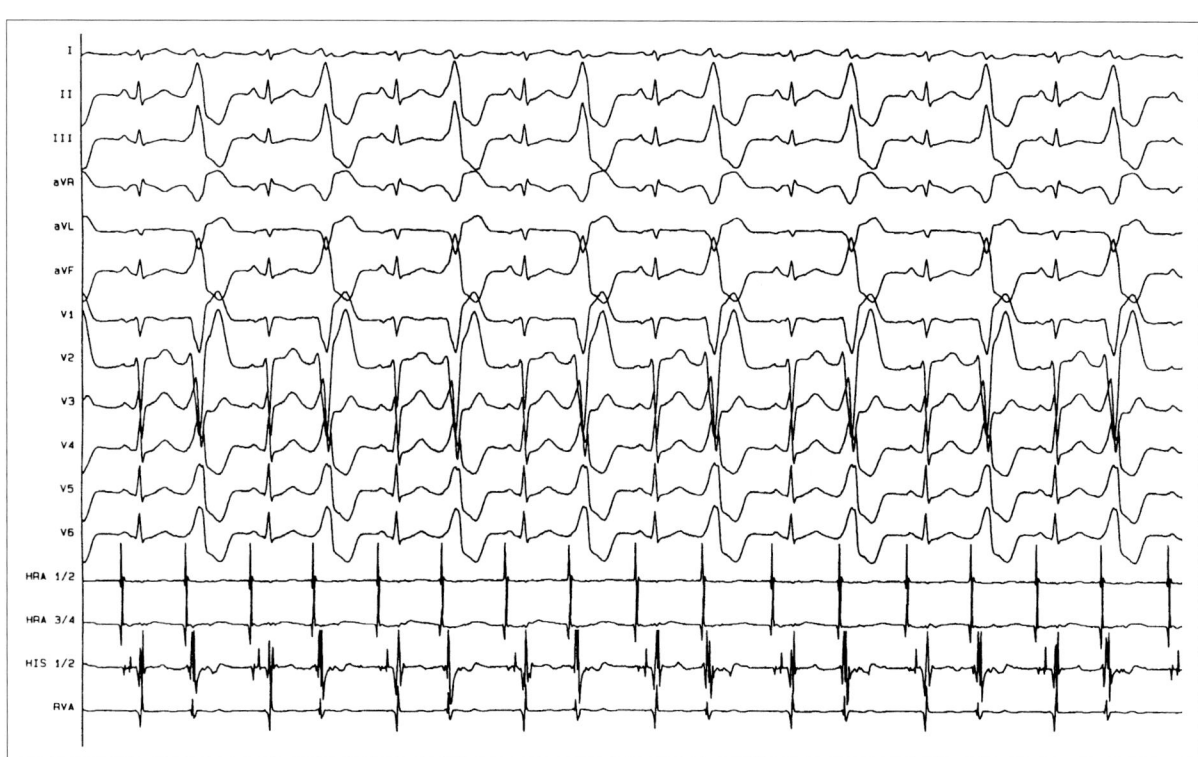

Abb. 7.**34** Ventrikuläre Extrasystolen (Bigeminus, Steiltyp, Linksschenkelblock) mit Ursprung im Bereich des rechtsventrikulären Ausflusstrakts. 12-Kanal-EKG und intrakardiale Elektrogramme (HRA: hoher rechter Vorhof, HIS: His-Bündel-EKG, RVA: rechtsventrikuläre Spitze).

rechts- als linksschenkelblockartige Konfiguration auf. Manchmal lassen sich vorausgehende P-Wellen in der ST-Strecke nachweisen. Häufig finden sich bei längerer EKG-Registrierung zusätzlich Vorhofextrasystolen, die normal, d.h. mit schmalem QRS-Komplex, übergeleitet werden. Solche Vorhofextrasystolen fallen dann typischerweise etwas später ein als die aberrierend geleiteten Vorhofextrasystolen.

Der Nachweis einer P-Welle, die der schenkelblockartig deformierten Extrasystole in kurzem Abstand folgt, beweist den ventrikulären Ursprung der Extrasystole. Die Ausschlagrichtung der P-Welle ist in diesen Fällen in den inferioren Ableitungen (II, III, aVF) negativ (retrograde Rückleitung zum Vorhof mit kaudokranialer Erregungsausbreitung in den Vorhöfen).

Langzeit-EKG

Die Dokumentation von ventrikulären Extrasystolen im Ruhe-EKG sollte Anlass zur Durchführung eines Langzeit-EKG geben (Abschnitt Risikostratifizierung, S. 51). Sie dient der Erfassung der Häufigkeit der Extrasystolen; ggf. lassen sich zusätzliche Arrhythmien (z.B. ventrikuläre Salven) diagnostizieren. Häufig findet sich ein Tag/Nacht-Rhythmus der Häufigkeit von Extrasystolen, mit deutlich niedrigerer Inzidenz nachts.

Belastungs-EKG

Bei manchen Patienten verschwinden in körperlicher Ruhe nachweisbare ventrikuläre Extrasystolen unter Belastung. Bei anderen treten sie bevorzugt im Rahmen der Ergometrie auf (Abb. 7.**35**) (Abschnitt Risikostratifizierung, S. 52). Das Belastungs-EKG spielt eine wichtige Rolle bei der Suche nach einer zugrunde liegenden Herzerkrankung (z.B. das Auftreten ischämischer Kammerendteilveränderungen bei Vorliegen hämodynamisch bedeutsamer Koronarstenosen).

Elektrophysiologische Untersuchung

Der Nachweis von ventrikulären Extrasystolen stellt, auch bei häufigem Auftreten, in der Regel keine Indikation zur invasiven elektrophysiologischen Diagnostik dar. Bekannt ist allerdings eine überaus häufige Koinzidenz von ventrikulären Extrasystolen vom Ausflusstrakttyp (Linksschenkelblock, Steiltyp, s.o.) und nicht anhaltenden oder anhaltenden Tachykardien von *gleicher* Morphologie. Weist ein Patient eine solche Arrhythmien mit entsprechender Häufigkeit auf und besteht eine Symptomatik, die an längere Arrhythmiephasen denken lässt (länger anhaltende Palpitationen, Schwindelattacken, Herzrasen), kann sich hieraus eine Indikation zur invasiven elektrophysiologischen Untersuchung inklusiver programmierter ventrikulärer Stimulation ergeben.

Ein solch enger Zusammenhang zwischen Extrasystolen und nicht anhaltenden oder anhaltenden Kammertachykardien ist bei Patienten mit kardialer Grunderkrankung (z.B. koronarer Herzerkrankung oder Zustand nach Infarkt) nicht gegeben. Natürlich kann sich aber auch hier allein aus der Angabe rezidivierender Phasen von Herzrasen eine Indikation zur invasiven elektrophysiologischen Untersuchung ergeben, wenn die elektrokardiographische Dokumentation der Ereignisse nicht gelingt.

Mittels intrakardialer Ableitung von Elektrogrammen können ventrikuläre Extrasystolen von aberrierender Erregungsleitung unterschieden werden. Bei einem ventrikulären Ursprung der Herzaktion fehlt ein vorausgehendes His-Bündel-Potential, gleichzeitig dürfen keine Hinweise auf eine ventrikuläre Präexzitation vorliegen.

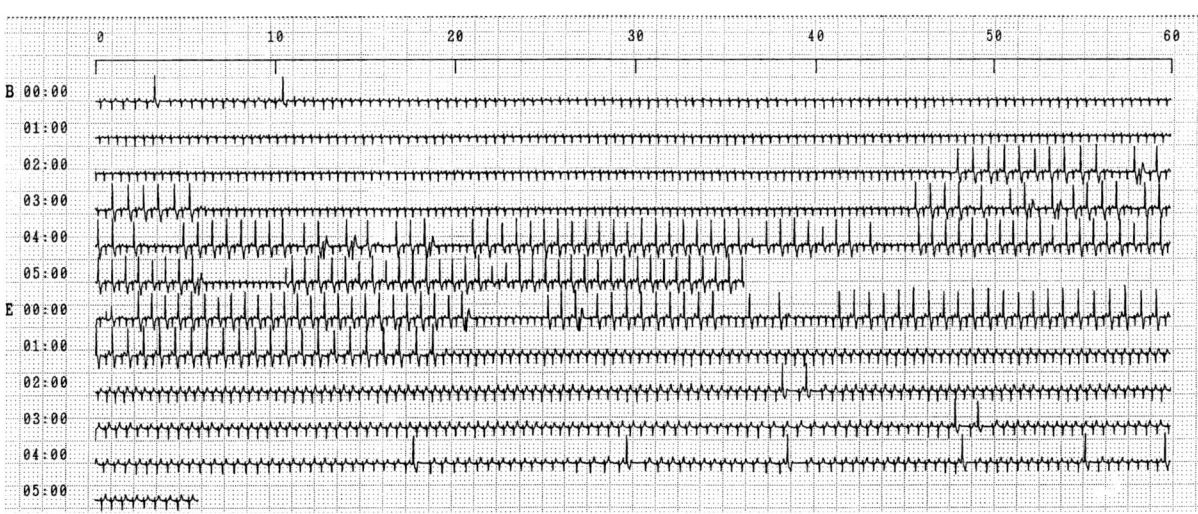

Abb. 7.**35** Bevorzugt unter Belastungsbedingungen (Fahrrad-Ergometrie) auftretende ventrikuläre Extrasystolen, B: Belastungsphase, E: Erholungsphase. 4 mm/s.

Therapie

Die Indikation zur antiarrhythmischen Behandlung bei ventrikulären Extrasystolen ist außerordentlich streng zu stellen. Bei ischämischer Herzerkrankung mit Zustand nach Myokardinfarkt kann die prognostische Bedeutung vor allem komplexer ventrikulärer Extrasystolen zwar als gesichert gelten, eine Prognoseverbesserung durch Arrhythmieunterdrückung konnte jedoch nicht nachgewiesen werden. Die Ergebnisse der CAST-Studie (Tab. 9.**3**) bei Patienten nach Infarkt haben vielmehr eindrücklich gezeigt, dass unter Therapie mit leitungsverzögernd wirkenden Klasse-I-Antiarrhythmika sogar eine Zunahme der Sterblichkeit resultieren kann (Abb. 7.**36**) (93, 94). Negative Behandlungsergebnisse hat auch die mit d-Sotalol, dem rechtsdrehenden Isomer des Sotalol, durchgeführte SWORD-Studie (Tab. 9.**3**) ergeben (Abb. 7.**37**) (95). D-Sotalol weist im Gegensatz zum Razemat (d,l-Sotalol) keine wesentlichen betasympatholytischen Effekte auf.

Akutbehandlung

In der Regel ist eine akute Behandlung von ventrikulären Extrasystolen und ventrikulären Salven nicht nötig. Das früher gültige Konzept, bei dem z.B. nach Myokardinfarkt dann mit Lidocain intravenös behandelt wurde, wenn die Zahl spontaner Extrasystolen 5/min überstieg, gilt heute als obsolet.

Dauertherapie

Fehlende Herzerkrankung

Beim Fehlen einer organischen Herzerkrankung ist die Indikation zur Behandlung ventrikulärer Extrasystolen oder Salven ausgesprochen selten gegeben. Eine Ausnahme stellen solche Patienten dar, bei denen die Arrhythmie zu einer ausgeprägten Beeinträchtigung des subjektiven Wohlbefindens führt. Letztere kann z.B. aus langen Phasen eines ventrikulären Bigeminus resultieren; andererseits gibt es Patienten, die auch lang anhaltende Phasen von Bigeminus nicht verspüren. In manchen Fällen kann die körperliche Leistungsfähigkeit während Extrasystolie, z.B. durch Belastungdyspnoe, eingeschränkt sein.

Betarezeptorenblocker sind oft nur vorübergehend wirksam. Eine gute Wirksamkeit weisen Klasse-IC-Antiarrhythmika (Flecainid, Propafenon) auf. Auch Sotalol und Amiodaron kommen infrage (Tab. 7.**9**). In Einzelfäl-

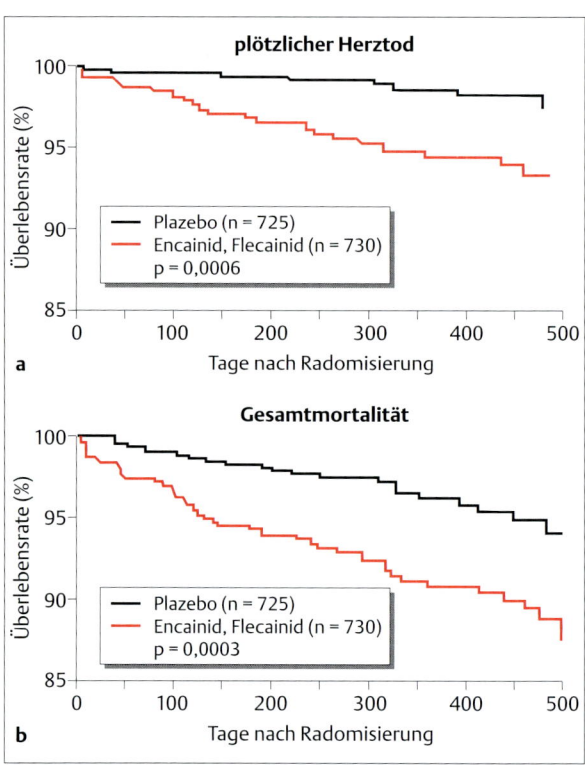

Abb. 7.**36** CAST (Cardiac Arrhythmia Suppression Trial). Überlebensrate (%) von Postinfarktpatienten mit ventrikulären Extrasystolen (≥ 6 VES/h), die entweder mit Plazebo oder Flecainid oder Encainid behandelt wurden. **a** Todesursache plötzlicher Herztod, **b** Gesamtsterblichkeit.

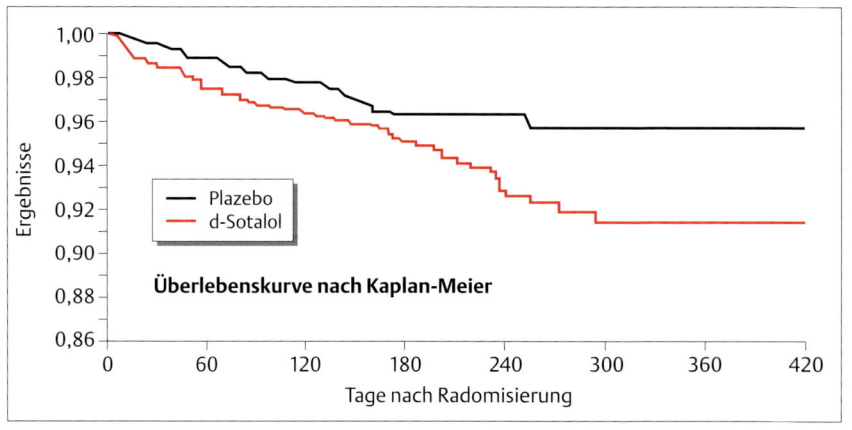

Abb. 7.**37** SWORD (Survival With Oral d-Sotalol). Überlebensrate von 3121 Patienten mit durchgemachtem Herzinfarkt, die randomisiert mit Plazebo oder d-Sotalol behandelt wurden; p = 0,006.

len kommt bei symptomatischer therapierefraktärer Extrasystolie mit Ursprung im rechtsventrikulären Ausflusstrakt auch eine Katheterablation infrage (98). Das Vorgehen entspricht dem bei Ablation von Ausflusstrakt-Tachykardien (S. 239).

Vorliegen einer organischen (strukturellen) oder koronaren Herzerkrankung

Komplexe Extrasystolen (polymorphe ventrikuläre Extrasystolen, ventrikuläre Salven) können auch Ausdruck einer „Instabilität" der zugrunde liegenden Herzerkrankung sein. Bei Patienten mit bekannter koronarer Herzerkrankung kann das Neuauftreten derartiger Rhythmusstörungen Anlass zur erneuten kardiologischen Diagnostik (ggf. inklusive Koronarangiografie) zum Ausschluss bzw. Nachweis einer Progression der Erkrankung sein.

Bei Auftreten symptomatischer, nicht anhaltender ventrikulärer Tachykardien (mindestens vier konsekutive ventrikuläre Aktionen, weniger als 30 s andauernd) sollte nach Myokardinfarkt an eine programmierte Ventrikelstimulation gedacht werden, insbesondere nach größeren Infarkten. Nicht selten lassen sich bei diesen Patienten anhaltende ventrikuläre Tachykardien induzieren. Verschiedene Studien zeigen, dass diese Patienten ein deutlich erhöhtes Risiko aufweisen, zukünftig plötzlich zu versterben. Bei auslösbaren anhaltenden ventrikulären Tachykardien erfolgt die Behandlung wie bei dokumentierter anhaltender ventrikulärer Tachykardie (Abschnitt 238).

Lassen sich bei der programmierten Stimulation keine anhaltenden Tachyarrhythmien auslösen, sollte man in der Regel keine antiarrhythmische Therapie durchführen, jedoch einen Betablocker geben. Nur bei subjektiver Beeinträchtigung wird man sich zu einer antiarrhythmischen Therapie entschließen, wobei z.B. Sotalol, bei stärker eingeschränkter Funktion auch Amiodaron infrage kommt. Orale Magnesium- bzw. Magnesium/Kalium-Präparate sind wenig wirksam (97).

Komplexe ventrikuläre Extrasystolien sind besonders häufig bei Patienten mit dilatativer Kardiomyopathie zu beobachten. Bei vielen dieser Patienten lassen sich auch nicht-anhaltende Kammertachykardien nachweisen. Die prognostische Bedeutung solcher Arrhythmien und ihre Therapie werden im Abschnitt Kammertachykardien besprochen (S. 229).

Empfehlungen für die Praxis

Bei Nachweis einer ventrikulären Extrasystole steht die Frage, ob eine kardiale Grunderkrankung besteht und welches Ausmaß diese hat, und nicht die Therapie der Extrasystolie im Vordergrund.

Literatur

91. Murakawa Y, Inoue H, Koide T, Nozaki A, Sugimoto T. Reappraisal of the coupling interval of ventricular extrasystoles as an index of ectopic mechanisms. Br Heart J 1992; 68: 589–595.
92. Pogwizd SM. Focal mechanisms underlying ventricular tachycardia during prolonged ischemic cardiomyopathy. Circulation 1994; 90: 1441–1458.
93. Ruskin JN. The cardiac arrhythmia Suppression trial (CAST). New Engl J Med 1989; 321: 386–388.
94. The Cardiac Arrhythmia Suppression Trial Investigators. Preliminary report: effect of encainide and flecainide on mortality in a randomized trial of arrhythmia Suppression after myocardial infarction. New Engl J Med 1989; 321: 405–412.
95. Waldo AL, Camm AJ, DeRuyter H et al., Effect of d-sotalol on mortality in patients with left ventricular dysfunction after recent and remote myocardial infarction. Lancet 1996; 348: 7–12.
96. Walker MJA, Curtis MJ, Hearse DJ et al., The Lambeth Conventions: Guidelines for the study of arrhythmias in ischaemia, infarction, and reperfusion. Cardiovasc Res 1988; 22: 447–455.
97. Zehender M, Meinertz T, Faber T et al., Antiarrhythmic effects of increasing the daily intake of magnesium and potassium in patients with frequent ventricular arrhythmias. Magnesium in Cardiac Arrhythmias (MAGICA) Investigators. J Am Coll Cardiol 1997; 29: 1028–1034.
98. Zhu DW, Maloney JD, Simmons TW et al., Radiofrequency catheter ablation for management of symptomatic ventricular ectopic activity. J Am Coll Cardiol 1995; 26: 843–849.

Tabelle 7.9 Antiarrhythmische Therapie bei *symptomatischen* ventrikulären Extrasystolen

Bei fehlender Herzerkrankung	▶ Betarezeptorenblocker, z.B. Metoprolol 100–200 mg tgl:, Bisoprolol 5–15 mg tgl. ▶ Propafenon 600–900 mg tgl., Flecainid 200–300 mg tgl. ▶ Sotalol 160–480 mg tgl., ggf. Amiodaron 100–200 mg tgl. (initial Aufsättigung notwendig)
Bei organischer oder koronarer Herzerkrankung	▶ Betarezeptorenblocker, z.B. Metoprolol 100–200 mg tgl:, Bisoprolol 5–15 mg tgl. ▶ Sotalol 160–480 mg tgl., ggf. Amiodaron 100–200 mg tgl. (initial Aufsättigung notwendig)
Bei Linksschenkelblock/Steiltyp-Konfiguration	▶ Betarezeptorenblocker, z.B. Metoprolol 100–200 mg tgl:, Bisoprolol 5–15 mg tgl. ▶ Sotalol 160–480 mg tgl., ggf. Amiodaron 100–200 mg tgl. (initial Aufsättigung notwendig ▶ Ggf. Katheterablation

Ventrikuläre Tachykardien

Einleitung

> Kammertachykardien treten meistens in Zusammenhang mit einer chronischen strukturellen Herzerkrankung auf. Eine andere Ursache stellen primär elektrische Erkrankungen des Herzens dar (QT-Syndrom, Brugada-Syndrom). Von so genannten idiopathischen Kammertachykardien wird gesprochen, wenn sich keine Hinweise auf eine strukturelle oder primär elektrische Veränderung des Herzens ergeben.

Langsame Kammertachykardien (< 120/min) werden hämodynamisch oft gut toleriert. Schnelle Tachykardien können zu Synkopen oder durch Degeneration in Kammerflimmern zum Tode führen.
Als zugrunde liegender Mechanismus steht Wiedereintritt ganz im Vordergrund. Das Hindernis, um das die Erregung kreist, kann funktioneller Natur oder anatomisch determiniert sein (z.B. Narbengewebe) (S. 22). Als Mechanismen idiopathischer Kammertachykardien dürften abnorme Automatie bzw. getriggerte Aktivität eine wichtige Rolle spielen.
Anhaltenden Kammertachykardien kommt nahezu immer eine prognostische Bedeutung zu, die Indikation zur Therapie ist daher gegeben. Das diagnostische und therapeutische Vorgehen hängt vom zugrunde liegenden arrhythmogenen Substrat und Art und Ausmaß der vorliegenden Herzerkrankung ab.

Definitionen

> Von einer Kammertachykardie wird gesprochen, wenn ein ventrikulärer Rhythmus vorliegt, der aus mindestens drei (107) oder vier (115) konsekutiven Aktionen besteht und eine Frequenz von mindestens 100/min aufweist.

Eine *nicht-anhaltende* Kammertachykardie liegt vor, wenn die Rhythmusstörung innerhalb von 30 s terminiert; hält sie länger an, wird von einer *anhaltenden* Kammertachykardie gesprochen (Tab. 7.10). Bei ständiger Änderung der Morphologie der Tachykardie liegt keine *monomorphe*, sondern eine *polymorphe* ventrikuläre Tachykardie vor. Solche Tachykardien terminieren entweder nach kurzer Zeit spontan oder sie degenerieren in Kammerflimmern. Eine Sonderform der polymorphen Kammertachykardie sind Tachykardien vom Typ der Torsade de pointes (S. 258).

Epidemiologie, Pathophysiologie und prognostische Bedeutung von Kammertachykardien

Anhaltende Kammertachykardien sind am häufigsten Folge eines durchgemachten Myokardinfarkts. Allerdings kommen auch zahlreiche andere kardiale Erkrankungen als Ursache infrage. Fehlt eine kardiale Grunderkrankung, wird von idiopathischen ventrikulären Tachykardien gesprochen.
Die Mechanismen der Tachykardieenstehung und auch die Prognose hängen von der zugrunde liegenden Myokarderkrankung ab.

Ventrikuläre Tachykardie bei/nach Myokardinfarkt: Der Mehrzahl anhaltender monomorpher Kammertachykardien bei koronarer Herzerkrankung liegt kein *akuter* Myokardinfarkt zugrunde, sondern es handelt sich um chronische, auf Narbenbildung beruhende Veränderungen bei Zustand nach Infarkt, die zur Manifestation der Rhythmusstörung führen. Bezüglich der speziellen Pathophysiologie ventrikulärer Tachykardien nach Infarkt, denen in erster Linie Wiedereintrittsmechanismen zugrunde liegen, sei auf den Abschnitt Grundlagen, S. 22, und Katheter-Mapping bei ventrikulärer Tachykardie, S. 47, verwiesen.

Tabelle 7.10 Kammertachykardien – Definitionen und Terminologie

Kammertachykardie	➤ ≧ drei konsekutive Aktionen ventrikulären Ursprungs, Frequenz ≧ 100/min
Dauer:	
➤ nicht anhaltend	➤ ≧ drei konsekutive ventrikuläre Extrasystolen, unter 30 s
➤ anhaltend	➤ ≧ 30 s oder in Kammerflimmern degenerierend oder im Rahmen einer elektrophysiologischen Untersuchung aufgrund schlechter hämodynamischer Toleranz vorzeitig terminiert
➤ unaufhörlich (incessant)	➤ nach kurzzeitiger Terminierung (spontan oder elektrisch, z.B. durch Kardioversion) spontan immer wieder auftretend, Gesamtdauer > 6 h/24 h
Morphologie:	
➤ monomorph	➤ konstante QRS-Morphologie
➤ polymorph	➤ wechselnde QRS-Morphologie in mindestens einer Ableitung
➤ Torsade de pointes	➤ Sonderform der polymorphen Kammertachykardie mit beständig wechselndem QRS-Vektor (S. 76)
➤ pleomorph	➤ spontanes Auftreten oder Induktion mehrerer Kammertachykardien mit unterschiedlicher Morphologie

Die Häufigkeit anhaltender ventrikulärer Tachykardien nach Infarkt, die elektrokardiographisch dokumentiert werden, nicht zum plötzlichen Herztod führen und rezidivierend auftreten, hat in der Thrombolyseära abgenommen.

Ventrikuläre Tachykardien bei dilatativer Kardiomyopathie: Nicht anhaltende Kammertachykardien lassen sich bei Patienten mit dilatativer Kardiomyopathie oft dokumentieren. Die Häufigkeit nimmt mit zunehmender Einschränkung der linksventrikulären Funktion zu. Die Prävalenz beträgt in den NYHA-Stadien I und II ca. 15–20 %; bei Patienten im Stadium III oder IV lassen sich in etwa 50–70 % der Fälle nicht anhaltende Kammertachykardien dokumentieren.

Als Ursache können gesteigerte Automatie und/oder getriggerte Aktivität angenommen werden (114)(16). Zu den Faktoren, die das Auftreten von Rhythmusstörungen bei diesen Patienten fördern, gehören im Rahmen der neurohumoralen Aktivierung vorliegende erhöhte Katecholamin-Spiegel, Elektrolytstörungen und vermutlich auch mechanische Faktoren (so genannter *elektromechanischer Feedback*, S. 31).

Anhaltende Kammertachykardien werden relativ selten dokumentiert und lassen sich bei diesen Patienten im Rahmen der invasiven elektrophysiologsichen Untersuchung auch nur selten induzieren (101). Dies spricht dafür, dass zumindest stabile Wiedereintrittsmechanismen nur eine untergeordnete Rolle spielen.

Patienten mit anhaltenden ventrikulären Tachykardien bei dilatativer Kadiomyopathie haben ein hohes Risiko für einen plötzlichen Herztod. In vielen Fällen dürften hier hochfrequente Kammertachykardien, mit starker Neigung zur schnellen Degeneration in Kammerflimmern, zugrunde liegen.

Eine Sonderform der anhaltenden Kammertachykardie bei Patienten mit dilatativer Kardiomyopathie stellt die so genannte Bundle-Branch-Reentry-Tachykardie dar, die separat besprochen wird.

Bundle-Branch-Reentry-Tachykardie: Ventrikuläre Tachykardien vom Typ des Bundle-Branch-Reentry basieren auf einer kreisenden Erregung, die das His-Bündel, das spezifische Reizleitungssystem der Ventrikel und septales Myokard einbezieht (99). Sie sind eine relativ seltene Sonderform ventrikulärer Tachykardien. Ihr Anteil bei konsekutiven Patienten mit induzierbaren ventrikulären Tachykardien beträgt nur wenige Prozent, bei Patienten mit dilatativer Kardiomyopathie *und* anhaltenden ventrikulären Tachykardien soll die Häufigkeit dieser besonderen Tachykardieform allerdings zwischen 36 und 47 % betragen.

Eine linksventrikuläre Dysfunktion mit Einschränkung der Ejektionsfraktion und das klinische Vorhandensein einer Herzinsuffizienz sind typische Befunde. Bei 30 % der Patienten liegt als Grundrhythmus Vorhofflimmern vor. Das Vorhandensein von Bundle-Branch-Reentry-Tachykardien scheint hier gewissermaßen eine „Erkrankung" des ventrikulären Reizleitungssystems darzustellen. Typische Formen der klinischen Manifestation der Rhythmusstörung sind Synkopen und der plötzliche Herztod. In seltenen Einzelfällen kann bei Tachykardien vom Typ der Bundle-Branch-Reentry-Tachykardie auch eine Myokarderkrankung fehlen. In anderen Fällen liegen Herzklappenerkrankungen oder Muskeldystrophien vor.

Idiopathische rechtsventrikuläre Tachykardien: Bei Patienten mit so genannten idiopathischen rechtsventrikulären Tachykardien fehlt definitionsgemäß der Nachweis einer wesentlichen strukturellen Myokarderkrankung. Die Tachykardie weist eine linksschenkelblockartige Konfiguration auf (111). In den meisten Fällen weist die elektrische Herzachse während der Rhythmusstörung eine Abweichung nach inferior (Steil- oder Rechtstyp) als Hinweis auf einen Arrhythmieursprung im Bereich des rechtsventrikulären Ausflusstrakts auf (Abb. 7.**38**).

Typischerweise finden sich neben anhaltenden Tachykardien häufige ventrikuläre Extrasystolen, Salven und nicht anhaltende ventrikuläre Tachykardien mit gleicher QRS-Morphologie. Die Rhythmusstörung lässt sich nur selten mittels programmierter Stimulation reproduzierbar auslösen, typisch ist ihre Provokation durch z.B. schnelle ventrikuläre Stimulation. Die Dauer der Tachykardien nimmt bei einem Teil der Patienten unter sympathischer Stimulation (z.B. während bzw. nach körperlicher Belastung oder unter i.v.-Gabe von Orciprenalin) zu (Abb. 7.**39**), nicht selten treten sie erst hierunter anhaltend auf. Abnormer Automatie oder getriggerter Aktivität dürfte als Arrhythmiemechanismus eine große Bedeutung zukommen.

Patienten, die anhaltende idiopathische ventrikuläre Tachykardien aufweisen, sind in der Regel deutlich jünger als z.B. solche, die ihre Arrhythmie auf dem Boden einer koronaren Herzerkrankung mit Zustand nach Infarkt entwickeln. Ihre Prognose ist relativ gut. Die Symptomatik besteht nicht selten im wiederholten Auftreten von Synkopen. Das Auftreten eines plötzlichen Herztodes wurde jedoch in einzelnen Fällen beschrieben, sodass es sich nicht um gänzlich benigne und damit prognostisch unbedeutsame Rhythmusstörungen handelt.

Idiopathische linksventrikuläre Tachykardien: Idiopathische linksventrikuläre Tachykardien weisen eine rechtsschenkelblockartige Konfiguration und häufig eine linkstypische elektrische Herzachse (Linkstyp, überdrehter Linkstyp) auf (Abb. 7.**40**) (108). Da Verapamil oft wirksam ist, wird diese Sonderfom der Kammertachykardie auch als *Verapamil-sensitive* Kammertachykardie bezeichnet.

Episoden nicht anhaltender Tachykardien und Extrasystolen sind bei diesen Patienten im Vergleich zu Patienten mit rechtsventrikulärer idiopathischer Tachykardie vergleichsweise selten. Die anhaltenden Tachykardien weisen charakteristischerweise eine relativ lange Episodendauer auf. Der Ursprung dieser Tachykardien kann vielfach im Bereich der linksventrikulären Spitze sowie inferior und mittseptal lokalisiert werden.

Idiopathische linksventrikuläre Tachykardien lassen sind zum Teil mittels programmierter Stimulation re-

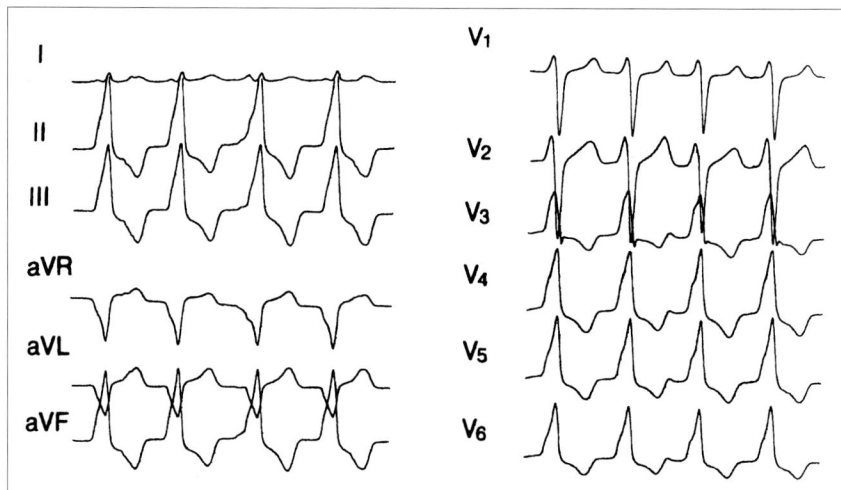

Abb. 7.**38** Idiopathische rechtsventrikuläre Tachykardie vom „Ausflusstrakt-Typ", steiltypische elektrische Herzachse und linksschenkelblockartige Konfiguration. 12-Kanal-EKG, 50 mm/s.

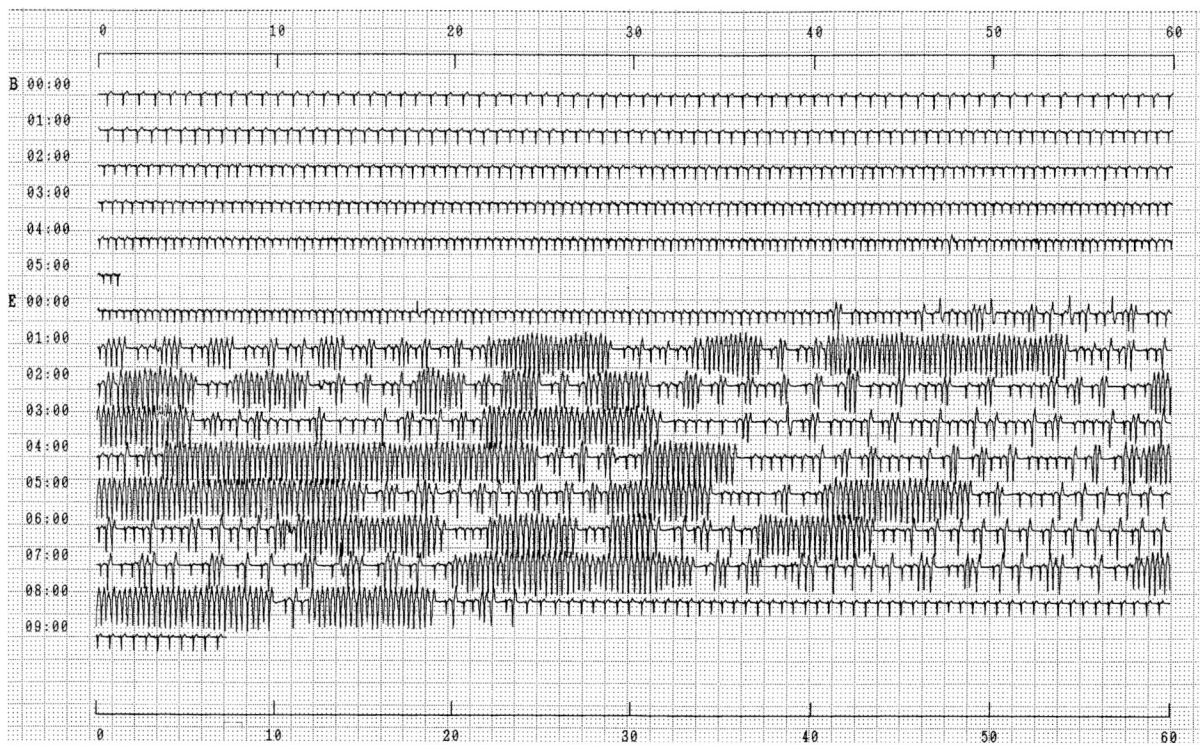

Abb. 7.**39** Idiopathische rechtsventrikuläre Tachykardien treten unter erhöhter adrenerger Stimulation oft in nicht-anhaltender Form auf; z.B. während oder auch nach körperlicher Belastung. Die Abbildung zeigt das EKG während und nach Fahrrad-Ergometrie. B: Belastungsphase, E: Erholungsphase. Die Rhythmusstörungen treten parallel zur Abnahme der Frequenz des Sinusrhythmus während der Erholungsphase nach Ergometrie auf.

produzierbar auslösen und terminieren, in anderen Fällen lässt sich das Auftreten durch schnelle atriale oder ventrikuläre Stimulation provozieren. Reentry und/ oder getriggerte Aktivität werden als zugrunde liegende Mechanismen diskutiert. Das gute Ansprechen der Rhythmusstörung auf Verapamil spricht für getriggerte Aktivität als Entstehungsmechanismus.

Ventrikuläre Tachykardien bei arrhythmogener rechtsventrikulärer Kardiomyopathie (ARVCM): Kammertachykardien, die bei rechtsventrikulärer arrhythmogener Kardiomyopathie auftreten, sind abzugrenzen von so genannten idiopathischen rechtsventrikulären Tachykardien (116). Die typische Kammertachykardie bei arrhythmogener rechtsventrikulärer

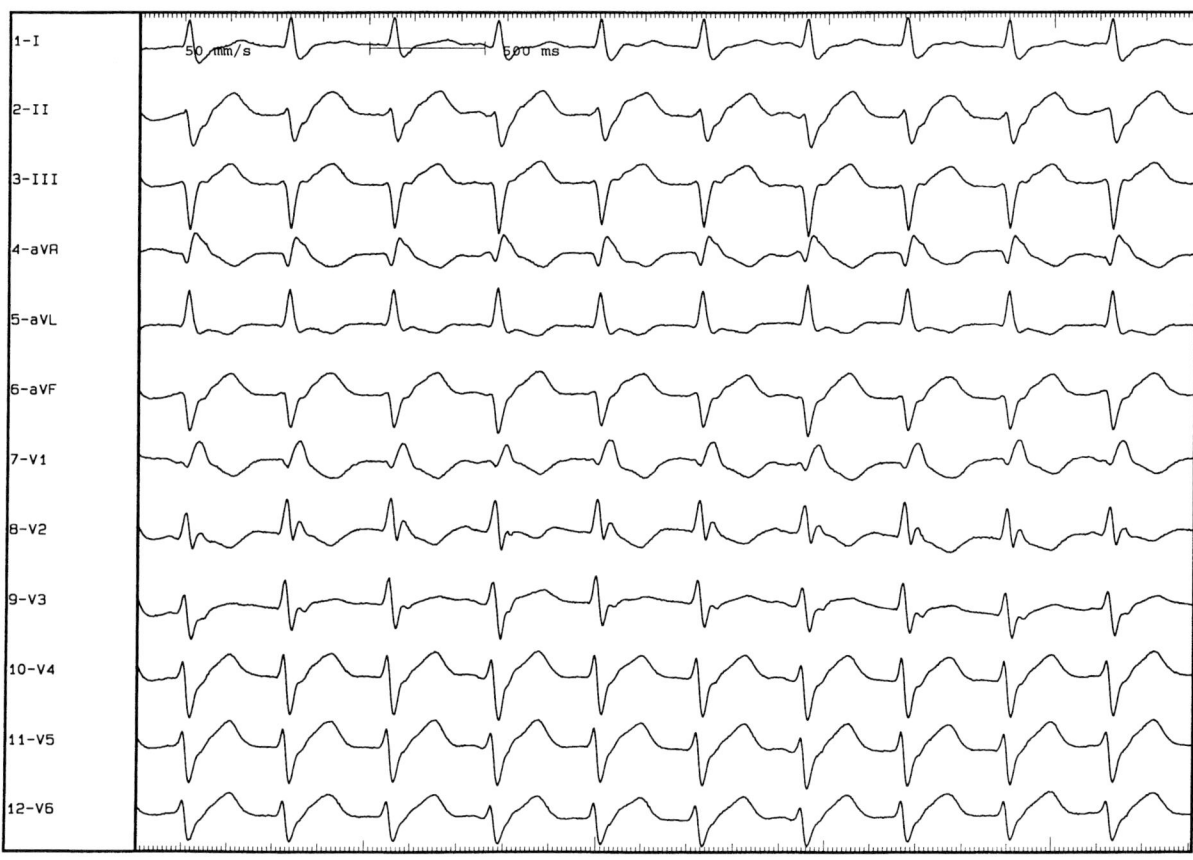

Abb. 7.**40** Idiopathische linksventrikuläre Tachykardie, Linksabweichung der elektrischen Herzachse und rechtsschenkelblockartige Konfiguration. 12-Kanal-EKG, 50 mm/s.

Kardiomyopathie lässt sich mittels programmierter Stimulation auslösen und terminieren, was für Reentry als zugrunde liegenden Arrhythmiemechanismus spricht.

Ursprung ist entweder der rechtsventrikuläre Ausflusstrakt, die subtrikuspidale Region der rechtsventrikulären freien Wand oder die rechtsventrikuläre Spitze (so genanntes „ARVD-Dreieck"). Bezüglich des arrhythmogenen Substrats bei rechtsventrikulärer Kardiomyopathie sei auf Kapitel Arhythmogene rechtsventrikuläre Kardiomyopathie, S. 261, verweisen. Die Inzidenz des plötzlichen Herztodes ist bei arrhythmogener rechtsventrikulärer Kardiomyopathie deutlich erhöht.

Ventrikuläre Tachykardien bei hypertrophischer Kardiomyopathie: Die Prävalenz *anhaltender* Kammertachykardien bei hypertrophischer Kardiomyopathie ist relativ niedrig, gehäuft treten aber *ventrikuläre Salven* und *nicht anhaltende* Kammertachykardien auf. Bei der Entstehung der Rhythmusstörungen dürfte einer erhöhten Anisotropie des hypertrophierten Gewebes eine besondere Bedeutung zukommen.

Nicht-anhaltende Kammertachykardien haben bei hypertrophischer Kardiomyopathie eine erheblich prognostische Bedeutung (113). Liegen sie vor, ist das Risiko, plötzlich zu versterben, erheblich erhöht. Ihr Fehlen spricht für eine eher gute Prognose.

Akzelerierte idioventrikuläre Rhythmen: Akzelerierte idioventrikuläre Rhythmen sind durch den spätdiastolischen Beginn eines ventrikulären Rhythmus, Frequenzinterferenz dieses Rhythmus mit dem Grundrhythmus (im allgemeinen Sinusrhythmus) und Auftreten so genannter „fusion beats" und „capture beats" zu Beginn oder am Ende der Tachykardie charakterisiert (Abb. 7.**41**). Die Arrhythmie resultiert aus einer konkurrierenden Impulsbildung von Sinusknoten und einem ventrikulären Schrittmacherzentrum, dessen Automatie pathologisch gesteigert ist.

Der Frequenzbereich der akzelerierten idioventrikulären Rhythmen liegt im Allgemeinen zwischen 60 und 140/min. Grundlage idioventrikulärer Tachykardien ist oft, aber nicht immer, eine organische Erkrankung des Herzens. Besonders häufig werden diese Rhythmen im akuten Stadium des Vorderwandinfarkts sowie nach Reperfusion passager okkludierter Koronarstromgefäßbezirke als so genannte „Reperfusionsarrhythmien" beobachtet. Gelegentlich treten idioventrikuläre Tachykardien auch als Folge von Intoxikationen (z.B. bei Digitalis-Überdosierung) auf.

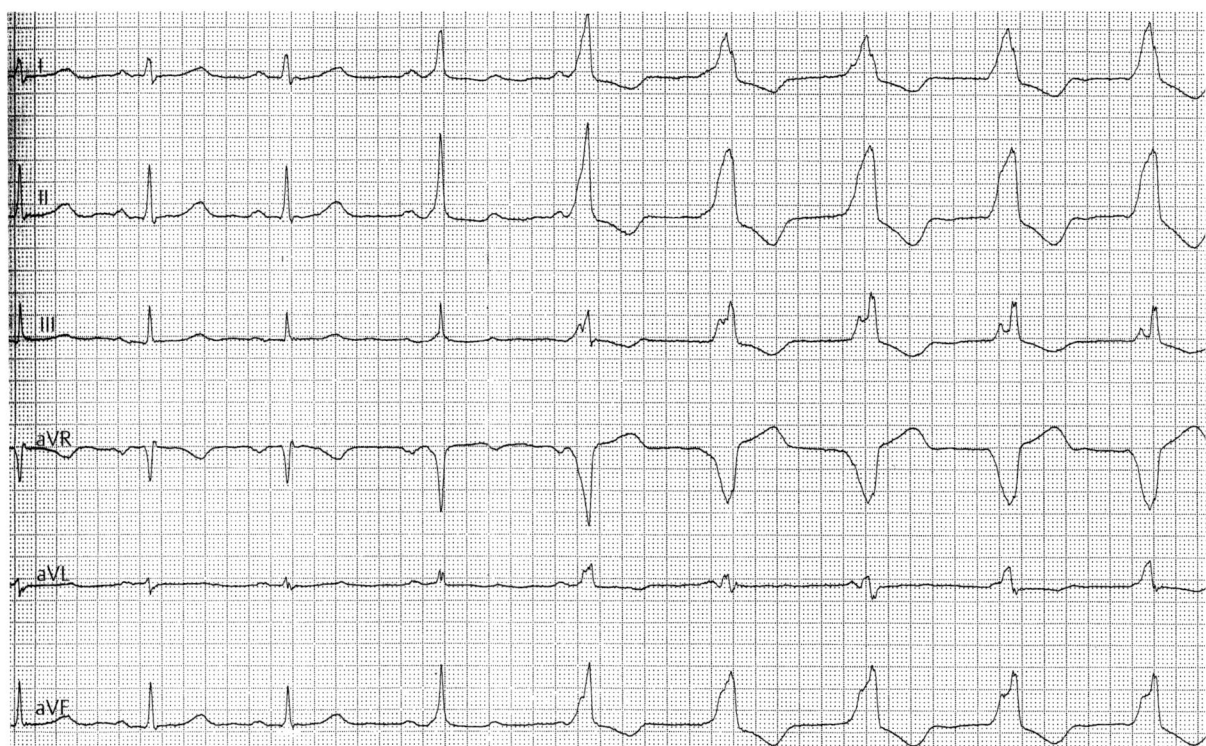

Abb. 7.**41** Akzelerierter idioventrikulärer Rhythmus. Typisch ist die Frequenzinterferenz mit dem Sinusrhythmus. Der Übergang vom Sinusrhythmus zum akzelerierten idioventrikulären Rhythmus erfolgt fließend und ist durch Fusionsschläge, deren QRS-Breite beständig zunimmt, charakterisiert. Das Bild eines WPW-Syndroms (verkürzte PQ-Zeit, Präexzitation) wird vorgetäuscht. Extremitätenableitungen, 50 mm/s.

Die Pathophysiologie der idioventrikulären Tachykardie ist insbesondere auf zellulärer Ebene noch nicht vollständig geklärt. Die Arrhythmien entstehen wahrscheinlich auf der Basis einer abnormen Automatie. Die pathologisch erhöhte Automatieneigung findet sich dabei in den tertiären Schrittmacherzentren des ventrikulären Reizleitungssystems. Eine schwer wiegende hämodynamische Depression findet sich selten.

Unaufhörliche ventrikuläre („incessant") Tachykardien: Permanente, nicht anhaltend durch Überstimulation oder Kardioversion terminierbare monomorphe ventrikuläre Tachykardien (so genannte „incessant" Form) stellen immer eine Bedrohung für das Leben des Patienten dar. Treten sie unter Therapie mit leitungsverzögernden wirksamen Antiarrhythmika auf, kann die Bedrohung vorübergehend sein und mit fallendem Antiarrhythmika-Plasmaspiegel abnehmen. Die Sterblichkeit bei unaufhörlicher Tachykardie ist besonders hoch, wenn sie unabhängig von transienten Ursachen (z.B. Antiarrhythmika, Ischämie usw.) bei Patienten mit eingeschränkter linksventrikulärer Funktion auftritt. Vielfach resultiert, falls therapeutische Maßnahmen nicht greifen, ein sich allmählich einstellender therapierefraktärer kardiogener Schock mit letalem Ausgang.

Anhaltende ventrikuläre Tachykardien bei Vorliegen kongenitaler Vitien: Ventrikuläre Tachykardien bei Patienten mit kongenitaler Herzerkrankung treten bevorzugt spät nach Korrekturoperation auf. Die resultierende myokardiale Vernarbung nach Myokardresektion, Ventrikulotomie oder Patchversorgung bildet in vielen Fällen das arrhythmogene Substrat für das Auftreten von ventrikulären Tachykardien, die auf Reentry um Narben herum beruhen (102).

Bei korrigierter Fallot-Tetralogie treten bei bis zu 10–15 % der Patienten während des Langzeitverlaufs ventrikuläre Tachykardien auf (Abb. 7.**42**). Die Tachykardien lassen sich in den meisten Fällen mittels programmierter Ventrikelstimulation reproduzierbar auslösen.

Bidirektionale ventrikuläre Tachykardien: Die bidirektionale ventrikuläre Tachykardie ist eine seltene Sonderform der ventrikulären Tachykardie. Elektrokardiographisch ist sie durch einen zeitweise oder von Schlag-zu-Schlag auftretenden Wechsel der QRS-Morphologie charakterisiert. Einer der Ursachen könnten zwei parasystolische ventrikuläre Foci mit Eintrittsblock sein. Alternativ kommt jedoch auch ein ventrikulärer Fokus mit wechselndem Exit der Erregung und damit unterschiedlichem Aktivierungsmuster der Kammern infrage.

Bidirektionale Tachykardien treten gehäuft bei eingeschränkter linksventrikulärer Funktion, bei Patienten mit so genannten belastungsinduzierten polymorphen Kammertachykardien und/oder neurologisch bedingten Muskelerkrankungen auf (normo- oder hyperkaliämische Paralyse, Andersen-Syndrom).

Ventrikuläre Tachykardien bei Systemerkrankungen, entzündlichen Erkrankungen und Tumoren: Anhaltende ventrikuläre Tachykardien können auch bei Systemerkrankungen (z.B. Sklerodermie), entzündlichen Erkrankungen (z.B. Sarkoidose) oder Herztumoren im Bereich der Ventrikel auftreten. Die Inzidenz ist jedoch relativ niedrig.

Klinik

Die Symptomatik bei ventrikulärer Tachykardie hängt ab von der

➤ Frequenz der Tachykardie,
➤ der Dauer der Tachykardie und
➤ der linksventrikulären Funktion.

Bei guter linksventrikulärer Funktion können auch schnelle ventrikuläre Tachykardien mit einer nur geringen Symptomatik (Palpitationen, Schwindel) einhergehen. Häufiger jedoch resultiert eine schwere Kreislaufdepression mit Synkope, kardiogenem Schock oder, bei sehr schnellen Tachykardien oder Degeneration in Kammerflimmern, mit funktionellem Herz-Kreislauf-Stillstand.

Diagnostik

Bei dokumentierter anhaltender Kammertachykardie besteht eine Indikation zur ausführlichen nicht invasiven und invasiven kardiologischen Diagnostik. Bei den nicht invasiven Verfahren steht die Echokardiographie an erster Stelle. Im Vordergrund der invasiven steht die Linksherzkatheteruntersuchung, die der Klärung des Koronarstatus und der linksventrikulären Funktion dient. In seltenen Fällen findet man (echokardiographisch nicht erfassbar) Divertikel des linken Ventrikels oder intramurale Tumoren, sichtbar zu machen durch eine lange Injektion von Kontrastmittel mit langer Szene.

In Abhängigkeit von den vorliegenden Rhythmusstörungen bzw. den sich ergebenden Befunden ist die inva-

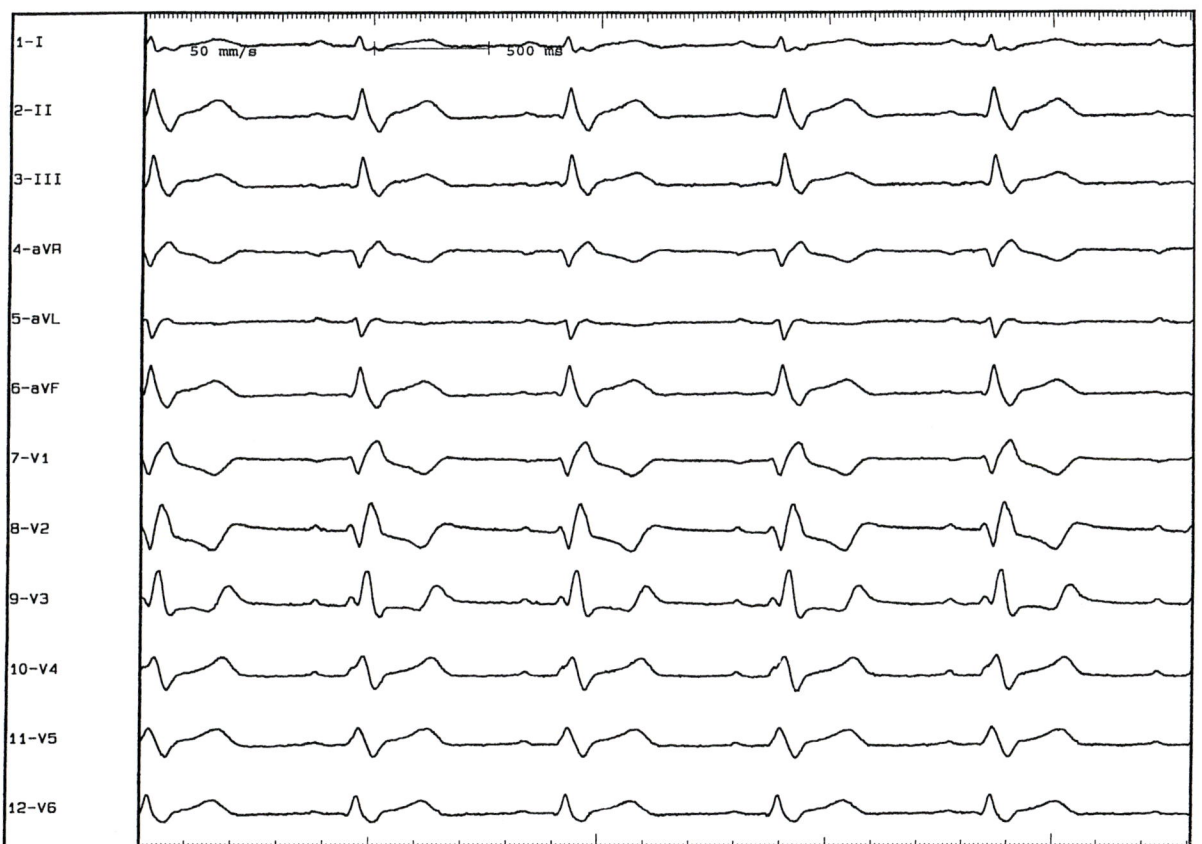

Abb. 7.42 45-jähriger Patient mit operiertem Morbus Fallot.
a Der bei Sinusrhythmus nachweisbare Rechtsschenkelblock ist durch die im Rahmen der Operation durchgeführte Infundibulumresektion bedingt.

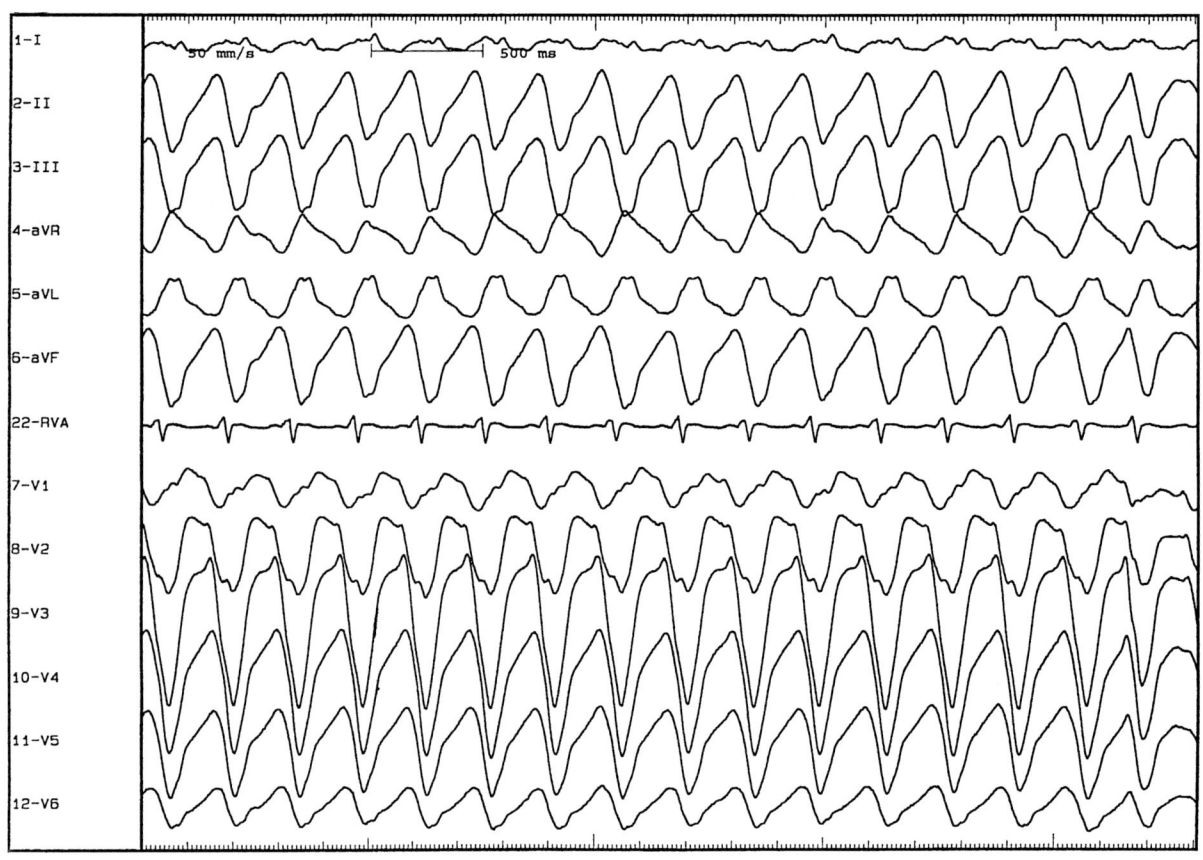

Abb. 7.42 45-jähriger Patient mit operiertem Morbus Fallot.
b Mittels Mapping konnte eine um die Ventrikulotomienarbe kreisende Erregung während Tachykardie nachgewiesen werden.

sive Diagnostik, z.B. durch eine Rechtsherzkatheteruntersuchung mit Dextrokardiographie bei Verdacht auf arrhythmogene rechtsventrikuläre Erkrankung, zu erweitern.

EKG

Wird eine Kammertachykardie vom Patienten hämodynamisch toleriert, sollte zunächst immer eine 12-Kanal-EKG-Dokumentation der Rhythmusstörungen angestrebt werden. Nur das 12-Kanal-EKG gestattet eine Abgrenzung gegenüber supraventrikulären Tachykardien mit aberrierender Erregungsleitung (Kapitel Differentialdiagnose von Tachykardien mit breitem QRS-Komplex, S. 66). Im Zweifelsfall muss bei Tachykardien mit breitem QRS-Komplex von einer Kammertachykardie ausgegangen werden, insbesondere wenn eine organische Herzerkrankung zugrunde liegt.

Die QRS-Dauer überschreitet bei Kammertachykardien 0,12 s. Ist der QRS-Komplex positiv in V1, wird von rechtsschenkelblockartiger, bei Negativität des QRS-Ausschlags von linksschenkelblockartiger Konfiguration gesprochen. Im 12-Kanal-EKG weicht die Morphologie der QRS-Komplexe aber deutlich von der bei einfachen Schenkelblockierungen ab. Bei ca. 40 % der ventrikulären Tachykardien lassen sich retrograde P-Wellen nachweisen, die den QRS-Komplexen folgen. Bei retrogradem Block findet sich eine so genannte atrioventrikuläre Dissoziation: Vorhöfe und Kammern schlagen unabhängig voneinander.

Bei langsamen anhaltenden monomorphen Kammertachykardien lassen sich Aktionen feststellen, die eine schmalere QRS-Dauer aufweisen oder es kommt sogar zu normalen QRS-Komplexen (*capture beats*). Bei solchen Aktionen kommt es zu einer partiellen oder vollständigen Erregung der Kammern über den normalen Leitungsweg.

Langzeit-EKG

Eine anhaltende Kammertachykardie kann manchmal mehr oder weniger zufällig mittels Langzeit-EKG diagnostiziert werden. Da es sich aber in den meisten Fällen um eher seltene Ereignisse handelt, ist die diagnostische Bedeutung des Langzeit-EKGs bei anhaltenden Kammertachykardien beschränkt. Eine Ausnahme bilden Patienten, bei denen anhaltende Tachykardien gleichzeitig mit häufig auftretenden ventrikuläre Salven und nicht anhaltenden Kammertachykardien einhergehen (idiopathische rechtsventrikuläre Tachykardien, dilatative Kardiomyopathie).

Belastungs-EKG

Die diagnostische Bedeutung des Belastungs-EKGs ist gering. Eine gewisse Ausnahme bilden wiederum idiopathische ventrikuläre Tachykardien mit rechts- bzw. linksventrikulärem Ursprung. Solche Arrhythmien können bevorzugt unter oder auch nach Belastung auftreten. So stellt der frühere Nachweis einer anhaltenden Kammertachykardie in der Regel auch keine Kontraindikation zu einem Belastungs-EKG dar, wenn dieses z.B. zum Ischämienachweis indiziert ist.

Invasive elektrophysiologische Untersuchung

Umstritten ist, ob bei Patienten, bei denen man aufgrund des klinischen Ereignisses (z.B. Kammertachykardie mit Reanimation) auf jeden Fall ein Kardioverter/Defibrillator implantieren würde, auf eine invasive elektrophysiologische Untersuchung mit programmierter Kammerstimulation verzichtet werden kann. Bei Patienten mit *rezidivierenden* Kammertachykardien ist die invasive elektrophysiologische Diagnostik jedoch in der Regel zumindest zu empfehlen, u.a. um seltene Arrhythmieformen wie Bundle-Branch-Reentry-Tachykardien, die auch durch eine Katheterablation behandelt werden können, auszuschließen.

Die elektrophysiologische Untersuchung bei anhaltender Kammertachykardie dient der

- ➤ Diagnosesicherung (Abgrenzung gegenüber einer aberrierend geleiteten supraventrikulären Tachykardie),
- ➤ der Aufklärung des pathophysiologischen Entstehungsmechanismus sowie ggf. der Lokalisation der Tachykardie und
- ➤ in begrenztem Umfang der Evaluierung der optimalen Therapieform.

Bei Patienten, die auf ein Antiarrhythmikum eingestellt werden sollen, dient sie der Therapiekontrolle – vorausgesetzt, die Rhythmusstörung ließ sich vor Therapieeinleitung reproduzierbar induzieren. Die medikamentöse Einstellung spielt jedoch heute, im Zeitalter des ICDs, so gut wie keine Rolle mehr.

Es sollte immer eine vollständige elektrophysiologische Untersuchung, die die Evaluierung der Sinusknotenfunktion, der AV-Leitung und der Vorhofelektrophysiologie mit einschließt, durchgeführt werden. Bezüglich Einzelheiten der elektrophysiologischen Untersuchung siehe Kapitel Invasive Diagnostik, S. 39.

Die Indikation zur elektrophysiologischen Diagnostik bei nicht anhaltenden Kammertachykardien ist umstritten. Bei Patienten nach Myokardinfarkt mit deutlich eingeschränkter linksventrikulärer Funktion (z.B. LVEF < 35%), bei denen eine anhaltende Kammertachykardie auslösbar ist, ist die Prognose nachgewiesenermaßen schlechter als die von Patienten ohne auslösbare Kammertachykardien. Die MADIT-Studie (nach MADIT-II, siehe Tab. 9.**5** im Anhang, jetzt auch nachträglich oft als MADIT-I bezeichnet) hat ergeben, dass bei Patienten mit dokumentierten nicht anhaltenden ventrikulären Kammertachykardien (mittlere bzw. mediane Länge neun bzw. zehn konsekutive QRS-Komplexe) und auslösbaren, durch Gabe von Procainamid nicht supprimierbaren Tachykardien durch die Implantation eines Kardioverter/Defibrillators im Vergleich zur medikamentösen antiarrhythmischen Therapie die Prognose verbessert werden kann (110). Die Ergebnisse dieser Studie haben Eingang in die aktuellen Empfehlungen zur Indikation eines Kardioverter/Defibrillators gefunden.

Die Übertragbarkeit dieser Studie hinsichtlich der Notwendigkeit der Gabe von Procainamid, um nachzuweisen, dass sich die Rhythmusstörung durch ein Antiarrhythmikum nicht supprimieren lässt, war lange Zeit Gegenstand von Diskussion. In der MADIT-I-Studie war die Überlebensrate bei nicht induzierbaren und somit nicht randomisierten Patienten zwar besser, aber auch hier ergab die Analyse, dass ein beträchtlicher Anteil der Patienten arrhythmiebedingt verstirbt.

In MADIT-II waren spontane Arrhythmien kein Einschlusskriterium (siehe Anhang, Tab. 9.**5**, S. 281). Patienten, die einen implantierbaren Kardioverter/Defibrillator erhielten, wiesen dennoch einen erheblichen Überlebensvorteil auf.

Wiedereintritt als Grundlage der Rhythmusstörung, und damit die Möglichkeit der reproduzierbaren Auslösbarkeit der Rhythmusstörung mittels programmierter Stimulation, ist nicht bei allen Formen von ventrikulären Tachykardien gegeben. Während sich rezidivierende, spontan aufgetretene ventrikuläre Tachykardien bei Zustand nach Myokardinfarkt in den meisten Fällen induzieren lassen, ist dies bei anderen Tachykardieformen bzw. Grunderkrankungen (dilatative Kardiomyopathie, hypertrophische Kardiomyopathie) nicht der Fall. Auch bei Patienten nach Myokardinfarkt ist nicht immer die gleiche Tachykardiemorphologie im elektrophysiologischen Labor zu reproduzieren. Oft werden zusätzlich Tachykardien mit anderer, von der spontanen Tachykardie abweichender Morphologie induziert (pleomorphe Tachykardien), die bisher nicht spontan aufgetreten sind.

Auch die Aggressivität des verwendeten Stimulationsprotokolls spielt hier eine Rolle. Bei aggressiver Stimulation (drei Extrastimuli, Grundstimulation mit kurzer Zykluslänge) nimmt die Wahrscheinlichkeit der Induktion solcher nicht klinischer Tachykardien zu.

Rein auf abnormer Automatie beruhende ventrikuläre Tachykardien (z.B. akzelerierter idioventrikuläre Rhythmen) lassen sich mittels programmierter Stimulation nicht induzieren.

Therapie

Akutbehandlung

Die Akuttherapie von Kammertachykardien orientiert sich an den unmittelbaren hämodynamischen Auswirkungen der Arrhythmie. Bei schlechter hämodynamischer Toleranz mit schwerer Kreislaufdepression bzw.

Kreislaufstillstand ist die sofortige Defibrillation notwendig. Zuvor kann bei ventrikulärer Tachykardie versucht werden, die Rhythmusstörung mittels Faustschlag zu terminieren. Diese Maßnahme ist allerdings nur in seltenen Fällen effektiv, meistens bei relativ langsamen Kammertachykardien bei Vorliegen eines Aneurysmas – eine Degeneration in Kammerflimmern als Folge des Faustschlags kann resultieren. Wird ein Faustschlag eingesetzt, muss ein Defibrillator in erreichbarer Nähe sein.

Bei ausreichender hämodynamischer Toleranz sollte zunächst eine medikamentöse Therapie durchgeführt werden. Unter den Bedingungen der Intensivstation oder des Herzkatheterlabors kommt primär auch eine Terminierung der ventrikulären Tachykardie durch Überstimulation in Betracht. In jedem Fall sollte bei ausreichender hämodynamischer Toleranz vor dem Versuch der Terminierung der Kammertachykardie eine elektrokardiographische Dokumentation der Rhythmusstörung erfolgen (Registrierung aller 12 Ableitungen des Standard-EKG! Soviel Zeit ist in der Regel!!). Dieses EKG ist nicht nur für die Charakterisierung der im Einzelfall zugrunde liegenden Kammertachykardie, sondern auch für die nachfolgend durchzuführende programmierte Stimulation und den eventuellen späteren Einsatz von Therapieverfahren wie etwa der Katheterablation oder auch der elektrophysiologisch geleiteten antitachykarden Chirurgie wichtig.

Bei diesen Therapieverfahren gilt es, zwischen *klinischer* (spontan aufgetretener) und *nicht klinischer* (lediglich bei der programmierten Ventrikelstimulation induzierbarer) Kammertachykardie zu unterscheiden. Die Wirksamkeit von Antiarrhythmika ist, wie bei anderen Arrhythmieformen, auch bei anhaltenden Kammertachykardien nicht vorhersehbar. Ihr Einsatz erfolgt dementsprechend probatorisch. Ajmalin, Propafenon und Flecainid sind Antiarrhythmika, die hinsichtlich ihrer Effektivität in der Terminierung anhaltender ventrikulärer Tachykardien dem Lidocain deutlich überlegen sind (Tab. 7.**11**).

Bei ausreichender Ventrikelfunktion kann auch Sotalol i.v. Anwendung finden. Die Substanz gehört aber nicht zu den Medikamenten der ersten Wahl bei der Behandlung anhaltender Kammertachykardien. Bei fehlender Terminierung der Rhythmusstörung nach Sotalol-Applikation ist bei eingeschränkter linksventrikulärer Funktion aufgrund der betablockierenden Effekte von Sotalol eine schwer wiegende Kreislaufdepression zu befürchten.

> Wegen nicht vorhersehbarer additiver bzw. überadditiver Substanzeffekte auf Leitungszeiten und hämodynamische Parameter sollten bei der Behandlung von Kammertachykardien nicht mehr als zwei Pharmaka nacheinander gegeben werden. Ggf. sollte frühzeitig eine elektrische Kardioversion in Kurznarkose durchgeführt werden.

Linksventrikuläre Tachykardien sprechen häufig auf Verapamil i.v. oder Adenosin i.v. an. *Keinesfalls* sollte Verapamil bei unbekannten Arrhythmiemechanismen in der Akuttherapie eingesetzt werden. Aufgrund der negativ intropen und der vasodilatierenden Wirkung kann eine schwere Kreislaufdepression mit u.U. tödlichem Ausgang die Folge sein.

Rezidivprophylaxe

Zur Langzeittherapie anhaltender ventrikulärer Tachykardien stehen verschiedene Therapieoptionen zur Verfügung (Tab. 7.**11**):

▶ die Implantation eines Kardioverter/Defibrillators,
▶ eine medikamentöse antiarrhythmische Therapie,
▶ die Katheterablation und
▶ antitachykarde chirurgische Verfahren.

Der therapeutische Stellenwert der Verfahren hat sich im Verlauf der letzten Jahre geändert. Des Weiteren ist zu berücksichtigen, dass es sich bei Patienten mit Kammertachykardien oft um reanimierte Patienten handelt, bei denen es in nicht nur darum geht, Tachykardierezidive, sondern in erster Linie den plötzlichen Herztod zu verhindern. Diesbezüglich sei auf das Kapitel „Plötzlicher Herztod", S. 244, verwiesen.

Implantierbarer Kardioverter/Defibrillator

Der implantierbare Kardioverter/Defibrillator stellt bei Patienten mit anhaltender ventrikulärer Tachykardie in Zusammenhang mit einer strukturellen Myokarderkrankung die Therapie der Wahl dar (100, 105). Die Mehrzahl der Kammertachykardien kann ohne Schockabgabe durch Überstimulation terminiert werden. Eine Akzeleration zu hämodynamisch nicht tolerierten ventrikulären Tachykardien oder Kammerflimmern kommt bei 3–11% der Fälle vor, was eine Kardioversion durch Schockabgabe erforderlich macht. In den meisten Fällen können die Rhythmusstörungen mit wenigen Stimuli (3–4) terminiert werden; die Gefahr der Akzeleration steigt mit zunehmender Aggressivität der Stimulation und mit dem Ausmaß der vorliegenden linksventrikulären Funktionsstörung.

Spontan auftretende Kammertachykardien lassen sich mittels implantiertem Kardioverter/Defibrillator besser terminieren als bei der Testung im elektrophysiologischen Labor ausgelöste Kammertachykardien – es kommt seltener zu einer Akzeleration. Bei Patienten mit klinischen oder in der elektrophysiologischen Untersuchung induzierbaren anhaltenden ventrikulären Tachykardien wird in der Regel der Überstimulationsmodus unmittelbar nach Implantation des Aggregats programmiert. Während einzelne Gruppen eine individuelle Programmierung der Stimulationsmodi aufgrund der Ergebnisse der invasiven elektrophysiologischen Untersuchung bevorzugen, erfolgt in vielen Fällen heute eine auf Erfahrung beruhende Programmierung.

Tabelle 7.11 Antiarrhythmische Therapie bei anhaltenden Kammertachykardien

Akuttherapie	
	➤ Kardioversion, Defibrillation
	➤ Ajmalin 1 mg/kg i.v. oder Propafenon 1–2 mg/kg i.v. oder Flecainid 1–2 mg/kg i.v.
	➤ Bei Akutrezidiven Amiodaron (5 mg/kg über 20–30 min, dann Infusion mit 900–1200 mg/24 h)
	➤ Terminierung durch Überstimulation

Rezidivprophylaxe	
Nach Myokardinfarkt, bei anderweitiger bedeutsamer struktureller Herzerkrankung	➤ Implantierbarer Kardioverter/Defibrillator
	➤ Sotalol 160–480 mg tgl. (in der Regel nicht als Monotherapie, sondern bei häufigen Tachykardien bzw. Schockabgaben nach Implantation eines Kardioverters/Defibrillators)
	➤ Amiodaron 200–400 mg tgl. (initial Aufsättigung notwendig, in der Regel nicht als Monotherapie, sondern bei häufigen Tachykardien bzw. Schockabgaben nach Implantation eines Kardioverters/Defibrillators),
	➤ Ggf. Katheterablation
	➤ Ggf. antitachykarde Chirurgie
Idiopathische rechtsventrikuläre Tachykardie	➤ Sotalol 160–480 mg tgl.
	➤ Propafenon 600–900 mg tgl., Flecainid 200–300 mg tgl.,
	➤ Katheterablation
Idiopathische linksventrikuläre Tachykardie	➤ Verapamil 5–10 mg i.v. NUR BEI GESICHERTER DIAGNOSE – ANSONSTEN IST VERAPAMIL BEI KAMMERTACHYKARDIEN KONTRAINDIZIERT
	➤ Verapamil 240–640 mg tgl.
	➤ Betarezeptorenblocker, z.B. Metoprolol 100–200 mg tgl:, Bisoprolol 5–15 mg tgl.
	➤ Katheterablation

Medikamentöse Rezidivprophylaxe

Patienten mit anhaltenden ventrikulären Tachykardien

Die medikamentöse Langzeitprophylaxe anhaltender ventrikulärer Tachykardien hat in den letzten Jahren erheblich an Stellenwert verloren. Dies gilt vor allem für Patienten, bei denen gleichzeitig Kammerflimmern dokumentiert wurde oder ein Zustand nach erfolgreicher Reanimation vorliegt (Abschnitt Plötzlicher Herztod, S. 244). Die klassische serielle Testung, bei der die Wirksamkeit meistens mehrerer Antiarrhythmika mittels elektrophysiologischer Untersuchung geprüft wurde, ist obsolet. Wird sie heute durchgeführt, steht die Verwendung von Sotalol im Vordergrund.

Berücksichtigt man allein Patienten mit anhaltenden ventrikulären Tachykardien (ohne Reanimation oder Kammerflimmern), beträgt die Effektivitätsrate (Supprimierung der Tachykardieinduktion) allerdings lediglich 20–30 % (106). Die Rezidivrate unter einer derartigen als effektiv vorausgesagten Therapie ist relativ niedrig, jedoch stellt dies keinen Schutz vor einem plötzlichen Herztod dar. Eine erschwerte Auslösbarkeit der Rhythmusstörung unter Sotalol ist kein Kriterium für die Wirksamkeit, dagegen bedeutet eine fortbestehende Auslösbarkeit eine erhöhte Rezidivrate.

Sotalol und Amiodaron werden eingesetzt, wenn nach Implantation eines Kardioverters/Defibrillators häufig Tachykardien auftreten. Bei der Anwendung von Amiodaron muss die komplexe Pharmakokinetik der Substanz berücksichtigt werden. Die volle antiarrhythmische Wirksamkeit ist bei Amiodaron noch nicht direkt nach der Aufsättigungsphase, sondern erst einige Wochen später erreicht.

Patienten mit nicht anhaltenden ventrikulären Tachykardien

Behandlungsindikation und Auswahl des Therapieverfahrens hängen bei Patienten mit nicht anhaltenden Kammertachykardien von der kardialen Grunderkrankung und den in Zusammenhang mit der Risikostratifizierung gewonnen Befunden ab. Diesbezüglich wichtige Einsichten liefern die MADIT-I- (110) und MUSTT-Studie (103), die bei Postinfarktpatienten mit nicht anhaltenden Kammertachykardien und eingeschränkter linksventrikulärer Funktion durchgeführt wurden. Bei Patienten, bei denen die Auslösbarkeit der ventrikulären Arrhythmien nicht durch Antiarrhythmika unterdrückt werden kann, verbessert der implantierbare Kardioverter/Defibrillator die Prognose. Es wird vermutet, dass aber auch Patienten, bei denen unter Kontrollbedingungen keine Arrhythmien auslösbar sind, eine vergleichbar schlechte Prognose haben.

Katheterablation

Während die Hochfrequenzstrom-Katheterablation heute das Behandlungsverfahren der Wahl bei Patienten mit AV-Knoten-Reentry-Tachykardien und atrioventrikulären Tachykardien auf der Grundlage akzessorischer Bahnen darstellt, befindet sich die Hochfrequenzstrom-Katheterablation bei ventrikulären Tachykardien auf dem Boden einer strukturellen Myokarderkrankung noch in einem relativ frühen Entwicklungsstadium.

Eine erfolgreiche Hochfrequenzstrom-Katheterablation setzt (neben der Erfüllung technischer, apparativer sowie entsprechender personeller Voraussetzungen) prinzipiell eine exakte Lokalisation (so genanntes Mapping) des Tachykardieursprungs bzw. von Strukturen voraus, die einen essentiellen oder „kritischen" Teil des Reentry-Kreises bilden. Letztendlich sollten aber mehrere Voraussetzungen gegeben sein, um eine Hochfrequenzstrom-Katheterablation anhaltender ventrikulärer Tachykardien aus elektrophysiologischer Sicht durchzuführen:

➤ Die ventrikuläre Tachykardie muss monomorph sein. Ist die Morphologie der Arrhythmie instabil (polymorph), ist eine Lokalisationsdiagnostik nicht mit ausreichender Genauigkeit möglich.
➤ Wünschenswert ist das Vorliegen einer einzigen Tachykardie-Morphologie, die zudem der klinisch dokumentierten Rhythmusstörung entsprechen sollte. Allerdings kann eine Katheterablation prinzipiell auch bei dem Vorhandensein mehrerer Morphologien durchgeführt werden.
➤ Die ventrikuläre Tachykardie muss induzierbar bzw. provozierbar sein.
➤ Die Auslösebedingungen der ventrikulären Tachykardie sollten reproduzierbar sein.
➤ Die Kammertachykardie sollte hämodynamisch stabil sein und für längere Zeit vom Patienten toleriert werden. Im Fall hämodynamischer Instabilität sollte sie leicht zu induzieren und zu terminieren sein, um während laufender Tachykardie die Registrierung endokardialer Elektrogramme an verschiedenen Orten und Stimulationsinterventionen zu ermöglichen. Neue Mapping-Systeme (S. 49) ermöglichen heute allerdings auch bei hämodynamisch wenig tolerierten Kammertachykardien eine Katheterablation.
➤ Der Ursprungsort der Kammertachykardie muss für den Ablationskatheter erreichbar sein. So müssen parietale Thromben im Bereich des Tachykardieursprungs ausgeschlossen sein, da einerseits an diesen Stellen kein effektiver Energietransfer an das darunter liegende Myokard, andererseits eine Loslösung der Thromben mit arterieller Embolisation möglich ist. Daher ist vor Durchführung einer Katheterablation eine sorgfältige echokardiographische Untersuchung zwingend erforderlich.

Diese Voraussetzung wird nur von einem Teil der Patienten mit anhaltenden ventrikulären Tachykardien erfüllt. Basierend auf eigenen Erfahrungen, sind es weniger als 5 % der untersuchten Patienten mit anhaltenden ventrikulären Tachykardien nach Infarkt, für die derzeit eine Katheterablation als Therapieverfahren infrage kommt, da sich in der Regel die Indikation zum Kardioverter/Defibrillator ergibt.

Anders ist die Situation bei Patienten mit idiopathischen Tachykardien oder Bundle-Branch-Reentry. Hier haben abladierende Verfahren einen wesentlich größeren therapeutischen Stellenwert.

Katheterablation bei speziellen Tachykardieformen

Ventrikuläre Tachykardien nach Myokardinfarkt: Das Vorgehen beim Mapping von Tachykardien nach Infarkt ist detailliert in Kapitel Elektrophysiologische Lokalisationsdiagnostik (S. 46) beschrieben. Der Ort der Hochfrequenzstrom-Applikation wird mittels Mapping bei Sinusrhythmus, endokardialem Aktivierungsmapping, Pace-Mapping oder Entrainment-Mapping bestimmt. Unter der Annnahme, dass relativ große Läsionen zur Ablation notwendig sind, wird heute vermehrt die so genannte Cooled-Tip-Technik eingesetzt.

Die akute Erfolgsrate (fehlende Auslösbarkeit der klinischen Tachykardie) beträgt ca. 70–80 %; in 20–30 % der Fälle ist mit Rezidiven zu rechnen. Bei den meisten Patienten, die heute abladiert werden, wurde bereits zuvor ein Kardioverter/Defibrillator implantiert. Die Katheterablation wird bei Kammertachykardien nach Myokardinfarkt derzeit in der Regel nicht als Monotherapie eingesetzt.

Ventrikuläre Tachykardien bei dilatativer Kardiomyopathie: Bei dilatativer Kardiomyopathie sind *nur selten* die Voraussetzungen (s.o.) zur Katheterablation gegeben. In der Literatur liegen nur wenige Mitteilungen zur Ablation bei solchen Patienten vor (109). Die Mapping-Verfahren sind die gleichen wie bei Tachykardien bei koronarer Herzerkrankung. Die Ablation bei dilatativer Kardiomyopathie wird insgesamt nur als beschränkt einsetzbar angesehen. Hierfür dürfte das komplexe arrhythmogene Substrat (mit vermutlich auch intramyokardial oder subepikardial gelegenem arrhythmogenem Substrat) wesentlich verantwortlich sein.

Tachykardien vom Typ des Bundle-Branch-Reentry: Für das Vorliegen einer Bundle-Branch-Reentry-Tachykardie sprechen folgende Befunde:

➤ Bereits die QRS-Morphologie während Tachykardie, die eine typische links- bzw. rechtsschenkelblockartige Konfiguration aufweist, spricht für eine Aktivierung des Myokards über das His-Purkinje-System. Im His-Bündel-EKG geht dann auch den ventrikulären Potentialen während laufender Tachykardie ein His-Bündel-Potential oder ein Potential des rechten oder linken Tawara-Schenkels voraus.

▶ Spontane Schwankungen der Tachykardie-Zykluslänge gehen mit entsprechenden Schwankungen der HH-Intervalle einher.
▶ Es besteht eine enge Abhängigkeit der Tachykardie-Induktion vom Erreichen einer kritischen Leitungsverzögerung im His-Purkinje-System. Das HV-Intervall bei Sinusrhythmus ist typischerweise verlängert.
▶ Die Terminierung der Rhythmusstörung geht mit spontanen oder induzierten Blockierungen im Bereich des His-Purkinje-Systems einher.
▶ Die Induzierbarkeit der Tachykardie kann durch Ablation des rechten Tawara-Schenkels unterbunden werden.

Bei der Bundle-Branch-Reentry-Tachykardie ist einer der Tawara-Schenkel in den Wiedereintrittskreis einbezogen. Die Katheterablation des proximalen rechten Tawara-Schenkels kann die Tachykardie dauerhaft beenden (99). Die Erfolgsraten sind hoch (bis zu 100%) und die Rezidivquoten sind niedrig; die Prognose der meisten Patienten bleibt jedoch aufgrund der Grunderkrankung und eines fortbestehenden hohen Risikos für andere Formen ventrikulärer Tachyarrhythmien weiter eingeschränkt.

Idiopathische Tachykardien: Bei rechtsventrikulären idiopathischen Tachykardien stellen Orte sehr früher endokardialer Aktivierung während laufender Tachykardie und ein präzises Pace-Mapping mit möglichst vollständiger Reproduzierung der Morphologie der klinischen Tachykardie die wesentlichen Mapping-Kriterien dar (104). Bei Sinusrhythmus ist die Morphologie endokardialer Elektrogramme (im Gegensatz zur arrhythmogenen rechtsventrikulären Kardiomyopathie) normal. Erfolgsraten von bis zu 100% werden berichtet; vergleichsweise hohe Erfolgsraten wurden für die Ablation idiopathischer linksventrikulärer Tachykardien mitgeteilt. Die Rezidivrate ist mit etwa 10% niedrig.

Arrhythmogene rechtsventrikuläre Erkrankung: Das Vorgehen bei Tachykardien, die im Rahmen einer arrhythmogenen rechtsventrikulären Kardiomyopathie auftreten, ist vergleichbar mit dem bei Tachykardien nach Infarkt. Bereits bei Mapping während Sinusrhythmus lassen sich in dysplastisch veränderten Myokardarealen, die die Grundlage für das Auftreten der Tachykardien darstellen, fragmentierte Elektrogramme als Hinweis auf eine verzögerte inhomogene Erregungsleitung nachweisen. Die Kriterien, die bei der Lokalisationsdiagnostik der Tachykardie eingesetzt werden, entsprechen denen bei koronarer Herzerkrankung.
Die primäre Erfolgsrate der Katheterablation bei dieser Indikation beträgt etwa 80–90%. Die langfristige Rezidivrate ist allerdings hoch, vermutlich aufgrund einer Progression der Grunderkrankung (20–40%).

Unaufhörliche Kammertachykardien: Die Katheterablation kann als Methode der Wahl bei unaufhörlicher (incessant) ventrikulärer Tachykardie angesehen werden. Die Erfolgsrate beträgt 90–100% (dauerhafte Terminierung der unaufhörlichen Tachykardie). Die Katheterablation ist aber hier nur ein adjuvantes Verfahren zur Beherrschung des akuten Notfalls, und kein dauerhaft kuratives Verfahren für diese Patienten mit in der Regel schwerst geschädigtem Myokard. In vielen Fällen, insbesondere bei Nachweis mehrerer Morphologien der ventrikulären Tachykardien, ist nachfolgend die Implantation eines ICD notwendig, sofern dieser nicht bereits implantiert worden ist (s.u.).

Kongenitale Vitien: Im Bereich von Narben lassen sich bei Sinusrhythmus fragmentierte Elektrogramme registrieren. Die Lokalisation der an der Entstehung bzw. Aufrechterhaltung der ventrikulären Tachykardien beteiligten Strukturen erfolgt mittels konventioneller Mapping-Techniken. Speziell bei Fallot-Tetralogie sind die Erfolgsraten der Katheterablation gut und die Rezidivrate ist niedrig, sodass die Ablation hier, eine entsprechend große Erfahrung des Untersuchers vorausgesetzt, auch als primäres Therapieverfahren angewendet werden kann.

Katheterablation nach vorausgegangener Implantation eines ICD: Eine spezielle Indikation zur Hochfrequenzstrom-Katheterablation bei ventrikulärer Tachykardie kann sich auch nach Implantationen eines automatischen Kardioverter/Defibrillators ergeben. Die ICD-Implantation stellt eine palliative Maßnahme dar, die das arrhythmogene Substrat unbeeinflusst lässt. Eine seltene, aber schwer wiegende Komplikation nach ICD-Implantation sind sehr häufige ventrikuläre Tachykardien (so genannte VT-Cluster).
Das Befinden des Patienten wird durch häufige Entladungen des Aggregats z.T. erheblich eingeschränkt, darüber hinaus droht eine vorzeitiger Batterieerschöpfung. Durch eine Katheterablation lässt sich in vielen Fällen der „Cluster" unterbrechen und im weiteren klinischen Verlauf die Anzahl der notwendigen Schocks erheblich reduzieren. Clusterförmige Schockhäufungen treten während der Nachbeobachtung in den meisten Fällen dann nicht mehr auf. Das Vorgehen beim Katheter-Mapping richtet sich nach dem zugrunde liegenden arrhythmogenen Substrat.

Aktuelle Probleme der Hochfrequenzstrom-Katheterablation ventrikulärer Tachykardien

Unter Berücksichtigung der derzeitigen Erfahrungen mit der Hochfrequenzstrom-Katheterablation ventrikulärer Tachykardien scheint die Erfolgsquote der Methode ganz wesentlich von der zugrunde liegenden organischen Herzerkrankung sowie den damit zusammenhängenden Arrhythmiemechanismen abhängig zu sein. Die Erfolgsrate verhält sich umgekehrt proportional zur Komplexität des arrhythmogenen Substrats. Vor allem bei Patienten mit Kardiomyopathie (bisher liegen für diese Indikation nur kasuistische Mitteilungen vor) und Zustand nach Myokardinfarkt, wo die Erfolgsraten des Verfahrens am niedrigsten sind, ist das arrhythmogene Substrat sehr komplex. Dies spiegelt sich auch in den

Unterschieden im Aufwand wider, der im Rahmen der Lokalisationsdiagnostik notwendig ist.

Auch bei einem exakten Mapping kann die Arrhythmie nicht bei allen Patienten terminiert bzw. erfolgreich abladiert werden. Hierfür kommen verschiedene potentielle Ursachen infrage:

➤ Nicht alle klinisch dokumentierten ventrikulären Tachykardien können im Rahmen der elektrophysiologischen Untersuchung reproduzierbar induziert werden. In einem Teil der Fälle gelingt die Induktion weiterer klinischer Tachykardieformen erst nach erfolgreicher Ablation einer anderen Tachykardie-Morphologie.
➤ Es liegt ein großes arrhythmogenes Substrat mit einer ausgedehnten Zone langsamer Erregungsleitung vor und die mittels Hochfrequenzstrom erzielte Gewebeschädigung ist unzureichend. Derzeit werden verschiedenen Techniken geprüft, die eine vom Ausmaß her ausgedehntere Gewebekoagulation ermöglichen (z. B. multipolare Katheterablation mit Spezialkathetern, gepulste Energieapplikation oder andere Energiequellen, gekühlte Ablation).
➤ Es liegen mehrere unterschiedliche Tachykardie-Morphologien vor und die eindeutige Identifizierung „kritischer" Areale gelingt nicht.
➤ Der Ursprung der Tachykardie bzw. wesentliche Anteile des Reentry-Kreises sind nicht endokardial, sondern mittmyokardial bis epikardial lokalisiert und damit der Ablation nicht zugänglich (z.B. ventrikuläre Tachykardien bei dilatativer Kardiomyopathie).
➤ Es treten Frührezidive aufgrund einer Progression der zugrunde liegenden Myokarderkrankung auf. Die Neigung zur Erstmanifestation anhaltender ventrikulärer Tachykardien bei Patienten mit Zustand nach Myokardinfarkt nimmt zwar mit zunehmendem Abstand nach Myokardinfarkt ab. Bei zahlreichen Patienten tritt die erste spontane Tachykardie jedoch erst Jahre nach einem durchgemachten Herzinfarkt auf. In den meisten Fällen liegt ursächlich keinesfalls ein neues Infarktgeschehen vor, sondern bereits eine klinisch und auch diagnostisch nicht fassbare Progression oder Modifikation im Bereich des arrhythmogenen Substrats reicht zur Manifestation von Tachyarrhythmien aus. Ein weiterer Fall, bei dem die Langzeiterfolgsraten aufgrund einer Progression der Grunderkrankung eingeschränkt sind, ist die arrhythmogene rechtsventrikuläre Erkrankung.

Elektrophysiologisch geleitete antitachykarde Operation

Im Vergleich zur elektrophysiologisch geleiteten antitachykarden Operation sind die Langzeit-Ergebnisse der Hochfrequenzstrom-Katheterablation, so weit sie zum jetzigen Zeitpunkt zur Verfügung stehen, eher schlechter. Die antitachykarde Chirurgie verdankt ihre hohen Langzeit-Effektivitätsraten vermutlich zumindest partiell der Tatsache, dass durch eine mehr oder weniger großzügige Resektion, Inzision oder Ablation mittels Kälte oder Laser das Substrat für *weitere potentielle Kreiserregungen* eliminiert wird.

Bei der antitachykarden Operation handelt es sich um ein Verfahren, das vor Einführung und größerer Verbreitung des implantierbren Kardioverters/Defibrillators in mehreren Zentren eine große Rolle spielte (112). Sie setzt eine enge Zusammenarbeit zwischen einem erfahrenen Elektrophysiologen und einem erfahrenen Chirurgen voraus.

Eine Indikation zur elektrophysiologisch geleiteten antitachykarden Operation kann sich bei Patienten mit rezidivierenden medikamentös therapierefraktären Tachykardien aber auch noch heute ergeben, wenn ein gut abgrenzbares Vorderwandaneurysma mit guter Funktion des Restventrikels vorliegt. Im Einzelfall kann eine per se vorhandene Notwendigkeit zur operativen koronar-arteriellen Revaskularisation bzw. das Vorhandensein eines hämodynamisch relevanten Aneurysmas die Indikationsstellung erleichtern.

Die Operationsletalität in den frühen Berichten war bedeutsam (7–20%); durch die strenge Auswahl geeigneter Patienten (großes Vorderwandaneurysma mit gutem Restventrikel) sollte heute die perioperative Sterblichkeit weniger als 8% betragen. Eigene Erfahrungen bis Ende der 80er Jahre ergaben eine perioperative Mortalität von 7%. Patienten mit diffuser linksventrikulärer Schädigung bzw. ausgesprochen schlechter linksventrikulärer Funktion stellen keine geeigneten Kandidaten für eine antitachykarde Operation dar. Für den Fall der Nicht-Auslösbarkeit der ventrikulären Tachykardie während der Operation sollte unbedingt präoperativ eine Mapping-Untersuchung zur Lokalisation des Tachykardieursprungs erfolgen.

Die „Kurzzeit-Erfolgskontrolle" erfolgt mittels programmierter Ventrikelstimulation am Ende der ersten Woche nach der Operation. Im eigenen Kollektiv war die klinisch dokumentierte Tachykardie zu diesem Zeitpunkt bei über 80% der Patienten nicht mehr auslösbar. Von diesen Patienten blieben 90% in den nächsten 5 Jahren der Nachbeobachtung frei von Arrhythmierezidiven. Die kumulative Sterblichkeit betrug nach einem Jahr 8% und nach drei Jahren 22%. Die Mehrzahl der Patienten verstarb während der Nachbeobachtung nicht an erneuten schwer wiegenden Rhythmusereignissen, sondern an einer progredienten Linksherzinsuffizienz.

Literatur

99. Blanck Z, Deshpande S, Jazayeri MR, Akhtar M. Catheter ablation of the left bundle branch for the treatment of Sustained Bundle Branch Reentrant Ventricular Tachycardia. J Cardiovasc Electrophysiol 1995: 6; 40–43.
100. Böcker D, Block M, Hindricks G, Borggrefe M, Breithardt G. Antiarrhythmic therapy–future trends and forecast for the 21st century. Am J Cardiol 1997; 80: 99G–104G.
101. Brembilla PB, Donetti J, De-La CA, Sadoul N, Aliot E, Juilliere Y. Diagnostic value of ventricular stimulation in patients with idiopathic dilated cardiomyopathy. Am Heart J 1991; 121: 1124–1131.

102. Burton ME, Leon AR. Radiofrequency catheter ablation of right ventricular outflow tract tachycardia late after complete repair of tetralogy of Fallot using the pace mapping technique. PACE 1993; 16: 2319–2325.
103. Buxton AE, Lee KL, DiCarlo L et al., Electrophysiologic testing to identify patients with coronary artery disease who are at risk for sudden death. Multicenter Unsustained Tachycardia Trial Investigators. N Engl J Med 2000; 342: 1937–1945.
104. Callans DJ, Schwartzman D, Gottlieb CD, Marchlinski FE. Insights into the electrophysiology of ventricular tachycardia gained by the catheter ablation experience: „learning while burning". J Cardiovasc Electrophysiol 1994; 5: 877–894.
105. Cannom DS. A review of the implantable cardioverter defibrillator trials. Curr Opin Cardiol 1998; 13: 3–8.
106. Haverkamp W, Martinez RA, Hief C et al., Efficacy and safety of d,l-sotalol in patients with ventricular tachycardia and in survivors of cardiac arrest. J Am Coll Cardiol 1997; 30: 487–495.
107. Josephson ME. Recurrent ventricular tachycardia. Clinical cardiac electrophysiology. Lippincott Williams and Wilkins, 2002: 425–610.
108. Kottkamp H, Chen X, Hindricks G, Willems S, Borggrefe M, Breithardt G. Radiofrequency catheter ablation of idiopathic left ventricular tachycardia: Further evidence for microreentry as the underlying mechanism. J Cardiovasc Electrophysiol 1994; 5: 268–273.
109. Kottkamp H, Hindricks G, Chen X et al., Radiofrequency catheter ablation of sustained ventricular tachycardia in idiopathic dilated cardiomyopathy. Circulation 1995; 92: 1159–1168.
110. Moss AJ, Hall WJ, Cannom DS et al., Improved survival with an implanted defibrillator in patients with coronary disease at high risk for ventricular arrhythmia. Multicenter Automatic Defibrillator Implantation Trial Investigators. N Engl J Med 1996; 335: 1933–1940.
111. Movsowitz C, Schwartzman D, Callans DJ et al., Idiopathic right ventricular outflow tract tachycardia: Narrowing the anatomic location for successful ablation. Am Heart J 1996; 930–936.
112. Ostermeyer J, Borggrefe M, Breithardt G et al., Direct operations for the management of life-threatening ischemic ventricular tachycardia. J Thorac Cardiovasc Surg 1987; 94: 848–865.
113. Primo J, Geelen P, Brugada J et al., Hypertrophic cardiomyopathy: Role of the implantable cardioverter- defibrillator. J Am Coll Cardiol 1998; 31: 1081–1085.
114. Vermeulen JT. Mechanisms of arrhythmias in heart failure. J Cardiovasc Electrophysiol 1998; 9: 208–221.
115. Walker MJA, Curtis MJ, Hearse DJ et al., The Lambeth Conventions: Guidelines for the study of arrhythmias in ischaemia, infarction, and reperfusion. Cardiovasc Res 1988; 22: 447–455.
116. Wichter T, Breithardt G, Borggrefe M. Ventricular Tachycardia in the Normal Heart. In: Podrid PJ, Kowey PR, editors. Cardiac Arrhythmia:Mechanisms, Diagnosis, and Management. Baltimore: Williams & Wilkins, 1996: 1219–1238.

Kammerflimmern

Einleitung

Kammerflimmern ist eine Rhythmusstörung, die unbehandelt immer tödlich endet. Es ist abzugrenzen von so genannten polymorphen ventrikulären Tachykardien, die, im Gegensatz zu Kammerflimmern, deutlich abgrenzbare Kammerkomplexe zeigen und spontan terminieren können.

Primäres Kammerflimmern tritt bevorzugt bei akuter elektrischer Instabilität des Myokards auf (z.B. im Rahmen eines akuten Myokardinfarkts). Die Therapie erfolgt mittels Defibrillation. Diese reicht jedoch nur dann aus, wenn die Rhythmusstörung erst für Sekunden oder wenige Minuten besteht. In vielen Fällen ist zusätzlich eine kardiopulmonale Reanimation notwendig. Ist die Rhythmusstörung nicht auf eine transiente Ursache zurückzuführen, ist die Prognose aufgrund einer erheblichen Rezidivgefahr deutlich eingeschränkt.

Epidemiologie und Ätiologie

Primäres Kammerflimmern tritt bei etwa 10% der Patienten mit akutem Myokardinfarkt auf. In der Regel tritt die Rhythmusstörung früh nach Beginn der Symptome auf. Die Häufigkeit nimmt mit zunehmendem Abstand vom Infarktbeginn exponentiell ab. Etwa 60% der Todesfälle treten beim akuten Myokardinfarkt auf, bevor der Patient die Klinik erreicht. 70% der Episoden von primärem Kammerflimmern treten beim akuten Myokardinfarkt innerhalb von 6 Stunden nach Beginn der Symptome, mindestens 80% innerhalb von 12 Stunden auf.

Die Häufigkeit primären Kammerflimmerns bei Patienten hängt nach stationärer Aufnahme von der Länge der Prähospitalphase ab. Sie betrug in früheren Studien durchschnittlich 4,5% und hat in den letzten Jahren, vermutlich aufgrund verkürzter Prähospitalphasen und dem frühzeitigen Einsatz von Therapiemaßnahmen (Thrombolyse, Akut-PTCA), weiter abgenommen. Auch Koronarspasmen können in Einzelfällen, bei ansonsten normalen Koronarien, schwere Herzrhythmusstörungen bis hin zu Kammerflimmern zur Folge haben.

Bei ca. 5–10% der Patienten mit Kammerflimmern finden sich keine Hinweise auf strukturelle Herzerkrankungen. Zum Teil liegen primär elektrische Erkrankungen des Herzens vor (z.B. QT-Syndrome, S. 254, Brugada-Syndrom, S. 259) oder ein WPW-Syndrom (S. 209); ergeben sich auch hierfür keine Anhalte, wird von so genanntem idiopathischem Kammerflimmern gesprochen.

Bei im Langzeit-EKG elektrokardiographisch dokumentiertem plötzlichem Herztod findet sich in bis zu 80% der Fälle Kammerflimmern, dem in den meisten Fällen hochfrequente monomorphe oder polymorphe ventrikuläre Tachykardien vorausgehen (118).

Pathophysiologie

Kammerflimmern ist grundsätzlich Ausdruck einer ausgeprägten elektrischen Instabilität des Myokards (117). Der Arrhythmiemechanismus ist Wiedereintritt (120).

Prognose

Während lange Zeit angenommen wurde, dass Kammerflimmern, welches bei akutem Myokardinfarkt auftritt (innerhalb der ersten 48 Stunden nach Beginn des Infarktgeschehens), keine wesentliche prognostische Bedeutung zukommt, deuten u.a. die Ergebnisse der GUSTO-Studie darauf hin, dass die 1-Jahres-Sterblichkeit von Patienten mit Kammertachykardien oder Kammerflimmern innerhalb der ersten zwei Tage nach Infarkt im Vergleich zu Patienten ohne solche Rhythmusstörungen schlechter ist (122). Tritt Kammerflimmern außerhalb der Akutphase eines Myokardinfarkts auf, ist die Prognose aufgrund hoher Rezidivgefahr außerordentlich ungünstig (Kapitel „Plötzlicher Herztod").

Diagnostik

EKG

Kammerflimmern entwickelt sich häufig durch Degeneration von anhaltenden Kammertachykardien. Kammerflimmern, dass durch eine kurze Phase einer schnellen polymorphen Tachykardie eingeleitet wird, ist seltener. Für die Rhythmusstörung ist charakteristisch, dass im Gegensatz zu Kammertachykardien oder auch Kammerflattern, einzelne Herzaktionen elektrokardiographisch nicht mehr abgrenzbar sind; sichtbar sind lediglich ungeordnete, um die isoelektrische Linie undulierende niedrigamplitudige Potentiale. Mit zunehmender Dauer der Rhythmusstörung nimmt die Amplitude der Potentiale ab, das Vorliegen einer Asystolie kann vorgetäuscht werden.

Die elektrokardiographische Dokumentation des Rhythmusereignisses (vorangehende monomorphe Kammertachykardien oder primäres Kammerflimmern) ist wichtig für das nach Beherrschung der Akutsituation folgende diagnostische Vorgehen und zu fällende Therapieentscheidungen.

Langzeit-EKG

Die Dokumentation von Kammerflimmern im Langzeit-EKG gelingt nur selten (Abb. 7.**43**). Gelang es, dann sollte die Registrierung sogfältig analysiert werden. Wichtig ist z.B. die Frage nach dem Kammerflimmern vorausgehenden Rhythmusstörungen. Lassen sich vor Auftreten der Rhythmusstörungen ST-Hebungen dokumentieren, ist eine ischämische Ursache der Rhythmusstörung wahrscheinlich.

Therapie

Akuttherapie

Die elektrische Defibrillation, bei der bereits initial relativ hohe Energien eingesetzt werden sollten (mind. 200 J), stellt die Therapie der Wahl dar (Tab. 7.**12**). Die Defibrillation sollte vor Durchführung aller anderen Maßnahmen der kardiopulmonalen Reanimation erfolgen, da ihre Effektivität mit zunehmender Dauer der Rhythmusstörung drastisch abnimmt.

Persistiert die Rhythmusstörung trotz Adrenalingabe und wiederholter Defibrillation oder rezidiviert sie, ist Amiodaron das Medikament der Wahl (119, 121). Magnesium kann ebenfalls i.v. verabreicht werden, auch wenn positive Effekte bisher nicht eindeutig nachgewiesen sind. Störungen des Säure-Basen-Haushalts und Elektrolytstörungen (z.B. eine Hypokaliämie) müssen ausgeglichen werden. In Fällen eines ischämisch bedingten bzw. unterhaltenen Kammerflimmerns kann manchmal erst durch die Gabe eines Betablockers eine Stabilisierung erreicht werden (z.B. Metoprolol langsam und verdünnt [1 : 10] i.v.).

Grundsätzlich gilt, dass möglichst frühzeitig, ggf. auch in der Akutsituation, eine Koronarangiografie zum Nachweis bzw. Ausschluss von Koronarstenosen als Ursache rezidivierender Ischämien erfolgen sollte.

Ist das Kammerflimmern im Rahmen der Akutphase eines Myokardinfarkts mehrfach aufgetreten, ist eine vorübergehende Antiarrhythmikaprophylaxe mit z.B. Amiodaron, gerechtfertigt. Bei Ausbleiben erneuter Arrhythmieepisoden sollte die Therapie nach einigen Tagen beendet werden. Der Einsatz von Lidocain bei akutem Myokardinfarkt ist obsolet. Auf den Einsatz stark leitungsverzögernder Antiarrhythmika sollte beim akuten Myokardinfarkt generell verzichtet werden; liegt kein Myokardinfarkt vor, kann er im Einzelfall erwogen werden (z.B. Ajmalin i.v., Propafenon i.v.), wenn sich Amiodaron allein als unwirksam erwiesen hat.

Bei Patienten mit einem implantierten Kardioverter/Defibrillator muss an eine Inaktivierung des Aggregats durch permanente Magnetauflage gedacht werden. Sonst droht eine Batterieerschöpfung.

Rezidivprophylaxe

Die Entscheidung zur Langzeitprophylaxe von Kammerflimmern orientiert sich an der prognostischen Bedeutung des Ereignisses. Lässt sich keine eindeutige transiente Ursache für die Arrhythmie nachweisen (akute Ischämie, akuter Infarkt, schwere Elektrolytstörung), besteht die Indikation zur ausführlichen nichtinvasiven und invasiven elektrophysiologischen bzw. kardiologischen Abklärung als Grundlage für Therapieentscheidungen. Diesbezüglich sei auf das nachfolgende Kapitel verwiesen.

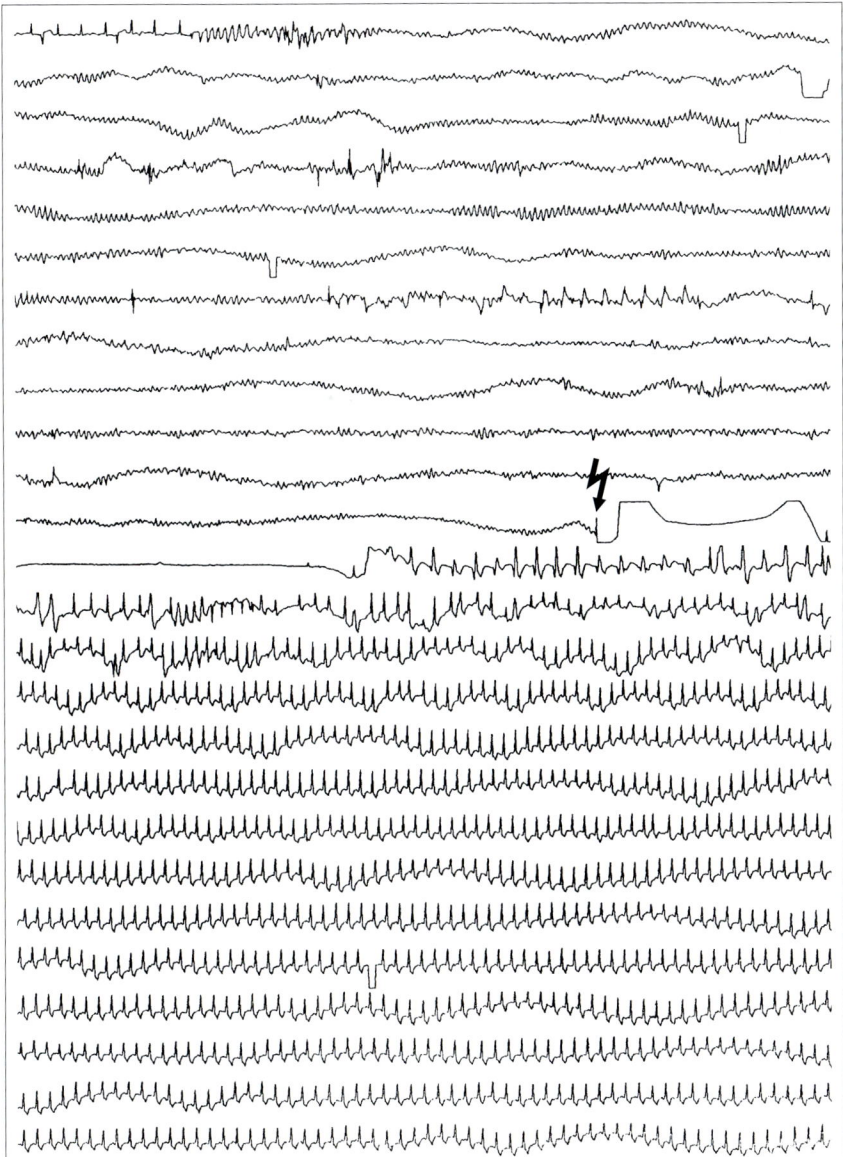

Abb. 7.**43** Kammerflimmern, dokumentiert im Langzeit-EKG. Der Rhythmusstörung geht keine anhaltende Kammertachykardie voraus. Die Arrhythmie wird durch Defibrillation terminiert.

Tabelle 7.**12** Akuttherapie von Kammerflimmern

Erstmaßnahme

➤ Sofortige Defibrillation (200–360 J), ggf. Wiederholung

Bei Ineffektivität (Persistenz von Kammerflimmern, wiederholte Arrhythmieepisoden)

➤ Kardiopulmonale Reanimation entsprechend den aktuellen Empfehlungen der Fachgesellschaften (Herzdruckmassage, Beutelbeatmung, Adrenalin etc.)
➤ Amiodaron i.v. (5 mg/kg als Kurzinfusion in 3–5 min, ggf. zusätzliche Bolusgaben (150 mg i.v.), anschließend kontinuierliche Infusion (900–1200 mg tgl.)
➤ Korrektur von Elektrolytstörungen und Störungen des Säure-Basen-Haushalts
➤ Ggf. Magnesium i.v. (2 g als i.v. Bolus)
➤ Ggf. Betarezeptorenblocker (z.B. Metoprolol 5 mg i.v. (1 : 10 verdünnt), Esmolol i.v.)
➤ Ggf. Gabe eines leitungsverzögernden Antiarrhythmikums (z.B. Ajmalin 1 mg/kg KG)
➤ Ggf. auch in der Akutsituation (bei rezidivierendem Auftreten) Koronarangiografie bei Verdacht auf eine ischämische Genese des Kammerflimmerns

Literatur

117. Bayes-Genis A, Vinolas X, Guindo J, Fiol M, Bayes de Luna, A. Electrocardiographic and clinical precursors of ventricular fibrillation: chain of events. J Cardiovasc Electrophysiol 1995; 6(5): 410–417.
118. Bayes de Luna, A, Coumel P, Leclercq JF. Ambulatory sudden cardiac death: mechanisms of production of fatal arrhythmia on the basis of data from 157 cases. Am Heart J 1989; 117: 151–159.
119. Connolly SJ. Evidence-based analysis of amiodarone efficacy and safety. Circulation 1999; 100: 2025–2034.
120. Ideker RE, Huang J, Fast V, Smith WM. Recent fibrillation studies: attempts to wrest order from disorder. Circ Res 2001; 89: 1089–1091.
121. Kudenchuk PJ, Cobb LA, Copass MK et al., Amiodarone for resuscitation after out-of-hospital cardiac arrest due to ventricular fibrillation. N Engl J Med 1999; 341: 871–878.
122. Newby KH, Thompson T, Stebbins A, Topol EJ, Califf RM, Natale A. Sustained ventricular arrhythmias in patients receiving thrombolytic therapy: Incidence and outcomes. Circulation 1998; 98: 2567–2573.

■ Plötzlicher Herztod

Einleitung

Der plötzliche Herztod ist definiert als ein unerwartet mit oder ohne Zeugen innerhalb einer Stunde eintretender Tod, der bei einem anscheinend Gesunden oder einem Patienten in einem stabilen Krankheitszustand auftritt – in der Regel einer koronaren Herzkrankheit.

Ganz im Vordergrund der Sekundärprävention des plötzlichen Herztodes steht heute der implantierbare Kardioverter/Defibrillator. Die Primärprävention des plötzlichen Herztodes zu verbessern, stellt heute die wohl größte Herausforderung im Bereich der Kardiologie dar.

Epidemiologie

Am plötzlichen Herztod versterben jährlich in Deutschland zwischen 100 000 und 150 000 Menschen, in den Vereinigten Staaten sind es jährlich schätzungsweise 300 000–400 000. Hauptursache ist die koronare Herzkrankheit, die gleichzeitig unabhängig von der Art des Todes die Todesursachenstatistik in der westlichen Hemisphäre anführt (152, 155, 165).

Abb. 7.44 stellt die Häufigkeit des plötzlichen Herztodes in Relation zur zugrunde liegenden Herzerkrankung bzw. dem vorliegenden Risikoprofil dar. Es wird deutlich, dass die relative Häufigkeit plötzlicher Todesfälle eine enge Beziehung zur Schwere der Erkrankung bzw. der Höhe des Arrhythmierisikos aufweist. Absolut gesehen stellen Patientengruppen mit hoher relativer Inzidenz des plötzlichen Herztodes aber nur einen geringen Teil der Gesamtpopulation dar, in der absolut gesehen, die meisten plötzlichen Todesfälle auftreten (153).

Aus diesen Zusammenhängen ergeben sich zwei wesentliche Forderungen:

➤ zum einen die möglichst frühzeitige Erkennung von Risikopatienten im Sinne der Primärprävention und
➤ zum anderen eine möglichst effektive Therapie mit dem Ziel der Sekundärprävention des plötzlichen Herztodes.

Die Häufigkeit des plötzlichen Herztodes aufgrund einer koronaren Herzerkrankung scheint mit der in vielen Ländern zu verzeichnenden Reduktion der Gesamtsterblichkeit seit Beginn der 80er Jahre abgenommen zu haben. Die Einführung neuer Therapieverfahren (z.B. Thrombolyse) und Maßnahmen der Primär- und Sekundärprävention sowie ein vielerorts verbessertes Notarzt-System dürften dieser Entwicklung zugrunde liegen.

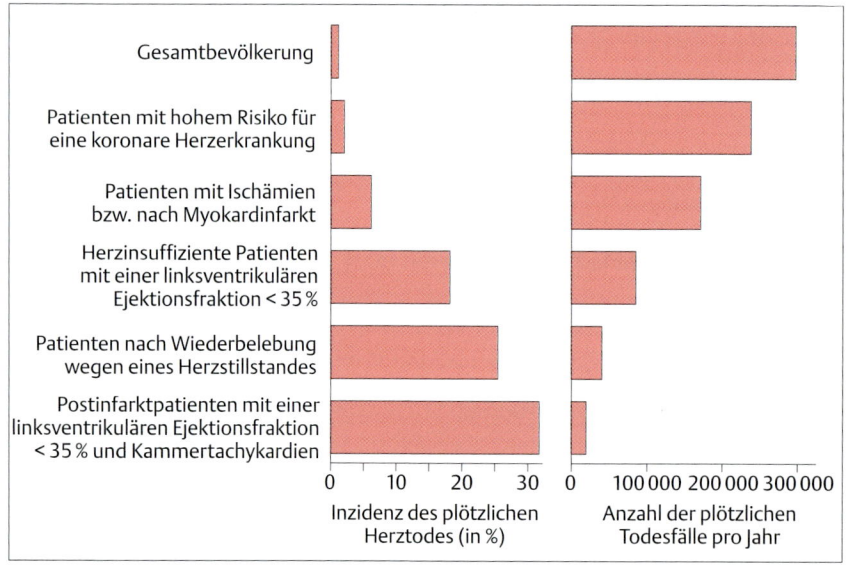

Abb. 7.44 Inzidenz des plötzlichen Herztodes in der Gesamtbevölkerung und in unterschiedlichen Patienten-Populationen (links) und die jährliche Anzahl plötzlicher Todesfälle in diesen Gruppen (rechts) (nach 153).

Spezielle Ätiopathogenese des plötzlichen Herztodes

Die Ätiopathogenese des plötzlichen Herztodes ist ausgesprochen vielfältig. In der überwiegenden Zahl der Fälle findet sich eine organische Herzerkrankung. Eher selten liegen primär elektrische Anomalien des Herzens vor.

Koronare Herzerkrankung

Bei mehr als 80 % der Patienten, die an einem plötzlichen Herztod versterben, findet sich eine koronare Herzerkrankung, die meistens auf arteriosklerotischen Veränderungen beruht (165). Eine nicht arteriosklerotische Genese (z.B. eine koronare Arteriitis, Koronarembolien oder anatomische Anomalie der Herzkranzarterien) ist selten. Bei Patienten mit Koronararteriosklerose finden sich in Abhängigkeit vom untersuchten Patientengut in 50–80 % eine bedeutsame Koronarstenose (>75 %) oder ein Koronarverschluss.

Pathophysiologisch steht die Ruptur oder Erosion einer arteriosklerotischen Plaque und eine sich darauf entwickelnde Thrombose und distale Embolisierung im Vordergrund. Hinweise auf einen bedeutsamen akuten Infarkt finden sich seltener. Über 50 % der Patienten haben in der Vorgeschichte einen Myokardinfarkt erlitten. Hier ist das fatale Ereignis oft nicht mit einem erneuten Infarkt assoziiert; die Wahrscheinlichkeit, dass ohne Therapie Rezidive auftreten, ist groß.

Kardiomyopathien

Das Risiko an einem plötzlichen Herztod zu versterben, ist bei Kardiomyopathien erheblich erhöht. Bei der hypertrophischen Kardiomyopathie beträgt die Inzidenz des plötzlichen Herztodes 2–4 % bei Erwachsenen und 4–6 % bei Kindern und Heranwachsenden (156).

Die genetischen Grundlagen der Erkrankung konnten in den letzten Jahren weiter aufgeklärt werden. Die hypertrophische Kardiomyopathie wird autosomal dominant vererbt. Bislang konnten weit über 100 Mutationen in sieben unterschiedlichen Genen, die für kontraktile Proteine kodieren, nachgewiesen werden. Die Penetranz der Erkrankung ist unvollständig und altersabhängig. Als Folge von De-novo-Mutationen wird auch das sporadische Auftreten beobachtet. Einige Mutationen des β-Myosingens sind mit einer schlechten Prognose belastet (146). Mutationen im myokardialen Troponin-T-Gen sind nicht selten durch eine nur geringgradige Hypertrophie bei gleichzeitig aber deutlich erhöhter Tendenz zum plötzlichen Herztod charakterisiert. Mutationen des Myosinbindungsprotein-C-Gens und des α-Tropomyosin-Gens scheinen prognostisch eher gutartig zu sein.

Bei der dilatativen Kardiomyopathie zeigt die Gesamtsterblichkeit eine enge Abhängigkeit vom Ausmaß der linksventrikulären Funktionseinschränkung (157). Bei Patienten im Stadium NYHA IV beträgt die 1-Jahres-Sterblichkeit bis zu 50 %. Etwa ein Drittel dieser Patienten verstirbt plötzlich. Bei den übrigen Patienten steht als Ursache des Todes eine progrediente Verschlechterung der linksventrikulären Funktion im Vordergrund.

Das Risiko, an einem plötzlichen Herztod zu versterben, ist auch bei Patienten mit einer weniger schwer gestörten linksventrikulären Funktion erheblich erhöht. Da diese Patienten weniger oft an der Herzinsuffizienz versterben, resultiert relativ gesehen eine höhere Inzidenz des plötzlichen Herztodes. In etwa 20–30 % der Fälle scheint die dilatative Kardiomyopathie auf einer genetischen Grundlage zu basieren (149). Über zehn mit der Erkrankung assoziierte chromosomale Loci wurden bislang identifiziert, in den meisten Fällen ist das betroffene Gen unbekannt. Besonders für einen plötzlichen Herztod prädisponierende Mutationen, wie sie bei der hypertrophischen Kardiomyopathie bekannt sind, wurden bislang nicht identifiziert.

Auch bei der rechtsventrikulären arrhythmogenen Kardiomyopathie findet sich eine erhöhte Inzidenz plötzlicher Todesfälle (S. 262).

Linksventrikuläre Hypertrophie

Die linksventrikuläre Hypertrophie ist ein unabhängiger Risikofaktor für den plötzlichen Herztod. Die auftretenden elektrophysiologischen Veränderungen sind in Kapitel Pathogenese von Herzrhythmusstörungen, S. 30, dargestellt.

Herzklappenerkrankungen

Bei Aortenstenose ist das Risiko, plötzlich zu versterben, deutlich erhöht, wenn eine fortgeschrittene, symptomatische Klappenverengung vorliegt. Bei asymptomatischen Patienten ist die Inzidenz niedrig. Auch nach Klappenersatz verstirbt ein Teil der Patienten plötzlich. Die Ursachen hierfür sind nicht geklärt. Ursächlich dürfte aber von Bedeutung sein, dass in der Regel symptomatische Patienten operiert werden. Das arrhythmogene Substrat für das Auftreten maligner Arrhythmien scheint auch nach Operation zu persistieren.

Die Ergebnisse von Untersuchungen zur Inzidenz bei Mitralklappenprolaps sind uneinheitlich. Nachgewiesen werden konnte, dass bei Patienten, bei denen der Prolaps zu einer bedeutsamen Mitralinsuffizienz und konsekutiv zu einer Verschlechterung der linksventrikulären Funktion führt, ein erhöhtes Risiko für einen plötzlichen Herztod vorliegt (162). Eigenen Beobachtungen zufolge scheint das Risiko auch bei vor allem weiblichen Patienten mit leichtgradigem Mitralklappenprolaps erhöht zu sein, wenn gleichzeitig eine verlängertes QT-Intervall vorliegt. Solche Patienten scheinen eine erhöhte Neigung zum Auftreten einer abnormen QT-Verlängerung und von Torsade de pointes im Rahmen einer Therapie mit repolarisationsverlängernden Pharmaka aufzuweisen.

Kongenitale Herzerkrankungen

Die Inzidenz kongenitaler Herzerkrankungen beträgt etwa 0,8 %. Bei der Hälfte der Patienten ist eine operative Korrektur notwendig. Zunehmend mehr Patienten mit auch schwer wiegenden Defekten erreichen heute das Erwachsenenalter. Ein erhöhtes Risiko für einen plötzlichen Herztod konnte nachgewiesen werden für Patienten mit einer Fallot-Tetralogie, mit einer Transposition der großen Gefäße, nach Fontan-Operation und für Patienten mit kongenitaler Aorten- oder Pulmonalstenose. Nicht nur ventrikuläre Tachyarrhythmien, sondern auch supraventrikuläre Tachyarrhythmien, die bei eingeschränkter Herzfunktion schlecht toleriert werden, und bradykarde Rhythmusstörungen scheinen eine Rolle zu spielen (165).

Bei Patienten korrigierter Fallot-Tetralogie stellt eine übermäßig verbreitete QRS-Dauer, die mit der Größe des rechten Ventrikels korreliert, einen Risikofaktor für das Auftreten eines plötzlichen Herztodes dar (138).

Primär elektrische Anomalien des Herzens

Primär elektrische Anomalien des Herzens dürften für etwa 5 % der plötzlichen Todesfälle verantwortlich sein. Hierzu zählen das WPW-Syndrom mit schnell leitender akzessorischer Leitungsbahn (S. 209), das QT-Syndrom (S. 254) und das Brugada-Syndrom (S. 259) sowie selten andere kongenitale arrhythmogene Erkrankungen (entsprechende Kapitel).

Idiopathisches Kammerflimmern als Ursache eines überlebten plötzlichen Herztodes ist eine Ausschlussdiagnose: Es lassen sich, auch bei aufwändiger Diagnostik, weder eindeutige morphologische noch elektrische Ursache für das Auftreten der Rhythmusstörung finden. Letztendlich handelt es sich hier um ein zahlenmäßig kleines Patientengut. Es ist anzunehmen, dass bei einem Teil dieser Patienten auf molekularer bzw. genetischer Ebene Störungen der elektrischen Funktion des Herzens vorliegen. Berücksichtigt man, dass unser Wissen über die molekularbiologischen und -genetischen Grundlagen von Rhythmusstörungen derzeit beständig zunimmt, ist die Wahrscheinlichkeit groß, dass auch diese Fälle in der Zukunft ätiopathogenetisch zugeordnet werden können.

Plötzlicher Herztod bei Sportlern

Der plötzliche Herztod bei Sportlern nimmt zwar einen relativ großen Stellenwert in den Medien ein, die absolute Inzidenz ist jedoch niedrig. Schätzungen gehen davon aus, dass in den Vereinigten Staaten jährlich etwa 20–25 plötzliche Todesfälle bei Hochleistungssportlern auftreten. Bei jungen Sportlern stehen Kardiomyopathien im Vordergrund, bei älteren Sportlern ist es eine in den meisten Fällen bis zum Ereignis nicht diagnostizierte koronare Herzerkrankung (147).

Medikamente

Medikamente spielen bei der Genese plötzlicher Todesfälle eine wichtige Rolle. Hierauf deuten auch die Ergebnisse der CAST-Studie hin. Bezüglich der Bedeutung von Elektrolytstörungen, die häufig durch Medikamente verursacht werden (z.B. Hypokaliämie durch Diuretika), sei auf Kapitel Elektrolytstörungen, S. 25, verweisen. Weiter zu nennen sind solche Medikamente, die eine QT-Verlängerung bewirken und dadurch das Risiko für das Auftreten ventrikulärer Tachyarrhythmien vom Typ der Torsade de pointes erhöhen (Kapitel 76).

Chemotherapeutika (z.B. Adriamycin) können zu einer durch Medikamente induzierten Kardiomyopathie führen und hierüber die Neigung zum Auftreten lebensbedrohlicher ventrikulärer Tachyarrhythmien erhöhen.

Pathophysiologie

Die Pathophysiologie des plötzlichen Herztodes ist komplex. Bei den verschiedenen Erkrankungen, die mit einer erhöhten Gefährdung für einen plötzlichen Herztod einhergehen, werden verschiedene arrhythmogene Mechanismen manifest (Kapitel Arrhythmogenese von Rhythmusstörungen).

Abb. 7.**45** zeigt die Vielfalt der Interaktionen von Faktoren, die zum Auftreten eines plötzlichen Herztodes beitragen können. Eine besonders wichtige Rolle für das Auftreten eines plötzlichen Herztodes dürften transiente Faktoren (z.B. Ischämie, Elektrolytstörungen, etc.) spielen.

Ältere Untersuchungen von Langzeit-EKG-Registrierungen bei Patienten, die während der Registrierung verstarben, zeigen, dass das terminale Ereignis in etwa 80 % der Fälle eine ventrikuläre Tachyarrhythmie ist (124). Die hochfrequente monomorphe oder polymorphe ventrikuläre Tachykardie, die im Verlauf in Kammerflimmern degeneriert, ist als Initialarrhythmie dabei 6,5-mal häufiger als unmittelbares Kammerflimmern anzutreffen. Diese Verhältniszahlen werden in der modernen Kardioverter/Defibrillator-Ära durch die Auswertung von Speicher-EKG's bestätigt.

Diagnostik

Die Diagnostik bei überlebtem plötzlichem Herztod zielt auf eine gründliche Klärung der kardialen Grunderkrankung und Evaluation bzw. Abschätzung der beim Patienten vorliegenden Rezidivneigung ab. Die Erfassung der Grunderkrankung basiert auf konventionellen Methoden (Echokardiogramm, Herzkatheterdiagnostik), und, in Abhängigkeit von den sich ergebenen Befunden, auch auf weiterführenden relativ neuen Verfahren der Bildgebung (Magnetresonanztomographie).

Ergeben sich keine eindeutigen Anhalte für eine kardiale Grunderkrankung, so muss auch nach seltenen Arrhythmieursachen gefahndet und die Diagnostik entsprechend ausgedehnt werden. Auch die Familien-

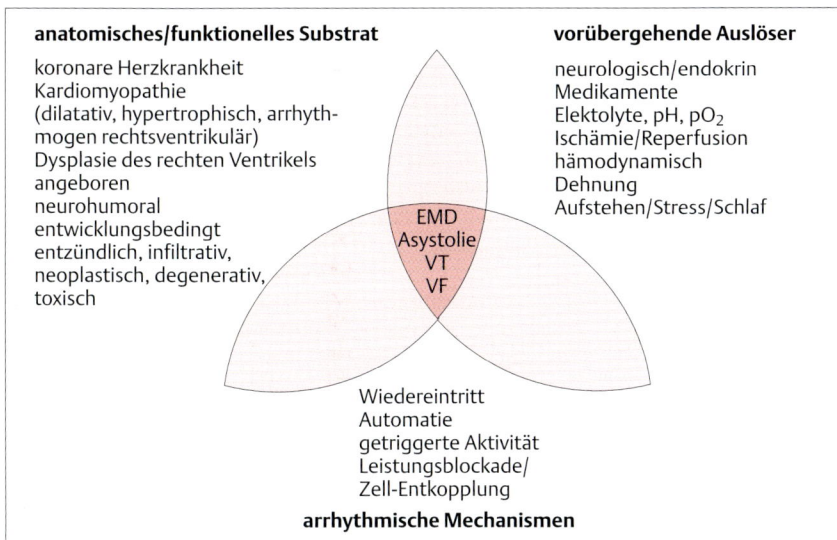

Abb. 7.45 Pathogenese des plötzlichen Herztodes (nach 165). EMD = elektromechanische Dissoziation, VT = Kammertachykardie, VF = Kammerflimmern

anamnese spielt bei Patienten mit plötzlichem Herztod eine wichtige Rolle: Plötzliche Todesfälle in der Familie stellen einen wichtigen Risikofaktor dar.

Nach Klärung der zugrunde liegenden kardialen Erkrankung erübrigt sich nur in *sehr wenigen Fällen* die weiterführende rhythmologische Diagnostik. Im Einzelfall kann hierauf dann verzichtet werden, wenn sich zum Beispiel angiographisch eine oder mehrere hochgradige, hämodynamisch bedeutsame Koronarstenosen nachweisen lassen, angiokardiographisch eine relevante linksventrikuläre Kontraktionsstörung fehlt und dem Auftreten der Rhythmusstörung eine Angina pectoris vorausging. Im Rahmen einer solchen Konstellation kann, insbesondere dann, wenn das Ereignis unter Belastung auftrat, eine transiente Ischämie als Grundlage der Arrhythmie mit großer Wahrscheinlichkeit angenommen werden. Bei den unter solchen Umständen auftretenden Rhythmusstörungen handelt es sich in der Regel um schnelle polymorphe ventrikuläre Tachykardien mit Degeneration in Kammerflimmern.

Die Wahrscheinlichkeit für eine ischämische Genese des Ereignisses sinkt drastisch, wenn es sich bei der Rhythmusstörung um eine lang anhaltende, monomorphe ventrikuläre Tachykardie handelt. Sie ist insbesondere dann gering, wenn die monomorphe anhaltende Tachykardie eine langsame Frequenz aufweist und vom Patienten hämodynamisch toleriert wird. Ergeben sich eindeutige Hinweise auf eine rein ischämische Genese der Rhythmusstörung, steht die Beseitigung der Ursachen der Ischämie durch Ballondilatation oder Bypass-Chirurgie therapeutisch an erster Stelle. Sind die Zusammenhänge weniger eindeutig, sollten solche Therapiemaßnahmen *nicht* vor der rhythmologischen Diagnostik durchgeführt werden.

EKG

Das Standard-EKG gehört zur kardiologischen-internistischen Routinediagnostik. Bei den meisten Patienten nach Reanimation zeigt das Ruhe-EKG Auffälligkeiten und gibt dadurch häufig erste wichtige Hinweise auf die kardiale Grunderkrankung.

Langzeit-EKG

Das Langzeit-EKG gehört nach überlebten plötzlichem Herztod ebenfalls zur Routinediagnostik. Es dient der Überprüfung der spontanen Inzidenz anderer Arrhythmien (z.B. ventrikulärer Salven und nicht anhaltender Kammertachykardien). Die überwiegende Zahl der Patienten mit überlebtem Herzstillstand weist allerdings eine nur relativ geringe Inzidenz spontaner Arrhythmien auf. Dies schränkt die Bedeutung des Langzeit-EKGs für die Diagnostik und Therapiekontrolle ein. In der Regel muss heute nach erfolgreicher Reanimation bis zur definitiven Therapie eine Monitorüberwachung des Patienten erfolgen.

Nicht invasive Risikostratifizierung

Verfahren der nicht invasiven Risikostratifizierung wie Spätpotentiale, Herzfrequenzvariabilität und Baroreflexsensitivität, T-Wellen-Alternans oder QT-Dispersion spielen bei Patienten, die bereits einen plötzlichen Herztod überlebt haben, eine untergeordnete Rolle. Die Tatsache, dass bereits ein Ereignis eingetreten ist, reicht aus, um von einem erhöhten Rezidivrisiko ausgehen zu müssen.

Bezüglich der Bedeutung der einzelnen Verfahren für die Risikostratifizierung im Rahmen der Primärprävention des plötzlichen Herztodes sei auf Kapitel Risikostratifizierung S. 49 verwiesen.

Elektrophysiologische Untersuchung

Die Durchführung einer kompletten invasiven elektrophysiologischen Diagnostik inklusive der Überprüfung der Sinusknotenfunktion, der AV-Leitung und der atrialen und ventrikulären Vulnerabilität mittels programmierter Stimulation ist empfehlenswert. Bei Patienten, bei denen das zur Reanimation führende Ereignis (Kammerflimmern) dokumentiert wurde und sich zwingend die Indikation zu Implantation eigens Kardioverter/Defibrillators ergibt, kann ggf. auf die Durchführung einer elektrophysiologischen Untersuchung verzichtet werden.

Therapie

Bei überlebtem Herzstillstand zielt die Therapie auf eine Verhinderung von Rezidiven ab. Nur wenige Menschen überleben ohne Therapie mehrere Herzstillstände. Neben speziellen antiarrhythmischen Maßnahmen, bei denen heute die Implantation eines Kardioverter/Defibrillators an erster Stelle steht, sollten therapeutisch alle Maßnahmen eingeleitet werden, das Myokard zu stabilisieren. Hierzu gehört eine Optimierung der koronaren Durchblutung (PTCA oder Revaskularisierung, Acetylsalicylsäure, plaquestabilisierende Medikamente (Statine) und des hämodynamischen Status (z.B. ACE-Hemmer, Herzklappenersatz bei Klappenerkrankungen, etc.) sowie eine Stabilisierung der autonomen Balance (Betablocker, ACE-Hemmer).

Rezidivprophylaxe, Sekundärprävention

Als Therapiemöglichkeiten stehen bei der Sekundärprävention der implantierbare Kardioverter/Defibrillator und pharmakologische antiarrhythmische Maßnahmen zur Verfügung. Betarezeptorenblockern stellen hierbei die wichtigste, additiv einzusetzende Behandlungsmaßnahme dar.

Der implantierbare Kardioverter/Defibrillator

Der implantierbare Kardioverter/Defibrillator stellt bei Patienten, die einen plötzlichen Herztod überlebt haben, der nicht auf transiente Ursachen zurückzuführen war, die Behandlungsmaßnahme der Wahl dar. Der implantierbare Kardioverter/Defibrillator kann einen akuten Herztod mit hoher Sicherheit verhindern und zuverlässig anhaltende Kammertachykardien terminieren. Das Risiko eines Todes wird durch den implantierbaren Kardioverter/Defibrillator auf 1–2% pro Jahr reduziert. Aktuelle Untersuchungen deuten darauf hin, dass selbst bei Patienten mit sehr eingeschränkter Myokardfunktion eine signifikante Lebensverlängerung durch eine Reduktion rhythmogen bedingter Todesfälle erzielt werden kann (127, 159).

Bei speziellen Erkrankungen, z.B. dem Brugada-Syndrom, kann sich eine prophylaktische Indikation zur Implantation eines Kardioverter/Defibrillators ergeben, da auch betroffene asymptomatische Patienten ein deutlich erhöhtes Risiko für einen zukünftigen plötzlichen Herztod aufweisen (S. 259).

Der implantierbare Kardioverter/Defibrillator kann zwar Kammertachykardien durch Überstimulation terminieren und den plötzlichen Herztod verhindern, eine Möglichkeit zur *Prävention* von Arrhythmieereignissen bietet er jedoch nicht. Bei Patienten mit häufigen Arrhythmieereignissen sind weiterhin Pharmaka notwendig. An erster Stelle steht hier die Verabreichung von Betarezeptorenblocker. Beim Einsatz membranwirksamer Antiarrhythmika (z.B. Amiodaron) muss beachtet werden, dass eine Interaktion mit dem Kardioverter/Defibrillator resultieren kann (z.B. ein medikamentenbedingter Anstieg der Wahrnehmungs- oder Defibrillationsschwelle).

Pharmakologische antiarrhythmische Therapie

Antiarrhythmika, insbesondere Sotalol und Amiodaron, stehen bei der Behandlung von Patienten, die einen plötzlichen Herztod überlebt haben, *nach dem Defibrillator* heute an zweiter Stelle.

Sotalol

Eine prospektive Studie, in der die Wertigkeit von Sotalol im Vergleich zu anderen Klasse-I-Antiarrhythmika untersucht wurde, war die ESVEM(Electrophysiologic Study Versus Electrocardiographic Monitoring-)-Studie, deren primäres Ziel es war, die Bedeutung von Langzeit-EKG und programmierter Simulation für die Effektivitätskontrolle bei Therapie mit Antiarrhythmika zu untersuchen (148). Wesentliches Ergebnis der Studie war, dass sich Langzeit-EKG und programmierte Stimulation hinsichtlich ihres Vorhersagewertes nicht unterschieden.

Sotalol war bei nachträglicher Auswertung hinsichtlich seiner Wirksamkeit den anderen Antiarrhythmika der Klasse I (Mexiletin, Pirmenol, Imipramin, Procainamid, Chinidin, Propafenon) überlegen. Verglichen mit den anderen Medikamenten fand sich unter Sotalol sowohl eine Reduktion der Gesamtmortalität als auch der kardial sowie der rhythmogen bedingten Sterblichkeit.

Die Ergebnisse zahlreicher weiterer Studien zur Wirksamkeit von d,l-Sotalol bei Patienten mit ventrikulären Tachyarrhythmien, in denen eine Überprüfung der Therapieeffektivität mittels programmierter Stimulation erfolgte, liegen vor. Bei im Mittel etwa 40% der untersuchten Patienten gelang eine Unterdrückung der Auslösbarkeit anhaltender ventrikulärer Tachyarrhythmien. Hinsichtlich der eingesetzten d,l-Sotalol-Dosierungen ergibt sich eine Tendenz, dass höhere Dosen (320–480 mg/Tag) eine vergleichsweise höhere Effektivität als niedrigere Dosierungen aufweisen.

In nahezu allen Untersuchungen kam einer Unterdrückung der Auslösbarkeit ventrikulärer Tachykardien durch d,l-Sotalol ein hoher prädiktiver Wert für einen rezidivfreien Verlauf während Langzeittherapie zu. In eigenen Untersuchungen galt dies allerdings nur für die Vorhersage von Rezidiven *anhaltender monomorpher Kammertachykardien*. Der Vorhersagewert der programmierten Ventrikelstimulation für das Auftreten eines *plötzlichen Herztodes* war allerdings gering (139).

Amiodaron

Die überwiegende Zahl der zur Verfügung stehenden Studien zur Akut- und Langzeitwirksamkeit von Amiodaron bei Patienten mit ventrikulären Tachyarrhythmien wurden bereits in den 80er Jahren durchgeführt. Bei ca. 15–25 % der Patienten ließ sich die Auslösbarkeit anhaltender ventrikulärer Tachykardien durch Amiodaron supprimieren. Bei den meisten Patienten, die in diese Untersuchungen eingeschlossen wurden, hatten sich zuvor andere Antiarrhythmika (vor allem Klasse-I-Antiarrhythmika) im Rahmen der seriellen elektrophysiologischen Testung als ineffektiv erwiesen.

Die Ergebnisse größerer Studien, in denen Amiodaron bei Patienten mit anhaltenden ventrikulären Tachyarrhythmien ohne den Einsatz der programmierten Ventrikelstimulation zur Therapiekontrolle verabreicht wurde, liegen vor (so genannte empirische Amiodarongabe). Diese Studien wurden ebenfalls vorwiegend in den 80er Jahren durchgeführt. In der Regel handelte es sich auch um Patienten, die eine Negativauslese darstellen, d.h. Patienten, bei denen sich zuvor andere Antiarrhythmika, insbesondere Klasse-I-Antiarrhythmika, als ineffektiv erwiesen hatten.

Herre und Mitarbeiter berichteten über die Wirksamkeit von Amiodaron bei mehr als 400 Patienten. Die Rezidivrate (anhaltende ventrikuläre Tachykardien, Kammerflimmern, plötzlicher Herztod) betrug 19 %, 33 % und 43 % nach einem, drei und fünf Jahren. Die kumulative Inzidenz eines plötzlichen Herztodes betrug 9 %, 15 % und 21 %. Zu vergleichbaren Ergebnissen kamen andere Untersucher (140). Diese Überlebensraten wurden, im Vergleich mit dem geschätzten Spontanverlauf der Patienten, lange als therapeutischer Erfolg gewertet. Vergleicht man diese Daten jedoch mit denen bei aktuellen Therapiealternativen (z.B. dem implantierbaren Kardioverter/Defibrillator [s.u.]), so sind die Ereignisraten vergleichsweise hoch.

Vergleich der Effektivität medikamentöser antiarrhythmischer Maßnahmen mit der von implantierbaren Kardiovertoren/Defibrillatoren

Mehrere Untersuchungen, in denen die Effektivität medikamentöser Maßnahmen mit der von implantierten Defibrillatoren verglichen wurde, liegen vor.

In einer eigenen Fall-Kontroll-Studie wurde der Ausgang bei Patienten, die mittels programmierter Stimulation auf d,l-Sotalol eingestellt worden waren, mit dem von Patienten, die einen Defibrillator erhalten hatten, verglichen (128). Die Fall-Kontroll-Zuweisung erfolgte anhand der Variablen Alter, Geschlecht, linksventrikuläre Ejektionsfraktion, Ausmaß der koronaren Herzerkrankung und Typ der klinisch dokumentierten Rhythmusstörung. Die Inzidenz von Tachykardierezidiven war bei den nicht mit d,l-Sotalol behandelten Patienten verständlicherweise um ein Mehrfaches höher.

Auf der anderen Seite waren Gesamtsterblichkeit und Häufigkeit eines plötzlichen Herztodes bei den mit einem Defibrillator versorgten Patienten niedriger. Die kumulative Sterblichkeitsrate betrug nach drei Jahren bei den d,l-Sotalol-Patienten 25 % und bei den Defibrillator-Patienten 15 % ($p<0{,}005$). Keiner der Patienten mit einem Defibrillator verstarb plötzlich. Die Inzidenz plötzlicher Todesfälle betrug bei den mit d,l-Sotalol behandelten Patienten nach drei Jahren kumulativ 15 % ($p<0{,}005$).

In den letzten Jahren wurden drei große multizentrische prospektive Studien mit dem Ziel initiiert, die Wirksamkeit einer pharmakologischen antiarrhythmischen Therapie mit der eines Kardioverter/Defibrillators zu vergleichen. CASH (Cardiac Arrest Study Hamburg) (145) verglich die Effektivität des Kardioverter/Defibrillators mit der von Propafenon, Metoprolol und Amiodaron und wurde bereits Ende der 80er Jahre initiiert. AVID (Amiodarone versus Implantable Defibrillator Study) (159) und CIDS (Canadian Implantable Defibrillator Study) (133) sind neuere prospektive, randomisierte Studien, die mit dem Ziel initiiert wurden, die Effektivität des Kardioverter/Defibrillators mit denen von Amiodaron bzw. Sotalol bei Patienten mit lebensbedrohlichen ventrikulären Tachyarrhythmien zu vergleichen.

In einer kürzlich publizierten Metaanalyse dieser drei Studien ergab sich insgesamt eine deutliche Überlegenheit des implantierbaren Kardioverter/Defibrillators im Vergleich zu medikamentösen Maßnahmen (in der Mehrzahl Amiodaron) (134). Die Gesamtsterblichkeit und die Häufigkeit arrhythmiebedingter Todesfälle waren bei Patienten, die einen implantierbaren Kardioverter/Defibrillator erhielten, signifikant reduziert (Abb. 7.**46**).

Bei einer Subgruppenanalyse ergab sich ein Vorteil des Defibrillators im Vergleich zur medikamentösen Therapie aber nur für Patienten mit deutlich eingeschränkter linksventrikulärer Funktion. Bei Patienten mit besser erhaltener Myokardfunktion (Ejektionsfraktion > 35 %) ergab sich hinsichtlich des Überlebens kein signifikanter Unterschied (Abb. 7.**47**).

Bei der Interpretation der Ergebnisse muss bedacht werden, dass es sich um eine retrospektive Untergruppen-Analyse handelte und dass der Nachbeobachtungszeitraum kurz war. Nach derzeit herrschender Auffassung stellt der implantierbare Kardioverter/Defibrillator auch bei reanimierten Patienten mit erhaltener linksventrikulärer Funktion das Therapieverfahren der ersten Wahl dar. Amiodaron kommt infrage, wenn der Kardioverter/Defibrillator vom Patienten abgelehnt wird oder relative Kontraindikationen für einen Kardioverter/Defibrillator vorliegen (z.B. ein Malignom oder anderweitige schwere Begleiterkrankungen).

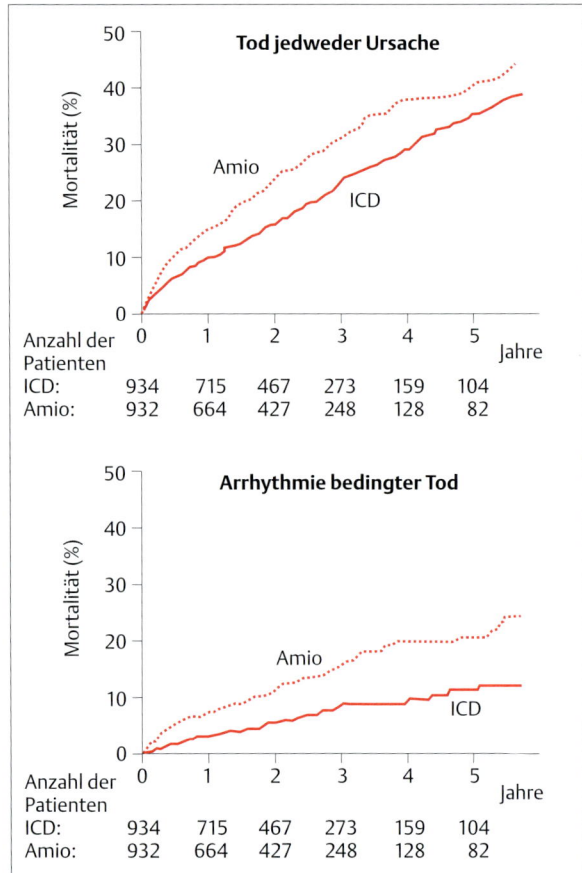

Abb. 7.46 Kumulatives Risiko zu versterben (Tod jedweder Ursache, arrhythmiebedingter Tod) in AVID, CIDS und CASH; Daten einer Meta-Analyse (Einzelheiten im Text) (nach 134).

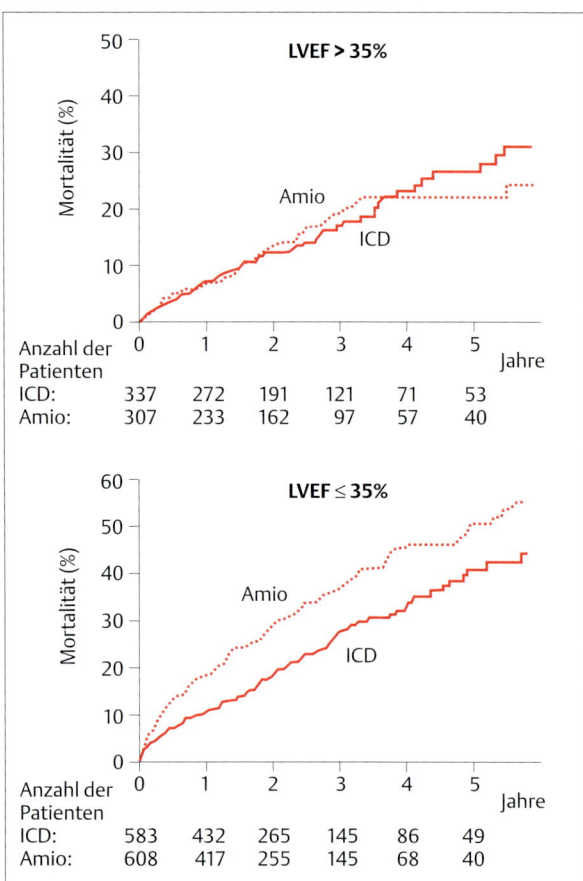

Abb. 7.47 Kumulatives Risiko zu versterben in Abhängigkeit von der linksventrikulären Ejektionsfraktion und der Therapieform in AVID, CIDS und CASH; Daten einer Meta-Analyse (Einzelheiten im Text) (nach 134). ICD: implantierbarer Kardioverter/Defibrillator, Amio: Amiodaron.

Betarezeptorenblocker

Die alleinige Gabe eines Betarezeptorenblockers zur Sekundärprophylaxe des plötzlichen Herztodes ist nicht ausreichend. Betarezeptorenblocker gehören aber aufgrund ihrer nachgewiesenermaßen positiven Therapieeffekte (S. 94) zu den Standardtherapeutika bei Patienten mit einem überlebten plötzlichen Herztod. Ihr Einsatz sollte deshalb, wenn keine Kontraindikationen vorliegen, immer angestrebt werden.

Primärprävention des plötzlichen Herztodes

Pharmakologische Maßnahmen

Zahlreiche Pharmakagruppen wurden in der Vergangenheit hinsichtlich ihrer Eignung zur Primärprävention des plötzlichen Herztodes geprüft. Darüber hinaus liegen erste Studien vor, im Rahmen derer die Bedeutung des Kardioverter/Defibrillators zur Verbesserung der Gesamtsterblichkeit, insbesondere durch Reduktion des plötzlichen Herztodes bei Hochrisiko-Patienten untersucht wurde.

Klasse-I-Antiarrhythmika

Die verfügbaren Studien wurden überwiegend bei Postinfarktpatienten durchgeführt. Ganz im Vordergrund steht die in der zweiten Hälfte der 80er Jahre durchgeführte CAST-Studie, die eindrücklich gezeigt hat, dass die Prognose behandelter Patienten nicht verbessert, sondern durch Zunahme der Sterblichkeit unter Flecainid, Encainid oder Moricizin verschlechtert wird (S. 226) (160). Ein negativer Einfluss von Antiarrhythmika der Klasse I zeigt sich auch in einer Metaanalyse.

Klasse-I-Antiarrhythmika sind damit zur Primärprävention des plötzlichen Herztodes bei Postinfarktpatienten nicht geeignet (158).

Calciumantagonisten

Auch diese Untersuchungen wurden vor allem bei Postinfarktpatienten durchgeführt. Ein präventiver Wert von Calciumantagonisten nach Myokardinfarkt konnte nicht eindeutig belegt werden. Die Sterblichkeit von mit nicht verzögert wirkendem Nifedipin behandelten Patienten war z.T. erhöht (137).

Betablocker

In der BHAT-Studie (Betablocker Heart Attack Trial [125]) reduzierte Propranolol die Gesamtsterblichkeit um 25%, die Substanz war vor allem wirksam bei Patienten mit eingeschränkter linksventrikulärer Funktion. Vergleichbare Resultate ergaben sich in anderen Untersuchungen (164). Selektive Betablocker scheinen nicht selektiven Substanzen in ihrer Effektivität nicht überlegen zu sein.

> Die Studienergebnisse haben insgesamt dazu geführt, dass der Betablocker heute zur Standardtherapie nach Myokardinfarkt gehört. Entsprechend der verfügbaren Datenlage sollten bevorzugt lipophile Betarezeptorenblocker (z.B. Metoprolol, Bisoprolol, Carvedilol) eingesetzt werden.

Auch bei Patienten mit Herzinsuffizienz (sei sie ischämischer oder nicht ischämischer Ursache) setzen sich Betarezeptorenblocker immer mehr durch. Es kommt nicht nur in vielen Fällen zu einer hämodynamischen Verbesserung, sondern auch die Häufigkeit des plötzlichen Herztodes wird reduziert. Dies belegen eindrücklich die Ergebnisse der erst kürzlich publizierten Merit-HF-Studie mit retardiertem Metoprolol (141). Positive Therapieergebnisse wurden auch für Bisoprolol (123) und Carvedilol (136) mitgeteilt.

Klasse-III-Antiarrhythmika

Ergebnisse von Studien mit Sotalol, d-Sotalol, Dofetilide, Amiodaron und Azimilide liegen vor. In einer in den 70er Jahren mit Sotalol durchgeführten Postinfarkt-Studie (143) konnte eine deutliche Reduktion der Häufigkeit von Re-Infarkten unter Sotalol festgestellt werden, die Gesamtsterblichkeit blieb aber unbeeinflusst. In der bereits diskutierten SWORD-Studie (Survival With ORal D-Sotalol [163]) mit d-Sotalol war die Sterblichkeit unter der Substanz im Vergleich zu Placebo signifikant erhöht (S. 226).

In den mit Dofetilide durchgeführten DIAMOND-Studien (Danish Investigators of Arrhythmia and Mortality on Dofetilide), die bei Postinfarktpatienten (DIAMOND-MI [144]) und Patienten mit Herzinsuffizienz (DIAMOND-CHF [161]) durchgeführt wurden, war die Sterblichkeit bei mit Dofetilide und Placebo behandelten Patienten gleich. In der mit Azimilide durchgeführten ALIVE-Studie (AzimiLide post-Infarct surVival Evaluation [132]) blieb die Gesamtsterblichkeit ebenfalls unbeeinflusst.

Die genannten Antiarrhythmika sind alle in der Lage, proarrhythmische Effekte vom Typ der Torsade de pointes auszulösen. Dies dürfte beim Ausgang der aufgeführten Studien insofern eine wichtige Rolle gespielt haben, als dass positive Therapieeffekte hierdurch möglicherweise negiert wurden.

Amiodaron

Zwei große, multizentrische Studien bei Postinfarktpatienten mit Amiodaron (EMIAT (European Myocardial Infarct Amiodarone Trial) [142]) (Abb. 7.**48**) und CAMI-AT (Canadian Amiodarone Myocardial Infarction Arrhythmia Trial) [131]) zeigten eine Reduktion plötzlicher Todesfälle unter Therapie mit der Substanz. Die Gesamtsterblichkeit wurde allerdings nicht beeinflusst. Im Gegensatz zu Klasse-I-Antiarrhythmika war sie jedoch in keiner der verfügbaren Studien erhöht. Dies deutet darauf hin, dass Amiodaron relativ sicher bei Postinfarktpatienten eingesetzt werden kann. Die verfügbaren Daten reichen jedoch nicht aus, um eine generelle Prophylaxe nach Infarkt mit Amiodaron zu empfehlen.

Subgruppenanalyse in beiden Studien zeigten einen Nutzen von Amiodaron nur bei denjenigen Patienten, die zusätzlich (aber nicht als Teil des Studienprotokolls) einen Betablocker erhielten (129).

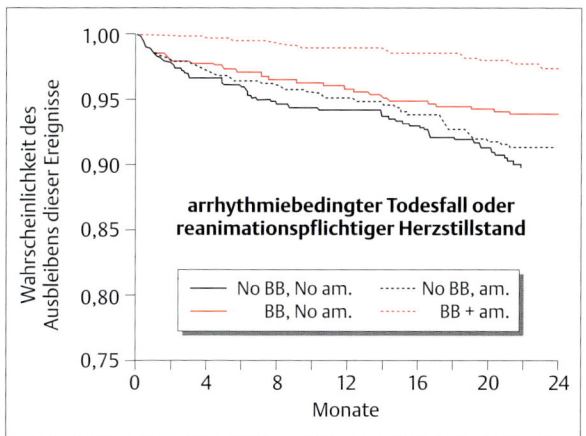

Abb. 7.**48** EMIAT (European Myocardial Infarct Amiodarone Trial). Nutzen einer Kombinationstherapie, bestehend aus Amiodaron und einem Betarezeptorenblocker (Ergebnisse einer Subgruppen-Analyse (nach 129). BB: Betarezeptorenblocker, AM: Amiodaron.

ACE-Hemmer

Die Ergebnisse zur Wirkung von ACE-Hemmern bei der Primärprophylaxe des plötzlichen Herztodes nach Myokardinfarkt sind nicht einheitlich. In einer kürzlich publizierten Metaanalyse von 15 Studien fand sich allerdings eine statistisch signifikante Reduktion an plötzlichen Todesfällen bei mit ACE-Hemmern behandelten Patienten (135). Ursächlich dürften positive hämodynamische Effekte und eine verminderte Aktivierung des neurohumoralen Systems unter Therapie mit ACE-Hemmern eine Rolle spielen.

Auch bei Patienten mit einer Herzinsuffizienz nicht ischämischer Ätiologie konnte eine signifikante Reduktion der Sterblichkeit durch eine Therapie mit ACE-Hemmern nachgewiesen werden. Die hinsichtlich der Wirkung auf arrhythmiebedingte Todesfälle zur Verfügung stehenden Daten sind zwar wieder uneinheitlich, insgesamt dürfen aber positive Therapieeffekte angenommen werden (154).

Implantierbarer Kardioverter/Defibrillator

Bisher liegen nur wenige Daten zur Einschätzung der Bedeutung des Kardioverter/Defibrillators für die Primärprophylaxe des plötzlichen Herztodes vor. Eine mittlerweile abgeschlossene randomisierte Multizentrische Studie ist die CABG-Patch-Studie (Coronary Artery Bypass Graft-Patch [126]). Patienten mit koronarer Herzerkrankung, erheblich eingeschränkter linksventrikulärer Funktion und nachweisbaren Spätpotentialen vor Bypass-Operation wurden in die Studie eingeschlossen. Ein Teil der Patienten erhielt einen Kardioverter/Defibrillator, der andere Teil blieb diesbezüglich unbehandelt. Es ergab sich kein Unterschied in der Gesamtmortalität der Patienten.

In der MADIT-I-Studie (Multicenter Automatic Defibrillator Implantation Trial I [150]) wurde bei Patienten nach abgelaufenem Myokardinfarkt, mit eingeschränkter linksventrikulärer Funktion (Ejektionsfraktion < 35 %) und nicht anhaltenden ventrikulären Tachykardien eine elektrophysiologische Untersuchung durchgeführt. Patienten mit auslösbaren und anhaltenden ventrikulären Tachykardien wurden entweder medikamentös antiarrhythmisch (101 Patienten) behandelt oder mit einem implantierbaren Kardioverter/Defibrillator versorgt (95 Patienten). Nach einem mittleren Nachsorgezeitraum von 27 Monaten war die Gesamtsterblichkeit in der Defibrillator-Gruppe (16 %) signifikant geringer als in der medikamentös behandelten Gruppe (39 %).

In der MUSTT-Studie (Multicenter Sustained Tachycardia Trial [130]) wurden Patienten mit einer koronaren Herzkrankheit, reduzierter linksventrikulärer Ejektionsfraktion (Ejektionsfraktion < 40 %) und nicht anhaltenden ventrikulären Tachykardien eingeschlossen, bei denen in der elektrophysiologischen Untersuchung anhaltende ventrikuläre Tachykardien auslösbar waren.

704 Patienten wurden in die Studie eingeschlossen. 353 Patienten erhielten außer Betarezeptorenblockern keinerlei antiarrhythmische Therapie. 351 Patienten bildeten die antiarrhythmisch behandelte Gruppe, die mittels programmierter Stimulation (im Sinne einer seriellen Testung [S. 237]) auf Antiarrhythmika eingestellt oder bei deren Unwirksamkeit mit einem implantierbaren Kardioverter/Defibrillator versorgt wurde. Es ergab sich ein klarer Vorteil zugunsten der Therapie mit einem implantierbaren Kardioverter/Defibrillator (Gesamtsterblichkeit in der Defibrillator-Gruppe 9 %, in der Antiarrhythmika-Gruppe 37 % und in der nicht antiarrhthmisch behandelten Gruppe 40 %).

MADIT II (Multicenter Automatic Defibrillator Implantation Trial II [151]) war eine Studie, bei der im Gegensatz zu MADIT I spontane nicht-anhaltende Kammertachykardien kein notwendiges Einschlusskriterium waren; die Durchführung einer programmierten Stimulation entfiel. Die Patienten konnten bereits einen Monat nach erlittenem Herzinfarkt eingeschlossen werden (Ejektionsfraktion ≤ 30 %), die meisten Patienten wurden jedoch später als 6 Monate nach Infarkt eingeschlossen. Die anderweitige Therapie bestand aus ACE-Hemmern, Betablockern und/oder Lipidsenkern. 1232 Patienten wurden eingeschlossen. Die Studie wurde im November 2001 beendet, nachdem die Gruppe der mit einem Defibrillator versorgten Patienten eine statistisch signifikante, 31 %ige Reduktion der Gesamtsterblichkeit aufwies (Abb. 7.**49**).

> MADIT I/II und MUSTT belegen die große therapeutische Bedeutung des implantierbaren Kardioverters/Defibrillator für die Primärprophylaxe des plötzlichen Herztodes bei Postinfarkt-Patienten mit bedeutsam eingeschränkter linksventrikulärer Funktion.

Zur Beurteilung der Wertigkeit des Kardioverter/Defibrillators bei der Primärprävention des plötzlichen Herztodes bei anderen Herzerkrankungen (z.B. dilatativer Kardiomyopathie) müssen die Ergebnisse laufender bzw. geplanter Studien abgewartet werden. Bezüglich der Primärprophylaxe des plötzlichen Herztodes bei Patienten mit primär elektrischen Erkrankungen des Herzens sei auf S. 254 verwiesen.

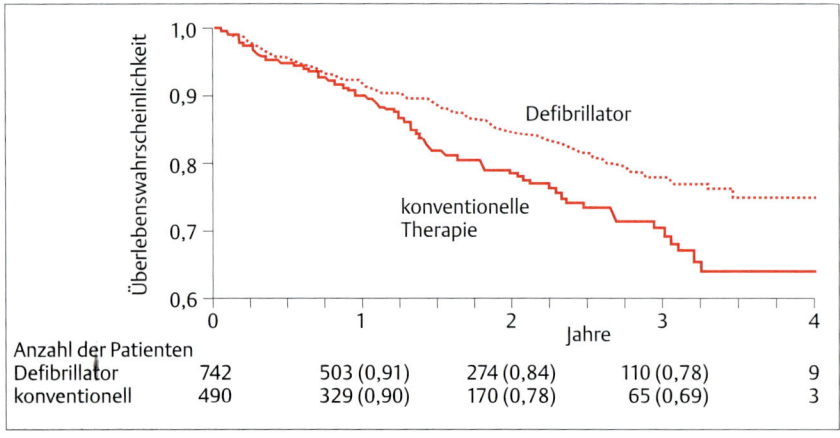

Abb. 7.**49** Ergebnisse der MADIT-II-Studie (Multicenter Automatic Defibrillator Implantation Trial). Überlebenswahrscheinlichkeit bei mit einem Defibrillator versorgten und allein konventionell behandelten Patienten (Einzelheiten im Text; nach 151).

Literatur

123. The Cardiac Insufficiency Bisoprolol Study II (CIBIS-II): a randomised trial. Lancet 1999; 353: 9–13.
124. Bayes de Luna, A, Coumel P, Leclercq JF. Ambulatory sudden cardiac death: mechanisms of production of fatal arrhythmia on the basis of data from 157 cases. Am Heart J 1989; 117: 151–159.
125. BHAT. A randomized trial of propranolol in patients with acute myocardial infarction. II. Mortality results. JAMA 1983; 247: 1707–1714.
126. Bigger JT. Prophylactic use of implanted cardiac defibrillators in patients at high risk for ventricular arrhythmias after coronary-artery bypass graft surgery. New Engl J Med 1997; 337: 1569–1575.
127. Böcker D, Bansch D, Heinecke A et al., Potential benefit from implantable cardioverter-defibrillator therapy in patients with and without heart failure. Circulation 1998; 98: 1636–1643.
128. Böcker D, Haverkamp W, Block M, Borggrefe M, Hammel D, Breithardt G. Comparison of d,l-sotalol and implantable defibrillators for treatment of sustained ventricular tachycardia or fibrillation in patients with coronary artery disease. Circulation 1996; 94: 151–157.
129. Boutitie F, Boissel JP, Connolly SJ et al., Amiodarone interaction with beta-blockers: analysis of the merged EMIAT (European Myocardial Infarct Amiodarone Trial) and CAMIAT (Canadian Amiodarone Myocardial Infarction Trial) databases. The EMIAT and CAMIAT Investigators. Circulation 1999; 99: 2268–2275.
130. Buxton AE, Lee KL, Fisher JD, Josephson ME, Prystowsky EN, Hafley G. A randomized study of the prevention of sudden death in patients with coronary artery disease. Multicenter Unsustained Tachycardia Trial Investigators. N Engl J Med 1999; 341: 1882–1890.
131. Cairns JA, Connolly SJ, Roberts R, Gent M. Randomised trial of outcome after myocardial infarction in patients with frequent or repetitive ventricular premature depolarisations: CAMIAT. Canadian Amiodarone Myocardial Infarction Arrhythmia Trial Investigators. Lancet 1997; 349: 675–682.
132. Camm AJ, Karam R, Pratt CM. The azimilide post-infarct survival evaluation (ALIVE) trial. Am J Cardiol 1998; 81: 35D–39D.
133. Connolly SJ, Gent M, Roberts RS et al., Canadian implantable defibrillator study (CIDS): a randomized trial of the implantable cardioverter defibrillator against amiodarone. Circulation 2000; 101: 1297–1302.
134. Connolly SJ, Hallström AP, Cappato R et al., Meta-analysis of the implantable cardioverter defibrillator secondary prevention trials. AVID, CASH and CIDS studies. Antiarrhythmics vs Implantable Defibrillator study. Cardiac Arrest Study Hamburg. Canadian Implantable Defibrillator Study. Eur Heart J 2000; 21: 2071–2078.
135. Domanski MJ, Exner DV, Borkowf CB, Geller NL, Rosenberg Y, Pfeffer MA. Effect of angiotensin converting enzyme Inhibition on sudden cardiac death in patients following acute myocardial infarction. A meta-analysis of randomized clinical trials. J Am Coll Cardiol 1999; 33: 598–604.
136. Eichhorn EJ, Bristow MR. The Carvedilol Prospective Randomized Cumulative Survival (COPERNICUS) trial. Curr Control Trials Cardiovasc med 2001; 2: 20–23.
137. Furberg CD, Psaty BM, Meyer JV. Nifedipine. Dose-related increase in mortality in patients with coronary artery disease. Circulation 1995; 92: 1326–1331.
138. Gatzoulis MA, Till JA, Somerville J, Redington AN. Mechanoelectrical interaction in tetralogy of Fallot. QRS prolongation relates to right ventricular size and predicts malignant ventricular arrhythmias and sudden death. Circulation 1995; 92: 231–237.
139. Haverkamp W, Martinez RA, Hief C et al., Efficacy and safety of d,l-sotalol in patients with ventricular tachycardia and in survivors of cardiac arrest. J Am Coll Cardiol 1997; 30: 487–495.
140. Herre JM, Sauve MJ, Malone P et al., Long-term results of amiodarone therapy in patients with recurrent sustained ventricular tachycardia or ventricular fibrillation. J Am Coll Cardiol 1989; 13: 442–449.
141. Hjalmarson A, Fagerberg B. MERIT-HF mortality and morbidity data. Basic Res Cardiol 2000; 95 Suppl 1: I98–103.
142. Julian DG, Camm AJ, Frangin G et al., Randomised trial of effect of amiodarone on mortality in patients with left-ventricular dysfunction after recent myocardial infarction: EMIAT. European Myocardial Infarct Amiodarone Trial Investigators. Lancet 1997; 349: 667–674.
143. Julian DG, Jackson FS, Prescott RJ, Szekely P. Controlled trial of sotalol for one year after myocardial infarction. Lancet 1982; 1: 1142–1147.
144. Kober L, Bloch Thomsen PE et al., Effect of dofetilide in patients with recent myocardial infarction and left-ventricular dysfunction: a randomised trial. Lancet 2000; 356: 2052–2058.
145. Kuck KH, Cappato R, Siebels J, Ruppel R. Randomized comparison of antiarrhythmic drug therapy with implantable defibrillators in patients resuscitated from cardiac arrest: the Cardiac Arrest Study Hamburg (CASH). Circulation 2000; 102: 748–754.
146. Maron BJ. Hypertrophic cardiomyopathy: a systematic review. JAMA 2002; 287: 1308–1320.
147. Maron BJ, Epstein SE, Roberts WC. Causes of sudden death in competitive athletes. J Am Coll Cardiol 1986; 7: 204–214.
148. Mason JW, ESVEM. A comparison of electrophysiologic testing with Holter monitoring to predict antiarrhythmic drug efficacy for ventricular tachyarrhythmias. N Engl J Med 1993; 329: 445–451.
149. Mestroni L, Giacca M. Molecular genetics of dilated cardiomyopathy. Curr Opin Cardiol 1998; 12: 303–309.
150. Moss AJ, Hall WJ, Cannom DS et al., Improved survival with an implanted defibrillator in patients with coronary disease at high risk for ventricular arrhythmia. Multicenter Automatic Defibrillator Implantation Trial Investigators. N Engl J Med 1996; 335: 1933–1940.
151. Moss AJ, Zareba W, Hall WJ et al., Prophylactic implantation of a defibrillator in patients with myocardial infarction and reduced ejection fraction. N Engl J Med 2002; 346: 877–883.
152. Myerburg RJ, Kessler KM, Castellanos A. Sudden cardiac death: epidemiology, transient risk, and intervention assessment [see comments]. Ann Intern Med 1993; 119: 1187–1197.
153. Myerburg RJ, Mitrani R, Interian A, Jr., Castellanos A. Interpretation of outcomes of antiarrhythmic clinical trials: design features and population impact. Circulation 1998; 97: 1514–1521.
154. Naccarella F, Naccarelli GV, Maranga SS et al., Do ACE inhibitors or angiotensin II antagonists reduce total mortality and arrhythmic mortality? A critical review of controlled clinical trials. Curr Opin Cardiol 2002; 17: 6–18.
155. Priori SG, Aliot E, Blomstrom-Lundqvist C et al., Task Force on Sudden Cardiac Death of the European Society of Cardiology. Eur Heart J 2001; 22: 1374–1450.
156. Spirito P, Seidman CE, McKenna WJ, Maron BJ. The management of hypertrophic cardiomyopathy. N Engl J Med 1997; 336: 775–785.
157. Tamburro P, Wilber D. Sudden death in idiopathic dilated cardiomyopathy. Am Heart J 1992; 124: 1035–1045.
158. Teo KK, Yusuf S, Furberg CD. Effects of prophylactic antiarrhythmic drug therapy in acute myocardial infarction. An overview of results from randomized controlled trials [see comments]. JAMA 1993; 270: 1589–1595.

159. The Antiarrhythmics Versus Implantable Defibrillators (AVID) Investigators. A comparison of antiarrhythmic-drug therapy with implantable defibrillators in patients resuscitated from near-fatal ventricular arrhythmias. N Engl J Med 1997; 337: 1576–1583.
160. The Cardiac Arrhythmia Suppression Trial Investigators. Preliminary report: effect of encainide and flecainide on mortality in a randomized trial of arrhythmia Suppression after myocardial infarction. New Engl J Med 1989; 321: 405–412.
161. Torp-Pedersen C, Moller M, Bloch-Thomsen PE et al., Dofetilide in patients with congestive heart failure and left ventricular dysfunction. Danish Investigations of Arrhythmia and Mortality on Dofetilide Study Group. N Engl J Med 1999; 341: 857–865.
162. Vohra J, Sathe S, Warren R, Tatoulis J, Hunt D. Malignant ventricular arrhythmias in patients with mitral valve prolapse and mild mitral regurgitation. Pacing Clin Electrophysiol 1993; 16: 387–393.
163. Waldo AL, Camm AJ, DeRuyter H et al., Effect of d-sotalol on mortality in patients with left ventricular dysfunction after recent and remote myocardial infarction. The SWORD Investigators. Survival With Oral d-Sotalol. Lancet 1996; 348: 7–12.
164. Yusuf S, Peto R, Lewis J, Collins R, Sleight P. Beta blockade during and after myocardial infarction: an overview of the randomized trials. Prog Cardiovasc Dis 1985; 27: 335–371.
165. Zipes DP, Wellens HJ. Sudden cardiac death. Circulation 1998; 98: 2334–2351.

Angeborene arrhythmogene Erkrankungen

QT-Syndrome

Einleitung

> Das kongenitale QT-Syndrome (englisch: long QT-syndrome [LQTS]) ist charakterisiert durch eine im Oberflächen-EKG nachweisbare Verlängerung der QT-Zeit und rezidivierend auftretende Synkopen, denen tachykarde ventrikuläre Rhythmusstörungen vom Typ der Torsade de pointes zugrunde liegen.

Die autosomal dominant vererbte Form der Erkrankung wird nach den Erstbeschreibern als *Romano-Ward-Syndrom*, die autosomal rezessive Form, bei der zusätzlich eine Taubheit vorliegt, als *Jervell-und-Lange-Nielsen Syndrom* bezeichnet. Genetisch bedingte QT-Syndrome müssen gegenüber einer *erworbenen* bzw. *transienten abnormen* Verlängerungen des QT-Intervalls, die ebenfalls mit Torsade de Pointes (Abb. 7.**51**) einhergehen können, abgegrenzt werden (S. 76).

Therapie der Wahl bei symptomatischem QT-Syndrom sind Betarezeptorenblocker. Aktuell werden in verschiedenen Untersuchungen die Möglichkeiten einer genspezifischen Therapie untersucht. In schwer wiegenden Fällen, d.h. insbesondere nach Reanimation, ist ein implantierbarer Kardioverter/Defibrillator indiziert.

Epidemiologie

Aktuelle Schätzungen gehen beim Romano-Ward-Syndrom von einer Häufigkeit von 1 : 7000 aus (177). Das Jervell-und-Lange-Nielsen Syndrom ist weitaus seltener. In der Bundesrepublik Deutschland dürften damit ca. 10 000–12 000 Patienten von einem QT-Syndrom betroffen sein. Ca. 5–10 % der betroffenen Patienten entwickeln eine Symptomatik.

Pathophysiologie/Genetik

Das LQTS ist eine genetisch heterogene Erkrankung (166, 169, 171, 172). Für das Romano-Ward-Syndrom konnten seit 1991 durch Koppelungsanalysen bei betroffenen Familien sechs chromosomale Loci nachgewiesen werden, die auf den Chromosomen 3, 4, 7, 11 und 21 liegen. Fünf der betroffenen Gene konnten inzwischen identifiziert werden.

> In allen Fällen handelt es sich um Gene, die für Ionenkanäle kodieren – das QT-Syndrom ist damit eine *Ionenkanal-Erkrankung*.

Aktuelle Klassifizierungen berücksichtigen den genetischen Befund (Tab. 7.**13**). Am häufigsten finden sich Mutationen von KCNQ1 (KVLQT1) (40–50 %) und HERG (20–30 %). Mutationen, die das Gen für den Natriumkanal betreffen (SCN5A), haben zur Folge, dass der normalerweise nur wenige Millisekunden andauernde Natrium-Einwärtsstrom während der Plateauphase des Aktionspotentials anhält. Bei Mutationen, die Kaliumkanäle betreffen, resultiert ein verminderter Kalium-Auswärtsstrom.

Funktionelle Konsequenz aller bisher beschriebenen Mutationen ist eine Verlängerung der Aktionspotentialdauer, die sich im Oberflächen-EKG in der als pathognomonisch zu bezeichnenden Verlängerung des frequenzkorrigierten QT-Intervalls widerspiegelt. Letztere stellt die Voraussetzung für das Auftreten von Torsade de pointes S. 76 dar. Es wird angenommen, dass die Rhythmusstörung durch frühe Nachdepolarisationen initiiert wird (171). Auf dem Boden einer erhöhten Dispersion der Erregungsrückbildung entstehende Wiedereintrittsphänome scheinen bei der Ausbreitung der Erregung über das Myokard eine Rolle zu spielen. Wie die charakteristische Morphologie der Torsade de pointes zustande kommt, ist bisher insgesamt allerdings nur unzureichend geklärt.

Prognose

Degeneriert die Torsade de Pointes in Kammerflimmern, resultiert ein plötzlicher Herztod. Früheren Berichten zur Folge versterben 20 % der Betroffenen innerhalb eines Jahres nach der ersten Synkope; nur 50 % überleben die nächsten zehn Jahre (168, 176). Hierbei handelt es sich um Erhebungen, die bei überwiegend unbehandelten Hochrisiko-Kollektiven durchgeführt wurden.

Tabelle 7.13 QT-Syndrome – Einteilung unter molekulargenetischen Gesichtspunkten

Syndrom	Locus	Gen	Gen-Produkt	Vererbungsmodus
LQT1	11p15.5	KCNQ1	Kaliumkanal (I_{Ks})	dominant
LQT2	7q35–36	HERG	Kaliumkanal (I_{Kr})	dominant
LQT3	3p21–24	SCN5A	Natriumkanal (I_{Na})	dominant
LQT4	4q25–27	?	?	dominant
LQT5	21q22.1–22	KCNE1	Kaliumkanal (I_{Ks})	dominant
LQT6	21q22.1–22	KCNE2	Kaliumkanal (I_{Kr})	dominant
LQT7	LQT1–LQT6 ausgeschlossen	?	?	dominant
JNL1	11p15.5	KCNQ1	Kaliumkanal (I_{Ks})	rezessiv
JNL2	21q22.1–22	KCNE1	Kaliumkanal (I_{Ks})	rezessiv
JNL3	JNL1 u. JNL2 ausgeschlossen	?	?	rezessiv

Durch eine adäquate Behandlung kann die Sterblichkeit drastisch gesenkt werden. Einer Analyse des internationalen Registers für QT-Patienten zufolge beträgt die jährliche Inzidenz von Synkopen aber auch dann noch 5 % und die QT-Syndrom bezogener Todesfälle 0,9 %/Jahr (173). Dabei muss berücksichtigt werden, dass es sich durchweg um junge Patienten handelt. Die Sterblichkeit bei symptomatischen QT-Patienten ist damit im Vergleich zu gesunden Gleichaltrigen deutlich erhöht. Nicht selten ist es erst der plötzliche und unerwartete Tod eines bevorzugt jungen Familienmitglieds bzw. nahen Verwandten, der Anlass zur weiteren Abklärung gibt und erstmals zur Stellung der Diagnose „Familiäres QT-Syndrom" führt.

Bei den symptomatischen Patienten überwiegt das weibliche Geschlecht. Auch die Symptomatik ist bei betroffenen Frauen häufig schwer wiegender, insbesondere dann, wenn die Erkrankung von der Mutter vererbt wurde. Auch wenn die typischerweise bei Frauen per se längere QT-Dauer eine Rolle spielen mag, sind die Ursachen hierfür letztendlich nicht ausreichend geklärt. Eine unterschiedliche Ausprägung der Erkrankung in Abhängigkeit vom Geschlecht bzw. der Vererbung durch Vater oder Mutter findet sich auch bei anderen monogen vererbten Erkrankungen (z.B. Chorea Huntington (früherer Ausbruch bei väterlicher Vererbung) und wird als so genannte genomische Prägung (englisch: genomic imprinting) bezeichnet.

Diagnostik

Die Diagnose ergibt sich bei *symptomatischen* Patienten anhand der charakteristischen klinisch-elektrokardiographischen Befundkonstellation und der Familienanamnese (Synkopen und plötzliche Todesfälle bei insbesondere jungen Familienangehörigen) (Tab. 7.**14**). Bei nur geringer QT-Verlängerung oder unzureichender elektrokardiographischer Dokumentation kann die Diagnosestellung aber schwierig sein – hier hilft bereits heute die molekulargenetische Diagnostik weiter. In ca. 70 % der Fälle kann der zugrunde liegende genetische Defekt identifiziert werden.

Zentrale Fragestellung derzeit laufender klinischer Studien ist, inwieweit sich, in Abhängigkeit vom zugrunde liegenden genetischen Defekt, Unterschiede in der klinischen Manifestation der Erkrankung ergeben (so genannte *Genotyp-Phänotyp-Beziehung*). Patienten mit einem LQT1 scheinen nahezu ausschließlich unter erhöhter sympathischer Stimulation (physische oder psychische Belastung) Synkopen zu entwickeln (Tab. 7.**15**). Bei Patienten mit einem LQT3 treten die Ereignisse bevorzugt in Ruhe, bei LQT2-Patienten sowohl in Ruhe als auch unter Belastung auf (175).

EKG

Symptomatische Patienten weisen nahezu immer die als pathognomonisch zu bezeichnende QT-Verlängerung auf. Oft überschreitet QTc einen Wert von 0,5 $s^{1/2}$. Auf die Berechnung der frequenzkorrigierten QT-Zeit sollte nicht verzichtet werden, auch wenn die üblicherweise verwendete Formel nach Bazett Schwächen aufweist. Ihre Aussagekraft ist bei Frequenzen unterhalb von 50/min bzw. über 80/min eingeschränkt, da es zu einer Unter- bzw. Überkorrektur der Werte kommt.

Eine wichtige Rolle bei der EKG-Diagnostik des QT-Syndroms spielen morphologische Veränderungen der T-Welle (Kerbungen, Biphasie, überhöhte Amplituden), die bei symptomatischen Patienten nahezu regelhaft vorkommen. Moss und Mitarbeiter konnten Unterschiede in der Morphologie der T-Welle in Abhängigkeit vom Genotyp feststellen (Tab. 7.**15**, Abb. 7.**50**) (170). Bei den bisher mitgeteilten Untersuchungen fällt allerdings auf, dass eine erhebliche Überlappung in der Merkmalsausprägung besteht. Einen Rückschluss von der klinisch-elektrokardiographischen Präsentation auf

Tabelle 7.14 Diagnose-Kriterien beim idiopathischen QT-Syndrom (nach : Schwartz PJ, Moss AJ, Vincent GM, Crampton RS. Diagnostic criteria for the long QT syndrome. An update. Circulation 1993; 88: 782–784)

EKG-Befunde	Punkte
A: QTc	
➤ >480 ms	3
➤ 460–470 ms	2
➤ 450 ms	1
B: Torsade de pointes	2
C: T-Wellen-Alternans	1
D: Eingekerbte T-Welle in drei Ableitungen	1
E: Relativ zu niedrige Herzfrequenz in Ruhe	0,5
Klinik	
A: Synkope	
➤ stressbedingt (psychisch/physisch)	2
➤ ohne psychischen/physischen Stress	1
B: angeborene Taubheit	0,5
Familienanamnese	
A: Familienmitglieder mit LQTS	1
B: Plötzlicher (Herz-)Tod bei Familienmitgliedern unter 30 J.	0,5

Wertung:
Punktsumme ≦ 1 = QT-Syndrom unwahrscheinlich
Punktsumme 2–3 = mittlere Wahrscheinlichkeit,
Punktsumme ≧ 4 = hohe Wahrscheinlichkeit für das Vorliegen eines QT-Syndroms

LQTS = QT-Syndrom, QTc = nach Bazett frequenzkorrigiertes QT, relativ zu niedrige Herzfrequenz = Herzfrequenz unterhalb der 2. Perzentile, Kriterium gilt für Neugeborene und Kinder.

Tabelle 7.15 Charakteristika der QT-Syndrome in Abhängigkeit vom Genotyp

Unterform (Gen)	LQT1 (KCNQ1)	LQT2 (HERG)	LQT3 (SCN5A)
Rel. Häufigkeit (%)	40	25	5
Arrhythmietrigger	Belastung	Akust. Reize	Ruhe, Schlaf
T-Welle	T verlängert	T gekerbt	spätes T
Ereignisse* bis 40. LJ			
> ein Ereignis (%)	62	46	18
> zwei Ereignisse (%)	37	36	5
Letalität bezogen auf die Zahl der Ereignisse (%)	4	4	20
Alter bei erstem Ereignis (Jahre)	9	12	16

* Synkopen, plötzlicher Herztod (die Häufigkeitsangaben beziehen sich auf *symptomatische* Patienten, nicht auf das Gesamtkollektiv der Patienten mit QT-Syndrom; nach derzeitigen Schätzungen entwickeln ca. 5–10 % der Patienten Symptome); LJ: Lebensjahr. (Nach 166).

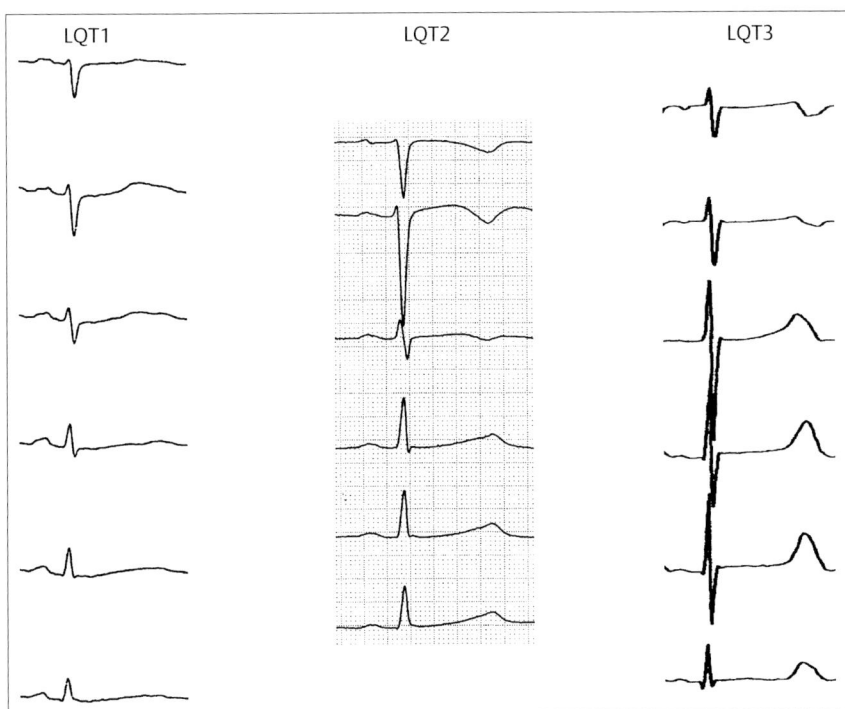

Abb. 7.**50** Morphologie der T-Welle bei angeborenem QT-Syndrom in Abhängigkeit vom Genotyp. Bei LQT1-Patienten imponiert eine breitbasige T-Welle, die beim LQT2 deutliche Kerbungen aufweist. Die T-Welle ist bei LQT3-Patienten in der Regel schmalbasig und folgt einem relativ langen isoelektrischen Segment.

den vorliegenden Genotyp ist daher nur bedingt möglich. Bei etwa 15 % der betroffenen asymptomatischen Familienmitglieder findet sich trotz des Vorliegens eines QT-Syndroms ein normales frequenzkorrigiertes QT ($\leq 0{,}44$ $s^{1/2}$). Hier hilft die genetische Diagnostik weiter.

Belastungs-EKG

Dem Belastungs-EKG kommt bei QT-Syndrom eine geringere Bedeutung zu als allgemein angenommen wird. Trotz verlängertem Ausgangswert kann sich unter Belastung eine normale Verkürzung der QT-Intervalldauer ergeben. Bei einem Teil der Patienten bleibt die Verkürzung des QT-Intervalls unter Belastung aus.

Langzeit-EKG

Das Langzeit-EKG ist bei Patienten mit QT-Syndrom dazu geeignet, das 24-Stunden-Frequenzprofil zu erheben. Dies kann bei der Einstellung auf einen Betablocker wichtig werden, da zahlreiche betroffene Patienten eine verhältnismäßig niedrige Herzfrequenz aufweisen. Dies gilt vor allem für Kinder, bei denen die Frequenz altersbezogen nahezu regelhaft unterhalb der 95. Perzentile liegt. Darüber hinaus lassen sich bei symptomatischen Patienten häufiger ausgeprägte Sinusarrhythmien, manchmal längere Pausen, nachweisen.

Eine Dokumentation von Torsade de Pointes gelingt aufgrund der Seltenheit der Ereignisse in der Regel nicht. Eine Ausnahme bilden Patienten kurz nach eingetretener Synkope. Hier können mittels Langzeit-EKG in den nachfolgenden Tagen öfter noch kurze Arrhythmieepisoden dokumentiert werden.

Elektrophysiologische Untersuchung

Da Torsade de Pointes Arrhythmien (Abb. 7.**51**) mittels programmierter Stimulation nicht auslösbar sind, ergibt sich in der Regel keine Indikation zur elektrophysiologischen Diagnostik.

Differentialdiagnose

Genetisch bedingte QT-Syndrome müssen gegenüber einer *erworbenen* bzw. *transienten abnormen* Verlängerung des QT-Intervalls, die ebenfalls mit Torsade de Pointes einhergehen können, abgegrenzt werden. Letztere treten bevorzugt bei Patienten auf, die mit repolarisationsverlängernden Pharmaka behandelt werden (S. 76). In ca. 10% der Fälle liegt allerdings auch bei diesen Patienten ein bisher klinisch verborgenes, genetisch bedingtes QT-Syndrom vor.

Therapie

Die Indikation zur Behandlung ist bei *symptomatischen* Patienten mit QT-Syndrom immer gegeben und sollte bei bislang asymptomatischen Betroffenen großzügig gestellt werden (169) (Tab. 7.**16**). Letztere Empfehlung gilt vor allem für betroffene Kinder. Als effektiv hat sich die hochdosierte Therapie mit Betarezeptorenblockern erwiesen. Bei Patienten, bei denen die auftretenden Rhythmusstörungen eine Bradykardieabhängigkeit zeigen, sollte die Behandlung mit einem Betarezeptorenblocker unter dem Schutz einer permanenten Schrittmacherstimulation erfolgen.

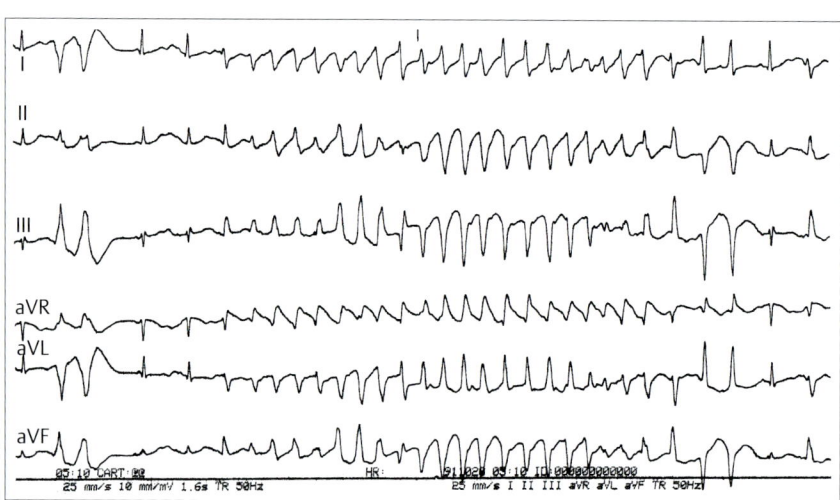

Abb. 7.**51** Arrhythmie vom Typ der Torsade de Pointes.

Tabelle 7.**16** Therapeutische Optionen bei QT-Syndrom

Etablierte Therapieverfahren	
Betarezeptorenblocker	▶ Basistherapeutikum ▶ möglichst hohe Dosierung (in Abhängigkeit von der hämodynamischen Verträglichkeit und Herzfrequenz – beachtet werden muss, dass manche Patienten mit QT-Syndrom eine erhöhte Bradykardieneigung aufweisen!) ▶ keine Substanzen mit intrinsischer sympathomimetischer Aktivität verwenden!
Herzschrittmacherimplantation	▶ bei erneuten Synkopen trotz Betablocker-Behandlung ▶ bei Kontraindikationen gegenüber einer Therapie mit Betarezeptorenblockern ▶ bei symptomatischer Bradykardie unter Therapie mit einem Betablocker und/oder bei nachgewiesener Bradykardieabhängigkeit der Rhythmusstörungen ▶ Stimulationsfrequenz ca. 70–90/min
Chirurgische Sympathektomie	▶ Option bei erneuten Synkopen trotz Betablocker-Therapie (und Schrittmacher), nur noch selten angewandt ▶ nach Sympathektomie weiterhin Therapie mit einem Betablocker notwendig ▶ über das Auftreten plötzlicher Todesfälle nach „erfolgreicher" Sympathektomie wurde berichtet
Kardioverter/Defibrillator	▶ nach Reanimation ▶ bei rezidivierenden Synkopen trotz Betablocker-Therapie (und evtl. Schrittmacherimplantation) ▶ in Einzelfällen prophylaktisch (z.B. plötzliche Todesfälle gehäuft in der Familie, strenge Indikationsstellung!)
Perspektiven einer zukünftigen genspezifischen Therapie	
Klasse-IB-Antiarrhythmika (z.B. Mexiletin, Lidicain (nur i.v.), Tocainid)	▶ eine Wirkung im Sinne einer QT-Verkürzung ist vor allem bei Patienten, bei denen die Erkrankung auf eine Mutation des SCN5A-Gens zurückzuführen ist, zu erwarten ▶ Langzeitergebnisse auf einzelne Patienten beschränkt
Kalium-Supplemetierung (ggf. in Kombination mit Aldosteron-Antagonisten)	▶ eine Verkürzung der QT-Dauer wurde bei einer kleinen Gruppe von Patienten mit einer HERG-Mutation (LQT2) nachgewiesen ▶ Langzeitergebnisse nicht verfügbar
Kaliumkanal-Öffner	▶ Fallberichte mit Verkürzung der QT-Dauer und Supprimierung spontaner Rhythmusstörungen nach intravenöser Gabe liegen vor ▶ Langzeitergebnisse nicht verfügbar

Die Implantation eines Kardioverter/Defibrillators ist eine Therapieoption bei Patienten, bei denen bereits eine Reanimation notwendig wurde (unabhängig davon, ob die Reanimation unter Medikation mit einem Betablocker erfolgte oder nicht) (169). Aufgrund eines bekanntermaßen hohen Rezidivrisikos bedürfen diese Hochrisiko-Patienten einer aggressiven Behandlung.

! Repolarisationsverzögernde Medikamente sind bei Vorliegen eines LQTS streng kontraindiziert.

Basierend auf den Ergebnissen molekulargenetischer Studien, ergeben sich erste Ansätze für eine *genspezifische Therapie* des LQTS. Bei Patienten mit einer SCN5A-Mutation (LQT 3) verkürzt sich die Dauer des QT-Intervalls nach Gabe von Mexiletin, einem Klasse-IB-Antiarrhythmikum (174). Bei LQT2-Patienten lässt sich eine Verkürzung des QT-Intervalls nach Kalium-Supplementierung und gleichzeitiger Spironlactongabe nachweisen (167). Da Langzeiterfahrungen fehlen, erlauben diese Therapieansätze derzeit aber noch nicht, auf einen Betarezeptorenblocker als Standardtherapeutikum bei LQTS zu verzichten.

Bei asymptomatischen Betroffenen ist unabhängig von der Dauer des QT-Intervalls eine Exposition gegenüber Faktoren, die zur zukünftigen Manifestation der Erkrankung in Form von Rhythmusstörungen beitragen können (z.B. eine Behandlung mit repolarisationsverlängernden Pharmaka), zu vermeiden.

Akutbehandlung von Torsade de Pointes

Folgendes therapeutisches Vorgehen hat sich bei ventrikulären Tachyarrhythmien vom Typ der Torsade de Pointes (Abb. 7.**51**), die in Zusammenhang mit einem kongenitalen QT-Syndrom auftreten, bewährt:

- Bei Degeneration von Torsade de Pointes in Kammerflimmern sofortige Defibrillation.
- Intravenöse Gabe von Magnesium-Sulfat (2 g = 16 mval = 8 mmol als Bolus langsam i.v., ggf. Wiederholung, ggf. Dauerinfusion (Vorsicht bei Niereninsuffizienz – Kumulationsgefahr!).
- Bei Ineffektivität von Magnesium-Sulfat bzw. zusätzlich Frequenzanhebung durch eine temporäre Stimulation (Frequenz 80–100/min). Alternativ können Sympathomimetika (Orciprenalin 0,5–1 mg langsam i.v.) oder Parasympatholytika (Atropinsulfat 0,5–1 mg i.v.) verabreicht werden, wenn sich eindeutig eine Bradykardieabhängigkeit zeigt. Ansonsten können diese Substanzen zu einer Aggravation der Rhythmusstörung führen (proarrhythmischer Effekt bei Patienten mit QT-Syndrom!).
- Ausgleich einer evtl. vorhandenen Hypokaliämie durch Substitution.

Literatur

166. Chiang CE, Roden DM. The long QT syndromes: genetic basis and clinical implications. J Am Coll Cardiol 2000; 36(1): 1–12.
167. Compton SJ, Lux RL, Ramsey MR et al., Genetically defined therapy of inherited long-QT syndrome: Correction of abnormal repolarization by potassium. Circulation 1996; 94: 1018–1022.
168. Haverkamp W, Schulze-Bahr E, Hördt M, Wedekind H, Funke H, Borggrefe M, Assmann G, Breithardt G. QT-Syndrome: Aktuelle Aspekte zur Pathogenese, molekularen Genetik, Diagnostik und Therapie. Dt Ärztebl 1997; 94: 667–672
169. Haverkamp W, Mönnig G, Wedekind H, Schulze-Bahr E, Borggrefe M, Assmann G, Funke H, Breithardt G. Klinik und Molekulargenetik der QT-Syndroms. Deutsch Medizin Wschr 1999; 124: 972–979.
170. Moss AJ, Zareba W, Benhorin J et al., ECG T-wave patterns in genetically distinct forms of the hereditary long QT syndrome. Circulation 1995; Circulation. 92: 2929–2934.
171. Roden DM, Spooner PM. Inherited long QT syndromes: a paradigm for understanding arrhythmogenesis. J Cardiovasc Electrophysiol 1999; 10: 1664–1683.
172. Schulze-Bahr E, Wedekind H, Haverkamp W et al., The LQT syndromes–current status of molecular mechanisms. Z Kardiol 1999; 88: 245–254.
173. Schwartz PJ, Moss AJ, Locati E et al. The long QT syndrome international prospective registry. J Am Coll Cardiol 1989; 13: 20A.
174. Schwartz PJ, Priori SG, Locati EH et al., Long QT syndrome patients with mutations of the SCN5A and HERG genes have differential responses to Na(+) channel blockade and to increases in heart rate: Implications for gene-specific therapy. Circulation 1995; 92: 3381–3386.
175. Schwartz PJ, Priori SG, Spazzolini C et al., Genotype-phenotype correlation in the long-QT syndrome : gene-specific triggers for life-threatening arrhythmias. Circulation 2001; 103: 89–95.
176. Schwarzt PJ. The long QT-syndrome. Armonte, New York: Futura Publishing 1997.
177. Vincent GM. Long QT syndrome. Cardiol Clin 2000; 18: 309–325.

Brugada-Syndrom

Einleitung

Das Brugada-Syndrom wurde in umfassender Form erstmals 1992 beschrieben. Elektrokardiographisch findet sich eine *ST-Hebung in den rechtspräkordialen Ableitungen* (V1–V2/3) (Abb. 7.**52**). Wie beim LQTS kommt es zu Synkopen, noch häufiger tritt aber bereits als Erstsymptom ein plötzlicher Herztod auf.

Symptomatische Patienten werden mit einem implantierbaren Kardioverter/Defibrillator behandelt, da sich pharmakologische antiarrhythmische Maßnahmen als nicht ausreichend effektiv erwiesen haben.

Epidemiologie

Das männliche Geschlecht überwiegt (179). Bei den meisten Patienten ergibt sich kein Hinweis auf das Vorliegen einer bedeutsamen strukturellen Herzerkrankung. Über die Häufigkeit der Erkrankung liegen nur wenig Daten vor. Bislang wurden weltweit ca. 600 Fälle in einem Register der Brüder Brugada erfasst (Stand: Anfang 2002). Besonders häufig scheint die Erkrankung in Südostasien zu sein. Schätzungen gehen davon aus, dass ca. 20–30% der Patienten mit idiopathischem Kammerflimmern von einem Brugada-Syndrom betroffen sind.

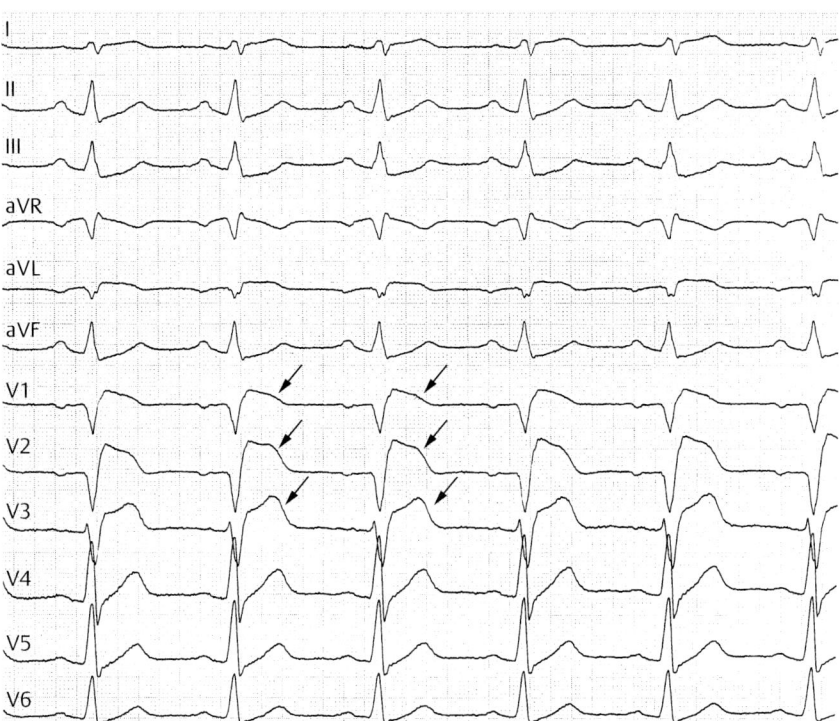

Abb. 7.**52** Brugada-Syndrom: *Gewölbte* ST-Hebung rechtspräkordial (Pfeil).

Pathophysiologie/Genetik

Es wird angenommen, dass die in den rechten Brustwandableitungen der Brugada-Patienten beobachtete ST-Hebung Folge einer Reduktion oder eines Verlustes des Aktionspotentialplateaus im rechten Kammerepikard ist.

Erste Untersuchungen zu den genetischen Grundlagen der Erkrankung wurden erst kürzlich publiziert. Chen und Mitarbeiter (180) untersuchten sechs Familien mit Brugada-Syndrom sowie zwei Patienten mit einer nicht familiären Manifestation der Erkrankung. Bei drei Familien fanden sich Mutationen des SCN5A-Gens bei Betroffenen. Im Rahmen der Expression der Mutationen in Eizellen konnte eine herabgesetzte Funktion mutierter Kanäle (verminderter Natrium-Einwärtsstrom) im Vergleich zum Wildtyp nachgewiesen werden. Die funktionelle Konsequenz der Mutation ist demnach anders als beim LQTS (s.o.). Der fehlende Nachweis von SCN5A-Mutationen bei den übrigen Betroffenen zeigt, dass es sich beim Brugada-Syndrom, wie auch beim LQTS, um eine genetisch heterogene Erkrankung handelt.

Eine genetische Untersuchung sollte bei betroffenen Patienten zwar angestrebt werden, ihre klinische Bedeutung ist derzeit jedoch (noch) geringer als beim LQTS. Lässt sich jedoch eine Mutation des SCN5A-Gens bei einem Betroffenen nachweisen, kann dieser Befund bei der molekulargenetischen Abklärung der Familie eingesetzt werden.

Diagnostik

Der Verdacht auf ein Brugada-Syndrom ergibt sich insbesondere bei jungen reanimierten Patienten mit ansonsten fehlender kardialer Erkrankung und typischem EKG. Diagnostisch stehen die als pathognomonisch zu bezeichnenden EKG-Veränderungen ganz im Vordergrund (179).

EKG

Im EKG findet sich eine *ST-Hebung in den rechtspräkordialen Ableitungen* (V1–V2/3) (Abb. 7.52). Es überwiegt eine nach oben konvexe ST-Hebung, in Einfällen findet sich eine so genannte sattelförmige ST-Hebung (Abb. 7.**53**). Die QRS-Morphologie ähnelt in vielen Fällen einem Rechtsschenkelblock. Die Dauer des QT-Intervalls ist normal. Vereinzelt wurden Patienten beschrieben, die sowohl eine Brugada-typisches EKG als auch eine QT-Verlängerung zeigen. Das EKG zeigt sich aber nicht selten nur nach stattgehabter Synkope oder Reanimation in typischer Weise verändert und ansonsten fast normal. Patienten mit einer Mutation des SCN5A-Gens weisen häufig eine leichte Verlängerung des PQ-Intervalls auf.

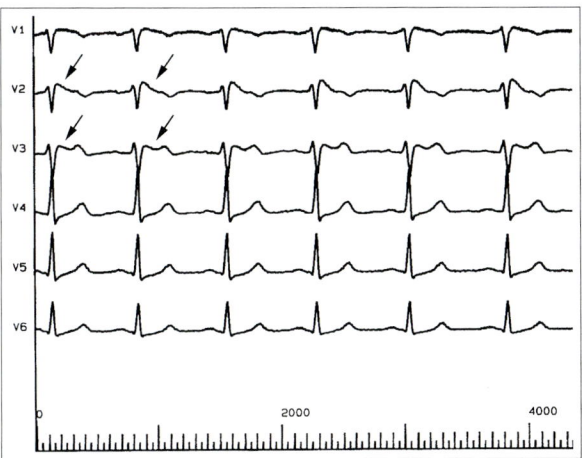

Abb. 7.53 Brugada-Syndrom: *Sattelförmige* ST-Hebung rechtspräkordial.

Ajmalin-Test

Durch intravenöse Injektion von Ajmalin (1 mg/kg KG) lassen sich die typischen EKG-Veränderungen bei von der Krankheit betroffenen Patienten provozieren (Abb. 7.54). Alternativ kann Flecainid (1–2 mg/kg) eingesetzt werden. Der Ajmalin-Test sollte bei allen Patienten durchgeführt werden, die einen plötzlichen Herztod überlebt haben und bei denen die weiterführende Diagnostik keinen Hinweis auf eine zugrunde liegende Herzerkrankung gibt (so genanntes idiopathisches Kammerflimmern). Der Ajmalin-Test ist wichtiger Bestandteil bei der Abklärung von Familienangehörigen.

Elektrophysiologische Untersuchung

Bei 20–30 % der Patienten findet sich im His-Bündel-EKG eine Verlängerung des HV-Intervalls als Hinweis auf eine veränderte Erregungsleitung im spezifischen Reizleitungssystem. Bei ca. 70–80 % der Betroffenen lassen sich polymorphe Kammertachykardien mittels programmierter Ventrikelstimulation auslösen. Mittels Speicher-EKG lassen sich bei Patienten, die einen implantierbaren Kardioverter/Defibrillator erhalten haben, vergleichbare spontane Arrhythmien dokumentieren. Nicht selten finden sich gleichzeitig spontane oder auslösbare supraventrikuläre Tachykardien (181).

Therapie

Antiarrhythmika (inklusive Amiodaron) haben sich bei der Behandlung von Patienten mit einem Brugada-Syndrom als nicht ausreichend effektiv erwiesen. Betarezeptorenblocker sollten vermieden werden, da die EKG-Veränderungen zunehmen können.

> Aufgrund der hohen Rezidivgefahr ist die Implantation eines Kardioverter/Defibrillators Therapie der ersten Wahl bei symptomatischen Patienten (Synkope, Reanimation) (178, 182).

Bei bislang asymptomatischen Patienten ergibt sich eine Indikation zur Defibrillator-Implantation, wenn das EKG bereits in Ruhe die typischen Veränderungen zeigt und bei der programmierten Ventrikelstimulation ventrikuläre Tachyarrhythmien auslösbar sind. Bei asymptomatischen Patienten mit einem nur nach pharmakologischer Provokation mit Ajmalin oder Flecainid typischem EKG ergibt sich eine schwierige Entscheidungslage. Auch hier sollte die Implantation eines Kardioverter/Defibrillators erwogen werden, wenn sich ein positives Stimulationsergebnis ergibt. Praxisrelevante Ansätze für eine genspezifische Therapie ergeben sich bisher noch nicht.

Literatur

178. Brugada J, Brugada R, Antzelevitch C, Towbin J, Nademanee K, Brugada P. Long-term follow-up of individuals with the electrocardiographic pattern of right bundle-branch block and ST-segment elevation in precordial leads V(1) to V(3). Circulation 2002; 105: 73–78.

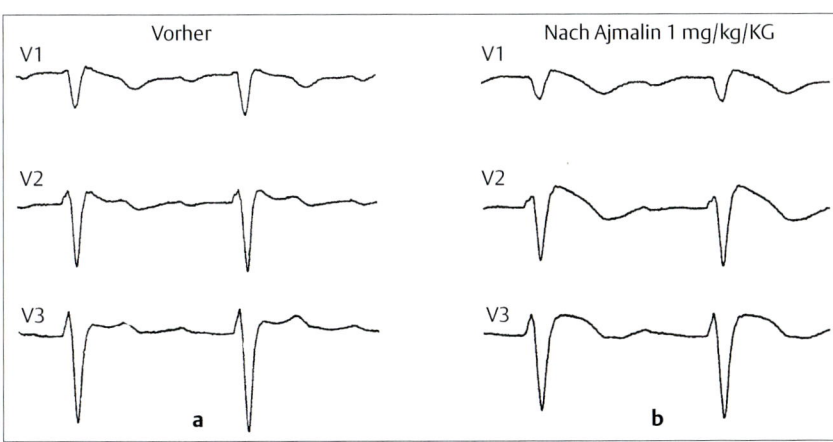

Abb. 7.54 Ajmalin-Test: **a** EKG vor Verabreichung von Ajmalin. **b** EKG nach intravenöser Verabreichung von 1 mg/kg Ajmalin.

179. Brugada J, Brugada R, Brugada P. Right bundle-branch block and ST-segment elevation in leads V1 through V3: a marker for sudden death in patients without demonstrable structural heart disease. Circulation 1998; 97: 457–460.
180. Chen Q, Kirsch GE, Zhang D et al., Genetic basis and molecular mechanism for idiopathic ventricular fibrillation. Nature 1997; 392: 293–296.
181. Eckardt L, Kirchhof P, Loh P et al., Brugada syndrome and supraventricular tachyarrhythmias: a novel association? J Cardiovasc Electrophysiol 2001; 12: 680–685.
182. Priori SG, Napolitano C, Gasparini M et al., Natural history of Brugada syndrome: insights for risk stratification and management. Circulation 2002; 105: 1342–1347.

Arrhythmogene rechtsventrikuläre Erkrankung

Einleitung

Die arrhythmogene rechtsventrikuläre Kardiomyopathie (ARVCM) ist durch eine lokalisierte oder generalisierte Degeneration und Atrophie des rechtsventrikulären Myokards mit nachfolgendem Ersatz durch Fett- und/oder Bindegewebe charakterisiert.

Klinisch steht nicht etwa eine Rechtsinsuffizienz, sondern das rezidivierende Auftreten von Kammertachykardien im Vordergrund. Entsprechend ihrem rechtsventrikulären Ursprung weisen die Rhythmusstörungen eine linksschenkelblockartige Konfiguration auf. Die Prognose der ARVCM wird maßgeblich durch die ventrikulären Tachyarrhythmien und den plötzlichen Herztod bestimmt.

Epidemiologie

Die Erkrankung ist eine zunehmend häufiger erkannte Ursache plötzlicher Todesfälle bei bevorzugt jungen Patienten und Sportlern mit scheinbar gesundem Herzen (187). Die Erkrankung kommt im nordöstlichem Teil Italiens gehäuft vor, ihre Prävalenz beträgt dort 1:1000; in übrigen Teilen der westlichen Welt wird sie auf etwa 1:5000 geschätzt.

Pathophysiologie/Genetik

Bevorzugt sind der rechtsventrikuläre Ausflusstrakt, die subtrikuspidale Region und/oder die freie rechtsventrikuläre Wand („Dreieck der Kardiomyopathie") betroffen (188). Das intraventrikuläre Septum bleibt in der regel ausgespart. In seltenen Fällen finden sich vergleichbare Veränderungen in allerdings geringerer Ausprägung auch linksventrikulär.

Die ARVCM ist eine Erkrankung, von der wir erst seit wenigen Jahren wissen, dass sie familiär auftreten kann. In 30% der Fälle lässt sich eine autosomal dominante Vererbung feststellen. Eine autosomal rezessive Variante der Erkrankung mit ganz charakteristischem Phänotyp (zusätzlich wollige Kopfhaare und Palmoplantarkeratosen), die gehäuft auf der griechischen Insel Naxos auftritt, wurde beschrieben. Bis heute konnten mehrere chromosomale Loci, die mit der Erkrankung assoziiert sind, im Rahmen von Kopplungsuntersuchungen bei großen Familien identifiziert werden. Zu den identifizierten Genen gehören das Plakoglobin-Gen (Naxos-Erkrankung) und das Ryanodin-Rezeptor-Gen (184).

Prognose

Die Prognose von Patienten mit arrhythmogener rechtsventrikulärer Kardiomyopathie wird durch das Auftreten ventrikulärer Arrhythmien und den plötzlichen Herztod bestimmt (187). Die 10-Jahres-Sterblichkeit wird in verschiedenen Studien je nach Therapiestrategie mit 5–25% angegeben (185, 187). Bei eher wenigen Patienten steht eine manifeste Herzinsuffizienz prognostisch im Vordergrund.

Diagnostik

Die ARVCM manifestiert sich in Regel durch spontan terminierende oder auch anhaltende Kammertachykardien mit rechtsventrikulärem Ursprung und daher linksschenkelblockartiger Konfiguration (183) (Tab. 7.**17**). Da die linksventrikuläre Funktion normal ist, werden die Rhythmusstörungen hämodynamisch in den meisten Fällen gut toleriert. Männer sind häufiger betroffen als Frauen. Eine Erstmanifestation nach dem 60. Lebensjahr ist selten.

Da vergleichbare Arrhythmien auch bei Fehlen einer organischen Herzerkrankung vorkommen können (so genannte idiopathische Kammertachykardien), bedarf es zur Stellung der Diagnose „ARVCM" des Nachweises der typischen rechtsventrikulären strukturellen Veränderungen. Echokardiographisch (weniger sensitiv, häufig falsch negativ) und mittels selektiver rechtsventrikulärer Angiokardiographie findet sich typischerweise eine globale oder regional begrenzte rechtsventrikuläre Dysfunktion. Die Gewebecharakterisierung mit Nachweis der rechtsventrikulären Fibrolipomatose erfolgt mittels Endomyokardbiopsie oder Magnetresonanztomographie. Letzteres Verfahren erlaubt zudem eine Aussage über die rechtsventrikuläre Wanddicke sowie eine Wandbewegungsanalyse.

Der molekulargenetischen Diagnostik kommt daher derzeit keine relevante praktisch klinische Bedeutung zu. Sie sollte angestrebt werden, wenn sich Hinweise auf das familiäre Vorliegen der Erkrankung mit gleichzeitig bedeutsamer Symptomatik (plötzliche Todesfälle in der Familie) ergeben. Molekulargenetische Untersuchungen zur ARVCM werden in Deutschland, wie auch beim Brugada-Syndrom, bisher nur von einigen wenigen spezialisierten Zentren durchgeführt (Informationen über entsprechende Labore sind beim Autor erhältlich).

Tabelle 7.17 Diagnosekriterien für eine ARVCM (nach McKenna et al. (183)). Zwei Hauptkriterien oder ein Hauptkriterium und zwei Nebenkriterien oder vier Nebenkriterien aus verschiedenen Gruppen erlauben die Diagnose einer ARVCM

I. Globale und/oder regionale RV-Dysfunktion und strukturelle RV-Veränderungen*	
Haupt	▶ Deutliche Dilatation und Reduktion der RV-EF ohne (oder nur milde) LV-Beteiligung ▶ Regionale RV-Aneurysmen (Akinesie oder Dyskinesie mit diastolischem Bulging) ▶ Deutliche regionale Dilatation der RV/EF
Neben	▶ Milde globale RV-Dilatation und/oder reduzierte RV-EF bei normalem LV ▶ Milde regionale RV-Dilatation ▶ Regionale RV-Hypokinesie
II. Gewebecharaktersisierung der Ventrikelwand	
Haupt	▶ Fibrolipomatöser Ersatz des Myokards in der Endomyokardbiopsie
III. Repolarisationsstörungen	
Neben	▶ T-Negativierung in rechtspräkordialen EKG-Ableitungen (V2 und V3) (Alter >12 Jahre, kein RSB)
IV. Depolarisations- und Erregungsleitungsstörungen	
Haupt	▶ Epsilon-Potential oder lokale QRS-Prolongation in rechtspräkordialen Ableitungen (> 0,11 s in V1 bis V3)
Neben	▶ Spätpotentiale (Signalmittelungs-EKG)
V. Arrhythmien	
Neben	▶ LSB-konfigurierte VT (anhaltend oder nicht anhaltend im EKG, Langzeit-EKG oder bei Belastungstests) ▶ Häufige ventrikuläre Extrasystolen (> 1000/24 STD. im Langzeit-EKG)
VI. Familienanamnese	
Haupt	▶ Familiäre Erkrankung gesichert durch Sektion oder Operation
Neben	▶ Familienanamnese mit plötzlichem Herztod in jungem Alter (<35 Jahre) durch vermutete ARVCM ▶ Familienanamnese einer ARVCM, klinisch diagnostiziert

EF: Ejektionsfraktion; EKG: Elektrokardiogramm; LSB: Linksschenkelblock; RSB: Rechtsschenkelblock; VT: ventrikuläre Tachykardie; RV: rechter Ventrikel; LV: linker Ventrikel.

EKG

Das Vorliegen einer rechtsventrikulären Repolarisationsstörung (präterminal negative T-Inversion) ist typisch. Bei ca. 20 % der betroffenen Patienten findet sich hier zusätzlich ein so genanntes Epsilonpotential dicht hinter dem QRS-Komplex (Abb. 7.55).

Elektrophysiologische Untersuchung

Bei der Mehrzahl der Patienten lassen sich die spontan auftretenden anhaltenden ventrikulären Tachykardien, da sie Wiedereintrittmechanismen unterliegen, mittels programmierter Stimulation reproduzierbar auslösen. Patienten mit auslösbaren anhaltenden ventrikulären Tachykardien weisen ein deutlich erhöhtes Risiko für einen plötzlichen Herztod auf.

Der Ursprung dieser Rhythmusstörungen liegt in Bereichen, die angiokardiographisch Kontraktionsstörungen und histologisch die typische Fibrolipomatose aufweisen. Bei einem Teil der Patienten finden sich auch nicht anhaltende und anhaltende Kammertachykardien, die idiopathischen Ausflusstrakt-Tachykardien (steil- bzw. rechtstypische Achse von QRS) entsprechen. Letztere lassen sich durch Stimulation lediglich triggern. Unter Applikation von Katecholaminen treten diese Rhythmusstörungen typischerweise in gehäufter Form auf. Getriggerte Aktivität oder abnorme Automatie scheint hier als Arrhythmiemechanismus zugrunde zu liegen.

Therapie

Eine antiarrhythmische Therapie entweder mit Sotalol oder Amiodaron in Kombination mit einem Betarezeptorenblocker erweist sich bei etwa 60–70 % der Patienten als effektiv (186, 187). Bei ARVCM-Patienten mit medikamentös therapierefraktären Kammertachykar-

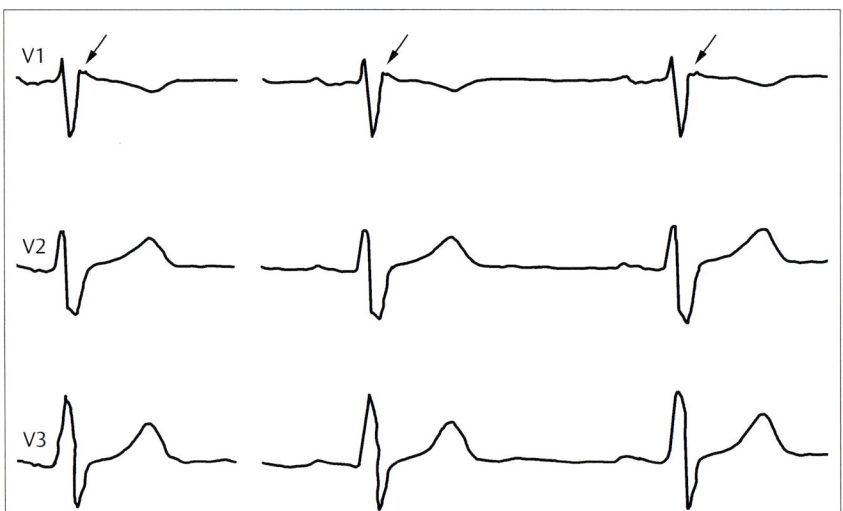

Abb. 7.**55** EKG mit Verbreiterung des QRS-Komplexes und Epsilon-Potential (Pfeil) (Ableitungen V1 und V2, 50 mm/s)

dien kann eine Katheterablation der Rhythmusstörung versucht werden (S. 239). Die akute Erfolgsrate ist mit ca. 75 % hoch. Wegen häufiger Kammertachykardie-Rezidive durch neu auftretende arrhythmogene Areale bei einem häufig zu beobachtenden Fortschreiten der ARVCM sind die Langzeitergebnisse jedoch unbefriedigend. Die Indikation zur Katheterablation ist daher auf Patienten mit singulärer VT-Morphologie und streng lokalisierter Erkrankungsform zu begrenzen.

Bei Patienten mit therapierefraktären häufigen oder permanenten (incessant) Kammertachykardien stellt die Katheterablation jedoch häufig die einzige Therapieoption dar. Bei Patienten mit therapierefraktären Kammertachykardien und/oder überlebtem Kreislaufstillstand ist ein Kardioverter/Defibrillator (ICD) indiziert. In Abb. 7.**56** ist ein Algorithmus zur Therapie ventrikulärer Tachyarrhythmien bei arrhythmogener rechtsventrikulärer Kardiomyopathie dargestellt.

Literatur

183. McKenna WJ, Thiene G, Nava A et al., Diagnosis of arrhythmogenic right ventricular dysplasia/cardiomyopathy. Br Heart J 1994; 71: 215–218.
184. Paul M, Wichter T, Schulze-Bahr E, Breithard G. Im Druck. 2003.
185. Thiene G, Nava A, Corrado D, Rossi L, Pennelli N. Right ventricular cardiomyopathy and sudden death in young people. New Engl J Med 1988; 318: 129–133.
186. Wichter T, Borggrefe M, Block M, Breihardt G. Differentialtherapie der arrhythmogenen rechtsventrikulären Kardiomyopathie. Herzschr Elektrophysiol 1998; 9: 169–182.
187. Wichter T, Borggrefe M, Breihardt G. Arrhythmogene rechtsventrikuläre Kardiomyopathie. Medizinische Klinik 1998; 93: 268–277.
188. Wichter T, Borggrefe M, Breithardt G. Arrhythmogenic right ventricular disease. Z Kardiol 1991; 80: 107–125.

Synkope

Einleitung

Die Synkope ist eine vorübergehende und plötzlich einsetzende Störung des Bewusstseins mit oder ohne gleichzeitiges Hinstürzen durch fehlenden Muskeltonus. Bei der Synkope ist der Bewusstseinsverlust kurzdauernd (in den meisten Fällen nur für Sekunden oder wenige Minuten). Der Patient erholt sich spontan. Weitergehende Maßnahmen – Wiederbelebung u.a. mehr – sind nicht erforderlich. Bei einzelnen Formen der Synkope tritt der Bewusstseinsverlust eher langsamer ein. Dies gibt Hinweise für die Differentialdiagnose.

> Eine Synkope ist ein *Symptom* für eine Funktionsstörung oder Krankheit und bedarf stets der weiteren Abklärung.

Epidemiologie

In der Notfallambulanz von Krankenhäusern ist eine Synkope ein häufiger Aufnahmegrund. Studien belegen, dass 1–3 % aller ambulanten und stationären Notfallpatienten wegen einer Synkope oder Synkopenäquivalenten aufgenommen werden. Nicht alle Patienten, die eine oder auch wiederholte Synkopen erleiden, suchen einen Arzt oder ein Krankenhaus auf. Schätzungen zufolge erleiden 20–30 % aller Menschen mindestens einmal im Leben eine Synkope.

Pathophysiologie

Synkopen beruhen auf kardiovaskulären, zerebralen, metabolischen und psychogenen Ursachen (190, 193, 195); Tabelle 7.**18** gibt eine Übersicht. Kardiovaskuläre Krankheiten machen 20–50 % aller Ursachen von Synkopen aus, davon liegen in etwa 10–40 % Rhythmusstö-

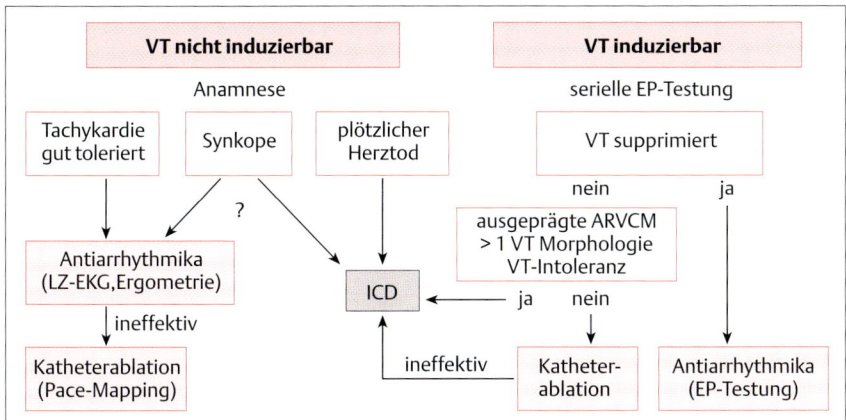

Abb. 7.**56** Therapie ventrikulärer Tachyarrhythmien bei ARVCM. Nach Wichter et al. (186). VT: ventrikuläre Tachykardie, ICD: implantierbarer Kardioverter/Defibrillator. EP-Testung: elektrophysiologische Testung (programmierte Kammerstimulation), LZ-EKG: Langzeit-EKG.

Kardiale Genese	18 %
➤ organische Herzerkrankungen (Myokardinfarkt, Aortenstenose, Kardiomyopathien, Myxome, etc.)	4 %
➤ Arrhythmien	14 %
Reflexmediierte Genese	24 %
➤ vasovagal	
➤ situationsbedingt (wie bei Husten, Miktion und Defäkation)	
➤ Karotissinussyndrom	
Orthostatische Dysregulation	8 %
Medikamentös induziert	
(Antihypertensive, Psychopharmaka, Antiarrhythmika etc.)	3 %
Psychiatrische Erkrankungen (z.B. Panikattacken)	2 %
Neurologische Erkrankungen	
(Migräne, transitorische ischämische Attacke, Epilepsie)	10 %
Unklare Genese	35 %

Tabelle 7.**18** Ursachen von Synkopen (nach 195)

rungen vor. An zweiter Stelle steht eine reflexmediierte Genese (ca. 25 %). Bei 25–40 % aller Patienten kann die Ursache der Synkope nicht geklärt werden.

Kardiovaskulären Synkopen liegt eine kritische Verminderung der zerebralen Perfusion durch eine kritische, vorübergehende Verminderung des Herzzeitvolumens zugrunde. Die Ursachen hierfür lassen sich in zwei grundlegende Kategorien unterteilen:

➤ in Störungen von Herzrhythmus und/oder Herzfrequenz und
➤ primär myokardiale Erkrankungen.

Störungen von Herzrhythmus und/oder Herzfrequenz

Nahezu alle Rhythmusstörungen können als Symptom eine Synkope hervorrufen. In den meisten Fällen tritt die Synkope kurz nach Auftreten der Rhythmusstörungen auf, noch bevor effektive Adaptationsmechanismen des Kreislaufsystems (z.B. Vasokonstriktion) einsetzen können. Werden letztere wirksam, steigen Blutdruck und Herzzeitvolumen wieder an; trotz ggf. fortbestehender Arrhythmie erlangt der Patient das Bewusstsein wieder.

Ein klassisches Beispiel für eine bradykardiebedingte Synkope ist eine Adams-Stokes-Synkope, die auch Morgani-Adams-Stoke-Syndrom genannt wird. Ursache der Synkopen sind entweder eine länger bestehende schwere Bradykardie, eine Asystolie oder höhergradige atrioventrikuläre oder komplette intraventrikuläre Blockierungen. Im Einzelfall kann auch ein Karotissinus-Syndrom zugrunde liegen.

Der Verlauf der Synkope ist häufig schwer wiegend, es besteht sturzbedingt eine erhöhte Verletzungsgefahr. Nicht selten kommt es zu Krampfanfällen, da die resultierende zerebrale Hypoxie zu einer erhöhten Krampfbereitschaft führt. Eine hypoxiebedingte erhöhte Krampfbereitschaft besteht auch charakteristischerweise bei Synkopen, die durch Torsade de pointes bei erworbenem oder angeborenem QT-Syndrom bedingt sind. Beim bislang nicht diagnostiziertem kongenitalen QT-Syndrom führt der klinisch imponierende generalisierte Krampfanfall nicht selten zur Fehldiagnose „Epilepsie". Oft fällt erst später, nach unauffälliger neurologischer Abklärung, die verlängerte QT-Intervalldauer im Oberflächen-EKG auf.

Die Abgrenzung zwischen bradykardie- und tachykardiebedingter Synkope fällt oft schwer, sodass weiterführende diagnostische Maßnehmen einzusetzen sind (s.u.).

Eine Sonderform der häufig bradykardieinduzierten Synkope ist die reflexmediierte so genannte vasovagale oder neurokardiogene Synkope (190, 191, 192). Ihr liegt eine Störung der Kooperation bzw. Feinabstimmung zwischen Vagus und Sympathikus zugrunde; nach längerer Orthostase kommt es zu einem vermehrten venösen Pooling mit konsekutiver Abnahme des venösen Rückflusses zum rechten Herzen. Durch die bei verminderter Füllung resultierende Inotropie kommt es zur Aktivierung von Mechanorezeptoren, die normalerweise nur durch Dehnung aktiviert werden. Die abrupt zunehmende neurale Aktivität täuscht die Bedingungen einer Hypertension vor. Es resultiert ein plötzlicher Sympathikusentzug mit entsprechendem Herzfrequenz- und Blutdruckabfall. Zusätzlich zur Bradykardie kann es zu kurzfristigen Asystolien kommen.

Primär myokardiale Erkrankungen

Ein typisches, wenn auch nicht überaus häufiges Beispiel für das Auftreten einer Synkope aus primär kardialem Grund, ist die belastungsinduzierte Synkope bei Vorliegen einer hämodynamisch bedeutsamen Aortenstenose. Aufgrund der bei Belastung auftretenden peripheren Vasodilatation kommt es, bei durch die Aortenstenose fixiertem und nicht adäquat steigerbarem Hertzzeitvolumen, zu einem Abfall des Blutdrucks mit konsekutiver zerebraler Minderperfusion.

Differentialdiagnostisch muss bei Synkopen im Rahmen einer Aortenstenose aber auch an Rhythmusstörungen (z.B. nicht-anhaltende Kammertachykardien oder intermittierendes Vorhofflimmern) gedacht werden. In Einzelfällen kann auch die hochgradige Stenose eines bedeutsamen Koronargefäßes durch eine abrupte ischämiebedingte Verminderung des Herzzeitvolumens zur Synkope führen.

Prognose

Unter prognostischen Gesichtspunkten ist der Nachweis bzw. das Fehlen einer kardialen Grunderkrankung besonders wichtig. Fehlt sie, ist die Prognose in der Regel deutlich günstiger. Besonders beeinträchtigt ist die Prognose bei schwer wiegender kardialer Funktionseinschränkung und tachykarden Rhythmusstörungen als Ursache der Synkope. Es besteht eine hohe Rezidivneigung bzw. die Gefahr des Auftretens eines plötzlichen Herztodes.

> Generell gilt, dass nach adäquater Klärung aller möglichen Ursachen eine Synkope ungeklärter Genese eine relativ günstige Prognose aufweist.

Diagnostik

Ausgangspunkt jeder Synkopenabklärung ist eine möglichst ausführliche Anamneseerhebung (190, 193, 194, 195) (Tab. 7.**19**). Häufige Angaben durch den Patienten sind Schwindel, Schwarzwerden vor den Augen und allgemeines Unwohlsein. Einige Patienten berichten aber auch über eine schlagartige Bewusstlosigkeit ohne Vorzeichen. Oft bestand schon vor der Synkope eine Schwindelneigung. Eine differenzierte Analyse der Art des Schwindels ist notwendig. In vielen Fällen können keine auslösenden Faktoren oder Ursachen angegeben werden. In einigen Fällen schildern Patienten Husten, Lachen, Miktion, besondere Hals- bzw. Kopfbewegungen (Karotissinus-Syndrom!). oder auch orthostatische Belastungen.

Immer, wenn das Ereignis von Außenstehenden beobachtet wurde, sollten auch hier die Umstände des Auftretens sowie die Symptome während der Synkope erfragt werden (so genannte Fremdanamnese). Ist medizinisches Personal beim Ereignis zugegen, lassen sich öfter diagnostisch wegweisende Befunde erheben bzw. beobachten: Pulsunregelmäßigkeiten, evtl. Angina-pectoris-Beschwerden vor dem Ereignis, Dyspnoe, Zyanose, Pfötchenstellung mit vorheriger Hyperventilation, plötzliches Hinstürzen ohne sofortigen Bewusstseinsverlust (drop attacks), Pupillenanomalien (eng bei basilären Durchblutungsstörungen, weit bei epileptischem Anfall und orthostatischem Kollaps), neurologische Befunde (transiente Paresen bei transitorischer ischämischer Attacke).

Bei der weiterführenden Diagnostik steht eine internistisch kardiologische Abklärung in vielen Fällen im Vordergrund. Es versteht sich allerdings von selbst, dass diese isoliert bzw. allein nicht ausreichend ist. Synkopenabklärung bedeutet interdisziplinäre Zusammenarbeit.

Ergeben sich Hinweise auf eine kardiale Grunderkrankung, werden in der Regel zur Klärung des Ausmaßes und der Schwere der Erkrankung invasive diagnostische Verfahren (Herzkatheteruntersuchung) eingesetzt. Bei Verdacht auf eine rhythmogene Ursache der Synkope ergibt sich in vielen Fällen eine Indikation zur invasiven elektrophysiologischen Diagnostik (Abb. 7.**57**) (190, 196). Diese kann u.U. entfallen, wenn eine elektrokardiographische Dokumentation des Ereignisses vorliegt (z.B. Synkope im Rahmen eines mittels Langzeit-EKG dokumentierten intermittierenden höhergradigen AV-Blocks).

Elektrophysiologische Untersuchung

In der Regel wird man eine elektrophysiologische Untersuchung nur bei wiederholten Synkopen in Erwägung ziehen, es sei denn, dass eine organische Herzerkrankung zugrunde liegt, bei der Synkopen prognostisch bedeutsam sind (z.B. nach Infarkt).

Bedeutsame Störungen der Sinusknotenfunktion oder der atrioventrikulären bzw. intraventrikulären Erregungsleitung finden sich bei Patienten mit ätiologisch *unklarer* Synkope (d.h. bei Patienten, bei denen sich elektrokardiographisch keine Hinweise auf solche Störungen geben) selten. Induzierbare supraventrikuläre Tachykardien finden sich bei Patienten mit Synkope ohne Palpitationen in der Anamnese in ca. 8 % der Fälle. Ventrikuläre Tachyarrhythmien lassen sich bei etwa 20 % der Patienten induzieren.

Untersuchung	Diagnostische Ausbeute
Anamnese und körperliche Untersuchung	45 %
EKG	5 %
Echokardiographie	5–10 %
Belastungs-EKG	1 %
Langzeit-EKG	19 %
Elektrophysiologische Untersuchung	bis über 50 %
Ereignis-Rekorder	42 %
Kipptisch-Untersuchung	um 50 %
Routinebluttest	<1 %
EEG	<1,5 %
CT/MRT	4 %
Karotis-/Vertebralis-Doppler	? (gering)

Tabelle 7.19 Diagnostische Ausbeute bei Synkope (nach 195)

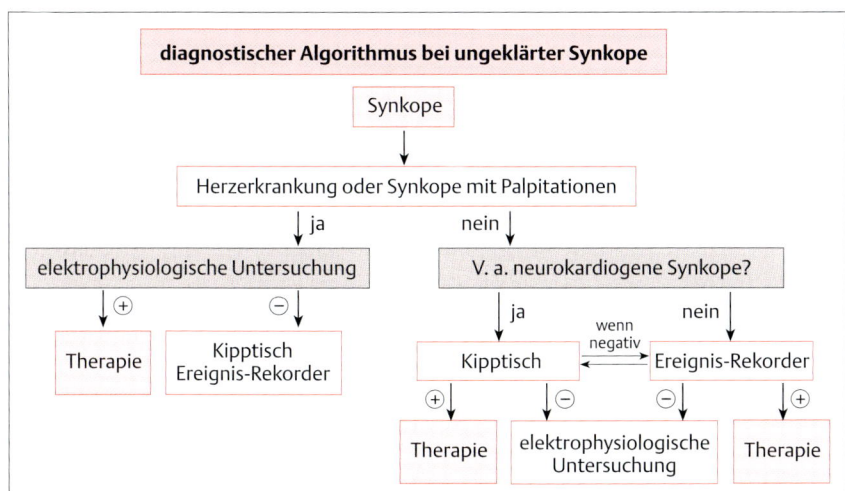

Abb. 7.57 Algorithmus zur Synkopenabklärung unter Einsatz der programmierten Stimulation, von Kipptisch-Untersuchung und Ereignis-Rekorder (nach 196).

Die Wahrscheinlichkeit der Induktion von Rhythmusstörungen und die Sensitivität und Spezifität eines solchen Stimulationsergebnisses hängen ganz wesentlich vom untersuchten Patientengut und der Aggressivität des verwendeten Stimulationsprotokolls ab. Bei aggressiver Stimulation (drei Extrastimuli) lassen sich häufiger ventrikuläre Tachyarrhythmien als bei weniger aggressiver Stimulation induzieren. Die Sensitivität nimmt zu, die Spezifität eines solchen Stimulationsergebnisses nimmt jedoch drastisch ab.

Bei Patienten mit fehlender kardialer Grunderkrankung lassen sich nur selten anhaltende ventrikuläre Tachyarrhythmien induzieren. Bei Patienten mit durchgemachtem Myokardinfarkt und ätiologisch unklarer Synkope sind Sensitivität und Spezifität hoch (80 % bzw. 85 %). Die Auslösung einer Rhythmusstörung sagt demnach mit großer Wahrscheinlichkeit voraus, dass der spontan aufgetretenen Synkope eine ventrikuläre Tachyarrhythmie zugrunde lag. Lässt sich keine Rhythmusstörung auslösen, wird eine tachykardiebedingte Synkope unwahrscheinlich.

Ereignis-Rekorder

Bei Patienten mit unauffälligem Stimulationsergebnis und rezidivierender Synkope sollte versucht werden, mittels Ereignis-Rekordern (Event-Recorder) eine elektrokardiographische Dokumentation zu erzielen. Bei seltenen Ereignissen sollte der Einsatz implantierbarer Ereignis-Rekorder erwogen werden (S. 36) (197).

Kipptisch-Untersuchung

Eine Kipptisch-Untersuchung wird zur Klärung bei Synkopen unklarer Ursache vor allem dann durchgeführt, wenn keine organische Herzerkrankung vorliegt. Bezüglich der Durchführung der Untersuchung und ihrer diagnostischen Sensitivität und Spezifität siehe S. 37.

Therapie

Ziel therapeutischer Maßnahmen bei Patienten mit Synkopen ist die Behandlung der zur Synkope führenden Ursachen (190). Bezüglich der Behandlung der einzelnen, ggf. einer Synkope zugrunde liegenden Rhythmusstörungen, sei auf die entsprechenden Kapitel verwiesen. Dabei erscheint besonders erwähnenswert, dass im Gegensatz zu Patienten ohne strukturelle Herzerkrankung eine ungeklärte Synkope bei herzinsuffizienten Patienten häufiger durch Herzrhythmusstörungen verursacht und mit einer schlechten Prognose assoziiert ist. Daher sollten diese Patienten früh einer invasiven Untersuchung und elektrophysiologischen Diagnostik zugeführt werden. Die Implantation eines Defibrillators sollte bei diesen Patienten erwogen werden (189). Die übrigen Krankheitsbilder sind entsprechend den allgemeinen Empfehlungen zu behandeln.

Vasovagale Synkope

Patienten mit vasovagalen Synkopen sollten über die Natur ihrer Erkrankung aufgeklärt und gebeten werden, sich bei präsynkopalen Missempfindungen hinzulegen. Die Kochsalzzufuhr und Volumenzufuhr sollten ausreichend sein. Kompressionshosen (nicht Kompressions*strümpfe*) sind bei häufigen klinischen Ereignisse zu empfehlen. Ca. 60–80 % der Patienten sprechen auf eine Therapie mit einem Betarezeptorenblocker an; durch die negativ inotrope Wirkung wird das Ausmaß der kardialen Mechanorezeptoren-Aktivierung als Antwort auf den plötzlichen Abfall des venösen Rückflusses vermindert. Besonders Patienten mit der vasodepressorischen Form der Erkrankung, die vor der Synkope einen deutlichen Herzfrequenzanstieg zeigen, profitieren von dieser Behandlung.

Auch für Theophyllin, Disopyramid und Midodrin, einem Alpharezeptorenagonist, wurden positive Behandlungsergebnisse mitgeteilt. Die Wirksamkeit von in der Praxis häufig eingesetzten Dihydroergotamin- oder Ergotamin-Präparaten ist nicht belegt. Bei Ineffektivität dieser Maßnahmen kann ein Mineralkortikoid versucht werden. Die Implantation eines Herzschrittmachers spielt unter Berücksichtigung der derzeitigen Datenlage nur eine untergeordnete Rolle (190).

Literatur

189. Böcker D, Haverkamp W, Eckardt L. Unklare Synkopen bei Herzinsuffizienz: Welche diagnostischen Überlegungen sind heute anzustellen? Herz 2001; 26: 229–232.
190. Brignole M, Alboni P, Benditt D et al., Guidelines on management (diagnosis and treatment) of syncope. Eur Heart J 2001; 22: 1256–1306.
191. Fenton AM, Hammill SC, Rea RF, Low PA, Shen WK. Vasovagal syncope. Ann Intern Med 2000; 133(9): 714–725.
192. Grubb BP, Klingenheben T. [Syndromes of autonomic insufficiency associated with orthostatic intolerance: classification, diagnostic and therapeutic approach]. Z Kardiol 1999; 88: 541–549.
193. Kapoor WN. Syncope. N Engl J Med 2000; 343: 1856–1862.
194. Linzer M, Yang EH, Estes NA, III, Wang P, Vorperian VR, Kapoor WN. Diagnosing syncope. Part 1: Value of history, physical examination, and electrocardiography. Clinical Efficacy Assessment Project of the American College of Physicians. Ann Intern Med 1997; 126: 989–996.
195. Linzer M, Yang EH, Estes NA, III, Wang P, Vorperian VR, Kapoor WN. Diagnosing syncope. Part 2: Unexplained syncope. Clinical Efficacy Assessment Project of the American College of Physicians. Ann Intern Med 1997; 127: 76–86.
196. Noble RJ, Prystowsky E. Syncope – an algorithmic approach. ACC 1997; 91–100.
197. Seidl K, Rameken M, Breunung S et al., Diagnostic assessment of recurrent unexplained syncope with a new subcutaneously implantable loop recorder. Reveal-Investigators. Europace 2000; 2: 256–262.

8 Spezielle Therapieprobleme

■ Therapie von Rhythmusstörungen im Alter

Die Indikationen zur Behandlung von Herzrhythmusstörungen sind bei älteren prinzipiell die gleichen wie bei jüngeren Patienten. Nicht das Lebensalter in Jahren, sondern das biologische Alter des Patienten spielt bei Therapieentscheidung die entscheidende Rolle. Faktoren wie etwa eine häufig gleichzeitig vorliegende Multimorbidität, eine Polypharmakotherapie oder auch altersbedingte Einflüsse auf die Prognose müssen natürlich berücksichtigt werden (2, 3).

Therapie mit Antiarrhythmika

Bei älteren Menschen ist bei einer Therapie mit Antiarrhythmika vermehrt mit extrakardialen und kardialen Nebenwirkungen zu rechnen. Zu ihrer Vermeidung sind Besonderheiten der Pharmakologie im Alter, insbesondere altersbedingte Änderungen der Pharmakokinetik, zu berücksichtigen. Der hepatische Metabolismus und die renale Ausscheidungsgeschwindigkeit sind im Alter herabgesetzt. Letztere entsteht durch einen altersabhängigen Abfall von glomerulärer Filtrationsrate und tubulärer Sekretion. Dosierungsanpassungen, die primär durch eine Verlängerung des Dosierungsintervalls erzielt werden sollten, müssen erfolgen.

Von besonderer Bedeutung für bevorzugt renal ausgeschiedene Pharmaka ist, dass die Plasmakreatininbestimmung zur Erfassung bzw. Abschätzung der glomerulären Filtrationsrate im Alter zu keinen verlässlichen Ergebnissen führt, da die Kreatininbildung aus Muskelmasse altersbedingt abnimmt. Trotz abnehmender Kreatininclearance bleibt deshalb bei älteren Menschen der Kreatinin-Serumspiegel wegen der verminderten Bildungsrate oft relativ konstant.

Eine Formel, anhand derer sich die Kreatininclearance abschätzen lässt, ist die nach Cockgroft und Gault (1):

Für Männer:

$$CL_{Kr}\ (ml/min) = \frac{(140-\text{Alter}) \times \text{Gewicht (kg)}}{72 \times \text{Kreatinin (mg/100 ml)}}$$

Für Frauen:

$$CL_{Kr}\ (ml/min) = \frac{(140-\text{Alter}) \times \text{Gewicht (kg)} \times 0{,}85}{72 \times \text{Kreatinin (mg/100 ml)}}$$

Schrittmachertherapie

Das Alter des Patienten stellt nicht per se Anlass dazu dar, auf eine DDD- bzw. DDDR-Stimulation zu verzichten und ein VVI-System zu implantieren. An letzteres sollte jedoch gedacht werden, wenn die Schrittmacherbedürftigkeit eher gering ist.

ICD-Therapie

Ein hohes Alter stellt per se keinen Grund dar, dem Patienten einen implantierbaren Kardioverter/Defibrillator vorzuenthalten. Die Entscheidung muss individuell, in Abhängigkeit von u.a. vorliegenden Begleiterkrankungen, der Lebensaktivität und vor allem auch unter Berücksichtigung der Vorstellungen des Patienten gefällt werden.

Katheterablation

Für die Durchführung einer Katheterablation im Alter gelten die gleichen Grundsätze wie für andere antiarrhythmische Therapieverfahren. Allein aufgrund des Alters sollte das Therapieverfahren einem Patienten/einer Patientin nicht vorenthalten werden. Zu berücksichtigen ist, dass die Inzidenz von Komplikationen bei Katheteruntersuchungen im Alter grundsätzlich erhöht ist.

Literatur

1. Cockcroft DW, Gault MH. Prediction of creatinine clearance from serum creatinine. Nephron 1976; 16: 31–41.
2. Mühlberg W, Platt D. Age-dependent changes of the kidneys: pharmacological implications. Gerontology 1999; 45: 243–253.
3. Zeeh J, Platt D. Pharmakotherapie im Alter. Fortschr Med 1993; 111: 33–36.

■ Antiarrhythmika bei Patienten mit Schrittmacher und/oder ICD

40–70% der Patienten mit einem implantierten Kardioverter/Defibrillator erhalten zusätzlich ein Antiarrhythmikum. Die antiarrhythmische Behandlung kann unterschiedliche Ziele verfolgen (4). Sie erfolgt bei einem Teil der Patienten, um die Anzahl von Arrhythmie-Episoden und damit die Häufigkeit von Schockabgaben zu vermindern. Relativ häufig werden Betarezeptorenblocker eingesetzt, um übermäßige Frequenzanstiege unter körperlicher Belastung oder bei intermittierend auftretendem Vorhofflimmern abzuschwächen und damit inadäquate Aktivierungen des Aggregats durch Erreichen der Interventionsfrequenz im Rahmen dieser Situationen zu verhindern.

Eine antiarrhythmische Behandlung kann auch aufgrund zusätzlich vorhandener paroxysmaler supraventrikuläre Tachykardien erfolgen; bei diesen Patienten sollte jedoch einer Katheterablation der Rhythmusstörung der Vorzug gegeben werden.

Im Rahmen einer antiarrhythmischen Therapie bei Patienten mit implantiertem Kardioverter/Defibrillator muss eine mögliche Beeinflussung der Defibrillationsschwelle bedacht werden (4, 5, 6).

Tabelle 8.1 gibt einen Überblick über die Effekte unterschiedlicher Antiarrhythmika auf die Defibrillationsschwelle. Werden Pharmaka eingesetzt, von denen bekannt ist, dass sie die Defibrillationsschwelle erhöhen können, sollte nach Therapieeinleitung eine Überprüfung der Defibrillationsschwelle erfolgen. Bei einem ansonsten möglichen und im Ausmaß nicht bekannten Schwellenanstieg sind ineffektive Schockabgaben bei erneuten Arrhythmieepisoden zu befürchten.

Bei der Anwendung von Antiarrhythmika besteht darüber hinaus die Möglichkeit, dass die Frequenz der Rhythmusstörung abnimmt und die Detektionsgrenze unterschritten wird (4). Auch die antitachykarde Funktion des Aggregats muss dementsprechend nach Einleitung einer Therapie mit Antiarrhythmika, von denen bekannt ist, dass sie eine Verlangsamung der Tachykardiefrequenz bewirken können (z.B. Klasse-I-Antiarrhythmika oder auch Amiodaron), mittels programmierter Stimulation überprüft werden. Auch das Ansprechen der Tachykardie auf eine antitachykarde Stimulation kann beeinflusst werden. Individuell ist der Effekt nicht vorhersehbar, sowohl eine erleichterte als auch erschwerte Terminierung von Tachykardien können resultieren.

Tabelle 8.1 Wirkung von Antiarrhythmika auf die Defibrillationsschwelle

Anstieg der Defibrillationsschwelle möglich:

- Chinidin
- Disopyramid
- Lidocain
- Flecainid
- Amiodaron

Geringer Effekt auf die Defibrillationschwelle:

- Mexiletin
- Propafenon

Herabsetzung der Defibrillationsschwelle:

- Sotalol

Literatur

4. Dougherty AH. Interactions between antiarrhythmic drugs and implantable cardioverter-defibrillators. Curr Opin Cardiol 1996; 11: 2–8.
5. Echt DS, Black JN, Barbey JT, Coxe DR, Cato E. Evaluation of antiarrhythmic drugs on defibrillation energy requirements in dogs. Sodium channel block and action potential prolongation. Circulation 1989; 79: 1106–1117.
6. Singer I, Guarnieri T, Kupersmith J. Implanted automatic defibrillators: effects of drugs and pacemakers. Pace 1988; 11: 2250–2262.

Antiarrhythmika in der Schwangerschaft und Stillperiode

Die Indikation zur antiarrhythmischen Therapie während einer Schwangerschaft ist sehr zurückhaltend zu stellen (7, 9). Eine Therapie mit Antiarrhythmika kommt nur in Betracht zur Akuttherapie und/oder Prophylaxe unmittelbar lebensbedrohlicher Rhythmusstörungen oder zur Behandlung von Arrhythmien mit schwer wiegenden hämodynamischen Auswirkungen.

Palpitationen sind ein häufiges Symptom während einer Schwangerschaft. Die zugrunde liegenden supraventrikulären oder ventrikulären Extrasystolen sind in der Regel nicht therapiebedürftig. Ihr gehäuftes Auftreten während einer Schwangerschaft wird auf ein (durch das erhöhte Blutvolumen und eine Zunahme des venösen Rückflusses) gesteigertes enddiastolische Volumen zurückgeführt. Patientinnen mit solchen Palpitationen sollten Stimulantien wie Alkohol, Nikotin und Koffein meiden.

Bei Patientinnen mit Präexzitationssyndrom und atrioventrikulären Tachykardien kann es zu einer Zunahme der Tachykardieepisoden während der Schwangerschaft kommen. Das Auftreten von ventrikulären Tachykardien ist selten. Es ist in den meisten Fällen mit dem Vorhandensein einer signifikanten, bereits vor Schwangerschaft bestehenden organischen Herzschädigung assoziiert.

Eine Übersicht über die Anwendung von Antiarrhythmika in der Schwangerschaft gibt Tabelle 8.2. Bei der Auswahl der Pharmaka sind Plazenta-Passage, Auswirkungen auf die Schwangerschaft und Fetus und organtoxische Nebenwirkungen zu berücksichtigen (8). Manchmal kann ein Wechsel des Behandlungsmodus sinnvoll sein – z.B. bei relativ selten auftretenden paroxysmalen supraventrikulären Tachykardien von einer chronischen prophylaktischen Antiarrhythmikatherapie auf eine alleinige Akuttherapie bei erneuten Arrhythmierezidiven.

Bei paroxysmalen supraventrikulären Tachykardien, die während einer Schwangerschaft auftreten, gilt Adenosin, da es nicht plazentagängig ist, als Mittel der Wahl. Alternativ kann der Einsatz von Verapamil i.v. erfolgen.

Kommt es bei tachykarden Rhythmusstörungen zu einer schwer wiegenden hämodynamischen Beein-

Tabelle 8.2 Antiarrhythmika in der Schwangerschaft und Stillperiode (nach 7)

Medikament	Klasse[1]	FDA[2]	Plazentagängig	Teratotoxisch	Übertritt in MM[3]	NW	Risiko
Chinidin	IA	C	ja	nein	ja[4]	Thrombozytopenie, selten ototoxisch	gering
Disopyramid	IA	C	ja	nein	ja[4]	Uteruskontraktionen	gering[5]
Lidocain	IB	B	ja	nein	ja[4]	Bradykardie, zentralnervöse NW	gering
Mexiletin	IB	C	ja	nein	ja[4]	Bradykardie, niedriger APGAR, geringes Geburtsgewicht, niedriger Blutzucker	gering[5]
Flecainide	IC	C	ja	nein	ja[4]	–	gering[5]
Propafenon	IC	C	ja	nein	unbekannt	–[5]	gering[5]
Propranolol	II	C	ja	nein	ja[4]	Wachstumsretardierung, Bradykardie, Apnoe, Hypoglykämie	gering
Atenolol	II	C	ja	nein	ja	Niedriges Geburtsgewicht	gering
Sotalol	III/II	B	ja	nein	ja[4]	Betablocker Effekte	gering[5]
Amiodaron	III	D	ja	ja	ja	Hypothyreose, Wachstumsretardierung, Frühgeburt, große Fontanelle	signifikant
Verapamil	IV	C	ja	nein	nein	Bradykardie, Hypotension, AV-Block	moderat
Diltiazem	IV	C	nein	unbekannt	ja[4]	Unbekannt	moderat[5]
Digoxin	–	C	ja	nein	ja[4]	Niedriges Geburtsgewicht	gering
Adenosin	–	C	nein	nein	unbekannt	Keine	gering[5]

[1] Klassifizierung entsprechend der Einteilung nach Vaughan Williams (S. 72).
[2] Klassifizierung entsprechend der amerikanischen Food and Drug Association (FDA).
  A: In kontrollierten Studien bei Schwangeren konnte kein erhöhtes Risiko für den Feten nachgewiesen werden.
  B: Entweder weisen tierexperimentelle Studien auf ein erhöhtes Risiko hin, das in Untersuchungen beim Menschen nicht bestätigt werden konnte, oder es fehlen adäquate Untersuchungen beim Menschen, während tierexperimentelle Studien negative Befunde ergaben.
  C: Ein erhöhtes Risiko kann nicht ausgeschlossen werden. Studien am Menschen fehlen, und tierexperimentelle Untersuchungen haben entweder ein erhöhtes Risiko ergeben oder fehlen. Der potentielle Nutzen rechtfertigt ein potentielles Risiko.
  D: Positiver Nachweis eines erhöhten Risikos. Klinische Daten haben ein erhöhtes Risiko für den Feten ergeben. Dennoch kann ein potentieller Nutzen gerechtfertigt erscheinen, wenn er das Risiko überwiegt.
  X: Während Schwangerschaft kontraindiziert. Potentielle Risiken übersteigen den potentiellen Nutzen.
[3] Muttermilch.
[4] Mit Stillen gewöhnlich vereinbar (laut American Academy of Pediatrics).
[5] Sehr begrenzte Erfahrung.

trächtigung bei der Mutter und/oder beim Feten, sollte die Indikation zur elektrischen Kardioversion großzügig gestellt werden. Schädliche Wirkungen einer Kardioversion oder Defibrillation auf Mutter oder Fetus wurden bisher nicht beschrieben.

Die Indikation zur medikamentösen antiarrhythmischen Behandlung während einer Schwangerschaft kann sich auch aufgrund fetaler Rhythmusstörungen ergeben. Die Plazentagängigkeit der eingesetzten Substanzen wird hier therapeutisch genutzt. Kontraindikationen, die sich gegenüber einem solchen Vorgehen bei der Mutter ergeben können, müssen natürlich berücksichtigt werden. Auf das Auftreten von Nebenwirkungen ist sorgfältig zu achten. Alternativ kann bei behandlungsbedürftigen fetalen Rhythmusstörungen auch einer direkte Antiarrhythmika-Applikation in die Nabelvene unter Ultraschall-Kontrolle erfolgen.

Nach Geburt sind bei einer Therapie mit Antiarrhythmika Besonderheiten hinsichtlich des Übertritts des Pharmakons in die Muttermilch zu beachten. Auf Stillen sollte ggf. verzichtet werden.

Literatur

7. Joglar JA, Page RL. Treatment of cardiac arrhythmias during pregnancy: safety considerations. Drug Saf 1999; 20: 85–94.
8. Koren G, Pastuszak A, Ito S. Drugs in pregnancy. N Engl J Med 1998; 338: 1128–1137.
9. Page RL. Treatment of arrhythmias during pregnancy. Am Heart J 1995; 130: 871–876.

Intoxikationen mit Antiarrhythmika

Intoxikationen mit Antiarrhythmika als Folge einer Überdosierung, Besonderheiten des Metabolismus (z.B. bei „langsamen Metabolisierern") oder in suizidaler Absicht, sind gegenüber nur zum Teil dosis- bzw. blutspiegelabhängigen extrakardialen und kardialen Nebenwirkungen sowie proarrhythmischen Antiarrhythmikaeffekten abzugrenzen. Nachfolgend sind einige grundlegende Aspekte der Intoxikation mit Antiarrhythmika aufgeführt; bei Vorliegen einer Intoxikation sollte in jedem Fall ein entsprechende Beratungsstelle kontaktiert werden!

Klasse-I-Antiarrhythmika

Parallel zu einem geringer gewordenem Einsatz dieser Antiarrhythmika sind Intoxikationen seltener geworden. Charakteristisch für die Intoxikation mit natriumantagonistisch wirkenden Substanzen (Klasse-I-Antiarrhythmika) sind **kardiale Erscheinungen** wie:

- Bradykardie,
- QRS-Verbreiterung,
- rezidivierende (in Einzelfällen) permanente Kammertachykardien oder auch breitkomplexige, polymorphe ventrikuläre Tachykardien,
- myokardiale Insuffizienz bis hin zum kardiogenen Schock und
- eine Erhöhung der elektrischen Reiz- und Defibrillationsschwelle.

Zu den **zerebralen Nebenwirkungen** bei Überdosierung bzw. Intoxikation gehören:

- Unruhe,
- Bewusstseinstrübung bis zum Koma,
- Krämpfe und
- Atemstillstand.

Zu ähnlichen Symptomen wie bei Überdosierung von Klasse-I-Antiarrhythmika kann es, aufgrund einer ebenfalls in hohen Dosierungen vorhandenen lokalanästhetischen Wirkungskomponente, bei einer Intoxikation mit tri- oder tetrazyklischen Antidepressiva kommen. Eine Modifikation des klinischen Bildes (z.B. Auftreten einer Sinustachykardie) erfolgt hier durch gleichzeitig vorhandene ausgeprägte *anticholinerge Effekte*.

Die Therapie von Intoxikationen mit natriumantagonistisch wirkenden Substanzen (und damit auch Antidepressiva) schließt neben den allgemeinen Maßnahmen bei Intoxikationen (in Abhängigkeit vom Zeitintervall nach Ingestion: proviziertes Erbrechen und/oder Magenspülung, Gabe von Aktivkohle) und dem Absetzen der verursachenden Substanz folgende Maßnahmen ein:

- Wiederholte *Asservation* von Blutserum zur späteren Konzentrationsbestimmung.
- Antagonisierung der Natriumblockade bei *schwerer* Intoxikation mit tachykarden Arrhythmien durch Gabe von Natriumbikarbonat 8,4 % (initial 1,0 ml/kg KG i.v.); ggf. ein- bis zweimalige Wiederholung wegen einer nur kurzen Wirkdauer.
- Bei symptomatischer Bradykardie Gabe von Orciprenalin (0,5–1 mg langsam i.v. [10, 11]) oder Isoprenalin (0,1–0,2 mg langsam i.v.); ggf. als Infusion.
- Bei schwerer Intoxikation mit Verdacht auf eine noch nicht abgeschlossene Antiarrhythmika-Resorption kann auch die prophylaktische Anlage einer passageren Schrittmachersonde zur Vermeidung symptomatischer Bradykardien bzw. bradykardieinduzierter tachykarder Arrhythmien indiziert sein; wegen einer Zunahme der Reizschwelle sind oft relativ hohe Reizstromstärken notwendig.
- Vermeidung der Gabe von Kalium (es sei denn, es liegen deutlich erniedrigte Serumkonzentrationen vor – eine mäßige Hypokaliämie kann toleriert werden, da eine Abschwächung der leitungsverzögernden Wirkung des Antiarrhythmikums resultiert, der gegenteilige Effekt tritt auf, wenn eine Hyperkaliämie vorliegt bzw. iatrogen induziert wird).
- Antagonisierung der negativ inotropen Wirkung durch Katecholamin-Infusionen (z.B. Dopamin i.v., ggf. Adrenalin i.v.).
- In Abhängigkeit von den pharmakologischen Eigenschaften des verursachenden Antiarrhythmikums ggf. Einsatz spezieller Eliminationsverfahren wie z.B. forcierte Diurese oder Hämodialyse (letztere ist jedoch bei den meisten Antiarrhythmika aufgrund einer relativ hohen Proteinbindung wenig effektiv).

Klasse-III-Antiarrhythmika

Bei Intoxikation durch Substanzen mit repolarisationsverlängernder Wirkung (Klasse-III-Antiarrhythmika wie Sotalol und Amiodaron, Klasse-IA-Antiarrhythmika wie Chinidin) findet sich typischerweise eine z.T.

- dramatische QT-Verlängerung (QTc häufig >0,55)
- mit rezidivierenden ventrikulären Tachyarrhythmien vom Typ der Torsade de pointes.

Die Abgrenzung einer Intoxikation gegenüber einer „paradoxen Wirkung" (Abschnitt S. 76) erfolgt anhand des Vorliegens bzw. Fehlens zusätzlicher Veränderungen: z.B. einer begleitenden übermäßigen QRS-Verbreiterung bei Medikation mit Klasse-IA-Antiarrhythmika oder dem Vorliegen einer aus der vollständigen Betasympathikolyse resultierenden schweren Linksherzinsuffizienz bei Intoxikation mit Sotalol.

Das therapeutische Vorgehen bei Torsade de pointes als Folge einer Intoxikation mit repolarisationsverlängernden Antiarrhythmika unterscheidet sich von dem Vorgehen bei Intoxikation mit Natriumantagonisten und erfolgt entsprechend den auf S. 256 empfohlenen Maßnahmen.

Bei Intoxikation mit Sotalol ist zu berücksichtigen, dass die Substanz antiadrenerge Effekte entfaltet (s.u.).

Betablocker und Calciumantagonisten

Herzwirksame Calciumantagonisten führen bei Intoxikation typischerweise zu Bradykardie, höhergradigem AV-Block und Linksherzinsuffizienz. Die Effekte sind mit den Wirkungen einer Intoxikation mit Betablockern vergleichbar. Bei Überdosierung letzterer erweist sich vor allem das verminderte Ansprechen auf Katecholamine als problematisch. Therapeutisch kann bei Intoxikation mit Betablockern oder herzwirksamen Calciumantagonisten Glukagon versucht werden (14). Die Dosierung beträgt 1–5 mg Glukagon als i.v. Bolus. Die Wirkdauer ist mit 20–30 min ausgesprochen kurz, ggf. sollte eine Infusion eingesetzt werden.

Digitalis

Intoxikationen mit Digitalispräparaten sind parallel zu einem zunehmend zurückhaltenderen Einsatz der Substanzen seltener geworden. Schwere Digitalis-Intoxikationen erfolgen häufig in suizidaler Absicht. Bei den Komplikationen der Digitalis-Intoxikation stehen schwer wiegende, manchmal therapierefraktäre Rhythmusstörungen im Vordergrund. Als toxisch gelten Serumkonzentrationen von > 3 ng/ml für Digoxin und > 40–45 ng/ml für Digitoxin.

Allgemeine Maßnahmen

Das Vorgehen bei Digitalis-Intoxikation orientiert sich am klinischen Schweregrad der Vergiftung. In allen Fällen sollte eine kontinuierliche Monitorüberwachung erfolgen. Die Digitalistoleranz mindernde Faktoren (z.B. Hypoxie, Azidose) sollten ausgeglichen werden. Gleiches gilt für eine Hypokaliämie. Zu den primären Maßnahmen gehört die primäre Giftelimination durch Magenspülung, ergänzt durch Kohle, Natriumsulfat und Cholestyramin (letzteres bei Digitoxin).

Von manchen Autoren wird eine forcierte Diurese empfohlen, deren Effektivität jedoch umstritten ist. Hämodialyse und Plasmaperfusion sind bei Digoxin weitgehend unwirksam. Eine beschleunigte Elimination lässt sich hierdurch bei Digitoxin allerdings erreichen. Antiarrhythmische Wirkungen von Magnesium i.v. bei Digitalis-Überdosierung sind gut belegt.

Antidotbehandlung

Bei lebensbedrohlichen Digitalis-Intoxikationen mit Digoxin, Digoxin-Derivaten oder Digitoxin steht seit 1983 die äußerst wirksame Behandlung mit **Fab(fragment antigen binding)-Antidot**, das aus dem Blutserum immunisierter Schafe gewonnen wird, zur Verfügung (12, 13, 16). Die Wirkung von Fab-Fragmenten setzt in den meisten Fällen erst nach ein bis drei Stunden ein und beruht auf einer raschen und nahezu vollständigen Bindung von freiem Digitalis. Die resultierenden Antikörper-Digitalis-Komplexe sind unwirksam und werden mit einer Halbwertszeit von 25–30 STD. aus dem Körper durch Katabolismus und renale Elimination entfernt.

Die für eine effektive Therapie benötigte Dosis von Digitalisantikörpern richtet sich nach der Glykosidmenge im Körper. Als Dosierungsrichtlinie dient die Angabe, dass 80 mg Digitalis-Antidot 1 mg Digoxin oder Digitoxin im Körper binden. Bei bekanntem Serumspiegel gilt grob, dass 1 ng/ml Digoxin bzw. 10 ng/ml Digitoxin einem Milligramm des im Körper gebundenen Medikaments entsprechen. Die Applikation des Antidots erfolgt verdünnt als Infusion über 30 min.

Die Therapiekontrolle ist schwierig, da die erhältlichen, zum Nachweis von Digoxin bzw. Digitoxin eingesetzten Radioimmunassays die Gesamtkonzentration des Glykosids im Serum messen. Hierbei wird auch der Glykosid-Antikörper-Komplex mitbestimmt, so dass der Blutspiegel zunächst ansteigt. Der Therapieerfolg muss daher vorwiegend am klinischen Bild bestimmt werden. Zur Verlaufsbeobachtung eignet sich die Rückbildung von Rhythmusstörung sowie die Normalisierung der QTc-Dauer, die sich bei Intoxikation verkürzt.

> Das Antidot sollte nur bei lebensbedrohlicher Digitalis-Intoxikation eingesetzt werden.

Als Nebenwirkung können in Einzelfällen anaphylaktische Reaktionen auftreten.

Literatur

10. Budde T, Beyer M, Breithardt G, Passlick J, Grabensee B. Therapie der akuten Propafenon-Intoxikation: Ein Versuch der Elimination mittels Hämoperfusion. Z Kardiol 1986; 75: 764–769.
11. Kolecki PF, Curry SC. Poisoning by sodium channel blocking agents. Crit Care Clin 1997; 13: 829–848.
12. Roden DM. Mechanisms and management of proarrhythmia. Am J Cardiol 1998; 82: 491–571.
13. Taboulet P, Baud FJ, Bismuth C. Clinical features and management of digitalis poisoning–rationale for immunotherapy. J Toxicol Clin Toxicol 1993; 31: 247–260.
14. White CM. A review of potential cardiovascular uses of intravenous glucagon administration. J Clin Pharmacol 1999; 39: 442–447.
15. Woolf AD, Wenger T, Smith TW, Lovejoy FH, Jr. The use of digoxin-specific Fab fragments for severe digitalis intoxication in children. N Engl J Med 1992; 326: 1739–1744.

9 Anhang

„Rhythmusstörungen" und Internet

„Internet" und „World Wide Web" sind Schlagworte, die derzeit in aller Munde sind. Sie bilden die Grundlage des „Informations-Highway". Das Informationsangebot ist schon jetzt riesengroß und vor allem fast unüberschaubar. Diese Informationsflut kann zu einem Problem führen, wenn man dringend eine bestimmte Information benötigt, aber nicht weiß, wie man sie finden soll. So genannte „Suchmaschinen" helfen hier nur bedingt. Gibt man z.B. als Suchwort „Herzrhythmusstörungen" bei *www.google.de*, einer der großen Suchmaschinen, ein, so bekommt man in Bruchteilen von Sekunden eine Antwort über Dokumente, die das Suchwort enthalten und im Internet verfügbar sind. Dies sind aber immerhin 16 100! Bei Eingabe von „arrhythmias" bei *www.google.com*, dem großen Bruder der deutschen Suchmaschine, sind es sogar 119 000 Dokumente.

Das Ergebnis einer solchen Suche ist nicht nur unüberschaubar, sondern auch mit Vorsicht zu genießen. Im Internet tummeln sich „Experten" für jedes denkbare Thema. Für die Qualität und die Richtigkeit der angebotenen Dokumente gibt es keinerlei Garantie. Eine Möglichkeit, dies in den Griff zu bekommen, ist neben der Verfeinerung der eigenen Suchstrategien (z.B. durch die Auswahl spezialisierter Suchmaschinen, s.u.), die Berücksichtigung der Dokumentenquelle, die idealerweise für Qualität und Richtigkeit bürgen sollte.

Die nachfolgenden Tipps können sollen als Anregungen verstanden werden, wie schneller an bestimmte wichtige und richtige Informationen zum Thema „Herzrhythmusstörungen" heranzukommen ist.

Kardiologische Fachgesellschaften, Verbände und Organisationen

Die Webseiten medizinischer Fachgesellschaften, Verbände und Organisationen stellen eine wichtige Quelle für hochwertige Informationen dar. Während sich das Angebot solcher Internet-Präsenzen in den Anfangsjahren des Internet meistens auf Informationen zur Fachgesellschaft bzw. zum Verband selbst beschränkte, stellt das zur Verfügung gestellte Material zur Information und Weiterbildung heute einen wichtigen Bestandteil der angebotenen Inhalte dar. Daneben werden aktuelle Informationen zu Kongressen und vieles andere mehr gegeben.

Die Möglichkeit der Einreichung von Zusammenfassungen (Abstracts) für anstehende Tagungen wird derzeit gerade Standard. Zum Teil ist es möglich, bei Kongressen akzeptierte Abstracts direkt einzusehen (z.B. die Abstracts der Frühjahrstagungen der Deutschen Gesellschaft für Kardiologie).

Eine außerordentlich wichtige Informationsquelle stellen Leitlinien und Therapieempfehlungen dar (s.u.). Wer an aktuellen Entwicklungen im Bereich der Kardiologie interessiert ist und partizipieren möchte, sollte die Webseiten der nachfolgend aufgeführten Organisationen regelmäßig besuchen. Dies gilt besonders für Zeiten, zu denen gesellschaftseigene Tagungen stattfinden. Keinesfalls ist es immer möglich, solche Veranstaltungen persönlich zu besuchen. Die wissenschaftlichen „Highlights" (z.B. die Ergebnisse akuteller multizentrischer Studien) werden jedoch meistens noch am gleichen Tag ausführlich im Internet präsentiert.

Kardiologische Fachgesellschaften mit ausführlichem Internet-Angebot:
- American College of Cardiology – ACC *(www.acc.org)*
- American Heart Association – AHA *(www.americanheart.org)*
- Deutsche Gesellschaft für Kardiologie – DGK *(www.dgkardio.de)*
- European Society of Cardiology – ESC *(www.escardio.org)*
- North American Society of Cardiac Pacing and Electrophysiology – NASPE *(www.naspe.org)*

Verbände und Organisation im Bereich der Kardiologie (Auswahl):
- Bundesverband Niedergelassener Kardiologen – BNK *(www.bnk.de)*
- Arbeitsgemeinschaft Leitender Kardiologischer Krankenhausärzte *(www.alkk.org)*
- Arbeitsgemeinschaft Wissenschaftlich Medizinischer Fachgesellschaften – AWMF *(www.uniduesseldorf.de/WWW/AWMF)*
- Deutsche Herzstiftung e.V. *(www.herzstiftung.de)*
- Institut für kardiovaskuläre Forschung – IKKF *(www.ikkf.de)*
- World Heart Federation – WHF *(www.worldheart.org/)*

Termine wichtiger, jährlich stattfindender Jahrestagungen von Fachgesellschaften:
Zu diesen Zeitpunkten lohnt es sich besonders, die entsprechenden Webseiten auszusuchen.

- Annual Meeting of the American College of Cardiology – Mitte März
- Frühjahrstagung der Deutschen Gesellschaft für Kardiologie – erste Woche nach Ostern
- Annual Scientific Meeting of the North American Society of Cardiac Pacing and Electrophysiology – Anfang Mai

➤ Congress of the European Society of Cardiology – Ende August/Anfang September
➤ Scientific Sessions of the American Heart Association – November

Leitlinien, Empfehlungen und Therapiehilfen

Leitlinien und Therapieempfehlungen sind wichtiger Bestandteil des Internetangebots von Fachgesellschaften. Sie sind immer häufiger das Ergebnis einer engen Kooperation mehrere Fachgesellschaften und stellen damit gewissermaßen ein „State of the Art" dar.

Die meisten der Leitlinien liegen als PDF-Datei vor. Um sie zu betrachten, wird ein Adobe-Acrobat-Reader benötigt, der bei *http:/www.adobe.com* frei erhältlich ist. Unbedingt empfehlenswert ist das Herunterladen der entsprechenden Datei auf den eigenen Computer, um die Leitlinie so jederzeit zur Verfügung zu haben.

Mittlerweile ist das Angebot an Leitlinien außerordentlich breit. Aus rhythmologisher Sicht besonders erwähnenswert sind die nachfolgenden Leitlinien, die nicht nur den aktuellen wissenschaftlichen Stand zusammen fassen, sondern dadurch, dass sie Therapieempfehlungen beinhalten, eine wichtige Hilfestellung für die täglich Praxis liefern:

➤ ACC/AHA: Leitlinien zur Schrittmacher- und Defibrillator-Implantation (1998)
➤ ESC: Leitlinien zur Defibrillator-Implantation (2001)
➤ ESC/ACC/AHA: Plötzlicher Herztod (2001)
➤ ESC/ACC/AHA: Synkopen (2001)
➤ ESC/ACC/AHA: Vorhofflimmern (2001)
➤ DGK: Leitlinien zur Implantation von Herzschrittmachern (1996)
➤ DGK: Leitlinien zur Durchführung elektrophysiologischer Untersuchungen (1998)
➤ DGK: Leitlinien zur Defibrillator-Implantation und -Nachsorge (2000)

Die aufgeführten Leitlinien finden sich auf den Webseiten der entsprechenden Fachgesellschaften. Umfangreiche, gesellschaftsübergreifende Auflistungen von Leitlinien finden sich u. a. unter:

➤ AWMF Online *(www.uni-duesseldorf.de/WWW/AWMF)*
➤ Cardiology Online Guidelines *(www.cardiologyonline.com/guidelines.htm)*
➤ National Guideline Clearinghouse *(www.guideline.gov)*

Datenbanken

Für Literatur-Recherchen sind Datenbanken unverzichtbar.

Medizin:
➤ Medline *(http:/www.ncbi.nlm.nih.gov/entrez/query.fcgi/)*
➤ Cambridge Scientific Abstracts *(www.csa.com/csa/index.html)*
➤ ClinicalTrials.gov *(clinicaltrials.gov/ct/gui)*

Genetisch bedingte Erkrankungen: Besonders interessant für Recherchen über angeborene arrhythmogene Erkrankungen (z.B. QT-Syndrom, Brugada-Syndrom etc.):

➤ OMIM *(www.ncbi.nlm.nih.gov/entrez/query.fcgi?db=OMIM)*
➤ Public Health Genetics *(www.medinfo.cam.ac.uk/phgu/default.asp)*

Pharmakologie und Toxikologie:
➤ Rote Liste *(www.rote-liste.de)*
➤ Rxlist – the internet drug list *(www.rxlist.com)*
➤ Toxnet *(toxnet.nlm.nih.gov)*

Literatur-Recherchen bieten eine gute Gelegenheit, sich Informationen über seltene Krankheitsbilder, die häufig in Lehrbüchern nur knapp oder gar nicht behandelt werden, zu verschaffen. Insofern sind solche Recherchen nicht nur die wissenschaflich Beschäftigung mit einem Thema von Bedeutung, ihnen kommt in dieser Hinsicht auch eine praktisch-klinische Relevanz zu.

Medizinische Nachrichtendienste, Link-Sammlungen und Suchdienste

Elektronische Nachrichtendienste liefern Informationen über neue Erkenntnisse laufender Studien und aktuelle Entwicklungen im Bereich der Medizin. Teilweise ist eine Anmeldung erforderlich, die allerdings kostenlos ist. In kurzer Zeit erhält man mittels E-mail ein Kenn- und ein Passwort, die den Zugang ermöglichen. Mit einer solchen Anmeldung teilweise verbunden ist die Möglichkeit, einen Newsletter zu abonnieren, der über aktuelle Entwicklungen informiert und mittels E-mail verschickt wird (z.B. bei Medscape und the herat.org).

Solche Newsletter sind oft von guter Qualität und sollten eigentlich einen immanenten Bestandteil der eigenen Weiterbildung darstellen. Zum Zeitpunkt von Jahrestagungen (s.o.) ist das Angebot oft besonders gut – es ersetzt fast das Dasein vor Ort. Nicht selten können bei Vorträgen präsentierte Abbildungen bzw. Dia-Präsentationen angesehen oder sogar heruntergeladen werden.

Auf Themen spezialisierte Suchmaschinen (s.u.) können von so genannten großen Suchmaschinen unterschieden werden, die Informationen zu allem, was man sich vorstellen kann, liefern (z.B. *www.yahoo.de, www.google.de*). Egal aber, welcher Suchmaschine man sich bedient – zu ihrer sinnvollen, d.h. in erster Linie effektiven Nutzung ist etwas Übung notwendig. Ausgangspunkt einer Suche ist ein Eingabefeld, in das man das oder die Schlüsselwort(e) eingibt. Ein Klick mit der Maus auf den „Search"-Button („Such"-Taste) startet die Suche nach passenden Dokumenten. Vorteilhaft sind katalogisierte Such-Server, die erlauben, in vorgegebenen Kategorien, die wiederum in Unterkategorien sortiert sind, zu suchen.

Bei der Formulierung des/r Schlüsselwort/e sollten folgende Aspekte berücksichtigt werden:

Wortstamm: Manche Suchmaschinen suchen wortweise, andere führen einen Buchstabenvergleich durch (so genanntes substring matching). Die wortweise Suche dient dazu, die Exaktheit der Suche zu erhöhen. Bei der Eingabe von „Arrhythmie" werden Dokumente, die das Wort nur im Plural („Arrhythmien") enthalten, nicht gefunden! Die Trefferquote kann sehr unterschiedlich sein; „Arrhythmie" erbringt bei www.google.de 1910 Treffer, „Arrhythmien" immerhin 2840 Treffer. Dieser Vorgehensweise bedienen sich vor allem große Suchmaschinen. Bei Suchmaschinen, die einen Buchstabenvergleich durchführen, würden bei der Suche nach „Arrhythmie" auch Dokumente, die „Arrhythmien" enthalten, aufgelistet.

Kombinationen: Kombinationen von Suchbegriffen sind unentbehrlich, um die Suche gezielt einzugrenzen; bei ungeeigneten Kombinationen werden unter Umständen nur wenige Treffer geliefert.

Sprache (deutsch, englisch, …): Die Suche nach einem deutschen Begriff liefert (meistens) nur deutschsprachige Dokumente, englische Begriffe decken (fast) das gesamte Internet ab. Große Suchmaschinen (z.B. www.google.de) erlauben als Option, die Suche von vornherein auf deutschsprachige Dokumente zu beschränken. Dies ist eine sehr praktische Option. Sucht man z.B. nach deutschsprachigen Informationen zum Statistik-Programm SAS–, so liefert die Eingabe „SAS" natürlich auch englischsprachige Dokumente, denn bei „SAS" handelt es sich um eine Abkürzung für „Statistical Analysis Software". Bei Beschränkung der Suche auf deutschsprachige Dokumente erhält man tatsächlich, wie gewünscht, nur Informationen in deutscher Sprache.

Suche für Fortgeschrittene (Advanced Search): Alle Suchmaschinen bieten Möglichkeiten, durch zusätzliche Eingaben die Suche einzuschränken. Z.B. kann ein Wort oft durch die Eingabe eines Minuszeichens („–") vor dem Wort explizit ausgeschlossen werden. Auch Wortgruppen können gesucht werden, z.B. indem man die eingegebenen Worte in Anführungsstrichen einschließt. Werden häufiger Suchmaschinen eingesetzt, lohnt es sich auf jeden Fall, sich über die jeweiligen Möglichkeiten der Verfeinerung der Suche zu informieren, auf die in der Regel in der Suchmaske (z.B. mit einem Seitenverweis, der mit der Maus angeklickt werden kann) verwiesen wird.

➤ Antonius *(www.dr-antonius.de)*
➤ Cardiology Online *(www.cardiologyonline.com)*
➤ Global Cardiology Network *(www.globalcardiology.org)*
➤ HeartWeb *(www.heartweb.org)*
➤ InCirculation Net *(www.incirculation.net)*
➤ Medscape *(www.medscape.com)*
➤ Medivista *(www.medivista.de)*
➤ the heart.org – Cardiology Online *(www.theheart.org)*

Elektronische Zeitschriften

Elektronische Zeitschriften gibt es mittlerweile in Hülle und Fülle. Wichtig dabei ist, dass nahezu alle größeren Fachzeitschriften auch elektronisch zur Verfügung stehen. Allerdings ist das Herunterladen der gesamten Publikation, z.B. als PDF-Datei (lesbar mit dem Adobe-Acrobat-Reader), meistens den Abonnenten vorbehalten und ansonsten kostenpflichtig. In der Regel können die Zusammenfassungen der Publikationen aber eingesehen werden. Glücklich kann sich der schätzen, der z.B. als Student oder Universitätsangehöriger einen kostenfreien Zugang hat und die gesuchte Publikation in der Universitätsbibliothek oder direkt am Arbeitsplatz über das universitäre Rechnernetz (oder auch über ISDN oder Modem nach entsprechender Einwahl von zu Hause aus) abrufen kann, weil die Universität einen entsprechenden Vertrag mit dem Datenanbieter geschlossen hat.

Auch wenn man nicht Student oder Universitätsangehöriger ist, stellen die Webseiten von Universitätsbibliotheken einen guten Ausgangspunkt für Literaturrecherchen dar. Empfehlenswert sind auch die folgenden Webseiten, die eine umfangreiche Aufstellung elektronisch verfügbarer Zeitschriften bieten:

➤ Directory of Electronic Health Sciences Journals *(www.med.monash.edu.au/shcnlib/dehsj)*
➤ MedBioWorld – Cardiology Journals *(www.medbioworld.com/med/journals/cardio.html)*
➤ Medow Braun – Links to Medical Journals *(www.medobrown.com)*

Es handelt sich um thematisch sortierte Link-Sammlungen, die auch Informationen über die Verfügbarkeit der entsprechenden Publikation (lediglich Zusammenfassungen oder gar die gesamte Publikation zum Herunterladen) und den Zugangsmodus (freier Zugang oder nur für Abonnenten) geben.

Internet-Quellen zitieren

Bis vor kurzem war es nicht üblich, aufgrund der Schnelllebigkeit und Flüchtigkeit des Internet Daten und Dokumente, die im Internet zur Verfügung stehen, zu referenzieren. Nicht selten ändert sich im Verlauf der Zeit die Adresse, unter der die Information zur Verfügung steht und die Eingabe des ursprünglichen Verweises führt ins Leere. Erfreulicherweise tritt dieses Problem bei großen Anbietern zunehmend seltener auf. Insbesondere dann, wenn die Information oder das Dokument nur im Internet erhältlich ist, bemüht man sich darum, die Dokumentenadresse unverändert zu belassen.

Ein standardisiertes Format für die Zitierung gibt es bisher nicht. Angegeben werden sollten der Autor und der Titel des Dokuments sowie die Dokumentenadresse. Es sollte aber aus den oben genannten Gründen sparsam mit solchen Zitierungen umgegangen werden. Dies ist auch der Grund dafür, warum im vorliegenden Kapitel nur wenige Adressen bzw. Verweise angegeben wurden.

Studien zur primären und sekundären Prävention des plötzlichen Herztodes

Tabelle 9.1 Betablocker gegenüber Placebo nach Myokardinfarkt (Auswahl)

Studie	Jahr	Protokoll	Einschlusskriterien	Nachbeobachtung (Monate)	Ergebnisse	Schlussfolgerungen/Kommentar
Norwegian Timolol Study Group (23)	1981	Timolol (n=945) gegenüber Placebo (n=939)	6–28 Tage nach akutem MI	17	Unter Timolol 39%ige Reduktion gegenüber 17,5%, p=0,0005), signifikante Reduktion der kardialen Sterblichkeit und plötzlicher Todesfälle	Reduktion aller kardialen Ereignisse durch Timolol
BHAT Betablocker Heart Attack Trial (3)	1982	Propranolol (n=1916) gegenüber Placebo (n=1921)	5–21 Tage nach akutem MI	25	Unter Propranolol 26%ige Reduktion der Gesamtsterblichkeit (7,2% gegenüber 9,8%, p <0,05), Reduktion plötzlicher Todesfälle um 28% (3,3% gegenüber 4,6%, p <0,01)	Reduktion des Sterberisikos am höchsten bei Hochrisiko-Patienten
MIAMI Metoprolol in Acute Myocardial Infarction (31)	1985	Metoprolol (n=2877) gegenüber Placebo (n=2901)	Akuter MI (Beginn <24 h)	12	Unter Metoprolol Reduktion der Gesamtsterblichkeit um 13% (4,3% gegenüber 4,9%, nicht signifikant)	Unter Metoprolol Reduktion der Gesamtsterblichkeit bei bestätigtem Q-Zacken-Infarkt (14,3% gegenüber 9,0%, p <0,001)
ISIS-1 First International Study on Infarct Survival (13)	1986	Atenolol (n=8037) gegenüber Placebo (n=7990), kurze Therapiedauer (7 Tage)	Akuter MI (Beginn <12 h)	20	Innerhalb der ersten 7 Tage 15%ige Reduktion der Gesamtsterblichkeit unter Atenolol (3,89% gegenüber 4,57%, p <0,04), Unterschied nach 1 Jahr nicht signifikant	Verminderte Frühsterblichkeit wurde auf eine Reduktion der Fälle von elektromechanischer Dissoziation zurückgeführt.
Metaanalyse – Betablocker (35, 36)	1988	Unterschiedliche Betablocker gegenüber Placebo (n=24.298)	≦ 30 Tage nach akutem MI	bis 72	Durch Betablocker Reduktion der Gesamtsterblichkeit um 25–40%, Reduktion plötzlicher Todesfälle um 32–50%	Eindeutiger prognostischer Benefit durch Betablocker-Gabe nach Myokardinfarkt

EF: Linksventrikuläre Ejektionsfraktion
KHK: Koronare Herzkrankheit
ICD: Implantierbarer Kardioverter/Defibrillator
MI: Myokardinfarkt
NSVT: Nicht anhaltende Kammertachykardie
SAECG: Signalgemitteltes EKG
VF: Kammerflimmern
VT: Anhaltende Kammertachykardie

Tabelle 9.2 Betablocker bei Herzinsuffizienz

Studie	Jahr	Protokoll	Einschlusskriterien	Nachbeobachtung (Monate)	Ergebnisse	Schlussfolgerungen/Kommentar
MDC *Metoprolol in Dilated Cardiomyopathy* (33)	1993	Metoprolol (n=194) gegenüber Placebo (n=189) zusätzlich zu konventioneller Herzinsuffizienztherapie	Dilatative Kardiomyopathie NYHA II–IV EF <40 %	18	Unter Metoprolol Risikoreduktion für Tod und Herztransplantation (als gemeinsamer Endpunkt) um 34 % (p=0,058)	Weder kardiovaskuläre noch Gesamtsterblichkeit signifikant reduziert
ANZ *Australia/New Zealand Heart Failure Research* (2)		Carvedilol (n=207) gegenüber Placebo (n=208) zusätzlich zu konventioneller Herzinsuffizienztherapie	Ischämische Herzinsuffizienz NYHA I–III EF <45 %	19	Unter Carvedilol 26 %ige Reduktion der Hospitalisierungsrate und Gesamtsterblichkeit als kombiniertem Endpunkt (p=0,02)	Weder kardiovaskuläre noch Gesamtsterblichkeit signifikant reduziert
USCHFT *The U.S. Carvedilol Heart Failure Trial* (21)	1996	Carvedilol (n=696) gegenüber Placebo (n=338) zusätzlich zu konventioneller Herzinsuffizienztherapie	Chronische Herzinsuffizienz NYHA II–IV EF <35 %	6,5	Unter Carvedilol 67 %ige Reduktion der Gesamtsterblichkeit (von 7,8 % auf 3,2 %, p <0,01)	Gepoolte Daten aus 4 Einzeluntersuchungen
CIBIS I *Cardiac Insufficiency Bisoprolol Study I* (9)	1994	Bisoprolol (n=320) gegenüber Placebo (n=321) zusätzlich zu konventioneller Herzinsuffizienztherapie	Chronische Herzinsuffizienz NYHA III–IV EF <40 %	23	Kein signifikanter Effekt auf die Gesamtsterblichkeit, Häufigkeit plötzlicher Todesfälle ebenfalls nicht beeinflusst	Bei 20 % der Patienten wurde Amiodaron eingesetzt.
CIBIS II *Cardiac Insufficiency Bisoprolol Study II* (1)	1999	Bisoprolol (n=1320) oder Placebo (1327) zusätzlich zu konventioneller Herzinsuffizienztherapie	Chronische Herzinsuffizienz NYHA III–IV EF ≦35 %	14	Unter Bisoprolol 34 %ige Reduktion der Gesamtsterblichkeit (von 17,3 % auf 11,8 %, p<0,0001), signifikante Senkung der kardiovaskulären Sterblichkeit um 29 % (p=0,0049), 41 %ige Reduktion plötzlicher Todesfälle (von 6,3 % auf 3,6 %, p=0,0011)	Studie aufgrund eines signifikanten Benefits zugunsten der mit Bisoprolol behandelten Patienten vorzeitig beendet
MERIT-HF *Metoprolol CR/XL Randomized Intervention Trial in Congestive Heart Failure* (18)	1999	Metoprolol (n=2001) oder Placebo (n=2001) zusätzlich zu konventioneller Herzinsuffizienztherapie	Chronische Herzinsuffizienz NYHA II–IV EF <40 %	12	Unter Metoprolol Senkung der Gesamtsterblichkeit um 34 % (von 11,0 % unter Placebo auf 7,2 % unter Metoprolol, p=0,0062), signifikante Senkung der kardiovaskulären Sterblichkeit (-38 %, p=0,00003), Senkung des Risikos für einen plötzlichen Herztod um 41 % (p=0,0023)	Studie aufgrund eines signifikanten Benefits zugunsten der mit Metoprolol behandelten Patienten vorzeitig beendet
COPERNICUS *Carvedilol Prospective Randomized Cumulative Survival Trial* (22)	2001	Carvedilol (n=1156) oder Placebo (n=1133) zusätzlich zu konventioneller Herzinsuffizienztherapie	Chronische Herzinsuffizienz NYHA III–IV EF <25 %	12	Unter Carvedilol 35 %ige Reduktion der Gesamtsterblichkeit (von 18,5 % auf 11,4 %, p=0,014)	Signifikanter Benefit durch Carvedilol
BEST *Bucindol Evaluation of Survival Trial* (27)	2001	Bucindolol (n=1354) oder Placebo (n=1354) zusätzlich zu konventioneller Herzinsuffizienztherapie	Chronische Herzinsuffizienz NYHA III–IV EF ≦35 %	23	Kein signifikanter Einfluss von Bucindolol auf Gesamtsterblichkeit (-10 %, n.s.)	Studie bei fehlendem Hinweis auf einen Benefit unter Bucindolol vorzeitig abgebrochen

EF: Linksventrikuläre Ejektionsfraktion
KHK: Koronare Herzkrankheit
ICD: Implantierbarer Kardioverter/Defibrillator
MI: Myokardinfarkt
NSVT: Nicht anhaltende Kammertachykardie
SAECG: Signalgemitteltes EKG
VF: Kammerflimmern
VT: Anhaltende Kammertachykardie

Tabelle 9.3 Antiarrhythmika – Primäre Prävention des plötzlichen Herztodes

Studie	Jahr	Protokoll	Einschlusskriterien	Nachbeobachtung (Monate)	Ergebnisse	Schlussfolgerungen/Kommentar
Klasse-I-Antiarrhythmika						
IMPACT International Mexiletine and Placebo Antiarrhythmic Trial (12)	1986	Mexiletin (n=317) gegenüber Placebo (n=313)	Durchgemachter MI	9	Gesamtsterblichkeit unter Mexiletin 7,6 %, unter Placebo 4,8 % (nicht signifikant); Häufigkeit plötzlicher Todesfälle unter Mexiletin 2,2 %, unter Placebo 1,3 % (nicht signifikant)	Erste Studie mit einem Hinweis auf eine erhöhte Sterblichkeit bei Behandlung mit Klasse-I-Antiarrhythmika nach Myokardinfarkt
CAST I Cardiac Arrhythmia Suppression Trial I (28)	1989	Encainid oder Flecainid (n=730) gegenüber Placebo (n=725)	6 Tage bis 2 Jahre nach MI ≥ 6 VES/h oder NSVT bei < 0 Tage nach MI EF <55 % bei > 90 Tage nach MI EF <40 %	10	Signifikant erhöhte Sterblichkeit in der Verumgruppe (7,7 %) gegenüber Placebo (3,0 %), 4,5 % arrhythmiebedingte Todesfälle unter Verum gegenüber 1,2 % unter Placebo	Studie wegen erhöhter Sterblichkeit in der Verumgruppe vorzeitig abgebrochen
CAST II Cardiac Arrhythmia Suppression Trial II (29)	1992	Moricizin (n=665) gegenüber Placebo (n=660)	≥ 6 VES/h oder NSVT bei <90 Tage nach MI EF <40 %	18	Tod oder Reanimation bei 8,4 % der Patienten unter Moricizin und bei 7,3 % der Patienten unter Placebo	Kein signifikanter Unterschied in der Gesamtsterblichkeit, erhöhtes Proarrhythmierisiko unter Moricizin
Metaanalyse – Klasse-I-Antiarrhythmika (25)	1993	Klasse-I-Antiarrhythmika (n=11 712) gegenüber Placebo (n=11 517)	unterschiedliche Protokolle	–	Gesamtsterblichkeit unter Klasse-I-Antiarrhythmika 5,6 % gegenüber 5,0 % unter Placebo (p=0,03)	Negative Beeinflussung der Prognose durch Therapie mit Klasse-I-Antiarrhythmika
Klasse-III-Antiarrhythmika						
Sotalol (15)	1982	Sotalol (n=874) gegenüber Placebo (n=612)	5–14 Tage nach akutem MI	12	Kein Unterschied in der Gesamtsterblichkeit (Sotalol 7,3 %, Placebo 8,9 %)	Signifikante Reduktion der Reinfarktrate unter Sotalol (relative Risikoreduktion 41 %)
SWORD Survival with Oral d-Sotalol (34)	1996	d-Sotalol gegenüber Placebo	Einschluss innerhalb von 6–42 Tagen nach akutem MI EF <40 % Falls >42 Tage nach MI, dann nur, wenn NYHA II–III	5	Gesamtsterblichkeit unter d-Sotalol höher (5,0 %) als unter Placebo (3,1 %), p=0,006, arrhythmiebedingter Tod signifikant häufiger unter d-Sotalol 3,6 % als unter Placebo 2,0 %, p=0,008	Studie wegen Übersterblichkeit in der d-Sotalol-Gruppe abgebrochen
DIAMOND-MI The Danish Investigations of Arrhythmia and Mortality ON Dofetilide (16)	2000	Dofetilid (n=749) gegenüber Placebo (n=761)	Bis 7 Tage nach MI EF ≦ 35 % Chronische Herzinsuffizienz	15	Kein Unterschied zwischen Dofetilid und Placebo hinsichtlich Gesamtsterblichkeit (31 % gegenüber 32 %), kardialer Sterblichkeit (26 % gegenüber 28 %) und Häufigkeit arrhythmiebedingter Todesfälle (17 % gegenüber 18 %)	Torsade de pointes unter Dofetilid, neutraler effekt auf Gesamtsterblichkeit
DIAMOND-CHF The Danish Investigations of Arrhythmia and Mortality ON Dofetilide (32)	1999	Dofetilid (n=762) gegenüber Placebo (n=786)	Herzinsuffizienz, NYHA III–IV EF ≦ 35 %	18	kein Unterschied hinsichtlich Gesamtsterblichkeit (Dofetilid 41 %, Placebo 42 %) und Rate plötzlicher Todesfälle (in beiden Kollektiven 20 %)	Neutraler Effekt auf Gesamtsterblichkeit, seltener Vorhofflimmern im Dofetilid-Kollektiv

Forts. von Tabelle 9.3

Studie	Jahr	Protokoll	Einschlusskriterien	Nachbeobachtung (Monate)	Ergebnisse	Schlussfolgerungen/Kommentar
BASIS Basel Antiarrhythmic Study of Infarct Survival (5)	1990	Amiodaron (n=98) gegenüber Mexiletin oder Chinidin (n=100) gegenüber keine Therapie (114)	Kürzlich zurückliegender MI Asymptomatische VES	72	Gesamtsterblichkeit signifikant niedriger unter Amiodaron 5% (p<0,01) als unter Klasse I (10%) bzw. Placebo (13%)	Positiver Therapieeffekt von Amiodaron bei kleinen Patientenkollektiven
PAT Polish Amiodarone Trial (8)	1992	Amiodaron (n=305) gegenüber Placebo (n=308)	5–7 Tage nach akutem MI Keine Indikation zur Betablocker-Therapie	12	Gesamtsterblichkeit unter Amiodaron 6,9%, unter Placebo 10,7% (Unterschied nicht signifikant), kardiale Sterblichkeit unter Amiodaron (6,2%) signifikant geringer als unter Placebo (10,7%, p=0,048)	Amiodaron reduziert die Rate arrhythmiebedingter Todesfälle, nicht die Gesamtsterblichkeit
GESICA Grupo de Estudio de la Sobrevida en la Insuficiencia Cardíaca en Argentina (11)	1994	Amiodaron (n=260) gegenüber Standardtherapie (n=256)	Chronische Herzinsuffizienz, NYHA II–IV EF <35%	24	Unter Amiodaron signifikante Reduktion der Gesamtsterblichkeit um 28% (Amiodaron 33,5%, Kontrolle 41,6%, p=0,024))	Rate plötzlicher Todesfälle wurde durch Amiodaron nicht signifikant beeinflusst
CHF-STAT Survival Trial of Antiarrhythmic Therapy in Congestive Heart Failure (24)	1995	Amiodaron (n=330) gegenüber Placebo (n=338)	Chronische Herzinsuffizienz, NYHA III–IV EF ≦40%	45	Gesamtsterblichkeit unter Amiodaron 30,6%, unter Placebo 29,2% (nicht signifikant)	Amiodaron verbessert die Prognose bei Herzinsuffizienz nicht, positiver Trend bei nicht ischämischer Herzinsuffizienz
EMIAT European Myocardial Infarct Amiodarone Trial (14)	1997	Amiodaron (n=743) gegenüber Placebo (n=743)	5–21 Tage nach akutem MI EF ≦40%	21	Gesamtsterblichkeit nahezu gleich in beiden Gruppen (Amiodaron 13,9%, Placebo 13,7%), unter Amiodaron 35%ige Reduktion arrhythmiebedingter Todesfälle (p=0,05)	Amiodaron reduziert die Rate arrhythmiebedingter Todesfälle, nicht die Gesamtsterblichkeit
CAMIAT Canadian Amiodarone Myocardial Infarction Arrhythmia Trial (7)(7)	1997	Amiodaron (n=666) gegenüber Placebo (n=596)	6–45 Tage nach akutem MI ≧10 VES/h oder NSVT	21	Reduktion der Gesamtsterblichkeit unter Amiodaron 21,2%, (Amiodaron 6,1%, Placebo 8,4%. Unterschied nicht signifikant), 48,5%ige Reduktion von schwer wiegenden Arrhythmie-Ereignissen (arrhythmiebedingter Tod, Reanimation) unter Amiodaron (p=0,029)	ähnlich wie EMIAT

EF: Linksventrikuläre Ejektionsfraktion
KHK: Koronare Herzkrankheit
ICD: Implantierbarer Kardioverter/Defibrillator
MI: Myokardinfarkt
NSVT: Nicht anhaltende Kammertachykardie
SAECG: Signalgemitteltes EKG
VF: Kammerflimmern
VT: Anhaltende Kammertachykardie

Tabelle 9.4 Antiarrhythmika – Sekundäre Prävention des plötzlichen Herztodes

Studie	Jahr	Protokoll	Einschlusskriterien	Nachbeobachtung (Monate)	Ergebnisse	Schlussfolgerungen/Kommentar
CASCADE The Cardiac Arrest in Seattle: Conventional versus Amiodarone Drug Evaluation (30)	1993	Amiodaron (n=113) gegenüber konventioneller Antiarrhythmika-Therapie, vorwiegend Chinidin oder Procainamid (n=115)	Überlebte Reanimation ≧10 VES/h auslösbare VT bzw. VF	36	Überleben ohne reanimationspflichtige VT, ohne mit Synkopen einhergehende ICD-Entladungen nach 6 Jahren: Amiodaron 53 %, konventionelle Antiarrhythmika 40 % (p=0,007)	Amiodaron ist konventionellen Antiarrhythmika (Klasse I) überlegen

EF: Linksventrikuläre Ejektionsfraktion
KHK: Koronare Herzkrankheit
ICD: Implantierbarer Kardioverter/Defibrillator
MI: Myokardinfarkt

NSVT: Nicht anhaltende Kammertachykardie
SAECG: Signalgemitteltes EKG
VF: Kammerflimmern
VT: Anhaltende Kammertachykardie

Tabelle 9.5 ICD – Primäre Prävention des plötzlichen Herztodes

Studie	Jahr	Protokoll	Einschlusskriterien	Nachbeobachtung (Monate)	Ergebnisse	Schlussfolgerungen/Kommentar
MADIT I Multicenter Automatic Defibrillator Implantation Trial I (19)	1996	ICD (n=95) gegenüber konventioneller Therapie (n=101, hauptsächlich Amiodaron)	> 3 Wochen nach MI EF ≦35 % NSVT und induzierbare VT, nicht durch Procainamid supprimierbar	27	Durch ICD signifikante Risikoreduktion um 46 % (ICD 15,7 %, konventionelle Therapie 38,6 %, p=0,009)	Studie wegen ICD-Überlegenheit vorzeitig abgebrochen
CABG-Patch Coronary Artery Bypass Graft Trial (4)	1997	Aortokoronare Bypass-OP und ICD (n=446) gegenüber aortokoronarer Bypass-OP ohne ICD (n=454)	Aortokoronare Bypass-Operation EF ≦35 % Nachweis von Spätpotentialen (SAECG)	32	Kein Unterschied in der Gesamtsterblichkeit (OP und ICD 22,6 %, OP ohne ICD 20,9 %), kardiale Sterblichkeit in beiden Gruppen 15,9 %	Kein Vorteil einer prophylaktischen ICD-Therapie
MUSTT Multicenter Unsustained Tachycardia Trial (6)	1999	Antiarrhythmika oder ICD (n=704)	>4 Wochen nach MI EF <36 % NSVT oder induzierbare VT/VF	60	Gesamtsterblichkeit (kardiale Sterblichkeit) bei ICD-Patienten 24 % (9 %), 55 % (37 %) bei mit Antiarrhythmika behandelten Patienten, 48 % (32 %) ohne Therapie	Deutlicher Vorteil einer prophylaktischen ICD-Therapie
MADIT II Multicenter Automatic Defibrillator Implantation Trial II (20)	2002	ICD (n=742) oder konventionelle Herzinsuffizienztherapie (n=490)	>4 Wochen nach MI EF ≦30 %	20	Durch ICD signifikante Reduktion der Gesamtsterblichkeit um 31 % (ICD 14,2 %, konventionelle Therapie 19,8 %, p=0,016)	Eindeutige ICD-Überlegenheit

EF: Linksventrikuläre Ejektionsfraktion
KHK: Koronare Herzkrankheit
ICD: Implantierbarer Kardioverter/Defibrillator
MI: Myokardinfarkt

NSVT: Nicht anhaltende Kammertachykardie
SAECG: Signalgemitteltes EKG
VF: Kammerflimmern
VT: Anhaltende Kammertachykardie

Tabelle 9.6 ICD – Sekundäre Prävention des plötzlichen Herztodes

Studie	Jahr	Protokoll	Einschlusskriterien	Nachbeobachtung (Monate)	Ergebnisse	Schlussfolgerungen/Kommentar
AVID Antiarrhythmics Versus Implantable Defibrillators (26)	1997	ICD (n=507) gegenüber Amiodaron (n=496) oder Sotalol (n=13)	Überlebte Reanimation/VF VT mit Synkope VT und EF≦40%	18	Gesamtsterblichkeit: ICD-Patienten 15,8%, unter antiarrhythmischer Therapie 24,0%, p<0,02	Studie vorzeitig wegen Überlegenheit des ICD abgebrochen, Unterschied galt in Subgruppenanalyse nur für Patienten mit einer EF <35%
CIDS Canadian Implantable Defibrillator Study (10)	1998	ICD (n=328) gegenüber Amiodaron (n=331)	Überlebte Reanimation/VF VT mit Synkope VT und EF≦40%	36	20%ige Reduktion der Gesamtsterblichkeit (ICD gegenüber antiarrhythmischer Therapie, nicht signifikant), 33%ige Reduktion arrhythmiebedingter Todesfälle (nicht signifikant)	Kein signifikanter Unterschied zwischen ICD und Amiodaron
CASH Cardiac Arrest Study Hamburg (17)	2000	Propafenon (n=58) gegenüber Amiodaron (n=92) gegenüber Metoprolol (n=97) gegenüber ICD (n=99)	Überlebte Reanimation/VF keine Beschränkung hinsichtlich EF	57	Propafenon-Arm vorzeitig abgebrochen; Gesamtsterblichkeit: ICD 36,4%, antiarrhythmische Therapie 44,4%; plötzlicher Herztod: ICD 13%, antiarrhythmische Therapie 33% (Amiodaron 29,5%, Metoprolol 35,1%)	Keine signifikanten Unterschiede in der Gesamtsterblichkeit, plötzlicher Herztod durch ICD signifikant reduziert, kein signifikanter Unterschied zwischen Amiodaron und Metoprolol

EF: Linksventrikuläre Ejektionsfraktion
KHK: Koronare Herzkrankheit
ICD: Implantierbarer Kardioverter/Defibrillator
MI: Myokardinfarkt
NSVT: Nicht anhaltende Kammertachykardie
SAECG: Signalgemitteltes EKG
VF: Kammerflimmern
VT: Anhaltende Kammertachykardie

Literatur

1. The Cardiac Insufficiency Bisoprolol Study II (CIBIS-II): a randomised trial. Lancet 1999; 353: 9–13.
2. Australia/New Zealand Heart Failure Research Collaborative Group. Randomised, placebo-controlled trial of carvedilol in patients with congestive heart failure due to ischaemic heart disease. Lancet 1997; 349: 375–380.
3. BHAT. A randomized trial of propranolol in patients with acute myocardial infarction. II. Mortality results. JAMA 1983; 247: 1707–1714.
4. Bigger JT. Prophylactic use of implanted cardiac defibrillators in patients at high risk for ventricular arrhythmias after coronary-artery bypass graft surgery. New Engl J Med 1997; 337: 1569–1575.
5. Burkart F, Pfisterer M, Kiowski W, Follath F, Burckhardt D. Effect of antiarrhythmic therapy on mortality in survivors of myocardial infarction with asymptomatic complex ventricular arrhythmias: Basel Antiarrhythmic Study of Infarct Survival (BASIS). J Am Coll Cardiol 1990; 16: 1711–1718.
6. Buxton AE, Lee KL, Fisher JD, Josephson ME, Prystowsky EN, Hafley G. A randomized study of the prevention of sudden death in patients with coronary artery disease. Multicenter Unsustained Tachycardia Trial Investigators. N Engl J Med 1999; 341: 1882–1890.
7. Cairns JA, Connolly SJ, Roberts R, Gent M. Randomised trial of outcome after myocardial infarction in patients with frequent or repetitive ventricular premature depolarisations: CAMIAT. Canadian Amiodarone Myocardial Infarction Arrhythmia Trial Investigators. Lancet 1997; 349: 675–682.
8. Ceremuzynski L, Kleczar E, Krzeminska Pakula M et al., Effect of amiodarone on mortality after myocardial infarction: A double-blind, placebo-controlled, pilot study. J Am Coll Cardiol 1992; 20: 1056–1062.
9. CIBIS Investigators and Committees. A randomized trial of beta-blockade in heart failure. The Cardiac Insufficiency Bisoprolol Study (CIBIS). Circulation 1994; 90: 1765–1773.
10. Connolly SJ, Gent M, Roberts RS et al., Canadian implantable defibrillator study (CIDS): a randomized trial of the implantable cardioverter defibrillator against amiodarone. Circulation 2000; 101: 1297–1302.
11. Doval HC, Nul DR, Grancelli HI, Perrone SV, Bortman GR, Curiel R. Randomised trial of low-dose amiodarone in severe congestive heart failure. Lancet 1994; 344: 493–498.
12. IMPACT Research Group. International Mexiletine and Placebo Antiarrhythmic Coronary Trial (IMPACT): II. Results from 24-hour electrocardiograms. Eur Heart J 1986; 7: 749–759.
13. ISIS-1. Mechanisms for the early mortality reduction produced by beta-blockade started early in acute myocardial infarction: ISIS-1. ISIS-1 (First International Study of Infarct Survival) Collaborative Group. Lancet 1988; 1: 921–923.
14. Julian DG, Camm AJ, Frangin G et al., Randomised trial of effect of amiodarone on mortality in patients with left-ventricular dysfunction after recent myocardial infarction: EMIAT. European Myocardial Infarct Amiodarone Trial Investigators. Lancet 1997; 349: 667–674.
15. Julian DG, Jackson FS, Prescott RJ, Szekely P. Controlled trial of sotalol for one year after myocardial infarction. Lancet 1982; 1: 1142–1147.
16. Kober L, Bloch Thomsen PE, Moller M et al., Effect of dofetilide in patients with recent myocardial infarction and left-ventricular dysfunction: a randomised trial. Lancet 2000; 356: 2052–2058.
17. Kuck KH, Cappato R, Siebels J, Ruppel R. Randomized comparison of antiarrhythmic drug therapy with implantable defibrillators in patients resuscitated from cardiac arrest: the Cardiac Arrest Study Hamburg (CASH). Circulation 2000; 102: 748–754.
18. MERIT-HF Study Group. Effect of metoprolol CR/XL in chronic heart failure: Metoprolol CR/XL Randomised Intervention Trial in Congestive Heart Failure (MERIT-HF). Lancet 1999; 353: 2001–2007.
19. Moss AJ, Hall WJ, Cannom DS et al., Improved survival with an implanted defibrillator in patients with coronary disease at high risk for ventricular arrhythmia. New Engl J Med 1996; 335: 1933–1940.
20. Moss AJ, Zareba W, Hall WJ et al., Prophylactic implantation of a defibrillator in patients with myocardial infarction and reduced ejection fraction. N Engl J Med 2002; 346: 877–883.
21. Packer M, Bristow MR, Cohn JN et al., The effect of carvedilol on morbidity and mortality in patients with chronic heart failure. U.S. Carvedilol Heart Failure Study Group. N Engl J Med 1996; 334(21): 1349–1355.
22. Packer M, Coats AJ, Fowler MB et al., Effect of carvedilol on survival in severe chronic heart failure. N Engl J Med 2001; 344: 1651–1658.
23. Pedersen TR. The Norwegian Multicenter Study of Timolol after Myocardial Infarction. Circulation 1983; 67: I49–I53.
24. Singh SN, Fletcher RD, Fisher SG et al., Amiodarone in patients with congestive heart failure and asymptomatic ventricular arrhythmia. New Engl J Med 1995; 333: 77–82.
25. Teo KK, Yusuf S, Furberg CD. Effects of prophylactic antiarrhythmic drug therapy in acute myocardial infarction – an overview of results from randomized controlled trials. J Am Med Ass 1993; 270: 1589–1595.
26. The Antiarrhythmics Versus Implantable Defibrillators (AVID) Investigators. A comparison of antiarrhythmic-drug therapy with implantable defibrillators in patients resuscitated from near-fatal ventricular arrhythmias. N Engl J Med 1997; 337: 1576–1583.
27. The BEST Steering Committee. A trial of the beta-blocker bucindolol in patients with advanced chronic heart failure. N Engl J Med 2001; 344: 1659–1667.
28. The Cardiac Arrhythmia Suppression Trial Investigators. Preliminary report: effect of encainide and flecainide on mortality in a randomized trial of arrhythmia Suppression after myocardial infarction. New Engl J Med 1989; 321: 405–412.
29. The Cardiac Arrhythmia Suppression Trial Investigators. Effect of the antiarrhythmic agent moricizine on survival after myocardial infarction. N Enl J Med 1992; 327: 227–233.
30. The CASCADE Investigators. Randomized antiarrhythmic drug therapy in survivors of cardiac arrest (the CASCADE Study). Am J Cardiol 1993; 72: 280–287.
31. The MT, Research G. Metoprolol in acute myocardial infarction (MIAMI). A randomized placebo-controlled international trial. Eur Heart J 1985; 6: 199–226.
32. Torp-Pedersen C, Moller M, Bloch-Thomsen PE et al., Dofetilide in patients with congestive heart failure and left ventricular dysfunction. Danish Investigations of Arrhythmia and Mortality on Dofetilide Study Group. N Engl J Med 1999; 341: 857–865.
33. Waagstein F, Bristow MR, Swedberg K et al., Beneficial effects of metoprolol in idiopathic dilated cardiomyopathy. Lancet 1993; 342: 1441–1446.
34. Waldo AL, Camm AJ, DeRuyter H et al., Effect of d-sotalol on mortality in patients with left ventricular dysfunction after recent and remote myocardial infarction. Lancet 1996; 348: 7–12.
35. Yusuf S, Peto R, Lewis J, Collins R, Sleight P. Beta blockade during and after myocardial infarction: an overview of the randomized trials. Progr Cardiovasc Dis 1985; 27: 335–371.
36. Yusuf S, Wittes J, Friedman L. Overview of results of randomized clinical trials in heart disease. I. Treatments following myocardial infarction. JAMA 1988; 260: 2088–2093.

Sachverzeichnis

A

AAI-Stimulation 121, 124 ff, 157
Aberranz 66
Ablationselektrode 141 f
ACE-Hemmer 251
Acetylcholin 4, 15
Adams-Stokes-Anfall 34, 159, 265
Adenosin 107 ff, 205, 218 f
– Schwangerschaft 269 f
– Wirkung 75
Adenosin-Test 218
Adenosintriphosphat 107 ff
Adrenalin 74
AFFIRM-Studie 195
Agranulozytose 91
AH-Intervall 41, 43
– Verlängerung 43, 161, 204
Ajmalin 72, 90 f
– Kammertachykardie 236 f
Ajmalin-Test bei WPW-Syndrom 90 f, 218
– bei Brugada-Syndrom 260 f
Aktionspotential 13 ff
– Anstiegsgeschwindigkeit
– – Abnahme 25 ff
– – Steigerung 26 ff
– Fortleitung 17 f
– Nachschwankung 24 f
– Veränderung
– – bei Myokardinfarkt 29
– – bei Myokardischämie 28
Aktionspotentialdauer 16
– Frequenzabhängigkeit 17
– Verkürzung 25 ff, 28, 114, 187
– – Klasse-I-Antiarrhythmika 72
– – Lidocain 83
– Verlängerung 24, 26 f, 72
– – Chinidin 86
– – Herzinsuffizienz 31
– – Sotalol 98 f
Aktivierungs-Mapping 47
Aktivität
– getriggerte 24 f
– neurovegetative 56
Aldosteron-Antagonisten 27
Alkohol 171, 174
Alpha-Rezeptor-Blockade 87
Alter 268
Alternanz, elektrischer 61
Altersbradykardie 145
AMD (Arrhythmia Management Device) 137
Amiodaron 72, 74, 100 ff
– AV-Knoten-Reentry-Tachykardie 207
– AV-Reentry-Tachykardie 219
– Extrasystole 227
– Herztod, plötzlicher 249 ff, 280 f
– Interaktion 85
– Kammerflimmern 242 f
– Kammertachykardie 237
– Kontraindikation 270
– Kontrolluntersuchung 103

– Vorhofflattern 183
– Vorhofflimmern 193 ff
– Wirkung 75, 101
Anamnese 34
Anatomie, topographische 1 ff
Aneurysma, linksventrikuläres 51
– rechtsventrikuläres 262
Anisotropie 18 f
Antiarrhythmika 71 ff
– Akuttherapie 79 f
– beim älteren Patienten 269
– Applikation, intravenöse 79 f
– Defibrillationsschwelle 270
– Effekt, proarrhythmischer 74 ff
– Elektrokardiogramm 35
– Herztod, plötzlicher 279 ff
– Intoxikation 270 ff
– Klasse-I-Antiarrhythmika 29, 71 ff, 76
– – Herztod, plötzlicher 250
– – Intoxikation 271
– – QRS-Dauer 78
– Klasse-II-Antiarrhythmika 74
– Klasse-III-Antiarrhythmika 27, 71, 74, 78
– – Herztod, plötzlicher 251
– – Intoxikation 272
– – neue 103 ff
– Klasse-IV-Antiarrhythmika 74
– Kombinationstherapie 78
– Langzeittherapie 80
– leitungsverzögernde 23, 78
– – Arrhythmie-Induktion 76
– – Myokardischämie 29
– Pharmakologie 80 ff
– Plasmakonzentration 76 f, 79, 81
– repolarisationsverlängernde 15, 77
– beim Schrittmacherpatienten 269 f
– Schwangerschaft 270 f
– Therapiekontrolle 78 ff
Antidepressiva 271
Antikoagulation 192 f
Aorta
– ascendens 2
– Perforation 7
Aortenklappe 2
– bikuspide 3
Aortenklappenersatz 159
Aortenstenose 245, 266
Arrhythmia absoluta 190
Arrhythmiedokumentation 34
Arrhythmogenese 25 ff
– Postinfarktphase 30
– Herzinsuffizienz 30
Asystolie 26, 71
– AV-Block 160
– SA-Block 151
– Sinusarrest 148
– Synkope, vasovagale 266
Atemstillstand 271
ATRAMI-Studie 59 f
Atrial remodelling 188
Atrioverter 137 f
Atropin 75, 113 f, 204

– AV-Block 161
– Sinusknotenbradykardie 147
Atropintest 155 f
Ausflusstrakt
– linksventrikulärer 3
– rechtsventrikulärer 3, 223 ff, 262
Auswurfleistung, kardiale 125
Automatie 20 f
– abnorme 20 f, 208
– – Herzinsuffizienz 31 f
– – Hypokaliämie 26
– – Sympathomimetika 114 f
– gesteigerte 20
– Unterdrückung 20, 26
AV-Block
– 2:1-AV-Block 158, 160
– angeborener 158 f, 161
– AV-Knoten-Modulation 206 f
– Calciumantagonisten, Intoxikation 271
– Elektrokardiogramm 159 f
– I. Grades 158 ff, 165
– II. Grades 159 f
– – Typ Mobitz 158 ff, 163, 165
– – Typ Wenckebach 158 ff
– III. Grades 114, 158, 160
– – therapierefraktärer 66
– Herzoperation 169
– Katheterablation 143
– mechanisch induzierter 46
– Myokardinfarkt 168
– Parasympathikolytika 114
– Prognose 159
– Schrittmachertherapie 126, 158
– bei Tachykardie 65
– Therapie 161 f
AV-Knoten 4 f, 16
– Blutversorgung 5, 7
– Dissoziation, longitudinale 43, 200, 202
– Dualität, funktionelle 200, 205
– Erregungsleitung 26
– funtionell kleiner 188
– Refraktarität 70
– schnell leitender 188
– Spontandepolarisation, diastolische 15
AV-Knoten-Ablation 21, 140, 195 f
AV-Knoten-Modulation, transvenöse 206 f
AV-Knoten-Reentry-Tachykardie 23, 199 ff
– Auslösung 203 f
– Calciumantagonisten 106
– Differentialdiagnose 64 ff, 202 f
– gewöhnliche 200 ff, 204
– Katheterablation 140
– Q-Zacke 69
– Therapie 205 ff
– ungewöhnliche 200 f, 203, 207
– Vagus-Manöver 70
AV-Knoten-Tachykardie 66, 199 ff
AV-Reentry-Tachykardie 22, 209 ff
– antidrome 213, 217
– His-Bündel-EKG 214 f, 218

Sachverzeichnis

– Katheterablation 140, 218 ff
– orthodrome 66
– – Elektrokardiogramm 211 ff
– – His-Bündel-EKG 215 f
– Vagus-Manöver 70
Azidose 18
Azimilid 104

B

Bachmann-Bündel 4
Barium 20 f
Barorezeptoren-Sensitivität 59 f, 109
Bedarfstachykardie 171
Belastungsdyspnoe 159, 226
Belastungs-EKG 35, 79
– Extrasystole 225
– Risikostratifizierung 52
Betarezeptorenblocker 74, 94 ff
– Aktivität, sympathomimetische 94, 97
– AV-Knoten-Reentry-Tachykardie 205
– AV-Reentry-Tachykardie 219
– Belastungs-EKG 79
– Dosierung 98
– Extrasystole, ventrikuläre 226 f
– Gabe, intravenöse 80
– Herztod, plötzlicher 250 f, 277 f
– Interaktion 97
– Intoxikation 272
– Kammerflimmern 242 f
– Kardioselektivität 94, 97
– Kombinationstherapie 78
– Kontraindikation 97
– nach Myokardinfarkt 277
– QT-Syndrom 257 f
– Synkope, vasovagale 267
– Tachykardie, atriale 176, 179
– Vorhofflattern 183
– Vorhofflimmern 193, 195, 199
Betasympathikolyse 72, 74, 91 f
Bigeminus 174 f, 223 f, 226
– Schrittmacher-induzierter 123
Bioverfügbarkeit 81
Blankingzeit 123
Block
– bidirektionaler 21
– bifaszikulärer 163, 165
– sinuatrialer s. SA-Block
– unidirektionaler 21
Bradyarrhythmia absoluta 190
Bradykardie 4, 21, 24
– Antiarrhythmika-induzierte 74 f, 272
– AV-Block 162
– Herzoperation 169
– Herztransplantation 170
– nach Myokardinfarkt 168
– Ösophagus-Stimulation 38
– Schrittmachertherapie 125 f
– Therapie 113 f, 145 ff
– Torsade de pointes 77
– trainingsbedingte 145
– Vorhofflimmern 166 f, 199
Bradykardie-Tachykardie-Syndrom
125 f, 154 f
Bronchokonstriktion 109
Brugada-Syndrom 91, 259 ff
Bundle-Branch-Reentry-Tachykardie
140, 229, 238 f
Burst-Stimulation 132
Butterworth-Filter 53
Bypass-Operation 163, 169

C

Calcium 27
Calciumantagonisten 72, 74, 105 ff
– Gabe, intravenöse 80
– Herztod, plötzlicher 250
– Intoxikation 271
– Tachykardie, atriale 176
– Vorhofflattern 183
Calciumeinstrom 14
Calciumhomöostase 11
Calciumkanal 15
Calciumkonzentration 12
– intrazelluläre, erhöhte 18
CAMIAT-Studie 280
Capture 116
– beats 231, 234
CASCADE-Studie 281
CASH-Studie 282
CASS-Studie 51
CAST-Studie 71, 226, 250, 279
Chagasmyokarditis 159
Chinidin 72 f, 86 ff
– Nachdepolarisation, frühe 24
– Schwangerschaft 271
– Wirkung 75
Chinidinüberempfindlichkeit 88
Chinidin-Verapamil-Kombination 87 f,
193 f
Chirai-Netz 1
Cholestase 90, 92
Clearance 82
Cluster 239
Concealed entrainment 49
Connexine 11 f, 31
Connexon 11
Cordae tendineae 3
Coumel-Tachykardie 212
Couplets, atriale 175
Crista
– supraventricularis 3
– terminalis 1
Cytochrom-P450-System 77, 83, 91
– CYP3A4 77, 83

D

DDD-Schrittmacher 122, 124 ff, 162
– AV-Intervall 123
– Sinusknotensyndrom 157
Defibrillation 117 ff
– Kammerflimmern 242
Defibrillationselektrode 130
Defibrillationspaddel 118
Defibrillationsschwelle 134
– Beeinflussung 270
Defibrillator
– atrialer 137 f, 198
– implantierbarer 129 ff
Delta-Welle 210 f
Depolarisation, diastolische 15 f, 21
– – Suppression 25
Depolarisationsphase, schnelle 13
Diagnostik
– invasive 39 ff
– nich invasive 33 ff
Diastolendauer, Verkürzung 189
Differentialdiagnose, elektrokardiographische 63 ff
Digitalis 25, 109 ff
– AV-Knoten-Reentry-Tachykardie 207
– Dosisreduktion 88
– Kontraindikation 111, 218
– Sinusbradykardie 146
Digitalis-Intoxikation 111, 119, 273
– Sinusarrhythmie 148
– Tachykardie, AV-junktionale 208
Digitalis-Überdosierung
– Sinusknotenstillstand 148
– Tachykardie
– – atriale 176, 178
– – idioventrikuläre 231
Digitoxin 109 f
– Serumkonzentration 110
– – toxische 273
– Vorhofflattern 183
– Vorhofflimmern 193
Digoxin 109 f
– AV-Knoten-Reentry-Tachykardie 205
– Schwangerschaft 271
– Serumkonzentration
– – erhöhte 92 f 103
– – toxische 273
– Tachykardie, atriale 179
– Wirkung 75
Dilatation, rechtsventrikuläre 263
Diltiazem 72, 74, 106 f
– Schwangerschaft 271
– Vorhofflimmern 193
– Wirkung 75
Diphtherie 154, 163
Dipyridamol 109
Disopyramid 72, 88 f
– Plasmaeiweißbindung 82
– Schwangerschaft 271
– Wirkung 75
Dissoziation, atrioventrikuläre 66, 234
Diuretika 27
Dofetilid 74, 103 f, 251
Doppelsehen 84, 86, 91
Dronaderon 105
D-Sotalol 226, 251
Dyspnoe, paroxysmale 33

E

Ebstein-Anomalie 209
Echoschläge 42 f
Einstrombahn 3
Ejektionsfraktion 52
EKG-Telemetrie 36
Elektrode
– bipolare 122
– epikardiale 124, 130 f
Elektrodendislokation 127 f, 134
Elektrodenkatheter 115
– Platzierung 40 f, 118
Elektrokardiogramm 34 ff
– Ableitung, intrakardiale 39 ff
– Elektrolytstörung 26 f
– hochverstärktes, signalgemitteltes 56
– 12-Kanal-EKG 234
– Therapiekontrolle 78 f
– unipolares 220
Elektrolytstörung 25 ff, 30, 246
Elektromechanisches Feedback 31
Elektrophysiologie 8 ff
Elektrostimulation s. Stimulation
Eliminationshalbwertszeit 81 f
Embolie 119, 187
EMIAT-Studie 251
Endless-Loop-Tachykardie 122

Endokarditis 158 f
Endokardruptur 141
Entrainment 48
Epsilon-Potential 262 f
Ereignis-Rekorder 267
Erkrankung, arrhythmogene 254 ff, 261 ff
Erregung
– kreisende s. Reentry
Erregungsbildung, Störung 20 f, 154
Erregungsleitung 4, 17 ff
– Akzeleration 26
– anisotrope 18, 23, 201
– atrioventrikuläre 43
– Hindernis, anatomisches 46
– langsame 47 ff, 204
– retrograde 122, 128
– – Verlangsamung 204 f, 207
– ventrikuläre, aberrierende 175
– ventrikuloatriale, Fehlen 43
Erregungsleitungsgeschwindigkeit 18
Erregungsleitungsstörung 21 ff
– atrioventrikuläre 158 ff, 166
– intraventrikuläre 160, 163 ff
– Sinusknotensyndrom 154
– ventrikuläre, familiär auftretende 164
Erregungsleitungssystem 3 ff
– Fibrose, interstitielle 159
– ventrikuläres 5
Erregungsleitungsverzögerung 18 f, 25 f, 27 f, 158
– Amiodaron 101
– Calciumantagonisten 106
– Hyperkaliämie 26 f
– Infarktnarbe 46 f
– intraventrikuläre 26
– medikamentöse 72
– Myokardinfarkt 30
– Myokardischämie 28 f
– Vagus-Manöver 70
Erregungsrückbildung
– Dispersion, erhöhte 31
– Inhomogenität 60
– Störung 24 f
Ersatzschrittmacher 20
Ersatzzentrum, tertiäres 161, 164
Esmolol 95 f
ESVEM-Studie 248
Event-Recorder-System, implantierbares 37
Exit 47
Expressionssystem, heterologes 10 f
Extrasystole
– Arrhythmietrigger 201 f
– atriale 42, 174 ff, 225
– – aberrierend geleitete 223
– – blockierte 174
– – Differentialdiagnose 146
– – Vorhofflimmern-Auslösung 197
– Entstehungsmechanismus 25
– komplexe 223, 227
– monomorphe 223
– Morphologie 69
– multiforme 111, 223
– nach Myokardinfark 52
– P-Wellen-Nachweis 225
– Schwangerschaft 270
– supraventrikuläre 51 f
– ventrikuläre 51 f, 222 ff
– – Aggravation 75
– – Digitalisintoxikation 111
– – Kardiomyopathie, arrhythmogene, rechtsventrikuläre 262
– – Therapie 226 f

F

Fab-Fragment-Antidot 273
Fahrtüchtigkeit 137
Fallot-Tetralogie 234, 239, 246
Familienanamnese 34, 50
Farbensehen 110 f
Fasciae adhaerentes 11 f
Fast-Fourier-Transformation 53, 55 f
Faustschlag, präkordialer 71, 235 f
Fibrolipomatose 263
Fibrose 30 f
Figure-of-eight-Kreisbahn 30
Flatterwelle, sägezahnartige 180 ff
Flecainid 72, 93 f
– AV-Knoten-Reentry-Tachykardie 205, 207
– AV-Reentry-Tachykardie 219
– Extrasystole 226 f
– Kammertachykardie 236 f
– Kombinationstherapie 78
– Schwangerschaft 271
– Tachykardie, atriale 179
– Vorhofflattern 183, 186
– Vorhofflimmern 193
– Wirkung 75
Flimmerwelle 189 ff
Flush 108
Foramen ovale 1
Froschzeichen 201
Funktionseinschränkung, linksventrikuläre 51, 232, 252
– – Proarrhythmie-Risiko 76
– – Schrittmachertherapie 125
– – tachykardiebedingte 176
Fusionsschlag 20, 67 f, 231 f

G

Gallopamil 105
Gap junctions 11 f, 19
Glanzstreifen 11
Gleichstromimpuls 117
Gleichstrom-Katheterablation 139
Glomustumor 153
Glukagon 271
Gynäkomastie 111

H

Halbwertszeit 81
Halluzination 110
Harndrang 33, 201
Hautverbrennung 144
Hemiblock
– linksanteriorer 163, 165, 168
– – QRS-Achse 67
– linksposteriorer 163
Herz, Anomalie, primär elektrische 246
Herzachse, elektrische 67, 229 f
Herzerkrankung 35
– kongenitale 246
– koronare s. Koronare Herzerkrankung
Herzfrequenz
– Einflussfaktor 56
– hohe 4, 17
– intrinsische 156
– niedrige 17
– Spektralanalyse 58
– Tag-Nacht-Zyklus 173
Herzfrequenzanalyse 57 f

Herzfrequenzvariabilität 56 ff
– Normalwert 58
– verminderte 58 f, 148
Herzhypertrophie 19, 30, 245
Herzinsuffizienz 30 f
– Antiarrhythmika-Intoxikation 272
– Belastungs-EKG 52
– Betarezeptorenblocker 251, 278
– Bradykardie 125
– Herzfrequenz 58, 171
– Stimulation, biventrikuläre 127
– Synkope 267
– tachykardiebedingte 176, 178, 208
– T-Wellen-Alternanz 62
– Vorhofflimmern 189
Herzklappenerkrankung 245
Herz-Kreislauf-Stillstand 71, 136
Herzminutenvolumen 125
Herzmuskelzelle 11
Herzohr 1 f
Herzoperation 159, 163
– Bradykardie 169
– Vorhofflimmern 199
Herzrasen 133, 172
– AV-Knoten-Reentry-Tachykardie 201
– Kammertachykardie 223
– Vorhofflimmern 189
– WPW-Syndrom 209
Herzrhythmusstörung
– Aggravation 75
– Antiarrhythmika-induzierte 74 ff
– atriale 89
– belastungsinduzierte 35, 52
– bradykarde s. Bradykardie
– Diagnostik 33 ff
– Differentialdiagnose 35, 63 ff, 108
– Entstehungsmechanismus 25 ff
– beim Gesunden 51 f
– Herzinsuffizienz 30 f
– infarktbedingte 29 f
– Ischämiebedingte 28 f
– maligne 3, 76
– Pathogenese 20 ff
– Symptomatik 33
– Synkope 264 f
– tachykarde s. Tachykardie
– Therapieverfahren 70 ff
– ventrikuläre 76
Herzsilhouette 1
Herzstolpern s. Palpitation
Herztod, plötzlicher 50, 244 ff
– – Betarezeptorenblocker 277 f
– – Brugada-Syndrom 259
– – Herzrhythmusstörung 52
– – Kammerflimmern 241
– – Kammertachykardie 229
– – Kardiomyopathie, rechtsventrikuläre, arrhythmogene (ARVCM) 231, 261 ff
– – Prävention 71, 95 f, 248 ff, 277 ff
– – QT-Syndrom 254
– – Risikofaktor 246
– – Risikoreduktion 130, 277 f
– – Risikostratifizierung 247
– – beim Sportler 246
– – Torsade de pointes 76
Herztransplantation 170
Herzvitium, kongenitales 232, 239
Hinterwandinfarkt
– AV-Block 114, 168
– Sinusbradykardie 145
His-Bündel 2, 4 f, 12
– Blutversorgung 7

Sachverzeichnis

– Katheterplatzierung 41
His-Bündel-Elektrokardiogramm 15, 41, 43
Hochfrequenzstrom 206 f
Hochfrequenzstrom-Applikation, flüssigkeitsunterstützte 141
Hochfrequenzstrom-Generator 141
Hochfrequenzstrom-Katheterablation s. Katheterablation
Hochfrequenzstromkreis 141
Hochpassfilterung 53
Holter-EKG 36
HRA-A-Intervall 41
HV-Intervall 41, 43
– Normalwert 164
– verlängertes 163 ff
Hybridtherapie 184 f
Hyperkaliämie 25 f
– Antagonisierung 27
Hyperkalzämie 27
Hypermagnesiämie 28
Hypernatriämie 27
Hyperthyreose 102, 192
Hypertonie, arterielle 152, 164, 187
Hypertrophie, ventrikuläre 19, 245
Hypokaliämie 26 f
– Lidocainwirkung 83
– Torsade de pointes 77
Hypokalzämie 27
Hypomagnesiämie 28, 112
Hyponatriämie 27
Hypothyreose 102
Hypotonie 171
Hysterese 123

I

IAD (implantierbarer atrialer Defibrillator) 137 f
Ibutilid 104
ICD s. Kardioverter/Defibrillator, implantierbarer
ICD-Träger, Kardioversion 119
Impedanzsprung 142
Infarktnarbe 18, 46 f
Infarktstadium, chronisches 29 f
Infarzierung, subendokardial lokalisierte 5
Infektion 127 f, 134, 158
Inkompetenz, chronotrope 126, 155, 157, 162
Internet 273 ff
Intoxikation 270 ff
Ionenkanal 8 ff
– klonierter 10 f
– α-Untereinheit 9
– β-Untereinheit 9 f
Ionenkanalekrankung 254
Ionenkonzentration
– extrazelluläre 12
– intrazelluläre 12
Ionenpumpe 8, 11
– Aktivität, verminderte 31
Ionenstrom 8, 13 f
Ipratropiumbromid 113 f
Isoproterenol 114 f
Isoproterenoltest 156
Isthmus, inferiorer 1
Isthmusblockade 184

J

Jervell-und-Lange-Nielsen-Syndrom 254
Jugularvenenpuls 201

K

Kalium 25 ff
– Konzentrationsgradient 12
Kaliumantagonisten 74
Kalium-Auswärtsstrom 14
Kalium-Gleichgewichtspotential 12 f
Kaliumgleichrichterstrom 14, 17
– Blockade 103 f
Kaliumkanal 10
– Expression, verminderte 31
– Öffnung 15
Kaliumkanalblocker 72
Kaliumkanalgen 254 f
Kaliumkanal-Öffner 258
Kaliumkonzentration 12, 26
Kaliumstrom
– Aktivierung 17
– Hemmung 72
Kaliumsubstitution 27
Kammererregung, vorzeitige s. Präexzitation, ventrikuläre
Kammerflimmern 241 ff
– Faustschlag, präkordialer 71
– Herztod, plötzlicher 246
– Hypokaliämie 27
– Myokardischämie 29
– Reperfusionsarrhythmie 30
– Therapie 117, 133, 242 f
Kammertachykardie 23, 228 ff
– Adenosinsensitive 108
– Aktivierungs-Mapping 47 f
– Akzeleration 236
– Amiodaron 249
– anhaltende 228 f
– Antiarrhythmika-Intoxikation 272
– automatiebedingte 21
– bidirektionale 232 f
– concealed entrainment 49
– Definition 228
– Degeneration 242
– Diagnostik 67, 69, 233 ff
– Differentialdiagnose 66 ff, 108, 223, 241
– Dissoziation, ventrikulo-atriale 66
– Entrainment 48
– Faustschlag, präkordialer 71
– Fusionsschläge 67
– Herzerkrankung, kongenitale 232
– Herztod, plötzlicher 50
– idiopathische 106, 228 ff, 237, 239
– induzierbare 51, 235
– bei instabilem Myokard 23
– Kardiomyopathie
– – dilatative 229, 238
– – hypertrophische 231
– – rechtsventrikuläre, arrhythmogene 230 f, 239, 261 ff
– Kardioverter/Defibrillator, implantierbarer 129 ff, 132 f, 136, 236, 239
– Katheterablation 140, 238 ff
– Lidocain 84
– Lokalisationsdiagnostik 46 f
– monomorphe 228, 238
– Myokardinfarkt 30, 235, 238
– nicht anhaltende 223, 225, 227 ff
– Notfalltherapie 90
– Operation, antitachykarde 240
– polymorphe 228, 238, 241
– – Degeneration 246 f
– QRS-Konfiguration, linksschenkelblockartige 68 f, 262
– resetting 48
– Sotalol 248
– Spätpotential 56
– Therapie 92, 117, 235 ff
– therapierefraktäre 263
– unaufhörliche (incessant) 228, 232, 239, 263
– Verapamil-sensitive 106, 229
Kardiomyopathie
– dilatative 163, 245
– – Extrasystolie 227
– – Kammertachykardie 229, 238
– – Konkordanz, negative 69
– – Q-Zacke 69
– Herztod, plötzlicher 245
– hypertrophische 245
– – Kammertachykardie 231
– – Schrittmachertherapie 125, 127
– – T-Wellen-Alternans 62
– rechtsventrikuläre, arrhythmogene (ARVCM) 230 f, 239, 261 ff
Kardioversion
– externe 117 ff
– interne 119 f
– Kammertachykardie 236
– Komplikation 118 f
– R-Zacken-Triggerung 118
– beim Schrittmacher-Träger 119
– Schwangerschaft 270
– Vorhofflimmern 192 f
Kardioverter/Defibrillator, implantierbarer 129 ff
– – beim älteren Patienten 269
– – und Antiarrhythmika-Therapie 269 f
– – Brugada-Syndrom 261
– – Detektionsalgorithmus 132 f
– – Diagnostik, invasive 136
– – Fahrtüchtigkeit 137
– – Funktionsverlust 134
– – Herztod, plötzlicher 248 ff, 252, 281 f
– – Indikation 135 f
– – Interventionsfrequenz 132
– – Kammertachykardie 236
– – Kardiomyopathie 263 f
– – Komplikation 134, 239
– – Kosten-Nutzen-Relation 135
– – Mehrzonen-Programmierung 133
– – Nachsorge 135
– – QT-Syndrom 257 f
– – Rate-Onset 133
– – Rate-Stability 132 f
– – Redetektionskriterien 133 f
– – Schockimpuls 132
– – Stimulation, antitachykarde 132
– – Testung, intraoperative 134
Karotisdruckmassage 64, 67, 153
Karotissinusdruck 70
– Kontraindikation 153
Karotissinus-Reflex, hypersensitiver 152 ff
Karotissinus-Syndrom 152 ff
– Schrittmachertherapie 126
Katecholamine 15, 21, 24
– Herzfrequenzvariabilität 56

Katecholamine
– Plasmakonzentration, erhöhte 30
Katheterablation 21, 139 ff
– beim älteren Patienten 269
– AV-Knoten-Reentry-Tachykardie 206
– AV-Reentry-Tachykardie 218 ff
– Impedanzsprung 141 f
– Kammertachykardie 238 ff
– Komplikation 142 ff
– Tachykardie, atriale 176, 179 f
– Vorhofflattern 184 f
– Vorhofflimmern 195 ff
Kipptisch-Untersuchung 37, 267 f
Koch-Dreieck 4 f, 182
Koffein 171, 174
Konkordanz
– negative 68 f
– positive 68 f
Kontraktionskraft 11
Kornea-Ablagerung 102
Koronarangiographie 51
Koronararterie 5 ff
Koronare Herzerkrankung 152, 164
– – Extrasystole 227
– – Herztod, plötzlicher 244 f
– – Kammertachykardie 228
Koronargefäß, Verletzung 144
Koronarsinus 4
Koronarskerose 155
Koronarspasmus 241
Koronarstenose 51, 245
Koronarvene 5 f
Koronarvenen-Sinus-Katheter 41
Kreatininclearance 269
Kreatinkinase 119
Kreiserregung s. Reentry

L

Langzeit-EKG 36, 79
– Risikostratifizierung 51 f
Langzeit-Rhythmusbeobachtung 35 f
LAS40 54 f
Leitungsbahn
– akzessorische 2, 22
– – atriofaszikuläre s. Mahaim-Bahn
– – AV-Reentry-Tachykardie 209 f
– – dekrementell leitende 210 f, 221
– – Diagnostik 6, 67
– – Katheterablation 140, 219 ff
– – Lokalisation 64, 66, 69, 210
– – Lokalisationsdiagnostik 212 f, 220 f
– – P-Wellen-Ausrichtung 211
– – Refraktärzeit 214, 218
– – retrograde 43, 215, 221
– – Terminologie 210
– – Ventrikelstimulation, programmierte 43, 215
– – verborgene 211, 220
– – vetrikuloatriale, exzentrische 215 f
– langsame 200
– – Ablation 206
– schnelle 200
– – Ablation 206 f
Leitungsblockierung 21, 161
– intra-/infrahisiäre 125
– komplette 165
Leitungszeit
– sinuatriale 42
– Verlängerung 27
LGL-Syndrom 202
Lidocain 72 f, 83 ff
– Kombinationstherapie 78

– Schwangerschaft 271
– Wirkung 75, 83
Ligand opereated ion channel 8
Linksschenkelblock 67 ff, 163, 224
Linkstyp, überdrehter 67, 223 f, 229
Lokalanästhetika 72 f
Lokalisationsdiagnostik, elektrophysiologische 46 ff
Lown-Ganong-Levine-Syndrom 202
LQTS s. QT-Syndrom
Lungenveränderung 102 f
Lysetherapie 20

M

Macula adhaerens 11
MADIT-Studie 235, 252, 281
Magnesium 27 f, 112 f
– Kammerflimmern 242 f
– Tachykardie, atriale 179
– Torsade de pointes 258
Mahaim-Bahn 66, 210
– Elektrokardiogramm 213 f, 217 f
– His-Bündel-EKG 215
– Lokalisationsdiagnostik 221
Makro-Reentry 22 f, 47, 176
– Vorhofflattern 182
Mapping
– atriales 179, 184
– endokardiales 47
– Sinusrhythmus 47
– spektrotemporales 55 f
Mapping-Systeme 49
Maze-Prozedur 198
Medikamente
– AV-Block 158
– Herztod, plötzlicher 246
– QT-Verlängerung 77
– repolarisationsverlängernde 258
Membraneigenschaft, passive 17 ff
Membranpotential 12 ff
Metrix-IAD 137
Mexiletin 72, 85 f
– QT-Syndrom 258
– Schwangerschaft 271
– Wirkung 75
Mikro-Reentry 23, 182
Mitralklappe 2
Mitralklappeninsuffizienz 245
Mitralklappenprolaps 245
Mitralklappenstenose 187, 189
Mobitz-Block 151, 158 ff, 163, 165
Moderatorband 2 f
Mode-Switch-Funktion 122
Morgani-Adams-Stoke-Syndrom 265
MSA (Membranstabilisierende Aktivität) 94
MUSTT-Studie 252, 280
Myokard 3
– Innervation 5
– Instabilität, elektrische 241
– Perforation 143
Myokardinfarkt 51 f
– AV-Block 158
– Baroreflex-Sensitivität 60
– Betarezeptorenblocker 251
– Extrasystole 52
– – atriale 174
– – ventrikuläre 222, 226
– Funktionseinschränkung, linksventrikuläre 51
– Herzfrequenzvariabilität 58

– Herzrhythmusstörung 25, 29 f, 168
– Herztod, plötzlicher 50, 252, 277
– Hypokaliämie 27
– Kammerflimmern 241 f
– Kammertachykardie 23, 46 f, 228 f, 235, 238
– Lysetherapie 20
– QT-Dispersion 61
– Schenkelblock 163
– Sinusbradykardie 145, 147
Myokardischämie 112, 247
– Arrhythmie, belastungsinduzierte 52
– Herzrhythmusstörung 28 f
– transmurale, akute 27
Myokarditis 158, 222
Myokardnarbe 18, 30, 46 f
– atriale 176, 179
– Kammertachykardie 232
β-Myosingen 245
Myozyten, Hypertrophie 30 f
M-Zellen 16, 24

N

Na^+/Ca^{2+}-Austauscher 11
Nachdepolarisation
– frühe 24, 32
– späte 24 f, 32
Nadolol 75
Na^+/K^+-Pumpe 11
Natrium 27
Natriumantagonisten 72 f
Natriumblockade 272
Natriumeinstrom 14
– Hemmung 72 f, 83
Natriumkanal 9 f, 14, 17
Natriumkanalblocker 72 f
Natriumkanalgen 254 f
Natriumkonzentration 12
Natrium-Konzentrationsgradient 11
Naxos-Erkrankung 262
NBG-Schrittmacher-Nomenklatur 120
Nernst-Gleichung 13
Nervensystem, autonomes 60
Nexus 11
NN50 57
NN-Intervall 57
Noradrenalin 74

O

Obstruktion, linksventrikuläre 189
Operation, antitachykarde 240
Orciprenalin 114 f, 164
– AV-Block 161
– Sinusknotenbradykardie 147
Orthostase 265
Ösophagus-Elektrokardiographie 38
Ösophagus-Stimulation 38
Ostium a. coronariae 2
Overdrive suppression 20 f
Overshoot 14

P

Pacemaker-Zellen 4
Pace-Mapping 48
PAFAC-Studie 189
Palpitation 33
– AV-Block 159

Sachverzeichnis 289

– AV-Knoten-Reentry-Tachykardie 201
– Extrasystole 174
– Kammertachykardie 233
– Schwangerschaft 270
– Sinusbradykardie 146
– Sinustachykardie 171
– Vorhofflimmern 189
Papillarmuskel 3
Parasympathikus 4 f
– Herzfrequenzvariabilität 56, 58
Parasympatholytika 113, 204
Parasystolie 122, 223
Pause
– kompensatorische 223
– lange 166 f
– paroxysmale 157
– postextrasystolische 24
– präautomatische, lange 155
– sekundäre 156
P-Delta-Dauer 210
Perikard 7
Perikardtamponade 7, 143
Permanent junctional reciprocating tachycardia (PJRT) 212, 214
Pharmakogenetik 82 f
Pharmakologie 80 ff
Plasmaeiweißbindung 82
Plasmakonzentration 81
Pneumonitis, interstielle 102
pNN50 57
Postinfarktarrhythmie 29
Postrepolarisationsrefraktarität 17
Potential
– Fraktionierung 47 f
– mittdiastolisches 48
PQ-Delta-Dauer 210
PQ-Zeit
– Änderung, abrupte 202
– verkürzte 152, 202, 209
– verlängerte 26, 159, 172
– – Magnesium 112
Präexzitation
– latente 70
– ventrikuläre 2, 210 f, 214 f
– – Katheterablation 218 ff
Präexzitationssyndrom 209
– Therapie 90, 92, 218
Prajmalin 90 f
Prävalenz 50
Proarrhythmie 23
Propafenon 72 f, 91 f
– AV-Knoten-Reentry-Tachykardie 205, 207
– AV-Reentry-Tachykardie 219
– Extrasystole, ventrikuläre 227
– Kammertachykardie 236 f
– Schwangerschaft 270
– Tachykardie, atriale 179
– Vorhofflattern 183
– Vorhofflimmern 193
Propranolol
– Dosierung 98
– Interaktion 85
– Pharmakokinetik 95 f
– Schwangerschaft 271
– Wirkung 75
Pseudo r' 64
Pseudo-Q-Zacke 69
Pseudo-R-Zacke 201
Pseudo-Schrittmachersyndrom 159, 161
Pseudo-S-Zacke 200 f
Pulmonalarterie 2 f
Pulmonalklappe 3

Pulmonalveneneinmündung 2, 188, 196
Pulmonalvenen-Mapping 196
Pulmonalvenenstenose 196
Punktion, transseptale nach Brockenborough 1
Purkinje-Faser 5, 14 ff, 24
– ischämiegeschädigte 29
P-Welle 64, 66
– Ausfall 151
– Ausschlagrichtung 211, 225
– negative 177 f, 203
– positive 177 f
– retrograde 200 ff
– – AV-Reentry-Tachykardie 209
– – Kammertachykardie 234
– schmalbasige 4
– verbreiterte 34
– vorzeitig einfallende 174
P-Wellenamplitude, Zunahme 4, 172
P-Wellen-Konfiguration 4, 146, 177
D270P-Zellen 4

Q

QRS-Alternans 213
qRs 68
QRS-Achse 67
QRS-Komplex
– Ausfall, intermittierender 159
– Deformierung
– – linksschenkelblockartige 68 f, 223 f, 229 f, 234
– – – AV-Reentry-Tachykardie 214, 217
– – rechtsschenkelblockartige 68 f, 223 f, 229, 234
– – schenkelblockartige 182, 223
– Konkordanz 68 f
– Nachschwankung 53
– schmaler 64 ff, 160, 202
– – AV-Block 158
– Signal, terminales, niedrigamplitudiges 53 ff
– signalgemittelter 53 f
– Verbreiterung 66 ff, 161
– – Ajmalin 90
– – Antiarrhythmika-Intoxikation 271
– – AV-Block 162
– – Chinidin 87
– – Herztod, plötzlicher 246
– – Hyperkaliämie 26
– – Kammertachykardie 234
– – therapiebedingte 78
– – WPW-Syndrom 209
QRS-Morphologie 67 ff
– Schlag-zu-Schlag-Wechsel 232
QS-Komplex 68
QTc-Zeit
– nach Bazet 79
– Normalwert 79
– verkürzte 27
– Verlängerung 27, 76, 98
– – QT-Syndrom 254 ff
QT-Dispersion 60 f
QT-Intervall 60
– frequenzkorrigiertes s. QTc-Zeit
– Verlängerung 27, 34, 61, 245
– – Antiarrhythmika-induzierte 77
– – Antiarrhythmika-Intoxikation 272
– – Chinidin 87
– – Dofetilid 103
– – Hypokaliämie 26
– – physiologische 77

– Verkürzung 26 f
QT-Syndrom 9, 254 ff
– Differentialdiagnose 257
– Elektrokardiogramm 34
– medikamenten-induziertes 76 f
– Therapie 85, 257 f
Q-Zacke 69
– septale 211

R

Ramp-Stimulation 132
Ramus
– anterior perforans 7
– atrialis anterior dexter 6
– circumflexus 5 f
– cristae supraventricularis 7
– interventricularis
– – anterior 5 f
– – posterior 6
– intramyocardialis 7
– limbi dextri 7
– ostii Venae cavae superioris 7
– perforans posterior 7
– septi
– – fibrosi 7
– – interventricularis 7
R-auf-T-Phänomen 223
Rechtsschenkelblock 67 ff, 163 f
– Differentialdiagnose 201
– Extrasystole, ventrikuläre 224
– Tachykardie 66
Reentry 22 f
– erregbare Lücke 23, 116
– Infarktnarbe 47
– Kammertachykardie 228 f
– Unterbrechung 23
– Vorhofflimmern 188
Reentry-Tachykardie
– atriale 22, 176
– Differentialdiagnose 64 ff
– Kardioversion 117
– Myokardinfarkt 30
– Schrittmacher-induzierte 122
– Stimulation, programmierte 116
Refraktärzeit
– Abnahme 107, 114, 187
– absolute 17, 42
– atriale 187
– effektive 42
– Frequenzabhängigkeit 17
– funktionelle 42
– relative 17, 42
– des Schrittmachers 123
– ventrikuläre 43
– Verlängerung 72, 109
– – Ajmalin 90
– – Chinidin 86
– – Lidocain 83
– – Magnesium 112
Reperfusionsarrhythmie 30, 231
Repolarisation 14 f, 104
Repolarisationsverkürzung 72
Repolarisationsverlängerung 72, 104
Rezeptor-Hypothese, modulierte 72 f
Rhythmus
– atrialer 152
– AV-junktionaler 152, 208
– idioventrikulärer, akzelerierter 20, 29 f, 231 f
– junktionaler 160
– – akzelerierter 25

Rhythmus
– – Differentialdiagnose 190
Risikostratifizierung 49 ff
– Baroreflex-Sensitivität 60
– Herzfrequenzvariabilität 56 ff
– nicht invasive 247
– QT-Dispersion 60 f
– Spätpotentialanalyse 53 ff
– T-Wellen-Alternanz 61 f
RMS40 54
RMSSD 57 f
Romano-Ward-Syndrom 254
RR-Intervall
– Unregelmäßigkeit 67, 189 f
– Variabilität 132 f
rsR 68
rSR 68
Ruhemembranpotential 11 ff, 27 f
– reduziertes 20, 24, 28, 83
– Zunahme 83
r'-Zacke 64
R-Zacke, breite, plumpe 68
R-Zacken-Alternans 65, 202

S

SA-Block 150 f
– Differenzialdiagnose 146
– I. Grades 151
– II. Grades 151
– III. Grades 21, 151
– Sinusknotensyndrom 154 f
Salve
– atriale 52, 174 ff, 197
– ventrikuläre 226, 231, 234
Sarkoidose 159, 233
Schenkelblock 21, 163 ff
– QRS-Breite 67
– Tachykardie 65 f
Schilddrüsenstoffwechsel 102
Schlaf-Apnoe-Syndrom 148
Schlagvolumen 171
Schock, kardiogener 232
Schrittmacher, wandernder 152
Schrittmacheraggregat 128
Schrittmacherkontrolle 35, 128
Schrittmacher-Stimulations-Modus 120 ff, 126 f
Schrittmacher-Syndrom 128
Schrittmachersystem, bifokales 161 f
Schrittmachertherapie 120 ff
– AAI/DDD versus VVI-Stimulation 124 f
– beim älteren Patienten 269
– und Antiarrhythmikatherapie 269 f
– AV-Block 158, 161 f
– AV-Intervall 123
– Elektrodenplatzierung 124
– Herzinsuffizienz 127
– Herzoperation 169 f
– Herzzeitvolumen 125, 128
– Holter-Funktion 124
– Hysterese 123
– Indikation 125 ff
– Kardiomyopathie, hypertrophische 127
– Kardioversion 119
– Karotissinus-Syndrom 153 f
– Komplikation 127 f
– Leitungsstörung, intraventrikuläre 164 f
– Mode-Switching 123, 126
– Oversensing 123
– QT-Syndrom 257 f
– Refraktärzeit 123
– Sensor
– – aktivitätsgesteuerter 124
– – atmungsabhängiger 124
– Sinusknotenbradykardie 147
– Sinusknotenstillstand 150
– Sinusknotensyndrom 156 f
– Stimulation
– – AV-sequenzielle 122 f, 125
– – – biventrikuläre 127
– – bipolare/unipolare 122
– – frequenzadaptierende 123 f, 157
– – Vorhof-synchrone 121
– Telemetrie 124
– Undersensing 122 f
– Vorhoferregung, retrograde 123
– Vorhofflimmern 196, 198
– – bradykardes 166 f
Schrittmacherzellen 4, 15 f, 145
Schrittmacherzentrum
– Hierarchie 20
– tertiäres 164
Schwangerschaft 270 f
Schwellenpotential 14, 17
Schwindel
– AV-Block 159
– AV-Knoten-Reentry-Tachykardie 201
– Bradykardie 146, 150
– Kammertachykardie 233
– Karotissinus-Syndrom 152
– Sinusknotensyndrom 155
SCN5A-Gen 254 f, 260
SDANN 57 f
SDNN 57 f
Sensing, bipolares 122
Sensing-Störung 123
Septum
– interatriale 1
– interventriculare 2 f
– – Pars membranacea 2 f, 5
Sicilian Gambit 74 f
Sick-Sinus-Syndrom 154
Signalmittelung 53
Sinus coronarius 1, 5 f
Sinusarrhythmie 148
– respiratorische 148
Sinusbradykardie 145 ff
– Adenosin-Nebenwirkung 108 f
– Sinusknotensyndrom 154
Sinusknoten 3 f, 6
– Aktionspotential 14, 16
– Blockade, autonome 156
– Blutversorgung 5, 7
– Fibrosierung 155
– Frequenz, intrinsische 145
– Frequenzabnahme 4, 101
– Inkompetenz, chronotrope 155, 157, 162
– Katheterablation 173
– Spontandepolarisation, diastolische 15
Sinusknotenarterie 6
Sinusknotenautomatie, Suppression 26, 107, 155
Sinusknotenerholungszeit 42, 156
– korrigierte 42
Sinusknotenfunktionsprüfung 41 f
Sinusknotenfunktionsstörung 42, 145 ff
– extrinsische 154
– Herzoperation 169
– Herztransplantation 170
– intrinsische 154, 156
– medikamentös bedingte 146
– Schrittmacher-Stimulation 121
Sinusknoten-Reentry-Tachykardie 64, 171 ff
Sinusknotenstillstand 148 ff
– Kardioversion 118
– SA-Block 151
– Sinusknotensyndrom 154
– VVI-Schrittmacher 147
Sinusknotensyndrom 4, 154 ff
– Block, sinuatrialer 150
– Stimulationsmodus 126
Sinuspause 148
Sinustachykardie 171 ff
– Differentialdiagnose 64
SKEZ (Sinusknotenerholungszeit) 42
Sklerodermie 233
Slow
– metabolizer 83
– response 74
Sotalol 72, 74, 98 f
– AV-Reentry-Tachykardie 219
– Extrasystole, ventrikuläre 226 f
– Herztod, plötzlicher 248 f, 251, 279
– Kammertachykardie 236 f
– Kombinationstherapie 78
– Pharmakokinetik 95 f
– Schwangerschaft 271
– Vorhofflimmern 194
– Wirkung 75
Spätpotential 54
– lokales 47
– prognostische Bedeutung 56
– Reproduzierbarkeit 56
Spätpotentialanalyse 53 ff
– Mapping, spektrotemporales 55 f
Spitze, rechtsventrikuläre (RVA) 41, 43
Sportler 246
S1-S1-Intervall 40
S1-S2-Intervall 40
ST-Dauer 26
Steady-State-Konzentration 82
Stillperiode 270 f
Stimulation
– AV-sequenzielle 123, 125
– – biventrikuläre 127
– bipolare 38, 40
– endokardiale, transvenöse 115 f
– höherfrequente 20 f
– Intervallmessung 40 f
– intrakardiale 39 ff
– passagere 115
– programmierte 40
– Tachykardie-Terminierung 116 f
– transthorakale 116
– unipolare 38
Stimulationselektrode, bipolare 122
ST-Streckenhebung
– Ableitung, rechtspräkordiale 259 f
– sattelförmige 260
Sympathikotonus
– Abnahme 111
– erhöhter 4, 171
Sympathikus 4 f
– Herzfrequenzvariabilität 56, 58
Sympathikusaktivierung, reflektorische 106
Sympathomimetika 114 f, 176, 204
Synkope 33 f, 264 ff
– AV-Block 159
– belastungsinduzierte 265
– bradykardiebedingte 125, 265
– Brugada-Syndrom 259
– ICD-Therapie 136
– Kammertachykardie 228 f, 233

Sachverzeichnis

– Karotissinus-Syndrom 152 ff
– Kipptisch-Untersuchung 37
– QT-Syndrom 254 ff
– Sinusknotensyndrom 155
– Therapie 267
– vasovagale 37, 265, 267
– Vorhofflimmern 189

T

Tachyarrhythmia absoluta 190
Tachyarrhythmie 23
– atriale 122
– – Digitalis 110 f
– – Diltiazem 106
Tachykardie
– anhaltende 237
– antidrome 22, 68, 209 f, 213
– atriale 176 ff
– – Differentialdiagnose 64 f, 178, 203 f
– – ektope 21, 64, 172 f
– – – multifokale 176 ff
– – – unifokale 176 ff
– – Katheterablation 140
– – Sinusknotensyndrom 157
– – Verapamil 105
– atrioventrikuläre 22, 68
– – Differentialdiagnose 202 f
– – Katheterablation 139
– – unaufhörliche 212
– AV-Blockierung 65
– AV-junktionale
– – automatiebedingte, nicht paroxysmale 208 f
– – Differentialdiagnose 64
– breitkomplexige 34
– Digitalis induzierte 26
– Hyperkaliämie 26
– idioventrikuläre 231
– linksventrikuläre 229 ff, 237
– Myokardinfarkt 30
– nicht anhaltende 237
– orthodrome 22, 209
– paroxysmale 26 f
– – mit breitem QRS-Komplex 66 ff
– – Differentialdiagnose 63 ff
– – mit schmalem QRS-Komplex 64 ff
– Provokation 178
– QRS-Morphologie 67 ff
– rechtsventrikuläre 229 f, 237
– Reentry 22 f
– RR-Intervall 67
– Schwangerschaft 270
– supraventrikuläre 46
– – aberrant geleitete 66 ff
– – Differentialdiagnose 108
– – Katheterablation 139
– – paroxysmale 108, 199, 201
– – Stimulation, programmierte 116 f
– – Therapie 79, 171 ff
– – – intravenöse 79
– – Überstimulation 38
– – Vagus-Manöver 67, 70, 79
– ventrikuläre s. Kammertachykardie
Tachykardiefrequenz 64
– cooling down 64, 172, 176
– warming up 64, 176
Tachykardiomyopathie 176, 178, 208
Tadoro-Sehne 4 f
Taubheit 254, 256
Tawara-Schenkel 5
– Ablation 239

– Refraktärzeit 65
Tedisamil 104
Telemetrie 36, 124
Terfenadin 77
Test
– Sensitivität 50
– Spezifität 50
Theophyllin 176
Thromboembolie 119, 144, 187
Thrombolyse 58
Thrombose 128
Thrombus, parietaler 238
TINN 57
Tonus, autonomer, kardialer 60
Torsade de Pointes 24
– – Akutbehandlung 258
– – Antiarrhythmika-induzierte 76 f
– – Antiarrhythmika-Intoxikation 271
– – Chinidinnebenwirkung 87
– – Disopyramid-Nebenwirkung 89
– – Hypokaliämie 26 f
– – Magnesiumtherapie 112
– – Orciprenalintherapie 114 f
– – QT-Syndrom 254
– – Sotalol-Nebenwirkung 99
Trabuculae carneae 3
Trigeminus 223
Trikuspidalklappe 1 f
Truncus pulmonalis 2
Turbulenz, spektrale 56
TU-Verschmelzungswelle 26
T-Welle
– eingekerbte 256 f
– Inversion, präterminal negative 263
– Negativierung 262
– präkordial hohe 146
– spitzhohe 28
T-Wellen-Alternans 61 f, 256
T-Wellen-Morphologie 255
Twiddler-Syndrom 128

U

Unfall, arrhythmieverursachter 137
Untersuchung, elektrophysiologische, invasive 39 ff
– – – Komplikation 45 f
U-Verschmelzungswelle 26

V

Vagotonus, erhöhter 109, 145
– – AV-Block 158
– – Sinusknotenstillstand 148 f
– – trainingsbedingter 145
– – Vorhofflimmern 188
Vagus 5
Vagus-Manöver 70, 79
VA-Intervall 43
Valsalva-Manöver 70
Valvula
– sinus coronarii (Thebesii) 1
– venae cavae inferioris (Eustachii) 1
Vasodilatation 88
Vasovagales-Syndrom 126
Vaughan-Williams-Klassifikation 72
VDD-Stimulation 126, 157
Vena
– cava
– – inferior 1
– – superior 2

– cordis
– – magna 5 f
– – media 6
– – parva 5 f
– – ventralis 6
– obliqua atrii sin. 6
– posterior ventriculi sin. 6
– pulmonalis 2
– Thebesii (cordis minima) 6
Ventrikel 2 f
– Aktionspotential 16
– Connexine 12
– Nervenfaserverlauf 5
Ventrikelfunktion 125
Ventrikelinversion 158
Ventrikelkontraktion, asynchrone 125
Ventrikelstimulation, programmierte 43 ff
– – Katheterplatzierung 3
– – Leitungsverzögerung, intraventrikuläre 164
– – Risikostratifizierung 51
– – Tachykardie-Terminierung 116
– – Therapiekontrolle 79
Ventrikulotomienarbe 234
Verapamil 72, 74, 107
– AV-Knoten-Reentry-Tachykardie 205, 207
– Dosierung 105 f
– Gabe, intravenöse 80
– Kammertachykardie 229
– Kontraindikation 218, 236 f
– Nebenwirkung 105
– Schwangerschaft 271
– Tachykardie, atriale 179
– Vorhofflimmern 193
– Wirkung 75
Verapamil-Chinidin-Kombination 87 f, 193 f
Verteilungsvolumen 82
Voltage gated ion channel 8
Vorderwandinfarkt 69
– AV-Block 159, 168
– Tachykardie, idioventrikuläre 231
Vorhof 1 f
– Aktionspotential 16
– Connexine 12
– Narbe 179
– Vergrößerung 180
Vorhofaktivierung, retrograde 125, 201, 203
Vorhofdilatation 187
Vorhofelektrode 124
Vorhofflattern 23, 180 ff
– Differentialdiagnose 64, 108, 183
– Erregungsablauf 182, 185
– Form
– – gewöhnliche 180 ff
– – ungewöhnliche 64, 180 ff
– Frequenz 64, 176
– Therapie 116 f, 140, 183 ff
– 1:1 Überleitung 183 f
Vorhofflimmern 23, 187 ff
– Adenosin 108 f
– Antikoagulation 192 f
– Belastungs-EKG 35
– Bradyarrhythmie 126, 166 f
– bradykardes 190, 199
– chronisches 189, 191
– Defibrillation 118 f, 137 f
– Defibrillator, atrialer 198
– Diagnostik 189 ff, 214
– fokales 2, 187 f, 196 f

Vorhofflimmern
– Induktion 42, 195
– Kammerfrequenzsenkung 195
– Kardioversion 117, 119, 192 f
– Katheterablation 140, 195 f
– Leitungsbahn, akzessorische 217
– paroxysmales 34, 189 ff
– permanentes 189, 196
– persistierendes 189 f
– postoperatives 198 f
– Prävention 198
– Prognose 188 f
– RR-Intervall 67
– Schrittmachertherapie 121, 198
– Sinusknotensyndrom 154 f, 157
– tachykardes 190
– Therapie 192 ff, 198
– therapierefraktäres 196
– Trigger 197
– vagales 188
– Vorläufer 174 f
– WPW-Syndrom 209
Vorhof-Kammer-Überleitung, schnelle 105 f, 110
Vorhofkatheter 40 f
– Platzierung 1

Vorhofkontraktion
– Auswurfleistung 125
– Fehlen 189
Vorhofpfropfung 128, 201
Vorhofschrittmacher, aktivitätsgesteuerter 147
Vorhof-Septum-Defekt 1
Vorhofstimulation, programmierte 42, 44
– – Blockierung, atrioventrikuläre 164
– – Untersuchungsprotokoll 44
Vorhoftachykardie s. Tachykardie atriale
VVI-Stimulation 121, 124 ff, 162
– Sinusknotensyndrom 157
VVI(R)-Stimulationsmodus 123

W

Warming-up-Phänomen 20, 64, 176
Wenckebach-Punkt 43, 188, 207
Wert, prädiktiver 50
Widerstand, interzellulärer 18
Wiedereintritt s. Reentry
Wolff-Parkinson-White-Syndrom (WPW-Syndrom) 2, 209 ff

– Ajmalin-Test 90 f
– AV-Reentry-Tachykardie 22
– Calciumantagonisten 106
– Differentialdiagnose 232
– Herztod, plötzlicher 246
– Präexzitation, maximale 108
– Tachykardie, paroxysmale 213
– Vagus-Manöver 70
– Vorhofflimmern 189
Würgreflex 70

Z

Zellen
– endokardial lokalisierte 16
– nodale 4
– transitionelle 4
Zellkontaktstruktur 8
Zellmembran 8
Zone der langsamen Erregungsleitung 47 ff
Zweiknotenerkrankung 126, 157

Ideal zur Diagnostik- und Therapieplanung

Kardiologie compact
Mewis/Spyridopoulos/Riessen

Schneller Zugriff, schnelle Hilfe

- Enthält alle Leitsymptome, alle Krankheitsbilder, alle diagnostischen Tests und Methoden
- Garantiert schnelle Diagnosefindung und **zuverlässige Diagnosesicherung**
- **Therapeutische Empfehlungen** nach „EBM-Standards"
- Berücksichtigt alle therapierelevanten Studien
- Mit **konkreten Therapieanleitungen** und Dosierungsschemata

- **Optimales Darstellungskonzept** im übersichtlichen Layout
- Bietet **raschen Informationszugriff** durch Merksätze und Flussdiagramme
- Mit speziellen Boxen für **vertiefendes Wissen**
- Das **ideale Repetitorium** für die Facharztprüfung

Ca. 3. Quartal 2003. Ca. 544 S., ca. 90 Abb.
ISBN 3 13 130741 2   ca. **€ 69,95**

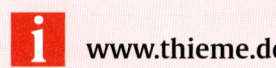
www.thieme.de

Bestellen Sie jetzt:

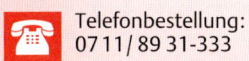 Telefonbestellung:
07 11/ 89 31-333

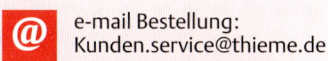 e-mail Bestellung:
Kunden.service@thieme.de

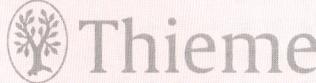